Francisco Fajardo, D.O. MROE

Académico de la Academia Costantiniana de Letras,
Arte y Ciencia de Palermo, Italia.
"En reconocimiento al excepcional mérito al servicio
de la cultura universal y por la afirmación del valor
en el conocimiento humano"

TRATADO DE OSTEOPATÍA
Tomo VI

- Osteopatía visceral II:
  - Conceptos generales y anatomía genital masculina
  - La próstata
  - La impotencia
  - La eyaculación precoz
  - Los pulmones
  - Principales patologías del sistema respiratorio
  - El corazón
  - Principales patologías cardíacas
  - El sistema visceral cervical
  - Concepto osteopático del sistema linfático

Editorial Dilema
Madrid, 2024

3ª edición, 2024

© Francisco Fajardo Ruiz
© Editorial Dilema, 2024
Ibáñez Marín, 11, bajo. 28019, Madrid
Teléfonos: 91 472 90 71 y 670 367 479
info@editorialdilema.com
www.editorialdilema.com
ISBN. Tomo VI (rústica): 978-84-9827-703-6

Maquetación: Jorge Núñez Monar
   jenm28@gmail.com
Portada: María Pérez Aguilera
   mariap.aguilera@gmail.com

Agradecimientos

A Editorial Elsevier-Masson
A Editorial Médica Panamericana
A Editorial Paidotribo
A Editorial Wolters Kluwer/Lippincott Williams & Wilkins
A Editorial Maloine

Cuyas obras citadas en la bibliografía han enriquecido el presente libro

Y especialmente a,

Pedro A. Gramcko Suárez, D.O. (fotografía)
Alberto E. Marchán Fernández, D.O. (asistente de fotografía)
Ion Ander Sánchez Solana (modelo)

ÍNDICE

PRÓLOGO

Han pasado más de 13 años desde que publiqué el primer libro de la colección Cuadernos de Osteopatía. Desde entonces, mi carrera profesional como osteópata ha evolucionado de manera exponencial y he adquirido un grado de madurez personal y profesional que son la base para estos nuevos libros.

A día de hoy, son ya 33 años de profesional y más de 33.000 tratamientos realizados en consulta: mucho esfuerzo, sudor y sangre en pro de la osteopatía; y en beneficio del pilar fundamental de esta nueva colección, la experiencia.

Esta nueva colección, que hoy arranca con este primer tomo, es ante todo un material de texto que utilizamos en el Instituto Internacional de Osteopatía Avanzada (IIOA), y en el Centro de Investigación y Desarrollo Osteopático (CIDO), para nuestros alumnos.

Igualmente, va dirigido a toda aquella persona, estudiante o profesional, que quiera poseer un libro moderno, actualizado al último detalle y con un gran contenido informativo y formativo sobre la osteopatía. No es un libro de tantos, que habla sobre la osteopatía. Es un libro que desarrolla la teoría y práctica de la osteopatía al más alto nivel académico.

Siguiendo los principios de Still, en esta obra se desarrollan ampliamente la anatomía y la fisiología de cada área corporal que posteriormente abordamos osteopáticamente. Una anatomía y fisiología con orientación clínica hacia nuestro trabajo de osteopático, porque aunque la anatomía es la misma para un médico que para un osteópata, el uso que le da cada uno está claramente diferenciado. El osteópata vive de tocar y reconocer con el tacto cada parte integrante de nuestro cuerpo, diferenciando así su correcta fisiología o la alteración de la misma, desembocando con ello en la patología e implicación de otras estructuras cercanas o lejanas, internas o externas.

Still siempre decía que todo lo que un osteópata necesita es anatomía, anatomía y anatomía.

La osteopatía es mi profesión... mi pasión. Me ha dado y me sigue dando tantas satisfacciones que es difícil expresar con palabras lo que siento por ella. Espero que estas obras puedan transmitir toda la magia y belleza que aporta la osteopatía y que tú también consigas el Gen... el Gen osteopático, impreso en cada célula de tu cuerpo.

Francisco Fajardo
Donostia, 05 de enero de 2018

¿QUÉ ES LA OSTEOPATÍA?

La osteopatía es una filosofía, una ciencia, un arte y una terapéutica manual cuya finalidad, partiendo de una escucha y un enfoque global, es restaurar en el hombre las movilidades tisulares y el equilibrio funcional estimulando sus fuerzas auto-curativas naturales.

Su filosofía esgrime el concepto de la unidad de la estructura y función del organismo vivo en la salud y en la enfermedad.

Su contenido científico comprende los conocimientos biológicos, conductuales, químicos, físicos y espirituales relacionados con el mantenimiento y el restablecimiento de la salud, así como la identificación, la prevención, la curación y el alivio de la enfermedad. Exige una idoneidad especial, un profundo conocimiento del cuerpo humano y de las interacciones entre los distintos sistemas del cuerpo.

Su arte consiste en la aplicación de esta filosofía en el ejercicio de la profesión de la osteopatía, por profesionales con talento y convicción, quienes apoyándose sobre un concepto filosófico, sobre su experiencia y su intuición detectan los desequilibrios y tensiones que liberan gracias a sus percepciones y su tacto especial, siguiendo progresivamente las tensiones del proceso patológico. Esta práctica del toque preciso, minucioso, exacto es la base de la osteopatía. La intervención del osteópata siempre está perfectamente dosificada. Es la búsqueda del gesto mínimo indispensable y benefactor.

Es una terapéutica únicamente manual opuesta en este punto a la medicina clásica pero, sin embargo, totalmente complementaria e interactiva con ella en la búsqueda de la salud del individuo.

Lo que caracteriza el estado de salud de un organismo humano es el equilibrio entre todos los elementos que componen su estructura y todos los que componen sus funciones. Uno de los principios básicos de la osteopatía es que la primera manifestación de la vida es el movimiento. Uno de sus objetivos esenciales es pues, restaurar las movilidades necesarias a la vida del hombre con buena salud para restablecer los equilibrios perturbados en todos los planos funcionales del cuerpo humano.

La osteopatía es pues un acercamiento al hombre como ejemplar único. A través de las manos del osteópata se buscarán los desequilibrios psicofisiológicos.

La meta final de la osteopatía es pues permitir que el paciente se encuentre de nuevo libre sobre sus bases cuales sean, y empezar no sólo a existir sino a ser.

¿CUÁL ES LA SITUACIÓN ACTUAL DE LA OSTEOPATÍA EN ESPAÑA?

Es lamentable asistir cada día a la guerra que se libra en nuestro país por apoderarse de la osteopatía desde los diferentes colectivos, especialmente algunos fisioterapeutas, los cuales dicen públicamente, en sus web y en diversos medios de prensa, que la osteopatía en España es exclusiva de los fisioterapeutas o que para ser osteópata hay que ser obligatoriamente fisioterapeuta.

A día de hoy, 05 de enero de 2018, no existe ninguna ley que así lo recoja en nuestro país. Por lo tanto, quienes afirman tales cosas mienten.

De hecho, no existe ningún país del mundo donde la osteopatía sea exclusiva de ningún colectivo sanitario. Excluyendo, por supuesto, a aquellos países que tienen la osteopatía como carrera universitaria (USA, Reino Unido, Australia, Nueva Zelanda...).

Personalmente creo que una regulación académica solucionaría toda esta absurda polémica y pondría a cada uno en su lugar. Como dijo Confucio donde hay educación no hay distinción de clases.

Casi 20 países del mundo tienen la osteopatía reglada, pero nosotros seguimos esperando a que nuestros ilustres políticos se decidan a igualarnos con otros países de la Comunidad Europea a la que pertenecemos.

En estados Unidos, donde he trabajado impartiendo clases de osteopatía durante 4 años, la osteopatía es una carrera a parte de la medicina, donde el osteópata es médico-osteópata. Además, en USA, el masaje, la acupuntura y la naturopatía están igualmente reguladas y perfectamente legisladas. Cada uno tiene su campo de acción y de actuación perfectamente demarcado, evitando así las absurdas polémicas que se crean en este país.

A ver cuando tenemos el mismo talante para igualarnos con los países más grandes del mundo. Hay que regular a todos, y no aniquilar o pretender sacar leyes que prohíban el ejercicio profesional de unos en beneficio de otros.

En este país existen varias asociaciones de osteópatas, todas con la misma validez legal. Cada una viene a ser, más o menos, lo mismo que un partido político, las cuales defienden sus intereses a capa y espada contra los de las otras asociaciones. Y como ocurre siempre en política, el juego sucio está a la orden del día, así como el descrédito hacia quienes no son "como yo" o no han tenido su misma línea formativa.

En Europa, la osteopatía NO es una especialidad de otra profesión. Se desarrolló como profesión independiente de tal manera que responde a las necesidades de una población atraída por su simplicidad, su ausencia de peligro y su eficacia.

El 29 de mayo de 1997 el Parlamento Europeo votó una resolución (ley) sobre las medicinas no convencionales del diputado Paul LAN-NOYE, A4-0075/1997.

La Organización Mundial de la Salud (OMS) considera la Osteopatía una profesión sanitaria de primera intención e independiente de otras (por ejemplo medicina o fisioterapia), y define el acceso formativo a la misma en su documento "WHO Benchmarks for Training in Osteopathy" (apps.who.int/medicinedocs/documents/s17555en/s17555en.pdf), publicado en 2010; y en "Estrategia de la OMS sobre Medicina Tradicional", 2014-2023.

La osteopatía es una profesión independiente reconocida por la OMS, por el Parlamento Europeo, por Estados Unidos, Reino Unido, Francia, Portugal, Italia, Belgica, Australia, Nueva Zelanda, etc.

Una titulación reglada (en otra área sanitaria, puesto que la osteopatía no lo está todavía en España) no siempre garantiza la calidad profesional de quien trabaja como osteópata. De la misma manera que no todos los que se anuncian como "osteópatas", sin poseer una formación adaptada a los parámetros Europeos, son excelentes profesionales.

Hay que saber que no existe un título de masajista-osteópata, de fisioterapeuta-osteópata, de médico-osteópata (salvo en USA). Que algunos lo utilizan para esconder su incapacidad como osteópata detrás de un masaje, un aparato de electroterapia o una infiltración de cortisona.

La osteopatía no precisa de ningún colectivo sanitario que la parasite y menos que la fagocite. La osteopatía tiene su propia filosofía y su propia idiosincrasia.

Yo defiendo la osteopatía clásica tal y como la creo Andrew Taylor Still. Y digo No a la fisioterapización y a la medicalización de la osteopatía, puesto que no suponen más que una tergiversación de los principios y las doctrinas de su fundador, A.T.Still.

La osteopatía es mucho más que una profesión, es un estilo de vida. Y esto, muy pocos lo entienden.

Para finalizar, unas palabras de nuestro gran maestro, A.T. Still, padre de la osteopatía, que ya desde su época opinaba sobre esta temática:

Creemos que nuestra casa terapéutica se ajusta solamente al tamaño de la osteopatía y que cuando otros métodos pretenden entrar en ella, necesariamente una parte de la osteopatía debe salir de esa casa.

■ LA OSTEOPATÍA Y EL OSTEÓPATA: LA SALUD EN SUS MANOS

Existen muchas formas para definir o clasificar la osteopatía. Mucho se ha escrito sobre esto, y hoy día la inmensa mayoría de la población sigue arrugando la cara cuando alguien le habla de esta profesión de salud (reconocida como tal en casi 20 países del mundo). Conclusión: el desconocimiento de esta técnica está casi tan extendida como su popularidad.

El osteópata es una persona que ha decidido dedicar su vida profesional al servicio de la salud. Pero no ha elegido el camino de la medicina, a pesar de existir médicos osteópatas; tampoco a elegido el camino de la fisioterapia, a pesar de existir fisioterapeutas osteópatas; tampoco a elegido el camino de la odontología, a pesar de existir odontólogos osteópatas...ni el de la enfermería, acupuntura, naturopatía, homeopatía, etc, a pesar de existir osteópatas provenientes de todas estas ramas que velan por la salud de sus pacientes.

El osteópata es, fundamental y mayoritariamente, un profesional independiente, formado con rigor, cuya labor es la de valorar y solventar todo tipo de desequilibrios o alteraciones funcionales que se presentan a diario en el ser humano. Se desmarca y destaca de otras disciplinas afines o similares porque:

1. Sólo utiliza, exclusivamente, sus manos como única herramienta.
2. Considera a la persona como un todo indivisible. O sea, si hay un dolor o sufrimiento (síntoma), esto no es algo aislado, sino el resultado de un desequilibrio global del cuerpo (causa). No enferma un tobillo, la columna lumbar o nuestro estómago: es la persona en conjunto quien lo hace.
3. El osteópata no trata enfermedades, trata personas.

Un osteópata es un profesional cualificado, con una base científica proveniente de una formación basada en dos pilares fundamentales:

1. La anatomía, dentro de ella la biomecánica, fundamentalmente, y
2. La neurología

Además, el osteópata está formado en fisiología, clínica, radiología, biología... y terapia manual.

Nuestro Instituto de Osteopatía, haciendo frente a la realidad académica osteopática que reina en Europa, ha modificado su ya riguroso y completo programa de formación otorgándole una composición acorde al modelo de estudios superiores que preside la Unión Europea: 4 años de formación para la obtención del título de Grado en Osteopatía; un año de formación adicional para la obtención del título de Máster en Osteopatía; y un año más de formación para la obtención del título de Doctor en Osteopatía.

A continuación, seguimos ofreciendo todos los años formación continuada a nuestros ex alumnos u otros de otras escuelas y de otros países.

De entre las herramientas con que cuenta un osteópata destacan las técnicas de tejido blando, los estiramientos analíticos miofasciales, las técnicas globales correctivas posturales, las normalizaciones articulares, los bombeos y tracciones manuales, las técnicas sacro-craneales, las manipulaciones viscerales, las técnicas de liberación energética y emocional, etc.

Cuando un paciente acude a un osteópata aquejado de un dolor, éste, buscará el origen de dicho dolor, restableciendo la totalidad de todas y cada una de las estructuras y tejidos que encuentre en desequilibrio (no solamente en el área del dolor o síntoma), con la misión de devolver la armonía al conjunto del organismo de la persona afectada. De este modo, las tensiones, dolores, disfunciones o alteraciones que sufre el paciente remitirán al haberse restablecido de manera coherente los focos primarios disfuncionales que originaban fenómenos patológicos, localmente o a distancia.

INTRODUCCIÓN

La osteopatía visceral

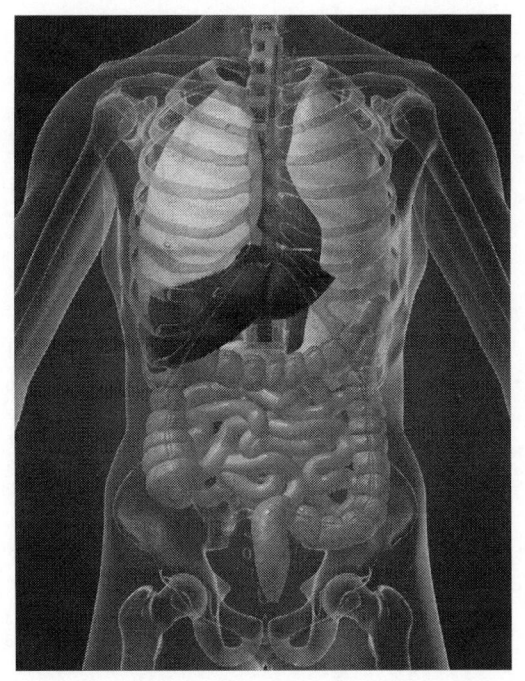

HISTORIA DE LA OSTEOPATÍA VISCERAL

A finales del siglo XIX, en Suecia, un fisioterapeuta y militar llamado THURE BRANDT (06-02-1819/05-08-1895) elaboró un método manual diagnóstico y terapéutico para tratar las afecciones de los órganos del abdomen y particularmente de la esfera genital, y más particularmente en el ámbito ginecológico. Posteriormente, sus métodos fueron desarrollados por un ginecólogo francés, STAPFER.

Otro médico francés de la ciudad de Vichy, llamado GLENARD, hizo un estudio profundizado de los órganos y de las vísceras del abdomen y elaboró métodos de examen que permiten determinar las anomalías de funcionamiento.

La manipulación osteopática de las vísceras comenzó con A. T. Still, quien describió el tratamiento de muchas molestias digestivas, respiratorias y urogenitales.

Para Still casi todas las enfermedades podían tratarse en forma osteopática, en algunos casos con fines curativos y en otros con fines sintomáticos. Still dejó pocas descripciones de este tipo de técnicas. Este, realizó una descripción inicial del tratamiento de las vísceras abdominales en su primer caso de "diarrea" o disentería en un niño de 4 años.

Otros osteópatas han promovido el uso de técnicas directas de manipulación en las vísceras abdominales:

- Hazzard describió la forma de examinar el abdomen y comentó los abordajes terapéuticos para varias enfermedades de las vísceras abdominales.
- Conrad dedicó una sección de su libro a las enfermedades del abdomen, en un tratado bastante extenso del abdomen, especial-

mente a las enfermedades del estómago, los intestinos, el hígado, los riñones y el bazo.

- McConnell se explayó acerca del abordaje terapéutico del plano ventral del cuerpo y describió la "técnica ventral".
- Frank Chapman describió los puntos hipersensibles como "contracciones gangliformes", siendo denominados reflejos de Chapman. Owens publicó el único texto de refencia conocido respecto de este tema.
- Kuchera y Kuchera se han orientado en círculos funcionales, por ejemplo, disfunción abdominal superior o disfunción abdominal inferior.
- Hermann demostró que el tratamiento manipulativo osteopático (TMO) antes de la cirugía abdominal reducía en gran medida la incidencia del ílion postoperatorio y que este se podía tratar con éxito tras la cirugía.
- Radjieski estableció que el uso del TMO podía reducir en forma significativa la duración del ingreso hospitalario en los pacientes con pancreatitis aguda.
- Finet y Williame han establecido un método de tratamiento fascial de las vísceras.
- Percy H.Woodall desarrolló técnicas osteopáticas ginecológicas.
- Barral y Mercier, en Europa son indudablemente la forma de trabajo más conocida en osteopatía visceral. Conciben los órganos como articulaciones viscerales, que resultan comparables a las articulaciones parietales, con dos componentes articulares, superficies articulares, ejes y planos de movimiento que proporcionan al osteópata una correcta estructura para el tratamiento de los órganos internos.

En los años 1970, estos dos osteópatas franceses, Jean-Pierre Barral, D.O. y Pierre Mercier, D.O., describieron un ritmo propio de las vísceras. Llamaron a este movimiento la motilidad visceral, cuya frecuencia es de 6 a 8 ciclos por minuto. Es un movimiento de dos tiempos: uno, llamado "espir", lleva el órgano hacia el eje mediano del cuerpo; el otro, "inspir", lo aleja de él. Actualmente los modelos de tratamiento osteopático visceral de Barral son los más utilizados en el mundo osteopático, aunque no los únicos.

Andrew Taylor Still decía *"el funcionamiento del hombre es uno e indivisible; cualquiera que sea la alteración de un órgano repercutirá, necesariamente, en todo el organismo".*

Como en todas las ciencias el tiempo y la experiencia clínica permiten que la base de conocimientos aumente. La base de datos actual se ha expandido hasta abarcar todos los órganos del tórax, el abdomen y la pelvis. La mayoría de las enfermedades y los dolores musculoesqueléticos poseen un componente que puede abordarse a través de técnicas osteopáticas. Otros autores y educadores contemporáneos dedicados a la técnica visceral son Bensky, Barral, Mercier, Lossing, Finet y Willame, Davidson y Blackman.

DEFINICIÓN

La osteopatía visceral es, según la American Osteopathic Association:

La disfunción visceral es el compromiso o la alteración de la función de los componentes relacionados del sistema visceral, que abarca los ligamentos, las fascias, los canales linfáticos y vasculares, las conexiones nerviosas y el sistema esquelético. Las disfunciones viscerales pueden asociarse con síntomas locales (p. ej., reflujo gastroesofágico o incontinencia de esfuerzo), síntomas a distancia (dolor en el hombro secundario a enfermedad vesicular) o con patrones de tensión presintomáticos.

Y según la Educational Council on Osteopathic Principles (ECOP):

Un sistema de diagnósticos y tratamientos dirigidos a las vísceras con el fin de mejorar la función fisiológica; las vísceras suelen moverse hacia sus inserciones faciales hasta un punto de equilibrio fascial; también se denominan técnicas ventrales.

GENERALIDADES

La tensión mecánica anormal prolongada en los tejidos afecta el intercambio de líquidos y la nutrición en forma adversa, estimula en forma excesiva el sistema nervioso para producir su facilitación, reduce el intercambio de presiones y sobrecarga los mecanismos homeostáticos del organismo.

Cualquier proceso patológico produce lo que se denomina una fijación visceral: la víscera deja de ser libre en la cavidad a la que pertenece y se solidariza con otra estructura. Si el cuerpo no logra adaptarse a esta situación, desarrollará un trastorno funcional, el cual, si la adaptación es inadecuada, producirá a su vez un trastorno estructural.

Las vísceras y órganos internos de nuestro cuerpo, tienen una relación directa con la unidad funcional. A través del sistema fascial tendremos una solicitación constante con:

- el sistema músculo-esquelético,
- el tendón central,
- el eje cráneo-sacro,
- otras vísceras,
- el sistema nervioso autónomo,
- el sistema nervioso central,
- la libre circulación de los fluidos, que en general se verá afectada.

PRINCIPALES ETIOLOGÍAS DE DISFUNCIÓN VISCERAL

- Desequilibrios nutricionales
- Desequilibrios emocionales
- Disfunciones vertebrales
- Operaciones quirúrgicas
- Infecciones e inflamaciones de órganos y vísceras
- La degeneración característica de la edad

CAPÍTULO I

Conceptos generales y Anatomía genital masculina

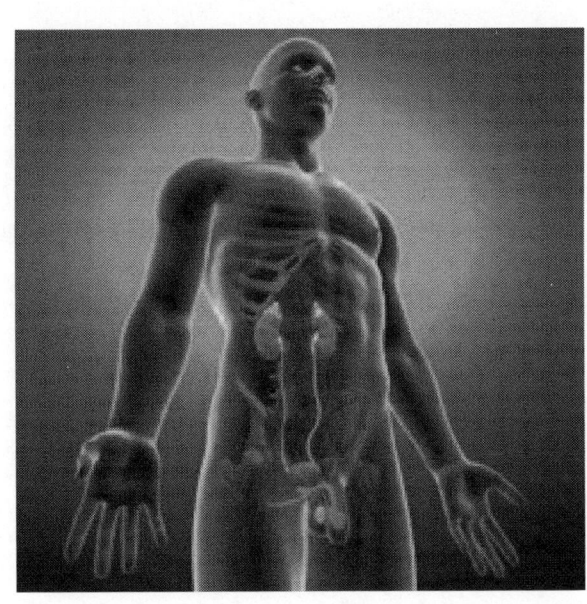

El buen funcionamiento de una víscera depende de su movilidad fisiológica (motricidad, movilidad y motilidad), de su buena vascularización y drenaje, y de su correcta inervación.

Actualmente, el modelo de trabajo osteopático visceral más representativo en Europa es el de Jean-Pierre Barral, D.O.

No obstante, existen muchos métodos diagnóstico y terapéuticos para abordar el sistema visceral. En este libro voy a exponer mi experiencia profesional y lo que denominaré mi *propio método de trabajo* en base a los muchos años de profesional en la osteopatía y a las influencias recibidas por parte de mis grandes maestros, así como de otros autores que me han ilustrado sobre esta materia.

1. FISIOLOGÍA DEL MOVIMIENTO DE LOS ÓRGANOS

En los órganos internos se diferencian tres movimientos diferentes:
- La motricidad
- La movilidad
- La motilidad

LA MOTRICIDAD

Son los movimientos resultantes del SNC y que engloban a toda la movilidad voluntaria.

La motricidad es el desplazamiento pasivo de los órganos desencadenado por el movimiento voluntario del aparato locomotor. Esta movilidad es producto de la movilización de las estructuras óseas por la acción de los músculos estriados derivada del impulso del SNC. La movilidad se demuestra fácilmente: la marcha, el movimiento del tronco, etc.

La motricidad modifica las relaciones anatómicas entre dos vísceras contiguas; es una fuente de movimientos pasivos de las vísceras: es un factor de la movilidad visceral.

LA MOVILIDAD

Se entiende por movilidad el movimiento entre dos órganos o entre un órgano y la pared del tronco, el diafragma u otra estructura del aparato músculo-esquelético. Es similar a la motricidad (y de hecho en parte es causada por ella), pero con la diferencia de que esta última está controlada por el SNC mientras que la movilidad está controlada principalmente por el SNA.

Como motores de la movilidad tenemos a la motricidad y a diversos automatismos. Por automatismo se entiende un movimiento que tiene lugar de manera voluntaria o involuntaria en la musculatura lisa o estriada. Como automatismos se diferencian:

1. El movimiento respiratorio del diafragma
2. El latido cardíaco
3. El peristaltismo de los órganos huecos del estómago y del tubo digestivo

LA MOTILIDAD

Se define como el movimiento intrínseco de los órganos con una frecuencia lenta y una amplitud limitada. Constituye la expresión cinética de los movimientos de los tejidos de los órganos. Es una repetición rítmica del movimiento embrionario hacia el lugar de origen y un nuevo retroceso a la posición final posnatal.

Tiene una relación con el ritmo cráneo-sacro, aunque con una frecuencia diferente.

Se distingue una fase de espiración, es decir, el movimiento hacia la línea media, y una fase de inspiración, o sea, el movimiento opuesto que se aleja de la línea media.

La frecuencia de la motilidad es de 7-8 ciclos por minuto, compuesto cada uno de la fase espiratoria e inspiratoria.

2. PATOLOGÍA DEL MOVIMIENTO DE LOS ÓRGANOS

La correcta fisiología del movimiento de los órganos y vísceras puede verse comprometida debido a:
- Disfunciones de la estructura que se manifiestan a través de las relaciones vasculares, nerviosas o fasciales.
- Por una afectación local de la víscera en el momento actual.
- Por la afectación de otra víscera vecina.
- Como consecuencia de antiguas intervenciones quirúrgicas y sus secuelas generadas por las cicatrices internas y externas.
- Mediante afectaciones del eje cráneo-sacro.
- Por disfunción del tendón central.
- Por bajadas bruscas de peso.
- Por desequilibrios emocionales.
- Etcétera.

DISFUNCIONES DE LA MOVILIDAD

Un órgano pierde parcial o totalmente su capacidad de movimiento por:

1. Restricciones articulares viscerales. Esto puede provocar trastornos de la motilidad y de la movilidad. Cuando sólo está alterada la motilidad, pero no la movilidad, se habla de adherencias. Cuando están limitadas las dos, hablamos de fijaciones.

Causas

- Infecciones
- Inflamaciones
- Intervenciones quirúrgicas
- Traumatismos no penetrantes

2. Restricciones musculares. El visceroespasmo sólo afecta a los órganos huecos. La irritación de un órgano puede provocar una contracción no fisiológica de la musculatura lisa con perturbaciones de la función del órgano.

Como consecuencia se produce una alteración de la motilidad. La movilidad se altera cuando debido al visceroespasmo también sufren las sujeciones del mismo.

Causas

- Inflamaciones
- Alteraciones de la inervación vegetativa
- Reacciones alérgicas
- Influencias psicosomáticas

3. Pérdida de la elasticidad ligamentaria (ptosis). Es la laxitud exagerada de los medios de unión de la víscera, lo cual conduce a la ptosis (caída) del órgano. Estos medios de unión son los ligamentos, mesos y epiplones, que en definitiva son refuerzos de los repliegues del peritoneo o de la pleura.

Causas

- Consecuencias de adherencias
- Tipo constitucional asténico
- Anorexia o adelgazamiento rápido de otro origen
- Pérdida de elasticidad en la vejez
- Depresión con reducción generalizada del tono
- Laxitud generalizada al final del embarazo y tras el parto
- Multíparas

Resumen de las alteraciones de la movilidad

- Adherencias y fijaciones
- Visceroespasmo
- Ptosis

DISFUNCIONES DE LA MOTILIDAD

Puede estar alterada en su amplitud. La magnitud del movimiento puede estar disminuida en una o ambas direcciones.

Causas

- Pérdida generalizada de vitalidad del órgano como signo precoz de patología
- Restricción articular del entramado visceral
- Ptosis
- Visceroespasmo

3. LA ARTICULACIÓN VISCERAL

Los órganos que tienen una relación estructural entre sí se comportan de manera análoga a una articulación del aparato locomotor.

Sistema de doble hoja

Donde nos encontramos una película de líquido:
- Peritoneo
- Pleura
- Pericardio

Los órganos están separados entre sí por este líquido, pero al mismo tiempo también ligados por el mismo. Se comportan como dos láminas de cristal separadas entre sí por una gota de líquido: pueden deslizarse, pero existe una fuerza de adherencia que las mantiene unidas.

Sistema ligamentario

En osteopatía visceral los ligamentos son pliegues pleurales o peritoneales, que unen un órgano con la pared del tronco o los órganos entre sí.

Turgencia y presión intracavitaria

La turgencia o presión intravisceral es la propiedad de un órgano de ocupar el máximo espacio posible. Las causas de esta tendencia son:
- La elasticidad
- Los efectos vasculares (disminución o aumento de la irrigación sanguínea)
- Presencia de gases en los órganos huecos

La presión intracavitaria es la suma de todas las presiones intraviscerales más la presión que existe entre los órganos. Los órganos ejercen presión mutuamente y están fijados unos con otros.

4. METODOLOGÍA DE INTERVENCIÓN

Mi metodología de trabajo es muy personal y está basada en la experiencia con miles de pacientes.

Bajo mi punto de vista, el tratamiento de las vísceras se ha de integrar dentro del trabajo global de la persona, ya que no debemos olvidar que los osteópatas no tratamos enfermedades, tratamos personas. Personas que han perdido el equilibrio y que tienen mermada su vitalidad debido a disfunciones físicas, nutricionales y/o emocionales.

En cada tratamiento de osteopatía visceral hemos de procurar:
1. Reequilibrar la estructura, especialmente los segmentos vertebrales en relación neurológica con el órgano afectado, garantizando una correcta inervación somática, simpática y parasimpática del órgano afectado. Y especial atención a los niveles vertebrales en relación con el nervio vago, X.
2. Desparasitar globalmente a la cadena estática visceral.
3. Mejorar el movimiento del diafragma.
4. Garantizar el libre movimiento de los fluidos, especialmente en relación con los órganos afectados.
5. Devolver los movimientos fisiológicos a la víscera afectada.
6. Aconsejar a cada paciente sobre los alimentos más dañinos y más beneficiosos en relación a su patología.

7. Tratar toda afectación emocional que sea la etiología de la disfunción visceral.

5. ANATOMÍA Y FISIOLOGÍA DEL APARATO REPRODUCTOR MASCULINO

Los órganos genitales masculinos son:
- Los testículos, con funciones endocrinas (producción de hormonas masculinas) y funciones de génesis y maduración de los gametos masculinos o espermatozoides, que serán trasladados a través de las vías espermáticas hasta la uretra, la cual desemboca en el exterior a través del pene.
- Epidídimos.
- Escroto.
- Pene.
- Conductos deferentes.
- Vesículas seminales.
- Conductos eyaculadores.
- Órganos accesorios: como la próstata y las glándulas de Cowper.
- Uretra.

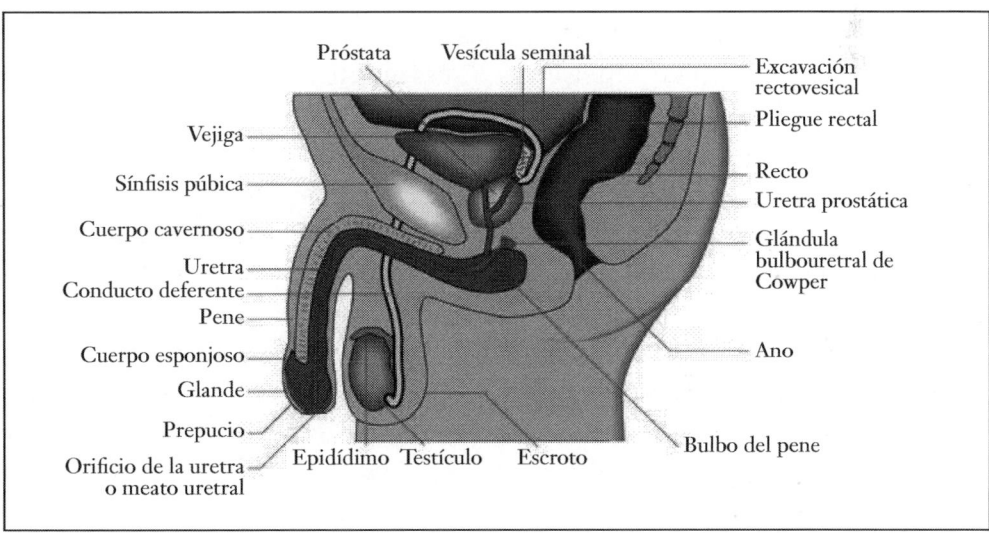

Figura 1. Anatomía del aparato reproductor masculino. Vista lateral izquierda

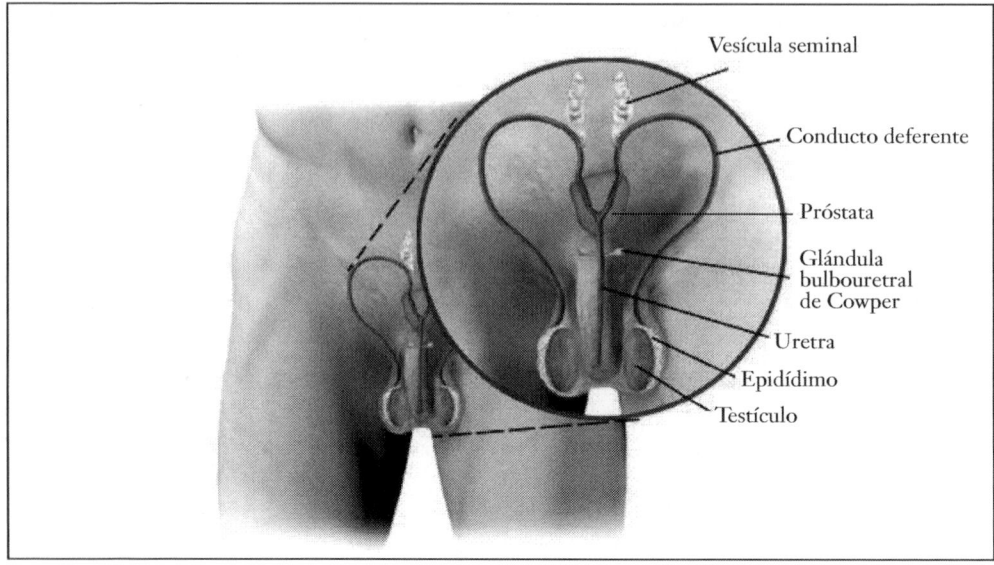

Figura 2. Anatomía del aparato reproductor masculino. Vista frontal

TESTÍCULOS

1. Situación, forma y relaciones

Los testículos son dos órganos situados en el exterior de la cavidad abdominal, el izquierdo un poco más bajo, debajo del pene y alojados en las bolsas escrotales o escroto, el escroto tiene la función de mantener los testículos a una temperatura ligeramente inferior a la del cuerpo (5° C por debajo de la temperatura central corporal), puesto que las células germinales, generadoras de espermatozoides, son muy sensibles a los cambios de temperatura y ligeros incrementos producen esterilidad. En su origen, en la vida embrionaria, los testículos se encuentran en el interior de la cavidad abdominal. La anormal permanencia de esta situación se denomina criptorquidia.

Tienen forma ovalada, con un diámetro mayor de unos 4 cm, una anchura de 3 cm y un espesor de 2,5 cm, y cada uno de ellos pesa alrededor de 20 g. La superficie del testículo es lisa y brillante, de color blanco, formada por una cubierta fibrosa denominada albugínea, muy tensa, lo que le confiere una consistencia dura.

En su polo superior se aprecia una pequeña formación correspondiente a un resto embrionario denominado hidátide sésil de Morgagni.

Por su cara posterior, el testículo está en contacto con el epidídimo, una estructura que forma parte de las vías espermáticas y en la que se distinguen tres porciones: cabeza, cuerpo y cola. La cabeza del epidídimo emerge del polo superior del testículo, y el cuerpo y la cola descienden adosados a su cara posterior.

El testículo y el epidídimo están envueltos por una serie de capas que constituyen la bolsa escrotal. Hemos de recordar que el testículo ha descendido desde el abdomen y, en ese trayecto hacia el exterior, ha arrastrado las diferentes capas de la pared abdominal; por lo tanto, las envolturas testiculares serán equivalentes a las capas musculares y aponeuróticas que constituyen la pared abdominal.

La túnica vaginal del testículo es una serosa que separa al testículo del peritoneo. Consta de dos hojas:

- La hoja parietal, separada de la fascia espermática interna por tejido celular subseroso.
- La hoja visceral, que recubre al testículo, parte del epidídimo y extremo inferior del cordón espermático.

La línea de reflexión de ambas hojas marca la superficie revestida por la túnica vaginal.

Entre ambos testículos, las diferentes capas (excepto la piel) forman un tabique escrotal que llega hasta la raíz del pene. En la piel, entre los dos testículos, hay un rafe escrotal que se continúa hacia el ano para formar el rafe perineal. Desde el testículo hasta la piel queda un resto de gubernáculo embrionario que arrastró el testículo fuera de la cavidad abdominal: es el ligamento escrotal.

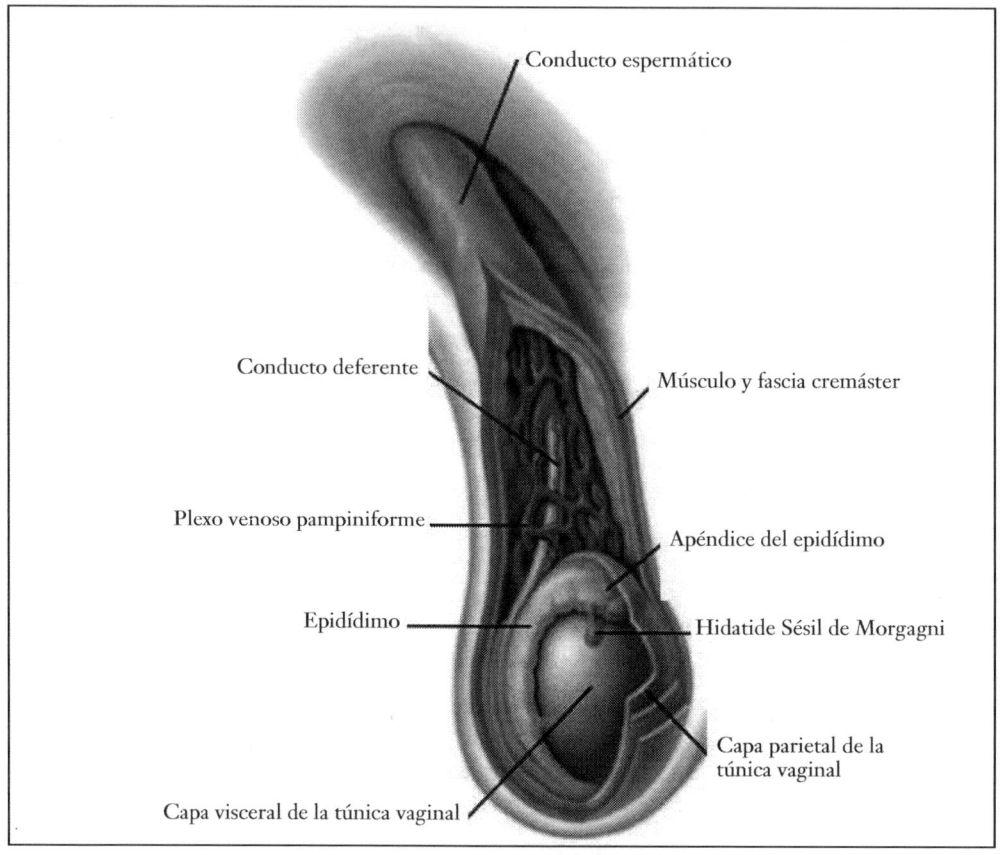

Conducto espermático

Conducto deferente

Músculo y fascia cremáster

Plexo venoso pampiniforme

Apéndice del epidídimo

Epidídimo

Hidatide Sésil de Morgagni

Capa parietal de la
túnica vaginal

Capa visceral de la túnica vaginal

Figura 3. Anatomía externa del testículo

2. Estructura interna

La cápsula fibrosa que envuelve el testículo, la albugínea, tiene un engrosamiento en la parte posterior del testículo, el cuerpo de Highmore. Por esta zona salen las vías seminales hacia el epidídimo. Figura 4.

Desde el cuerpo de Highmore parten unas láminas fibrosas hacia el interior del testículo, dividiéndolo en unos 300 compartimientos que constituyen los lóbulos del testículo.

En cada lóbulo hay 2 o 3 conductos de forma contorneada denominados tubos seminíferos, en los que se forman los espermatozoides. Los tubos seminíferos constan de unas células de sostén, las células de Sertoli, que sirven de soporte a los espermatozoides y las células precursoras.

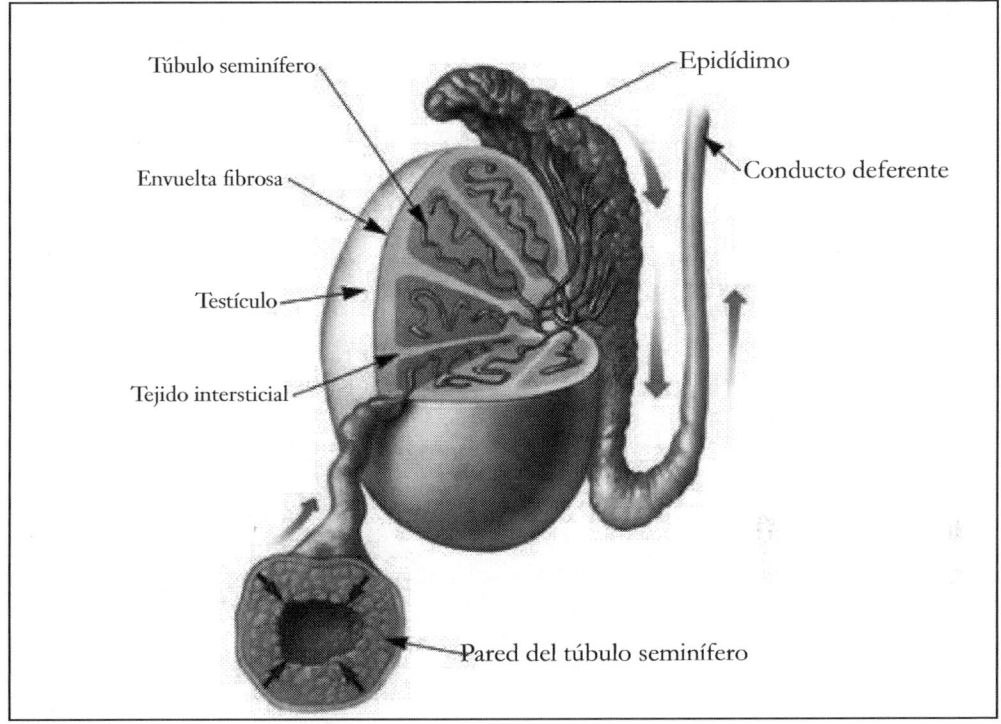

Figura 4. Anatomía interna del testículo

El espermatozoide se origina en una célula denominada espermatogonia, situada en la periferia del tubo seminífero, es decir, junto a su lámina basal. Las espermatogonias dan origen, por mitosis, a los espermatozoides primarios de los cuales, se generan luego, mediante una nueva mitosis, los espermatozoides secundarios. Cada uno de ellos se sitúa más próximo a la luz del tubo seminífero, siempre entre las células de Sertoli, las cuales nutren a los espermatozoides en desarrollo. Por último los espermatocitos secundarios se transforman en espermatozoides, los cuales disponen de un flagelo que les da movilidad; estos están situados ya en la luz del tubo seminífero, con la cabeza en contacto aún con las células de Sertoli.

Los tubos seminíferos de cada lóbulo se dirigen hacia el cuerpo de Highmore, pero antes de entrar en él se unen en un tubo recto también formado por células de Sertoli. Por lo tanto, hay tantos tubos rectos como lóbulos testiculares. Estos tubos entran en el cuerpo de Highmore, donde forman un entrelazado de tubos anastomosados entre sí, denominado red de Haller o rete testis, de donde salen de 10 a 15 vasos eferentes muy plegados sobre si mismos, adoptando una forma cónica, que reciben el nombre de conos eferentes. Estos vasos eferentes salen del testículo desembocando sucesivamente en la cabeza del epidídimo de la que forman parte.

Entre los tubos seminíferos se encuentran las células intersticiales de Leydig entremezcladas con los capilares del testículo y el tejido conectivo. Son células poliédricas que producen la testosterona, hormona sexual masculina, la cual vierten a los capilares. Las células de Leydig, por lo tanto constituyen la parte endocrina del testículo.

Escroto

El escroto es un saco cutáneo exterior que contiene los testículos y está situado postero-inferiormente en relación al pene e inferiormente en relación a la sínfisis del pubis.

Consta de:
- **Piel**: rugosa, de color oscuro
- **Fascia superficial** o lámina de tejido conjuntivo que contiene una hoja de músculo liso con el nombre de **músculo dartos** cuyas fibras musculares están unidas a la piel y cuya contracción produce arrugas en la piel del escroto. La fascia superficial forma un tabique incompleto que divide al escroto en una mitad derecha y otra izquierda y cada una de ellas contiene un testículo.

Asociado a cada testículo dentro del escroto, se encuentra el **músculo cremáster** que es una pequeña banda de músculo estriado esquelético que continúa al músculo oblicuo menor o interno del abdomen. La localización exterior del escroto y la contracción de sus fibras musculares regulan la temperatura de los testículos porque la producción normal de espermatozoides requiere una temperatura inferior en unos 2-3 grados a la temperatura corporal. En respuesta a las bajas temperaturas el músculo dartos se contrae con lo que se arruga la piel del escroto y se reduce la pérdida de calor y el músculo cremáster en cada lado también se contrae con lo que los testículos son acercados al cuerpo para estar cerca del calor corporal.

3. Fisiología de los testículos

Espermatogénesis

En la pubertad, las células germinales masculinas situadas en los testículos o gónadas masculinas, se activan y dan lugar al comienzo de la espermatogénesis o formación de los espermatozoides, que son los gametos masculinos. Los gametos son células sexuales especializadas (espermatozoides y ovocitos) producidas por las gónadas (masculinas y femeninas, respectivamente) que transmiten la información genética entre generaciones.

La espermatogénesis o formación de los espermatozoides, tiene lugar en los túbulos seminíferos de los testículos en donde se encuentran las células germinales en diversas fases de desarrollo. Las células germinales son células indiferenciadas llamadas espermatogonias que se multiplican por mitosis y contienen 46 cromosomas. Cada espermatogonia aumenta de tamaño y se convierte en un espermatocito primario que sigue teniendo 46 cromosomas. Al dividirse el espermatocito primario da lugar a dos espermatocitos secundarios cada uno de los cuales tiene ya 23 cromosomas, es decir, la mitad de la dotación genética de una célula normal. De cada espermatocito secundario se originan dos células hijas llamadas espermátides que también contienen 23 cromosomas. Por último, se produce la transformación de cada una de las espermátides en un espermatozoide.

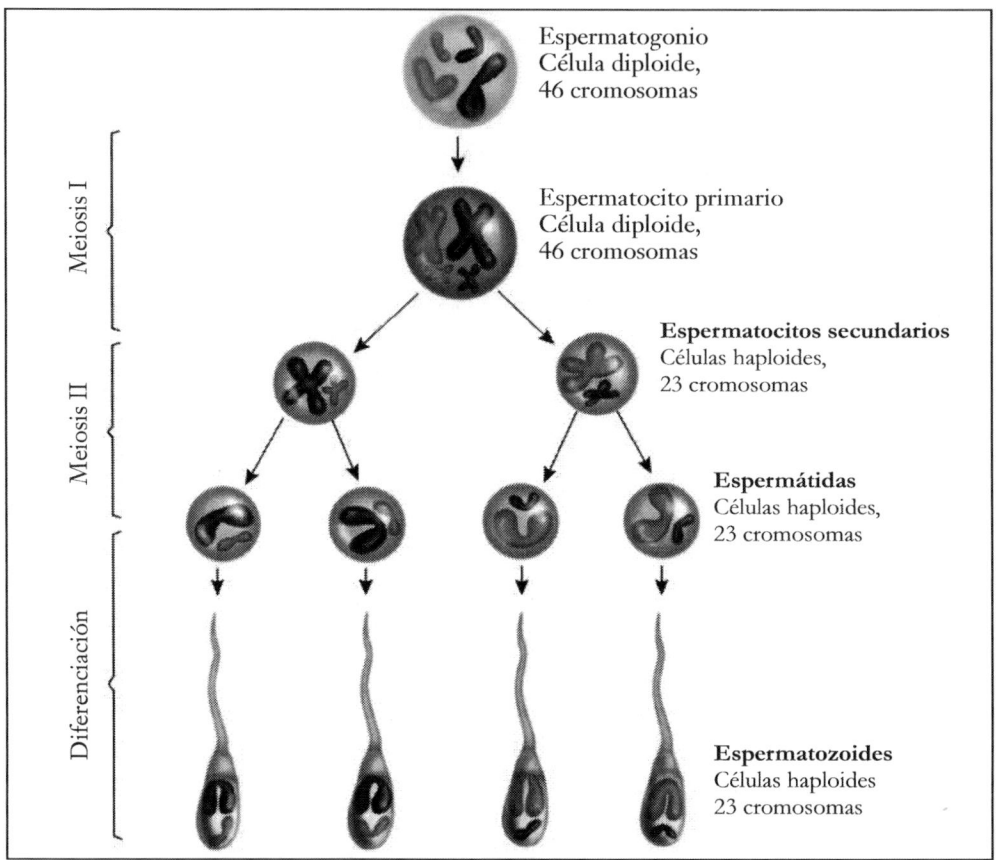

Figura 5. Espermatogénesis.
La espermatogénesis tiene una duración de 70-75 días, lapso de tiempo necesario para la diferenciación de espermatogonias en espermatozoides. Se inicia en la madurez sexual y se mantiene casi hasta el final de la vida. A partir una célula germinal diploide se generan cuatro células sexuales haploides producto de divisiones por mitosis y meiosis. Por lo tanto, la espermatogénesis consta de tres etapas: reproducción, crecimiento y maduración.

Se necesitan unos dos meses para formar un espermatozoide a partir de un espermatocito primario y este proceso sólo ocurre a temperaturas inferiores a la del cuerpo humano. Por esta razón los testículos están alojados en el escroto, fuera de la cavidad abdominal. Cada día, alrededor de 300 millones de espermatozoides completan el proceso de espermatogénesis.

En la pared de los tubos seminíferos se encuentran, además, las células de Sertoli que proporcionan un soporte mecánico y metabólico a los espermatozoides y en el tejido conjuntivo situado entre los túbulos seminíferos se encuentran las células de Leydig que son las encargadas de secretar la hormona testosterona. La diferencia fundamental entre la espermatogénesis y la ovogénesis consiste en que las células germinales (las espermatogonias) del hombre continúan multiplicándose a lo largo de su vida adulta mientras que las de la mujer (ovogonias) terminan su multiplicación antes del nacimiento, quedando en la fase de ovocito primario.

Los espermatozoides y los ovocitos contienen solo 23 cromosomas, de modo que en el momento de la fecundación (penetración de un espermatozoide en un ovocito secundario), se formará una nueva célula, el zigoto o huevo, con 46 cromosomas, 23 de origen materno y 23 de origen paterno.

Espermatozoide. Estructura

El espermatozoide humano maduro es una célula alargada (de unas 60 micras de largo) y delgada y consiste en una cabeza y una cola. En la cabeza se encuentra el núcleo, que contiene 23 cromosomas, es decir la mitad de la dotación cromosómica completa de una célula normal, con un citoplasma y una membrana citoplasmática muy delgada a su alrededor. Sobre el exterior de los 2/3 anteriores de la cabeza se encuentra un capuchón grueso, el acrosoma, que contiene numerosos enzimas que ayudan al espermatozoide a penetrar en el ovocito secundario y así conseguir la fecundación. La cola es móvil con una gran cantidad de mitocondrias en la parte proximal, y la parte restante es, en realidad, un largo flagelo que contiene microtúbulos con una estructura similar a la de los cilios, que sirven para que el espermatozoide pueda avanzar, lo que realiza por medio de un movimiento flagelar de la cola a una velocidad de 1-4 mm/min. Una vez producida la eyaculación, la mayoría de espermatozoides no sobreviven más de 48 horas dentro del sistema reproductor femenino.

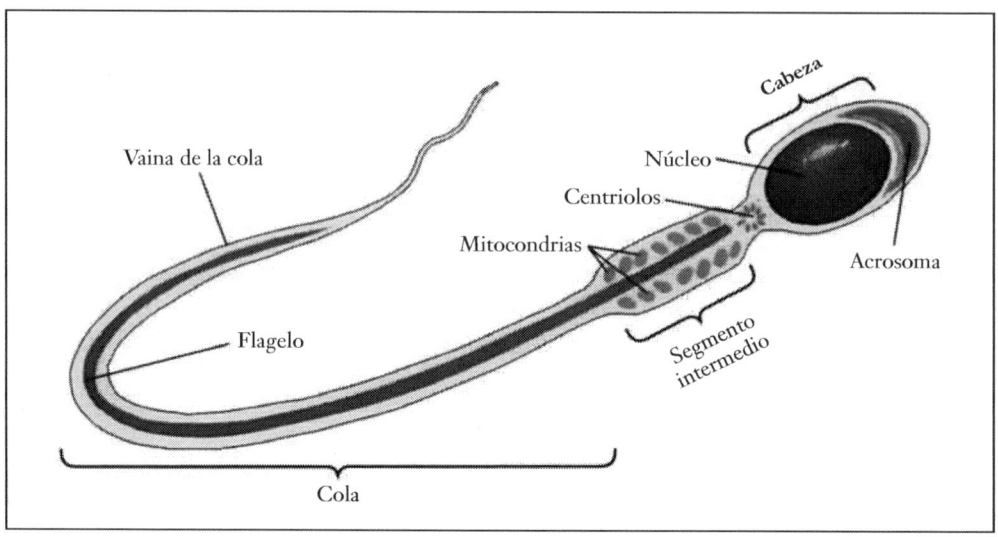

Figura 6. Estructura del espermatozoide

Función endocrina de los testículos

La función principal de los testículos es la espermatogénesis pero también es un órgano endocrino cuyas células de Leydig producen y secretan la hormona testosterona que es un andrógeno y la principal hormona masculina aunque también se secretan otros andrógenos como la dihidroepiandrosterona (DHA) y la androstenediona. También se fabrican pequeñas cantidades de estrógenos.

Las funciones de la testosterona son:
a. La testosterona interviene en el desarrollo embrionario del aparato genital externo masculino.

La información genética presente en las células fetales controla el desarrollo gonadal. Las gónadas se desarrollan, bajo control genético, a partir de la gónada primordial. Inicialmente esta gónada primordial, se divide en una parte externa y una parte interna, iguales para ambos sexos. En el hombre, la parte interna dará lugar al testículo. En la mujer es la parte externa la que se desarrolla y da lugar al ovario. Una vez formados, los testículos comienzan a producir testosterona, la cual influye sobre el desarrollo ulterior del aparato reproductor fetal. Para que se desarrolle el aparato genital externo del hombre sólo se requiere testosterona. En ausencia de testosterona, se desarrolla el aparato genital externo de la mujer. Es decir que en la mujer, es la ausencia de testosterona lo que determina los cambios femeninos.

b. La testosterona mantiene la espermatogénesis, actuando sobre receptores situados en las células de Sertoli.

La testosterona es incapaz de iniciar la espermatogénesis por sí sola. Controla la velocidad y el mantenimiento de la espermatogénesis actuando sobre las células de Sertoli, pero solamente cuando sobre éstas ya ha tenido lugar la acción de la hormona folículoestimulante (FSH) de la adenohipófisis. Por ello las células de Sertoli han de ser previamente preparadas por la acción de la FSH de la adenohipófisis.

c. La testosterona es responsable de diversas características del sexo masculino, como algunos aspectos del comportamiento, mayor masa muscular, modificaciones de la laringe. También del desarrollo de las glándulas accesorias del tracto reproductor masculino. Asimismo contribuyen a la libido o impulso sexual.

Los andrógenos son inactivados en el hígado y los productos resultantes de su degradación son eliminados por la orina.

4. Hormonas en el sistema reproductor masculino

Igual que sucede en la mujer, en el sistema reproductor masculino intervienen hormonas secretadas por el hipotálamo y por la hipófisis.

La hipófisis anterior o adenohipófisis secreta unas hormonas proteicas, las gonadotropinas, que son de importancia fundamental para la función reproductora y, como indica su nombre, actúan sobre las gónadas o glándulas sexuales: testículos en el hombre y ovarios en la mujer. Son la **hormona folículo-estimulante (FSH)** y la **hormona luteinizante (LH)**.

La secreción de las gonadotropinas depende a su vez, del hipotálamo que es una estructura que se encuentra en el sistema nervioso central y es el responsable de la secreción de la **hormona liberadora de gonadotropinas (GnRH)** que es transportada por la sangre hasta la adenohipófisis o hipófisis anterior, en donde, como indica su nombre, estimula la liberación de las **gonadotropinas.** La LH actúa sobre las células de Leydig provocando la liberación de testosterona. A su vez, la testosterona, cuando alcanza un determinado nivel, inhibe la secreción de LH al ejercer un efecto de control negativo, tanto sobre la adenohipófisis como sobre el hipotálamo.

Por su parte la FSH actúa de modo sinérgico con la testosterona sobre las células de Sertoli estimulando la secreción de la **proteína ligadora de andrógenos (ABP)** hacia la luz de los tubos seminíferos, alrededor de las células germinales, y como la ABP se une a la testosterona, se consiguen niveles elevados de este andrógeno localmente, para que pueda estimular la parte final del desarrollo de los espermatozoides. Una vez alcanzado el nivel adecuado de espermatogénesis, las células de Sertoli secretan una hormona llamada **inhibina** que entonces reduce la secreción de FSH, mediante un mecanismo de control negativo sobre la adenohipófisis y el hipotálamo.

VÍAS ESPERMÁTICAS

En realidad, las vías espermáticas comienzan en los tubos seminíferos del testículo, pero en la estructura interna de este órgano ya se han descrito los tubos seminíferos, los tubos rectos, la red de Haller y los conductos eferentes, por lo que en este apartado se describirá el resto de las vías espermáticas: epidídimo, conducto deferente, vesículas seminales y conductos eyaculadores. Figura 7.

1. Situación, forma y relaciones

Los conductos o conos eferentes que emergen de la red de Haller desembocan en el conducto epididimario, también muy plegado, y constituyen con la primera porción de este último la cabeza del epidídimo, situada en el polo superior del testículo. En ella se puede apreciar una pequeña formación, la hidátide pediculada de Morgagni, resto embrionario situado junto a la hidátide sésil del testículo.

Una vez que el conducto epididimario ha recibido los conos eferentes, continúa descendiendo dentro de la bolsa escrotal, adosado a la cara posterior del testículo y constituyendo el cuerpo y la cola del epidídimo. Estas dos porciones, cuerpo y cola, están envueltas íntimamente por la hoja visceral de la túnica vaginal, continuación de la que cubre la cara posterior del testículo y que dibuja el fondo de saco subepididimario.

El **epidídimo** (figura 8) mide unos 5 cm, aunque el conducto epididimario, muy replegado, tienen en realidad una longitud de unos 6 cm.

La cola del epidídimo se continúa con el conducto deferente, más ancho y menos sinuoso; asciende hacia el polo superior del testículo a lo largo de la cara interna del epidídimo y sale de la bolsa escrotal hacia el conducto inguinal. En este trayecto forma parte del cordón espermático, junto con los vasos espermáticos, arteria deferente, linfáticos y fibras nerviosas, todo ello envuelto en fibras del músculo cremáster.

El **conducto deferente** (figura 8) tiene una consistencia dura y una longitud de unos 40 cm. Entra en la cavidad abdominal con el cordón espermático por el conducto inguinal, pasando por delante de la rama pubiana, junto a la espina del pubis. Dentro de la cavidad abdominal el conducto deferente se separa de los demás componentes del cordón espermático y se dirige hacia atrás por debajo del peritoneo, cruza los vasos ilíacos externos por delante y se adosa a la cara lateral de la vejiga. Cruza por encima del uréter y busca la cara posterior de la vejiga, entre ésta y el recto, descendiendo por debajo del uréter hacia la próstata, sobre la cual contacta con la vesícula seminal. En este último trayecto se ensañad formando la ampolla del conducto deferente.

Las **vesículas seminales** (figura 8) son dos bolsas con función secretora que aportan el líquido seminal en la eyaculación. Contienen también espermatozoides, como el resto de las vías espermáticas. Están situadas entre la vejiga y el recto, por encima de la próstata y por fuera de la ampolla del conducto deferente.

El fondo de saco de Douglas cubre el extremo superior de la vesícula seminal, es decir, el fondo de ésta. La abertura de la vesícula se halla hacia abajo y adentro y desemboca junto con la ampolla del conducto deferente en el conducto eyaculador.

El **conducto eyaculador** (figura 8) es un tubo corto (de 2,5 cm) que atraviesa la próstata. Termina al desembocar en la uretra prostática o tramo de la uretra que atraviesa la próstata.

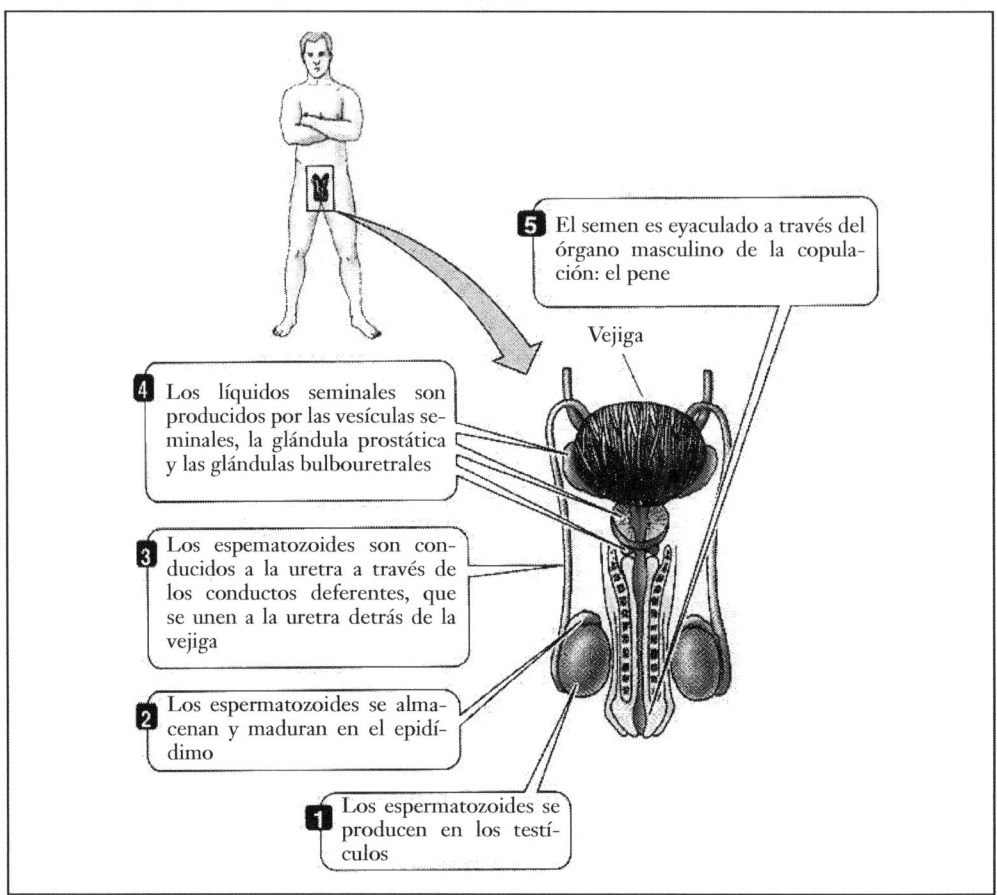

5 El semen es eyaculado a través del órgano masculino de la copulación: el pene

Vejiga

4 Los líquidos seminales son producidos por las vesículas seminales, la glándula prostática y las glándulas bulbouretrales

3 Los espematozoides son conducidos a la uretra a través de los conductos deferentes, que se unen a la uretra detrás de la vejiga

2 Los espermatozoides se almacenan y maduran en el epidídimo

1 Los espermatozoides se producen en los testículos

Figura 7. Vías espermáticas

2. Estructura interna

Los conductos eferentes tienen un epitelio cilíndrico simple con células ciliadas y células con micro vellosidades. Este último tipo contiene además gránulos de secreción. La capa muscular de fibra lisa es delgada. Tanto los cilios como las fibras musculares facilitan la progresión de los espermatozoides hacia el conducto epididimario. Este se caracteriza por poseer un epitelio de tipo seudo estratificado, con vellosidades y una capa muscular fina.

El conducto deferente mantiene la morfología epitelial del conducto epididimario, pero su capa muscular es mucho más gruesa y está formada por tres láminas de fibras: una interna (longitudinal) otra media (circular) y una lámina externa donde las fibras musculares vuelven a adoptar una disposición longitudinal. Rodeando a la capa muscular existe una adventicia de tejido conectivo denso. La estructura de la ampolla es la misma que la del resto del conducto deferente.

Las vesículas seminales se caracterizan por una capa muscular más fina y un epitelio sin células ciliadas pero con abundantes gránulos de secreción, cuyo contenido vierte hacia la luz de la vesícula para formar parte del líquido espermático.

Los conductos eyaculadores tienen un epitelio cilíndrico simple, son vellosidades ni gránulos de secreción. Su capa muscular es muy fina, entremezclada con el tejido conjuntivo y el propio tejido prostático.

3. Función de las vías espermáticas

A lo largo de la exposición se ha mencionado la función de las vías espermáticas, que mediante la contracción de su capa muscular ayudan a los espermatozoides en su trayecto hacia el exterior, en el momento de la eyaculación. Por otra parte, las células secretoras de los conductos deferentes y epididimario y de las vesículas seminales producen una secreción mucosa que forma parte del líquido seminal que nutre a los espermatozoides y les proporciona un medio protector.

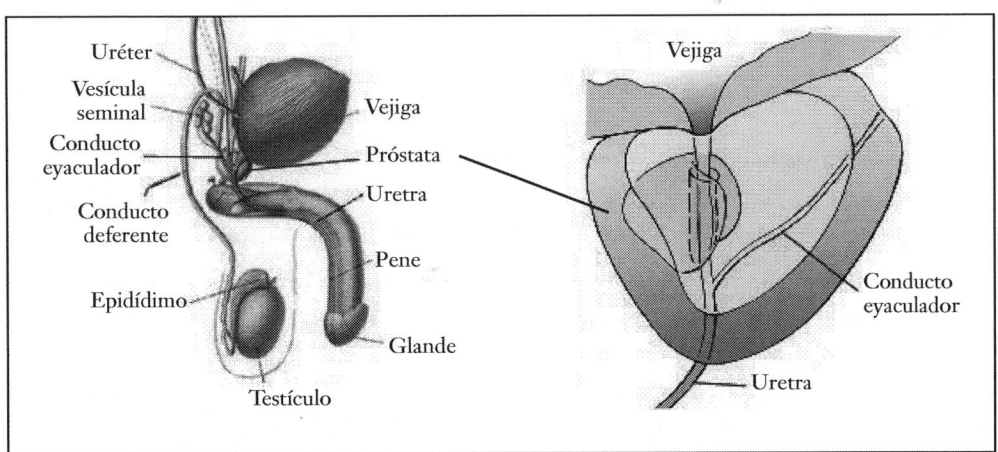

Figura 8. Vías espermáticas

LA PRÓSTATA

1. Generalidades

La próstata es una glándula de secreción exocrina que se sitúa debajo de la vejiga, rodeando la uretra y los conductos eyaculadores que desembocan en la uretra. A partir de la pubertad crece hasta el tamaño del adulto 3 cm de altura, 4 cm de anchura y 2 cm de grosor.

Por su forma, tamaño, color y consistencia, es semejante a una castaña. La base se orienta hacia arriba, bajo la vejiga; el vértice hacia abajo, apoyado en el diafragma urogenital (músculo transverso del perineo). Por detrás, está en relación con el recto, lo cual permite su exploración mediante el tacto rectal. Esta situación y su relación de vecindad con la vejiga urinaria y el recto, explicará muchos de los síntomas presentes en las distintas patologías de la próstata. Por delante está la sínfisis del pubis, de la que la separa la grasa y las venas prostáticas.

La uretra sale de la próstata por su vértice, después de atravesar la glándula en sentido vertical.

La próstata está envuelta en una aponeurosis que engloba también el plexo venoso prostático. Los engrosamientos de esta aponeurosis constituyen los ligamentos de fijan la glándula a las paredes pelvianas.

2. Anatomía prostática lobar y zonal

Lowsley describió en la próstata cinco lóbulos basándose en estudios fetales embriológicos: anterior, medio, posterior y laterales.

Los lóbulos laterales están formados por el tejido lateral prostático.

Mac Neal y colaboradores, basándose en la histología de la glándula prostática, crearon el concepto de anatomía zonal.

Se toma a la uretra para dividir a la glándula prostática en una porción posterior o glandular y otra anterior o fibromuscular.

La uretra prostática se angula en el sector medio (30°) dividiéndose en proximal y distal.

Así la anatomía zonal queda representada de la siguiente manera:

- **Zona periférica:** corresponde al tejido que rodea a la uretra distal y forma parte de los sectores posteriores, laterales e inferiores de la glándula.
  Constituye el 70 % de la glándula y es asiento de los carcinomas (70 %).
  No desarrolla hiperplasia.
- **Zona central:** constituye el 25 % del tejido glandular y forma la base de la próstata relacionándose con la uretra proximal.
  Es asiento del 10 % de los carcinomas y no desarrolla hiperplasia prostática benigna.
- **Zona transicional:** constituye el 5 % del tejido glandular y corresponde al tejido glandular ubicado a cada lado de la uretra proximal y esfínter periureteral.
  Es asiento de la hiperplasia prostática benigna y el 20 % de los carcinomas.
- **Glándulas periureterales:** constituyen el 1 % del tejido glandular y se ubica dentro del músculo que forma el esfínter periuretral.
  Es asiento de hiperplasia prostática benigna.
- **Zona fibromuscular anterior:** está constituida por músculo y tejido fibroso.
  Su máximo grosor es de 1 cm y se afina lateralmente formando la cápsula prostática fibrosa que cubre a la glándula en los sectores laterales y posterior.
- **Esfínter periuretral proximal:** está constituido por músculo liso y rodea a la uretra desde el veru montanum hasta el cuello de la vejiga.
  Las áreas de estructura fibromuscular no son asiento de patología.

También existe una clasificación más sencilla que considera:

a. Estroma fibromuscular anterior.
b. Glándula externa: corresponde a la zona central y zona periférica siendo el 95 % del volumen de la glándula.
c. Glándula interna: corresponde a la zona de transición y glándulas periuretrales. Es el 5 % del volumen glandular.

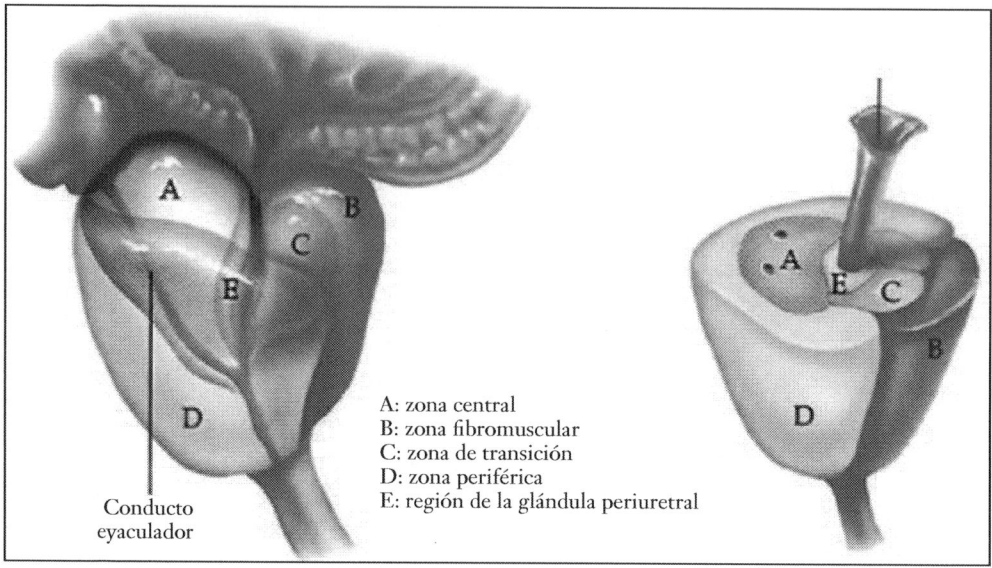

A: zona central
B: zona fibromuscular
C: zona de transición
D: zona periférica
E: región de la glándula periuretral

Conducto
eyaculador

Figura 9. Zonas de la próstata

3. Estudio topográfico

La próstata está profundamente situada en la pelvis menor, entre el fondo de la vejiga y el músculo transverso profundo del periné. Se sitúa aproximadamente a 2-3 centímetros de la sínfisis púbica y delante del recto (figura 1).

Se encuentra:

- debajo de la vejiga
- detrás de la sínfisis púbica
- delante del recto
- por dentro de los pedículos vasculares genitovesicales

Rodea la uretra y los dos canales eyaculadores. Por ello, todo aumento del volumen y todo endurecimiento de la próstata provoca un estrechamiento o una compresión de la uretra.

La próstata está contenida en una cámara fibroaponeurótica.

Cámara prostática

La cámara prostática es la condensación de tejido celular pélvico amontonado alrededor de la próstata. Está constituida:
- ventralmente por la sínfisis púbica
- dorsalmente por la aponeurosis próstato-peritoneal
- lateralmente por los músculos elevadores
- caudalmente por la aponeurosis perineal media
- cranealmente, por delante por los ligamentos pubovesicales, y caudalmente por el trígono y el cuello de la vejiga.

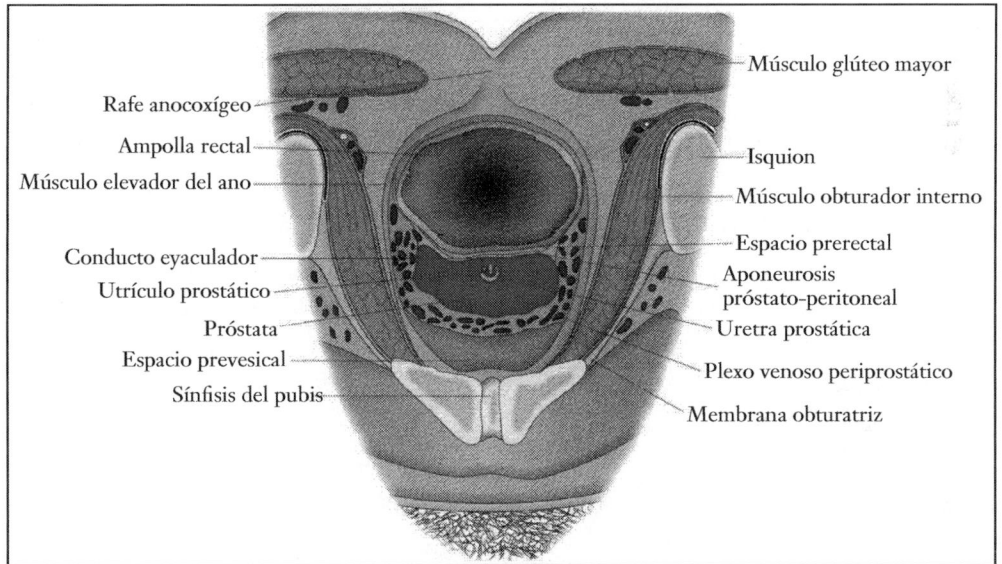

Figura 10. Cámara prostática

Aponeurosis periprostáticas

Las aponeurosis periprostáticas rodean las vesículas seminales, el cuello vesical y la próstata. Están constituidas de un tejido conjuntivo graso conteniendo fibras musculares y elementos neurovasculares.

El tejido conjuntivo muscular forma la vaina hipogástrica rodeando los órganos de la pelvis menor.

Observamos que la vaina hipogástrica es más espesa cuando contiene estructuras neurovasculares, ciertamente para protegerla.

Alrededor de la próstata, de la parte distal de las vesículas seminales y del cuello vesical, la vaina hipogástrica se condensa.

La aponeurosis de Denonvilliers se encuentra por detrás de las vesículas seminales de la próstata. Contiene un capa delgada de grasa y numerosas fibras musculares, sobre todo concentradas en la base y en el ápex de la próstata.

Ventralmente y lateralmente, la vaina hipogástrica se fusiona con la cápsula prostática. La parte ventral de la vaina hipogástrica cierra la venas aferentes del plexo venoso de Santorini. Tiene el nombre de "aponeurosis prepostrática de Zukerkand".

El estroma conjuntivo-muscular de la próstata forma alrededor de ella un caparazón concéntrico conteniendo un rico plexo venoso. Es en la cara profunda de este caparazón donde nacen los tabiques que se dirigen hacia el centro de la próstata para constituir las pequeñas cámaras que cierran los ácinos glandulares.

Interés osteopático

Sabemos que las facias que contienen fibras musculares reaccionan particularmente a las solicitaciones mecánicas. Son muy reactivas a las técnicas de escucha. Este fenómeno existe en numerosas estructuras pélvicas femeninas y en particular sobre los ligamentos útero-sacros. Las estructuras periprostáticas tienen este tipo de propiedad.

Pensamos que esto es debido a sus conexiones propioceptivas regionales y centrales.

Las caras laterales de la próstata son muy importantes para manipular en razón de la presencia de fibras musculares lisas así como del plexo nervioso hipogástrico que confiere a esta región una alta sensibilidad.

Es ciertamente este plexo nervioso el que permite obtener una reacción central y una retroalimentación por nuestras manipulaciones.

Estas cara laterales tienen una rigidez más importante en las hipertrofias benignas de la próstata, con frecuentemente un lado más tenso que el otro.

Los test de movilidad y de extensibilidad son uno de los puntos claves de la evaluación osteopática de la próstata.

Para alcanzar el plexo hipogástrico, hace falta dirigir el dedo lo más lateralmente posible hacia las partes craneales de la próstata.

4. Estructura interna

Las estructuras que atraviesan la próstata, la uretra y los conductos eyaculadores dividen la próstata en cuatro lóbulos: uno medio, otro anterior y dos laterales. El espacio triangular formado por ambos conductos eyaculadores y la uretra es el lóbulo medio; a ambos lados de los conductos, los lóbulos laterales, unidos por una zona central por delante de la uretra, que es el lóbulo anterior.

También puede distinguirse una región craneal, donde asienta el adenoma prostático, y una región caudal, donde se desarrolla el carcinoma.

Su estructura consta de glándulas tubuloalveolares que desembocan en la porción de uretra que la atraviesa, donde vierten su secreción. Estas glándulas están formadas por un epitelio cilíndrico simple, con gránulos de secreción que vierten a la luz, irregular y de tamaño variable.

Entre las glándulas hay tejido conectivo, fibras musculares lisas, vasos sanguíneos y linfáticos y fibras nerviosas.

5. Funciones de la próstata

La próstata, como se ha señalado, es una glándula que secreta un líquido blanquecino hacia la uretra, el líquido prostático, que se une a las secreciones de las vías espermáticas y los espermatozoides para constituir el semen.

El líquido prostático es alcalino, por lo que neutraliza la acidez de los demás componentes del semen, aumentando la motilidad y fertilidad de los espermatozoides.

Durante la eyaculación, la próstata se contrae junto con el conducto deferente y las vesículas seminales, expulsando su contenido a la uretra.

EL PENE

1. Situación, forma y relaciones

El pene es un órgano cilíndrico que pende sobre las bolsas escrotales, por debajo de la sínfisis pubiana. Está unido a la región anterior del perineo. Está formado por tres elementos que constituyen los órganos eréctiles: dos cuerpos cavernosos y un cuerpo esponjoso.

Los cuerpos cavernosos de fijan en las ramas isquiopubianas formando la raíz del pene; en este tramo están recubiertos por el músculo isquiocavernoso. Se unen bajo la sínfisis del pubis, desde donde emergen, y forman la porción dorsal del pene.

El cuerpo esponjoso se fija bajo el músculo transverso profundo del perineo en un ensanchamiento denominado bulbo. A partir de este punto recibe la uretra, que recorre toda su extensión hasta el extremo anterior, constituyendo la uretra peneana. El bulbo está recubierto por el músculo bulbocavernoso. El cuerpo esponjoso se dirige hacia delante para unirse, bajo la sínfisis del pubis, con los cuerpos cavernosos, a los que se adosa formando la porción ventral del pene. En su interior está la uretra, que desemboca en la punta del pene. El extremo anterior del cuerpo esponjoso, más dilatado que el resto, se denomina glande y cubre también el extremo de los cuerpos cavernosos. El borde del glande constituye la corona. En su vértice, el glande tienen la abertura hacia el exterior de la uretra; es una hendidura vertical, el meato uretral.

El pene está recubierto por varias capas; la más interna es una envoltura fibroelástica, la fascia peneana, que se continúa con la fascia superficial del escroto y perineo. Esta envoltura se una a la sínfisis del pubis por el ligamento suspensorio del pene.

El músculo dartos del escroto se continúa también por el pene formando otra de sus envolturas, entremezclándose con el tejido celular.

La piel, con un tejido celular muy laxo, está adherido al pene en toda su longitud, excepto en el glande, con el cual sólo se une mediante una línea por su cara inferior denominada frenillo. El resto de la piel del glande está libre, cubriéndolo únicamente en estado de flacidez. Esta porción de piel es el prepucio, que se retrae descubriendo el glande durante la erección. Cuando su orificio anterior es cerrado, no permite la salida del glande, lo cual constituye la fimosis.

El surco formado entre la corona del glande y el prepucio es el surco balanoprepucial, donde se acumula el esmegma, compuesto de la secreción de glándulas sebáceas y descamación de las paredes del prepucio.

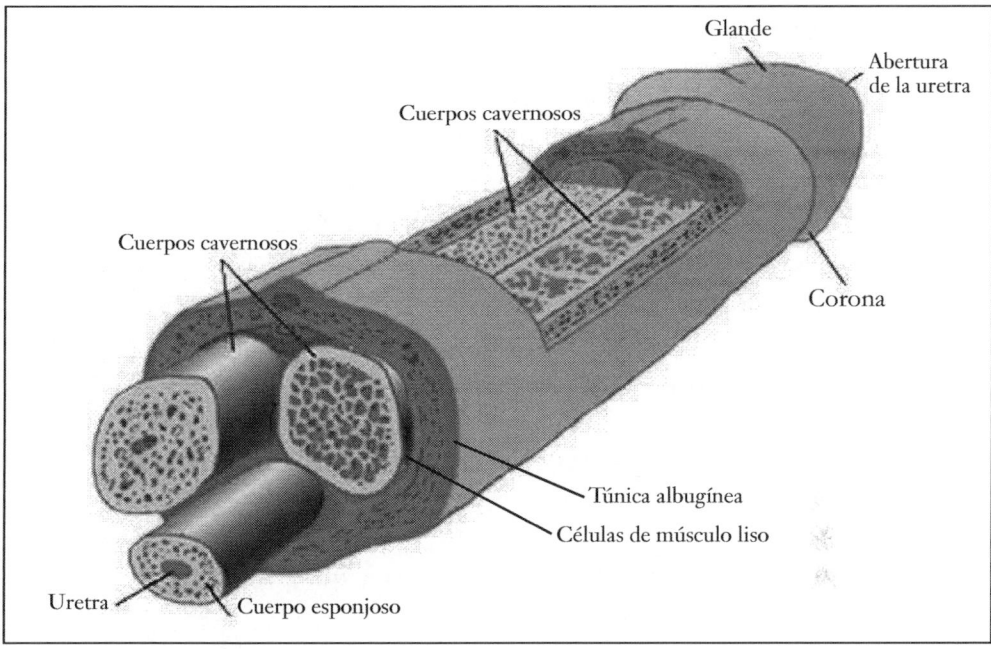

Figura 11. Anatomía del pene

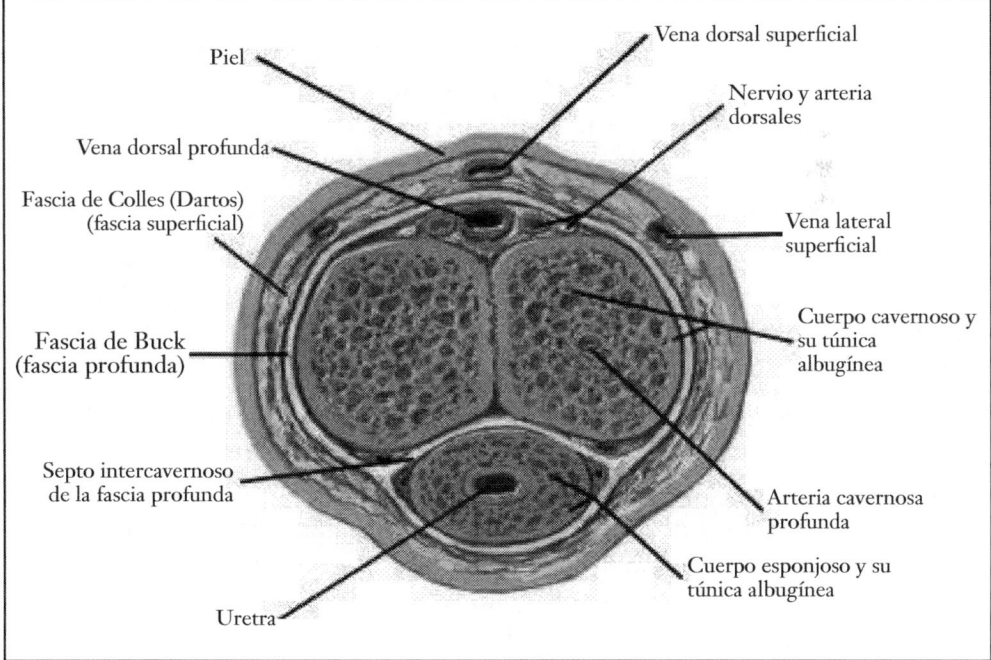

Figura 12. Corte transversal del cuerpo del pene

2. Estructura interna

Los tres componentes eréctiles del pene, cuerpos cavernosos y cuerpo esponjoso, están rodeados, cada uno de ellos, por un albugínea fibroelástica, densa, de la cual parten tabiques hacia el interior de los cuerpos (trabéculas), formando un entramado como el de una esponja, cuyos huecos forman lagos sanguíneos. Los capilares sanguíneos rellenan estos huecos. Están dotados de dispositivos musculares que permiten o cierran el paso de la sangre a los lagos sanguíneos. Cuando la sangre pasa a estos lagos, los cuerpos cavernosos y esponjosos se hinchan y se endurecen.

Esto ocurre durante la erección, que se comentará más adelante, junto con la función del pene.

3. Función del pene

El pene tiene una doble función. Al contener en su interior parte de la uretra, interviene en la micción. Por otra parte, es el órgano copulador en el acto sexual. Por estimulación parasimpática, los cuerpos cavernosos y esponjoso se llenan de sangre, con lo cual, el pene aumenta de tamaño, se endurece y se pone rígido durante la erección, necesaria para la realización del coito. En este proceso intervienen varios factores; en primer lugar, la dilatación de las arterias produce el llenado de los cuerpos cavernosos y esponjoso; por otra parte, la musculatura de la raíz del pene, músculos isquiocavernosos y bulbocavernoso, se contrae, impulsando aún más la sangre hacia el pene; el músculo transverso profundo del perineo, diafragma urogenital, se contrae, dificultando la salida de sangre ya que comprime las venas que pasan a través de él.

La erección que en principio es un acto reflejo, puede ser inhibida por estímulos psíquicos, como el temor. Los pensamientos o imágenes sexuales pueden desencadenar el proceso de erección. La corteza cerebral actúa como un centro integrador de la actividad sexual, modificando los reflejos que intervienen en ella, bien sea disminuyéndolos o favoreciéndolos.

Por otra parte, la uretra posee numerosas glándulas en su recorrido por el cuerpo esponjoso, las glándulas de Littré, que elaboran una secreción mucosa que favorece la lubricación, aunque a ello contribuyen en mayor medida los órganos sexuales femeninos. También producen secreción mucosa las glándulas bulbouretrales o glándulas de Cowper, que se verán más adelante.

Por último, las contracciones del músculo bulbocavernoso impulsan el semen en la eyaculación a través de la uretra peneana.

Durante el coito, se observan en el varón diversos cambios fisiológicos, que pueden resumirse en tres fases:

• Excitación

Las sensaciones, debidas a estimulación fisicomecánica o psíquica, siguen una vía consciente hacia el encéfalo y una vía inconsciente que, a través de la médula espinal, provoca por vía parasimpática la erección del pene, un aumento de tamaño y elevación de los testículos, un incremento en la tumescencia y colocación púrpura del glande y una secreción mucosa de las glándulas bulbouretrales, con la finalidad de lubricación.

• Orgasmo

Los cambios experimentados por el pene en la fase anterior provocan un incremento en la superficie de contacto del mismo; se incrementa la intensidad de la sensación fisicomecánica, lo cual tiene una proyección consciente encefálica y una proyección espinal que, por vía simpática, induce la contracción del epidídimo, del conducto deferente y de los órganos accesorios. Se produce una emisión seminal, que llena la uretra, dilatándola e incrementando la sensación fisicomecánica antes mencionada (sensación de inminencia eyaculatoria), lo cual conduce a la eyaculación, por contracción rítmica de los músculos bulbocavernosos e isquiocavernosos y también del esfínter anal.

• Resolución

La última fase, o de resolución, está definida por una involución rápida de la erección, con vuelta a los niveles de partida, relajación muscular y disminución de la vasocongestión. Estos cambios se acompañan de un periodo refractario más o menos largo.

Control neurológico de la eyaculación

El fenómeno de la eyaculación, dada su complejidad, requerirá de la participación conjunta, coordinada y armónica de una serie de elementos de control neurológico entre los que se encuentran receptores, vías aferentes y eferentes y núcleos celulares a diferentes niveles del sistema nervioso (figura 13).

Receptores periféricos

El proceso de la eyaculación puede desencadenarse de distintas maneras, incluyendo la estimulación táctil del glande y otras zonas erógenas, así como las influencias de diversos estímulos corticales.

Las zonas sensitivas receptoras se dividen en:

• **Primarias:** localizadas en el pene, fundamentalmente en la mucosa del glande y, sobre todo, en la zona del frenillo.

• **Secundarias:** presentes en zonas erógenas como el resto de genitales externos y otras zonas extragenitales (pezones, cuello, etc.).

Estos receptores periféricos transmitirán las señales a los centros medulares, lo que provoca el reflejo de la eyaculación, y a centros corticales, haciéndolas conscientes y dando posibilidad a experimentar placer. Si esas señales son interrumpidas medularmente, como en el caso de los lesionados medulares, se pueden tener eyaculaciones sin experimentar sensaciones orgásmicas, o sin tener consciencia o placer por ello.

Vías aferentes y eferentes

Tras la estimulación de estos receptores periféricos, se inicia la conducción vía aferente a través del **nervio pudendo** y las astas medulares hasta el tálamo y la corteza cerebral. A través de las astas medulares anterolaterales descienden las fibras eferentes hasta el centro simpático (T12-L2) y el parasimpático (S2-S4). A través del nervio hipogástrico, el sistema nervioso simpático es el encargado de la contracción de la musculatura lisa de los órganos internos genitales (epidídimo, deferente, vesícula seminal y próstata) y del cierre del esfínter interno y esfínter externo, regulando la fase de emisión. La eyaculación consiste en la expulsión de semen en la uretra prostática y ulterior eyección de la uretra al exterior. La eyaculación está sometida a un control simpático. Las fibras simpáticas preganglionares salen de la médula espinal en los segmentos lumbares L1-L2. El sistema nervioso parasimpático (S2-S4) regula la fase de expulsión. Mediado por el nervio pudendo interno, es el encargado de las contracciones clónicas eyaculatorias de los músculos isquiocavernoso y bulbocavernoso y de la relajación del esfínter externo. Se produce también el cierre completo del cuello de la vejiga evitando la eyaculación retrógrada. Ambos sistemas intervienen en la formación de la cámara de alta presión a nivel de uretra posterior.

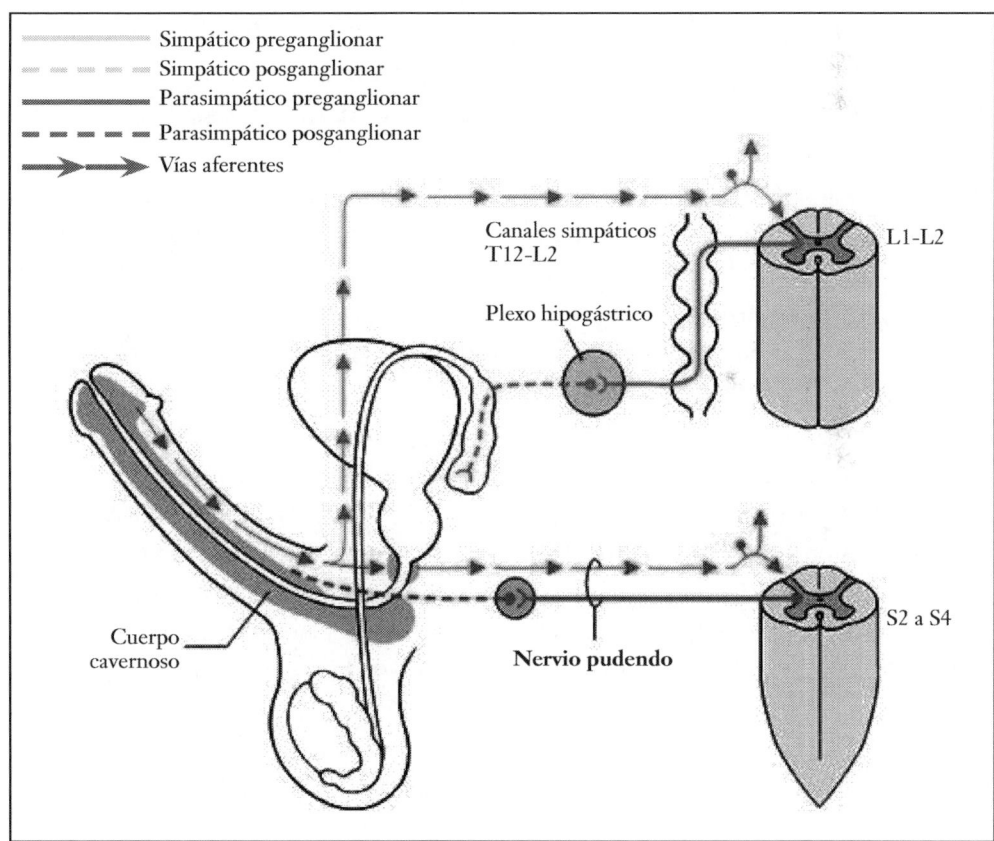

Figura 13. Control neurológico de la eyaculación

Es necesaria una integración, en el centro de la eyaculación de la médula espinal, de las señales centrales y de las vías nerviosas para que se produzca un reflejo eyaculatorio normal y los músculos y estructuras de la pelvis y el periné puedan funcionar de una forma coordinada. Es imprescindible una participación conjunta de los sistemas simpáticos y parasimpáticos.

Núcleos medulares

A nivel medular parece haber un grupo de conexiones interneuronales que conforman un núcleo de gran importancia en la eyaculación. Existe una gran evidencia que sugiere que este núcleo controla los mecanismos neuronales responsables de la generación de la respuesta eyaculatoria y que se encuentra localizado en la médula espinal lumbosacra. Por eso, se ha denominado **núcleo lumbar espinotalámico** (LST, del inglés lumbar spinothalamic nucleus).

Este núcleo LST está localizado en médula espinal, en las L3 y L4, y está directamente conectado con el núcleo supraespinal talámico subparafascicular. Se activa exclusivamente durante la eyaculación y no está relacionado con la cópula. Parece tener otras conexiones secundarias con las vías simpática, parasimpática y motora (pudenda), que se revisarán más adelante.

Por ser un núcleo **generador** de eyaculaciones en respuesta a estímulos aferentes será el responsable de dar origen a la respuesta en el arco reflejo de la eyaculación. Este reflejo estará disponible, pues, para desencadenar la eyaculación, tanto en personas sanas como en condiciones de sección medular por encima. Así, la estimulación vibratoria del pene será suficiente para inducir la eyaculación en individuos con una sección completa de la médula espinal a un nivel por encima de T10.

Estructuras supraespinales

Los núcleos que controlan la eyaculación se originan en la zona supraespinal en estructuras cerebrales especializadas como el núcleo de la estría terminal, el núcleo amigdalino medial, el área preóptica medial y el **núcleo talámico subparafascicular** (SPF). Constituyen un auténtico **subcircuito de la eyaculación**, cuyo elemento fundamental parece asentar en un pequeño grupo de células situadas en la parte posterior del tálamo: la porción medial del núcleo talámico subparafascicular parvocelular.

En una serie de estudios se ha sugerido que estas estructuras supraespinales pueden estar implicadas en la transmisión de información relacionada fundamentalmente con la cópula.

Parece que estas estructuras de este subcircuito están involucradas en la **inhibición** de la eyaculación, y asociadas con el período refractario poseyaculatorio. No parecen tener un papel activo en la generación del comportamiento eyaculatorio.

Y, de hecho, en algunos estudios se ha demostrado una mayor actividad en el área preóptica medial de sujetos sexualmente satisfechos.

Existen estudios que demuestran relación entre la subdivisión medial del SPF y una población de interneuronas de la médula espinal lumbar. Se les denominó células lumbares espinotalámicas (LST) por su localización en la médula espinal, así como por la demostración de las proyecciones talámicas.

Las células LST se concentran entre las láminas T12 y L4 que rodean el canal central de la médula espinal.

Este hallazgo proporciona aún más evidencia de la vía de activación neuronal espinotalámica asociada con el comportamiento sexual.

Además de las conexiones supraespinales, las células LST mantienen proyecciones con las neuronas preganglionares simpáticas y parasimpáticas, así como con las motoneuronas pudendas, y reciben los estímulos sensoriales a través del nervio pudendo. Claramente, estas células presentan una conectividad adecuada para la transmisión de información relacionada con la cópula.

Así pues, parece confirmarse que la activación de las células LST de los núcleos espinales se asocia con la eyaculación, no con la actividad sexual que la precede, y que tiene un marcado carácter **generador** de esta respuesta. La actividad de los centros supraespinales se asocia, en cambio, fundamentalmente, con la satisfacción sexual y el período refractario, destacando su papel **inhibidor** de la eyaculación.

Neurotransmisores

Actualmente se considera que la **serotonina** (5-hidroxi-triptamina o 5-HT) es el principal neurotransmisor involucrado en el control de la eyaculación. Otros neurotransmisores, como la acetilcolina, la noradrenalina, la oxitocina, el ácido gamma-aminobutírico (GABA) y el óxido nítrico, han demostrado tener un papel secundario.

El **GABA** y la **dopamina** parecen más implicados en la excitación y el orgasmo. Los antagonistas de los receptores GABA han demostrado un efecto inhibidor sobre el comportamiento sexual en modelos animales. La **oxitocina**, por su parte, parece ser un mero mediador de las contracciones perineales que se producen durante la eyaculación y el orgasmo.

Resumen

Tras definir los episodios que acompañan al fenómeno de la eyaculación, se han revisado sus bases anatomofisiológicas y se han clasificado las diferentes entidades clínicas relacionadas con él. La eyaculación consiste en la expulsión del semen por el meato uretral gracias a las contracciones de la musculatura pélvica y el peristaltismo uretral, que suceden normalmente durante el orgasmo. Es un reflejo complejo, que consta a su vez de dos fases distintas: emisión y expulsión.

Su control neurológico depende de una intrincada red de conexiones neuronales que conforman unas vías aferentes, unos centros o núcleos de control y unas vías eferentes. El estímulo se suele generar en unos receptores situados en el glande y ser vehiculizado hasta la médula para desencadenar un reflejo eyaculatorio. La activación de las células LST de los núcleos espinales se asocia con la eyaculación, no con la actividad sexual que la precede, y tiene un marcado carácter generador de esta respuesta. La señal es transmitida a los centros supraespinales talámicos y al córtex, donde se hace consciente. La actividad de los centros talámicos supraespinales como el núcleo subparafascicular se asocia, fundamentalmente, a la satisfacción sexual y al período refractario, destacando su papel inhibidor de la eyaculación.

El conocimiento de las fases de la eyaculación y los mecanismos fisiopatológicos de las diferentes entidades clínicas de estos trastornos resultarán fundamentales para afrontar con coherencia y sentido su tratamiento. Se deben clasificar estas entidades en función de los trastornos que ocasionen y de las fases alteradas.

Uretra masculina

Desde la vejiga urinaria, la uretra desciende verticalmente, atravesando la próstata desde su base hasta el vértice: es la **uretra prostática**. En este tramo presenta un relieve en su pared posterior, el veru montanum, donde desembocan los dos conductos eyaculadores y, entre ellos, el utrículo prostático, que es un pequeño divertículo de aproximadamente 1 cm de longitud. A ambos lados del veru montanum desembocan las glándulas prostáticas; hay unos 20 o 30 orificios correspondientes a estos conductos de desembocadura. La uretra prostática tiene una longitud de unos 3 cm.

Por debajo de la próstata, la uretra atraviesa el músculo transverso profundo del perineo (diafragma urogenital), recibiendo el nombre de **uretra membranosa**. En este tramo está rodeada por las fibras musculares del esfínter estriado (voluntario), y por detrás, entre las fibras musculares del esfínter, las dos glándulas de Cowper o glándulas bulbouretrales, que aportan una secreción mucosa lubricante, tienen forma redondeada, del tamaño de un guisante. Desembocan en la uretra un poco más abajo, cuando ésta atraviesa el bulbo esponjoso del pene. La uretra membranosa mide aproximadamente 1 cm.

Por debajo del músculo transverso del perineo, la uretra entra en el bulbo esponjoso; traza una curva hacia delante siguiendo ya todo el trayecto del cuerpo esponjoso hasta el glande, donde se abre al exterior. En este tramo se denomina **uretra peneana o uretra esponjosa**. Al nivel del bulbo tiene un pequeño ensanchamiento: el fondo de saco bulbar.

Bajo la sínfisis del pubis, siguiendo la posición del pene en estado de flaccidez, describe otra curva hacia abajo hasta el orificio de salida: el meato uretral. Inmediatamente antes del meato, en el glande, hay un ensanchamiento, la fosa navicular. En la uretra peneana desembocan pequeñas glándulas mucosas, a lo largo de todo el trayecto: las glándulas de Littré, con acción lubricante.

La uretra peneana mide unos 15 cm de longitud; por lo tanto, la longitud total de la uretra es de unos 20 cm.

El epitelio de la uretra es de tipo urinario en su comienzo, como continuación del epitelio de la vejiga; por debajo del veru montanum se hace cilíndrico estratificado hasta la fosa navicular, donde se convierte en pavimentoso estratificado, similar al del glande.

La capa muscular al principio forma el esfínter liso, que se continúa con la musculatura de la vejiga. En la uretra prostática las fibras musculares se entremezclan con las de la próstata, y en la uretra membranosa son sustituidas por fibras estriadas del esfínter voluntario.

El riego sanguíneo lo recibe a cada nivel de las arterias que riegan los respectivos órganos por donde pasa: arterias vesicales inferiores, hemorroidales inferiores, bulbar y dorsal del pene. Las venas terminan en la vena dorsal profunda del pene o directamente en el plexo periprostático.

Los linfáticos de la uretra prostática y membranosa desembocan en los ganglios ilíacos internos, y los de la uretra peneana, fundamentalmente en los ganglios inguinales.

El nervio pudendo interno recoge las sensaciones de la uretra. Sus fibras motoras actúan sobre el esfínter voluntario, regulando la micción.

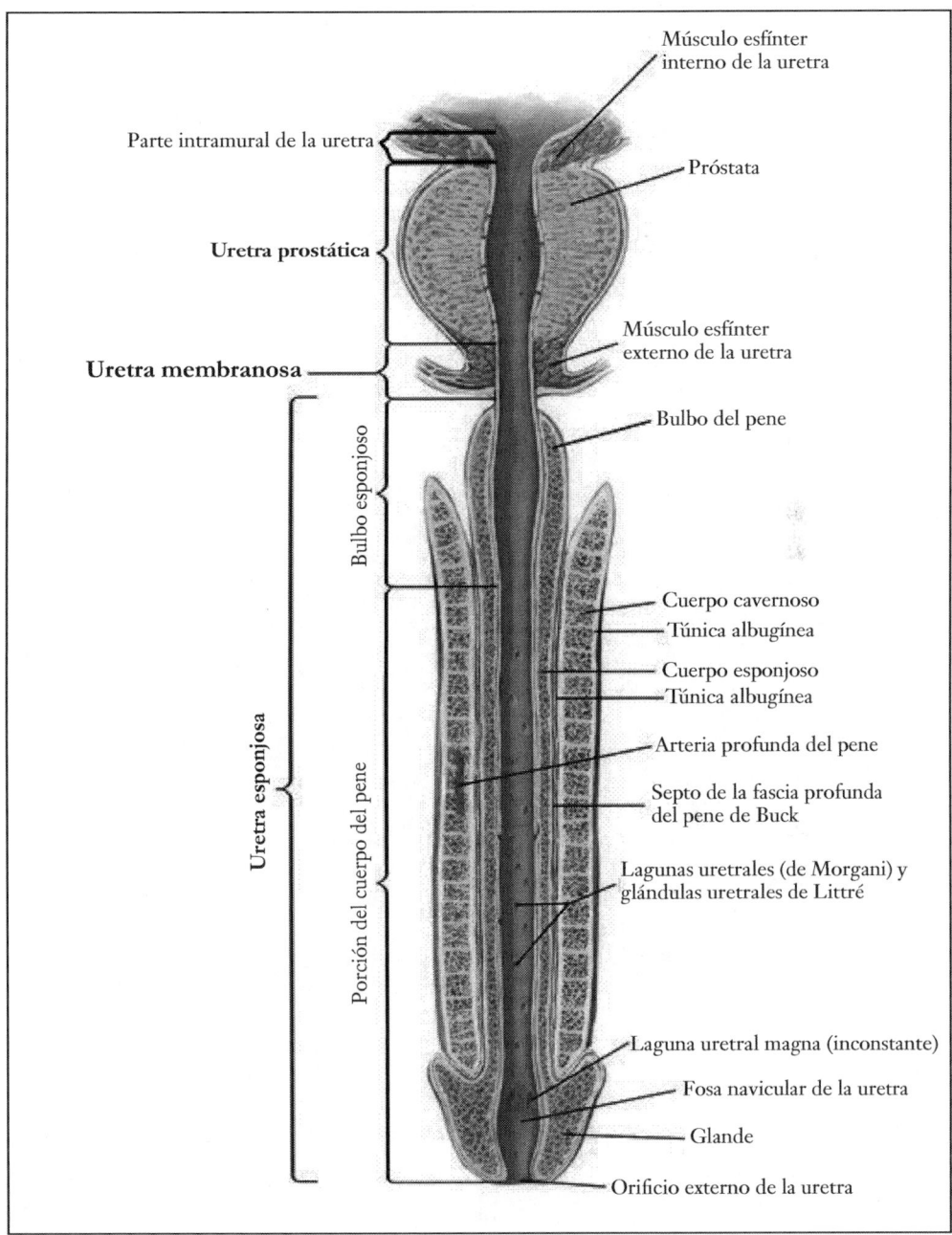

Figura 14. Anatomía de la uretra masculina

VASCULARIZACIÓN DE LOS ÓRGANOS DE LA PELVIS MASCULINA

1. Aporte arterial y drenaje venoso de los órganos de la pelvis masculina

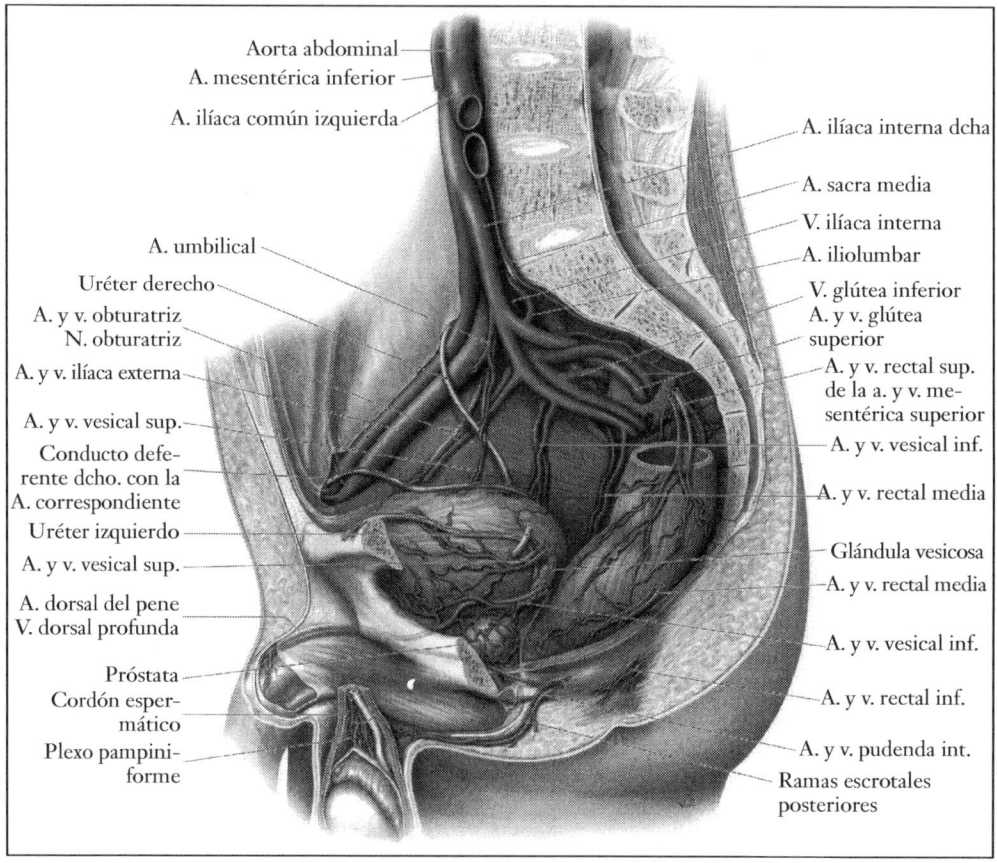

Figura 15. Vascularización de los órganós pélvicos masculinos

Visión izquierda de una mitad pélvica derecha (combinación de varios cortes sagitales), imagen muy idealizada. La circulación arterial de los órganos de la pelvis se efectúa por las ramas viscerales de la arteria ilíaca interna, el drenaje venoso (con frecuencia paralelamente a las arterias), por las venas del mismo nombre a la zona de drenaje de la vena ilíaca interna. Contrariamente a las arterias, suele haber varias venas a cada lado pélvico que, junto al órgano, se pueden ampliar formando un gran entretejido venoso (plexo). Las diferencias principales en el suministro arterial y el drenaje venoso de órganos pelvianos en el hombre y en la mujer resultan del notable aporte sanguíneo al útero y a la vagina: en la mujer el útero y la vagina presentan grandes vasos arteriales propios. En el hombre, en cambio, son pequeñas ramas arteriales de órganos vecinos (vejiga urinaria, recto) que proveen además las glándulas genitales accesorias.

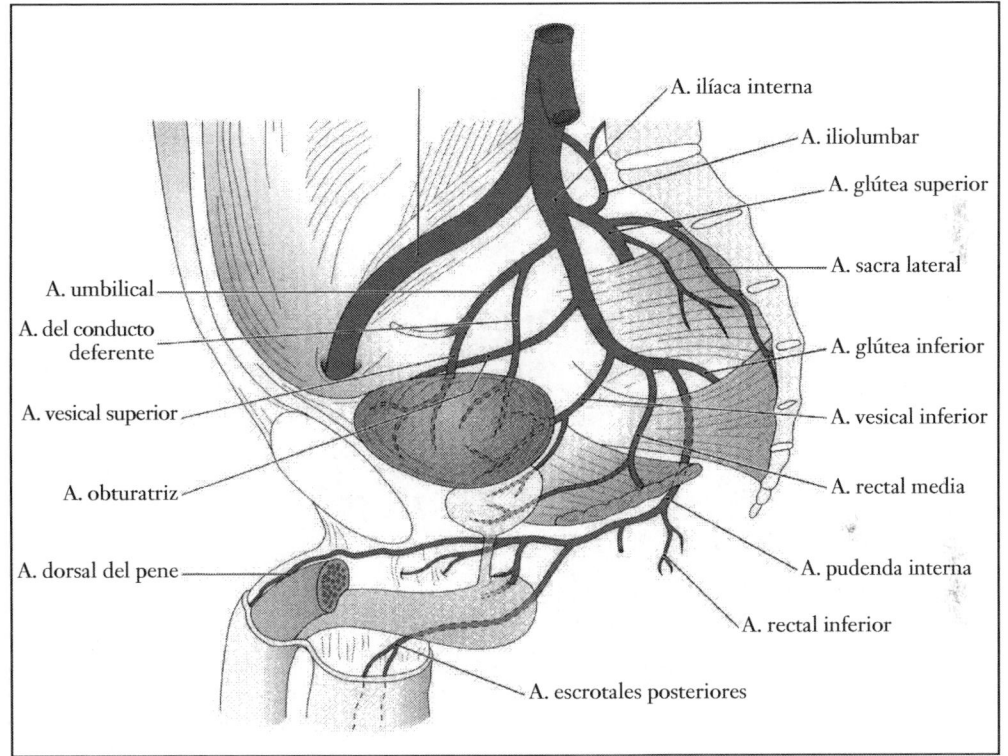

Figura 16. Ramas de la A. ilíaca interna derecha proyectadas en una pelvis masculina

2. Drenaje venoso de la vejiga urinaria y del aparato genital masculino

Grandes entretejidos venosos alrededor de la vejiga urinaria (plexo venoso vesical) y de la próstata (plexo venoso prostático) fluyen a través de las venas vesicales a la vena ilíaca interna. Mediante una unión anastomósica entre los plexos venosos prostático y vertebral (aquí no visible, sirve al drenaje venoso de la columna y del conducto vertebral) puede llegar sangre a la parte inferior de la columna vertebral.

Por este camino, células tumorales de un carcinoma prostático pueden, por metástasis, ser arrastradas a la columna vertebral (¡dolor de espalda!).

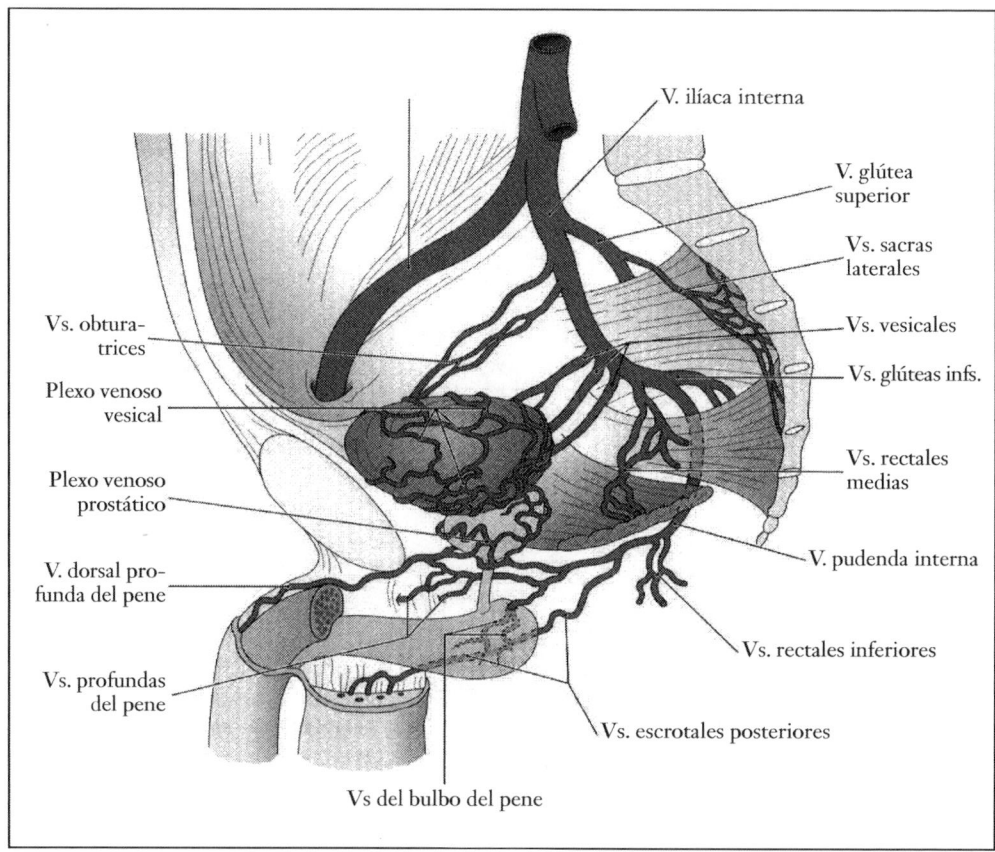

Figura 17. Drenaje venoso de la vejiga urinaria y del aparato genital masculino

3. Aporte arterial de la glándula prostática

Corte frontal, visión ventral. Las ramas prostáticas surgen principalmente de la arteria vesical inferior, y en menor medida de la arteria rectal media (aquí no visible).

Las Ramas prostáticas se dividen fuera de la cápsula orgánica de la próstata en numerosas ramitas.

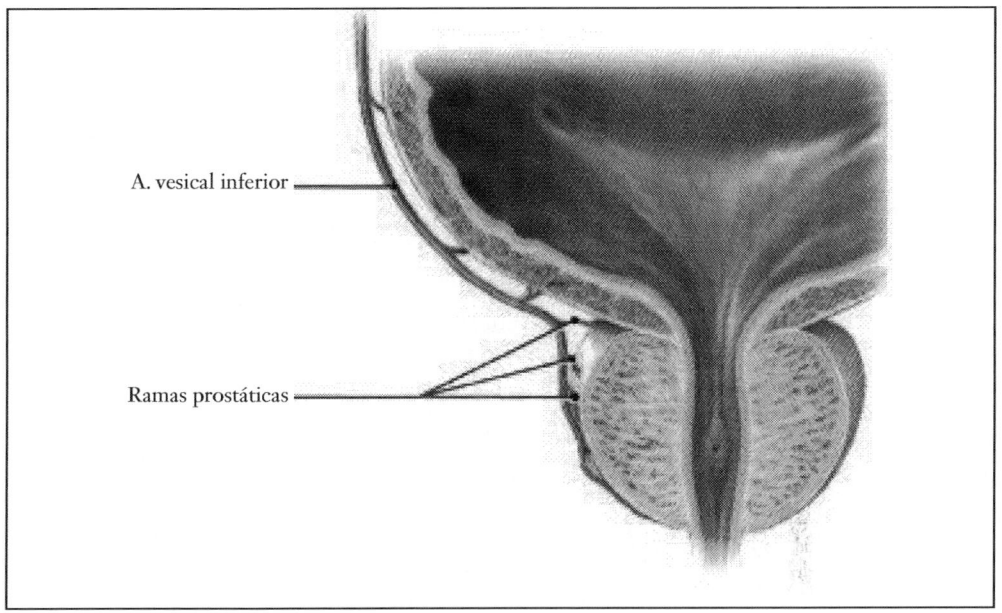

Figura 18. Aporte arterial de la próstata

4. Drenaje venoso de los testículos

La sangre venosa de los testículos y de los epidídimos, en el medias tino testicular, fluye a las venas testiculares que, especialmente en su curso distal, forman un entrelazado venoso alargado, el plexo pampiniforme. Este envuelve las ramas de la arteria testicular y discurre con esta por el conducto inguinal hacia el espacio retroperitoneal. Allí, la vena testicular derecha desemboca en la vena cava inferior, y la vena testicular izquierda en la vena renal izquierda. Esta diferencia del drenaje venoso es de gran importancia clínica: la desembocadura en la vena renal izquierda tiene lugar en el ángulo derecho. Esto origina un paso fisiológico estrecho, donde puede presentarse un trastorno del drenaje venoso. Este puede causar dilataciones varicosas (las llamadas varicoceles) de la vena testicular izquierda y con ello del plexo pampiniforme.

El plexo pampiniforme no puede cumplir su función «termoreguladora» (enfriamiento de la sangre venosa que regresa de la arteria testicular). La consecuencia es un sobrecalentamiento local y, frecuentemente, una reducción de la fertilidad del testículo izquierdo.

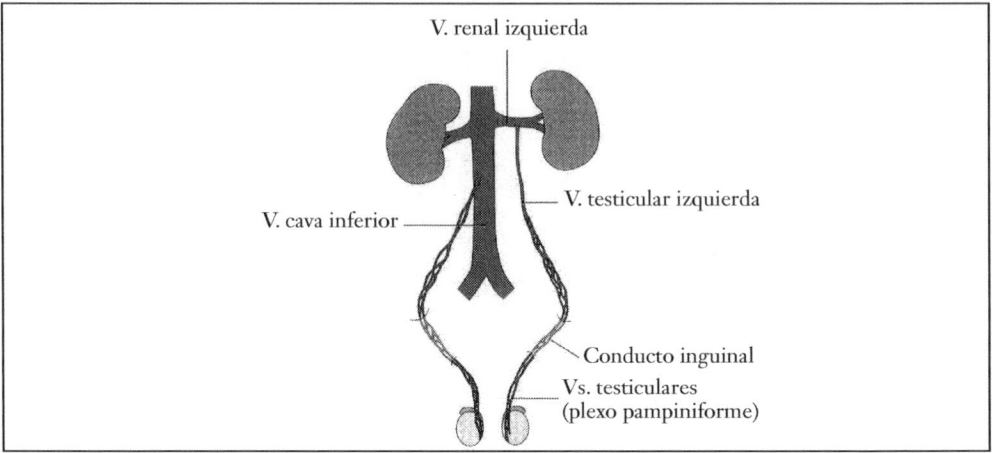

Figura 19. Drenaje venoso de los testículos

DRENAJE LINFÁTICO DE LOS ÓRGANOS GENITALES MASCULINOS

1. Vías linfáticas y ganglios del aparato genital masculino externo e interno

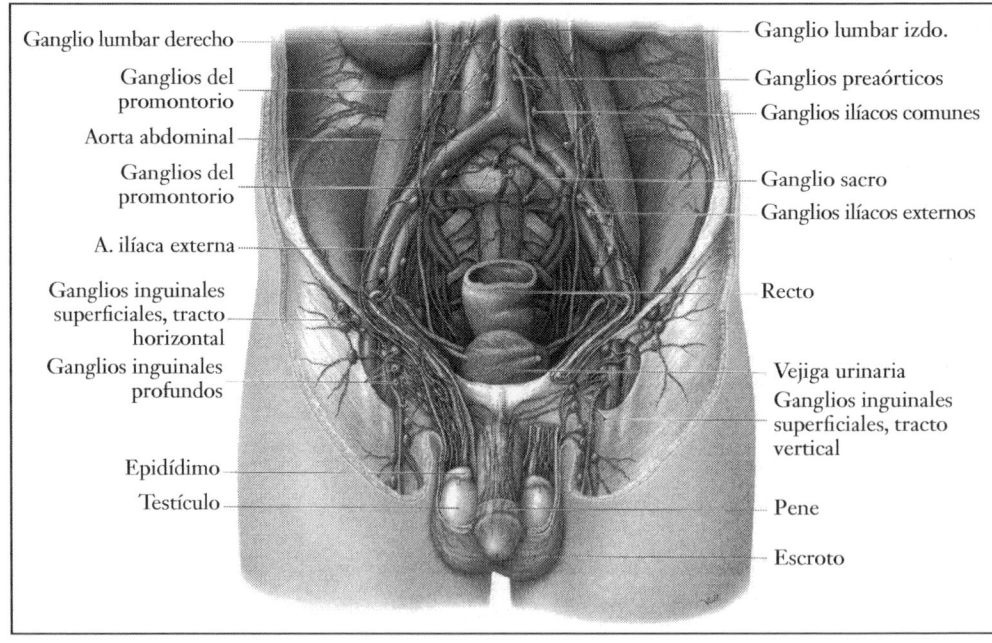

Figura 20. Drenaje linfático de los órganos genitales masculinos

Visión ventral, se han suprimido todos los segmentos del tracto gastrointestinal, excepto un pequeños trozo de recto; se ha eliminado el peritoneo y la vejiga urinaria está algo estirada hacia la izquierda. Como órganos genitales externos sólo se consideran aquí el pene y el escroto. Los testículos y los epidídimos (a pesar de su posición) se consideran órganos genitales internos por su organogénesis, como también la próstata y la glándula vesiculosa.

Observe: los ganglios linfáticos lumbares a los que los testículos y epidídimos conducen su linfa no se encuentran en la proximidad topográfica de estos órganos, contrario a lo habitual en otros «ganglios linfáticos orgánicos». De ahí resulta (al igual que en los ovarios) una vía de drenaje más larga desde los testículos y epidídimos hasta los ganglios lumbares. Las metástasis de un tumor maligno se localizan por ello primero en los ganglios lumbares. El drenaje linfático de los órganos genitales externos se efectúa por los ganglios inguinales superficiales y profundos. Entre los vasos linfáticos del dorso del pene existen anastomosis que permiten un drenaje bilateral. Por este motivo, un tumor maligno, por ejemplo, en el lado derecho del pene puede extenderse en metástasis a los ganglios inguinales derechos e izquierdos.

2. Drenaje linfático de los testículos, de los epidídimos y de las glándulas genitales accesorias

Toda la linfa del aparato genital masculino, pasando por distintos grupos ganglionares parietales, es conducida a ganglios lumbares alrededor de la aorta abdominal y la vena cava inferior. Existen las vías de drenaje siguientes.

- Testículos y epidídimos: vía de drenaje larga, directa, a lo largo de los vasos testiculares hasta los ganglios lumbares derechos e izquierdos;
- Conducto deferente: a los ganglios ilíacos (principalmente externos, en menor grado internos);
- Glándula vesiculosa: a los ganglios ilíacos externos e internos (junto con el conducto deferente);
- Próstata (varias vías): a los ganglios ilíacos externos; a lo largo de los vasos vesiculares hasta los ganglios ilíacos internos; a los ganglios sacros (continuando hasta los ganglios lumbares).

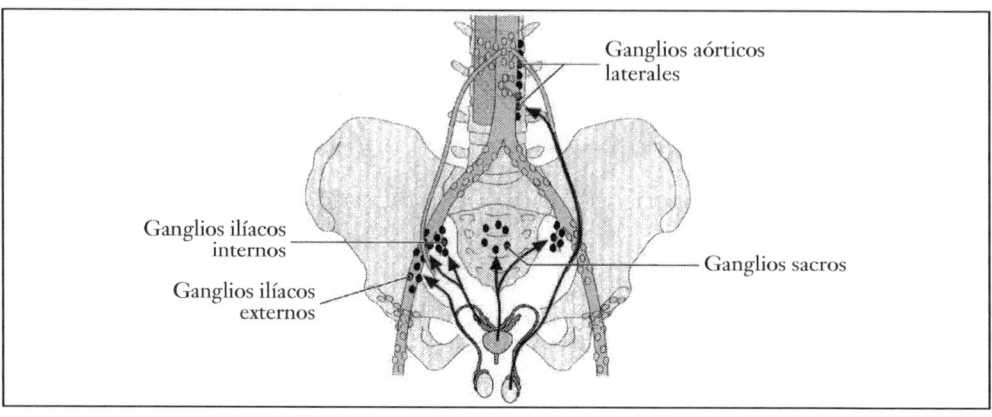

Figura 21. Drenaje linfático de los testículos, epidídimos y glándulas genitales accesorias

INERVACIÓN VEGETATIVA DEL APARATO GENITAL MAS-CULINO

1. Inervación vegetativa del aparato genital masculino, visión general

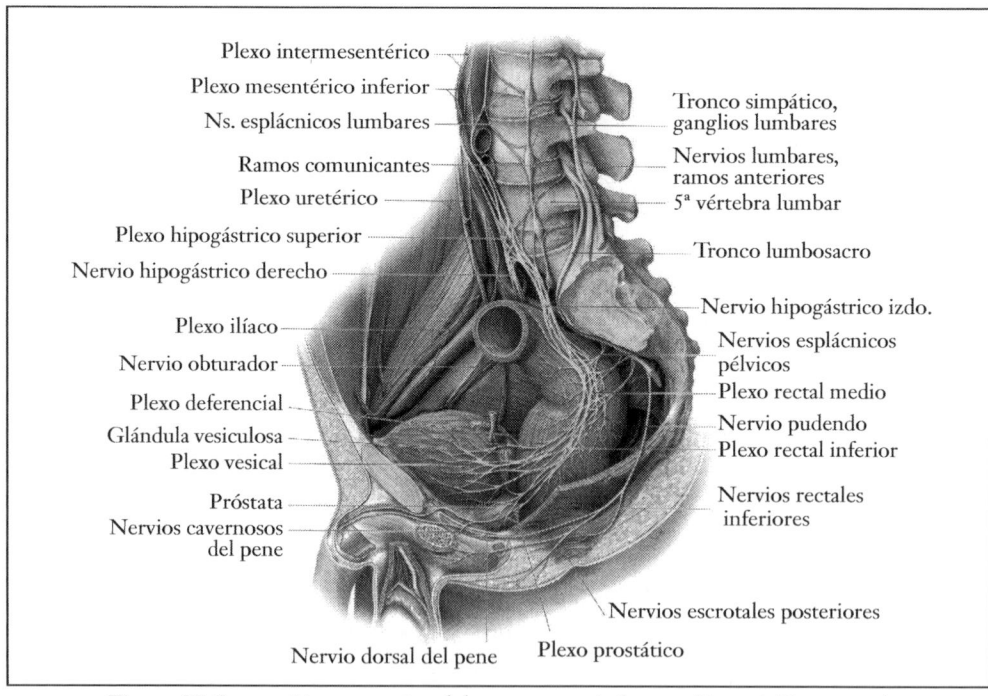

Figura 22. Inervación vegetativa del aparato genital masculino, visión general

Visión izquierda de un espacio pélvico masculino; la imagen está compuesta por varios planos de sección para mayor comprensión de las relaciones espaciales.

Las fibras simpáticas para la inervación del aparato genital masculino se originan, para los testículos y epidídimos, de los nervios esplácnicos menor, inferior y lumbares, para las glándulas genitales accesorias (próstata, glándula vesiculosa y glándulas bulbouretrales) así como el pene y el conducto deferente, de los nervios espácnicos lumbares y sacros. La inervación parasimpática, bastante menor que la simpática, surge para el aparato genital masculino mayormente de los nervios esplácnicos de la pelvis. Fibras simpáticas y parasimpáticas se unen en el plexo hipogástrico inferior, en el que también penetran los nervios hipogástricos (que surgen de la división del plexo hipogástrico superior). El plexo hipogástrico inferior, par, del que también surgen los plexos para la inervación de los órganos urinarios, se divide luego en varios plexos para la inervación de los órganos genitales.

2. Inervación vegetativa del aparato genital masculino, en detalle

Se efectúa:

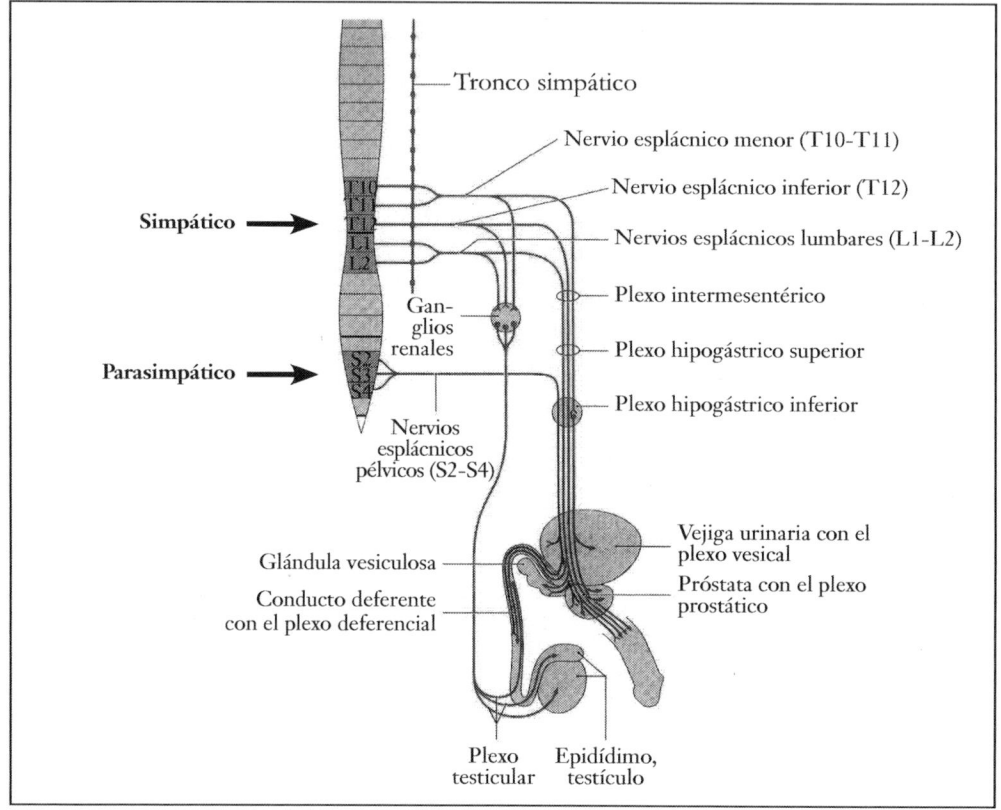

Figura 23. Inervación vegetativa del aparato genital masculino, en detalle

- Para las glándulas genitales accesorias (próstata, glándulas vesiculosas y bulbouretrales) a través del plexo prostático, una ramificación del plexo hipogástrico inferior (aquí también deberían pasar fibras algésicas);
- Para el pene asimismo a través de ramas del plexo prostático y de los nervios cavernosos del pene; en ambos casos, la conmutación a la 2ª neurona se realiza en las células ganglionares del plexo hipogástrico inferior;
- Para el conducto deferente principalmente del plexo deferencial, otra ramificación del plexo hipogástrico inferior, así como del plexo

testicular (aunque en menor medida) que discurre a lo largo de la arteria testicular;

- El testículo recibe la mayor parte de su inervación vegetativa, a raíz de su descenso, del plexo testicular (fibras simpáticas a lo largo de la arteria testicular, que efectúan su conmutación en los ganglios renales) que también entrega fibras al epidídimo. Ambos órganos reciben, aunque de forma reducida, una inervación vegetativa del plexo hipogástrico inferior.

Tabla 1. Inervación vegetativa del aparato genital masculino

1ª neurona	Curso periférico (simpático y parasimpático)	Órganos diana	Efecto
Simpático:			
T10-T12 (nervios esplácnicos menor e inferior)	Por los ganglios renales hasta el plexo testicular	· Testículos · Epidídimos	· Vasoconstricción
L1-L2 (nervios esplácnicos lumbares y sacros)	Por el plexo hipogástrico superior, plexo hipogástrico inferior hasta el plexo prostático y	· Próstata · Glándulas bulbouretrales y vesiculosas · Pene (parcialmente)	· Libera secreción · Eyaculación
	hasta el plexo deferencial	· Conducto deferente	· Contracción
Parasimpática:			
S2-S4 (nervios esplácnicos pélvicos)	Por el plexo hipogástrico superior y plexo hipogástrico inferior hasta el plexo prostático, luego hasta los nervios cavernosos del pene	· Pene/cuerpo cavernoso	· Erección

3. Zona de Head de la gónada masculina izquierda

En afecciones del testículo (por ejemplo, inflamaciones), el dolor puede quedar proyectado en estas áreas cutáneas. El dolor en las gónadas, al igual que el dolor intestinal, frecuentemente no se percibe en el lugar exacto en que se localiza el órgano. Figura 24.

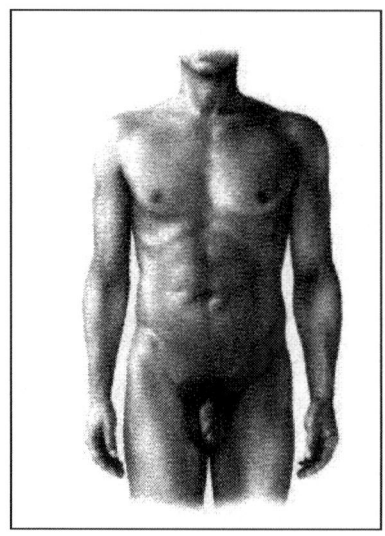

Figura 24. Zona de Head en la gónada masculina izquierda

EL CANAL INGUINAL

La formación del **conducto inguinal** se relaciona con el descenso de los testículos durante el desarrollo fetal. En los adultos, el conducto inguinal es un paso oblicuo, de unos 4 cm de largo, dirigido inferomedialmente a través de la porción inferior de la pared anterolateral del abdomen. Se sitúa paralelo y superior a la mitad medial del ligamento inguinal (figuras 25 y 26). Las principales estructuras que ocupan el conducto inguinal son el cordón espermático en el hombre y el ligamento redondo del útero en la mujer. Se trata de estructuras funcionales y evolutivamente diferenciadas que se encuentran en una misma localización. El conducto inguinal también contiene, en ambos sexos, vasos sanguíneos y linfáticos, y el nervio ilioinguinal. El conducto inguinal está abierto en ambos extremos:

- El **anillo inguinal profundo** (interno) es la entrada al conducto inguinal. Se encuentra en situación superior a la mitad del ligamento inguinal y lateral a la arteria epigástrica inferior (figura 25). Es el principio de una evaginación de la fascia transversal que forma una abertura que recuerda la entrada de una cueva (figura 26). A través de esta abertura pasan el conducto deferente extraperitoneal y los vasos testiculares en el hombre (el ligamento redondo del útero en la mujer) para entrar en el conducto inguinal. La fascia transversal se prolonga dentro del conducto, formando la cubierta más interior (fascia interna) de las estructuras que atraviesan el conducto.
- El **anillo inguinal superficial** (externo) es la salida por donde el cordón espermático en el hombre (ligamento redondo del útero en la mujer) emerge del conducto inguinal (figuras 25 y 26). El anillo superficial es una abertura semejante a una hendidura entre las fibras diagonales y paralelas de la aponeurosis del oblicuo externo del abdomen, justo superolateral al tubérculo del pubis. Las partes de la aponeurosis situadas lateral y medialmente al anillo superficial, que forman sus bordes, son los pilares.

El **pilar lateral** se inserta en el tubérculo del pubis y el **pilar medial** en la cresta del pubis. Fibras de la hoja superficial de la fascia de revestimiento (profunda) sobre el músculo oblicuo externo y su aponeurosis, que discurren perpendiculares a las fibras de la aponeurosis, pasan de un pilar al otro a través de la parte superolateral del anillo. Estas fibras intercrurales ayudan a impedir que los pilares se alejen uno de otro (es decir, evitan que la "hendidura" de la aponeurosis se ensanche).

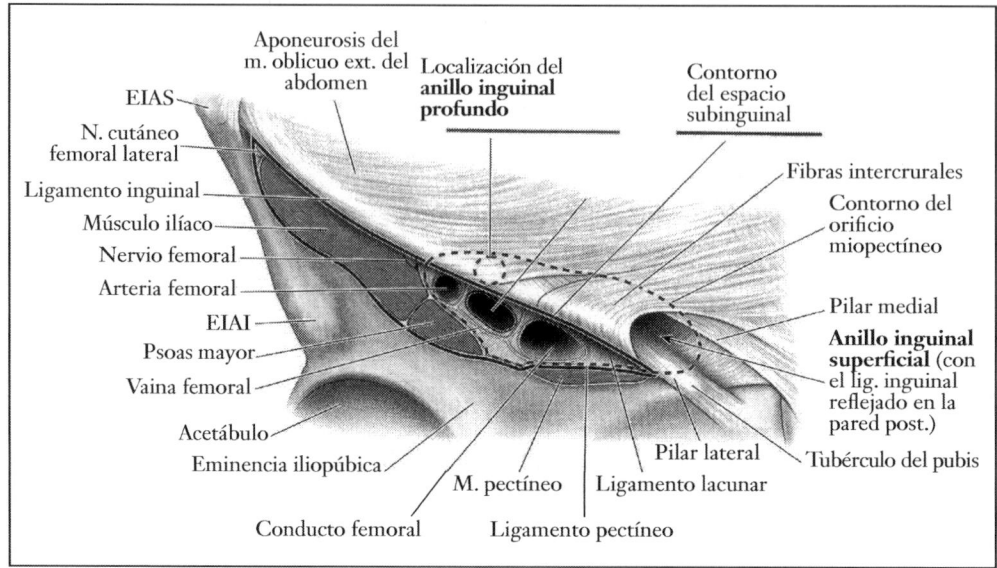

Figura 25. Estructuras de la región inguinal. Vista anteroinferior derecha

Normalmente, el conducto inguinal está colapsado anteroposterior-
mente sobre las estructuras que lo atraviesan. Entre sus dos aberturas
(anillos), el conducto inguinal tiene dos paredes (anterior y posterior),
así como un techo y un suelo (figuras 25, 26 y 27).

En la tabla 2 se detallan las estructuras que forman dichos límites.

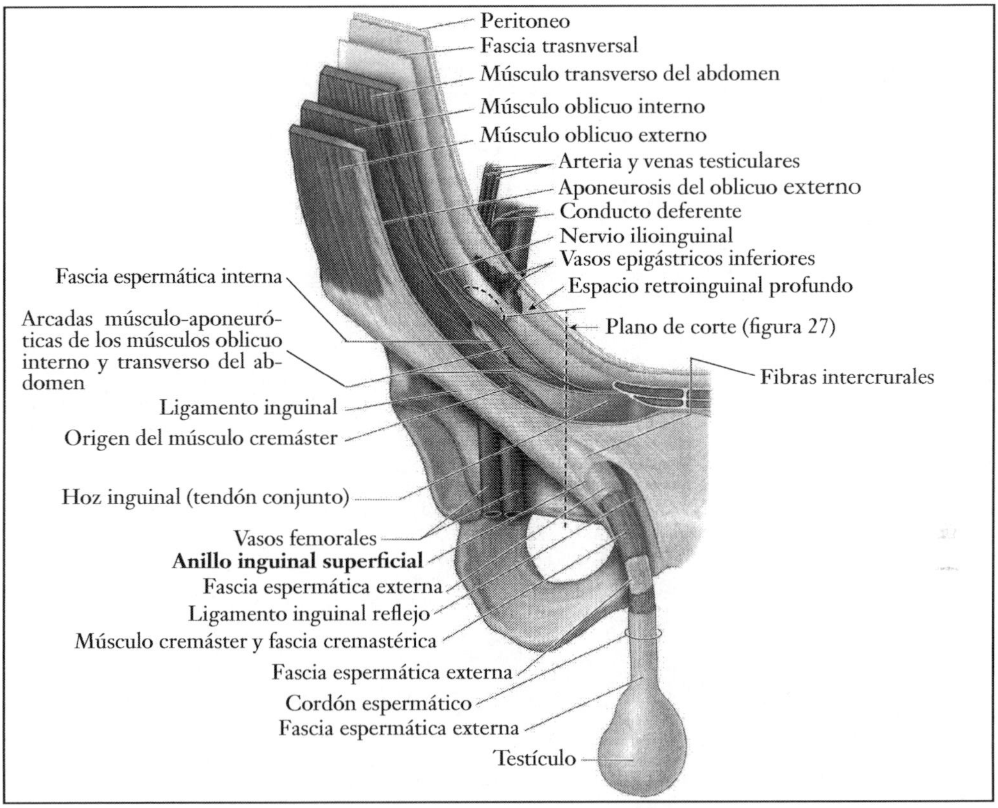

Peritoneo
Fascia trasnversal
Músculo transverso del abdomen
Músculo oblicuo interno
Músculo oblicuo externo
Arteria y venas testiculares
Aponeurosis del oblicuo externo
Conducto deferente
Nervio ilioinguinal
Vasos epigástricos inferiores
Espacio retroinguinal profundo

Fascia espermática interna

Arcadas músculo-aponeuró-
ticas de los músculos oblicuo
interno y transverso del abdomen

Plano de corte (figura 27)

Fibras intercrurales

Ligamento inguinal
Origen del músculo cremáster

Hoz inguinal (tendón conjunto)

Vasos femorales
Anillo inguinal superficial
Fascia espermática externa
Ligamento inguinal reflejo
Músculo cremáster y fascia cremastérica

Fascia espermática externa
Cordón espermático
Fascia espermática externa

Testículo

Figura 26. Conducto inguinal y cordón espermático. Vista anterior

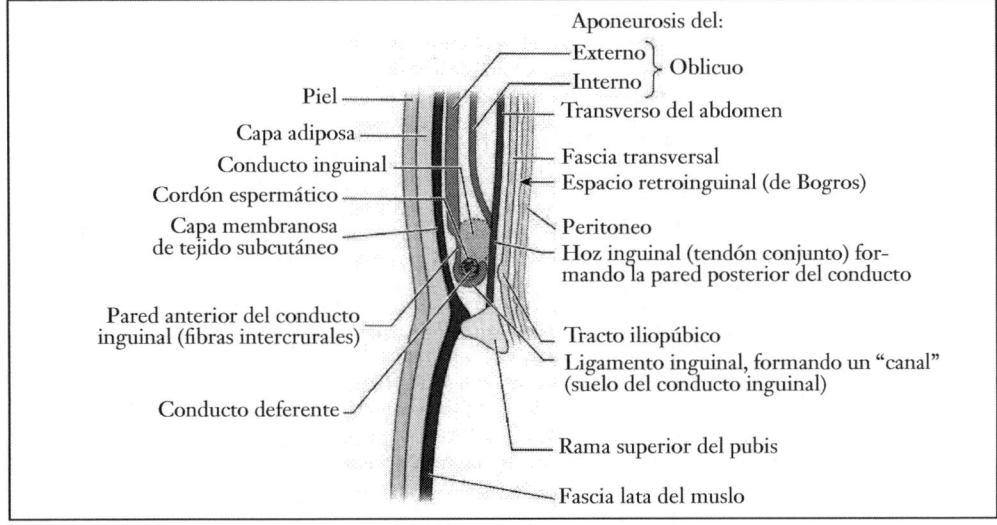

Aponeurosis del:
Externo ⎫
            ⎬ Oblicuo
Interno ⎭
Transverso del abdomen

Piel
Capa adiposa
Conducto inguinal
Cordón espermático
Capa membranosa
de tejido subcutáneo

Fascia transversal
Espacio retroinguinal (de Bogros)

Peritoneo
Hoz inguinal (tendón conjunto) formando la pared posterior del conducto

Pared anterior del conducto
inguinal (fibras intercrurales)

Tracto iliopúbico
Ligamento inguinal, formando un "canal"
(suelo del conducto inguinal)

Conducto deferente

Rama superior del pubis

Fascia lata del muslo

Figura 27. Corte sagital esquemático del conducto inguinal

Tabla 2. Límites del conducto inguinal

Límite	Anillo profundo/ tercio lateral	Tercio medio	Tercio lateral/ anillo superficial
Pared posterior	Fascia transversal	Fascia transversal	Hoz inguinal (tendón conjunto) más el ligamento inguinal reflejo
Pared anterior	Oblicuo interno más el pilar lateral de la aponeurosis del oblicuo externo	Aponeurosis del oblicuo externo (pilar lateral y fibras intercrurales)	Aponeurosis del oblicuo externo (fibras intercrurales); la fascia del oblicuo externo se prolonga hacia el cordón como la fascia espermática externa
Techo	Fascia transversal	Arcadas musculoaponeuróticas del oblicuo interno y el transverso del abdomen	Pilar medial de la aponeurosis del oblicuo externo
Suelo	Tracto iliopúbico	Ligamento inguinal	Ligamento lacunar

El conducto inguinal tiene dos paredes (anterior y posterior), techo y suelo (figuras 26 y 27):

- Pared anterior: formada por la aponeurosis del oblicuo externo del abdomen a lo largo de todo el conducto; la porción lateral está reforzada por fibras del oblicuo interno del abdomen.
- Pared posterior: formada por la fascia transversal; la porción medial está reforzada por inserciones púbicas de las aponeurosis del oblicuo interno y del transverso del abdomen que a menudo se fusionan, en grado variable, en un tendón común, la **hoz inguinal** (tendón conjunto), y por el ligamento inguinal reflejo.
- Techo: formado lateralmente por la fascia transversal, centralmente por los arcos musculoaponeuróticos de los músculos oblicuo interno y transverso del abdomen, y medialmente por el pilar medial de la aponeurosis del oblicuo externo del abdomen.
- Suelo: formado lateralmente por el tracto iliopúbico, centralmente por el surco del ligamento inguinal replegado, y medialmente por el ligamento lacunar.

El ligamento inguinal y el tracto iliopúbico, que cubren el orificio miopectíneo (figura 28), definen los límites inferiores del conducto inguinal y sus aberturas. El triángulo inguinal separa estas formaciones de las estructuras de la vaina femoral (vasos femorales y conducto femoral) que atraviesan la porción medial del espacio subinguinal. La mayoría de las hernias en la región de la ingle en el hombre pasan superiormente al tracto iliopúbico (hernias inguinales), mientras que en la mujer la mayoría pasan inferiormente (hernias femorales). Debido a su relativa debilidad, en muchas reparaciones de hernias se recubre el orificio miopectíneo con una malla protésica situada en el espacio retroinguinal extraperitoneal ("espacío de Bogros").

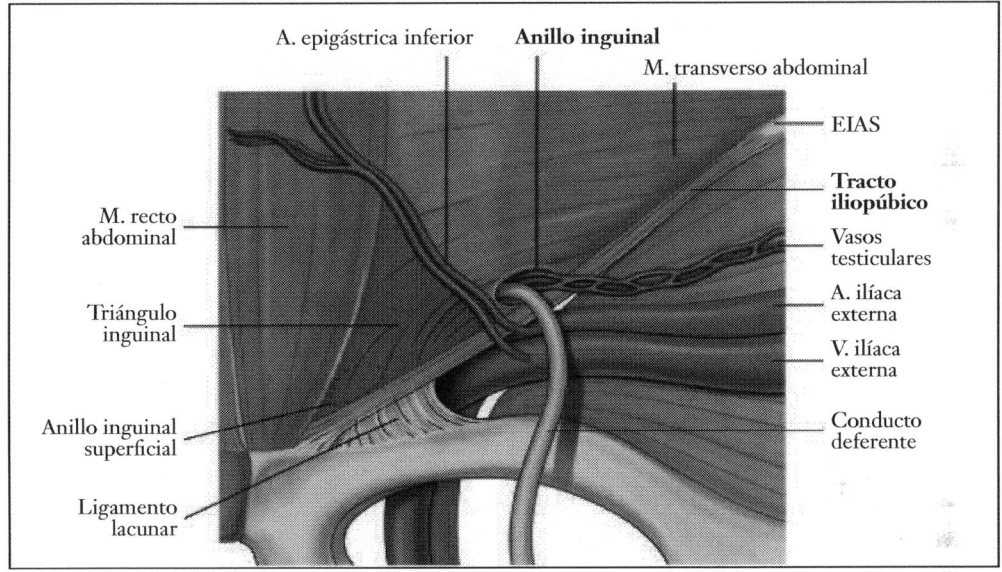

Figura 28. Ligamento inguinal y tracto iliopúbico

Desarrollo del conducto inguinal. Los testículos se desarrollan en el tejido conectivo extraperitoneal de la región lumbar superior de la pared posterior del abdomen (figura 29, A).

El gubernáculo masculino es un tracto fibroso que conecta el testículo primitivo con la pared anterolateral del abdomen en el punto donde se localizará el anillo profundo del conducto inguinal. Un divertículo peritoneal, el proceso vaginal, atraviesa el conducto inguinal en desarrollo, transportando láminas musculares y fasciales de la pared anterolateral del abdomen al entrar en el escroto primitivo. Hacia la semana 12, el testículo está en la pelvis y hacia la semana 28 (7.° mes) se encuentra cerca del anillo inguinal profundo en formación (figura 29, B). El testículo empieza a atravesar el conducto inguinal durante la semana 28, y tarda en torno a 3 días en cruzarlo. Aproximadamente 4 semanas después, el testículo entra en el escroto (figura 29, C). A medida que el testículo, su conducto (el conducto deferente) y sus vasos y nervios se desplazan, se rodean de extensiones musculofasciales de la pared anterolateral del abdomen, lo que explica la presencia de sus derivados en el escroto adulto: las fascias espermáticas interna y externa, y el músculo cremáster (figura 26). Normalmente, el tallo del proceso vaginal degenera; sin embargo, su porción sacular distal forma la túnica vaginal, la vaina serosa del testículo y el epidídimo (Moore et al., 2012).

Los ovarios también se desarrollan en la región lumbar superior de la pared posterior del abdomen y se desplazan hasta la pared lateral de la pelvis. El proceso vaginal del peritoneo atraviesa la fascia transversal a nivel del anillo inguinal profundo, formando el conducto inguinal como en el varón, y protruye en el labio mayor en desarrollo.

El gubernáculo femenino, un cordón fibroso que conecta el ovario y el útero primitivo con el labio mayor en desarrollo, está representado en la vida posnatal por el ligamento propio del ovario, entre el ovario y el útero, y el ligamento redondo del útero, entre el útero y el labio mayor.

Excepto en su porción más inferior, que se convierte en un saco seroso que envuelve al testículo, la túnica vaginal, el proceso vaginal se oblitera hacia el 6.° mes de desarrollo fetal. El conducto inguinal femenino es más estrecho que el del varón, y el de los lactantes de ambos sexos es más corto y mucho menos oblicuo que el de los adultos. En los lactantes, los anillos inguinales superficiales se sitúan casi directamente anteriores a los anillos inguinales profundos.

Conducto inguinal y aumento de la presión intraabdominal. En el adulto, los anillos inguinales profundo y superficial no se superponen debido a la trayectoria oblicua del conducto inguinal. En consecuencia, el aumento de la presión intraabdominal presiona la pared posterior del conducto contra la pared anterior, con lo que disminuye la posibilidad de herniación hasta que las presiones superan el efecto de resistencia de este mecanismo.

La contracción simultánea del oblicuo externo del abdomen también aproxima la pared anterior del conducto a la pared posterior, y aumenta la tensión en los pilares lateral y medial, que resisten la dilatación del anillo inguinal superficial. La contracción de los músculos que forman la parte lateral de los arcos de los músculos oblicuo interno y transverso del abdomen hace que el techo del conducto descienda, con el consiguiente estrechamiento del conducto (figura 30).

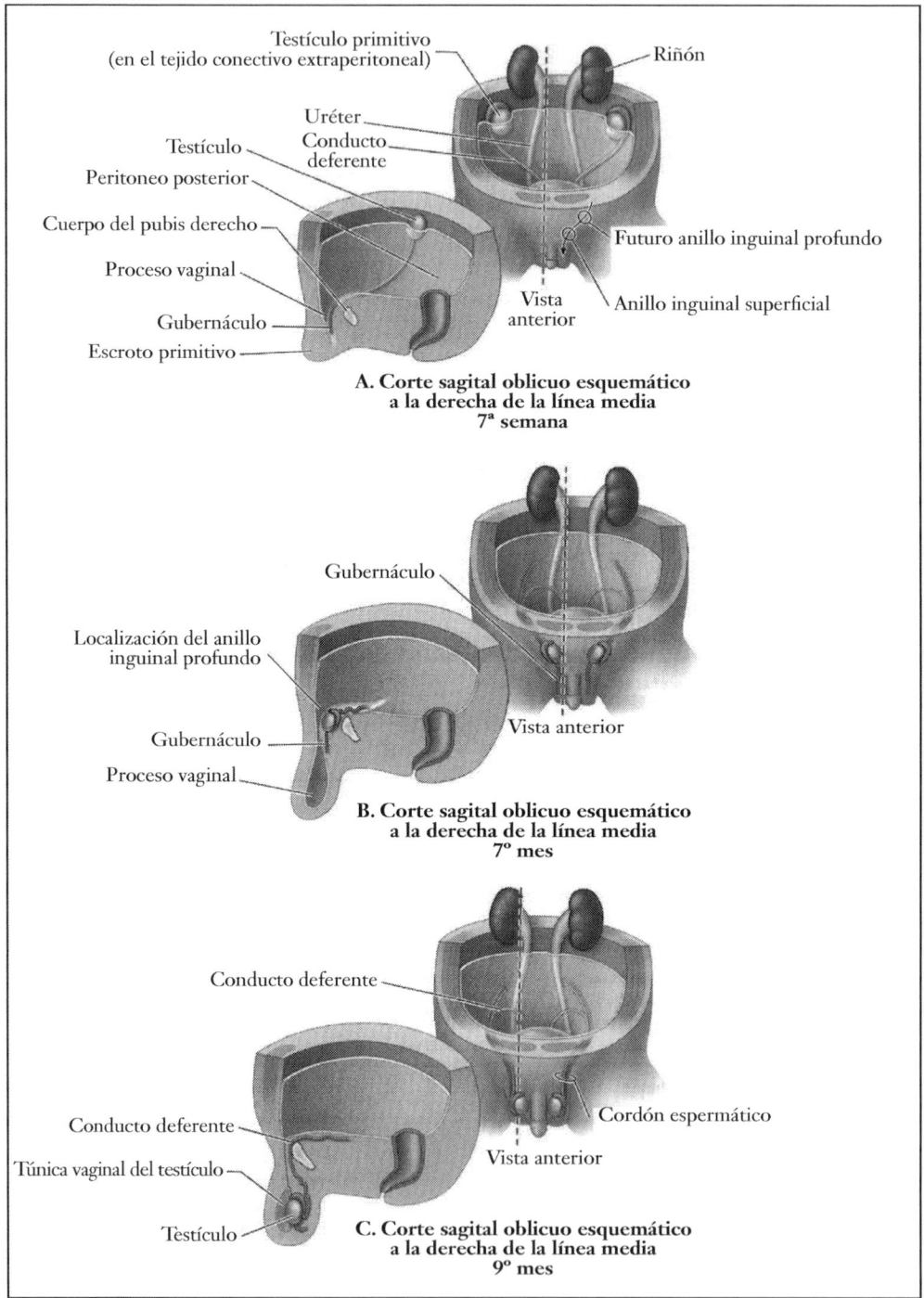

Testículo primitivo
(en el tejido conectivo extraperitoneal)

Riñón

Uréter

Testículo

Conducto deferente

Peritoneo posterior

Cuerpo del pubis derecho

Futuro anillo inguinal profundo

Proceso vaginal

Vista anterior

Anillo inguinal superficial

Gubernáculo

Escroto primitivo

**A. Corte sagital oblicuo esquemático
a la derecha de la línea media
7ª semana**

Gubernáculo

Localización del anillo
inguinal profundo

Gubernáculo

Vista anterior

Proceso vaginal

**B. Corte sagital oblicuo esquemático
a la derecha de la línea media
7º mes**

Conducto deferente

Conducto deferente

Cordón espermático

Túnica vaginal del testículo

Vista anterior

Testículo

**C. Corte sagital oblicuo esquemático
a la derecha de la línea media
9º mes**

Figura 29. Formación de los conductos inguinales y reubicación de los testículos

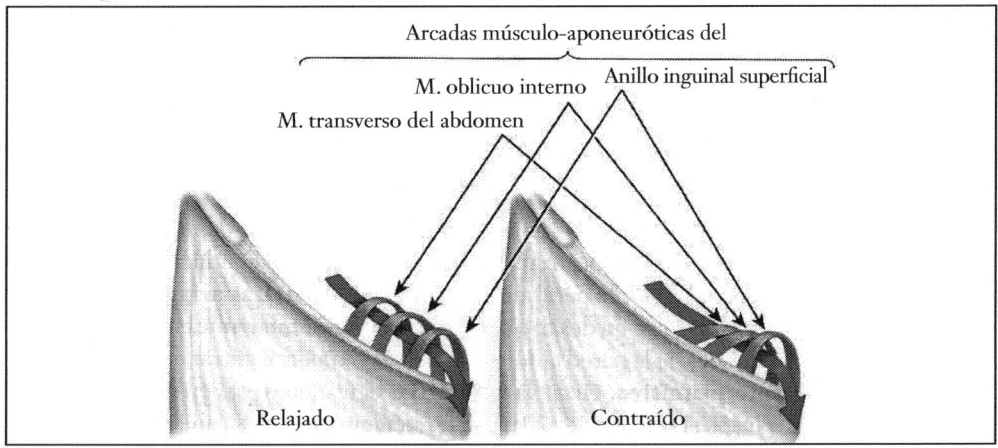

Figura 30. Arcadas del conducto inguinal

6. CONEXIONES CON LA ESFERA UROGENITAL

Un tratamiento osteopático debe siempre investigar y tratar aquellas áreas en relación privilegiada con el órgano en disfunción. Ciertos órganos mantienen una estrecha relación con el área urogenital, así como diversos niveles estructurales. La anatomía nos permite comprender la interdependencia de estas estructuras y explica que la disfunción de una puede repercutir sobre la otra.

Los osteópatas debemos respetar el principio de lesión global y obligarnos a no contentarnos con maniobras locales. Todas las estructuras pelvianas están en relación con el resto del cuerpo, ya sea al nivel abdominal, torácico, craneal o periférico.

Describimos la relación privilegiada de la próstata y del riñón izquierdo. Ciertas relaciones tisulares son frecuentes y vamos a citarlas a continuación.

CONEXIONES VISCERALES

El hígado

El hígado presenta una triple relación con la esfera pelviana: vascular, hormonal y mecánica.

- Desde un punto de vista vascular: el drenaje del sistema genitourinario está esencialmente asegurado por el plexo prostático, que drena en el plexo vesical, que drena en las venas vesicales, que se drenan en la vena ilíaca interna, que drenan en la vena cava inferior. En caso de congestión hepática, existe una resistencia anormal al drenaje de la sangre portal. El aumento de la presión venosa portal provoca la apertura de las anastomosis porto-cavas generando un flujo de sangre venosa suplementaria en el sistema cava. Esta sobrecarga en el compartimiento cava disminuye el drenaje venoso procedente de la esfera pelviana, pudiendo ser el origen de fenómenos congestivos al nivel de los plexos venosos peri-vesicales y peri-prostáticos.
- Desde un punto de vista hormonal: el hígado juega papel fundamental en la regulación hormonal en compañía del eje hipotálamo-hipofisario. En efecto, es el encargado de catabolizar las hormonas sexuales; de hecho, las disfunciones hepáticas pueden ser el origen de un desarreglo hormonal que se refleja sobre la fisiología genital.
- A nivel mecánico, el sistema urogenital, el hígado y la vejiga están unidos, entre otras cosas, por la continuidad del ligamento falciforme y el ligamento suspensor de la vejiga. La cara anterior de la próstata, que tiene fibras en continuidad con el ligamento suspensor de la vejiga, permite el vínculo mecánico entre el hígado, la vejiga y la próstata. Una hepatomegalia o una báscula anterior del hígado, pueden provocar una relajación de estos ligamentos y favorecer así una disfunción vesicoprostática.

El intestino delgado

Es sobre todo por sus relaciones anatómicas por lo que hay que contemplar la influencia del intestino delgado sobre el sistema genitourinario, porque directamente reposa en la cara superior de la vejiga y a través de esta tiene relación con la próstata.

En caso de congestión entérica por estasis venosa, el apoyo sobre la vejiga se encuentra aumentado, perturbando fuertemente su dinámica o su estática.

El ciego

Esencialmente es en la intervención de la apendicectomía donde el ciego puede perturbar la esfera genitourinaria. Las adherencias cicatriciales, y los frenos que se originan como consecuencia de ellas, afectan a la fisiología del conducto inguinal en la derecha, principalmente a través de las relaciones existentes con el ligamento inguinal y con el gubernáculo.

Por otro lado, las inflamaciones frecuentes del peritoneo tienen un efecto negativo sobre la movilidad y motilidad intestinal por las micro-adherencias y las lesiones de falta de viscosidad y de falta de serosidad que provocan.

Señalar que el apéndice vermiforme a menudo está en relación con el testículo y conducto deferente derechos a través del gubernáculo, tracto fibroso que conecta el testículo primitivo con la pared anterolateral del abdomen en el punto donde se localizará el anillo profundo del conducto inguinal.

El recto-sigmoides

Por su relación de vecindad con la vejiga urinaria y la próstata, se explican muchos de los síntomas presentes en las distintas patologías del recto-sigmoides.

Riñón izquierdo

Osteopáticamente se le denomina "riñón genital", porque aparte de la unión anatómica directa con el uréter que le une a la vejiga, el riñón izquierdo está en estrecha relación con el sistema genitourinario mediante una disposición particular de su drenaje venoso.

En efecto, las venas testiculares derechas e izquierdas no tienen el mismo destino. La derecha drena directamente sobre la vena cava inferior, mientras que la izquierda drena en la vena renal izquierda.

Las ptosis y las fijaciones del riñón izquierdo modifican la orientación de su pedículo vascular, así como la compresión de la vena renal izquierda tras el cierre de la pinza aórtico-mesentérica, favorecen la congestión del riñón izquierdo y los fenómenos de estasis de la pelvis menor, más particularmente al nivel del testículo izquierdo y de la próstata.

Esta ptosis va a reflejarse sobre la posición del uréter y de la zona trigonal. Este mismo mecanismo puede generar un varicocele en el testículo izquierdo, puesto que la vena espermática izquierda se drena en la vena renal izquierda. Por lo tanto, todo varicocele debe hacernos comprobar la movilidad y el volumen del riñón izquierdo.

CONEXIONES OSTEOARTICULARES

Las relaciones osteoarticulares en conexión más directa con el área urogenital son:

Las vértebras lumbares, sacro y coxis.

Estas zonas vertebrales están en relación estrecha con la zona genitourinaria. Encontramos frecuentemente fijaciones lumbo-sacras en los problemas urogenitales, por efecto reflejo o mecánico, con una mención particular para la articulación sacro-coxígea.
La relación simpática es T10-T11-T12-**L1-L2**
La relación parasimpática es S2-S4.

Vértebras torácicas

A menudo las encontramos fijadas, esencialmente por efecto reflejo, a causa de la existencia de la ganglionar simpática laterovertebral, ya que las zonas genitales se proyecta al nivel de **T10-T11-T12**-L1-L2.

Vértebras cervicales, clavícula y 1ª costilla

En esta región, las disfunciones osteoarticulares encuentran su origen en las conexiones que mantienen las estructuras que la componen con el sistema neurohormonal.
Las disfunciones genitales generadas por desórdenes hormonales suelen producir fijaciones vertebrales preferentes:
- Al nivel de la unión cérvico-torácica, las disfunciones de C7, T1, de la 1ª costilla y de la clavícula, por sus efectos sobre el ganglio estrellado y el tiroides, pueden afectar a la esfera hormonal genital;

- Al nivel cervical alto, las fijaciones pueden explicarse mediante la relación hormonal entre el eje hipotálamo-hipofisario y la esfera urogenital.

Miembros inferiores

Toda fijación urogenital se acompaña casi sistemáticamente de una fijación del miembro inferior, y más particularmente del pie y del músculo bíceps femoral.

El peroné

El bíceps comparte fibras con los ligamentos sacrociáticos, testigos verdaderos de todos los problemas viscerales homolaterales. Una fijación visceral va a crear un estado de tensión anormal del músculo bíceps que va a disparar su inserción peroneal.

La mayoría de las fijaciones de la cabeza del peroné, que no tienen un contexto traumático, son debidas a un origen visceral.

El pie

Las fijaciones más frecuentes son las de la articulación tibio-peronea inferior, del escafoides y del 5° metatarsiano. Se puede objetivar un movimiento vesical durante una presión bajo el escafoides, mientras que la misma presión sobre el cuboides no lo produce.

Las secuelas de un esguince del pie a menudo tienen una resonancia sobre la pelvis menor; recíprocamente una disfunción urogenital puede facilitar y debilitar una articulación subyacente.

El primer metatarsiano suele encontrarse en disfunción en toda fijación visceral homolateral, debido a la relación del bíceps femoral con el peroneo lateral largo.

El quinto metatarsiano suele encontrarse en disfunción en toda fijación visceral homolateral, debido a las relaciones músculo-fasciales con el peroneo lateral corto.

Sistema propioceptivo del pie

La bóveda plantar es una zona eminentemente reflexógena sobre el plano visceral y sobre el plano propioceptivo. En cada pie hay 7000 receptores nerviosos que unen la bóveda plantar al encéfalo.

Una fijación visceral puede perturbar estos mecanorreceptores y provocar, por ejemplo, un esguince.

Es importante revisar el pie en los problemas viscerales. Así mismo, manipular un órgano puede tener un efecto sobre el equilibrio estato-dinámico del pie e inversamente.

EL CRÁNEO

Se encuentran bastante a menudo fijaciones del occipucio y de los huesos en relación con este. Las disfunciones urogenitales restringen la movilidad del sacro, creando así tensiones sobre el eje cráneo-sacro que se reflejan sobre el cráneo mediante el juego de la membrana de tensión recíproca. A la inversa, una disfunción craneal puede perturbar el funcionamiento del eje hipotálamo-hipofisario y modificar el equilibrio hormonal de la esfera pelviana.

CONEXIONES MUSCULARES

Músculo transverso superficial

Un pequeño conjunto de fibras musculares que pasan a lo largo de la frontera posterior del diafragma urogenital y ayudan a otros músculos a soportar los tejidos pélvicos.

Es un músculo par y angosto que, como su nombre lo indica, es un músculo superficial y transversal del periné, que pasa frente al ano. Su función probablemente sea de contribuir en la fijación del núcleo fibroso del periné. Puede que también tenga un papel en la defecación al comprimir el conducto anal, y en la eyaculación.

Es un músculo inervado por el nervio pudendo (S2-S4).

Músculos isquiocavernosos

Una estructura tendinosa que se extiende hasta el margen del arco del pubis. Es un músculo par y superficial del periné, presente tanto en hombres como en mujeres. Parten del isquión y rodean la porción superior de los labios en la vulva femenina. Participan en la del clítoris. Los trastornos de la contractilidad del isquicavernoso y bulbocavernoso guarda relación con la etiología de la disfunción eréctil en el hombre.

Acción:
- Erección
  - Compresión de la vena dorsal
- Eyaculación
  - Compresión espasmódica de la uretra bulbar

Es inervado por la rama profunda y muscular del nervio perineal, el cual es rama del nervio pudendo, el cual lleva fibras simpáticas y para-simpáticas (S2-S4). El pinzamiento del nervio es extremadamente raro, pero puede ocurrir en el caso de un tumor pélvico (especialmente un teratoma sacrocoxígeo de gran tamaño), o por una cirugía destinada a quitarlo, en cuyo caso puede dañarse permanentemente este nervio.

Músculos bulboesponjosos o bulbocavernosos

Que están unidos y rodean la base del pene o también de la vagina.

Es un músculo par y superficial del periné, que varía en sus insercio-nes y trayecto en hombres y mujeres. En los hombres, recubre el bulbo del pene; y en las mujeres, rodea el orificio de la vagina. Por el más largo recorrido alrededor de la base del pene, el músculo bulbocaver-noso en hombres es más largo que en las mujeres. Los trastornos de la contractilidad del músculo isquicavernoso y bulbocavernoso guardan relación con la etiología de la disfunción eréctil en los hombres.

Acción:
- Erección
  - Compresión de la vena dorsal
- Eyaculación
  - Compresión espasmódica de la uretra bulbar

En ambos sexos es inervado por la rama profunda y muscular del nervio perineal, el cual es rama del nervio pudendo, el cual lleva fibras simpáticas y parasimpáticas (S2-S4).

Músculo esfínter externo de la uretra

Es un músculo estriado, voluntario, del periné tanto de hombres como mujeres, que rodea la uretra y cierra la porción membranosa de este conducto.

Este músculo está constituido por fibras superiores e inferiores. Las fibras inferiores nacen a cada lado del isquion y del ligamento transverso del periné y discurre hacia atrás a cada lado de la uretra. Nace al costado de la vagina y forma un lazo alrededor de la uretra.

La función del músculo es de esfínter o músculo de cierre para contener la micción, vale decir, sirve para contener la orina.

La inervación está a cargo del nervio pudendo (S2-S4).

Musculo transverso profundo del periné

Es un músculo par de la capa profunda del periné humano, presente tanto en hombres como en mujeres.

La parte anterior del músculo transverso profundo del periné rodea las paredes laterales y posterior de la uretra y se inserta en las ramas isquiopúbicas y se mezcla con el tejido conjuntivo parauretral y paravaginal y les ayuda a mantenerse en su sitio. Las fibras musculares estriadas que rodean a la uretra se disponen en fibras espirales que ayudan a que la uretra se pueda ocluir voluntariamente con la participación de los músculos bulbocavernosos e isquicavernosos.

Es uno de los componentes principales del diafragma urogenital y es inervado por la rama perineal del nervio pudendo (S2-S4).

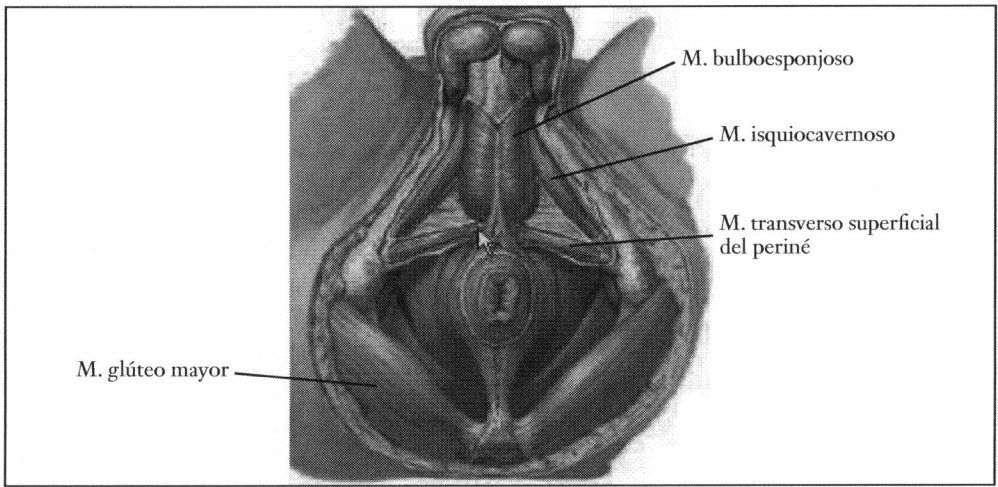

M. bulboesponjoso

M. isquiocavernoso

M. transverso superficial del periné

M. glúteo mayor

Figura 31. Algunos músculos del suelo pélvico

Comentario osteopático

La inmensa mayoría de las fijaciones articulares son una compensación y una adaptación de fijaciones viscerales situadas a distancia. Un ejemplo que ilustra bien esto es la articulación sacro-ilíaca que se encuentra fijada unilateralmente en la mayoría de los pacientes. La simple relajación de los tejidos blandos vecinos casi siempre le devuelve su movilidad. En muchas ocasiones hay que comenzar por normalizar las vísceras de la región pelviana antes de querer tratar las fijaciones osteoarticulares asociadas con ellas.

No existe una osteopatía estructural, una osteopatía visceral y una osteopatía sacro-craneal. Existe la osteopatía, global e integrando todas las disfunciones y desequilibrios presentes en cada paciente.

CONCEPTO EMOCIONAL DE LA PRÓSTATA

La próstata está vinculada a mi sentimiento de potencia y capacidad sexual. Ya que son frecuentemente los hombres mayores que padecen de trastornos de la próstata, debo preguntarme: ¿Estoy satisfecho y a gusto en mi sexualidad? ¿Vivo frustración, impotencia o quizás incluso confusión de cara a mi sexualidad y también frente a mi búsqueda de una pareja quizás más joven?

Si tengo una dificultad en la próstata, debo preguntarme si vivo dificultad y culpabilidad frente a mis nietos o frente a mis propios hijos que, incluso adultos, son aún para mí, unos "pequeñines" y "frágiles". Tengo miedo de que estos estén en peligro, bien moralmente bien físicamente, y sobre todo frente a cualquier situación que puede estar vinculada con la sexualidad y que aparece a mis ojos como sucia o que sale de las normas habituales y establecidas por la sociedad. Si no tengo hijos ni nietos, la dificultad puede vivirse con un sobrino o un niño del barrio que considero "como formando parte de la familia". Debo aprender a hacer confianza y el hecho de tener miedo de que suceda algo grave o algún daño a la gente a quien amo sólo atrae más el objeto de mi temor. Tengo confianza en que todos estamos guiados y protegidos interiormente, incluidos los por quienes me preocupo. Así evitaré el desarrollo del cáncer de la próstata.

La ptosis prostática. Cuando cae la próstata, ejerce una gran presión sobre la vejiga. Indica que tengo dificultad en soltar los sentimientos de inutilidad que me he construido interiormente, la orina representando la liberación de mis emociones negativas.

La prostatitis. Es la inflamación de la próstata. Puedo vivir decepción o frustración, bien frente a lo que mi pareja espera de mis proezas sexuales, bien frente a mí, o porque me culpo por no ser más "viril", más "excelente".

Escroto. Miedo a tener dolor en lo que hay dentro.

Testículos, área germinal. Grave conflicto de pérdida: seres humanos, animales.

Testículos, área intersticial. Conflicto de pérdida o conflicto semi-genital desagradable (por estar denigrado, reprendido, amonestado o anulado por una persona del sexo opuesto).

Vesículas seminales. Conflicto de territorio perdido o de frustración sexual.

▌ 7. HIPERTROFIA BENIGNA DE LA PRÓSTATA

La próstata es una glándula pequeña del tamaño de una nuez que se sitúa debajo de la vejiga, delante del recto y forma parte del tracto reproductivo masculino, ya que produce un líquido que combina con el esperma para formar el semen.

Al nacer, la glándula de la próstata es pequeña. Cuando los niveles de testosterona aumentan durante la pubertad, la próstata crece de manera rápida, doblando su tamaño a los 20 años de edad. El crecimiento se ralentiza durante las próximas dos décadas y la próstata no suele causar problemas durante muchos años.

La hiperplasia benigna de próstata (HBP) es un agrandamiento no canceroso de la glándula prostática cuya prevalencia aumenta progresivamente con la edad (figura 32). De hecho, menos del 10 % de los hombres de 30 años de edad tiene agrandamiento de la próstata. A los 40 años, el hombre experimenta un segundo agrandamiento. La mitad de los hombres tiene un agrandamiento de próstata a los 60 años de edad, y a los 85, el 90 por ciento de los hombres tiene un agrandamiento de próstata.

A medida que la glándula aumenta, obstruye con el flujo de orina en la uretra. Esto incrementa la función de la vejiga para eliminar la orina. Con el tiempo el problema se agrava y con frecuencia la vejiga no llega a vaciar toda la orina.

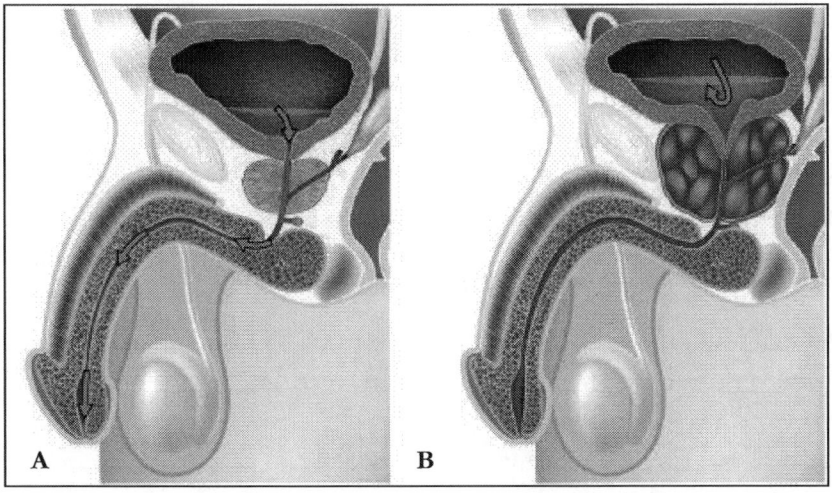

Figura 32. A: próstata normal, que permite el tránsito de la orina. B: HVP, que obstruye el paso normal de la orina.

CAUSAS

Sus causas más corrientes son el envejecimiento y la presencia de andrógenos u hormonas sexuales masculinas.

SÍNTOMAS

El crecimiento de la próstata suele venir acompañado de síntomas obstructivos como micción vacilante o intermitente, disminución de la fuerza y adelgazamiento del calibre del chorro urinario. También pueden presentarse síntomas irritativos como disuria (dolor, molestia o sensación urgente que se presenta al orinar), frecuencia urinaria, nicturia (aumento de la frecuencia urinaria nocturna), y urgencia por ir al baño.

El agrandamiento de próstata puede hacer que sea más difícil orinar. No todos los hombres que tienen un agrandamiento de próstata experimentan los síntomas.

Los síntomas pueden ser leves debido a que el músculo de la vejiga es capaz de compensar la presión del agrandamiento de la próstata sobre la uretra. La presión de la próstata en la uretra produce una corriente interrumpida o débil de orina. Otros síntomas incluyen:

- Dificultad para empezar a orinar.
- Permanencia de la dificultad tras haber orinado.
- Sensación de no haber vaciado la vejiga por completo

La gravedad de estos síntomas sucede cuando la orina que se encuentra en la vejiga produce irritación. Estos síntomas incluyen:

- Micción dolorosa.
- Necesidad de vaciar la vejiga constantemente, especialmente por la noche.
- Sensación de urgencia que acompaña a la necesidad de orinar.
- Pérdida del control de la vejiga (incontinencia).

Las complicaciones severas pueden ocurrir si la vejiga no se vacía por completo. La orina que permanece en la vejiga puede producir el crecimiento bacteriano, que puede causar infecciones en el tracto urinario. Además, los cálculos urinarios se pueden formar en el revestimiento de la vejiga debido a una acumulación de restos y productos químicos.

Los vasos sanguíneos rotos pueden producir sangre en la orina, a menudo debido a venas desgarradas o ampliadas en la superficie interna de la próstata. La sangre en la orina también se puede producir por el estiramiento de la pared de la vejiga. Si no se trata, la orina retenida en la vejiga puede ascender hasta a los riñones, lo que puede producir lesiones e insuficiencia renal.

DIAGNÓSTICO

El médico puede sospechar un caso de hiperplasia benigna de próstata basándose en los síntomas tras realizar una exploración física. Al palpar la próstata durante un examen rectal, el médico generalmente puede determinar si está agrandada. También buscará nódulos, que pueden indicar la presencia de cáncer y comprobará si existe dolor, lo cual puede ser indicio de infección.

Además, el especialista planteará diversas cuestiones al paciente para estimar la gravedad de sus síntomas urinarios. Realizará un tacto rectal para determinar el tamaño, la forma y la consistencia de la glándula de la próstata. También realizará un análisis de orina para determinar si existe algún tipo de infección de orina.

Ocasionalmente, el médico puede realizar otras pruebas, como una ecografía, para medir la cantidad de orina acumulada en la vejiga, o una cistoscopia, en la que un tubo ligero será insertado a través del pene hasta la vejiga. También pueden realizar pruebas específicas para evaluar los músculos y los nervios de la vejiga, especialmente si el paciente está padeciendo pérdidas de orina.

TRATAMIENTOS ALOPÁTICOS

En la actualidad existen diversas vías para tratar la enfermedad:

Medicación

Los medicamentos llamados bloqueadores alfa ayudan a relajar los músculos en la base de la vejiga y aumentan la capacidad del hombre para orinar. Aproximadamente el 70 por ciento de los hombres experimentan mejoras en sus síntomas a partir de unos días o semanas tras haber comenzado a consumir estos medicamentos.

La parte negativa es que los bloqueadores alfa pueden provocar mareos, fatiga o hipotensión. Normalmente los bloqueadores alfa que más se prescriben incluyen tamsulosina, alfuzosina, doxazosina y terazosina.

Para algunos hombres, los fármacos que bloquean la testosterona pueden reducir el tamaño de la próstata e incrementar el flujo de la orina.

Las desventajas de este tipo de fármacos son que se puede tardar de tres a seis meses para comenzar a actuar, y que pueden causar impotencia en aproximadamente el 4 por ciento de los hombres que los toman. Los bloqueadores de testosterona comúnmente prescritos, también conocidos como inhibidores de la 5-alfa reductasa, incluyen finasterida y dutasterida.

Estudios recientes sugieren que la combinación de los bloqueadores alfa con los bloqueadores de testosterona pueden dar mejores resultados que los fármacos de forma aislada.

Cirugía

Esta opción ofrece la mejor vía para mejorar los síntomas pero también conlleva el mayor riesgo de sufrir complicaciones. Hay varios tipos de procedimientos quirúrgicos:

- La resección transuretral de la próstata: este es el procedimiento que se realiza con mayor frecuencia. El cirujano introduce un citoscopio y un lazo eléctrico a través de la uretra hasta la próstata agrandada de tamaño. El lazo eléctrico quema el tejido prostático adicional para abrir el conducto uretral. La operación dura unos 90 minutos. Requiere anestesia general o espinal y la permanencia en el hospital durante un día. Los efectos secundarios más comunes son la eyaculación retrógrada, en la que el semen fluye a la vejiga en lugar de ir al extremo del pene, y concluye en orgasmos "secos".
- Incisión transuretral de la próstata: esta cirugía ensancha la uretra haciendo cortes pequeños en la apertura de la vejiga, en lugar de eliminar el tejido de la próstata. Este procedimiento tiene la ventaja de producir pocas complicaciones y no es necesaria el ingreso en el hospital. Sin embargo, los resultados a largo plazo no son tan buenos como la resección transuretral de la próstata.
- Termoterapia transuretral con microondas: una antena de microondas se inserta en la uretra para calentar la próstata y destruir

la parte de la próstata que es demasiado grande. Este procedimiento cuesta menos que la resección transuretral de la próstata. No es necesario permanecer una noche en el hospital. Sin embargo, aproximadamente la mitad de los hombres necesitan un tratamiento adicional a los cuatro años.

- Ablación con aguja transuretral de la próstata: este procedimiento utiliza una aguja calentada para quemar pequeñas cantidades de tejido de la próstata. Al igual que la incisión transuretral de la próstata, este procedimiento cuesta menos que la resección transuretral de la próstata y supone menos complicaciones. No es necesario el ingreso hospitalario.

- Prostatectomía transuretral ecoguiada inducida por láser: utilizando la ecografía como guía, el cirujano elimina el tejido de próstata que es demasiado grande con un láser. Una variación de este procedimiento que utiliza un citoscopio en lugar de la ecografía se llama Prostatectomía visualizada con láser asistido.

- Cirugía abierta: ocasionalmente, un agrandamiento de próstata excesivo puede requerir una incisión entorno al hueso púbico para acceder a la próstata agrandada y eliminarla por cirugía convencional.

PREVENCIÓN

La clave reside en llevar una alimentación sana y equilibrada. Es importante conocer cuales son los principales alimentos que agreden a la próstata y que pueden, con total seguridad, terminar produciendo desde las más simples patologías de la próstata hasta el cáncer.

Estos alimentos son, según el Prostate Cancer Institute:

1. Carnes rojas y procesadas

Comer carne roja y procesada en exceso no es saludable y puede aumentar el riesgo de padecer cáncer de próstata. Los estudios demuestran que los hombres que comieron más carne roja fueron un 12 % más propensos a desarrollar cáncer de próstata y un 33 % más propensos a tener cáncer avanzado, que los que comían menos cantidad de carne roja.

2. Carne no orgánica

La carne no orgánica es la mayoría de la carne disponible en el mercado y su crianza implica el uso de hormonas, antibióticos y esteroides. Se recomienda comer carne orgánica para evitar los aditivos que pueden tener un impacto negativo en la próstata y la salud en general.

3. Calcio y alimentos lácteos

La Sociedad Americana de Cáncer señala que hay indicios de que el consumo excesivo de calcio se ha relaciona con un mayor riesgo de padecer cáncer de próstata. La mayoría de los productos lácteos son ricos en grasa y colesterol, y también pueden contener hormonas, todo lo cual puede tener un impacto negativo en la salud de la próstata.

4. Tomates en conserva y productos de tomate

Si bien los tomates y sus productos derivados promueven la salud de la próstata porque contienen licopeno, se recomienda evitar los alimentos envasados. Los revestimientos de las latas contienen bisfenol A (BPA), un producto que puede filtrarse en los tomates. El BPA se asocia con un mayor riesgo de padecer cáncer y otros problemas de salud.

5. Palomitas de maíz de microondas

Las palomitas de maíz son una buena fuente de fibra, pero las de microondas no son recomendables dado que el revestimiento de sus bolsas contiene productos químicos que se asocian con la infertilidad en los humanos. Estos productos se han relacionado con el cáncer en animales de laboratorio.

6. Patatas no orgánicas

La patata es un alimento saludable que, sin embargo, está expuesto a varias dosis de veneno. Las patatas absorben herbicidas, pesticidas y fungicidas de la tierra. No se pueden lavar los productos químicos que han sido absorbidos por la pulpa de la patata, por lo que se recomienda comprar patatas orgánicas.

7. Patatas fritas

Las patatas fritas caseras y las de bolsa contienen gran cantidad de grasas saturadas y de sal. Las patatas también contienen un aminoácido llamado asparagina, que cuando se calienta a más de 120 °C puede formar acrilamida, una sustancia considerada "posible carcinógeno humano" por la Agencia Internacional para la Investigación sobre el Cáncer.

8. Edulcorantes artificiales

Los edulcorantes artificiales se encuentran en una gran variedad de alimentos y también son consumidos como sustitutos del azúcar. Estos se han asociado con la aparición de cáncer en los animales y pueden causar reacciones alérgicas en algunas personas.

9. Salmón de piscifactoría

El salmón de piscifactoría es criado en corrales, alimentado con soja y harina de pescado y coloreado con tintes artificiales para que sea de color rosa. Este pescado finalmente resulta con poco contenido de vitamina D y ácidos grasos omega 3, y con alto contenido de contaminantes. Se recomienda evitar el consumo de este pescado.

10. Azúcar

Aparte de brindar muchas calorías, muchos expertos creen que el azúcar impulsa el crecimiento de células cancerosas. Se recomienda consumir dulces en forma de frutas.

Conclusión

Entre los alimentos que podemos considerar perjudiciales para la enfermedad de próstata, a parte de los ya citados, se pueden mencionar los ricos en grasas saturadas. Hemos de evitar aquellos alimentos irritantes para nuestras vías urinarias como el café, el alcohol, los picantes, el exceso de carnes y los alimentos muy refinados o grasos y las bebidas gaseosas de cola.

Diferentes investigaciones enunciaron que los hombres que ingieren más de cinco porciones de comida con grasa animal por día tienen mayor riesgo de padecer cáncer de próstata. Si bien es cierto que no se conoce con exactitud el motivo de esto, se infiere que el aumento de los niveles hormonales incrementaría el riesgo del cáncer.

TRATAMIENTO NATURAL

Complementos alimenticios

- **El zinc** es la sustancia más importante para la salud de la próstata. Se ha demostrado eficaz en el tratamiento de la hiperplasia benigna de próstata. Reduce su tamaño y disminuye la sintomatología. Además es capaz de inhibir la acción de la 5-alfa-reductasa, la enzima que convierte la testosterona en Dihidrotestosterona (la que actúa directamente sobre el crecimiento prostático) y también en prostatitis actúa estimulando la función inmunitaria.
- **Los ácidos grasos esenciales** producen una significativa mejoría en los pacientes con hiperplasia benigna de próstata por su acción antiinflamatoria.
  Fuentes naturales de Omega 3: semillas de lino*, nueces, semillas de calabaza, semillas de chía, pescado azul, aceite de oliva virgen extra. *Las semillas de lino se pueden consumir en forma de aceite, en cápsulas o molidas, agregándolas a las sopas, ensaladas o jugo. Debemos tener precaución, porque al consumirla en exceso o enteras, tienen efecto laxante.
  Fuentes naturales de Omega 6: semillas de sésamo, pipas de calabaza y girasol, aguacate, frutos secos, aceite de girasol.
  Nota: el consumo de alcohol, tabaco, grasas trans (aceites vegetales parcialmente hidrogenados) y ciertos medicamentos frenan los beneficios de los omega 3 y 6 (inhiben las enzimas que los transforman). Además, un exceso de omega 6 (fritos, grasa animal, mu-

cho aceite, bollería, margarina, etc.), produce un exceso de Ácido Araquidónico: fuerte inflamatorio e inhibidor de los omega 3.

Fitoterapia

Dentro de la fitoterapia existan varias plantas que se usan para mejorar una hiperplasia benigna de próstata:
- **Sabal serrulata (Palmera de Florida):** sus frutos tienen una acción antiinflamatoria y antiedematosa sobre la próstata, así como un efecto regenerador del epitelio prostático. Tiene también un efecto antiandrógenico. Los últimos estudios publicados sobre el tema en 1998 por Lowe y Witt confirman estas propiedades.
- **Pygeum africanum (Ciruelo africano):** la corteza de este árbol, posee un complejo lípido-esterólico que actúa como antiinflamatorio prostático.
  Los trabajos de Chatelain y col. con más de 200 pacientes, así como una revisión de 18 estudios controlados realizada por Wilt T, Ishani A, Mac Donald R, Rutks I. y Stark G. para valorar el interés del Pygeum africanum en la hiperplasia benigna de próstata coinciden en manifestar una eficacia significativamente alta de esta planta medicinal .
- **Urtica dioica (Ortiga mayor):** se emplea en el tratamiento de la HBP las raíces, que tienen un efecto antiedenomatoso, al inhibir ciertas enzimas prostáticas.
  Se han realizado múltiples estudios sobre la actividad de la raíz de ortiga sobre la Hipertrofia Benigna de Próstata, cuyo empleo suele combinarse con el de Sabal serrulata o Pygeum africanum.
- **Cucurbita (Calabaza):** el consumo de sus semillas (pipas), también han demostrado una disminución de los síntomas prostáticos al actuar como antiinflamatoria de la glándula. Sería recomendable la ingesta de 10 gramos diarios de semillas.

CONCEPTO OSTEOPÁTICO

Con arreglo a la importancia de síntomas, solicitaremos a nuestros pacientes acudir a consulta osteopática tres o cuatro veces, con intervalos de

3 semanas a 1 mes entre cada tratamiento. Después de estas sesiones, aconsejamos al paciente descansar 3 o 4 meses y juzgar del resultado. Si nada cambió, según Barral, D.O., es preferible abandonar el tratamiento osteopático.

Finalidad del tratamiento osteopático

Importante: nuestro fin no es reducir el volumen del adenoma, sino intervenir sobre sus consecuencias. Nuestras manipulaciones tienen pocos efectos sobre la talla del adenoma pero actúan sobre las disfunciones funcionales debidos a la HBP.

Numerosos estudios osteopáticos de muchos grandes osteópatas de todo el mundo certifican los buenos resultados en el tratamiento de la próstata.

No obstante, otros profesionales sanitarios no osteópatas dudan de ello y piden pruebas objetivas. La mejor prueba objetiva sería mostrar que después de tres o cuatro tratamientos osteopáticos el volumen prostático disminuye de manera irrefutable.

Todos los urólogos lo confirman: no es la talla de la próstata lo que cuenta. Estando igual de voluminosa, puede hipertrofiarse en dirección dorsal, es decir, hacia el recto; sin crear molestia particular.

Se obtienen resultados excelentes sobre próstatas que no cambiaron de volumen, sino que recobraron una buena movilidad y una buena consistencia. Al ser menos comprimido el uréter, los síntomas urinarios mejoran y a veces desaparecen.

Objetivos de las manipulaciones prostáticas

- **Objetivo mecánico.** Las manipulaciones sobre la próstata van a actuar sobre:
  - La movilidad,
  - La motilidad,
  - La dureza,
  - La consistencia,
  - La extensibilidad,
  - La elasticidad,

- Las presiones intraprostáticas
- Las presiones extraprostáticas,
- Los canales deferentes,
- Los canales ayaculadores.

- **Objetivo neurológico.** Los tejidos prostáticos y periprostáticos, especialmente la aponeurosis de Denonvilliers (o aponeurosis prostatoperitoneal que separa la próstata de la pared anterior del recto), son ricas en fibras musculares lisas. Van a reaccionar a las solicitaciones manuales gracias a su sistema ligamento-muscular altamente propioceptivo.

  Tenemos acción directamente sobre el sistema nervioso de la próstata, mediante el plexo hipogástrico y algunas fibras nerviosas provenientes del plexo lumbar y sacro.

  Tenemos acción indirectamente por la propagación de los influjos nerviosos proprioceptivos con influencia en los niveles cerebelosos y talámico.

- **Objetivo vascular.** Es sobre todo al nivel del rico plexo venoso prostático donde desempeñamos un papel:
  - directamente, por movilización del contenido venoso;
  - indirectamente, por el sistema nervioso de las paredes venosas.

- **Objetivo linfático.** La próstata es rodeada de una rica red linfática sobre todo desarrollada en su parte posterior, allí donde el dedo puede alcanzarlo. Parece lógico pensar que se pueda tener un efecto sobre esta circulación linfática y, por su intermediación, sobre su sistema inmunológico.

- **Objetivo hormonal.** Las investigaciones de Barral, D.O. y Alain Croibier, D.O. mostraron que una manipulación precisa de una parte del cuerpo provoca sistemáticamente una actividad talámica. Ésta pone en marcha otras actividades centrales, sean límbicas, hipotalámicas u otras.

  Según estos autores, la manipulación prostática tiene un efecto central hormonal. Lecomte y Lansac, ginecólogos, pudieron probar que la movilización simple del cuello de útero genera un aumento de la tasa de prostaglandinas. ¿Quizás ocurra lo mismo con la próstata?

El esperma tiene una concentración fuerte de prostaglandinas. Los fisiólogos piensan que estas prostaglandinas permiten una relajación del cuello de útero para facilitar la penetración de los espermatozoides. Al mismo tiempo, podrían tener una acción sobre las contracciones del cuerpo del útero para acelerar el tránsito del espermatozoides hasta la unión útero-tubular.

De todos modos, un órgano congestionado, sensible, casi inmóvil e indurado no puede tener efectos benéficos sobre el organismo. Devolverle sus propiedades originales puede mejorar la homeostasis y estimular las grandes funciones.

- **Objetivo funcional.** Cuando se manipula la próstata por vía interna, actuamos también sobre el uréter. Los canales eyaculadores, los canales deferentes y las vesículas seminales. En general, tenemos una acción sobre los conductos; el estiramiento de un conducto aumenta la fuerza de su peristaltismo y su luz.

Efectos de las manipulaciones prostáticas

- **Efectos sobre los trastornos urinarios.** Es el efecto más fácilmente reconocible. Un paciente que se levantaba por la noche tres o cuatro veces a orinar, y que tras el tratamiento no lo hace más que una vez: reconoce que el tratamiento osteopático fue útil.
- **Efectos sobre las infecciones.** Habitualmente se ven a más pacientes con problemas urinarios mecánicos que infecciosos. No obstante, el tratamiento osteopático sobre la próstata permite disminuir fuertemente las crisis infecciosas debidas a prostatitis crónicas.
- **Efectos sobre la fertilidad.** Los pacientes afirman que después de las manipulaciones prostáticas sus eyaculaciones son más fáciles. Se supone también una mejora en la espermatogénesis.
- **Efectos sobre la impotencia.** Existen muchos factores físicos y psicológicos en la impotencia. La experiencia osteopática muestra numerosas veces que los mejores resultados sobre la impotencia se obtienen asociando manipulaciones lumbosacras a manipulaciones prostáticas. El paciente afectado que presenta la vez problemas vertebrales y problemas prostáticos, responde mejor a las manipulaciones.

Los centros medulares responsables de la erección están al nivel de S2-S4 y T12-L2. Sobre todo las manipulaciones de las vértebras lumbares altas son las que tienen un efecto mayor sobre la impotencia.

Desarrollaremos más adelante este tema en concreto.

CONCEPTO OSTEOPÁTICO DE LA PRÓSTATA. DIAGNÓSTICO

Anamnesis

Los pacientes generalmente consultan por dolores durante la eyaculación y/o micción, sensación de pesadez en el bajo vientre, molestias en la región rectal.

El dolor en la palpación no es un signo fiable: próstata gorda, sensación de induraciones (ecografía para eliminar un cáncer).

Micción débil y dolorosa, al final de ésta.

Micciones nocturnas sistemáticas.

TEST POR VÍA EXTERNA

Los verdaderos test de la próstata, las vesículas seminales y los tejidos periprostáticos se realizan por vía interna. Sin embargo, ciertos test por vía externa nos permiten situarnos sobre la pista de un problema prostático. Por vía externa, el mejor test es la escucha abdominopelviana.

Test abdominopelviano

Este test nos permite confirmar el diagnóstico del test de escucha global en bipedestación.

Es el test general de la esfera pelviana.

El paciente en decúbito supino con la rodillas en semiflexión. El osteópata en bipedestación o sedestación a un lado del paciente. Situamos nuestra mano dominante sobre la región hipogástrica, con los dedos dirigidos cranealmente. Debemos situarnos lo más cómodos posible, con el fin de optimizar nuestras percepciones. No hay que ir con ideas preconcevidas o sugeridas por la anamnesis. Debemos abordar el test lo más neutros posible.

Dejamos nuestra mano desplazarse y ser atraída por los tejidos en tensión. La mano va a pararse espontáneamente en relación con la zona afectada. Es la palma de la mano la que escucha y no los dedos.

Diagnóstico diferencial manual

• Próstata

La palma de la mano se dirige hacia la línea media. El pisiforme o la eminencia tenar se pega lateralmente con relación a la línea media contra el pubis que se hunde profundamente.

Nota: sentimos lo mismo que en el test para el cuello uterino.

• Sigmoides

La palma de la mano es atraída lateralmente hacia la fosa ilíaca izquierda.

Queda plana y acaba su movimiento mediante una rotación ligera cubital hundiéndose un poco en los tejidos.

• Vejiga

En el momento de una disfunción de la vejiga o del cuerpo uterino, el talón de la mano se hunde en los tejidos en dirección posterior. La mano se queda sobre la línea umbílico-pubiana y no es atraída hacia el pubis.

• Vesículas seminales

Es muy difícil de notar la diferencia con la próstata. El pisiforme realiza una rotación cubital, pero sin estar pegado contra el pubis.

TEST POR VÍA INTERNA

Tacto rectal en decúbito prono

En esta posición, el paciente se siente más protegido y menos expuesto que en decúbito supino o en cuadropenia.

Paciente en decúbito prono. El osteópata en bipedestación, a un lado del paciente y con una mano enguantada y con un poco de vaselina o gel lubricante sobre el índice; la yema del dedo en dirección a la cara anterior del sacro. Situamos la palma de la otra mano contra el sacro, progresivamente aumentando el apoyo para que la atención del paciente se fije sobre el sacro.

Situamos el índice a la entrada del esfínter anal y lo hacemos penetrar muy ligeramente. En principio, el paciente se tensa instantáneamente; no hay que pedirle que se relaje. Al contrario: le solicitamos contraer fuertemente sus músculos glúteos y a continuación aflojarlos. En el momento en el que los relaja, hundimos ligeramente el dedo.

<u>Valoración de los tejidos periprostáticos</u>

1. Test sacrocoxígeo

Durante el tacto rectal, es imperativo verificar la articulación sacrocoxígea. Una fijación de esta última tiene numerosos efectos nocivos sobre el organismo. Puede afectar la circulación arteriovenosa y crear espasmos continuos de los músculos urogenitales y las fibras lisas de su sistema de unión.

El índice rectal se sitúa contra la cara ventral del coxis y del sacro yendo poco a poco, lo más posible en dirección craneal. El pulgar de la misma mano lo situamos en el exterior, sobre la parte dorsal del coxis y la extremidad caudal del sacro.

Con ambos dedos posicionamos la articulación sacrocoxígea en flexión, para someter a test los ligamentos sacrocoxígeos anteriores, y en extensión para los ligamentos sacrocoxígeos posteriores.

Valoramos también la elasticidad de las fibras sacrocoxígeas laterales, movilizando el coxis muchas veces. Una restricción de movilidad se acompaña casi siempre de una fijación de los ligamentos sacrociáticos homolaterales.

En principio, sólo la fijación del ligamento sacrocoxígeo anterior es dolorosa a la movilización, siendo la más reflexógena: hay que buscarla bien.

2. Test para los ligamentos sacrociáticos

Estos ligamentos poderosos son los vestigios de los músculos de la cola. Encontramos a veces algunas fibras de músculo liso que vienen del músculo coxígeo.

Parece ser sobre todo el ligamento sacroespinal el más reflexógeno y el más receptivo a nuestras manipulaciones. Sin embargo, sus fibras están tan intrincadas que es difícil de ponerlas sobre el plano mecánico y reflexógeno.

Los ligamentos sacrociáticos están fijados casi sistemáticamente en caso de bloqueo sacrocoxígeo o en caso de problemas del miembro inferior homolateral.

Del lado de la fijación, encontramos la mayoría de las veces una disfunción visceral:
- del lado izquierdo: sigmoide, el recto, el colon descendente, el riñón izquierdo, la próstata.
- del lado derecho: el riñón derecho, el ciego, el colon ascendente.

Test: el dedo rectal se dirige en dirección caudal y lateral, sin procurar ir en dirección posterior al principio.

Levantamos el dedo en dirección posterior; vamos a sentir una cuerda plana y dura, es el ligamento sacroespinal. El pulgar de la mano exterior va al encuentro del dedo rectal, para apreciar bien la extensibilidad de este ligamento. Comparamos siempre los dos lados, una fijación se manifiesta por un estado fibroso con una extensibilidad más limitada.

Un ligamento sacroespinal en restricción de movilidad siempre es acompañado por una fijación del ligamento sacrotuberoso, sobre todo en su parte de abajo.

El ligamento sacroespinal se une sobre la espina ciática que es uno de los puntos estratégicos del sistema músculo-ligamentario pelviano. Podemos sacar provecho de esto para someter a test otras formaciones que se le unen o que son próximas al área, como los músculos piramidal, coxígeo y obturador interno.

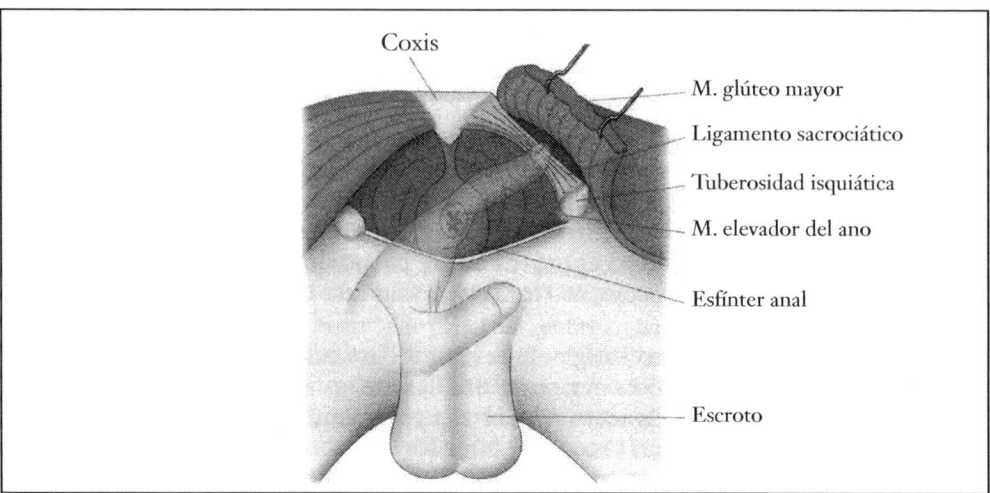

Figura 33. Test para los ligamentos sacrociáticos por vía interna

Valoración de la próstata

1. Test para la próstata

Paciente en decúbito prono. Relajamos ligeramente la flexión del dedo intrarectal, para realizar una rotación interna, es decir que la mano va a girar en pronación. Figura 34.

La yema del índice mira en lo sucesivo en dirección ventral. Doblamos la articulación metacarpo-falángica para dirigir caudalmente el índice.

Efectuamos una exploración lateral muy ligera, hasta que el dedo encuentre la próstata. Mantenemos el índice en profundidad en el recto.

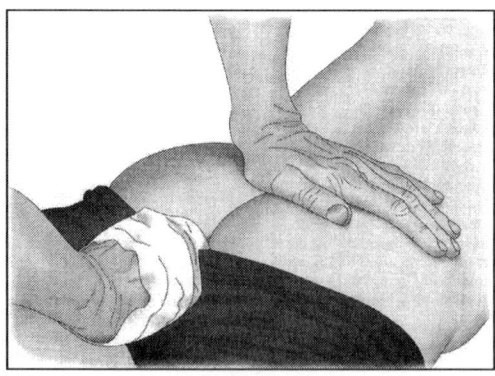

Figura 34. Test para la próstata

2. Palpación diferencial

Hay muy poco riesgo de error. A veces, es la presencia de materias fecales comprimidas y deshidratadas al nivel rectal lo que puede inducirnos a error, sobre todo si son bastante compactas.

La próstata es una masa redondeada y firme de la talla de una castaña. Si vamos demasiado lejos en dirección caudal, nuestro dedo va a encontrar el pubis que tiene la consistencia de un hueso. Si no vamos lo suficiente en dirección ventral-caudal, el índice va a flotar en el recto.
Nota: entre ciertos pacientes, la próstata está situada profundamente y con difícil acceso. En este caso, podemos solicitar al paciente que sitúe ambos puños justo por encima del pubis. Como se encuentra en decúbito prono, sus puños van a crear un empuje anteroposterior sobre la pelvis. La presión pelviana va a acercar la próstata a nuestro índice.

Si la palpación de la próstata es todavía difícil, le solicitamos empujar los glúteos contra nuestro dedo, como si quisieran ponerse en posición cuadrúpeda. Al mismo tiempo, la mano exterior empuja el sacro en dirección caudal.

Analizamos los siguientes parámetros:

- Forma y simetría,
- Volumen,
- Consistencia,
- Depresibilidad,
- Movilidad,
- Presencia de un surco mediano,
- Sensibilidad,
- Irregularidad,
- Presencia de un relieve indurado.

Atención: a la menor duda, aconsejaremos al paciente consultar a un médico. No hay que asustarlo, simplemente le decimos que es útil e indispensable porque tiene una edad que aconseja realizar un examen prostático periódicamente.
Nota: el 70 % de los cánceres de la próstata sobrevienen en la zona periférica fácilmente accesible al tacto rectal. El 50 % de las pequeñas

masas endurecidas sobre la próstata accesible por el dedo son cancerosas. Esto subraya el papel importante que se puede jugar en la detección de los cánceres prostáticos.

3. Test de escucha local

Situamos la pulpa del índice contra la parte dorsal central de la próstata. La comprimimos muchas veces para estimular las fibras propioceptivas; relajamos ligeramente el apoyo y dejamos que nuestro dedo vaya allí donde es atraído espontánea y naturalmente.

La escucha local no es un tratamiento, es un diagnóstico de localización. Son los tejidos fijados los que atraen al dedo. Esta prueba nos permite diagnosticar inmediatamente:
- La existencia de una fijación; si nuestro dedo queda inmóvil, es la prueba que no es necesario manipular.
- La localización precisa de la fijación, ya que nuestro dedo va a dirigirse hacia la zona fijada y a pararse a su nivel.
- La eficacia de la manipulación; la escucha debe o bien desaparecer o bien ser fuertemente disminuida al final del tratamiento. Es la prueba de que hemos liberado una buena parte de las tensiones.

4. Test de movilidad

Un órgano sano debe ser móvil. Es importante para la próstata apreciar su movilidad anteroposterior y lateral. Una falta de movilidad afecta particularmente a la rica circulación venosa de esta última.

Movimiento anteroposterior

El índice rectal va a empujar la parte medial de la próstata en dirección ventral y ligeramente craneal. La próstata no está completamente en el eje longitudinal del cuerpo. Es la razón por la cual se la hace bascular ligeramente en dirección ventral y caudal, además de la movilidad anteroposterior pura.

La mano exterior se sitúa sobre el sacro para empujarlo en dirección caudal, con el fin de hacer penetrar el índice un poco más profundamente.

Al palpar la próstata se percibe que es una glándula bastante fija, que puede desplazarse de izquierda a derecha. Si no puede deslizarse elásticamente determina adherencias (si al empujar hacia la izquierda resiste más, es que hay adherencias del lado derecho).

Movimiento ventral

En un primer tiempo, la yema del índice está situada lo más cranealmente posible. El movimiento ventral craneal permite analizar la extensibilidad de las estructuras dorsales craneales. Figura 35.

Es la prueba de la aponeurosis próstato-peritoneal de Denonvillers. Una fijación da la impresión de una menor movilidad, acompañada por una sensibilidad ligera y por una sensación de crujido. Esta maniobra permite también apreciar a la articulación vésicoprostática y a las vesículas seminales. Toda fijación peritoneal puede reflejarse a este nivel.

En segundo lugar, realizamos la misma maniobra, pero después de haber hecho resbalar el índice en dirección caudal. Son más las tensiones uretro-prostáticas las que son sometidas a valoración en el curso de este movimiento.

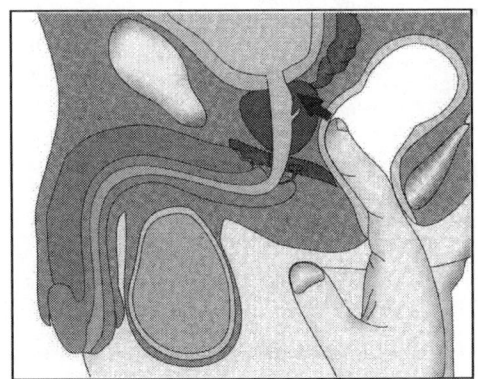

Figura 35. Test de movilidad: movimiento ventral

Compresibilidad

Se trata de empujar la próstata contra el pubis para apreciar su compresibilidad. Una próstata no compresible va a crear una presión periuretral demasiado fuerte, con todas las consecuencias sobre el plano urinario. Figura 36.

Hacemos variar la posición del índice sobre la próstata, para sentir bien la compresibilidad sobre toda su longitud.

En caso de fijación próstato-uretral, el paciente siente inmediatamente una necesidad de orinar bastante fuerte. Esta sensación es interesante de apreciar porque debe desaparecer después del tratamiento. El paciente siente en seguida la diferencia después de la manipulación; es importante para él notar la desaparición de estas ganas de orinar.

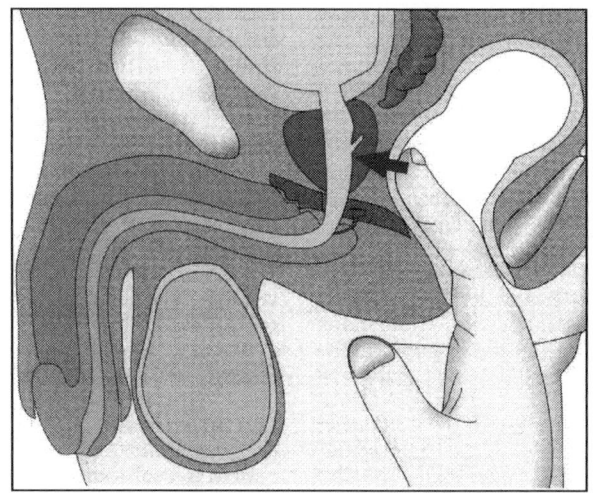

Figura 36. Test de movilidad: compresibilidad

Movimiento dorsal

El movimiento dorsal permite apreciar las fijaciones ventrales. Vista la posición de la yema del índice, no nos es posible llevar a la próstata en dirección dorsal. Figura 37.

Es la vuelta del movimiento ventral lo que evaluamos. Empujamos la próstata adelante para sentir si vuelve inmediatamente a su posición inicial.

El movimiento de vuelta permite someter a test al plexo de Santorini, la lámina preprostática y los ligamentos pubo-uretrales.

Una molestia durante el regreso dorsal de la próstata es significativa de una fijación ventral.

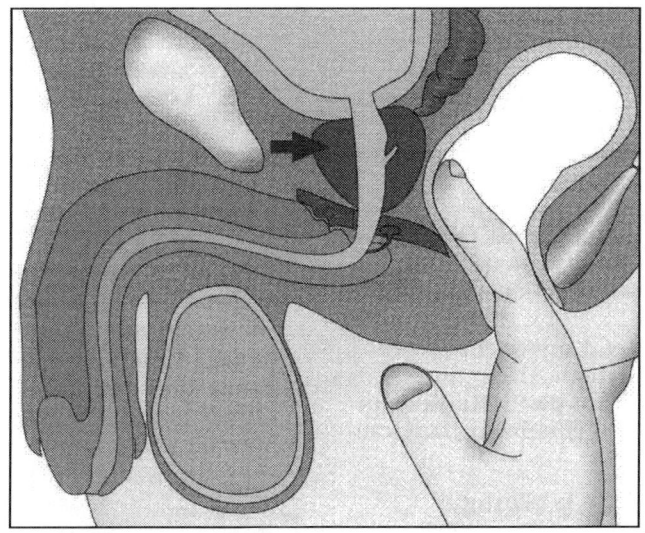

Figura 37. Test de movilidad: movimiento dorsal

Test laterales

Desplazamos el índice, de una y otra parte de la próstata, para movilizarla en el sentido lateral. Estas pruebas son primordiales a realizar. Es posiblemente la liberación de las fijaciones laterales lo que da más resultados en la HBP.

Estas pruebas permiten evaluar la extensibilidad de las láminas sacro-recto-génito-pubianas, del músculo elevador del ano y de los plexos venosos laterales. Hay que subrayar el papel primordial de los plexos venosos periprostáticos que son concernidos en todas nuestras manipulaciones.

A causa de la presencia de fibras nerviosas, derivadas del plexo hipogástrico, contra las partes laterales de la próstata, hay que precisar que una fijación lateral puede ser sensible al movilizar la próstata.

Deslizamiento longitudinal

Colocamos la yema del índice sobre la parte central de la próstata, primero en su parte más craneal y luego en la más caudal. Figura 38.

En un primer tiempo, movilizamos la próstata en dirección caudal, con la yema situada lo más cranealmente posible. A la inversa, cuando la yema está situada lo más caudalmente posible, estiramos la próstata en dirección craneal. Es una prueba global prostática.

En segundo lugar, hacemos resbalar el dedo sobre la parte central de la próstata yendo en dirección caudal y luego craneal.

Esta prueba permite apreciar la extensibilidad uretroprostática. Una fibrosis de la uretra o de los tejidos peri uretrales impide la movilidad en deslizamiento craneocaudal de la próstata.

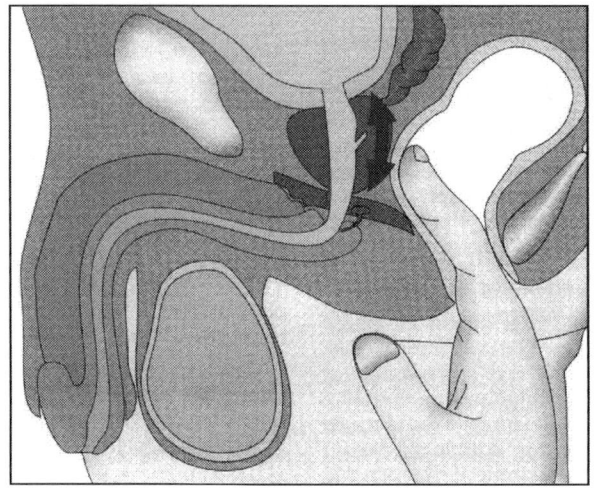

Figura 38. Test de movilidad: deslizamiento longitudinal

ZONAS PARTICULARES

Veru montanum

El veru montanum (figura 39) es una pequeña cresta de 1,2 cm de longitud sobre 0,1 cm de anchura y 0,2 cm de altura donde se ponen en contacto ambos canales eyaculadores en la uretra. El veru montanum se sitúa en la parte media de la pared inferior de la uretra.

Utrículo prostático

El utrículo prostático (figura 39) está situado entre la apertura de ambos canales eyaculadores. Es un orificio que se encuentra en el veru montanum.

Es el vestigio de la extremidad inferior de los canales de Müller, dando origen en la mujer a las trompas, al útero y a la vagina.

En el hombre, se atrofia totalmente. Antiguamente lo llamaban la "vagina del hombre".

Comentario osteopático: esta región tiene, según Jean-Pierre Barral, D.O., una sensibilidad particular debido a su memoria embriológica. Es posiblemente por su intermediación por lo que nuestras manipulaciones tienen un efecto sobre el sistema hormonal.

Para alcanzar el veru montanum en el momento de nuestras manipulaciones, hay que dirigir la pulpa del dedo hacia la parte media y central de la próstata.

Esfínter liso vesical

En su parte craneal, la uretra prostática está rodeada de fibras musculares lisas que se continúan con las fibras más caudales de la vejiga. Rodean la uretra prolongándose en la próstata. El conjunto forma el esfínter liso vesical. Es una zona que hay que manipular debido al riesgo de fibrosis que existe y por su efecto reflexógeno sobre la próstata y sobre la vejiga.

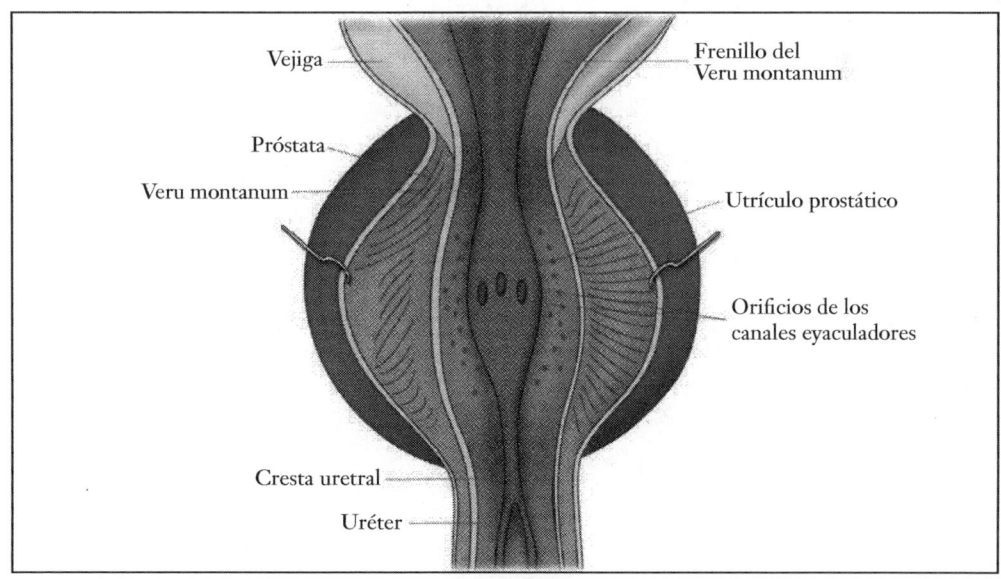

Figura 39. Veru montanum y utrículo prostático

CONCEPTO OSTEOPÁTICO DE LA PRÓSTATA. TRATAMIENTO

Tabla 3. Indicaciones y contraindicaciones del tratamiento de la próstata

INDICACIONES	CONTRAINDICACIONES
• Hipertrofia benigna de la próstata	• Carcinoma de próstata
• Prostatitis	• Hemorroides
• Dolor referido de la próstata al aparato locomotor	

Nota: todo tratamiento de osteopatía visceral ha de ir precedido de un correcto equilibrio de la estructura. No debemos olvidar el enunciado de Still *"la estructura gobierna la función"*.

PROTOCOLO PRELIMINAR PARA LA PRÓSTATA

1. Tejido conjuntivo: Construcción de base, C.B.
2. Percusión sacra
3. Técnica de inhibición de la hiperactividad simpática de T10 a L2
4. Técnicas reflejas periósticas de T10 a L2
5. Diafragma abdominal
6. Diafragma pélvico
7. Liberación de la fascia presacra
8. Gran maniobra abdominal general
9. Liberación de la cadena estática visceral
10. Técnicas de estimulación arterial, venosa y linfática
11. Técnicas parasimpáticas

Observaciones: este protocolo lo realizaremos en la primera sesión. En la segunda consulta, abordaremos directamente la próstata y tejidos periprostáticos.

1. Construcción de base, C.B.

La construcción de base permite influenciar sobre el sistema parasimpático sacro, para contraponerse a la hiperactividad simpática muy a menudo presente en la mayoría de las patologías, especialmente las de origen visceral.

La inervación segmentaria muestra que es posible, a partir de la construcción de base, influenciar en los dermatomas suprayacentes (7), y subyacentes (3).

Con la construcción de base influimos sobre:

- Los dermatomas T9 al coxis
- S.N. simpático de T9 a L3
- Parasimpático craneal → vísceras abdominales
- Parasimpático sacro

Obtenemos pues una acción reequilibrante del sistema vegetativo.

La construcción de base es considerada como un tratamiento completo (Ottensmeier).

Indicaciones

- Patología lumbo-pélvica
- Patología de las extremidades inferiores
- Patologías viscerales de la cavidad abdominal
- Trastornos circulatorios de las extremidades inferiores
- Como inicio de casi todos los tratamientos osteopáticos

Nota: cuando la CEP está implicada, la retracción conjuntiva impide la posición erecta, es decir, el alargamiento de la columna vertebral.

Procederemos entonces a un masaje, no muscular, sino conjuntivo para obtener la desprogramación propioceptiva por vía refleja, y obtener así una relajación tanto conjuntiva como muscular.

Realización de la técnica

El paciente en sedestación. El osteópata, en sedestación o bipedestación, a la espalda del paciente.

- Se realizan unos trazos con el mayor y el anular. A veces podemos utilizar el pulgar.

- La palpación debe ser perpendicular a la piel. La mano puede colocarse en pronación o en supinación y debe ser sostenida por la mano libre.
- El mayor realiza una presión, después una puesta en tensión, seguida de una tracción para desencadenar una sensación de corte y no de presión sorda.
- La dirección de los trazos la marca el pulgar, ya que la mano debe ir en la dirección de este dedo.
- No se utiliza ningún medio deslizante: aceite, talco...
- Estos trazos se efectúan 3 o 4 veces, bilateralmente.
- La construcción de base se compone de 8 trazos:

Ver foto 1.

1. Partimos de la espina ilíaca postero-superior (EIPS), siguiendo por el borde externo de la cresta ilíaca, hasta la espina ilíaca antero-superior (EIAS). Se realiza primero en un lado y luego en el otro.
2. Partimos de la EIPS, y nos dirigimos oblicuamente hacia el trocánter mayor por el canal natural de los glúteos, remontando hacia la EIAS. Se realiza primero en un lado y luego en el otro.
3. Partimos del pliegue interglúteo, continúa por la parte inferior del glúteo, para terminar en la parte posterior del trocánter mayor. Se realiza primero en un lado y luego en el otro.
4. Partimos de la base sacra, de abajo hacia arriba, realizando cada trazo en forma de abanico. Estos trazos son 3 y tienen una longitud de 8 a 10 cm. Se realiza primero en un lado y luego en el otro.
5. Partimos de las apófisis espinosas de L3 o L4 para finalizar sobre la EIPS. Estos trazos son 3 y "cortan" a los anteriores. Tienen una longitud de 8 a 10 cm. Se realiza primero en un lado y luego en el otro.
   Nota: los trazos 4 y 5 se han representado solamente en un lado de la foto 1 para no sobrecargar la imagen, pero ambos se realizan bilateralmente.
6. Realizamos los enganches a la columna lumbar, mediante trazos oblicuos cortos de 2-3 cm desde T12 a L2-3. Se realiza primero en un lado y luego en el otro.

7. Realizamos los enganches a los bordes laterales del sacro, de medial a lateral. Estos trazos son 4 o 5 y tienen una longitud de 8 a 10 cm. Se realiza primero en un lado y luego en el otro.

8. Finalizamos con los trazos calmantes, realizados con las yemas de los dedos mayor y anular, partiendo del apéndice xifoides y bordeando la parrilla costal inferior hasta el área tóraco-lumbar. Se realiza primero un lado y luego el otro.

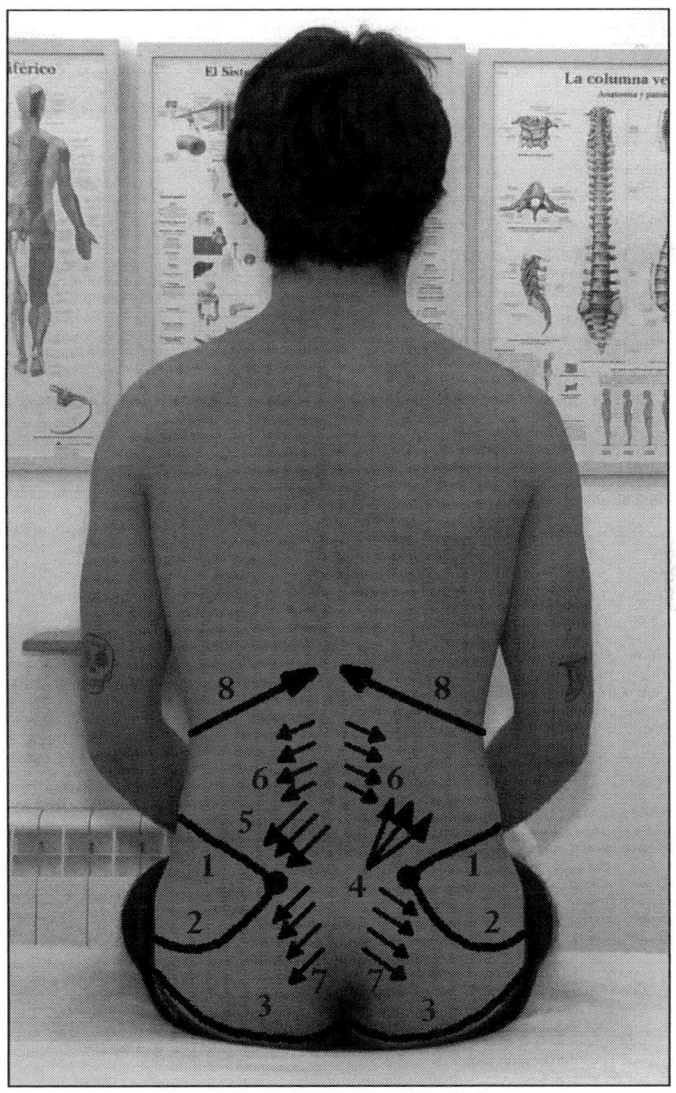

Foto 1. Construcción de base, C.B.

2. Percusión sacra

El paciente en sedestación. El osteópata en bipedestación o sedestación a un lado del paciente. Golpeamos con tres dedos sobre toda la superficie del sacro con la punta de nuestros dedos. Los golpes han de ser secos y producir cierta molestia. Se realiza durante 30 segundos a 1 minuto.

Nota: con esta técnica conseguimos estimular el sistema nervioso parasimpático, contraponiéndonos así a la hiperactividad simpática presente en toda patología visceral.

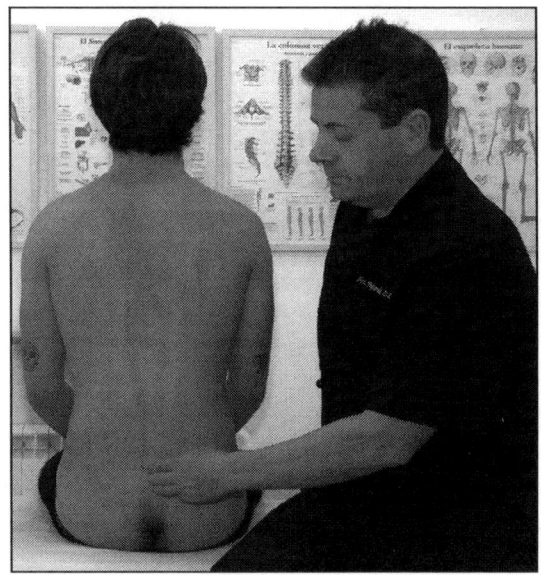

Foto 2. Percusiones sacras

3. Técnica de inhibición de la hiperactividad simpática de T10 a L2

El paciente en decúbito prono. El osteópata en bipedestación a un lado del paciente. Posicionamos los nudillos de ambos dedos índices o mayores sobre los ganglios laterovertebrales sel SNS. Esta presión debe ser lenta, regular y continua, desprovista de vibraciones. No debe ser pesada. Se realiza durante 20-30 segundos.

La dosificación es fundamental y un tratamiento moderado ofrecerá siempre mejores resultados.

Observación importante: debe realizarse lentamente, sin vibración y entrando y saliendo con cuidado. En caso contrario, podemos estimular en vez de inhibir.

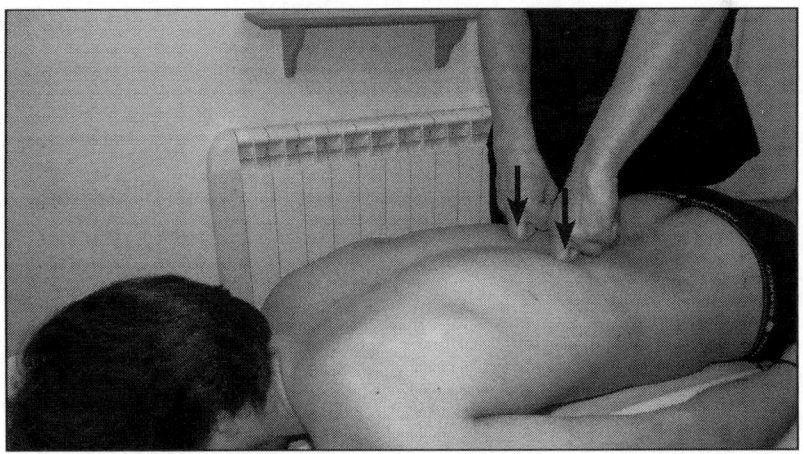

Foto 3. Inhibición de la hiperactividad simpática de T10 a L2

Nota: el dolor aumenta la descarga simpática y, por consiguiente, la hiperactividad simpática forma un círculo vicioso que incluso puede intensificar los estados patológicos. La hiperactividad simpática está implicada en numerosas patologías endocrinas y urogenitales, presentando un estado congestivo pélvico o trastornos de la fisiología de la próstata.

4. Técnicas reflejas periósticas

La elección de los puntos estará en función de las correspondencias viscerales existentes entre el raquis, el cráneo, el sacro y el sistema simpático y parasimpático cráneo-sacro.

Estos puntos serán practicados sobre las apófisis espinosas de los segmentos implicados.

Tabla 4. Correspondencias vegetativas

Relaciones simpáticas y parasimpáticas con el sistema urogenital masculino	Relaciones simpáticas con las glándulas endocrinas
• **T10:** riñones, testículos y epidídimos	• **Zona suboccipital:** hipófisis e hipotálamo
• **T11:** riñones, uréter, testículos y epidídimos	• **C7-T4:** tiroides
• **T12:** riñones, vejiga, testículos y epidídimos	• **T2-T10:** páncreas
• **L1:** riñones, vejiga, próstata, glándulas bulbouretrales y vesiculosas. Pene (parcialmente), conducto deferente y eyaculación	• **T4-T9:** suprarrenales
• **L2:** próstata, glándulas bulbouretrales y vesiculosas. Pene (parcialmente) y conducto deferente y eyaculación	• **L3:** testículos
• **L3:** eyaculación	
• **L4:** eyacuación	
• **S2-S4:** pene/cuerpo cavernoso	

Realización de la técnica: se realizan presiones con los nudillos sobre las espinosas concernidas, a razón de 3 segundos de presión y 3 segundos de relajación.

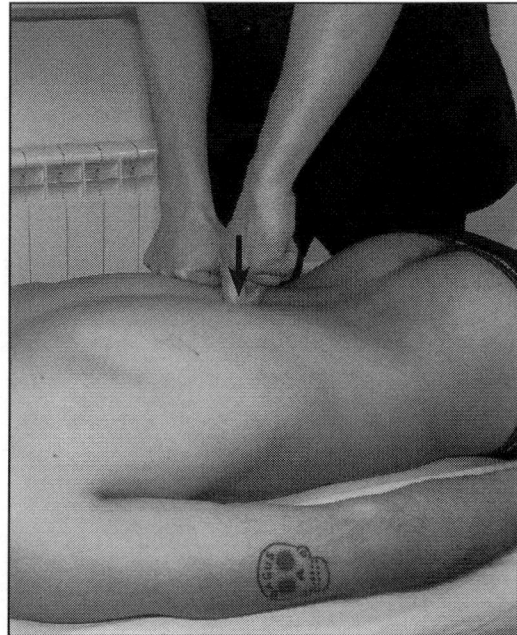

Foto 4. Técnica refleja perióstica

5. Diafragma abdominal

Autoestiramiento del diafragma

El paciente en decúbito supino, con la cabeza elevada y las rodillas flexionadas. Le solicitamos una inspiración profunda y, en apnea, le pedimos que posicione el abdomen todo lo que le sea posible en dirección postero-superior, sin soltar el aire inspirado.

El ejercicio dura todo lo que el paciente pueda mantener esta posición con el aire inspirado. A continuación, y cuando no aguante más, espira profundamente relajando el abdomen. Dejamos al paciente un tiempo de reposo igual al invertido en la realización de la técnica.

Se realiza tres veces.

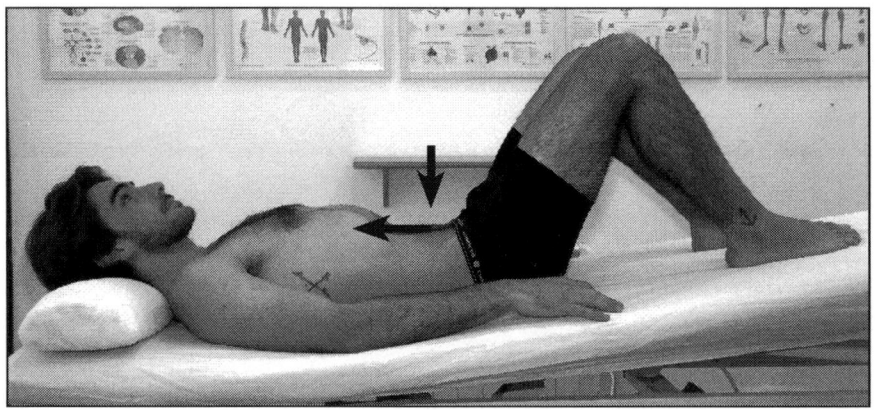

Foto 5. Autoestiramiento del diafragma respiratorio

Inhibición del centro frénico del diafragma

Objetivo:

- Suprimir el espasmo de las fibras musculares del diafragma.
- Disminuir la irritación de los elementos que pasan a través de los orificios del diafragma.
- Restablecer las diferencias de presiones normales entre tórax y abdomen.
- Activar la bomba linfática.

El paciente en decúbito supino, con las rodillas y cuello en flexión. El osteópata en bipedestación a la altura del tórax del paciente. Sitúa la mano craneal con el talón de la misma reposando sobre el esternón.

La mano caudal situada con los dedos en dirección al apéndice xifoides sobre el plexo solar.

Con la mano caudal, el osteópata da un crédito a la piel en dirección caudal. Durante la fase de inspiración la mano abdominal pasa por debajo del apéndice xifoides, mientras que la mano craneal desciende la caja torácica, pasando por encima de la mano caudal. Durante cada fase espiratoria mantenemos la progresión lograda.

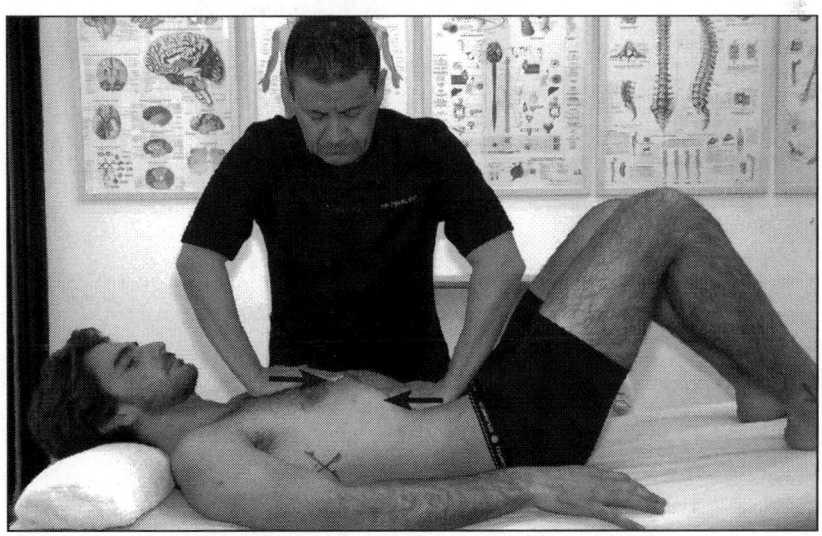

Foto 6. Inhibición del centro frénico del diafragma

Test del hiato esofágico

El paciente en decúbito supino, con la cabeza elevada y las rodillas flexionadas. El osteópata frente al paciente, a su derecha, con su pulgar derecho en el ángulo costo-xifoideo izquierdo del paciente.

Solicitamos al paciente que inspire y espire a profundamente, mientras el osteópata acompaña a la espiración realizando una penetración tisular con el pulgar. Durante la siguiente inspiración se deja el pulgar hundido.

Si el paciente bloquea la inspiración por dolor, o siente molestia en el punto de contacto del pulgar durante esta fase inspiratoria, es indicativo de sufrimiento del hiato esofágico.

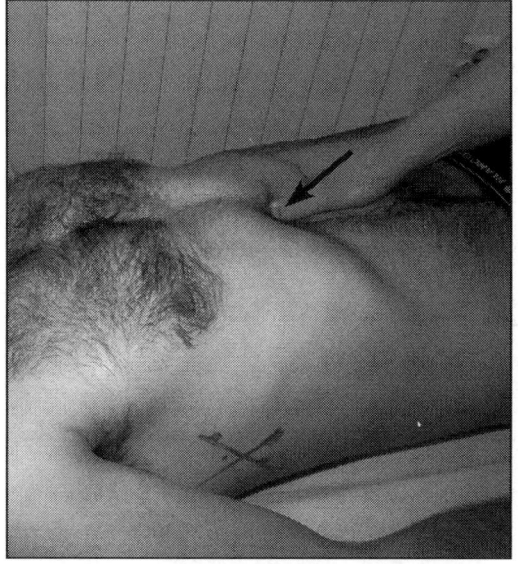

Foto 7. Test del hiato esofágico

Nota: área importante a trabajar en caso de test positivo por su relación fascial con el riñón izquierdo-próstata.

Liberación del hiato esofágico

El paciente en decúbito supino, con la cabeza elevada y las rodillas flexionadas. El osteópata frente al paciente, a su derecha, con su pulgar derecho en el ángulo costo-xifoideo izquierdo del paciente y los dedos 2° a 5° de la mano izquierda reforzando al pugar derecho.

Solicitamos al paciente que inspire y espire profundamente. Al final de la fase espiratoria el pulgar del osteópata penetra en el tejido hasta la resistencia fascial. Solicitamos al paciente que realice inspiraciones y espiraciones rítmicas. Durante cada fase inspiratoria traccionamos con nuestro pulgar en dirección caudal, sin perder el punto de penetración inicial, mientras mantenemos durante cada fase espiratoria.

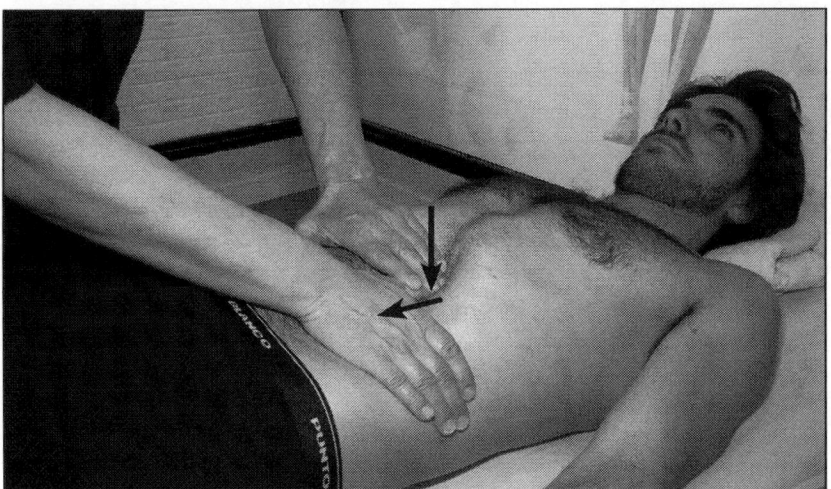

Foto 8. Liberación del hiato esofágico

6. Diafragma pélvico

Autoestiramiento del diafragma pélvico

El paciente en decúbito supino, rodillas y cuello en flexión; le solicitamos que realice una inspiración profunda, seguida de una espiración. A continuación, en apnea espiratoria, le solicitamos que levante la pelvis a la vez que realiza una contracción de la musculatura glútea y posiciona el abdomen en dirección postero-superior.

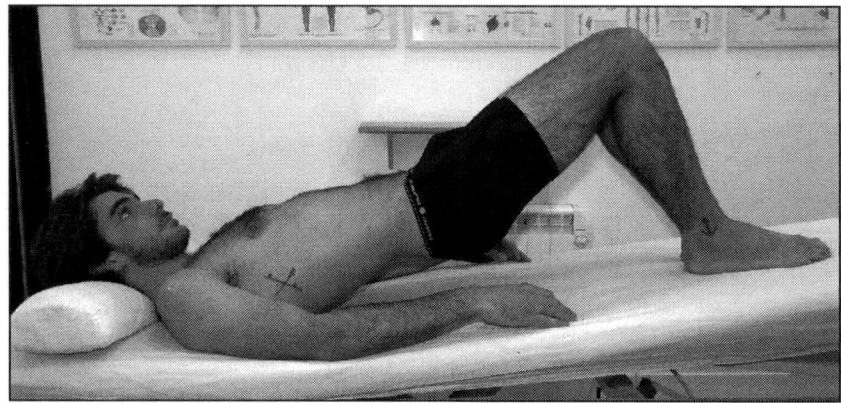

Foto 9. Autoestiramiento del diafragma pélvico

Nota: el trabajo más profundo del suelo pélvico ya quedó reflejado en el Tomo V de esta colección.

7. Liberación de la fascia presacra

El paciente en decúbito supino, con las rodillas en semiflexión. El osteópata, en bipedestación, a un lado de la camilla a la altura de la pelvis. Posicionamos los dedos 2° a 4° de cada mano en contacto con los ligamentos umbilicales medios, aproximadamente al nivel de los anillos inguinales profundos. Están situados a cerca de 5 centímetros por encima de las ramas pubianas y a cerca de 5 centímetros a partir de la línea medial.

Ejercemos una presión posterior y ligeramente inferior, manteniendo una tensión equilibrada hasta que la liberación se produzca. Cuando esta se realiza, podremos sentir un movimiento de pivote en dirección caudal y cefálica. Este movimiento sigue la curva interna del sacro.

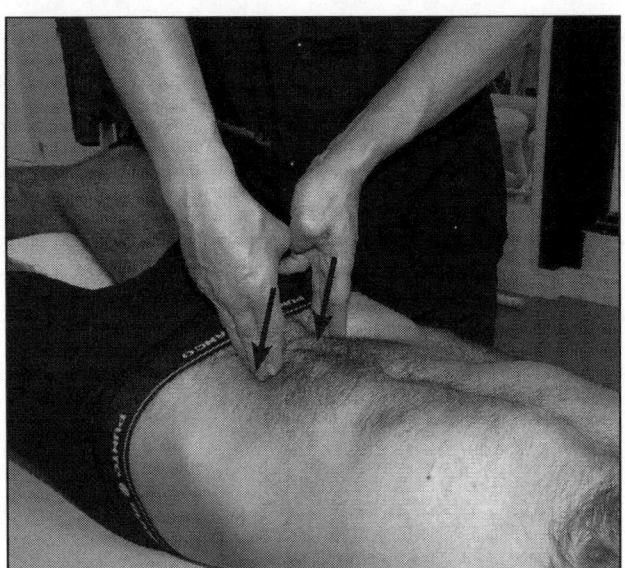

Foto 10. Liberación de la fascia presacra

8. Gran maniobra abdominal general. 4-5 veces

El paciente en decúbito supino con las rodillas y cuello en flexión. El osteópata en bipedestación a la cabecera de la paciente; situamos ambas eminencias hipotenares sobre la zona inferior del abdomen, región suprapúbica. Tenemos dos variantes principales:

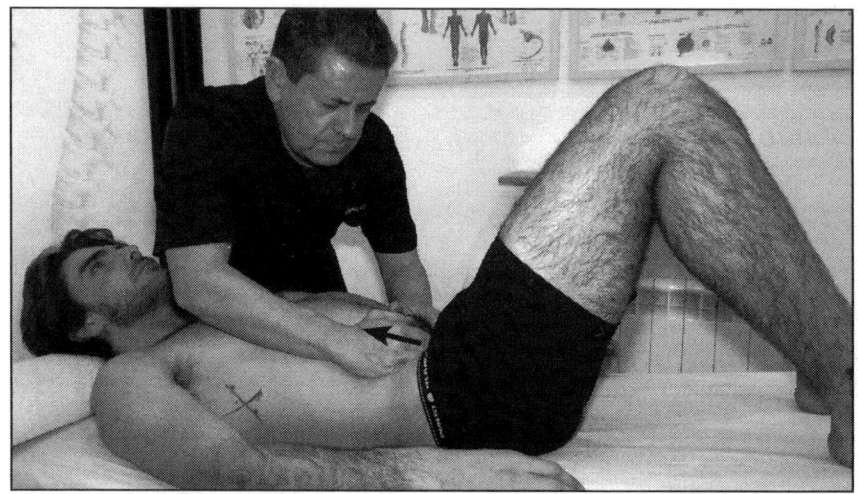

Foto 11. Gran maniobra abdominal

La gran maniobra hemodinámica

Durante la inspiración del paciente, llevamos la masa gastrointestinal hacia la cara inferior del diafragma, en dirección craneal. Durante la espiración se relaja parcialmente.

Durante la inspiración, el orificio de la vena cava desciende y se horizontaliza, logrando un efecto mecánico de bombeo.
Nota: esta maniobra se realiza en casos de congestión, donde por norma general el paciente presentará una CRP/CCP.

La gran maniobra víscero-espacial

Durante la fase espiratoria del paciente, llevamos la masa gastrointestinal hacia la cara inferior del diafragma, en dirección craneal. Durante la inspiración se relaja parcialmente.

Nota: esta maniobra se realiza en casos de ptosis, donde por norma general el paciente presentará una CRA/CCA.

Observaciones: en el caso de que nuestro paciente presente una ptosis y una congestión a la vez, se realizan las dos maniobras, indistintamente.

Modalidades

Se realizan 7 repeticiones, con un tiempo de reposo entre cada respiración igual al tiempo invertido en la ejecución de la maniobra.

Contraindicaciones

- Aneurisma de la aorta
- Patologías cardíacas importantes

9. Liberación de la cadena estática visceral

El paciente en decúbito supino, con una toalla bajo la columna lumbar y la mitad superior del tronco ligeramente inclinada hacia abajo.

La cabeza en extensión fisiológica, las arcadas dentales unidas y la lengua en una posición hacia atrás y arriba (como si se la quisiera tragar).

El osteópata en bipedestación, a un lado del paciente a la altura del ombligo.

Situamos las manos, una sobre la otra, a la altura del ombligo.

Presionamos lenta y suavemente en dirección posterior y en sentido de las agujas del reloj hasta percibir la barrera de restricción. Mantenemos en este punto la tensión fascial 5-6 segundos y relajamos. La técnica se repite 3 veces.

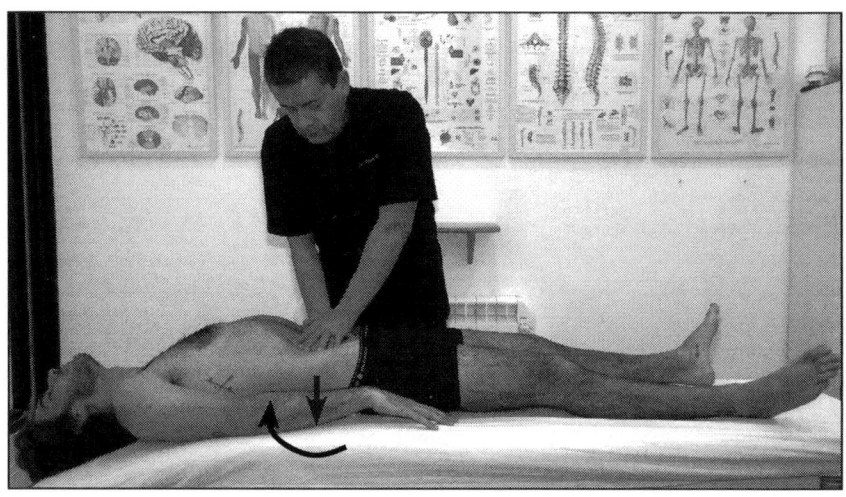

Foto 12. Liberación de la cadena estática visceral

TÉCNICAS DE ESTIMULACIÓN ARTERIAL, VENOSA Y LINFÁTICA

Estimulación arterial

Los grandes troncos vasculares de la región abdominal están situados por delante de la aorta abdominal y por lo tanto delante de la columna vertebral. Cualquier tratamiento de la columna vertebral, ya sea mediante normalizaciones articulares o movilizaciones, sobre el nivel correspondiente, estimula la irrigación arterial de los órganos dependientes.

- El tronco celíaco irriga los órganos abdominales superiores: hígado, vesícula biliar, estómago, bazo, páncreas y la parte inicial del duodeno. Está situado aproximadamente a la altura de T12-L1.
- La arteria mesentérica superior irriga el duodeno, el yeyuno, el ílion, el ciego y parte del colon. Está situado aproximadamente a la altura de L1-L2.
- La arteria mesentérica inferior irriga el resto del colon hasta la parte superior del recto. Está situado aproximadamente a la altura de L3-L4.

Estimulación venosa

El drenaje venoso de los órganos del tracto gastrointestinal se efectúa hacia la vena porta, antes de desaguar a través del hígado en la vena cava inferior. Las técnicas que influyen sobre la vena porta, el hígado o el diafragma, mejoran el drenaje venoso del tubo digestivo.

Estimulación linfática

Todas las técnicas que promueven el vaciado de la linfa mejoran la situación trópica del órgano, por ejemplo técnicas diafragmáticas, gran maniobra abdominal, vaciado de la cisterna de Pecquet, etc.

Vaciado de la cisterna de Pecquet

El paciente en decúbito supino con las rodillas y cuello en flexión. El osteópata en bipedestación, a un costado del paciente a la altura de su abdomen. Situamos la mano craneal sobre el borde inferior de la parrilla costal (región epigástrica), con el pisiforme debajo de la apófisis xifoides. La mano caudal transversal sobre el ombligo, inmediatamente por debajo de la otra.

Solicitamos al paciente una inspiración profunda, a la vez que saca el abdomen todo lo posible, manteniendo esta postura en apnea (foto 13). En este momento, realizamos una presión hacia la posterioridad durante 5 segundos. A continuación, solicitamos al paciente que espire y relaje el abdomen, en cuyo momento hundimos nuestras manos en el abdomen en un movimiento hacia la posterioridad y en dirección craneal (foto 14). Dejamos unos segundos de reposo y repetimos la técnica tres o cuatro veces más.

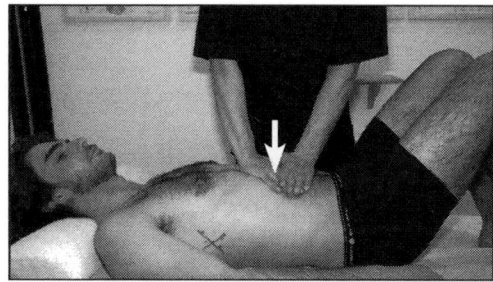 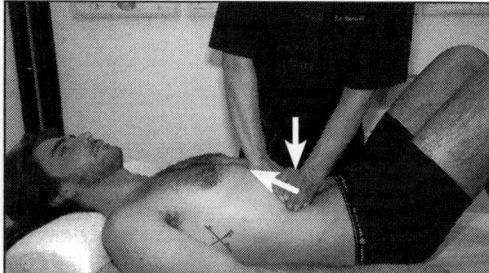

Foto 13. Vaciado de la cisterna de Pecquet, 1   Foto 14. Vaciado de la cisterna de Pecquet, 2

TÉCNICAS PARASIMPÁTICAS

Como finalización de todo tratamiento de osteopatía visceral, puede ser muy aconsejable realizar alguna técnica con un efecto parasimpático, como por ejemplo:
- Atlas-Occipital, A-O
- CV4
- Bombeo del occipital

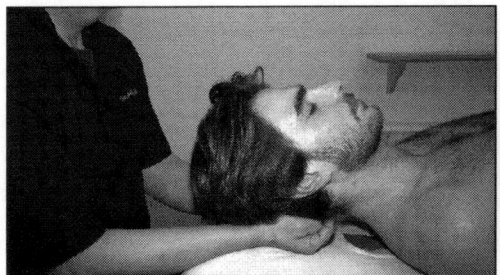 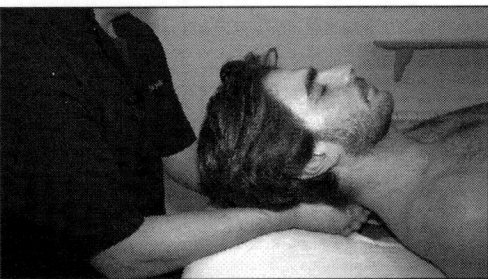

Foto 15. Atlas-Occipital, A-O   Foto 16. CV4

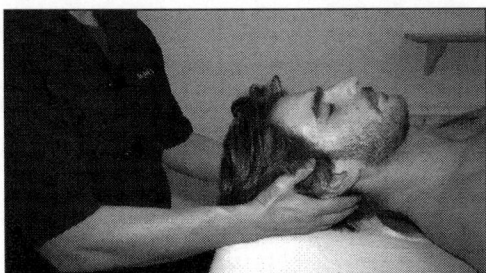

Foto 17. Bombeo del occipital

TRATAMIENTO ESPECÍFICO PARA LA PRÓSTATA

Las manipulaciones se realizan por vía externa o por vía interna. El tratamiento prostático más eficaz se hace por vía interna. Pero antes de intervenir directamente por vía interna sobre la próstata, es bueno tener una acción sobre otros órganos u otros tejidos que tienen un efecto innegable sobre ella. El tratamiento por vía externa permite a las técnicas internas tener mejores condiciones de éxito.

Vamos a citar algún órgano explicando por qué es interesante tratar dentro del abordaje de la próstata, sin describir sin embargo sus manipulaciones que serán descritas en el siguiente libro de esta colección.

1. Los riñones

Es sobre todo el riñón izquierdo el más importante para manipular, debido a su sistema venoso que es dependiente de la vena espermática izquierda (figuras 40 y 41).

En la derecha, el retorno venoso de la vena espermática se realiza directamente en la vena cava inferior, mientras que en la izquierda se hace en la vena renal izquierda.

Todo problema venoso genital se refleja al nivel del riñón izquierdo y a la inversa. Las venas espermáticas forman una enredado importante, el plexo pampiniforme.

Una estasis venosa puede provocar varicosidades en los cordones espermáticos y las bolsas, favorecer el hidrocele, la hipospermia o la oligospermia.

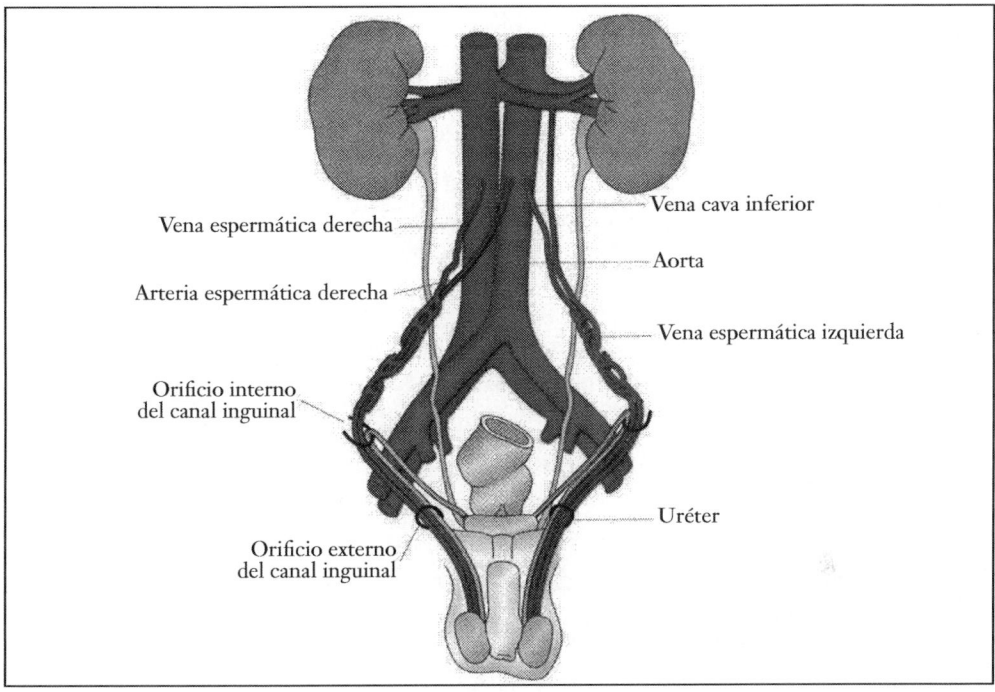

Figura 40. Sistema venoso renal

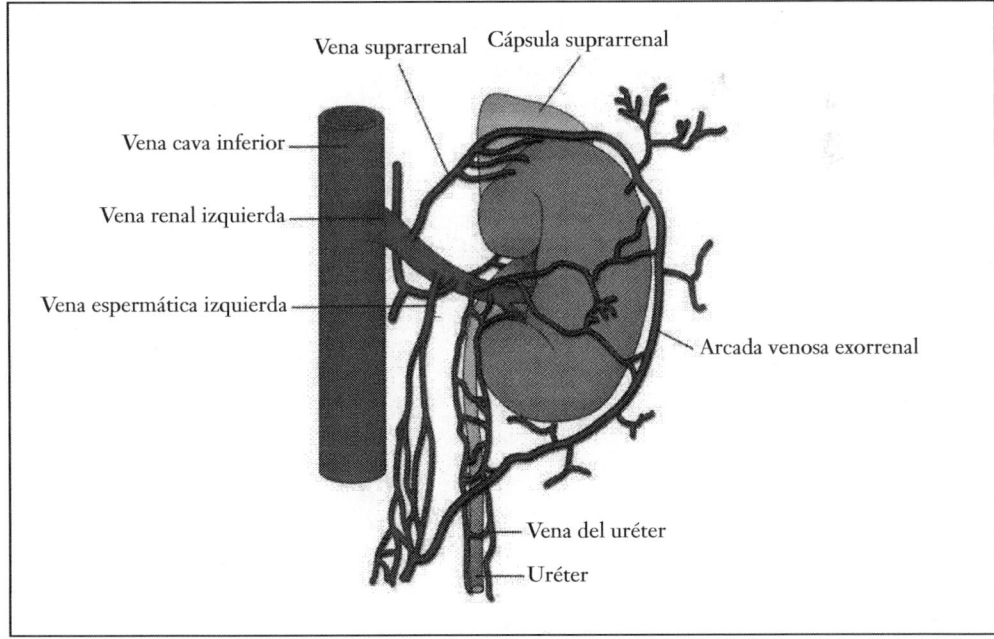

Figura 41. Sistema venoso renal izquierdo

2. Músculos pelvitroncantéreos

Se trata de los músculos piramidal, gemelo superior, obturador interno, gemelo inferior y cuadrar femoral (figura 42). Estos músculos no tienen acción directa sobre la próstata y los órganos sexuales. Sin embargo, contribuyen por su acción creando un juego de presión y de depresión en la pelvis menor, favoreciendo las circulaciones vasculares y linfáticas.

Los osteópatas Didier Prat, D.O. y Louis Rommeveaux, D.O. (1944-2002), subrayan siempre la importancia del juego articular coxofemoral y su efecto sobre la vejiga. Esta acción se ejerce también sobre la próstata y las vesículas seminales. Es un bombeo fisiológico natural indispensable.

La mano distal engloba la rodilla doblada, para colocar la cadera en flexión. Así como en esta posición los músculos y las fascias se relajan, sacamos provecho de ello para posicionar bien los dedos trocanterianos. Los dejamos dirigirse allí dónde la escucha los lleva.

Movilizamos al miembro inferior en abducción-rotación externa, y luego en extensión-aducción y rotación interna progresiva. Continuamos, durante el movimiento, ejerciendo un estiramiento lateral del trocánter mayor.

Es una maniobra poderosa y a veces dolorosa al principio, tanto como estos músculos se encuentren espasmados y tensos. La movilización de estos últimos va a estirar y a estimular todo el contenido de la pelvis menor, con gran beneficio para el sistema venolinfático y de los órganos pélvicos.

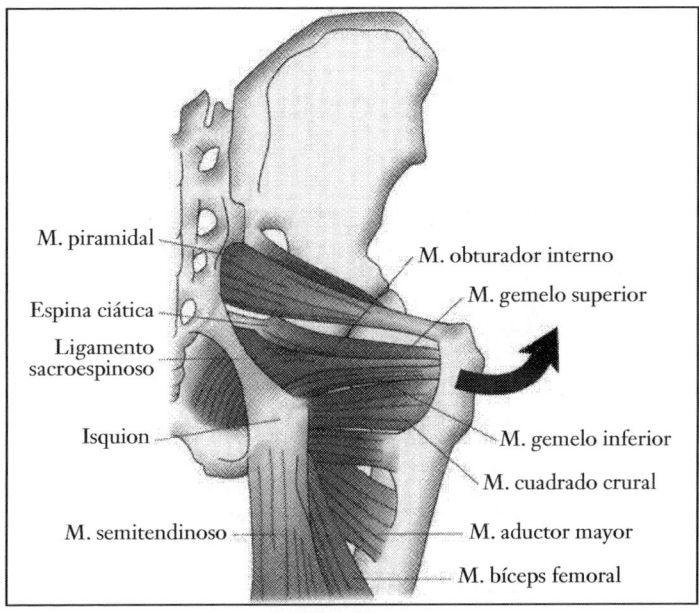

Figura 42. Músculos pelvitroncatéreos

Técnica

El paciente en decúbito supino, con el miembro inferior del lado que hay que manipular flexionado (figura 43). El índice y el dedo medio de la mano proximal van a posicionarse contra la parte media del trocánter mayor, en dirección a la fosa digital.

La mano distal engloba la rodilla doblada, para posicionar la cadera en flexión. En esta posición, los músculos y las fascias se relajan, lo cual aprovechamos para situar bien los dedos trocantéreos. Los dejamos dirigirse allí dónde la escucha los atrae.

Movilizamos el miembro inferior en abducción-rotación externa, luego en extensión-aducción y en rotación interna progresiva. Continuamos, a lo largo del movimiento, ejerciendo un estiramiento lateral del trocánter mayor.

Es una maniobra poderosa y a veces dolorosa al principio, tanto como estos músculos se encuentren espasmados y tensos. La movilización de estos últimos va a estirar y a estimular todo el contenido de la pelvis menor, con gran beneficio del sistema venolinfático y de los órganos pélvicos.

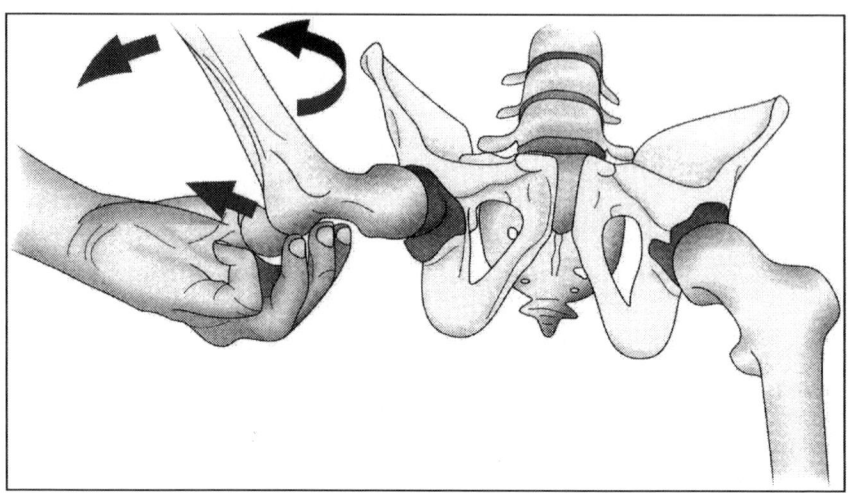

Figura 43. Técnica para los músculos pelvitroncatéreos

3. Ligamentos sacrociáticos

Sus efectos sobre la pelvis y el sacro se aproximan a los de los músculos pelvitrocantéreos. Además, hacen de enlace entre las piernas y la pelvis a través del bíceps femoral y los músculos isquiotibiales de la pierna.

Los ligamentos sacrociáticos están fijados casi sistemáticamente en caso de bloqueo sacrocoxígeo o en caso de problemas del miembro inferior homolateral.

Del lado de la fijación, encontramos la mayoría de las veces una disfunción visceral:

- del lado izquierdo: sigmoides, el recto, el colon descendente, el riñón izquierdo, la próstata.
- del lado derecho: el riñón derecho, el ciego, el colon ascendente.

Técnica externa

El paciente en decúbito supino, con el miembro inferior del lado que hay que manipular flexionado (figuras 44 y 45).

Situamos los dedos de la mano proximal sobre la tuberosidad isquiática. Posicionamos al miembro inferior homolateral en flexión-abducción y rotación externa. Esto nos permite situar mejor los dedos contra la parte proximal de la tuberosidad isquiática.

Llevamos luego el miembro inferior en aducción-extensión, estirando lateralmente la tuberosidad isquiática. Al final de la movilización, realizamos al miembro inferior una rotación interna.

Estos músculos vestigiales, transformados poco a poco en ligamentos, tienen un efecto reflexógeno importante sobre todos los órganos de la pelvis menor.

Osteopáticamente, no es el efecto de estiramiento lo que buscamos, sino el efecto proprioceptivo.

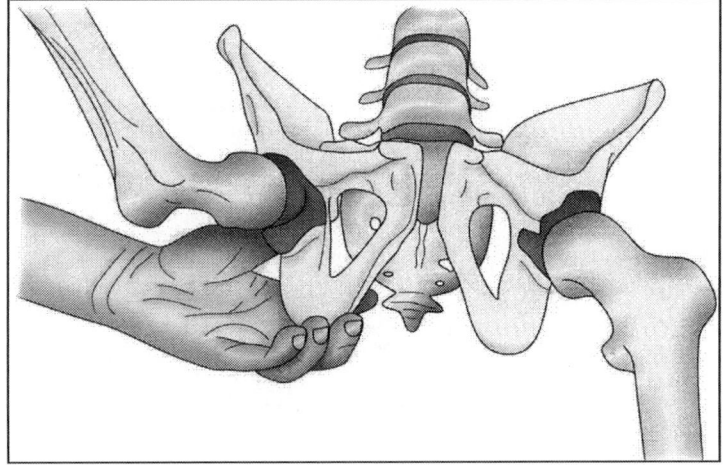

Figura 44. Posición de los dedos en la técnica de los ligamentos sacrociáticos

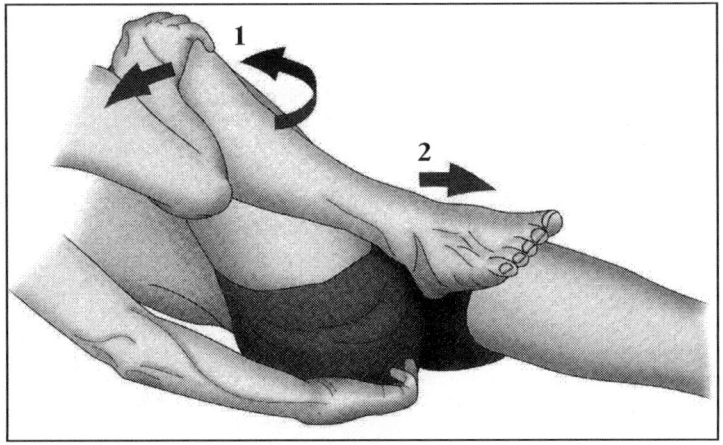

Figura 45. Técnica para los ligamentos sacrociáticos.
1: rotación. 2: extensión.

Técnica interna

El dedo intrarectal va al encuentro del ligamento sacroespinoso, mientras que el pulgar exterior se dirige en el mismo lugar (figura 46).

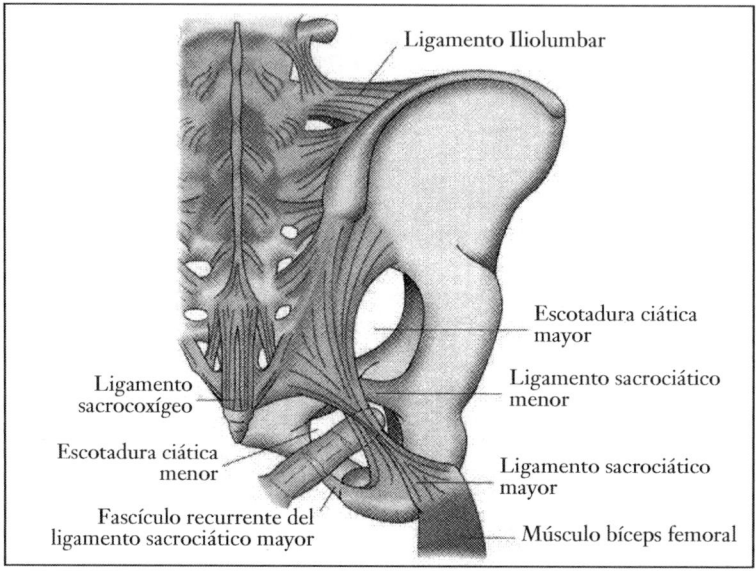

Figura 46. Técnica interna para los ligamentos sacrociáticos

Los dos dedos ejecutan simultáneamente una inducción; en general, de cinco a seis maniobras son suficientes. Es importante sentir la mejora de la extensibilidad. Como este ligamento tiene algunas fibras musculares, responde muy bien a la inducción. Su relajación provoca la del ligamento sacrotuberoso o sacrociático mayor.

4. Elevador del ano y periné

La próstata y la uretra están estrechamente conectadas al músculo elevador del ano y a los elementos del periné. Además, estos últimos contribuyen equilibrando la presión ejercida por el abdomen y, por ello, tienen una función sobre los planos vasculares y linfáticos.

Los manipulamos ejerciendo un estiramiento de la pelvis a través de la espina ciática.

Espina ciática

La espina ciática (figura 47) es el lugar de encuentro de todos los elementos músculo-aponeuróticos **llaves** de la pelvis menor. Es el lugar estratégico que hay que manipular para tener un efecto sobre:
- el músculo elevador del ano;
- el ligamento sacrociático menor (sacro-espinal);
- el músculo iliocoxígeo;
- el músculo piramidal;
- el músculo gemelo superior;
- el músculo obturador interno;
- el arco tendinoso.

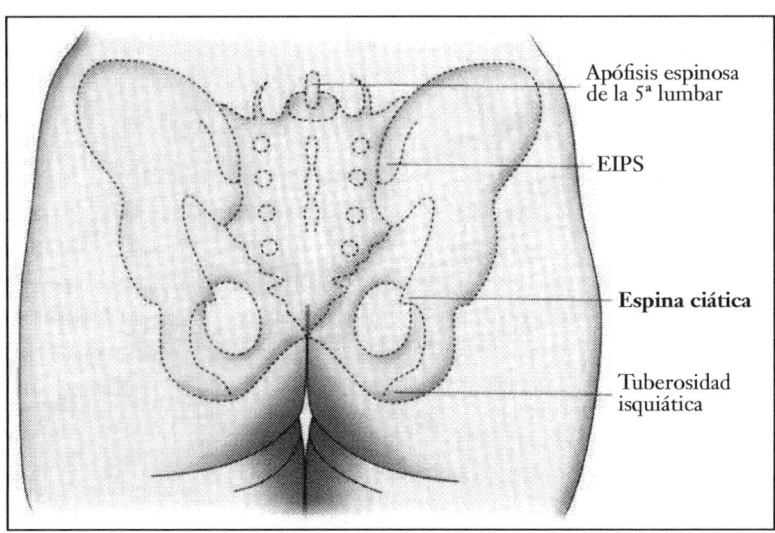

Figura 47. Espina ciática

Técnica

El paciente en decúbito supino, la rodilla homolateral a la espina ciática concernida en flexión (figura 48). El osteópata situado del mismo lado. Con la mano distal mantenemos la cara anterior de la rodilla. El índice y el dedo medio de la mano proximal los situamos sobre la parte media de la espina ciática.

Para acceder a la espina ciática, nos centramos primero en la tuberosidad isquiática, luego deslizamos los dedos en dirección craneal y ligeramente medial, hasta encontrar el saliente de la espina ciática. Se encuentra a cerca de cuatro traveses de dedo de la tuberosidad isquiática.

La mano distal conduce la rodilla en flexión y ligera abducción, lo que permite garantizar mejor su base contra la parte media de la espina ciática.

Posicionamos la cadera, primero, en extensión-abducción y rotación externa, estirando la espina ciática lateralmente. Al final de la extensión, efectuamos al miembro inferior una rotación interna de la rodilla, sin relajar la tracción ejercida sobre la espina ciática.

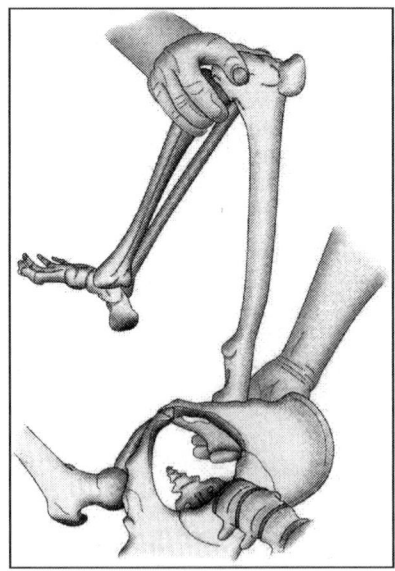

Figura 48. Técnica de la espina ciática.
Posición de los dedos

5. Plexo lumbosacro

Es el mismo protocolo que el de la espina ciática. La única diferencia consiste en dirigir nuestros dedos de la mano proximal en dirección craneal, hacia la escotadura ciática mayor; es allí dónde se encuentra la parte craneal del plexo sacro (figura 49).

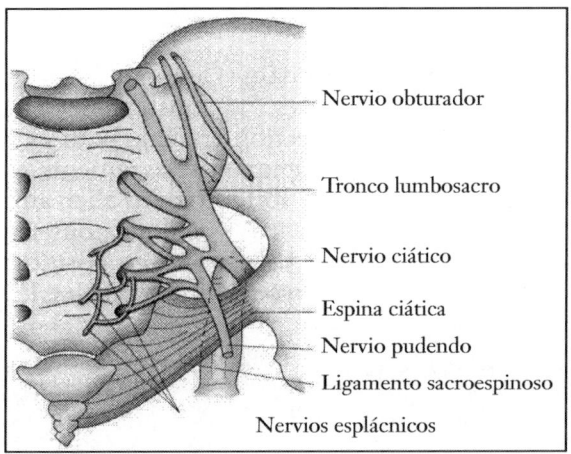

Figura 49. Manipulación del plexo lumbosacro

El dedo es situado sobre la parte craneal de la espina ciática y se dirige en dirección craneal. Así como para la técnica de la espina ciática, la mano distal moviliza la rodilla y el miembro inferior, primero en flexión abducción-rotación externa, luego en extensión-aducción y rotación interna. El dedo situado en la escotadura ciática trata de sentir una zona más sensible para estirarla. A falta de sensibilidad, el dedo va a seguir la escucha local.

6. Vejiga

La próstata tiene relaciones casi directas con la vejiga. Además, el sistema de unión vesical a menudo cambia fibras con la próstata. El uraco, los ligamentos pubovesicales, pubouretrales, las láminas sacro-recto-génito-pubianas tienen una acción bastante directa sobre la próstata.

Además de todas las maniobras que conciernen al uraco y la vejiga, utilizamos la técnica vésico-próstato-sacra.

Técnica vésico-próstato-sacra
de Bernard Lignier, D.O.

Paciente en decúbito supino. El osteópata en bipedestación a un lado del paciente, a la altura de la pelvis. Situamos la palma de la mano ventral justo contra la parte superior de la sínfisis pubiana, con los dedos dirigidos hacia craneal y el talón de la mano contra el pubis. La mano dorsal se posiciona sobre el sacro, entre S2 y S4.

Efectuamos un bombeo ayudándonos con ambas manos, comprimiendo y descomprimiendo la región vésico-sacra.

Para acentuar el efecto de tracción músculo-aponeurótica, estiramos con la palma de la mano abdominal en dirección craneal y la que está sobre el sacro en dirección caudal. Comprimimos en primer lugar y estiramos a continuación.

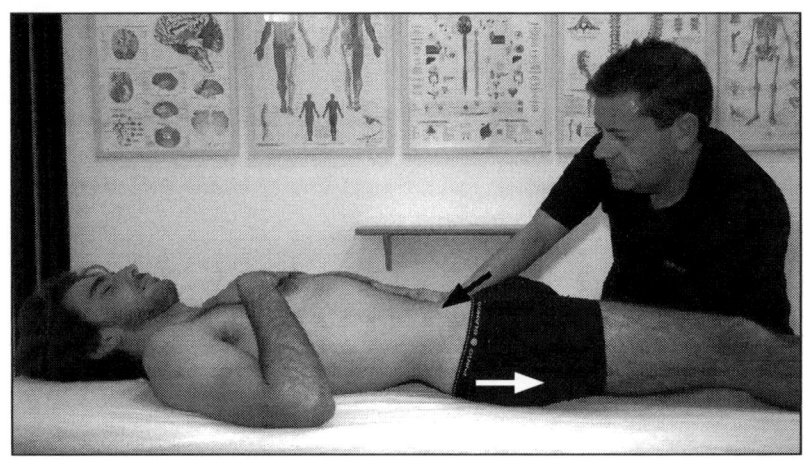

Foto 18. Técnica vésico-próstato-sacra, de Bernard Lignier, D.O.

7. Manipulaciones de la próstata

Estas manipulaciones consisten en liberar las fijaciones de la próstata y de los tejidos vecinos mediante técnicas directas, indirectas y de inducción.

Técnicas directas

La pulpa del dedo va en contra las zonas fijadas, movilizándolas en la dirección donde su movilidad es reducida o ausente. Por ejemplo, si la próstata tiene un defecto de movilidad ventral, las maniobras se efectúan en esta misma dirección. Esta técnica es muy eficaz cuando los tejidos son fibrosos o cicatriciales.

Técnicas indirectas

La pulpa del dedo va a dirigirse en oposición de las zonas fijadas. Vamos en la dirección libre, facilitada. Por ejemplo, si la próstata tiene una falta de movilidad ventral, aumentamos la movilidad de la glándula en dirección dorsal.

Técnicas de inducción

La pulpa del índice va a seguir la dirección de la escucha, exagerándola. Son los tejidos los que nos informan sobre la dirección que hay que seguir. ¡Atención! El movimiento no es intencionado, es una movilización verdadera de los tejidos en el sentido de la escucha. A veces, la inducción le trae en la misma dirección que las técnicas indirectas, pero la mayoría de las veces, el movimiento es más sutil y sigue diferentes ejes.

8. Protocolo osteopático para la próstata

Utilizamos primero a las técnicas directas para tratar de suavizar lo más posible las zonas induradas. A continuación, ponemos en marcha las técnicas más sutiles de inducción.

• Técnicas directas

Las técnicas directas las realizamos sobre la uretra y sobre la próstata.

Uretra

Deslizamiento longitudinal

Hacemos deslizar la pulpa del índice longitudinalmente, en sentido caudocraneal, luego craneocaudal (figura 38). En principio, cinco a seis maniobras bastan. El paciente a menudo siente unas fuertes ganas de orinar que deben desaparecer al final del tratamiento directo y de la inducción.

Cuando el surco posterior medial está presente, seguimos con nuestro índice progresivamente aumentando el apoyo.

No procuramos movilizar el conjunto de la próstata, sino estirar en su longitud la uretra.

Deslizamiento transversal

Hacemos deslizar, transversalmente, el índice de una y otra parte de la parte media de la próstata. Comenzamos con la parte caudal, para dirigir poco a poco hacia la parte craneal. No es una movilización lateral global de la próstata. El fin es movilizar transversalmente los tejidos prostáticos peri-uretrales.

Próstata

Compresión-descompresión

Nuestra acción consiste en comprimir y descomprimir toda la próstata focalizándonos en sus partes más induradas. Apretamos la próstata contra el pubis, la dejamos volver a su forma normal para comprimirla nuevamente (ver figuras 36 y 37).

Esta técnica parece tener más efecto sobre el sistema glandular de la próstata que sobre su sistema de unión. Tiene sin embargo un efecto sobre los ligamentos pubovesicales durante la fase de descompresión.

Lóbulos laterales

Comenzamos las manipulaciones sobre las partes más anchas y más induradas de los lóbulos laterales. Corresponden a las zonas hipertrofiadas debidas al adenoma.

Efectúamos algunas maniobras para movilizar estas partes más anchas hacia el centro de la próstata y hacia el borde opuesto.

Procedemos por orden: primero la parte cefálica, luego la parte media, y al final la parte caudal.

La acción es doble: sobre la compresibilidad lateral prostática y sobre las láminas sacro-recto-génito-pubianas.

Conviene movilizar sistemáticamente ambas caras laterales de la próstata.

- **Técnica indirectas**

Las técnicas indirectas son interesantes a utilizar después de las técnicas directas. Por ejemplo, si la próstata tiene una falta de lateralidad hacia la izquierda, vamos primero a movilizarlo ampliamente hacia la derecha.

A continuación realizamos de cinco a seis maniobras en sentido lesional, izquierda, y resometemos a test la falta de lateralidad izquierda. Muy a menudo, la movilidad ha mejorado de manera apreciable.

Estas técnicas indirectas pueden realizarse sobre todos los componentes de la movilidad prostática.

- **Técnicas de inducción**

A causa de la presencia de fibras musculares lisas, a la vez en la próstata y en los tejidos que lo rodean, esta región responde particularmente a las técnicas de inducción. También, las empleamos sobre la parte central de la próstata, sobre su contorno y sobre sus aponeurosis.
Nota: según Jean-Pierre Barral, D.O. en la esfera urogenital, por regla general él acaba siempre el tratamiento por técnicas de inducción.

Parte central de la próstata

Estiramos, longitudinalmente, muchas veces la parte uretral de la próstata para estimular su sistema propioceptivo. Dejamos luego partir el índice en el sentido de la inducción, ampliando considerablemente el movimiento.

Parte periférica de la próstata

Aplicamos la misma técnica allí dónde la próstata está endurecida. Comprimimos primero la próstata; relajamos luego un poco el apoyo y después exageramos el movimiento de escucha. La zona que hay que manipular nos es indicada por la escucha. Si nuestro dedo no es atraído en una dirección, no hay que insistir: el mensaje del organismo es claro.

Alrededor de la próstata

Aponeurosis próstato-peritoneal

Dirigimos el índice, lo más alto posible, hacia el fondo de saco de Douglas. Relajamos ligeramente la presión y realizamos una maniobra de inducción. Esta técnica es complementaria del trabajo peritoneal que se efectúa sobre el orificio interno del canal inguinal. Permite armonizar las tensiones mecánicas recíprocas de la parte baja del peritoneo (figura 50).

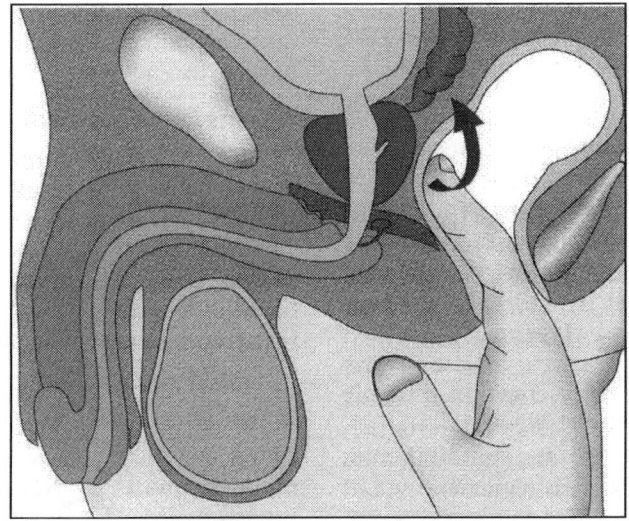

Figura 50. Aponeurosis próstato-peritoneal: manipulación

Plexo hipogástrico

Su manipulación es difícil de diferenciar de la parte craneal de la próstata y de la parte caudal de las vesículas seminales. La diferencia se hace dirigiendo lateralmente el índice.

Abordaje
Dirigimos el índice sobre todo lateralmente y luego caudalmente. Es más la sensibilidad provocada por el acceso del plexo hipogástrico lo que nos indica la buena localización.

A diferencia de las manipulaciones de la aponeurosis próstato-peritoneales y de las vesículas seminales, el dedo debe quedarse lo más lateralmente posible. Mantenemos constantemente la separación lateral del dedo, mientras lo dirigimos ligeramente en dirección caudocraneal, a la búsqueda de una pequeña zona más sensible.

Inducción del plexo
Como para cada plexo, es mediante la inducción como se obtiene el mejor resultado. La mayoría de las veces, es con la reducción considerable de la sensibilidad o de los dolores prostáticos y periprostáticos al tacto como se evalúa el efecto de la inducción.

Motilidad de la próstata

El índice comprime la próstata en su parte más abombada. Relajamos muy ligeramente la compresión y esperamos a que un pequeño movimiento se produzca. Hay que pensar bien en la forma de la próstata: es importante tener una representación mental y anatómica de ésta (figura 51).

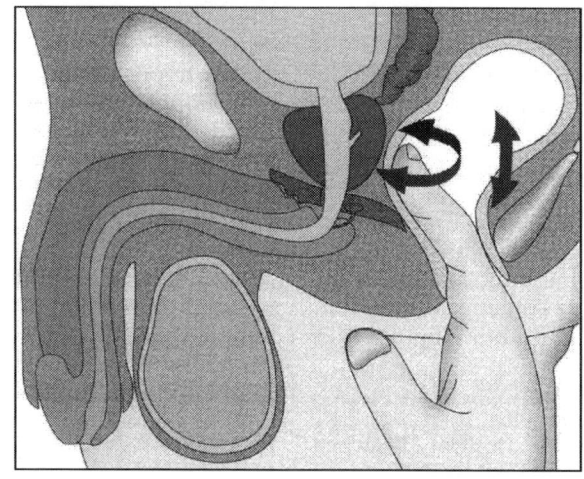

Figura 51. Movilidad de la próstata:
1. Movimiento principal en rotación
2. Movimiento más raro en pata de mecedora

La diferencia de la motilidad con la escucha es sutil pero efectiva, se distingue por el tiempo y el movimiento sentido.

En el tiempo
Con la escucha, el dedo es inmediatamente atraído en una dirección. Con la motilidad, el movimiento es ligeramente más lento, en diferido.

En el movimiento
La escucha genera inmediatamente que el dedo se dirija en una sola dirección y quede inmovilizado al nivel de la fijación.

Con motilidad, sentimos un movimiento ligero de ida y vuelta en rotación y en báscula anteroposterior. Es un movimiento comparable a la flexión-extensión craneal.

Su efecto

El efecto del motilidad se siente manualmente; es completamente subjetivo. Progresivamente, la motilidad es aumentada en su amplitud, en su intensidad y en su ritmo (más o menos siete ciclos por minuto). Jean-Pierre Barral, D.O. piensa que la motilidad tiene un efecto sobre la vitalidad de la próstata. Comparando la motililidad de una próstata sana y de una próstata adenomatosa, este autor afirma que se percibe claramente la diferencia en seguida.

8. Manipulaciones del canal inguinal

El canal inguinal es muy importante para manipular debido a dos razones: su continente y su contenido.

Continente

Las conexiones del canal inguinal con el peritoneo permiten tener un gran efecto sobre las diferentes fijaciones peritoneales debidas las cicatrices abdominopelvianas, los traumatismos, las hernias te todo tipo, ya sean inguinales o diafragmáticas.

El canal inguinal esencialmente está formado por fibras procedentes del músculo oblicuo menor, y accesoriamente de los músculos oblicuos mayores y transversos del abdomen. A causa de esta formación esencialmente muscular, el canal inguinal es muy receptivo a las maniobras de inducción.

Contenido

Esencialmente es por su contenido neural por lo que obtenemos un efecto sobre los órganos pélvicos. Los nervios iliohipogástrico, ilioinguinal y genitofemoral lo recorren. Sometemos a test metódicamente sus diferentes elementos.

Test

Comparamos ambos canales inguinales entre sí:

- Anchura
- Longitud
- Profundidad
- Resistencia

Evaluación de las paredes

El dedo en posición es intracanalar. Lo empujamos sucesivamente en dirección:
- Lateral
- Dorsal
- Caudal
- Craneal

Apreciamos la extensibilidad, la elasticidad y la sensibilidad de las paredes. Es tan importante comparar el estado tisular de ambos canales inguinales.

Evaluación del contenido

Se trata del cremáster, del pedículo vascular y, sobre todo, las ramas genitales de los nervios iliohipogástrico, ilioinguinal e iliofemoral.

Es la sensibilidad general intracanalar la que da las mejores informaciones. Es muy difícil, con el dedo, analizar segmentariamente el contenido del canal inguinal.

Nota: a menudo, una fijación del canal inguinal al nivel del orificio interno se acompaña de una fijación de la aponeurosis próstato-peritoneal y del fondo de saco de Douglas del mismo lado.

Tratamiento

La inducción (figura 52) es la maniobra más importante para el canal inguinal.

Hundimos el índice en el canal inguinal como si lo hiciéramos en un dedil. Exageramos los movimientos que sentimos en la escucha.

En principio, son movimientos de rotación que se producen alrededor del gran eje oblicuo del canal de lateral a medial y de craneal a caudal. Se producen en el sentido horario o antihorario. El tratamiento se acaba cuando el dedo se inmoviliza.

Aplicamos también las técnicas de inducción al nivel de los orificios del canal inguinal. El orificio inguinal interno es uno de los puntos llaves de las manipulaciones peritoneales. Mientras que el dedo intra-inguinal estira los tejidos en inducción, la otra mano sobre el abdomen va en contra del dedo y estira los tejidos.

La mano externa ejecuta también una inducción. A veces ocurre que la mano externa y el dedo inguinal se encuentran lado a lado y estiran juntos los tejidos.

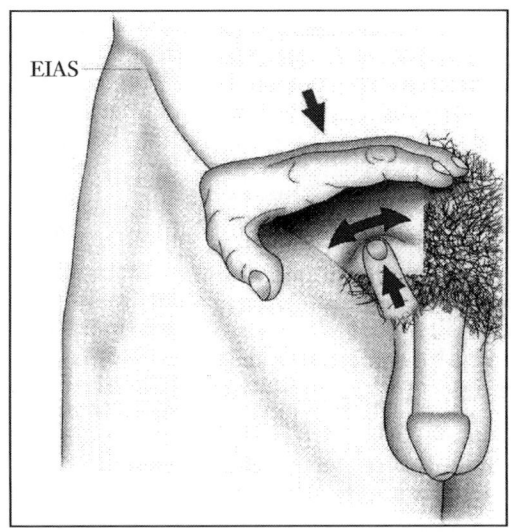

Figura 52. Inducción del canal inguinal

9. Manipulaciones de las vesículas seminales

Normalmente, está admitido que las vesículas seminales no son accesibles por el tacto rectal. Logramos sin embargo palpar su parte caudal, hundiendo bien los dedos y pidiéndole al paciente poner ambos puños contra su pubis para comprimir el contenido de la pelvis menor.

Situados en la misma profundidad, podemos alcanzarlas sobre todo si tienen algún problema. Cuando se encuentran congestionadas e irritadas son más voluminosas y accesibles al tacto.

Nota: según Jean-Pierre Barral, D.O. una vesícula seminal dolorosa al tacto o a la consistencia fibrosa debe hacernos pensar en una vesiculitis aguda o crónica.

Si el dolor es agudo, aconsejamos al paciente consultar a su médico. En el caso de un vesiculitis, el paciente siente un dolor al final de la micción. La fibrositis de las vesículas seminales es una buena indicación osteopática.

Test

El índice remonta, de un borde lateral de la próstata al otro, yendo lo más cranealmente posible (figura 53).

La próstata es bastante resistente al tacto. A partir del momento en que sentimos una parte más blanda y más depresible, nos indica que estamos sobre la vesícula seminal.

Dirigimos el índice medialmente para comprimir las vesículas seminales; comparamos y evaluamos su depresibilidad y su elasticidad. Una vesícula seminal fijada es más dura y más sensible a la vez a la palpación.

Tratamiento

Hay que manipular por orden:
• La aponeurosis próstato-peritoneal
• El fondo de saco de Douglas
• Las vesículas seminales.

Comprimimos ligeramente las vesículas seminales y realizamos una inducción. Como para todos los órganos pares, manipulamos los dos lados.

Debe existir un motilidad de las vesículas seminales, pero estrechamente conectadas con la vejiga, la próstata y el peritoneo. Por lo tanto no es fácil distinguir si la motilidad sentida corresponde a las vesículas seminales o a uno de estos órganos.

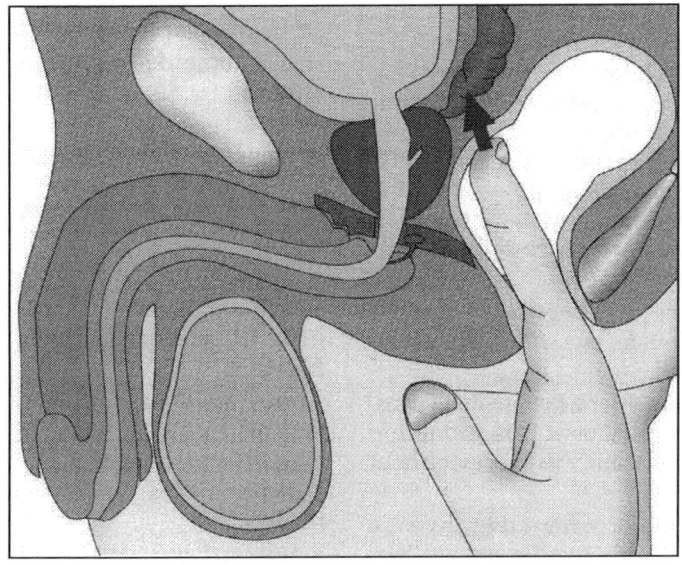

Figura 53. Test de las vesículas seminales

10. Glándulas de Cowper

Las glándulas de Cowper se palpan por delante del margen del ano. Tienen la talla de un guisante; son resistentes e induradas. Su inflamación se traduce por pequeñas manifestaciones de uretritis.

Las glándulas de Cowper se ponen en contacto en la parte caudal de la uretra. Secretan un líquido alcalino que protege espermatozoides en el conducto de la uretra masculina y de la vagina. No son objeto de manipulaciones específicas.

11. Los canales deferentes

Los canales deferentes tampoco no son objeto de manipulaciones específicas. El tratamiento en el canal inguinal tiene un efecto sobre ellos. Cuando dejan el canal inguinal después del orificio interno, se separan de otros elementos.

Siguen las caras laterales y dorsales de la vejiga, donde ya no están accesibles.

Cuando se unen a la base de la próstata y cuando contribuyen a la formación del canal eyaculador, vuelven a ser manipulables.

Hay que recordar la zona "blanco" del veru montanum: es aquí dónde los canales eyaculadores se unen en la uretra, aproximadamente al nivel de la parte media inferior de la próstata.

CAPÍTULO II

La impotencia y
la eyaculación precoz

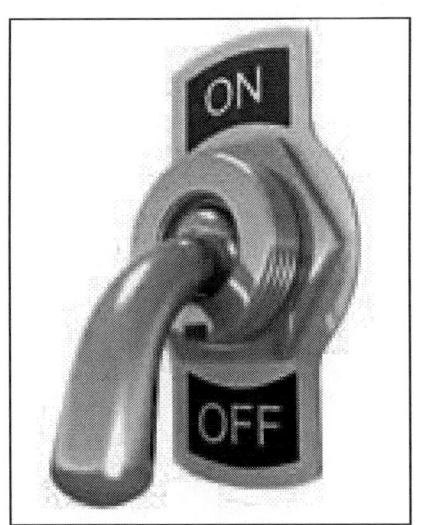

1. LA IMPOTENCIA

La impotencia sexual masculina o disfunción eréctil es la incapacidad persistente para conseguir o mantener una erección que permita una relación sexual satisfactoria.

Debe diferenciarse de otros problemas sexuales, como son la falta de deseo, las alteraciones de la eyaculación (de los que hablaremos más adelante), o los trastornos del orgasmo.

La impotencia o disfunción eréctil es una enfermedad frecuente que si no se trata puede llegar a afectar a las relaciones con la pareja, la familia, el entorno laboral y social. Todos los hombres pueden llegar a tener problemas para tener una erección en su vida, especialmente si están cansados, tienen estrés, una enfermedad grave o están bajo los efectos del alcohol y las drogas.

SÍNTOMAS

El principal síntoma de la disfunción eréctil es un cambio en la calidad de la erección, tanto en términos de rigidez, como en la capacidad de mantener una erección.

Si la impotencia se origina por causas físicas, uno de los principales indicadores es la incapacidad para tener o mantener una erección al despertarse por la mañana.

En cambio, si se origina por causas psicológicas, la impotencia suele producirse durante un periodo de tiempo concreto (mientras dure la situación de estrés, por ejemplo). Si persiste durante más de tres meses el paciente deberá buscar ayuda profesional (urólogo, osteópata).

TIPOS DE DISFUNCIÓN ERÉCTIL

En la actualidad, algunos expertos establecen la siguiente clasificación para distinguir los distintos tipos de impotencia o disfunción eréctil:
- Impotencia coeundi: es la imposibilidad para mantener un coito.
- Impotencia erigerandi: incapacidad para lograr la erección del pene.
- Impotencia generandi: incapacidad de procrear aunque se produzca la penetración.
- Impotencia psíquica: cuando la erección depende de problemas mentales y no físicos.

PERÍODOS DE LA ERECCIÓN

En el fenómeno de la erección es posible distinguir 3 períodos:
1. **Período de tumescencia.** El pene aumenta de volumen y consistencia, dependiendo del tipo de erección y la edad del paciente.
2. **Período de rigidez o erección.** El pene adopta la rigidez y la posición necesaria para llevar a cabo la penetración.
3. **Período de detumescencia.** El pene retorna a su estado de flacidez.

Para que se produzca y mantenga una erección adecuada se requiere de los siguientes factores: deseo sexual y excitación, niveles adecuados de testosterona, estado endocrino adecuado, integridad anatómica del pene, mecanismos veno-oclusivos efectivos e integridad de las vías neurales sensoriales y autonómicas.

La actividad parasimpática es la encargada de mantener la erección. En condiciones basales, la actividad adrenérgica mantiene el tono vascular en estado de contracción y bajo flujo. El inicio de la erección se produce por estimulación parasimpática mediada por acetilcolina, que inhibe localmente la liberación de noradrenalina y, a su vez, activa terminaciones no adrenérgicas no colinérgicas (NANC). Uno de los neurotransmisores de esta vía es el óxido nítrico, que también es sintetizado en el endotelio vascular.

TIPOS DE ERECCIÓN

Existen tres tipos de erección atendiendo al nivel de organización del sistema nervioso central involucrado, y los neurotransmisores encargados de convertir esos estímulos en diferentes estados del tono muscular lisocavernoso:

1. **Central o cerebral,** originada en la corteza y el sistema límbico subcortical.
2. **Reflexógena.** Ocurre por activación refleja del centro medular de la erección (localizado en los segmentos S2 a S4).
3. **Nocturna,** de origen mesencefálico, relacionada con los fenómenos neurofisiológicos del sueño.

FISIOLOGÍA DE LA ERECCIÓN

La función sexual masculina es controlada por la interacción de los sistemas neurológico, vascular y psicológico. Cualquier disturbio en uno de esos sistemas puede causar problemas de erección. Saber cómo funciona la erección es importante para entender la impotencia sexual y cómo funcionan los actuales tratamientos, como la famosa Viagra.

A groso modo, podemos resumir la erección como un evento vascular desencadenado por señales neurológicas y facilitado por un adecuado medio hormonal y psicológico.

La erección del pene ocurre cuando el cuerpo cavernoso, dos estructuras esponjosas en forma de cilindros paralelos dentro del pene, queda lleno de sangre (figura 54). El pene se hincha de tal modo que comprime sus venas impidiendo que la sangre retorne hacia el resto del organismo. El cuerpo cavernoso queda, así, lleno de sangre, manteniendo la erección hasta el final del estímulo sexual. Cuando hay un orgasmo o cuando el estímulo para la erección acaba, el cuerpo cavernoso se vacía, el pene vuelve a quedar flácido.

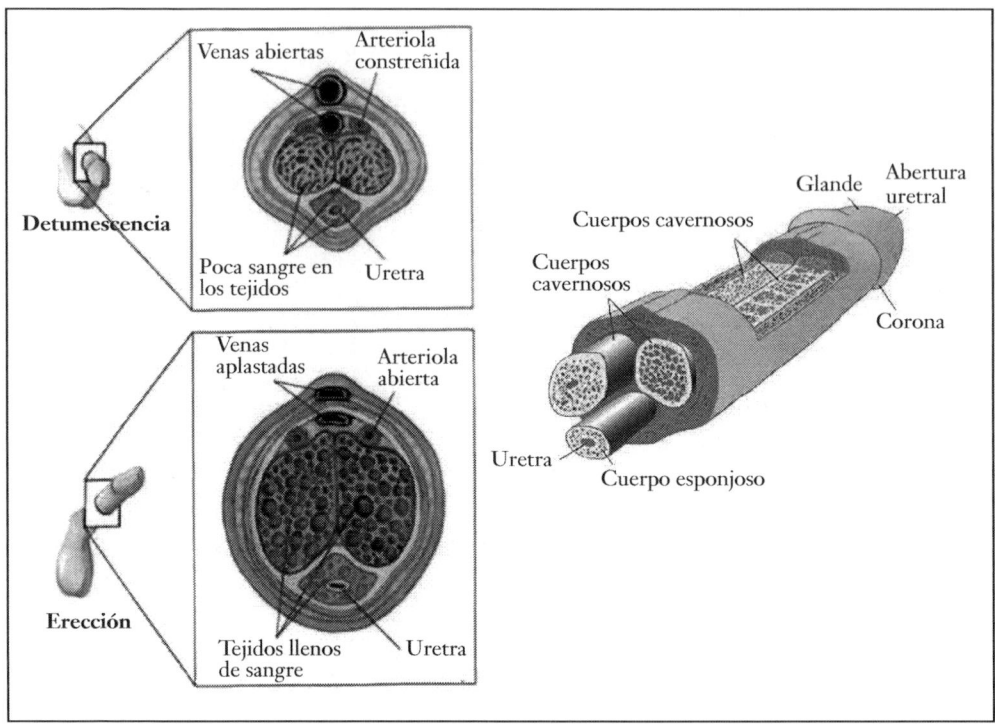

Figura 54. Fisiología de la erección

Para que el cuerpo cavernoso se llene de sangre, se necesita una señal del sistema nervioso central, liberando una sustancia llamada óxido nítrico. Este neurotransmisor es el que relaja los vasos sanguíneos del cuerpo cavernoso, facilitando la entrada de sangre en el mismo. Mientras haya óxido nítrico en el cuerpo cavernoso, el pene se mantendrá lleno de sangre y, por lo tanto, erecto; cuando lo niveles de óxido nítrico caen, la erección termina.

El fenómeno de la detumescencia se puede estratificar en tres fases:

1. La primera implica un aumento transitorio de la presión intracavernosa, lo que indica el comienzo de la contracción del músculo liso en contra de un sistema venoso cerrado.

2. La segunda fase muestra una disminución lenta de la presión, lo que sugiere una lenta reapertura de los vasos venosos con la reanudación del nivel basal del flujo arterial.

3. La tercera fase muestra una disminución rápida de la presión con restablecimiento pleno de la capacidad de flujo venoso.

Por tanto, la erección implica la relajación sinusoidal, dilatación arterial y compresión venosa.

Los factores psicológicos y hormonales, como alteraciones en los niveles de testosterona y de las hormonas de la tiroides, por ejemplo, pueden interferir en este sistema neurológico-vascular de la erección.

NEUROANATOMÍA Y NEUROFISIOLOGÍA DE LA ERECCIÓN DEL PENE

Vías periféricas

La inervación del pene es doble, autónoma (simpático y parasimpático) y somática (sensoriales y motoras). De las neuronas de la médula espinal y los ganglios periféricos, los nervios simpático y parasimpático se unen para formar los nervios cavernosos, que entran en los cuerpos cavernosos y cuerpo esponjoso y afectan a los acontecimientos neuro-vasculares durante la erección y detumescencia. Los nervios somáticos son los principales responsables de la sensación y la contracción de los músculos bulbocavernosos e isquiocavernosos.

Vías Autónomas

La **vía simpática** se origina desde los segmentos T11 a L2 de la columna vertebral y pasan a través de las ramas comunicantes a los ganglios de la cadena simpática. Algunas fibras se desplazan a través de los nervios esplácnicos lumbares a los plexos hipogástricos mesentéricos inferior y superior, desde donde las fibras se dirigen por los nervios hipogástricos al plexo pélvico.

La **vía parasimpática** surge de las neuronas en las columnas de células intermedio laterales de S2, S3 y S4 de la médula espinal. Las fibras pre ganglionares pasan por los nervios pélvicos hacia el plexo pélvico, donde se unen con los nervios simpáticos del plexo hipogástrico superior. Los nervios cavernosos son ramas del plexo pélvico que inervan el pene. Otras ramas del plexo pélvico inervan el recto, vejiga, próstata y esfínteres. Los nervios cavernosos se dañan fácilmente durante la cirugía radical del recto, vejiga y próstata.

La estimulación del plexo pélvico y de los nervios cavernosos induce la erección, mientras que la estimulación del tronco simpático causa detumescencia.

Esto implica claramente que el aporte sacro parasimpático es responsable de la tumescencia y la vía simpática toracolumbar es responsable de la detumescencia.

Paick y Lee informaron también que la erección inducida por apomorfina es similar a la erección psicógena en la rata y puede ser inducida a través de la vía simpática toracolumbar en caso de lesiones de los centros parasimpáticos sacros. En el hombre, muchos pacientes con lesiones de la médula espinal sacra mantienen la capacidad eréctil psicógena, aunque se suprima la erección reflexógena. Estas erecciones inducidas a nivel central, se encuentran más frecuentemente en pacientes con lesiones moto neuronales inferiores a T12. No se produce erección psicógena en pacientes con lesiones por encima de T9; por tanto, esto indica que el flujo simpático eferente se encuentra en los niveles T11 y T12. En estos pacientes con erección psicógena, se observa alargamiento y tumescencia del pene, pero la rigidez es insuficiente.

Es posible, por tanto, que los impulsos cerebrales que normalmente viajan a través de las vías simpáticas (inhibiendo la liberación de noradrenalina), parasimpáticas (liberando óxido nítrico y acetilcolina) y somáticas (liberando acetilcolina) producen una erección rígida normal. En pacientes con una lesión de la médula sacra, los impulsos cerebrales todavía pueden viajar por medio de la vía simpática para inhibir la liberación de noradrenalina y óxido nítrico y la acetilcolina todavía puede ser liberada a través de sinapsis con las neuronas posganglionares parasimpáticas y somáticas.

Debido a que el número de sinapsis entre la vía toracolumbar y las neuronas posganglionares parasimpáticas y somáticas es menor que el flujo de salida del sacro, la erección resultante no será tan intensa.

Vías somáticas

La vía somatosensorial se origina en los receptores sensoriales de la piel del pene, glande, uretra y dentro del cuerpo cavernoso. En el glande del pene humano existen numerosas terminaciones aferentes, terminaciones nerviosas libres y receptores corpusculares con una proporción de 10:1. Las fibras nerviosas de los receptores convergen para formar los haces del nervio dorsal del pene, que se une a otros nervios para convertirse en el nervio pudendo.

Este último entra en la médula espinal a través de las raíces S2 a S4 para terminar en las neuronas espinales e interneuronas en la región gris central del segmento lumbosacro.

La activación de estas neuronas sensoriales envía mensajes de dolor, la temperatura y tacto a través de las vías espinotalámicas y espino reticulares al tálamo y la corteza sensorial para la percepción sensorial. El nervio dorsal del pene, solía ser considerado como un nervio puramente somático, sin embargo, sus haces nerviosos dan positivo en óxido nítrico sintetasa (NOS), lo que le hace ser también autonómico, este hecho ha sido demostrado en humanos por Burnett et al., y en ratas por Carrier et al.

Giuliano et al., han demostrado que la estimulación de la cadena simpática L4-L5 provoca una descarga referida en el nervio dorsal del pene y la estimulación del nervio dorsal evoca una descarga en la cadena lumbosacra simpática de las ratas. Estos hallazgos demuestran claramente que el nervio dorsal es un nervio mixto con componentes somáticos y autónomos que le permitan regular tanto la función eréctil como la eyaculación.

El núcleo de Onuf en S2-S4 es el centro somato-motriz de inervación del pene. Estos nervios van por los nervios sacros al nervio pudendo para inervar los músculos isquiocavernoso y bulbocavernoso. La contracción de los músculos isquiocavernosos produce la fase de erección rígida. La contracción rítmica de los músculos bulbocavernosos es necesaria para la eyaculación.

Vías y Centros supra espinales

Estudios en animales han identificado el área pre óptica medial (MPOA) y el núcleo para ventricular (PVN) del hipotálamo y el hipocampo como centros importantes para la integración de la función sexual y la erección del pene: la electro estimulación de esta área provoca la erección y las lesiones en la misma limitan las relaciones sexuales.

Las vías eferentes del MPOA penetran en el haz pro encefálico medial y la región tegmental del mesencéfalo (cerca de la sustancia negra). Los procesos patológicos en estas regiones, como la enfermedad de Parkinson o los accidentes cerebro vasculares, se asocian a menudo con disfunción eréctil. Se ha demostrado, con el seguimiento axonal en monos, gatos y ratas, la proyección directa de los núcleos del hipotálamo a los centros de erección autonónoma de la región lumbo-sacra. El tronco encefálico y varios centros medulares también están involucrados en la función sexual.

Conclusiones

Las estructuras mencionadas son responsables de los tres tipos de erección: psicógena, reflexógena y nocturna.

- **La erección psicógena** es el resultado de los estímulos audiovisuales o de fantasías. Los impulsos desde el cerebro modulan los centros de erección de la médula espinal (T11-L2 y S2-S4) para activar el proceso de erección.
- **La erección reflexogénica** se produce por estímulos táctiles en los órganos genitales. Los impulsos llegan hasta los centros de erección espinal, algunos continúan por la vía ascendente, dando lugar a la percepción sensorial, mientras que otros activan los núcleos autónomos para enviar mensajes a través de los nervios cavernosos del pene e inducir la erección. Este tipo de erección se mantuvo en los pacientes con lesión de la columna vertebral superior.
- **La erección nocturna** ocurre principalmente durante la fase REM del sueño. La exploración mediante PET (tomografía por emisión de positrones) en humanos en el sueño REM muestra una mayor actividad en el área pontina, amígdala y circunvolución cingulada anterior, y disminución de la actividad en la corteza prefrontal y parietal. El mecanismo que desencadena el sueño REM se encuentra en la formación reticular pontina. Durante el sueño REM, se activan las neuronas colinérgicas en el tegmento pontino lateral, mientras que las neuronas adrenérgicas en el "locus coeruleus"y las neuronas serotonergicas, el rafe del cerebro medio están silentes. Esta activación diferencial puede ser responsable de las erecciones nocturnas durante el sueño REM.

MÚSCULOS RESPONSABLES DE LA ERECCIÓN

- Músculos isquiocavernosos
- Músculos bulbocavernosos

Ver página 89.

ETIOLOLOGÍAS

El 85 % de los casos se deben a causas orgánicas, el 10 % son de origen psicológico y el otro 5 % son de origen desconocido.

1. Concepto psicológico

Aproximadamente un 10 al 20% de los pacientes pertenecen a este grupo. Existe una correlación inversa entre la edad e incidencia: cuanto más joven es el paciente, existe mayores posibilidades de que su impotencia sea de origen psicógeno (hasta en un 70 % de los pacientes por debajo de los 35 años).

El mecanismo preciso de la inhibición, aún no ha sido claramente establecido, la abolición de la erección podría ser la consecuencia de una inhibición directa desde el cerebro hacia los centros espinales o de un aumento de los niveles de catecolaminas que determine que los músculos lisos cavernosos sean menos sensibles a los neurotrasmisores.

En estos casos, el pene no presenta ninguna alteración física, sin embargo, enfermedades como la ansiedad (provocada con frecuencia por el miedo a no conseguir una erección o a defraudar a la mujer), la depresión, los problemas con la pareja e incluso el estrés pueden afectar al acto sexual.

También la preocupación excesiva por los problemas laborales, sociales o familiares implican que no se dedique la atención necesaria al acto sexual.

- La impotencia frecuentemente está vinculada al miedo de perder el control frente a sí mismo o frente a la otra persona.
- Mi inseguridad, mi sentimiento de incapacidad y fracaso, de odio de mí, de culpabilidad o de negligencia puede llevarme también a vivir impotencia.

- También la impotencia puede tener su origen en un suceso pasado que me marcó: pueden haber abusado de mí físicamente o psicológicamente en la infancia.
- Si identifico a mi pareja con mi madre, y si ésta ocupa un lugar demasiado importante en mi vida, sometiéndome a ella y teniendo miedo de disgustarle, sintiéndome impotente en hacerla feliz y complacerla, esto podrá transformarse en impotencia sexual.

2. Concepto vascular

Este tipo es muy habitual. El pene no puede acumular la sangre necesaria para que se de una erección, generalmente porque no llega en suficiente cantidad. Fumar, la hipertensión arterial, la diabetes, algunas enfermedades cardíacas y la obesidad pueden provocar trastornos vasculares que dificulten la erección.

Disfunción de origen venoso

El fallo fundamentalmente se refiere al almacenamiento de sangre en el seno del tejido eréctil, también se habla de impotencia por escape venoso. Aproximadamente un 20 % de los hombres presentan este tipo de disfunción por escape venoso, las causas más conocidas son las siguientes:

- Anomalías de los canales o comunicaciones venosas.

El drenaje ectópico de los cuerpos cavernosos a través de las venas dorsales superficiales.

- Anomalías de la túnica.

Como corresponde a los casos de enfermedad de Peyronie.

- Disfunción celular del endotelio.

Donde se produce en forma inadecuada los mediadores químicos, ejemplo el óxido nítrico.

Disfunción de origen arterial

Los principales factores de riesgo vascular que predisponen a padecer una DSE son:

- Ateroesclerosis

El 40 al 50 % de los pacientes con enfermedad arterial periférica presentan problemas en la erección. La iniciación de la erección requiere de un aumento importante del flujo sanguíneo arterial a través de las arterias cavernosas. Por lo tanto, toda enfermedad de la aorta abdominal o de las arterias hipogástricas, pudendas o peniana, pueden ocasionar una insuficiencia eréctil. Además la disminución del flujo sanguíneo también puede comprometer a las arterias cavernosas, las arteriolas helicinas, la arquitectura intercelular y la función de los tejidos eréctiles del pene.

• Diabetes Mellitus

Constituye la causa orgánica más frecuente que ocasiona DSE, aproximadamente el 50 % de los diabéticos desarrollan impotencia en el curso de su enfermedad. La fisiopatología exacta es desconocida, unos autores centran el problema en la neuropatía, otros en las causas vasculares, y otros en factores psicológicos, generadores de ansiedad en el paciente por el descubrimiento de la enfermedad y que puede afectar de manera importante al individuo, pudiendo perturbar su comportamiento. Posiblemente pueda existir una combinación de los tres factores mencionados.

• Hiperlipidemias

Aproximadamente entre el 40 al 50 % de los varones impotentes presentan hipercolesterolemia u otros trastornos del metabolismo de los lípidos, que constituye factores que típicamente predisponen a la ateroesclerosis.

• Nicotina

El hábito de fumar conduce a la impotencia, se mencionan cifras de 70 a 80 % de los fumadores de más de 20 cigarrillos por día han sido evaluados por impotencia. Al principio se catalogaron como pacientes con DSE de causa arteriogénica, posteriormente se demostró que era debido a la falta de relajación del músculo liso travecular y no a un anormal mecanismo corporal veno-oclusivo.

• Hipertensión arterial

No está plenamente definido si es la hipertensión arterial o la medicación antihipertensiva, la culpable del fallo en la erección que a menudo presentan estos pacientes, casi en la mayoría de los estudios realizados, se menciona como un efecto directo a los medicamentos. Las drogas simpaticolíticas (alfa metil dopa, reserpina, guanitidina) se asocian con fallas en la erección y eyaculación. Los beta bloqueadores también producen en un 10 al 15 % trastornos en la eyaculación.

- **Alcohol**

Disminuye la libido; cuando se deja de beber las erecciones vuelven. Si se ha bebido durante muchos años el alcohol daña en forma irreversible el hígado. El hígado normalmente en el varón destruye los estrógenos; en el alcohólico ello no sucede, con lo que aumentan las hormonas femeninas, determinando una ginecomastia, y desaparecen las erecciones.

3. Concepto hormonal

Tanto en animales como en los seres humanos, la potencia sexual depende de un ambiente hormonal adecuado. Los andrógenos son esenciales para la madurez sexual masculina. En el adulto la deficiencia de andrógenos genera una pérdida del interés sexual, trastornos de la eyaculación, y disminución de las erecciones nocturnas. En un estudio de hombres con hipogonadismo, sometidos a un tratamiento de reposición con testosterona, se observó un aumento de los episodios de tumescencia peneana nocturna (TPN) y un incremento de la circunferencia del pene. Sin embargo las erecciones provocadas por estímulos eróticos externos permanecen intactas a pesar de la deficiencia androgénica, aunque la importancia de los andrógenos en el interés sexual ha sido reconocida, la cantidad requerida para una función óptima es desconocida y puede tener variaciones individuales. Cualquier disfunción del eje hipotálamo-hipofisario-gonadal puede ocasionar hipogonadismo. La hiperprolatinemia secundaria a un adenoma de la hipófisis, a una insuficiencia renal crónica o a diversos medicamentos que inhiben el centro hipotalámico, conducen a una disminución de los niveles de testosterona y de la libido. El hipertiroidismo o el hipotiroidismo también pueden afectar la función sexual a través de una disminución del impulso sexual.

4. Concepto neurológico

En vista de que la erección constituye un fenómeno neurovascular, la DSE puede ser la consecuencia de una enfermedad o alteración del cerebro, de la médula espinal, los nervios cavernosos y pudendos, de los receptores a nivel de las arteriolas y de los músculos cavernosos efectores. Lo más probable que entre estos trastornos los más comunes sean los de la médula espinal. Si las vías aferentes son las afectadas, el resultado será una pérdida de la sensación táctil en el pene y la dificultad no estaría en iniciar la erección, sino en el mantenimiento de la misma. Estos pacientes tienen estudios de tumescencia peneana nocturna normales y únicamente se detectan anomalías en la evolución biotensiométrica y en el estudio de potenciales evocados somatosensoriales. El compromiso de las vías eferentes puede ocurrir como consecuencia de:

A. Alteraciones cerebrales:
  – Traumatismos, tumores, enfermedad de Alzheimer
  – Enfermedad de Parkinson
B. Alteraciones espinales:
  – Constituyen las causas más comunes de fallo eréctil neurogénco por ejemplo en los parapléjicos, la esclerosis múltiple, la siringomielia, los tumores espinales.
C. Neuropatías periféricas:
  – El alcoholismo, deficiencia de vitaminas del grupo B. Acido fólico, amiloidosis, diabetes (la más frecuente).
D. Lesiones yatrogénicas:
  – La cirugía radical en el área pelviana: cistoprostatectomía radical, prostatectomía radical, amputación abdominoperineal del recto.

5. Concepto farmacológico

Cualquier enfermedad crónica puede aumentar los riesgos de impotencia sexual y, para empeorar el cuadro, muchos de los medicamentos usados en el tratamiento de estas enfermedades también contribuyen a la disfunción eréctil. Se estima que hasta ¼ de los casos de impotencia son causados por estas drogas.

Hay evidencia de que los medicamentos más comunes que pueden causar disfunción eréctil, son aquellos fármacos diseñados para bajar la presión sanguínea (a estos medicamentos se les conoce como antihipertensivos). Entre estos medicamentos, se encuentran los antagonistas del calcio, los beta bloqueadores, los diuréticos y los inhibidores de la enzima convertidora de la angiotensina (ECA). Dentro de los ansiolíticos están el oxazepam y otros. Entre los relajantes musculares, está la orfenadrina.

Entre los antidepresivos, se encuentran la amitriptilina, la imipramina y otros. Entre los tranquilizantes, están la promazina, el haloperidol y otros.

6. Concepto osteopático

Uno de los principales axiomas de la osteopatía es que *la estructura gobierna la función*, por lo que todas las áreas en relación con la erección del pene han de estar libres de toda disfunción somática.

- **Áreas vertebrales**
  - T11 a L2: sistema simpático responsable de la detumescencia (flacidez del pene).
  - S2 a S4: sistema parasimpático responsable de la tumescencia (erección del pene).
  - Sacro: sistema somático al nervio pudendo que inerva a los músculos isquiocavernosos y bulbocavernosos.
  - L4-L5: relación con el nervio dorsal del pene, nervio mixto con componentes somáticos y autónomos que le permitan regular tanto la función eréctil como la eyaculación.

- **La pelvis y el suelo pélvico**
  En relación a la vascularización e inervación local.

- **El cráneo y en especial la SEB**
  En relación con centros importantes para la integración de la función sexual y la erección del pene. Así como con el sistema hormonal.

7. Traumatismos y enfermedades

Por otro lado, tenemos los traumatismos y enfermedades de los órganos sexuales masculinos. Entre las enfermedades más comunes que causan disfunción eréctil, se encuentran las enfermedades del pene, como la enfermedad de Peyronie y las enfermedades de la próstata. En el caso de la enfermedad de Peyronie, es útil el uso de la Centella asiática y de algunas enzimas, particularmente la bromelina.

Si se produce una interrupción en la conexión nerviosa del área del pene, entonces se causará impotencia sexual. Los nervios se pueden dañar por lesiones o por cirugías. Las cirugías comunes que podrían producir impotencia son: extirpación de la vejiga, cirugía rectal por cáncer y la extirpación de la próstata. Algunas enfermedades del sistema nervioso también pueden producir dificultades con la erección. Tal es el caso de la esclerosis múltiple.

TRATAMIENTO DE LA DISFUNCIÓN ERÉCTIL

El tratamiento está enfocado a corregir todas las posibles etiologías implicadas en el cuadro clínico de cada paciente.

1. Abandono de drogas o medicamentos responsables de la DSE

Existe una gran cantidad de medicamentos que pueden interferir con nuestra función sexual. Por lo que es recomendable que si una persona sufre de disfunción eréctil y está tomando alguno o varios medicamentos, le pregunte a su médico si ellos son los responsables de su problema. En caso de que así lo fuera, uno puede colaborar con su médico para tratar de disminuir la dosis y en otros casos, inclusive dejar de tomar el medicamento. En casi todos los padecimientos, los pacientes pueden ayudarse por medio de medidas naturales que son seguras y efectivas. Ver punto 5, (concepto farmacológico).

2. Abandono de tabaco y alcohol

El consumo del tabaco y el consumo de alcohol a largo plazo, no sólo contribuyen a la aparición de la ateroesclerosis, sino también a la generación de la disfunción eréctil. Se sabe que el alcohol puede producir episodios agudos de impotencia. Por otra parte, se ha visto que 2 cigarros son suficientes para inhibir la erección penil producida por la inyección de una dosis baja de papaverina. En una investigación reciente se descubrió que el 93 % de los hombres impotentes valorados, fueron o han sido fumadores empedernidos.

3. Tratamiento con osteopatía somato emocional, M.C.I., H.C.T., C.S.T., etc.

Muchos problemas de DSE son de etiología emocional. El osteópata experimentado en el tratamiento de los desequilibrios emocionales dispone de las suficientes herramientas para revertir este proceso.

4. Modificación de la conducta nutricional

Existen ciertos alimentos que causan un daño en nuestro cuerpo obstruyendo el hígado, disminuyendo los niveles de testosterona, aumentando los niveles de colesterol en la sangre bloqueando las arterias, lo que provoca que disminuya la sangre que circula hacia el pene provocando impotencia o DSE, y además ralentizan el metabolismo provocando aumento peso.

a. Comida Chatarra

La comida chatarra es la más perjudicial para las erecciones ya que causa un aumento de peso rápido, alta presión arterial, altos niveles de colesterol, todo esto ocasiona bajos niveles de testosterona, provocando impotencia sexual masculina.

Entre la comida chatarra se encuentran los bebidas embotelladas con gas, las hamburguesas, las patatas fritas, la pizza, frituras, pollo frito empanado, hot dogs, etc.

La mayoría de esta comida está cocinada usando manteca vegetal hidrogenada, conocida como grasas trans, estas grasas son muy perjudiciales para la salud ya que aumentan los niveles de colesterol malo (LDL) y baja los niveles de colesterol bueno (HDL) en nuestros cuerpos.

Todo esto provoca presión arterial alta, sobre peso, desnutrición, aumento de los niveles de estrógenos (hormona femenina), bajada de los niveles de testosterona. Todo ello provoca un bajo deseo sexual, que poco a poco causa impotencia o DSE.

b. Alimentos procesados

Los alimentos procesados vienen en cajas o envases de plástico y están preparados y listos para comer. Se consumen después de calentarlos o cocinarlos directamente desde el envase en el horno microondas o en el horno convencional.

En estos alimentos congelados se han detectado grandes cantidades de sodio (sal), el consumo elevado de sal que se encuentran en estos alimentos pueden ser muy dañinos para el corazón, además de que puede causar deshidratación y aumentar la presión arterial; y como ya se sabe, una de las causas principales de la impotencia sexual masculina es la presión arterial alta.

Las pizzas congeladas que se cocinan en el horno contienen un gran contenido de aditivos químicos y potenciadores del sabor, que reducen la capacidad de producir testosterona disminuyendo el deseo sexual en los hombres.

Otras comidas procesadas son: las patatas fritas congeladas, cereales para el desayuno, salsas preparadas, burritos, carnes sazonadas, etc.

c. Los postres y dulces

Muchos de los dulces y pasteles, aunque son muy deliciosos, contienen altas cantidades de azúcar refinada. Cuando esta se refina se utilizan agentes químicos incluyendo: ácido fosfórico, ácido fórmico, dióxido de azufre y agentes de blanqueo.

El consumir estos alimentos puede tener graves consecuencias, incluyendo sobre peso, reducción de la función hepática, pérdida de energía y el agotamiento de los minerales y vitaminas del cuerpo.

El impacto de estos alimentos es devastador para las erecciones: al aumentar de peso se reduce la circulación y la testosterona, la falta de vitaminas y minerales provoca un desequilibrio hormonal desarrollando poco a poco impotencia o DSE.

d. Alimentos con harinas blancas

Las harinas blancas se encuentra en muchos alimentos y existe una probabilidad muy alta de consumir alguno de ellos regularmente.

Las harinas blancas la mayoría de las veces es blanqueada con el fin de mejorar y reducir el tiempo de cocción utilizando agentes químicos tales como: dióxido de cloro, peróxido de calcio y benzoato de sodio.

Algunos de los alimentos con harinas blancas son: la pasta, fideos, pan blanco, pan de molde, pan integral, pasteles, pretzels, bagels, muffins, donuts, galletas de harina blanca, etc.

El consumir altos niveles de estos carbohidratos refinados contenidos en los alimentos con harinas blancas, alteran el metabolismo y provocan aumento de peso y el aumento de peso tarde o temprano provoca impotencia o DSE.

e. Los alimentos a base de soja

Los alimentos hechos de soja son muy conocidos por ser muy saludables en comparación con los alimentos de origen animal, pero antes de tomar la decisión de consumirlos debemos saber esto:

Las investigaciones han demostrado que la soja es una sustancia estrógena, esto quiere decir se junta con los receptores de estrógeno del cuerpo, haciendo que los niveles de estrógeno aumenten. Esto implica que con el aumento de estrógenos (hormona femenina), puede llevar al hombre a tener características femeninas como aumento de los pechos, aumento de peso y erecciones débiles provocando con el tiempo impotencia o DSE.

Los alimentos a base de soja son: el tofu, el temphe, la leche de soja, proteína de polvo de soja, lecitina de soja, etc.

f. Embutidos y cerdo en general

Los embutidos como el jamón de cerdo, longaniza, chorizo, morcilla, etc. son alimentos con un alto contenido de grasas, sobre todo saturadas. El aporte de grasas saturadas de los embutidos es del orden de 10-13 gr por cada 100 gr, cuando lo saludable es un alimento que contenga menos de 1.5 gr. El gran aporte de grasas saturadas de estos alimentos, aumenta considerablemente el riesgo de presentar sobrepeso, obesidad y enfermedades cardiovasculares como infartos y accidentes cerebro vasculares e impotencia.

Por otro lado los embutidos presentan una gran cantidad de nitratos, los que al consumirlos en exceso pueden tener un efecto cancerígeno y dañino para la salud sexual.

El gran aporte de sodio es otro de los problemas que tienen estos alimentos, su consumo excesivo aumenta la presión arterial y la presencia de enfermedades cardíacas e impotencia.

En general, hay que evitar consumir cualquier producto que provenga del cerdo. Es una homotoxina pesada (veneno humano) que conduce en el cuerpo a manifestaciones patológicas debido al contenido en toxinas que tiene:

- Colesterol (hipertensión, arterioesclerosis, etc.)
- Histamina e Imidazoles (urticaria, herpes, dermatitis, eccemas, forúnculos, apendicitis, colangitis, colecistitis y problemas inflamatorios en general)
- Hormona del crecimiento (adiposidad, acromegalia, fases de neoplasia)
- Sustancias sulfurosas (miogelosas, adiposidades, reumatismo, artritis, artrosis, problemas discales en columna, etc.)
- Ácidos grasos sutóxicos, porcinos, (adiposidad, hipertensión arterial, policitemia vera, etc.)
- Agente oncógeno (fases de neoplasia)
- Virus de la gripe
- Impotencia o DSE

g. Lácteos en general

Los lácteos tienen un alto contenido en antígenos (caseína y gammaglobulina bovina) que "agotan" el sistema inmune, haciéndonos más vulnerables a las infecciones y a enfermedades directamente relacionadas con nuestro sistema inmunológico.

La leche de vaca contiene las hormonas necesarias para el rápido crecimiento de los terneros:

- BST, hormona obtenida por ingeniería genética recombinando una hormona natural de la vaca con el material genético de una bacteria y que hace aumentar la producción láctea (aumento de los niveles de la hormona IGF-I, que numerosos estudios la relacionan con la formación de diversos tumores como los de tiroides, huesos, riñones, mamas, etc.)
- A parte de esta hormona, en cada vaso de leche que tomamos ingerimos un cóctel de hormonas pituitarias, hipotalámicas, esteroideas, pancreáticas, tiroideas, paratiroideas, adrenales, sexuales, etc. De estas, la progesterona está relacionada en el desarrollo de acné y los estrógenos en las alteraciones del aparato reproductor femenino.

Por otra parte, diferentes estudios muestran una mayor incidencia de cánceres linfáticos en aquellas personas consumidoras de leche (The Lancet, November 27: 1184, 1976 y British Med. J., 61: 456-9, 1990).

Cualquier mamífero lactante excreta toxinas a través de su leche. Estas incluyen pesticidas, antibióticos, productos químicos, hormonas e incluso glóbulos blancos (pus), procedentes de las mastitis. Además de virus y bacterias, o al menos las toxinas que estas producen.

Los lácteos no sólo aumentan nuestra carga de tóxicos, sino que además dificultan la eliminación de los mismos. La leche disminuye las descargas biliares que son uno de los vehículos de expulsión de toxinas.

La industria láctea destruye casi todas las vitaminas durante el proceso de pasteurización, y luego lo compensan añadiendo vitaminas sintéticas que inhiben la producción natural de nuestras vitaminas.

Además, la industria láctea reutiliza hasta 5 veces el cartón de leche que caduca en los supermercados, volviéndola a pasteurizar, homogeneizar... convirtiéndola con cada reutilización en un subproducto cada vez más dañino.

Se han descrito muchos problemas relacionados con los lácteos. Entre ellos podemos citar:
• Problemas circulatorios
• Alergias
• Inmunodepresión
• Diabetes juvenil
• Enfermedades otorrinolaringológicas
• Asma
• Acumulación de mucosidades, especialmente en los órganos genitales femeninos, en el aparato auditivo y en las vías respiratorias
• Impotencia o DSE

Hay que evitar consumir leche, ya sea entera, semidesnatada, desnatada o leche sin lactosa. Los lácteos están presentes en infinidad de alimentos, por lo que se han de evitar en todas sus variantes.

Además, según publica la revista Discovery Dsalud, "muere más gente por cáncer donde más leche se consume, tanto a nivel nacional como internacional".

Según el Dr. T.Colin Campell, la caseína de la leche es el carcinógeno más importante que se haya identificado jamás.

La Universidad de Harvard de Salud Pública eliminó la leche de su guía de alimentación saludable, llamada Healthy Eating Plate, sustituyéndola por agua, preferentemente. Con esto, Harvard envió un mensaje fuerte al USDA (Departamento de Agricultura de los Estados Unidos) y expertos en todo el mundo con el lanzamiento de su guía, misma que reemplaza la pirámide alimenticia.

La mayor prueba de ello es la ausencia total de productos lácteos, debido a que "un alto consumo de estos alimentos aumenta significativamente los riesgos de padecer cáncer de próstata y cáncer de ovario".

En su guía Healthy Eating Plate también mencionó que los altos niveles de grasas saturadas en la mayoría de los productos lácteos y los componentes químicos de su producción les hace un alimento para evitar.

h. Alimentos que combaten la disfunción eréctil

Globalmente podemos decir que una buena erección se logra comienzo sano, evitando los alimentos que acabamos de describir y aumentando el consumo de frutas, verduras, hortalizas y frutos secos.

Los principales grupos de alimentos relacionados con una buena erección son los que aportan al organismo:

- **Omega 3:** el Omega 3 es uno de los llamados ácidos grasos esenciales porque el organismo no los puede fabricar a partir de otras sustancias, por lo cual su consumo es indispensable. Los ácidos grasos son tradicionalmente conocidos por disminuir el riesgo de enfermedades cardiovasculares y mejoran la circulación sanguínea en general, incluyendo el pene.

Además, mejora la calidad del esperma.

Las fuentes naturales de Omega 3 son: semillas de lino*, nueces, semillas de calabaza, semillas de chía, pescado azul, aceite de oliva virgen extra.

*Las semillas de lino, se pueden consumir en forma de aceite, en cápsulas o molidas, agregándolas a las sopas, ensaladas o jugo. Hay que tener precaución, porque al consumirla en exceso o enteras, tienen efecto laxante.

- **Testosterona:** tener la testosterona baja es un mal cada vez más habitual. Los estudios han demostrado la testosterona del hombre común en la sociedad actual es de casi 25 % más bajo que en la década de los 1980.

Sin la testosterona adecuada, los hombres se vuelven estériles, impotentes y con menos fuerza. De hecho, los hombres con bajos niveles de testosterona tienen un 52,4 % más de probabilidades de ser obesos; un 50 % más propensos a desarrollar diabetes; 42,4 % más propensos a tener presión arterial alta y un 40,4 % más propensos a tener el colesterol alto. ¿Por qué la testosterona baja es un mal actual?

Principales etiologías de la testosterona baja

1. Bisfenol A

El bisfenol A, un producto químico sintético a menudo se encuentran en varios recipientes de plástico que se filtra hacia fuera a medida que se calienta. Cuando un grupo de control fueron expuestos a BPA, se observó que los niveles de testosterona y de androstenediona bajaron significativamente.

Un estudio reciente mostró que el 89 % de los hombres que asisten a las clínicas de fertilidad tenían BPA en la orina. Los sujetos expuestos al BPA no sólo tenían niveles más bajos de testosterona, sino que también tenían una TSH más baja (hormona estimulante de la tiroides).

La tiroides ayuda a regular el metabolismo, un descenso de sus niveles puede conducir a una serie de graves problemas médicos.

2. La soja

Hagas lo que hagas, si tienes la testosterona baja, no comas soja. Según un estudio de Harvard de 2008, se analizó que la cantidad de espermatozoides en sujetos que tomaban soja eran muchos menos en cuanto a los que llevaban una dieta sin alimentos que la incluyera. El estudio también encontró que la combinación de sobrepeso agrava los efectos perjudiciales de los alimentos de soja, provocando una disminución mayor de espermatozoides.

3. Trastornos del sueño

La privación del sueño es un problema muy común en nuestros días debido a las presiones laborales, académicas y familiares que arrastramos.

La falta de sueño, ya sea por cuestiones laborales o personales, o el insomnio relacionado con la ansiedad, constituye una forma de estrés que silencia los niveles de testosterona al aumentar los niveles de cortisol.

Para las personas de mediana edad y mayores, que ya secretan menos testosterona durante la noche que los hombres más jóvenes, dormir menos se correlaciona con niveles bajos de testosterona por la mañana.

4. Estrés

El estrés hace que los hombres sean menos fértiles y padezcan DSE. El cortisol, la hormona del estrés producido por las glándulas suprarrenales, bloquea los efectos de la testosterona que suprime la libido, impotencia, infertilidad, disfunción eréctil, cambios de humor, fatiga, etc.

5. Obesidad

Los niveles bajos de testosterona deben ser uno de los factores adicionales que deben añadirse a la lista de complicaciones de salud que provoca la obesidad.

En un estudio de hombres obesos con la función testicular de baja actividad, demostró que el cuerpo humano reduce hasta el 40 % los niveles de testosterona. Esto especialmente se agrava si no somos jóvenes, ya que la caída es más pronunciada, porque reduce los niveles por encima del 50 %.

El tejido adiposo (tejido graso) contiene una enzima llamada aromatasa que convierte la testosterona en estrógeno. Para conservar los niveles de testosterona elevados hay que mantener a ralla el peso corporal.

Consejos generales para aumentar la testosterona

• Además de los sanos hábitos de vida, es importante tratar de prevenir la acción de agentes externos, como son el estrés por trabajo y la contaminación ambiental, debido a que cada día más hombres, que viven en países industrializados, presentan bajos niveles de cantidad y calidad de sus espermatozoides.

- El exceso de alcohol y tabaco, por el contrario, disminuyen el número de espermatozoides y los pocos que se producen pueden resultar defectuosos. Hay que dejar de fumar y reducir al mínimo el consumo de alcohol.
- La dieta. Comer: ostras, aguacates, huevos, nuez de Brasil, plátanos, alubias, brócoli, ajo, apio y atún.
- Nuestro cuerpo utiliza ciertas vitaminas y minerales para producir testosterona; especialmente el zinc. La vitamina C y los aminoácidos histidina y la metionina, favorecen la absorción del zinc.
- Los hombres que siguen una dieta baja en grasas tienen niveles más bajos de testosterona, ya que esta hormona sexual esteroide se sintetiza a partir del colesterol.
- El sexo. Los estudios de investigación llevados a cabo con los hombres han demostrado que excitarse a menudo aumenta nuestra testosterona. Así como mantener relaciones sexuales regularmente.
- Hay que dejar de consumir esteroides. Si bien pueden ayudar a aumentar la masa muscular, los testículos se encogerán, creando problemas con el conteo de espermatozoides y DSE.

Otros alimentos recomendables

- **La sandía:** la sandía contiene un compuesto llamado citrulina, el cual se convierte en L-arginina. Un vaso lleno de jugo de sandía ayuda a mejorar la libido y las erecciones.
  La L-Arginina es un aminoácido que se lo conoce como viagra natural. La arginina es necesaria para la producción de óxido nítrico. Al producir relajación de los vasos sanguíneos, el flujo sanguíneo normal se recupera. En un estudio clínico realizado en 1991 en el Programa de Estudios de Medicinas Alternativas de la Universidad de Guadalajara, el Dr. Héctor E. Solórzano del Río comprobó que si se ingerían dosis altas de l-arginina con el estómago vacío y una hora antes de encontrarse con su pareja íntimamente, los resultados eran muy satisfactorios.

- **El ajo.** El ajo aumenta la cantidad de sangre que va al órgano reproductor masculino al incrementar la producción del óxido nítrico y relajar los vasos sanguíneos. Entre las propiedades más reconocidas del ajo se encuentran que disminuye los niveles de colesterol en la sangre, que es una de las principales causas de la impotencia. El ajo también evita y reduce la formación de placas de ateroma, que con el tiempo puede conducir a la aterosclerosis. De acuerdo con el Dr. Graham Jackson del London Bridge Hospital, cardiólogo del Reino Unido, el ajo contiene alicina que ayuda a que el pene reciba más sangre. Pero, según los postulados del Dr. Jackson para que el ajo funcione, deben comerse 4 dientes de ajo crudo al día.

  El efecto del ajo se potencia si se consume junto a Vitamina C. El consumo de estos dos elementos en conjunto potencia el resultado para obtener mejores erecciones dado a que la vitamica C tiene un efecto positivo en la función del endotelio y en las arterias lo que mejorará el flujo sanguíneo y, por consecuencia, las erecciones.

- **Remolacha.** Es ideal para incluir en la dieta diaria porque mejora las erecciones en forma considerable porque aumenta la producción de testosterona y es una fuente natural de óxido nítrico.

  El óxido nítrico es de suma importancia para la dilatación de los vasos sanguíneos lo que facilita la entrada de un gran flujo de sangre en el pene haciendo que alcance una erección de calidad.

- **Chocolate amargo.** Este alimento está repleto de flavonoides que dilatarán las arterias. Los investigadores de la Universidad de California recomiendan la ingesta de 45 gramos diarios para mejorar los impulsos sexuales y las erecciones.

  La principal función de los flavonoides es la dilatación de las arterias lo que, evidentemente, impulsará un mejor flujo de sangre y de las erecciones.

- **Granada.** Esta fruta es rica en antioxidantes que ayudan enormemente el aumento del flujo sanguíneo hacia el pene. Estos antioxidantes son los responsables de aumentar los niveles de óxido nítrico en el cuerpo que relaja las paredes de los vasos sanguíneos, esenciales para prolongar una erección fuerte.

Vale la pena destacar que esta fruta debe consumirse a base de preparados porque la sustancia más beneficiosa y estimulante se encuentra en la propia cáscara.

- **Pimienta cayena.** Esta especia es rica en vitamina C, un estimulante que mejora la circulación y, en consecuencia, aumenta la excitación. Además de poseer nutrientes tales como las vitaminas A y B y minerales como el hierro, calcio, magnesio, fósforo, azúfre y potasio.

  Su consumo le permite a los hombres tener mayores erecciones, eyaculaciones más fuertes y orgasmos más intensos.

Vitaminas y minerales importantes en la erección

- **Zinc.** Es absolutamente necesario para aumentar la testosterona que, como es bien sabido, es la hormona encargada de la mayor parte de la sexualidad en el hombre. Adicionalmente, estudios recientes han mostrado que el zinc tiene efectos en la potencia y el deseo sexual en el hombre. Asimismo, estos estudios han demostrado que la deficiencia de zinc podría producir una regresión en las glándulas sexuales masculinas.

  Igualmente, la deficiencia de zinc podría ocasionar una bajada en el deseo sexual, así como ocasionar problemas emocionales e incluso, llegar a ser una de las causas psicológicas de la impotencia.

  Principales fuentes de zinc: ostras, pollo, cangrejo y pavo, nueces, cereales integrales, pescado, mariscos, huevos, semillas de calabaza y girasol, centeno, avena, cereales integrales, legumbres, setas y germen de trigo.

  Nota: tomar zinc a última hora de la noche asegura su absorción.

- **Vitamina C.** Según un estudio realizado por científicos del Instituto Linus Pauling, de la Universidad Estatal de Oregón, Estados Unidos, se demostró que un suplemento diario de 500 miligramos de vitamina C reduce la presión arterial en pacientes hipertensos. Concretamente, en los ensayos se redujo la presión diastólica y sistólica (mínima y máxima) en un 9 %. Todo esto redunda en una mayor calidad de las erecciones por el hecho de que al mejorar la circulación sanguínea la sangre llegar de mejor manera al pene, lo que genera erecciones más eficientes y frecuentes.

Principales fuentes de Vitamina C: pimientos, frutas cítricas, fresas, arándanos, tomates, brócoli, nabos y otras verduras de hoja verde, la papa o patata blanca y la dulce (batata) y el melón.

Nota: los bioflavonoides se presentan junto a la vitamina C en la mayoría de las fuentes alimenticias, mientras que la vitamina C sintética no los contiene. Por eso es mucho más provechosa la obtención de la vitamina C de los alimentos que la ingesta de vitamina C de forma sintética.

- **Vitamina D.** Esta vitamina resulta indispensable para que los hombres mantengan su libido en niveles adecuados y, por lo tanto, que puedan tener buenas erecciones. De acuerdo a un estudio realizado en Australia por la revista Clinical Endocrinology, para que se produzca la cantidad apropiada de testosterona, hacen falta 30 nanogramos de vitamina D por mililitro de sangre.

  Otro efecto benéfico de la Vitamina D y que redunda en la calidad de las erecciones es que mejora considerablemente la salud del corazón, órgano principal en el correcto funcionamiento de la circulación sanguínea.

  El nivel adecuado de vitamina D puede alcanzarse tomando 20 minutos de sol al día pero, si usted vive en un país donde esto no es posible, lo indicado es tomar a diario un suplemento de 4000 UI.

  Principales fuentes de vitamina D: exposición al sol (15-20 minutos al día). A partir de colesterol, el proceso de transformación tiene lugar debajo de la piel, donde por acción de los rayos solares, el colesterol se transforma en colecalciferol, la forma activa de la vitamina D.

  También obtenemos vitamina D del pescado azul, aceite de hígado de bacalao y la yema de huevo.

- **Vitamina E.** Es considerada la vitamina del corazón porque cualquier carencia de ella deriva en un corazón no saludable. Según la opinión de los especialistas, mantener buenos niveles de vitamina E contribuiría a prevenir la aparición de enfermedades cardíacas y aterosclerosis. El corazón es el órgano que se encarga de bombear la sangre al resto del cuerpo por ello, mantenerlo lo más sano posible, le facultaría a tener erecciones más fuertes y duraderas.

Asimismo, al mantener el corazón y las arterias sanas, la vitamina E evita la mala circulación producida por el colesterol alto.

Principales fuentes de vitamina E: aceites vegetales (oliva, girasol y cártamo), frutos secos, cereales integrales y verduras.

5. Tratamiento de los problemas hormonales

Con relación a los problemas hormonales (endócrinos), podemos decir que existen muchos que pueden ser la causa de una disfunción eréctil. El más común de ellos es la diabetes. Se sabe que los diabéticos tienen un riesgo mayor de daño en los nervios así como de ateroesclerosis, los cuales pueden producir impotencia. Entre otros problemas hormonales, se sabe que los niveles altos de prolactina pueden causar impotencia. El hipotiroidismo puede causar impotencia porque las hormonas de la glándula tiroidea regulan el metabolismo en todo nuestro cuerpo. Por lo cual, una deficiencia afectará virtualmente todas las funciones del organismo.

6. Tratamiento osteopático de las principales áreas responsables de la erección

Ver página 176, punto 6. Concepto osteopático.

LA EYACULACIÓN PRECOZ

La eyaculación precoz es la inhabilidad de poder dominar o controlar el orgasmo. Es cuando un hombre tiene un orgasmo durante la relación sexual antes de lo deseado.

Por tanto, es un trastorno de la fase del orgasmo durante la relación sexual. La gran mayoría de los hombres experimentaron una eyaculación precoz en algún punto de su vida sexual (75 %). Es el problema sexual más frecuente en hombres, afectando a entre el 25 y el 40 % de ellos. En los casos más graves, el hombre eyacula antes de la penetración de su pareja, segundos después de hacerlo o simplemente con el contacto de esta sobre su pene.

El equipo de investigadores Masters y Johnson cita que un hombre sufre de eyaculación precoz si eyacula antes que su pareja logre un orgasmo en más del 50 % de sus relaciones sexuales.

Alfred Kinsey (23-06-1894/23-08-1956), uno de los primeros investigadores de la sexualidad humana (y uno de los más importantes), concluyó con base en varios estudios que la duración promedio de un hombre en la cama es de 2 minutos.

Hoy día, la mayoría de los especialistas definen a la eyaculación precoz como la falta de control eyaculatorio a tal punto que interfiere con el bienestar sexual y emocional de uno o ambos amantes.

Un hombre no padece eyaculación precoz cuando desarrolla la habilidad de poder decidir cuándo eyacular y tener un orgasmo.

La eyaculación precoz, tal como afirma el Dr. Agripino Matesanz, psicólogo experto en problemas sexuales, no es una enfermedad, sino *"una falta de control debido a causas muy diversas, y que puede conducir a múltiples problemas"*, no sólo para el que la padece, sino para su pareja y la relación entre ambos.

Es la disfunción sexual masculina más común, con tasas de prevalencia del 20 al 30 %. A diferencia de la disfunción eréctil, la prevalencia de la eyaculación precoz no se ve afectada por la edad.

Ha sido definida por la DSM-IV-TR (Diagnostic and Statistical Manual of Mental Disorders, cuarta edición, texto revisado) como una eyaculación que de forma persistente o recurrente se produce:

1. Con una mínima estimulación sexual.
2. Antes, durante o poco tiempo después de la penetración.
3. Antes de la que la persona lo desee.
4. Causa una angustia notable o importantes problemas en las relaciones interpersonales (estrés).
5. No se debe a los efectos directos de una sustancia.

La Sociedad Internacional de Medicina Sexual (ISSM), para intentar ser más precisa, cuantificó ese tiempo tras la eyaculación y adoptó como definición de eyaculación precoz la siguiente:
1. Siempre o casi siempre se produce antes o dentro de un minuto posterior a la penetración vaginal.
2. Con incapacidad de retrasar la eyaculación en todas o casi todas las penetraciones vaginales.
3. Con consecuencias negativas personales, como ansiedad, molestias, frustración y/o evitación de la intimidad sexual

TIPOS

Existen dos tipos de eyaculadores precoces:

1. Los primarios: padecen el trastorno desde la adolescencia, por lo que nunca han tenido relaciones sexuales satisfactorias. La principal causa de este tipo de eyaculación precoz son los malos hábitos en la masturbación. Representan el 80 %.
2. Los secundarios: lo padecen los varones que tuvieron el control durante un tiempo, pero lo perdieron en algún momento de su vida. Sus principales causas son el estrés, un impacto emocional o un largo periodo de inactividad sexual. Representan el 15 %.

Nota: los trastornos físicos u orgánicos en muy contadas ocasiones originan una eyaculación precoz. Las personas con anomalías congénitas del aparato urinario o de la médula espinal, o ciertos trastornos neurológicas degenerativos como la esclerosis múltiple, diabetes, depresión, lesiones físicas, desbalances hormonales, etc. pueden acusar una falta de control eyaculatorio, pero son un ínfimo porcentaje.

ANATOMÍA Y FISIOLOGÍA DE LA EYACULACIÓN

El aparato genital masculino se podría decir que consta, entre otros elementos, de un sistema secretor, responsable de la formación del eyaculado, y otro sistema, excretor, la vía seminal, que permite la expulsión de este eyaculado. Analizaremos en primer lugar algunos aspectos clínicamente relevantes del eyaculado para, posteriormente, hablar de los fenómenos propiamente relacionados con la eyaculación.

El producto final de la eyaculación suele ser de un volumen medio de 3 a 4 ml, variando según el individuo y según la frecuencia eyaculatoria. Así, cuanto más frecuentes son las eyaculaciones, menor es el volumen. Más del 90 % de este volumen en una eyaculación normal corresponde a líquido seminal, que procede mayoritariamente de las glándulas accesorias. Los **testículos**, donde tiene lugar la espermatogénesis, contribuyen apenas con una secreción del 10 al 15 % del volumen eyaculado.

La **vesícula seminal** contribuye con el 40-80 % del volumen total, y una secreción rica en prostaglandinas y fructosa, azúcar principal del semen. También produce y segrega pequeñas cantidades de un pigmento amarillo (flavinas en su mayor parte), que aportan al semen una fuerte fluorescencia a la luz ultravioleta, de interés médico-legal.

La **próstata** aporta entre el 10 y 30 % del volumen total del eyaculado. El líquido prostático es rico en enzimas (fosfatasas) y en ácido cítrico. La próstata produce el fosfato de espermina, un compuesto poliamínico presente en cantidad abundante en el semen humano. Cuando el semen se enfría y comienza a secarse, esta sustancia forma los cristales de Böttcher.

El último elemento que se agrega al semen es un fluido que secretan las **glándulas uretrales:**

• **Glándulas de Cowper.** Están situadas a ambos lados de del bulbo uretral. Aportan la secreción mucosa al semen. Secretan un líquido rico en mucoproteínas que facilita la lubricación de la uretra. Figuras 1 y 2.
• **Glándulas de Littré.** Son un conjunto de glándulas extendidas a lo largo de la mucosa uretral, también con una secreción lubricante. Figura 14.

Fases de la eyaculación

La eyaculación se puede dividir académicamente en varias fases:

Emisión

Durante la emisión, los conductos deferentes y las ampollas deferenciales se contraen para impulsar los espermatozoides desde el epidídimo en sentido distal hacia la uretra prostática.

El contenido espermático se va mezclando con los fluidos de las vesículas seminales, próstata y glándulas bulbouretrales. El semen se acumula en la uretra prostática gracias a que tanto el complejo esfinteriano interno (liso) como el esfínter estriado externo permanecen cerrados. Al mismo tiempo, se van produciendo las secreciones de las glándulas uretrales para facilitar la lubricación de la uretra. Esta fase está regulada fundamentalmente por el sistema nervioso simpático dorsolumbar (T12-L2).

Cámara de alta presión

La uretra prostática se transforma en una cámara de alta presión cuando permanecen cerrados los dos esfínteres. Al contraerse el esfínter interno el veru montanum se acerca hacia la luz. Actúa en forma de tapón y dilata la uretra prostática durante un breve período de tiempo. Gracias, por último, a la rigidez del pene erecto, se comporta como si de un arma de fuego se tratase. Esta fase es controlada por los sistemas simpático y parasimpático.

Expulsión

El aumento de presión en la cámara posterior, junto con las contracciones clónicas de los músculos perineales y el peristaltismo uretral, condicionan una proyección anterógrada del eyaculado. La salida de semen no es continua, sino discontinua, rítmica, espasmódica. El primer chorro, con una velocidad superior a 50 km./hora, permite alcanzar las zonas más profundas de la vagina; los siguientes impulsos son de menor velocidad.

Tras la abertura del esfínter externo, manteniéndose cerrado el interno, y mediante estas contracciones rítmicas que forman parte del proceso eyaculatorio, el semen es propulsado hacia la uretra peneana. Forzado por la presión de la cámara, los pulsos de eyaculado de semen empiezan a fluir.

Estas contracciones rítmicas suelen ser sumamente placenteras y forman parte del orgasmo. Un orgasmo normal consta de unas 10 a 15 contracciones. La frecuencia de las contracciones declina gradualmente durante el proceso orgásmico.

Las contracciones rítmicas iniciales se dan con un intervalo medio de 0,6 segundos. Las siguientes aumentan este intervalo, con un incremento ascendente de 0,1 segundos por contracción. El semen comienza a expulsarse violentamente desde el pene durante la primera o segunda contracción del orgasmo. Después de la eyaculación y el orgasmo se produce clásicamente un período de refractario, de remisión y calma sexual.

Control neurológico de la eyaculación. Ver página 56.

ETIOLOGÍAS

1. Concepto emocional

La eyaculación precoz o eyaculación prematura puede estar vinculada a mis primeras experiencias sexuales. Cuando me masturbo, me siento culpable porque lo siento como "malo" o "prohibido". Me doy prisa por lo tanto en alcanzar la eyaculación. El placer de lo prohibido siempre ha tenido una atracción muy fuerte e, incluso de modo inconsciente, intento volverlo a vivir. También puede que me imponga presiones y nerviosidad en mi deseo de resultado óptimo. Quiero probarme a mí y a mi pareja "lo que soy capaz de hacer", con resultados opuestos y frecuentemente inesperados. Debo relajarme y volver a aprender el placer sexual vinculado a la masturbación en un clima libre de coacciones y culpabilidad. Solo o con mi pareja, vuelvo a descubrir el gozo de la masturbación retrasando cada vez más el momento de la eyaculación. Esto se vuelve un juego en el cual encuentro mucho placer. Así puedo emprender una psicoterapia que me ayudará a disminuir esta culpabilidad que pude vivir en mi infancia y que hará disminuir mi ansiedad en querer ser el mejor desarrollando más confianza en mí.

Ansiedad, inseguridades, preocupaciones, miedos, estrés

Estar relajado es probablemente el aspecto más importante de todos. Si no estamos relajados y tenemos inseguridades y preocupaciones a la hora de tener sexo, entonces éstas pueden llegar a ser un gran obstáculo y ocasionar tanto eyaculación precoz como disfunción eréctil y eyaculación retardada.

2. Concepto nutricional

Aunque muchos hombres subestiman su importancia, la nutrición puede ser la clave para eliminar esta disfunción sexual. En este apartado vamos a citar a un grupo de alimentos que son sumamente beneficiosos para combatir la eyaculación precoz, gracias a sus nutrientes y propiedades. Eso sí, esto no quiere decir que con sólo comer estos alimentos vayas a resolver completamente el problema, pero sí podemos afirmar que si los tomamos como complemento de otros métodos naturales los resultados son rapidísimos y excelentes.

Las tendencias más recientes apoyan la teoría de que la eyaculación precoz se debe a un desequilibrio o deficiente regulación en la cantidad de **serotonina** disponible en la sinapsis, el número de receptores presinápticos y postsinápticos que la expresan o la sensibilidad de éstos.

Alimentos que combaten la eyaculación precoz

- **La avena.** Ayuda reducir la ansiedad debido a que contiene muy buenos nutrientes como carbohidratos, proteínas y buenas cantidades de fibra. Asimismo, la avena también contiene triptófano, fundamental para sintetizar la serotonina.
- **Los plátanos.** Aumentan la producción de testosterona y son un "sedante" natural para el cerebro, ya que contienen un alto contenido en triptófano (precursor de la serotonina: el antídoto contra las emociones enquistadas), que nos ayudará a relajarnos mejor a la hora de tener relaciones, además de disminuir tus niveles de ansiedad considerablemente.

- **Los arándanos.** También tienen propiedades relajantes. Además también distiende los vasos sanguíneos, ayudando así a optimizar la circulación.
- **El apio.** Este es un alimento compuesto de sustancias como la androsterona y androstenol. Aparte de permitir aguantar más tiempo durante el coito, el apio también aumenta la virilidad.
- **Sandía.** Es muy fácil de consumir y tiene la ventaja de que posee licopeno y beta-caroteno, ambos son compuestos ideales para tener un desempeño sexual eficiente. También encontramos en la sandía a la citrulina, un aminoácido que funciona como vasodilatador, lo que ayuda a mantener mejores erecciones durante más tiempo. Esto se refleja asimismo en la facilidad de durar más en la cama previniendo la eyaculación precoz.
  Nota: los radicales libres en nuestro organismo pueden combatirse con tan solo comer sandía, por tanto, esta fruta tiene más beneficios de los que hemos mencionado, pero sin duda la eyaculación precoz disminuye si se integra esta fruta en la dieta.
- **Guayaba.** Otra gran fruta que incrementará ese tiempo que tardas en eyacular. Tu dieta no tiene que prescindir de la guayaba, pues es un fuerte enemigo de la eyaculación precoz, ya que tiene mucha vitamina C y vitamina A, las cuales son esenciales para un buen funcionamiento de nuestro cuerpo, y allí va incluido el mecanismo que interviene en la eyaculación.
- **Aguacate.** Esta fruta tampoco se queda atrás. Se sabe que posee bastante zinc como para tratar la eyaculación precoz. Y esto se debe a que el zinc es un mineral importantísimo para el sistema inmunológico.
- **Papaya.** Contiene muchos antioxidantes, que ayudan al cuerpo a eliminar los radicales libres. También tiene bastante vitamina C, además de vitamina A y vitaminas del grupo B.

Tabla 5. Alimentos del grupo de la Serotonina (5-HT)

Neurotransmisor	Signos de deficiencia	Tratamiento	Alimentación aconsejada
SEROTONINA: **Función:** Balance emocional, depresión, agresividad. **Principal localización:** Glándula pineal (epífisis), SNC, intestinos	Depresión Migraña Dolor de espalda Falta de aire Problemas de sueño Eyaculación precoz Síndrome premenstrual Bulimia y anorexia Problemas obsesivos compulsivos.	Dieta rica en triptófano Tiamina (vit. B1), ácido fólico, B12, B6, Zn, Ca, vit C, fosfatos (granos integrales, carnes, pescados, legumbres, frutos secos). Ejercicio aeróbico. Mas horas de sueño. Eliminación de productos tóxicos del ambiente.	Plátanos Levadura cerveza Germen de trigo Cereales integrales Arroz integral Pastas integrales Sésamo Avena Nueces Aguacates Coliflor Espárragos Girasol Huevos Pollo Pavo Salmón

En el intestino se fabrica alrededor del 80-95 % de la serotonina que, a través de plaquetas, viajará hacia el sistema nervioso central atravesando la barrera hematoencefálica. Un intestino intoxicado fabricará menos serotonina.

Lo primero que debemos preguntar a un paciente con eyaculación precoz, deprimido, cansado o con un estado emocional alterado es si padece estreñimiento.

Los intestinos están controlados por el hígado, por lo que cualquier afectación de los primeros implica una afectación hepática. Deberemos realizar tratamiento osteopático para el hígado e intestinos.

Además, debemos realizar una limpieza hepática durante tres semanas y realizar un tratamiento que mejore la flora y tránsito intestinal.

Alimentos, productos y sustancias que favorecen la eyaculación precoz

- **Pasteles y dulces.** La principal razón que hace recomendable disminuir o evitar el consumo de alimentos ricos en azúcar es su comportamiento metabólico.

Una vez consumido, el azúcar excita las hormonas relacionadas con la producción de estrés.

Además su consumo también contribuye a elevar los picos de insulina contribuyendo a generar fatiga y alterar el estado de ánimo.

Otra característica negativa de estos alimentos es su alto contenido en grasas saturadas que generan colesterol y perjudican la circulación de la sangre.

No debe olvidarse la importancia que tiene el flujo sanguíneo en la erección del pene para lograr dominar nuestros orgasmos.

- **La cafeína.** Debe ser evitada por su poder excitante y estimulante. La cafeína estimula una de las hormonas generadoras del estrés conocida como norepinefrina.

  Y por si no fuera poco también contribuye a entorpecer la absorción de la vitamina B1, la cual ejerce un efecto relajante en el estado de ánimo y es muy efectiva para combatir el estrés.

  Otro efecto negativo de la cafeína es un aumento en la presión arterial que crea trastornos en el sueño, generando fatiga y ansiedad.

- **El Té.** Tampoco es recomendable por la acción estimulante de la teína.

  Al igual que el café su efecto es contraproducente si se quiere conseguir la relajación. Por tanto debe suprimirse su consumo.

- **Bebidas energéticas.** Contienen gran cantidad de azúcares, cafeína y otras muchas sustancias estimulantes como la taurina.

  Debido a su composición generan nerviosismo y actúan directamente sobre las hormonas que generan el estrés como el cortisol entre otras.

  Otro de sus efectos negativos es la alteración que producen sobre el sueño, impidiendo realizar un descanso adecuado.

- **El exceso de sal.** Favorecen la retención de líquidos y aumentan la presión arterial, circunstancias que contribuyen al aumento de la ansiedad.

  Conviene reducir su consumo y evitar salsas, aperitivos y comidas precocinadas que habitualmente contienen grandes niveles de sal.

- **Alimentos grasos.** Provocan obesidad y altos niveles de colesterol. Esto perjudica la circulación de la sangre y aumenta el trabajo del sistema cardiovascular, lo cual genera fatiga y habitualmente crea cuadros de ansiedad.

Debe evitarse el consumo de lácteos, mantequilla, queso, bollería industrial, helados, carnes grasas y alimentos de alto contenido graso.

- **Fumar.** La nicotina genera un efecto vasoconstrictor que acelera el ritmo cardíaco y por consiguiente eleva el estrés y produce nerviosismo. Además puede crear un efecto crónico en personas con gran adicción al tabaco.
- **Ciertos medicamentos.** Los cuales no son compatibles con el proceso de erradicación de la eyaculación precoz.

  Entre ellos pueden citarse cremas y píldoras adelgazantes que suelen contener sustancias para quemar grasa, complementos energéticos o ciertos ansiolíticos como diazepam, xanax o clonazepam entre otros.
- **Suplementos para deportistas.** Ya que contienen sustancias pensadas para estimular el crecimiento de los músculos y aumentar el rendimiento del entrenamiento.

  Generalmente incluyen aminoácidos y componentes que contribuyen a quemar grasa y a crear estrés muscular.

  Suelen tener una composición compleja rica en sustancias excitantes y de estimuladores hormonales, lo cual convierte a estos complementos en poco recomendables para favorecer una eyaculación controlada.
- **Consumo de drogas.** No sólo son claramente negativas en el tratamiento, sino que además en muchas ocasiones son la causa que origina el problema de eyaculación precoz.

  Heroína, cocaína y anfetaminas son algunas de las drogas que pueden inducir problemas de eyaculación precoz e incluso impotencia, además de afectar a la actividad cerebral.

3. Concepto osteopático

Uno de los principales axiomas de la osteopatía es que *la estructura gobierna la función,* por lo que todas las áreas en relación con la eyaculación han de estar libres de toda disfunción somática.

- **Áreas vertebrales**
  - T12 a L2: sistema simpático. Encargado de la contracción de la musculatura lisa de los órganos internos genitales (epidídimo, deferente, vesícula seminal y próstata) y del cierre del esfínter interno y esfínter externo, regulando la fase de emisión.
  - S2 a S4: sistema parasimpático. Regula la fase de expulsión. Mediado por el nervio pudendo interno, es el encargado de las contracciones clónicas eyaculatorias de los músculos isquiocavernoso y bulbocavernoso y de la relajación del esfínter externo.
  - L3-L4: núcleo lumbar espinotalámico. Está directamente conectado con el núcleo supraespinal talámico subparafascicular. Se activa exclusivamente durante la eyaculación y no está relacionado con la cópula. Por ser un núcleo generador de eyaculaciones en respuesta a estímulos aferentes será el responsable de dar origen a la respuesta en el arco reflejo de la eyaculación.

- **La pelvis y el suelo pélvico**
En relación a la vascularización e inervación local.

- **El cráneo y en especial la SEB**
En relación con centros importantes para la integración de la función sexual y la erección del pene. Así como con el sistema hormonal.

Los núcleos que controlan la eyaculación se originan en la zona supraespinal en estructuras cerebrales especializadas como el núcleo de la estría terminal, el núcleo amigdalino medial, el área preóptica medial y el núcleo talámico subparafascicular. Constituyen un auténtico subcircuito de la eyaculación, cuyo elemento fundamental parece asentar en un pequeño grupo de células situadas en la parte posterior del tálamo: la porción medial del núcleo talámico subparafascicular parvocelular. La actividad de los centros supraespinales se asocia, fundamentalmente, con la satisfacción sexual y el período refractario, destacando su papel inhibidor de la eyaculación.

OTRAS ETIOLOGÍAS EN LOS TRASTORNOS DE LA EYACULACIÓN

- **NEUROLÓGICAS**
  - Denervación (linfadenectomía, simpatectomía, cirugía abdominopelviana).
  - Mielopatías (traumática, mielitis, esclerosis múltiple, esclerosis lateral amiotrófica, siringomielia).
  - Neuropatías periféricas (diabetes mellitus, traumatismos).
  - Fármacos (antidepresivos, antihipertensivos, benzodiazepinas, neurolépticos).

- **ANATÓMICAS-ESTRUCTURALES**
  - Patología prostática (prostatitis, HBP y su tratamiento médico).
  - Cirugía (prostatectomía, cervicotomía).
  - Patología uretral (estenosis, uretritis).
  - Cirugía uretral (uretroplastias, uretrocistoplastias Y-V).
  - Patología congénita (extrofia, hipospadias, epispadias).

- **PSICÓGENAS**
  - Trastornos de personalidad.
  - Factores educativos o religiosos.
  - Culpabilidad.
  - Angustia.
  - Temor a gestación.
  - Malas relaciones de pareja.

- **MIXTAS**

LA ERECCIÓN, EXCITACIÓN Y EYACULACIÓN

El sistema nervioso juega un papel muy importante en el funcionamiento sexual de cada individuo. Resumiendo, podemos decir que:
1. El sistema parasimpático se encarga de la erección
2. El sistema simpático se encarga de la eyaculación

Es importante destacar que durante las relaciones sexuales ambos sistemas trabajan en conjunto. Al principio, el sistema parasimpático se encarga de dilatar las arterias del pene y relajar ciertos músculos cercanos, lo cual permite que ocurra una erección. Conforme nos vamos excitando más, el sistema simpático se vuelve más activo y empieza a tomar el control de la situación, ocasionando que nuestro corazón y respiración se aceleren, los músculos perineales se tensen, y finalmente terminemos teniendo una eyaculación y un orgasmo.

La estimulación mental juega un papel crítico en la excitación y activación del sistema nervioso simpático.

Veamos algunos ejemplos de cómo nuestra mente puede afectar de manera positiva o negativa el funcionamiento sexual de un hombre:

Si tenemos mucha preocupación y ansiedad por hacer un buen papel y satisfacer a nuestra pareja, podemos llegar a activar tanto el sistema simpático que esto puede ocasionar que no logremos tener una erección. Nuestra mente interpreta la situación como peligrosa, activando así el sistema simpático y desactivando el parasimpático.

De la misma forma, si logramos tener una erección pero estamos preocupados por no eyacular rápido y así poder satisfacer a nuestra pareja, estaremos activando el sistema simpático y ocasionando justo lo que no queremos ocasionar.

La mayoría de las causas de la eyaculación precoz son de tipo psicológico e involucran estimulaciones mentales que ocasionan que nos excitemos mucho y perdamos el control.

Cuanto más tiempo te mantengas en modo parasimpático (relajado), más tiempo durarás en la cama.

TRATAMIENTO DE LA EYACULACIÓN PRECOZ

1. **Tratamiento de los desequilibrios emocionales.** Mediante técnicas de liberación somato emocional u otros métodos como M.C.I., HCT., C.S.T., etc.

2. **Modificación de la conducta nutricional.** Siguiendo los parámetros que precedentemente han quedado descritos.

3. **Tratamiento osteopático.** De aquellas áreas corporales en relación con la eyaculación, descritas en el punto 3. Concepto osteopático.

CONSEJOS PARA EVITAR UNA EYACULACIÓN PRECOZ

1. Respirar diafragmáticamente

Al utilizar la respiración diafragmática conseguimos una mayor relajación y, por lo tanto, un mayor control sobre la eyaculación. La respiración torácica activa al simpático, aumenta la excitación y predispone a la eyaculación precoz. La respiración diafragmática activa al parasimpático y nos mantiene en un estado de mayor relajación y control.

2. Fortalecer los músculos pubocoxígeos, PC

Fortalecer los músculos pubocoxígeos (PC) puede ayudar a las personas de ambos sexos a tratar los problemas de control de esfínteres, pero también puede ayudar a los hombres a superar las disfunciones eréctiles y la eyaculación precoz.

Ejercicios para principiantes

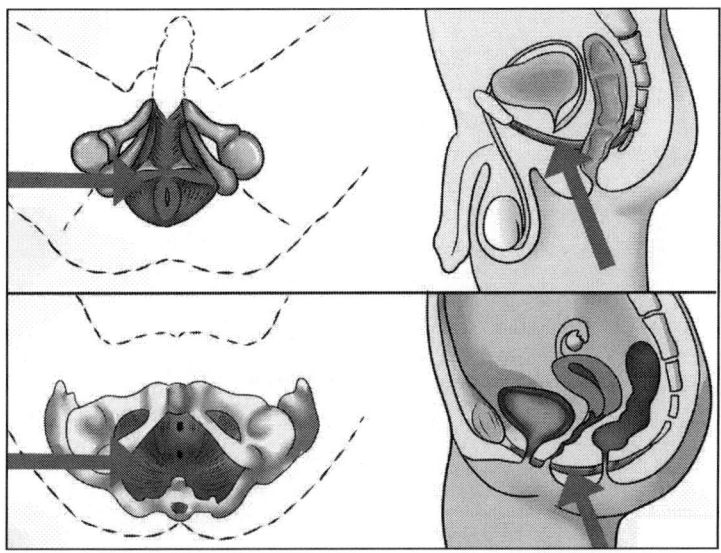

Figura 55. Localiza tu músculo PC. El músculo pubocoxígeo es el que forma el piso de la cavidad pélvica y se extiende como una hamaca desde el pubis hasta la espina dorsal. Imagina que estás orinando y luego intenta detener la orina contrayendo rápidamente el músculo. Ese músculo que acabas de utilizar para detener la orina es el músculo PC. Intenta mantener los músculos del abdomen y de los muslos relajados y concéntrate en el músculo PC.

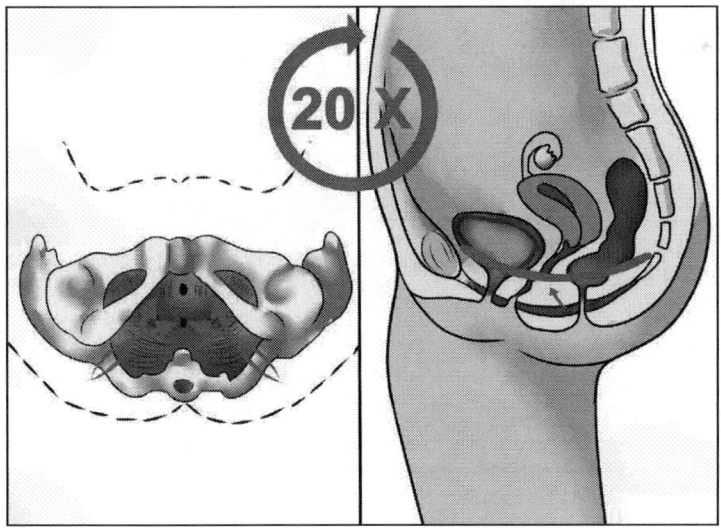

Figura 56. Flexiona el músculo PC 20 veces. Sostenlo durante 1 o 2 segundos por cada repetición y luego relájalo. Repite estos ejercicios 3 veces al día, 3 o 4 veces por semana. Respira normalmente durante este ejercicio e intenta evitar contener la respiración.

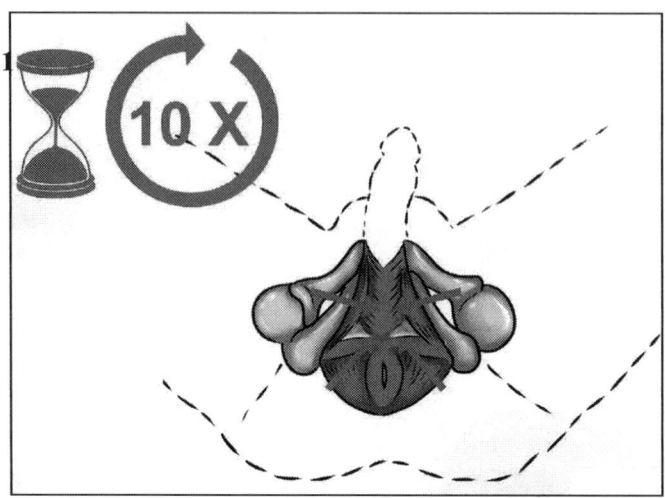

Figura 57. Añade 10 contracciones lentas a cada repetición. Tómate 5 segundos para contraer lentamente tus músculos PC tan fuerte como puedas. Luego, intenta mantener la contracción durante otros 5 segundos y relájalos gradualmente durante los próximos 5 segundos.

Ejercicios intermedios

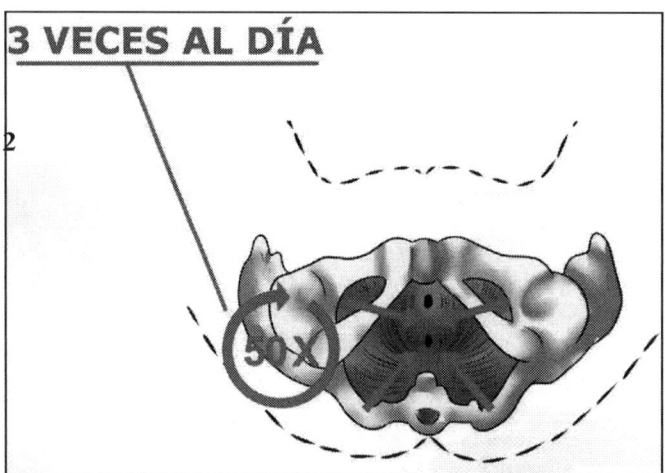

Figura 58. Contrae tus músculos PC más tiempo y más firmemente. Después de unas 2 semanas, estarás en condiciones de contraer tus músculos PC más fácilmente y por más tiempo. Como cualquier músculo del cuerpo, responde a estímulos y aumenta con el uso. Luego, intenta aumentar la longitud de las flexiones.

• En vez de contraer los músculos durante 1 o 2 segundos, intenta hacerlo entre 5 y 7 segundos.

• En vez de realizar 20 repeticiones, intenta realizar 50, 3 veces al día.

• Una vez que te hayas habituado, deberás aprender a contraer los músculos del pene y del ano aisladamente o al mismo tiempo

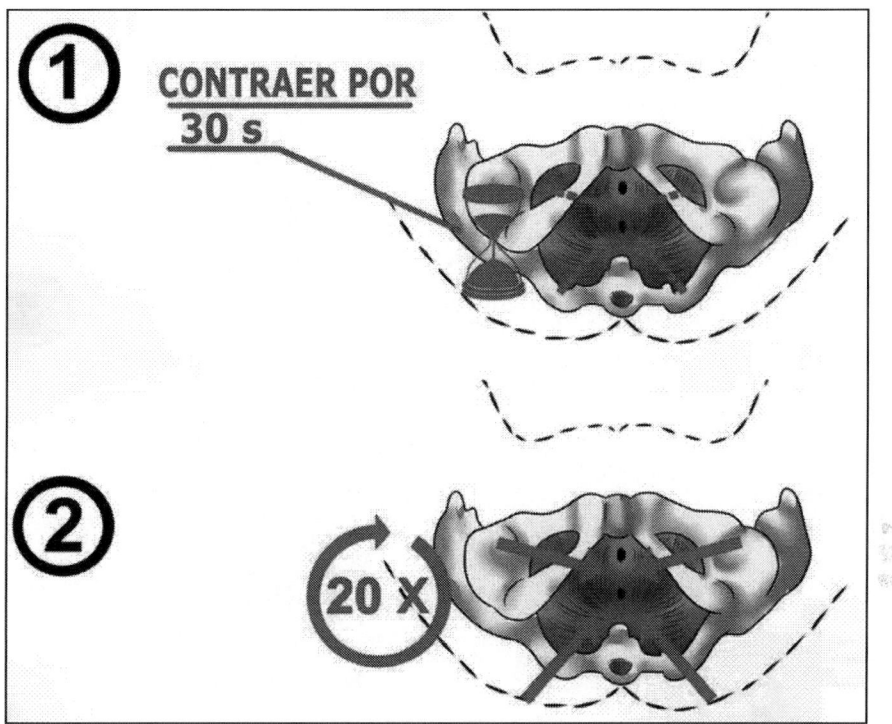

Figura 59. Realiza el ejercicio de temblor de PC. Comienza contrayendo tu músculo PC muy lentamente. Tan lentamente que te lleve varios minutos llegar al punto en el que contraigas con toda tu capacidad. En el momento en el que contraigas con toda la fuerza, contrae todavía un poco más y aguanta esa tensión durante 30 segundos, respirando lentamente todo el ejercicio. Cuando sientas quemazón, relaja el músculo y realiza 20 contracciones de PC normales. Realiza este ejercicio al final de la ejercitación de PC todos los días.

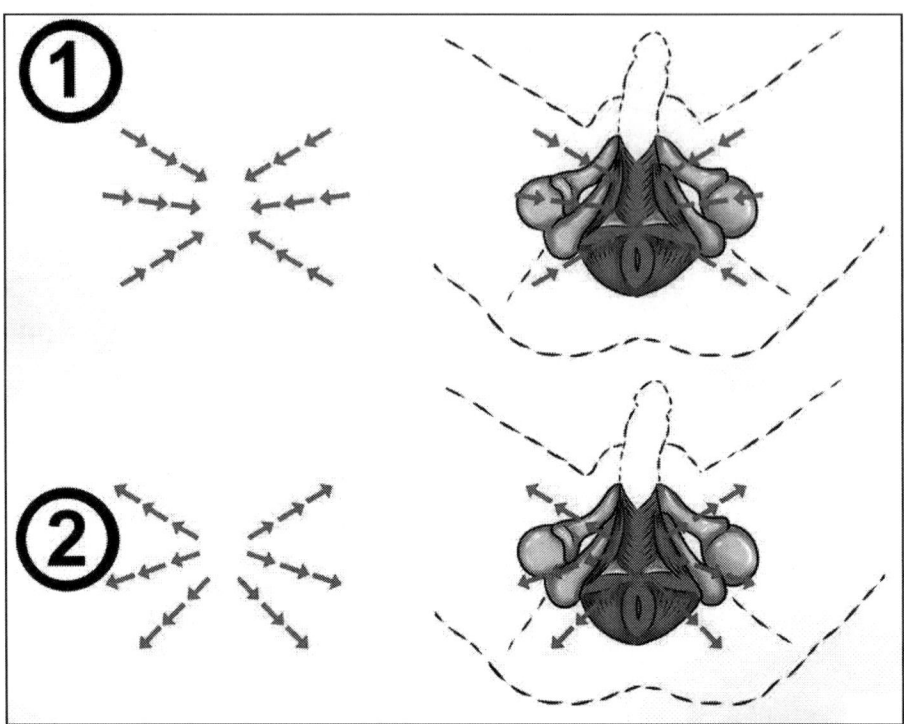

Figura 60. Realiza el ejercicio de tartamudeo de PC. Esto simplemente implica flexionar los músculos PC gradualmente. Contráelos poco a poco. Comienza suavemente y luego un poco más. Cuando hayas llegado de esta manera hasta el punto máximo, no relajes el músculo completamente. Realiza la operación opuesta para relajarlo gradualmente. Imagina que subes y bajas una escalera con tu músculo PC.

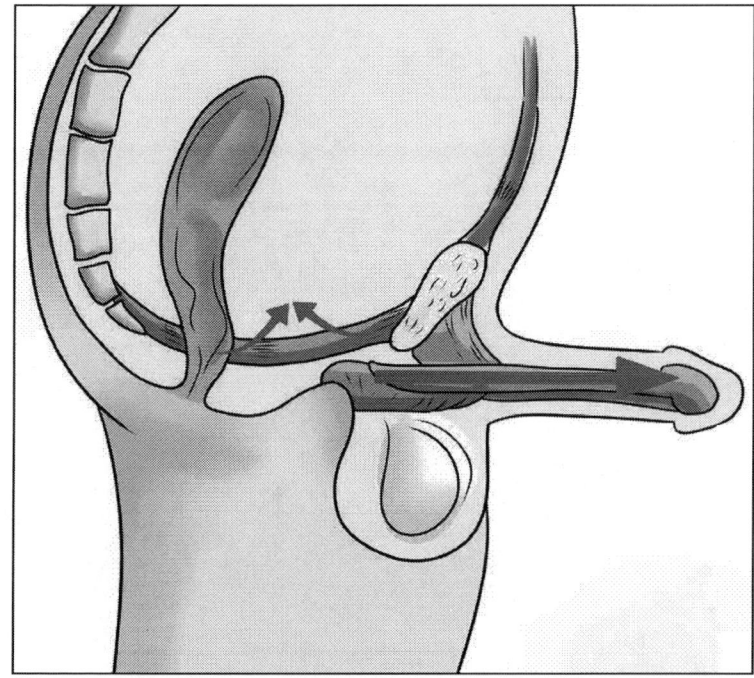

Figura 61. Realiza estos ejercicios con una erección. Hay muchos ejercicios de PC que puedes realizar con una erección y mayormente implican entrenamiento de resistencia.

• Coloca una toalla pequeña sobre tu pene erecto y levanta la toalla contrayendo tus músculos PC. Aguanta en esa posición durante 2 a 5 segundos, repitiendo el proceso 30 veces.

• Coloca tu mano a unos 5 cm de tu pene erecto. Contrae el músculo PC para llegar a tocar tu mano con tu pene. Aguanta en esa posición durante 2 a 5 segundos, repitiendo el proceso 30 veces.

• Coloca tu mano a unos 5 cm de tu pene erecto nuevamente. Contrae el músculo PC hasta tocar tu mano con tu pene. Esta vez, empuja con tu mano hacia abajo mientras haces fuerza hacia arriba con el pene, creando una resistencia.

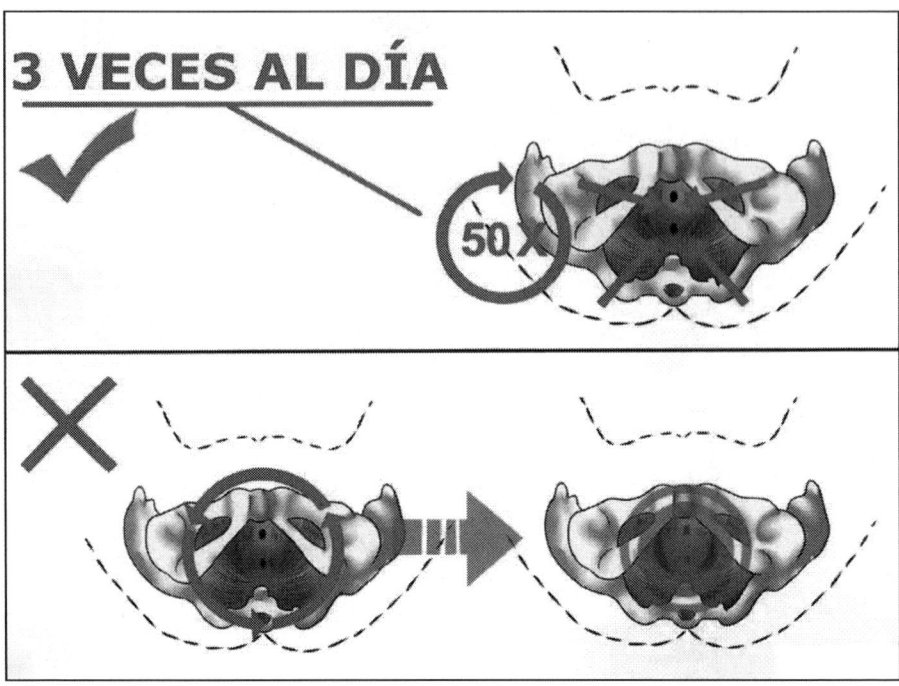

Figura 62. No sobre ejercites. Combina cualquiera de los ejercicios básicos e intermedios pero solamente realiza 50 repeticiones 3 veces al día. Sobre estimularlos puede generar fatiga muscular.

Ejercicios avanzados

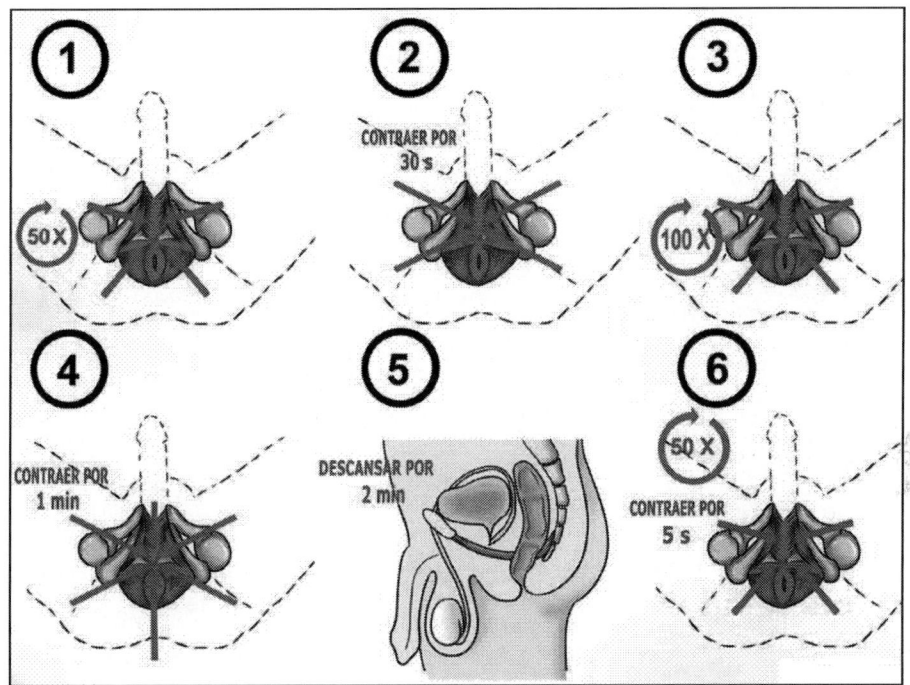

Figura 63. Realiza el ejercicio del blitz. Este es muy difícil de hacer porque involucra diferentes contracciones y varían las repeticiones. Busca un punto en el que te sientas cómodo y aguanta así entre 10 y 20 minutos. Recuerda respirar mientras ejercitas.

• Realiza 50 contracciones para entrar en calor.

• Luego, contrae tan fuerte como puedas durante 30 segundos.

• Luego realiza 100 contracciones sin detenerte. Contrae durante 2 segundos, relaja 2 segundos, y continúa así.

• Luego, intenta contraer tan fuerte como puedas. Intenta dejarlo contraído durante 1 minuto.

• Descansa 2 minutos.

• Luego, realiza 50 repeticiones de 5 segundos relajando hacia el final. ¡Tu ejercitación está completada!

Lo que hay que hacer es muy fácil. Cuando sientes que te aproximas al punto de no retorno y estás a punto de eyacular, simplemente contrae estos músculos y mantenlos contraídos hasta que la urgencia de eyacular desaparezca. Este método te permite detener la eyaculación. Toma en cuenta que tienes que calcular bien el momento para hacerlo. Si se espera mucho, entonces será muy tarde para detener el orgasmo.

3. Espiración + trabajo perineal

Respira y expulsa por completo el aire. Luego "fuerza" una relajación completa de tus músculos perineales, particularmente los que se encuentran en la zona del ano. Para "forzar" esta relajación imagínate que estás intentando defecar. Expulsa tu esfínter hacia afuera como si fueras a defecar.

Muchas veces combinar esta acción con la expulsión completa del aire ocasiona que la urgencia para eyacular desaparezca por completo. Inténtalo.

OTRAS ALTERACIONES DE LA EYACULACIÓN

Eyaculación retardada

Consiste en la eyaculación que necesita una estimulación anormalmente prolongada del pene erecto para conseguirla. Es una patología poco frecuente, con una incidencia en torno al 3-11 %. Descartado el origen psicológico, la etiología en la mayoría de los casos está en relación con ciertos fármacos como los antihipertensivos, la alfa-metildopa, antidepresivos tricíclicos, ISRS, fenotiazina, etc.

Eyaculación asténica o babeante

La falta de fuerza o proyección del semen puede constituir una entidad clínica que haga sospechar una patología uretral, como una estenosis o infección; neurológica, como las secundarias a ciertas neuropatías, o incluso muscular, como ciertas distrofias. Suelen tener escasa repercusión clínica, excepto en casos de esterilidad, pero su diagnóstico puede ser la primera señal que alerte sobre estas patologías más trascendentales.

Hipospermia

Se define como una eyaculación de un volumen inferior a 2 ml. La etiología de la hipospermia es diversa: artefactos, obstrucción de los conductos eyaculadores, ausencia congénita de vesículas seminales o alteraciones de los conductos de Wolff, quiste de los conductos de Müller, hipogonadismo y procesos postinfecciosos e inflamatorios; o a fármacos, como algunos alfa-bloqueantes empleados para el tratamiento de la HBP (especialmente la terazosina). Una muestra de semen con pH ácido, fructosa baja y cítrico alto nos orienta a una aplasia de las vesículas seminales o a una obstrucción de los conductos eyaculadores.

Aneyaculación

La aneyaculación verdadera o aspermia es la ausencia completa de eyaculado, tanto anterógrado como retrógrado. Se debe distinguir dentro de ellas según cursen con o sin orgasmo. La auténtica aneyaculación suele cursar con anorgasmia, y tiene una incidencia del 0,14 %. Puede ser de causa psicógena, farmacológica o neurológica, como en el caso de una lesión medular, neuropatía diabética, esclerosis múltiple, etc.

Una forma peculiar de aneyaculación con orgasmo conservado es la eyaculación retrógrada. Se caracteriza por el paso del semen a uretra prostática y, posteriormente, a vejiga, por incompetencia del esfínter interno vesical. Alrededor del 14-18 % de pacientes con aspermia sufren este proceso. Sus causas más frecuentes son la resección transuretral de próstata (el 29 % de casos), algunos fármacos alfa-bloqueantes en el tratamiento de la HBP (alfuzosina, terazosina, doxazosina, etc.), la neuropatía diabética, la lesión medular, y de la eyaculación retrógrada es la resección de la LR. El diagnóstico de esta patología se realiza mediante la presencia de espermatozoides en la orina postorgasmo. En el caso de sospecharse una azoospermia se puede determinar fructosa en orina postorgasmo.

Eyaculación dolorosa o síndrome de dolor postorgasmo

El dolor que acompaña a la eyaculación puede tener diferentes orígenes. Sólo una detallada anamnesis será capaz de distinguir los focos y orientar el diagnóstico y su etiopatogenia. Su incidencia es muy alta, se encuentra en el 1-10 % de la población masculina, y representa un problema importante para la calidad de vida en el 90 % de los hombres afectados. Se revisan aquí tan sólo algunas peculiaridades de ciertos tipos de dolor relacionado con la eyaculación.

En ocasiones, una eyaculación se precede de un dolor agudo medular. Este cuadro, referido por algunos pacientes como un «calambre», es típico de lesiones medulares incompletas, que dan lugar a «entrecruzamientos» de vías eferentes en la lesión y se identifican como dolorosas las señales que debieran ser percibidas como placenteras.

Los dolores uretrales, sentidos como quemazón o ardor poseyaculatorio, suelen estar en relación con procesos infecciosos de la vía urinaria o seminal. Cuando el dolor se irradia hacia el periné o hacia el ano se relacionará más con una prostatitis. Y cuando tras la eyaculación persiste un dolor continuado y de baja intensidad en la zona testicular, se debería descartar una patología obstructiva de la vía seminal.

Hay casos de dolor eyaculatorio, con irradiaciones más erráticas al resto de la pelvis o a hipogastrio, que pueden estar relacionados con una cirugía previa (prostatectomía radical, HBP, cirugía pélvica radical, etc.) o relacionarse con un síndrome de dolor pélvico crónico.

Eyaculación insensible o anhedonía eyaculatoria

Se trata de percibir la sensación de estar eyaculando pero sin sentir el placer asociado a ella a nivel genital. En ocasiones, puede ir acompañada de equivalentes orgásmicos sistémicos y de una sensación de satisfacción sexual posterior, por lo que deben diferenciarse de las anorgasmias. Descartado el origen psicológico, sus causas más frecuentes están relacionadas con la toma de ciertos fármacos y con un estado de relativa «anestesia» en el área uretral que suele quedar tras una infección seminal grave (uretritis, prostatitis). Son menos frecuentes las causas neurológicas y tumorales, aunque deben tenerse siempre presentes.

Eyaculación refleja

Este tipo peculiar de eyaculación es propio de pacientes con una lesión medular o mielopatía. Al tener una desconexión de los centros inhibidores supraespinales los centros medulares desencadenan una eyaculación ante una aferencia periférica, respondiendo al arco reflejo fisiológico normal. La eyaculación puede aparecer y sobrevenir sin control alguno ante mínimos estímulos en la zona genital, especialmente en el glande. Los pacientes lesionados medulares que las sufren eyaculan espontánea y súbitamente, a veces en situaciones sociales inesperadas, y en ocasiones con un cortejo de espasmos o de equivalentes orgásmicos. Los estímulos pueden ser relacionados con un colector de orina o una sonda. Se ven afectadas todas las fases de la eyaculación y la respuesta es rápida (precoz) y sin sensación placentera genital (anhedónica).

CAPÍTULO III

Los pulmones

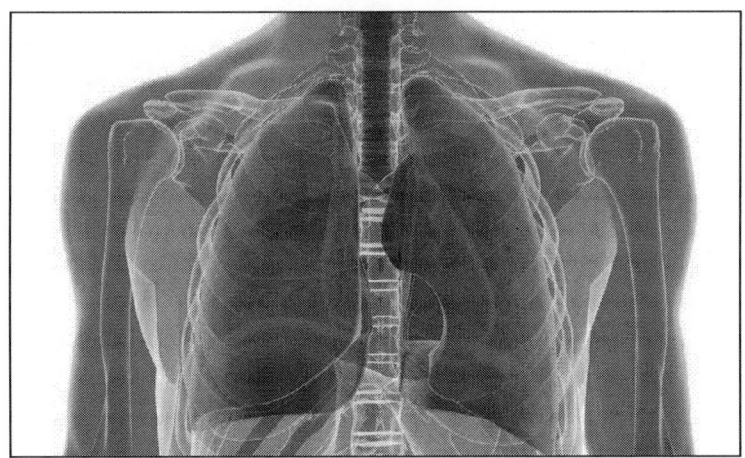

SISTEMA RESPIRATORIO. ANATOMÍA

1. GENERALIDADES

El sistema respiratorio está compuesto de las siguientes estructuras anatómicas:

1. Tracto respiratorio superior

- Nariz y fosas nasales
- Senos paranasales: frontales, etmoidales, esfenoidales y maxilares
- Boca
- Faringe
- Laringe. Interior de la laringe
- Tráquea

2. Tracto respiratorio inferior

- Bronquios
- Pulmones
- Unidad respiratoria

3. Estructuras accesorias

- Pleuras
- Pared torácica: huesos, articulaciones y músculos del tórax (descrita en aparato locomotor)

4. Mediastino

En este libro, únicamente nos vamos a centrar en el tracto respiratorio inferior, estructuras accesorias y en el mediastino. El tracto respiratorio superior será descrito en otro libro de esta colección, en la sección de osteopatía craneal.

2. DEFINICIÓN DEL SISTEMA RESPIRATORIO

El sistema respiratorio está formado por las estructuras que realizan el intercambio de gases entre la atmósfera y la sangre. El oxígeno (O2) es introducido dentro del cuerpo para su posterior distribución a los tejidos y el dióxido de carbono (CO2) producido por el metabolismo celular, es eliminado al exterior.

Además interviene en la regulación del pH corporal, en la protección contra los agentes patógenos y las sustancias irritantes que son inhalados y en la vocalización, ya que al moverse el aire a través de las cuerdas vocales, produce vibraciones que son utilizadas para hablar, cantar, gritar...

El proceso de intercambio de O2 y CO2 entre la sangre y la atmósfera, recibe el nombre de respiración externa.

El proceso de intercambio de gases entre la sangre de los capilares y las células de los tejidos en donde se localizan esos capilares se llama respiración interna.

3. TRACTO RESPIRATORIO INFERIOR

Los bronquios

Los bronquios principales (figura 64) son dos tubos formados por anillos completos de cartílago hialino, uno para cada pulmón, y se dirigen hacia abajo y afuera desde el final de la tráquea hasta los hilios pulmonares por donde penetran en los pulmones. El bronquio principal derecho es más vertical, corto y ancho que el izquierdo lo que explica que sea más probable que un objeto aspirado entre en el bronquio principal derecho. Una vez dentro de los pulmones, los bronquios se dividen continuamente, de modo que cada rama corresponde a un sector definido del pulmón.

Cada bronquio principal se divide en bronquios lobulares que son 2 en el lado izquierdo y 3 en el lado derecho, cada uno correspondiente a un lóbulo del pulmón. Cada bronquio lobular se divide, a su vez, en bronquios segmentarios que corresponden a los llamados segmentos pulmonares, cada uno de los cuales tiene sus propios bronquios, arteria y vena segmentarios. Los bronquios segmentarios, a su vez, se dividen en bronquios más pequeños o bronquiolos que se ramifican en tubos más pequeños, de un modo repetido hasta formar los bronquiolos terminales. Toda esta ramificación bronquial se parece a un árbol invertido y por ello se llama árbol bronquial.

A medida que se produce la ramificación bronquial, el epitelio de la mucosa va cambiando. En los bronquios principales, lobulares y segmentarios la mucosa tiene epitelio seudoestratificado columnar ciliado. En los bronquiolos más grandes pasa a tener epitelio columnar simple ciliado, en los bronquiolos más pequeños, epitelio cuboidal simple ciliado y en los bronquiolos terminales, epitelio cuboidal simple no ciliado. Además los anillos cartilaginosos van desapareciendo y las fibras musculares lisas van aumentando, hasta que ya no hay cartílago y sólo músculo liso en la pared de los bronquiolos más pequeños, de modo que la contracción muscular puede cerrar la cavidad de estos bronquiolos, impidiendo la entrada de aire en los alvéolos, como sucede por ejemplo en una crisis asmática, lo que puede ser una situación amenazadora para la vida.

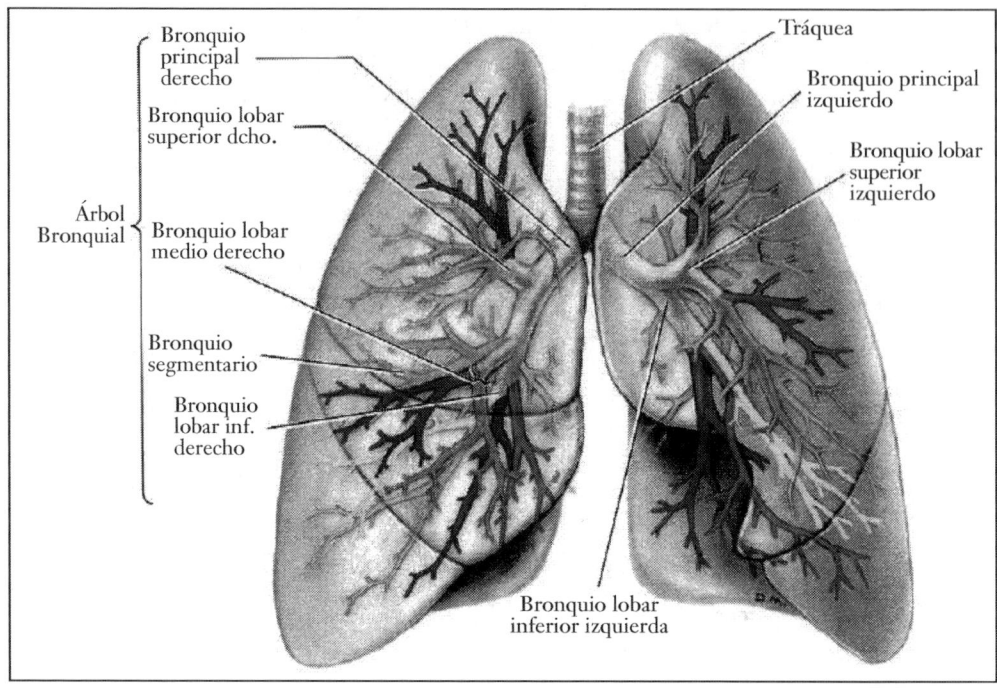

Figura 64. Árbol bronquial. Vista anterior

Los pulmones

Los pulmones son dos órganos situados en el tórax y a través de ellos se realiza la respiración. Están separados por una zona denominada mediastino, espacio donde se encuentran el corazón, la tráquea, el esófago y vasos sanguíneos (figura 65).

Los pulmones son los órganos esenciales de la respiración. Son ligeros, blandos, esponjosos y muy elásticos y pueden reducirse en un tercio su tamaño cuando se abre la cavidad torácica. Durante la primera etapa de la vida son de color rosado, pero al final son oscuros y moteados debido al acúmulo de partículas de polvo inhalado que queda atrapado en los fagocitos (macrófagos) de los pulmones a lo largo de los años.

El peso de los pulmones depende del sexo y del hemitórax que ocupen: el pulmón derecho pesa en promedio 600 gramos y el izquierdo alcanza en promedio 500 g. Estas cifras son un poco inferiores en el caso de la mujer (debido al menor tamaño de la caja torácica) y algo superiores en el varón.

Cada pulmón tiene la forma de un semicono, está contenido dentro de su propio saco pleural en la cavidad torácica, y está separado uno del otro por el corazón y otras estructuras del mediastino. El pulmón derecho es mayor y más pesado que el izquierdo y su diámetro vertical es menor porque la cúpula derecha del diafragma es más alta, en cambio es más ancho que el izquierdo porque el corazón se abomba más hacia el lado izquierdo. El pulmón izquierdo está dividido en un lóbulo superior, que presenta la escotadura cardíaca en donde se sitúa el corazón, y un lóbulo inferior. El pulmón derecho está dividido en tres lóbulos: superior, medio e inferior.

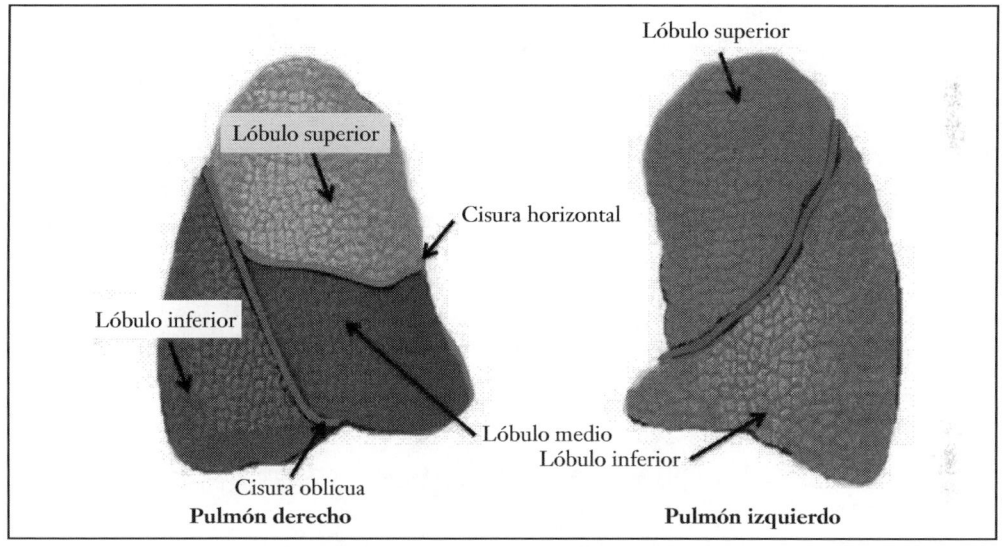

Figura 65. Pulmones y sus lóbulos. Vista anterior

Cada pulmón presenta un vértice, una base y dos caras. El vértice es el polo superior redondeado de cada pulmón y se extiende a través de la abertura superior del tórax, por encima de la 1ª costilla (figuras 66 y 67). La base o cara diafragmática es cóncava y en forma de semiluna y se apoya en la superficie convexa del diafragma que separa al pulmón derecho del hígado y al pulmón izquierdo del hígado, estómago y bazo. La cara costal es grande, lisa y convexa y se adapta a la pared torácica y la cara interna tiene una parte vertebral que ocupa el canal a cada lado de la columna vertebral y otra mediastínica que presenta depresiones debido al corazón y los grandes vasos.

En cada lóbulo se distinguen diferentes segmentos. Cada segmento recibe su propio bronquio que se denomina bronquio segmentario. La tráquea se bifurca a nivel de la carina en bronquios principales derecho e izquierdo. El derecho se divide a su vez en tres bronquios lobulares superior, medio e inferior, mientras que el izquierdo se divide en dos superior e inferior. Existen varias clasificaciones para nombrar a los diferentes segmentos, siendo una de las más aceptadas la de Boyden (tabla 6).

Tabla 6. Segmentación pulmonar, clasificación de Boyden

Lóbulo	Derecho Bronquio	Segmento	Izquierdo Bronquio	Segmento
Superior	B1 Apical	S1	B1+2 Apicoposterior	S1+2
	B2 Posterior	S2	B3 Anterior	S3
	B3 Anterior	S3	B4 Lingual superior	S4
			B5 Lingual inferior	S5
Medio	B4 Lateral	S4		
	B5 Medial	S5		
Inferior	B6 Superior	S6	B6 Superior	S6
	B7 Medial	S7	B7+8 Anteromedial	S7+8
	B8 Anterior	S8	B9 Lateral	S9
	B9 Lateral	S9	B10 Posterior	S10
	B10 Posterior	S10		

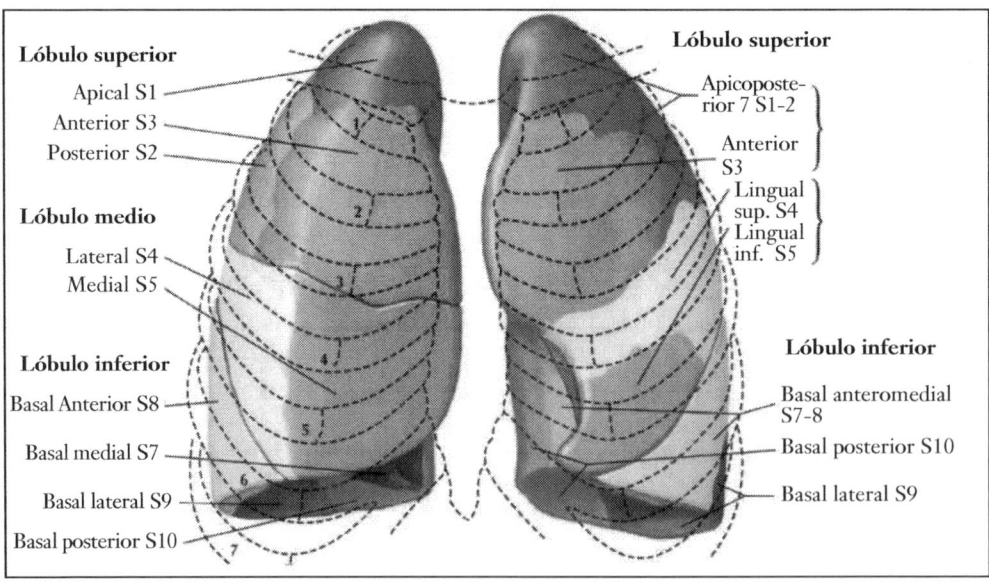

Figura 66. Lóbulos pulmonares y sus segmentos. Vista anterior

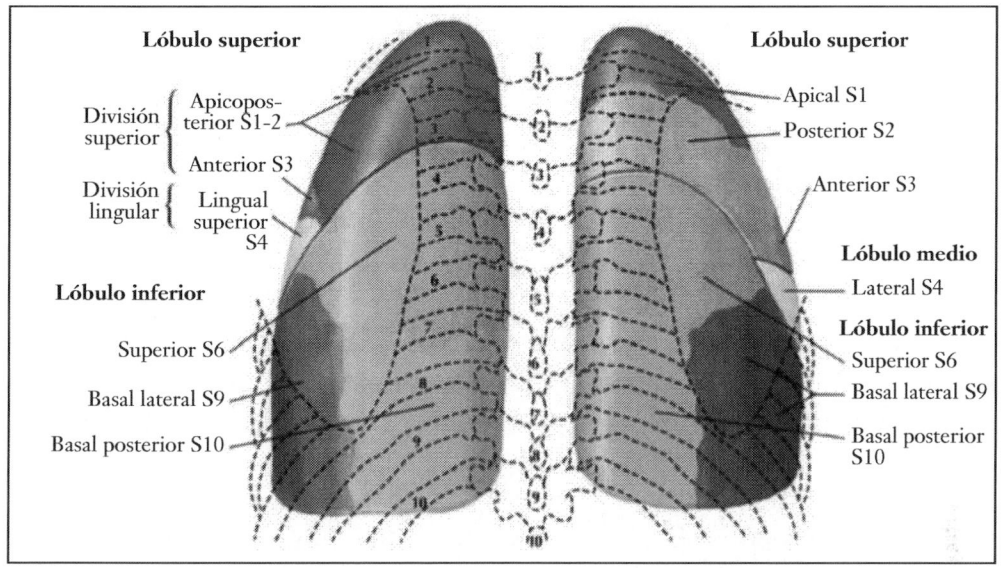

Figura 67. Lóbulos pulmonares y sus segmentos. Vista posterior

El hilio de cada pulmón se encuentra cerca del centro de la cara interna (figura 68), está rodeado por pleura y es la zona por donde pasan las estructuras que entran y salen de cada pulmón (arterias, venas, bronquios, nervios, vasos y ganglios linfáticos) formando los pedículos pulmonares que también están rodeados por pleura. De este modo los pedículos unen la cara interna de cada pulmón al corazón y la tráquea.

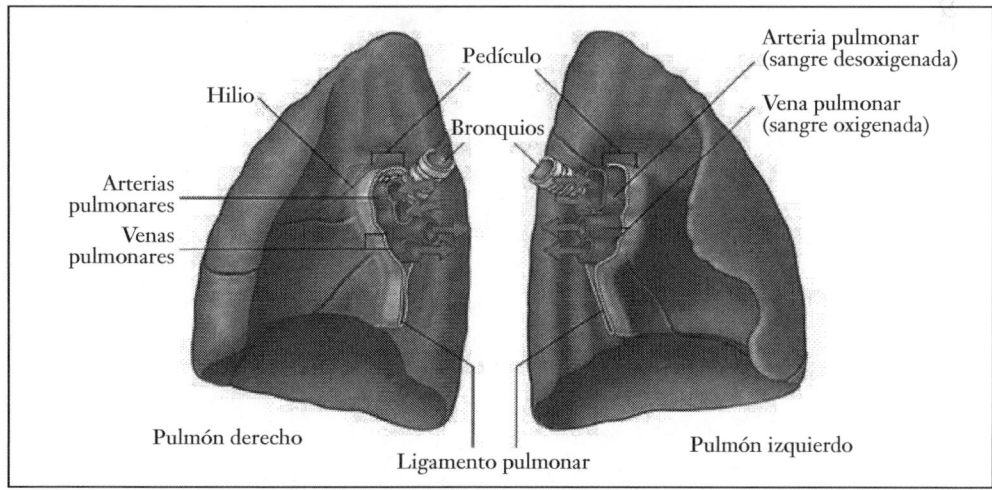

Figura 68. Pedículo e hilios pulmonares. Cara medial de ambos pulmones

El aire llega a los pulmones a través de la tráquea que se divide en dos bronquios principales, derecho e izquierdo, correspondientes a cada pulmón. Dentro de los pulmones, cada bronquio principal se divide, como las ramas de un árbol, en conductos cada vez más finos: bronquios secundarios, bronquiolos y conductos alveolares, hasta llegar a unos pequeños sacos llamados alvéolos.

Las paredes de los alvéolos (figura 69) contienen multitud de pequeños vasos sanguíneos donde se produce el intercambio de gases durante la respiración. La función de los pulmones es realizar el intercambio gaseoso con la sangre, por ello los alvéolos están en estrecho contacto con capilares. En los alvéolos se produce el paso de oxígeno desde el aire a la sangre y el paso de dióxido de carbono desde la sangre al aire. En la inspiración se absorbe el oxígeno del aire que entra en los pulmones, y en la espiración se expulsa el anhídrido carbónico al exterior.

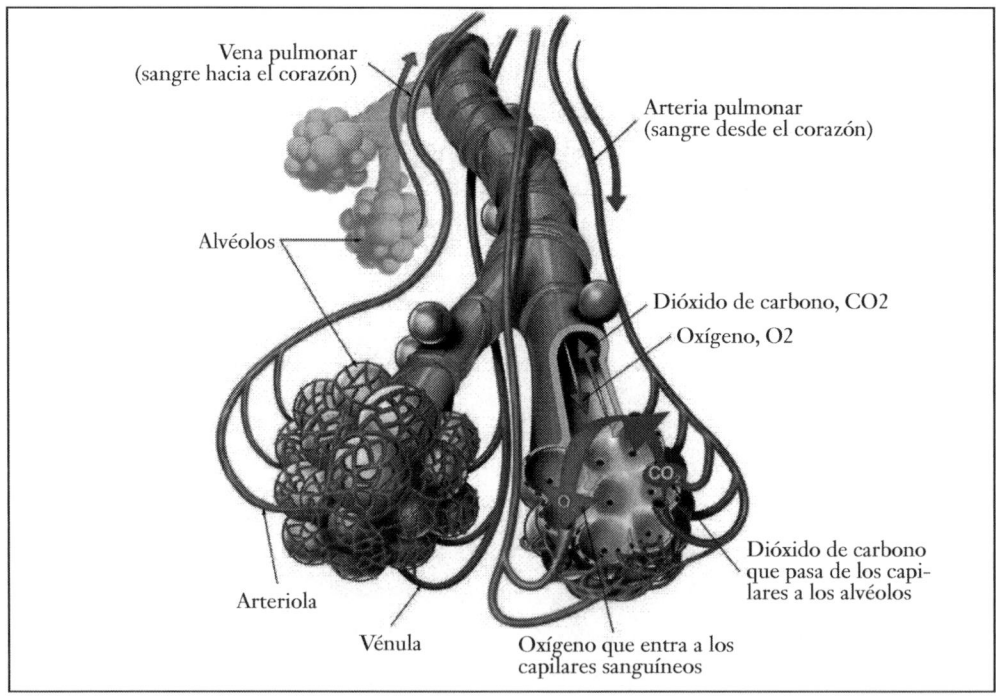

Figura 69. Alvéolos pulmonares

Las ramas de la arteria pulmonar distribuyen sangre venosa en los pulmones para que estos la puedan oxigenar. Acompañan a los bronquios de tal modo que hay una rama para cada lóbulo, cada segmento bronco-pulmonar y cada área funcional del pulmón. Las ramas terminales de las arterias pulmonares se ramifican en capilares que se encuentran recubriendo las paredes de los alvéolos.

Por su parte, las arterias bronquiales son pequeñas y transportan sangre oxigenada para irrigar los bronquios en todas sus ramificaciones.

Las venas pulmonares recogen la sangre oxigenada desde los pulmones y la transportan a la aurícula izquierda del corazón. Por su parte, las venas bronquiales recogen la sangre venosa procedente de los bronquios y la llevan a la vena ácigos (la derecha) y la vena hemiácigos (la izquierda).

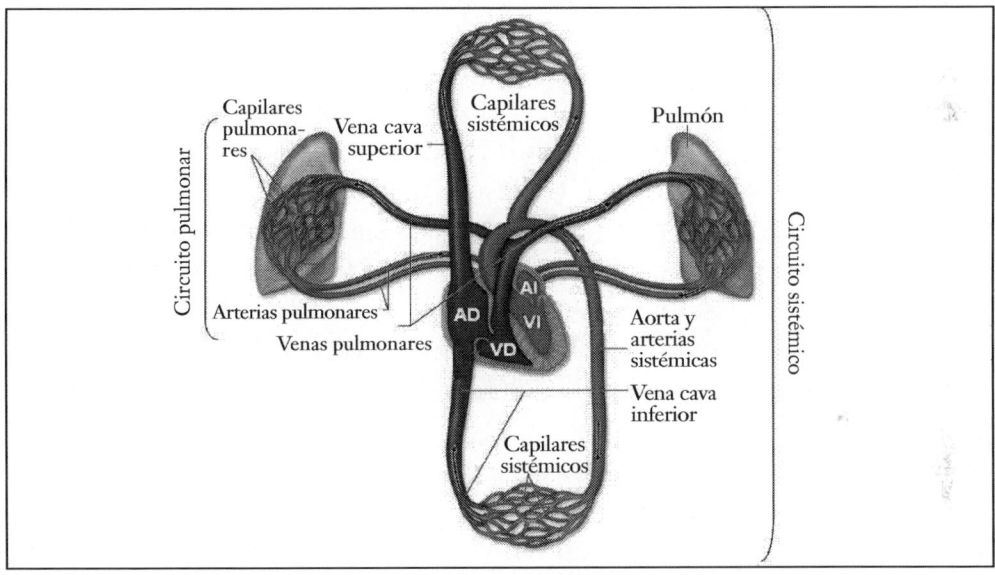

Figura 70. Circuito menor o pulmonar y circuito mayor, sistémico o corporal

Unidad respiratoria

Los bronquios se dividen una y otra vez hasta que su diámetro es inferior a 1 mm, después de lo cual se conocen como bronquiolos y ya no tienen en sus paredes ni glándulas mucosas ni cartílagos. Los bronquiolos se subdividen a su vez en bronquiolos terminales. Estos se subdividen hasta formar los bronquiolos respiratorios que se caracterizan porque en parte tienen estructura de bronquiolos pero en parte ya tienen alvéolos en su pared que se abren directamente en su cavidad.

La unidad respiratoria es la zona del pulmón que está aireada por un bronquiolo respiratorio. Cada bronquiolo respiratorio se divide en varias vías llamadas conductos alveolares que, a su vez, se abren a a numerosos sacos alveolares y alvéolos. Cada saco alveolar está formado por varios alvéolos y cada alvéolo es una bolsa redondeada, abierta por un lado, con un diámetro medio de unas 300 micras, que tiene una pared extremadamente delicada formada por epitelio plano simple. En los 2 pulmones hay alrededor de unos 300 millones de alvéolos.

Los alvéolos están compuestos por unos sacos pulmonares en los que la concentración de oxígeno es tan alta que el oxígeno atraviesa la membrana alveolar y penetra en los capilares sanguíneos pulmonares. En los capilares pulmonares la hemoglobina que forma parte de los glóbulos rojos de la sangre tienen amarradas moléculas de dióxido de carbono y muy pocas de oxígeno (los glóbulos rojos son células que transportan el oxígeno y dióxido de carbono hacia y desde las células del cuerpo respectivamente a través de la sangre). En esa parte de los capilares pulmonares que rodean a los sacos alveolares se realiza el intercambio de oxígeno por dióxido de carbono (intercambio gaseoso), ya que la hemoglobina suelta a la molécula de dióxido de carbono enlazada a ella y toma la de oxígeno. También hay dióxido de carbono soltado por el bicarbonato de sodio disuelto en la sangre de los capilares pulmonares.

La concentración de dióxido de carbono es alta en los capilares pulmonares, por lo que atraviesa la membrana alveolar penetrando en los sacos alveolares. Este intercambio de gases (oxígeno por dióxido de carbono) ocurre rápidamente en fracciones de segundo. El dióxido de carbono luego abandona los alvéolos siendo exhalado por las vías respiratorias hasta la boca y nariz, mientras que la sangre enriquecida con el oxígeno obtenido regresa por la venas pulmonares hasta el corazón para que este último la bombee al resto del cuerpo nutriendo con oxígeno a todas las células corporales.

■ 4. LAS PLEURAS

Son membranas serosas, es decir que tapizan una cavidad corporal que no está abierta al exterior y recubren los órganos que se encuentran en su interior que, en este caso, son los pulmones. Una serosa consiste en una fina capa de tejido conjuntivo laxo cubierta por una capa de epitelio escamoso simple y como el tipo de epitelio es siempre el mismo en todas las serosas, se le da el nombre genérico de mesotelio al epitelio de una serosa.

Hay 2 pleuras en cada lado. Cada pulmón está cubierto completa e íntimamente por una membrana serosa, lisa y brillante llamada pleura visceral. La cavidad torácica está cubierta por otra membrana serosa llamada pleura parietal (figura 71). El espacio virtual que hay entre ambas pleuras se llama cavidad pleural. Las cavidades pleurales de cada lado son 2 espacios no comunicados entre sí y cerrados herméticamente en los que existe una capa muy fina de líquido seroso lubrificante secretado por el mesotelio, el líquido pleural, cuya misión es reducir el roce entre las capas parietal y visceral de cada lado para que no haya interferencias con los movimientos respiratorios.

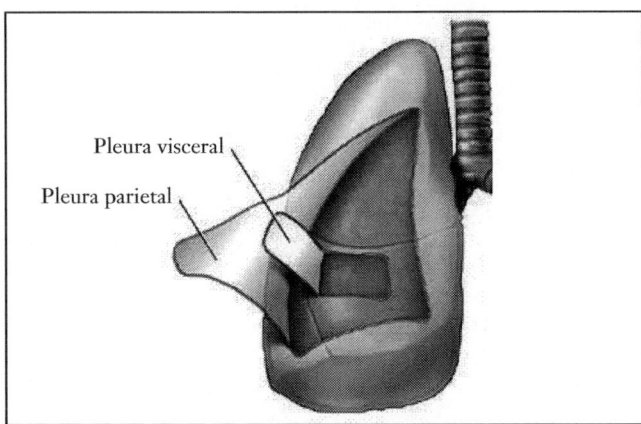

Figura 71. Vista anterior del pulmón derecho y las dos partes de la pleura.

La pleura visceral tapiza toda la superficie del pulmón, con excepción de una parte de su cara mediastínica, donde hace reflexión a la altura del hilio sobre elementos del pedículo pulmonar para convertirse en hoja parietal.

Esta línea de reflexión se continúa por debajo del hilio para constituir una formación particular: el ligamento triangular de la pleura. La pleura tapiza también normalmente las cisuras pulmonares que separan entre sí a los diferentes lóbulos del pulmón.

La pleura visceral está unida al parénquima pulmonar por una fina capa de tejido celular subpleural que se continúa en el interior del parénquima formando la trama o el intersticio del pulmón.

La pleura parietal tapiza casi totalmente la cara profunda de las partes laterales extramediastínicas de la cavidad torácica. Descansa sobre la pared por medio de una capa celular más o menos gruesa según el punto considerado, la fascia endotorácica.

En razón de la forma de la cavidad torácica se distinguen en la pleura parietal:

• Un segmento costal o pleura costal.
• Un segmento mediastínico o pleura mediastínica.
• Un segmento diafragmático o pleura diafragmática.

Estos tres segmentos se suceden unos a otros sin solución de continuidad constituyendo los fondos de saco pleurales, entre los cuales distinguimos: un fondo de saco mediastínico costal anterior, un fondo de saco costodiafragmático y, por último, un fondo de saco mediastínico diafragmático (figuras 72 y 73).

Nota: una tensión anormal por adherencias de las dos hojas de la pleura (infección y pleuresía) produce una lesión secundaria de origen visceral de la pared costal. Una disfunción somática costal o del anillo torácico repercute sobre la pleura parietal y a partir de ella sobre la función respiratoria.

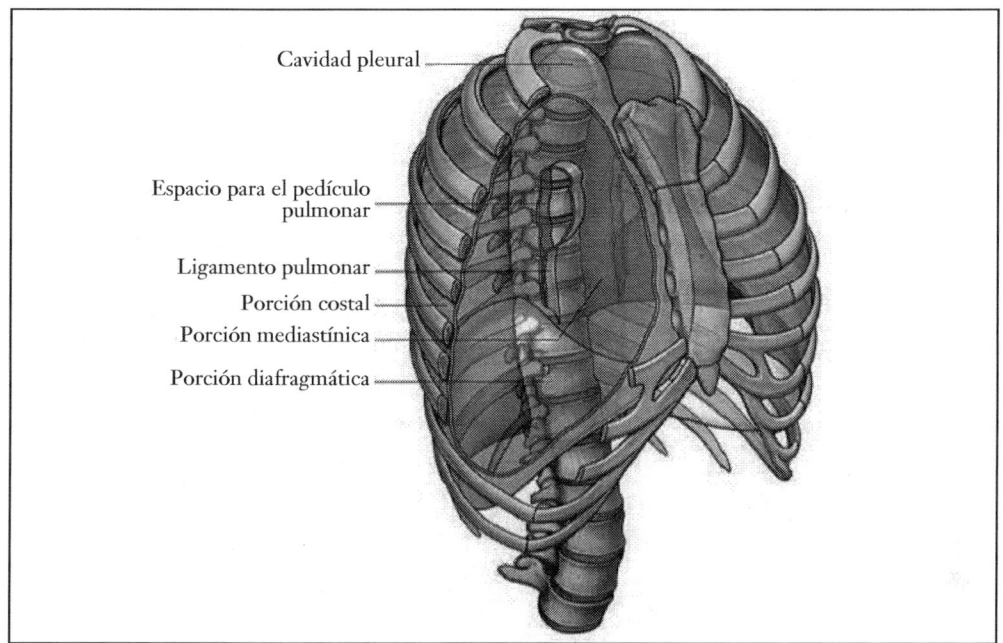

Cavidad pleural

Espacio para el pedículo pulmonar

Ligamento pulmonar

Porción costal

Porción mediastínica

Porción diafragmática

Figura 72. Segmentos pleurales

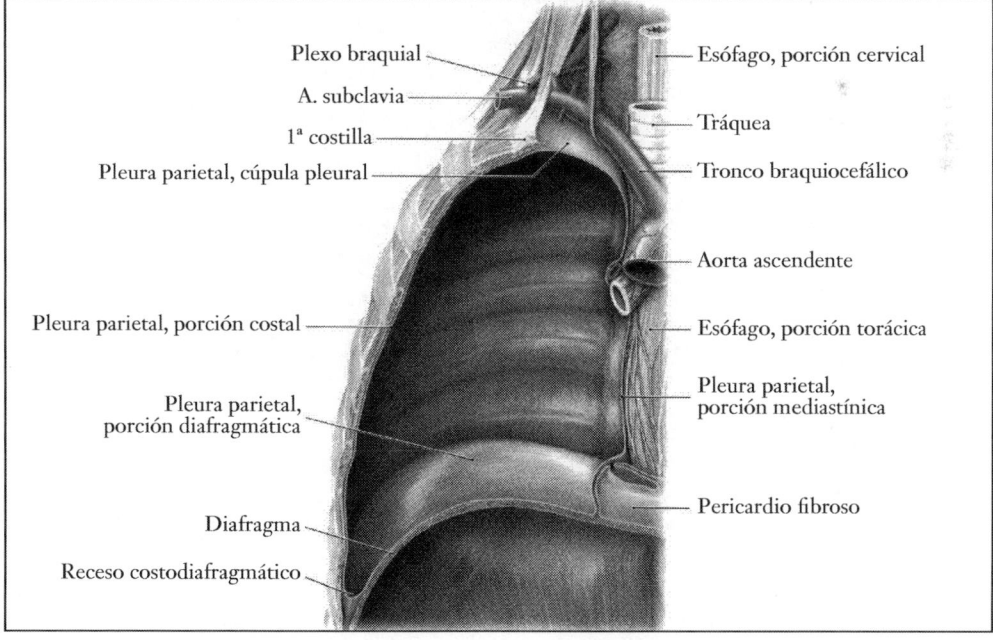

Plexo braquial

A. subclavia

1ª costilla

Pleura parietal, cúpula pleural

Pleura parietal, porción costal

Pleura parietal, porción diafragmática

Diafragma

Receso costodiafragmático

Esófago, porción cervical

Tráquea

Tronco braquiocefálico

Aorta ascendente

Esófago, porción torácica

Pleura parietal, porción mediastínica

Pericardio fibroso

Figura 73. Visión ventral de la cavidad pleural derecha abierta

Medios de unión de la pleura parietal a la fascia endotorácica

La pleura parietal descansa sobre la cara profunda de la pared torácica por medio de una capa de tejido celular, la fascia subpleural o fascia endotorácica (figura 73) , cuyo espesor y densidad varían según el nivel considerado.

Por arriba se vuelve mucho más densa; o sea, por encima de la abertura superior del tórax, y constituye el diafragma cérvico-torácico de Bourgery (membrana suprapleural), que se abomba por encima del plano de la primera costilla para formar la cúpula pleural, piso de la región supraclavicular. En el seno de este diafragma cérvico-torácico se han podido individualizar, de modo más o menos artificial, cierto número de ligamentos suspensorios de la pleura.

Nota: las disfunciones somáticas de la primera costilla pueden poner en tensión las fascias de la cúpula pleural y los ligamentos costopleurales y repercutir sobre función respiratoria, limitando así la capacidad de espiración costal.

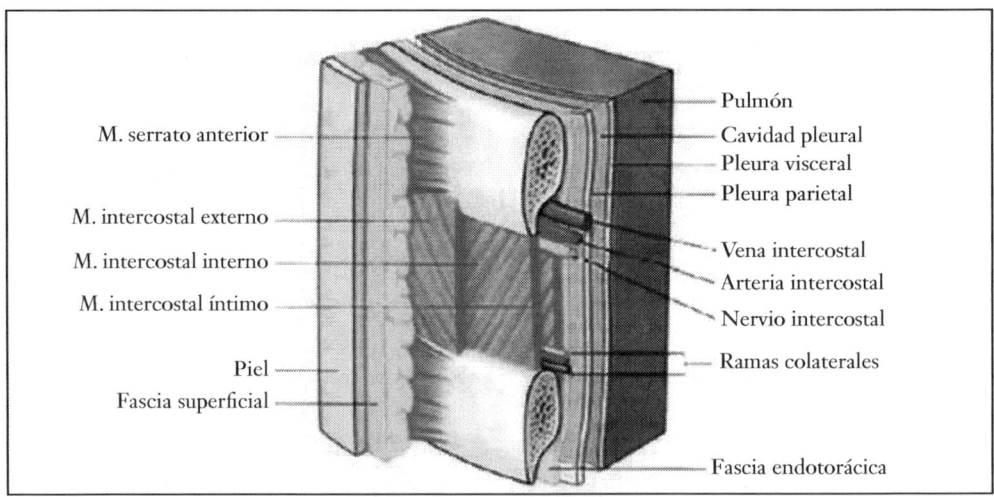

M. serrato anterior

M. intercostal externo

M. intercostal interno

M. intercostal íntimo

Piel

Fascia superficial

Pulmón

Cavidad pleural

Pleura visceral

Pleura parietal

Vena intercostal

Arteria intercostal

Nervio intercostal

Ramas colaterales

Fascia endotorácica

Figura 74. Relaciones pleurales con la fascia endotorácica

Pleura costal

Tapiza la cara profunda de las costillas y de los espacios intercostales, de los cuales está separada por una gruesa capa de fascia endotorácica.

Por delante tapiza la cara profunda de los cartílagos costales hasta el borde del esternón y se repliega hacia atrás para convertirse en pleura mediastínica. Por abajo se refleja para convertirse en pleura diafragmática.

Nota: una tensión anormal sobre la pleura afectará al contenido del tórax y repercutirá sobre el corazón y sus arterias, así como sobre el esófago.

Pleura diafragmática

Más delgada que la pleura costal, es sobre todo sumamente adherente a la cara superior de las cúpulas diafragmáticas, a las que sólo recubre en parte.

Nota: una restricción de movilidad pleural disminuye el recorrido diafragmático en la respiración; así puede repercutir sobre el pericardio y sobre las vísceras digestivas supramesocólicas.

Pleura mediastínica

Más delgada que la pleura costal, se extiende siguiendo una dirección anteroposterior desde los canales costovertebrales, por detrás, hasta la cara posterior del esternón, por delante, donde se continúa con la pleura costal a la altura del fondo de saco mediastínico costal anterior. Se moldea respecto al relieve de los órganos mediastínicos formando así una serie de pequeños fondos de saco transversales.

La pleura mediastínica forma un manguito casi circular alrededor de los elementos del pedículo pulmonar, cuyas caras anteriores, posteriores y superiores tapiza hacia afuera, a la altura del hilio; se continúa con la pleura visceral de la cara medial del pulmón.

La reflexión de la pleura mediastínica alrededor de los elementos del pedículo se continúa hasta el diafragma; constituye el ligamento triangular del pulmón.

Nota: tensiones fasciales de la pleura mediastínica pueden repercutir sobre los hilios pulmonares y sobre los elementos que los atraviesan (arterias, venas, linfáticos y bronquios).

Cúpula pleural

La pleura parietal recubre la parte superior de los pulmones y constituye así la cúpula pleural.

Se adhiere con fuerza a la fascia endotorácica mediante unas bridas conjuntivas. En esta zona, la fascia endotorácica se hace más espesa y adopta el nombre de diafragma cérvico-torácico.

Este diafragma cérvico-torácico está unido al esqueleto y a las víscera que lo rodean mediante los tres ligamentos suspensorios de la cúpula pleural. Ver figura 76.

Fondos de saco pleurales

Los pulmones no rellenan completamente la zona inferior de las cavidades pleurales.

Esto da lugar a la formación de recesos en los que ambas capas de pleura parietal se encuentran en contacto. Son espacios de reserva para la expansión de los pulmones (figura 75).

Observamos:
- El fondo de saco mediastinocostal superior. Es la unión de la parte posterior de la pleura mediastínica y de la pleura costal.
- El fondo de saco mediastinocostal anterior. Es la unión de la parte anterior de la pleura mediastínica y de la pleura costal.
- El fondo de saco mediastino-diafragmático. Es la unión de la pleura mediastínica y de la pleura diafragmática.
- El fondo de saco costodiafragmático. Es la unión de la pleura costal y de la pleura diafragmática.

Los fondos de saco están en relación con los órganos vecinos. Los pulmones se acercan a ellos durante la inspiración y se alejan durante la espiración. Debemos tener en cuenta que el borde inferior del pulmón nunca alcanza el fondo del fondo de saco costodiafragmático durante la inspiración.

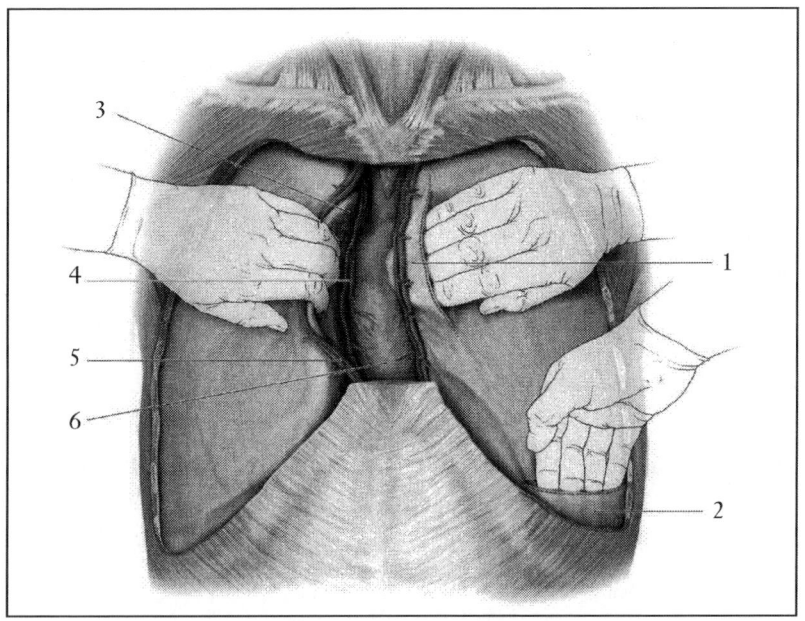

Figura 75. Recesos pleurales
1. Receso costomediastínico
2. Receso costodiafragmático
3. Pleura parietal, porción mediastínica
4. Vasos pericardicofrénicos. Nervio frénico
5. Arteria y vena torácica interna
6. Pericardio fibroso

Ligamentos suspensores de la cúpula pleural

La cúpula pleural está mantenida por "el aparato suspensor de la cúpula pleural". Este aparato suspensor no se fija sobre la pleura, sino en una "cúpula conjuntiva" que lo cubre y que forma la fascia endotorácica.

Está constituido por:

- El ligamento pleural transverso o músculo escaleno menor. Nace sobre la apófisis transversa de C7. Se dirige hacia abajo, adelante y fuera en dirección a la cúpula pleural, a la cual adhiere. Termina sobre el borde interno de la 1ª costilla.
- El ligamento costopleural. Nace del cuello de la primera costilla, se dirige hacia fuera y adelante y se adhiere a la cúpula pleural. Termina sobre la cúpula pleural o sobre la primera costilla.

- El ligamento vertebropleural. Nace de la aponeurosis prevertebral de C6 a T1; se pierde sobre la vertiente interna de la cúpula pleural.
- El escaleno anterior. Termina sobre la primera costilla y envía fibras a la cúpula pleural.

Estos ligamentos terminan en la cúpula pleural. Son denominados ligamentos suspensorios de la cúpula pleural.

La cúpula pleural recubre el vértice pulmonar y está recubierta por la fascia endotorácica (los ligamentos suspensorios se insertan en esta estructura conjuntiva). A este nivel, la pleura parietal está pegada a la cara inferior de la fascia endotorácica mediante pequeñas bridas de tejido conjuntivo.

Nota: las disfunciones somáticas de la 1ª costilla y de C6-C7-T1 pueden poner en tensión las fascias de la cúpula pleural y los ligamentos costopleurales y repercutir sobre la función respiratoria limitando la capacidad de espiración costal.

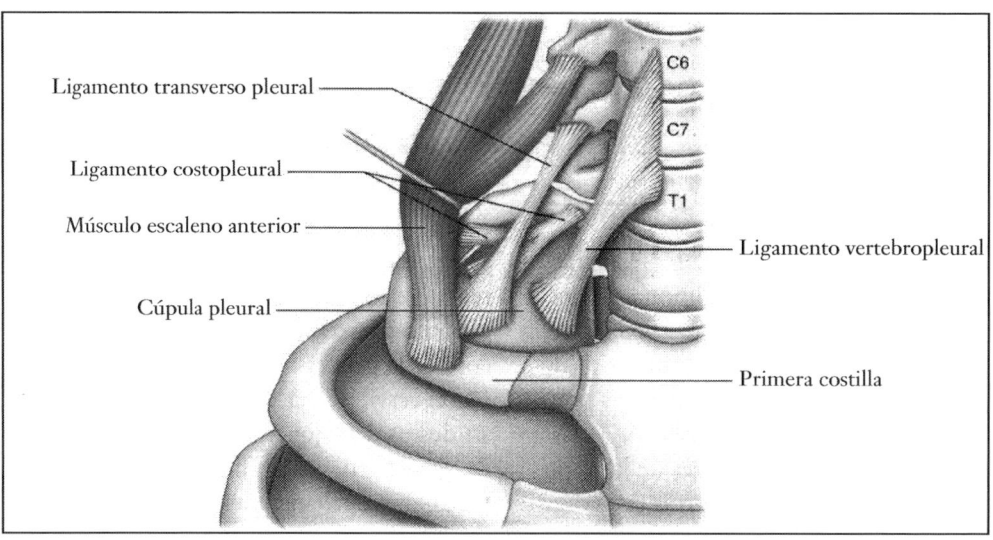

Figura 76. Aparato suspensor de la cúpula pleural
© Eléonore Lamoglia

Síntesis de las pleuras

Presentan dos hojas separadas por un espacio virtual lubricado para permitir el deslizamiento:

- La hoja interna (pleura visceral) rodea el pulmón y se desdobla en profundidad para formar las cisuras y rodear lóbulos y lobulillos.
- La hoja externa (pleura parietal) sujeta el pulmón a la periferia y permite constituir una bomba eficaz.

Sus articulaciones:
- Por dentro con el pericardio,
- Sobre su contorno la fascia endotorácica y por su intermediación la pared torácica interna,
- Abajo el diafragma,
- Arriba la fascia endotorácica y por su intermediación las fascias cervicales por los ligamentos suspensores de la pleura.

Conexiones con las Aponeurosis de las pleuras

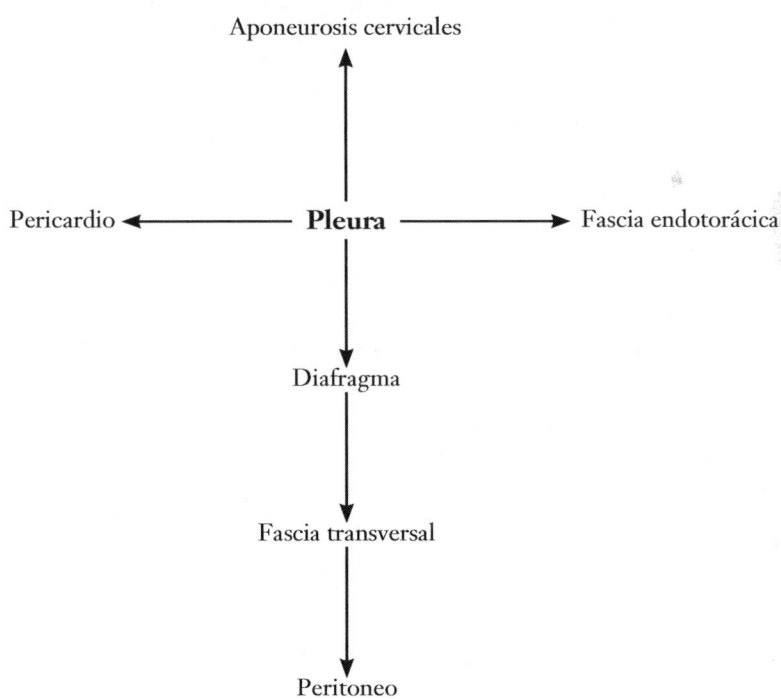

■ 5. EL MEDIASTINO

Es un compartimiento situado en el centro del tórax, entre los pulmones. En esta cavidad está el corazón, la arteria aorta, las venas cavas, las arterias y venas pulmonares, la tráquea, los bronquios principales, el esófago, el timo, los ganglios linfáticos y el conducto torácico, y los nerviosos frénicos. Está entre los dos sacos pleurales que envuelven los pulmones.

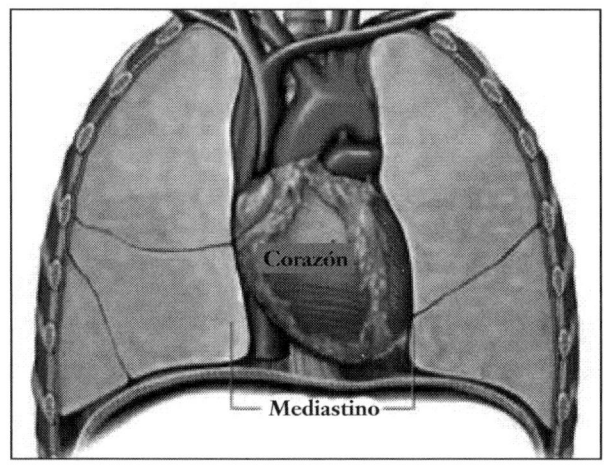

Figura 77. Mediastino

Está limitado, (figura 78):
- por delante: por las caras posteriores del esternón y de los cartílagos costales,
- por detrás: por la cara anterior de los cuerpos vertebrales y por las articulaciones costovertebrales,
- lateralmente: por la pleura mediastínica de los pulmones izquierdo y derecho,
- por debajo: por la cara superior del diafragma,
- por arriba: por la base del cuello.

Está dividido en tres partes (figura 79) que comunican entre sí:
- el mediastino anterior,
- el mediastino medio,
- el mediastino posterior.

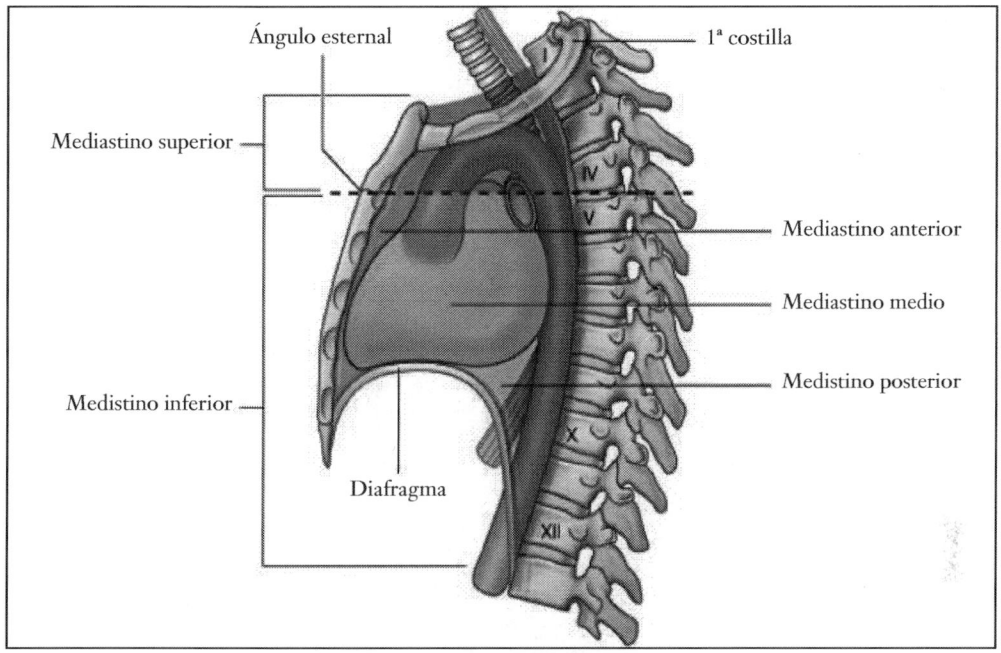

Ángulo esternal

1ª costilla

Mediastino superior

Mediastino anterior

Mediastino medio

Medistino posterior

Medistino inferior

Diafragma

Figura 78. Mediastino. Vista lateral

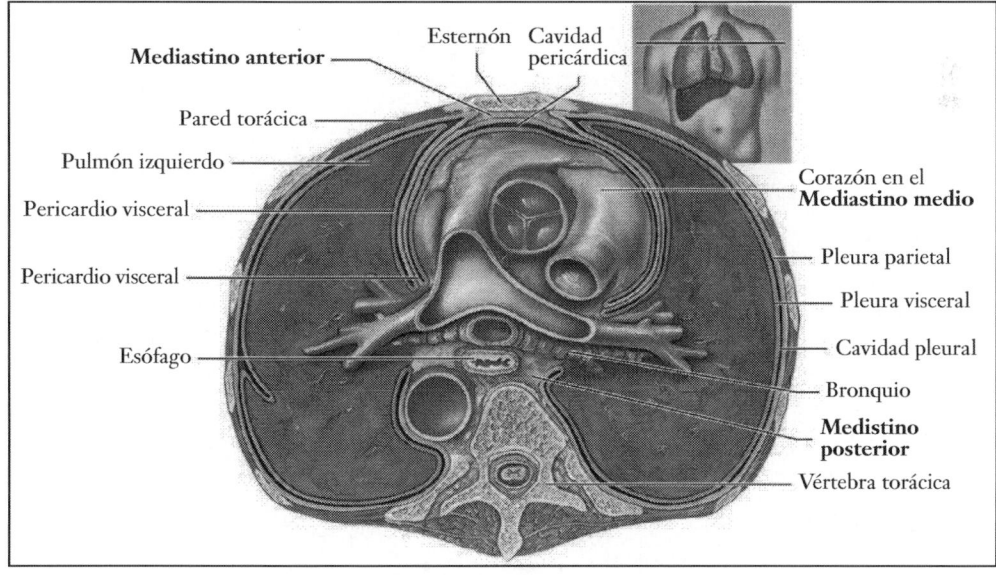

Mediastino anterior

Esternón   Cavidad
            pericárdica

Pared torácica

Pulmón izquierdo

Pericardio visceral

Pericardio visceral

Esófago

Corazón en el
Mediastino medio

Pleura parietal

Pleura visceral

Cavidad pleural

Bronquio

**Medistino
posterior**

Vértebra torácica

Figura 79. Partes del mediastino. Vista craneal

1. Mediastino anterior

El mediastino anterior contiene:
- por arriba: los grandes vasos de la base del corazón y el timo,
- por debajo: el corazón y su pericardio.

Observemos que estos órganos están envueltos en un compartimiento fibroso y conjuntivo.

Este compartimiento visceral mantiene estrechas relaciones con el sistema músculo-esquelético que está en proximidad con las cadenas fasciales.

El timo

El compartimiento del timo es una estructura fibrosa en la que se sitúa la glándula timo.

El timo está muy desarrollado hasta la edad de los dos años, para atrofiarse después de forma progresiva.

Este compartimiento está formado:
- por delante: por el ligamento esternopericárdico superior y la hoja de la ACM,
- por detrás: por la hoja profunda de la ACM y la lámina tiropericárdica.

El timo está unido a su compartimiento por zonas de adherencias denominadas ligamentos (figura 80).

Este compartimiento se inserta a su vez:
- en el manubrio mediante la continuidad del ligamento esternopericárdico superior,
- en la aponeurosis cervical media,
- en la cara anterior del saco fibroso del pericardio por el ligamento inferior (el compartimiento del timo está situado por encima del pericardio y se inserta en él mediante un ligamento inferior). Figura 81.

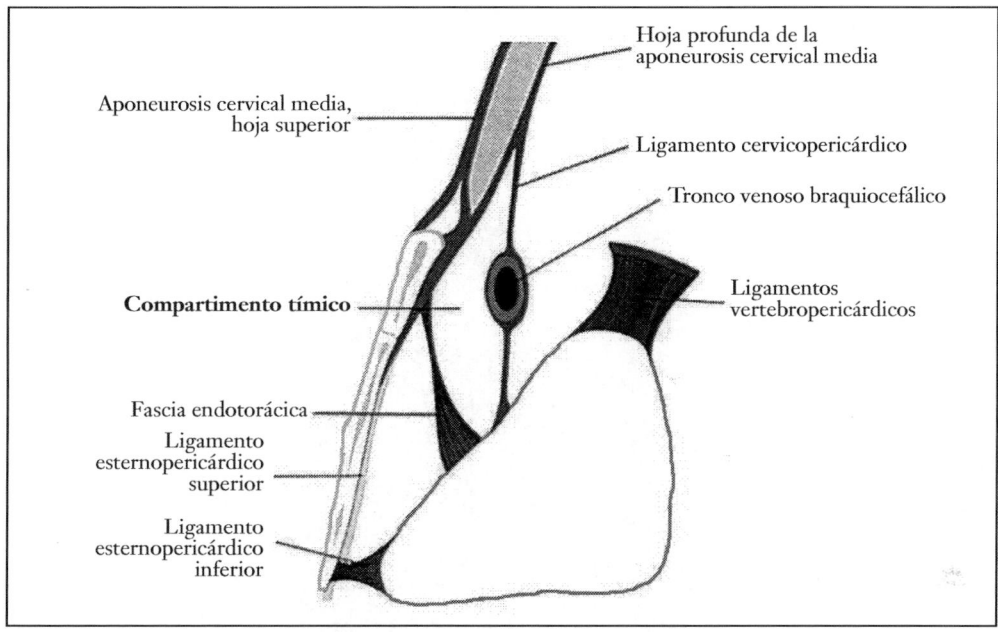

Figura 80. Compartimento del timo

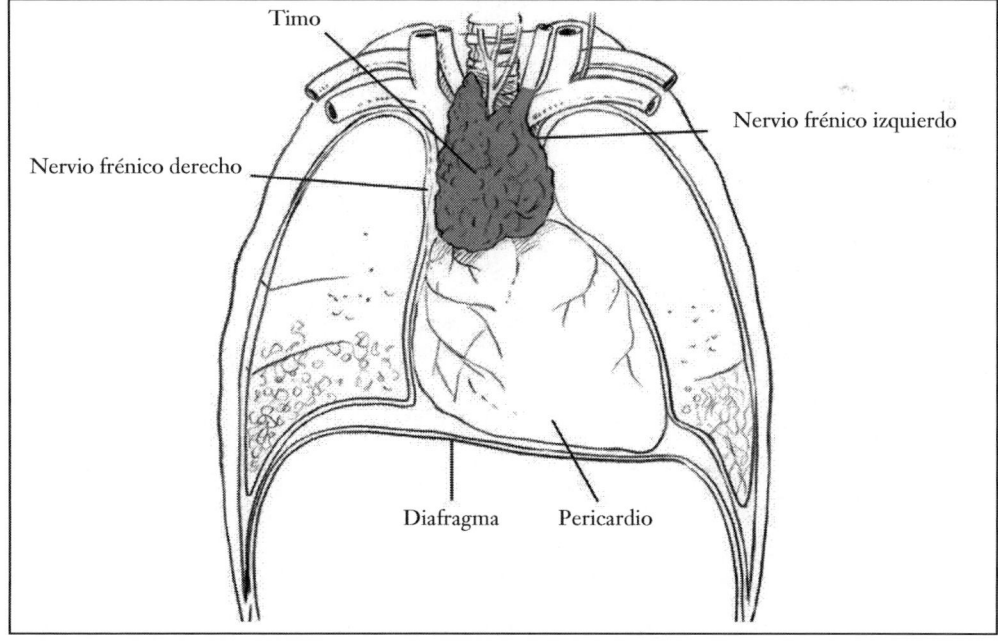

Figura 81. El timo y su relación con el pericardio

El corazón

El corazón mantiene una estrecha relación con los órganos de la cavidad torácica, pero también con las paredes de esta cavidad (figura 82).

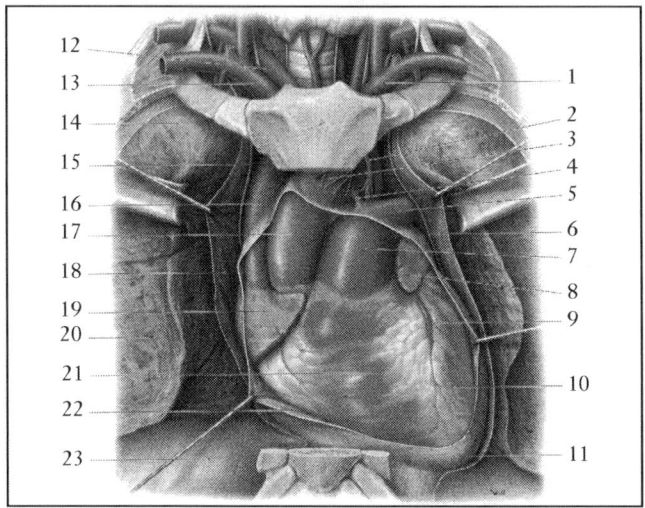

Figura 82. Apertura de la cavidad pericárdica y representación de la cara esternocostal del corazón.

1. Vena braquiocefálica izquierda
2. Nervio vago izquierdo
3. Arco aórtico
4. Ligamento arterioso
5. Arteria pulmonar izquierda
6. Nervio frénico izquierdo
7. Tronco pulmonar
8. Orejuela izquierda
9. Arteria coronaria izquierda
10. Ventrículo izquierdo
11. Vértice del corazón
12. Tronco braquiocefálico

13. Vena braquiocefálica derecha
14. Pulmón derecho, lóbulo superior
15. Nervio frénico derecho
16. Vena cava superior
17. Aorta, porción ascendente
18. Pleura parietal, porción mediastínica
19. Atrio derecho
20. Pulmón derecho, lóbulo medio
21. Ventrículo derecho
22. Pericardio fibroso
23. Pleura parietal, porción diafragmática

Su volumen corresponde al de dos puños juntos.

Su forma varia en función de:
- la contracción del miocardio,
- la configuración del tórax. Es redondeado en el recién nacido, estirado en el sujeto longilíneo y transversal en los sujetos brevilíneos (se caracteriza por ser más corto y más ancho que el tipo normal).

La cara inferior del corazón descansa sobre la hojuela anterior del centro frénico del diafragma.

La cara izquierda se corresponde con la pleura del pulmón izquierdo. En este nivel discurren el nervio frénico izquierdo y los vasos diafragmáticos superiores izquierdos.

La cara anterior se corresponde con:
- el compartimiento del timo,
- los pulmones y las pleuras que están situados en el mediastino,
- el músculo triangular del esternón,
- la placa esternocostal.

La base del corazón está dividida en dos segmentos:

1. Un segmento izquierdo que corresponde a la aurícula izquierda. Este segmento está íntimamente relacionado con el esófago.
2. El segmento derecho que corresponde a la aurícula derecha. Este segmento está en relación con la pleura y el pulmón derechos. En este nivel pasan el nervio frénico derecho y los vasos diafragmáticos superiores derechos.

Las relaciones del corazón con el contenido torácico tienen lugar a través del pericardio.

2. Mediastino medio

Divide el mediastino en una zona anterior y una zona posterior (figura 78).

El mediastino medio es especialmente una zona de paso que se sitúa entre el mediastino anterior y el mediastino posterior.

Comprende:
- la tráquea,
- los pedículos pulmonares.

Es atravesado en sentido anteroposterior por:
- el cayado de la aorta en la izquierda,
- el cayado de la vena ácigos a la derecha.

En esta región de paso están los nervios vagos, el nervio recurrente, o laríngeo superior izquierdo y los nervios cardíacos.

3. Mediastino posterior

El mediastino posterior contiene (figura 83):
- El esófago torácico.
- Los sistemas arterial, venoso, linfático y nervioso.

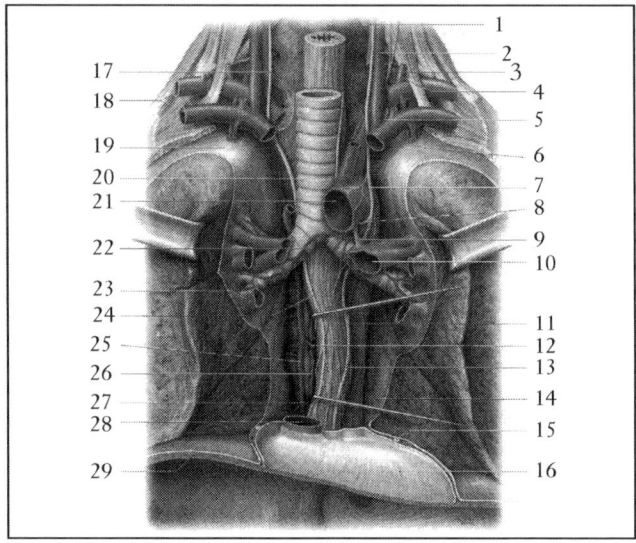

Figura 83. Mediastino posterior, visión ventral

1. Arteria carótida común izquierda
2. Vena yugular interna
3. Nervio frénico
4. Tronco tirocervical
5. Ángulo venoso izquierdo con desembocadura del conducto torácico
6. Arteria y venas torácicas internas
7. Nervio vago izquierdo
8. Nervio laríngeo recurrente
9. Ligamento arterioso
10. Arteria pulmonar izquierda
11. Esófago
12. Vena hemiácigos
13. Tronco vagal anterior
14. Pleura parietal, porción mediastínica
15. Nervio frénico, vasos pericardiofrénicos
16. Pericardio fibroso
17. Nervio vago derecho
18. Arteria y venas subclavias
19. Pleura parietal, porción cervical
20. Tráquea
21. Arco aórtico
22. Arteria bronquial
23. Venas pulmonares
24. Tronco vagal posterior
25. Tronco simpático derecho
26. Conducto torácico
27. Vena ácigos
28. Vena cava inferior
29. Diafragma

6. PROYECCIÓN TOPOGRÁFICA NORMAL DE LOS PULMONES

Los vértices se encuentran de 3 a 5 cm sobre las clavículas y están en relación con un triángulo limitado por el esternocleidomastoideo por delante, la clavícula por debajo y el trapecio por detrás. Por la parte posterior los vértices pulmonares no sobrepasan la cavidad torácica, que corresponden a C7.

Los bordes anteriores, partiendo de los vértices, son primeramente convergentes; se encuentran en los lados derecho e izquierdo a la altura del ángulo de Luis; descienden luego verticalmente por detrás del esternón muy próximos hasta la inserción de la 1ª a la 4ª costilla; el borde derecho sobrepasa la línea media y llega hasta la inserción de la 5ª costilla y después se encurva paulatinamente y llega al borde de la 6ª costilla detrás del esternón.

El borde izquierdo llega a la altura del cuarto cartílago costal, se dirige hacia fuera hasta la línea paraesternal, corre después verticalmente hasta la 6ª costilla, en donde se hace inferior, formando así una escotadura que se llama "escotadura cardíaca".

Los bordes inferiores pulmonares se dirigen desde la parte anterior oblicuamente hacia abajo y detrás; sus relaciones son:

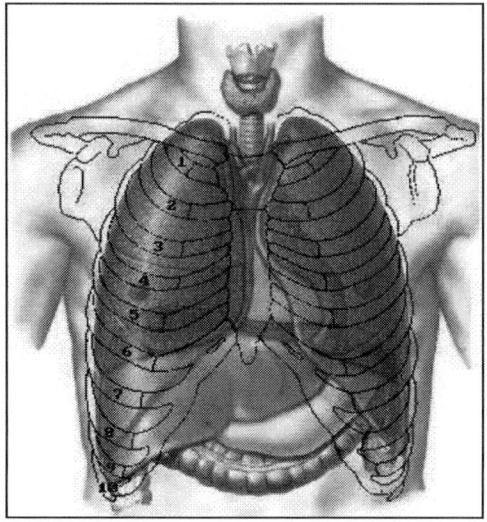

Figura 84. Proyección topográfica de pulmones y pleura. Vista anterior

- En la línea mamaria, borde superior de la 7ª costilla
- En la línea axilar, 8ª costilla
- En la línea escapular, 9ª costilla, y terminan a la altura de la apófisis espinosa de la T11

Los bordes posteriores pulmonares descienden paralelamente por los lados de la columna vertebral desde T1 hasta T11.

Hay dos cisuras y tres lóbulos en el pulmón derecho y una sola cisura y dos lóbulos en el pulmón izquierdo:

- Las cisuras parten por detrás a la altura de la T3 a la altura de la espina de la escápula y se dirigen oblicuamente hacia abajo y adelante; la cisura derecha al llegar a la línea axilar (a la altura de la 4º costilla) se bifurca en una cisura superior que sigue casi horizontal y termina en el borde anterior del pulmón derecho a la altura del 4º cartílago costal.
- La cisura inferior de la pleura sigue un trayecto análogo al de la cisura izquierda y terminan ambas en los bordes inferiores pulmonares respectivos, entre la 6ª y la 7ª costillas y en la línea mamaria.

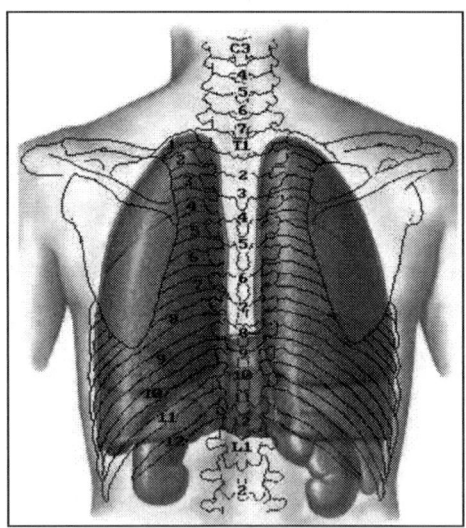

Figura 85. Proyección topográfica de pulmones y pleura. Vista posterior

7. FISIOLOGÍA DE LA RESPIRACIÓN

El proceso de intercambio de oxígeno (O_2) y dióxido de carbono (CO_2) entre la sangre y la atmósfera, recibe el nombre de respiración externa. El proceso de intercambio de gases entre la sangre de los capilares y las células de los tejidos en donde se localizan esos capilares se llama respiración interna.

El proceso de la respiración externa puede dividirse en 4 etapas principales:

- La ventilación pulmonar o intercambio del aire entre la atmósfera y los alvéolos pulmonares mediante la inspiración y la espiración.
- La difusión de gases o paso del oxígeno y del dióxido de carbono desde los alvéolos a la sangre y viceversa, desde la sangre a los alvéolos.
- El transporte de gases por la sangre y los líquidos corporales hasta llegar a las células y viceversa.
- La regulación del proceso respiratorio. Control neurológico, control químico y control no químico.

1. Mecánica respiratoria

El intercambio de oxígeno y de dióxido de carbono (hematosis) tiene lugar entre los alvéolos y los capilares del pulmón a través de la membrana alveolocapilar, que es semipermeable.

La ventilación pulmonar es la primera etapa del proceso de la respiración y consiste en el flujo de aire hacia adentro y hacia afuera de los pulmones, es decir, en la inspiración y en la espiración (figura 86). Con la inspiración, el aire ingresa a los pulmones porque la presión dentro de ellos es menor a la presión atmosférica.

El flujo de aire hacia adentro y hacia afuera de los pulmones depende de la diferencia de presión producida por una bomba. Los músculos respiratorios constituyen esta bomba y cuando se contraen y se relajan crean gradientes de presión.

Las presiones en el sistema respiratorio pueden medirse en los espacios aéreos de los pulmones (presión intrapulmonar) o dentro del espacio pleural (presión intrapleural). Debido a que la presión atmosférica es relativamente constante, la presión en los pulmones debe ser mayor o menor que la presión atmosférica para que el aire pueda fluir entre el medio ambiente y los alvéolos.

Durante la inspiración, la contracción del diafragma y de los músculos inspiratorios da lugar a un incremento de la capacidad de la cavidad torácica, con lo que la presión intrapulmonar se hace ligeramente inferior con respecto a la atmosférica, lo que hace que el aire entre en las vías respiratorias. Durante la espiración, los músculos respiratorios se relajan y vuelven a sus posiciones de reposo. A medida que esto sucede, la capacidad de la cavidad torácica disminuye con lo que la presión intrapulmonar aumenta con respecto a la atmosférica y el aire sale de los pulmones.

Como los pulmones son incapaces de expandirse y contraerse por sí mismos, tienen que moverse en asociación con el tórax. Los pulmones están "pegados" a la caja torácica por el líquido pleural que se encuentra entre las dos hojas pleurales, la visceral y la parietal (es lo mismo que sucedería con dos láminas de cristal unidas entre por una fina capa de líquido, es imposible separar entre sí esas dos láminas de cristal, a no ser que se deslicen una sobre otra). La presión intrapleural, del espacio intrapleural, es inferior a la atmosférica y surge durante el desarrollo, a medida que la caja torácica con su capa pleural asociada crece más rápido que el pulmón con su capa pleural asociada. Las dos hojas pleurales se mantienen juntas por el líquido pleural, de modo que los pulmones elásticos son forzados a estirarse para adaptarse al mayor volumen de la caja torácica. Al mismo tiempo, sucede que la fuerza elástica tiende a llevar a los pulmones a su posición de reposo, lejos de la caja torácica. La combinación de la fuerza de estiramiento hacia fuera de la caja torácica y la fuerza elástica de los pulmones hacia adentro, crea una presión intrapleural negativa, lo que significa que es inferior a la presión atmosférica. No hay que olvidar que la cavidad pleural está cerrada herméticamente, de modo que la presión intrapleural nunca se puede equilibrar con la presión atmosférica.

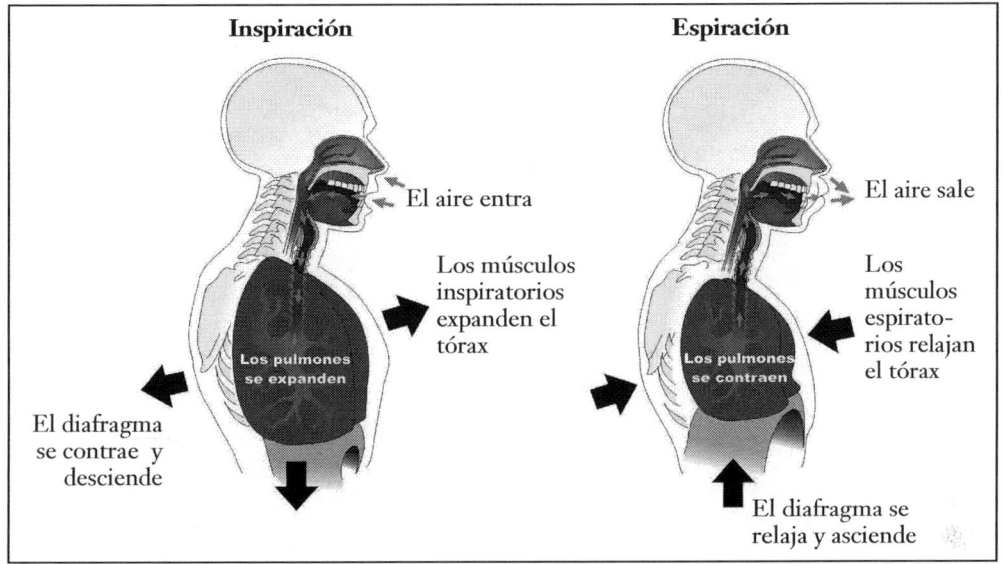

Inspiración

El aire entra

Los músculos inspiratorios expanden el tórax

Los pulmones se expanden

El diafragma se contrae y desciende

Espiración

El aire sale

Los músculos espiratorios relajan el tórax

Los pulmones se contraen

El diafragma se relaja y asciende

Figura 86. La inspiración y la espiración

La inspiración

Se contraen el diafragma, los músculos intercostales externos, los serratos anteriores y los pectorales. La cavidad torácica se expande. Los pulmones se dilatan al entrar aire oxigenado. Tras la inspiración, el oxígeno llega a los alvéolos y pasa a los capilares arteriales.

La espiración

Intervienen los músculos intercostales internos, los oblicuos abdominales y el recto abdominal. El diafragma, los músculos pectorales y los intercostales externos se relajan. La cavidad torácica se reduce en volumen. Los pulmones se contraen al salir aire desoxigenado. Con la espiración el aire sale de los pulmones porque la presión en los alvéolos es mayor que la atmosférica.

La inspiración es un proceso activo, ya que necesita del trabajo muscular. Antes de cada inspiración, la presión intrapulmonar es casi igual a la existente en la atmósfera. La espiración es un fenómeno pasivo, que sólo depende de la elasticidad de los pulmones. Antes de cada espiración, la presión intrapulmonar es mayor a la atmosférica.

Tabla 7. Movimiento de gases durante la respiración

Ingreso de gases en la inspiración	Expulsión de gases en la espiración
21 % de oxígeno	16 % de oxígeno
78 % de nitrógeno	78 % de nitrógeno
0,03 % de dióxido de carbono	4 % de dióxido de carbono
< de 1 % de vapor de agua	1 % de vapor de agua

2. Hematosis

Es el proceso por el cual el oxígeno del aire inspirado pasa a la sangre y se intercambia con el dióxido de carbono que es impulsado de la sangre a los alvéolos para ser eliminado con la espiración al exterior (figura 87). La hematosis se rige cumpliendo con la ley de los gases, ya que la difusión se produce desde un lugar de mayor a otro de menor concentración. La hematosis se produce a nivel de los alvéolos (respiración externa) y de las células de todos los tejidos (respiración interna o celular).

El aire inspirado, con alta carga de oxígeno, atraviesa por difusión simple la membrana alveolocapilar y llega a la sangre, que tiene menos concentración. El pasaje de oxígeno desde los alvéolos a los capilares arteriales es favorecido por la presencia de la hemoglobina presente en los glóbulos rojos. Cuando la sangre abandona los pulmones transporta el 97 % de oxígeno en forma de oxihemoglobina, quedando un 3 % disuelto en el plasma. Una molécula de hemoglobina se une a cuatro de oxígeno en forma reversible.

$$Hb + 4 O_2 \qquad Hb (O_2)4$$

El dióxido de carbono formado por el metabolismo celular es volcado a la sangre venosa y captado por los glóbulos rojos. Una parte se transforma en ácido carbónico, que rápidamente se ioniza formando bicarbonato y protones. El resto es llevado hacia los pulmones en forma de carbohemoglobina. La sangre que llega a los pulmones tiene más concentración de dióxido de carbono que el aire inspirado, con lo cual pasa a los alvéolos y es eliminado del organismo con la espiración.

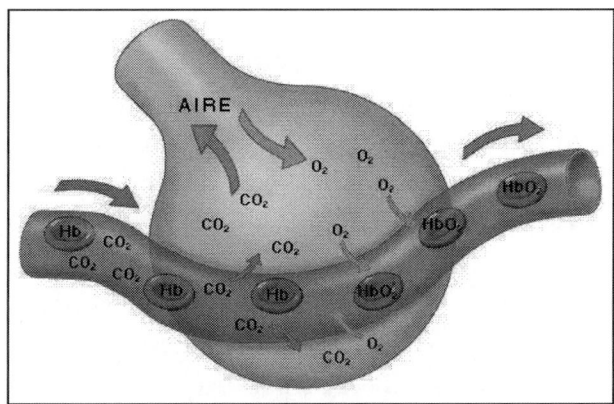

Figura 87. Hematosis. Es la difusión del O_2 desde los alvéolos a los capilares y el paso de CO_2 desde los capilares al alvéolo.

3. Frecuencia respiratoria

Es la cantidad de veces que se realiza un ciclo respiratorio por minuto, es decir, cuantas inspiraciones seguidas de espiraciones se producen en ese lapso de tiempo. En condiciones normales los humanos tienen una frecuencia respiratoria de 12 a 18 ciclos por minuto, valor que depende de la edad y del estado físico.

4. Volúmenes respiratorios

Un método simple para estudiar la ventilación pulmonar consiste en registrar el volumen de aire que entra y sale de los pulmones, es lo que se llama realizar una espirometría. Se ha dividido el aire movido en los pulmones durante la respiración en 4 volúmenes diferentes y en 4 capacidades diferentes.

1. *Volumen corriente (VC):* es el volumen de aire inspirado o espirado con cada respiración normal. El explorador dice al paciente: "respire tranquilamente". En un varón adulto es de unos 500 ml.
2. *Volumen de reserva inspiratorio (VRI):* es el volumen extra de aire que puede ser inspirado sobre el del volumen corriente. El explorador dice al paciente: "inspire la mayor cantidad de aire que usted pueda". En un varón adulto es de unos 3000 ml.

3. Volumen residual (VR): este volumen no puede medirse directamente como los anteriores. Es el volumen de aire que permanece en los pulmones al final de una espiración forzada, no puede ser eliminado ni siquiera con una espiración forzada y es importante porque proporciona aire a los alvéolos para que puedan airear la sangre entre dos inspiraciones. En un varón adulto es de unos 1200 ml.

4. Volumen de reserva espiratorio (VRE): es el volumen de aire que puede ser espirado en una espiración forzada después del final de una espiración normal. El explorador dice al paciente: "expulse la mayor cantidad de aire que usted pueda". En un varón adulto es de unos 1100 ml.

Las CAPACIDADES PULMONARES son combinaciones de 2 o más volúmenes.

1. Capacidad inspiratoria (CI): es la combinación del volumen corriente más el volumen de reserva inspiratoria (VC + VRI). Es la cantidad de aire que una persona puede inspirar comenzando en el nivel de espiración normal y distendiendo los pulmones lo máximo posible. En un varón adulto es de unos 3500 ml.

2. Capacidad residual funcional (CRF): es la combinación del volumen de reserva espiratorio más el volumen residual (VRE + VR). En un varón adulto es de unos 2300 ml.

3. Capacidad vital (CV): es la combinación del volumen de reserva inspiratorio más el volumen corriente más el volumen de reserva espiratorio (VRI + VC + VRE). Es la cantidad máxima de aire que una persona puede eliminar de los pulmones después de haberlos llenado al máximo. El explorador dice al paciente: "inspire todo el aire que pueda y después espire todo el aire que pueda". La medición de la capacidad vital es la más importante en la clínica respiratoria para vigilar la evolución de los procesos pulmonares. En un varón adulto es de unos 4600 ml.

En esta prueba se valora mucho la primera parte de la espiración, es decir, la persona hace un esfuerzo inspiratorio máximo y a continuación espira tan rápida y completamente como puede. El volumen de aire exhalado en el primer segundo, bajo estas condiciones, se llama volumen espiratorio forzado en un segundo (FEV1, siglas en inglés). En adultos sanos el FEV1 es de alrededor del 80 % de la capacidad vital, es decir, que el 80 % de la capacidad vital se puede espirar forzadamente en el primer segundo. El FEV1 constituye una medida muy importante para examinar la evolución de una serie de enfermedades pulmonares. En las enfermedades pulmonares obstructivas, por ejemplo, el FEV1 está disminuido

4. Capacidad pulmonar total (CPT): es la combinación de la capacidad vital más el volumen residual (CV + VR). Es el volumen máximo de aire que contienen los pulmones después del mayor esfuerzo inspiratorio posible. En un varón adulto es de unos 5800 ml.

5. Regulación o control de la respiración

La respiración se realiza a consecuencia de la descarga rítmica de neuronas motoras situadas en la médula espinal que se encargan de inervar los músculos inspiratorios. A su vez, estas motoneuronas espinales están controladas por 2 mecanismos nerviosos separados pero interdependientes:

1. Un sistema VOLUNTARIO, localizado en la corteza cerebral, por el que el ser humano controla su frecuencia y su profundidad respiratoria voluntariamente, por ejemplo al tocar un instrumento o al cantar.

2. Un sistema AUTOMÁTICO O INVOLUNTARIO, localizado en el tronco del encéfalo que ajusta la respiración a las necesidades metabólicas del organismo, es el centro respiratorio (CR) cuya actividad global es regulada por 2 mecanismos, un control químico motivado por los cambios de composición química de la sangre arterial: dióxido de carbono [CO_2], oxígeno [O_2] e hidrogeniones [$H+$] y un control no químico debido a señales provenientes de otras zonas del organismo.

En el **control químico,** la actividad respiratoria cíclica está controlada por las neuronas espacializadas que constituyen el centro respiratorio (CR). Sin embargo, la actividad de estas neuronas esta sujeta a una modulación continuada dependiendo de los niveles de gases en la sangre arterial:

• Efecto de la concentración de O_2 en la sangre arterial. En el organismo existen unos receptores químicos especiales llamados

quimiorreceptores periféricos que se encargan de percibir cambios en la composición química de la sangre arterial.
- Efecto de las concentraciones de dióxido de carbono (CO_2) e hidrogeniones ($H+$) en la sangre arterial. El controlador químico más importante de la ventilación pulmonar es el dióxido de carbono, a través de quimiorreceptores centrales del tronco del encéfalo que son sensibles a la concentración de $H+$ en el líquido cefalorraquídeo.

El **control no químico**, se produce mediante:

1. Receptores especiales de sensibilidad profunda o propioceptores:
- Receptores de estiramiento en los pulmones que son estimulados cuando los pulmones se estiran en exceso, y envían impulsos al centro respiratorio (CR) para disminuir la ventilación. Se trata de un mecanismo protector pulmonar.
- Receptores en las articulaciones que son estimulados durante el ejercicio, y envían impulsos al CR para aumentar la frecuencia respiratoria. ¡Ojo¡ incluso los movimientos pasivos de las extremidades incrementan varias veces la ventilación pulmonar.

2. Por actividad del centro vasomotor (CVM) que controla la vasoconstricción periférica y la actividad cardíaca. Si aumenta la actividad del CVM también aumenta la actividad del CR, como sucede en el caso de una hipotensión.

3. Por aumento de la temperatura corporal (T^a) que también provoca un aumento de la ventilación alveolar, por un efecto indirecto ya que al aumentar la T^a, aumenta el metabolismo celular y, como consecuencia, la concentración de dióxido de carbono y, por tanto, la ventilación alveolar, y también por un efecto estimulante directo de la temperatura sobre las neuronas del CR.

6. Respiración fetal

El intercambio de oxígeno y de dióxido de carbono entre la sangre fetal y la sangre materna se realiza a través de la placenta. Los gases se movilizan por difusión simple desde un lugar de mayor concentración a otro de menor concentración (ley de gases). La placenta controla las presiones parciales de los gases en la sangre del feto, para impedir que el centro respiratorio del mismo se estimule ante la carencia o aumento de alguno de ellos.

7. Respiración del recién nacido

A medida que la gestación avanza disminuye la actividad de la placenta, con lo cual el aporte de oxígeno se reduce paulatinamente hasta cesar por completo al momento del nacimiento. En ese instante aumenta la presión parcial de dióxido de carbono, con lo cual se estimula por primera vez el centro respiratorio del neonato que responde con una inspiración. Los pulmones se insuflan, se dilata el tórax y se crea una presión negativa intrapleural que irá en aumento al desarrollarse la cavidad torácica, hecho que sucede más rápido que el propio crecimiento de los pulmones.

A los siete meses de gestación, el sistema respiratorio del feto posee todas las estructuras necesarias capaces de iniciar la respiración ante un eventual parto prematuro.

8. La tos

Es un mecanismo de acción voluntaria o involuntaria donde se expulsa de manera violenta el aire contenido en los pulmones. Tiene por finalidad mantener despejadas las vías respiratorias. No obstante, es un signo de enfermedad del sistema respiratorio (faringitis, laringitis, bronquitis, neumonía, gripe, tuberculosis, etc.) y de causas extra-respiratorias (trastornos cardíacos, tumores de esófago, etc.).

El mecanismo de la tos se inicia con una inspiración profunda y cierre de la glotis (porción más estrecha de la luz laríngea). Se producen contracciones de los músculos torácicos, hecho que provoca aumento de presión dentro de los pulmones respecto de la atmósfera. La glotis se abre de repente y se produce un típico sonido a raíz de la brusca salida de aire.

Nota: la 5ª costilla derecha puede estar en lesión.

9. La expectoración

Es el desprendimiento y expulsión, a través de la tos, de las flemas y secreciones que se depositan en las vías respiratorias. El color del contenido expectorado resulta ser de importancia clínica. Cuando es blanquecino es de tipo mucoso, verde amarillento mucopurulento, verdoso purulento y rojizo implica expectoración hemorrágica.

10. El estornudo

Es un acto reflejo debido a numerosos factores que provocan irritación de la mucosa nasal. El estornudo se inicia con una inspiración manifiesta seguida por una violenta y sonora expulsión de aire de los pulmones. Se acompaña con un movimiento hacia delante de la cabeza. Dentro de los factores que desencadenan la necesidad de estornudar están los estados alérgicos, los ambientes con mucho polvo, el polen de las flores, el pelo de algunos animales, los productos tóxicos como el amoniaco y determinadas enfermedades infecciosas como los resfriados y los estados gripales.
Nota: la 5ª costilla derecha puede estar en lesión.

11. El bostezo

Es un acto no controlado donde ingresa aire por la boca hacia los pulmones a través de una amplia separación de los huesos maxilares, seguida de la eliminación de una cantidad algo menor de aire por la misma vía con cierre de la cavidad bucal. En general, se acompaña de un leve lagrimeo. Duran alrededor de tres segundos y suelen ser contagiosos entre humanos.

Las causas del bostezo no son aún del todo claras. Entre las numerosas hipótesis se cree que sirve para regular la temperatura del cuerpo, como también señalar determinados comportamientos anímicos en especies animales gregarias, donde el bostezo indicaría cansancio al grupo familiar, sincronizando así los patrones del sueño. En general, se acepta que el bostezo es un indicador de aburrimiento, agotamiento, estrés y rechazo.

12. El hipo

Son contracciones espasmódicas e involuntarias del diafragma, debido a la irritación del nervio frénico. Este nervio es el responsable de la contracción y relajación del músculo diafragmático. El hipo o singulto produce una súbita inspiración y cierre de la glotis, con un sonido característico. Las causas de esta manifestación son diversas, entre ellas la ingestión muy rápida de alimentos, de bebidas gaseosas y muy frías, consumo elevado de alcohol, tabaquismo, etc. Otras causas se deben al estrés, la ansiedad, por una distensión gástrica y durante el embarazo.

La mayoría de las veces el hipo es pasajero. Una forma de detenerlo es efectuando una inspiración profunda y reteniendo el aire en los pulmones el mayor tiempo posible. Ello produce aumento del dióxido de carbono en la sangre inhibiendo las contracciones.

Si el hipo se manifiesta de manera persistente puede que sea uno de los signos de una enfermedad severa, con lo cual la consulta médica es imperiosa.

8. EL MÚSCULO DIAFRAGMA

El diafragma es el músculo más importante para el osteópata, por lo que hemos de conocer en profundidad su anatomía, fisiología y relaciones patológicas a nivel vertebral, visceral, vascular, neurológico y emocional, como iremos viendo en este libro así como en otros de esta misma colección.

El **diafragma** es un tabique músculo-tendinoso que separa la cavidad torácica de la abdominal. Forma, por lo tanto, el suelo de la cavidad torácica.

El origen del diafragma está en la salida del tórax y consta de tres partes: esternal, costal y lumbar.

- **Origen esternal:** consiste en dos bandas o lengüetas carnosas que salen de la cara posterior del apéndice xifoides.
- **Origen costal:** consiste en bandas carnosas que se entrelazan con las bandas de origen del músculo transverso del abdomen. Estas bandas salen de las superficies interiores de los cartílagos costales

y partes adyacentes de las 6 últimas costillas, tanto del lado derecho como del izquierdo.

- **Origen lumbar:** consiste en un pilar derecho y otro izquierdo, y unos arcos costolumbares interno y externo a derecha e izquierda. Los pilares tendinosos se entrecruzan con el ligamento longitudinal anterior de la columna vertebral y se insertan en las caras anteriores de los cuerpos vertebrales lumbares y discos intervertebrales correspondientes.

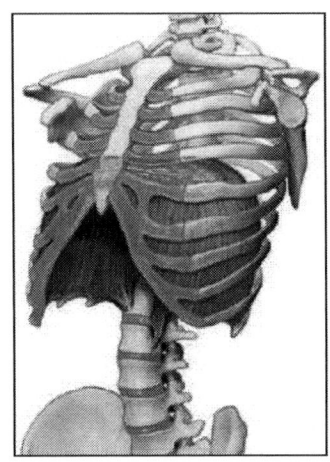

Figura 88. Músculo diafragma

El pilar derecho se inserta en la cara anterior de T12, L1, L2, y L3. A veces desciende hasta la 4ª vértebra lumbar y sobre los discos intervertebrales correspondientes.

El pilar izquierdo se inserta sobre T12, L1, L2 y sus discos correspondientes. A veces desciende hasta la 3ª vértebra lumbar.

Dos pilares accesorios, situados a la derecha e izquierda de los precedentes, se insertan en la cara lateral del cuerpo vertebral de la 2ª lumbar y del disco L1-L2. Tienen su origen en dos arcos, formados por el ligamento arqueado medial, que se conoce también como arco del psoas, y el ligamento arqueado lateral, también llamado arco del cuadrado lumbar.

El arco del psoas se extiende hasta la 2ª lumbar y el del cuadrado lumbar desde el proceso costal de la 1ª lumbar a la 12ª costilla. Bajo estos arcos tendinosos se observan el psoas y el cuadrado lumbar.

Inserción: en el centro frénico (tendón central del diafragma), que es el entrelanzamiento de los tendones terminales de los fascículos musculares periféricos, originados en la circunferencia inferior del tórax.

Constituye una lámina fibrosa brillante y nacarada. Tiene la forma de un trébol de tres hojas.

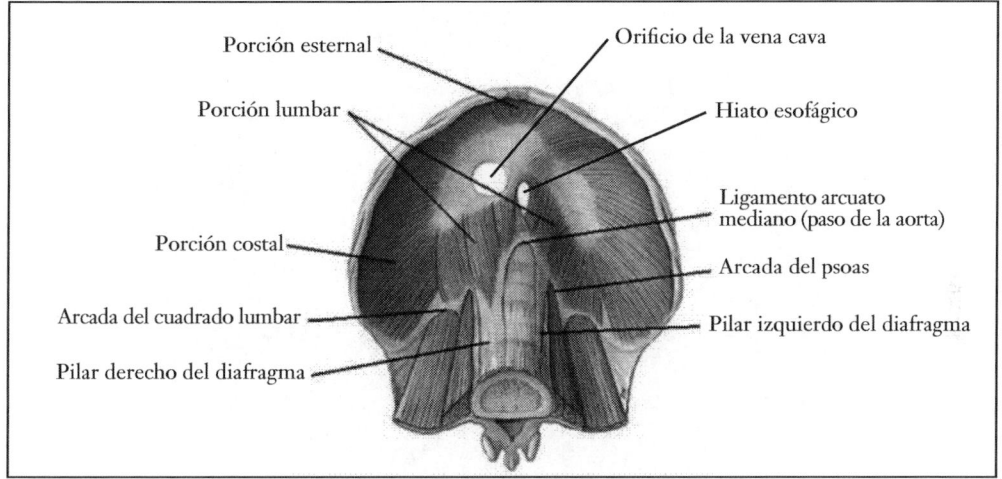

Figura 89. Los pilares del diafragma

Hiatos del diafragma

Sirven de pasaje para los elementos que van del tórax al abdomen o viceversa (figura 90). Se distinguen tres orificios principales:

1. **Orificio de la aorta.** De naturaleza fibrosa e inextensible, se sitúa medialmente al nivel de T12. Por detrás de la aorta se encuentra una almohadilla adiposa. Por este orificio transcurren la porción descendente de la aorta y el conducto torácico

2. **Orificio esófagico.** Está delante, arriba y a la izquierda del orificio aórtico. Enteramente muscular, es contráctil y se proyecta frente a T10. Por él transcurren el esófago y los dos nervios vagos, el derecho detrás y el izquierdo delante del esófago. En el hiato esofágico se asientan numerosas hernias (hiatales).

3. **Orificio de la vena cava.** De naturaleza fibrosa conjuntiva, es deformable, situándose a nivel de T9 a la derecha. Es el más grande delos orificios del diafragma. Por él pasa la vena cava y la rama

frenicoabdominal del nervio frénico derecho (la rama frenicoabdominal izquierda para a través de la musculatura).

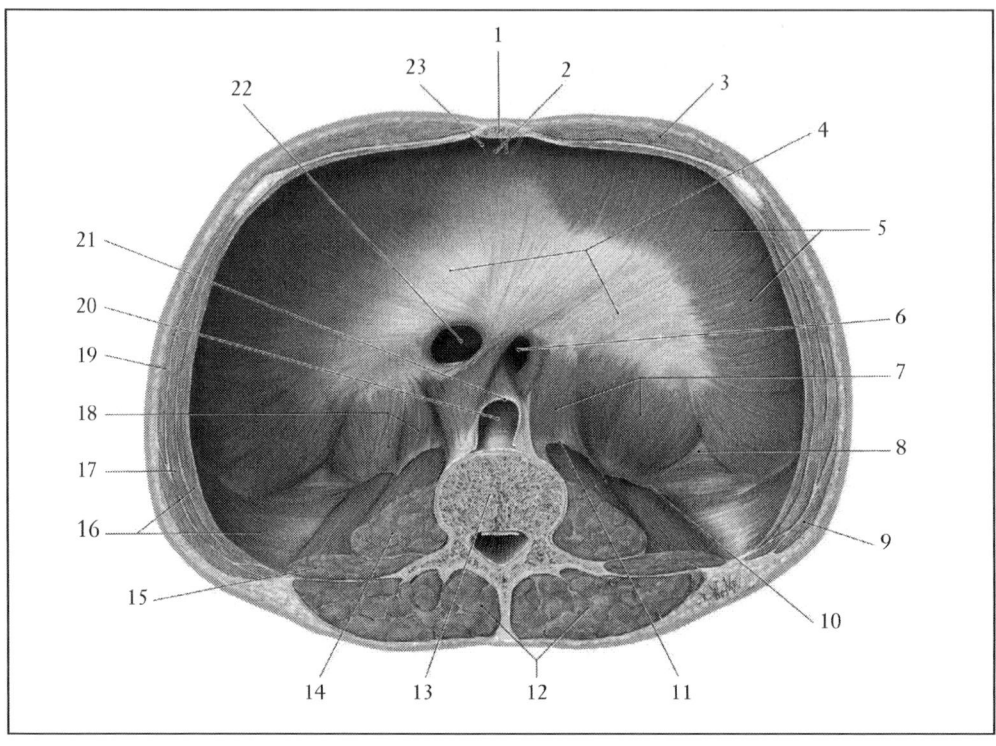

Figura 90. Vista caudal del diafragma
1. Esternón. 2. Porción esternal del diafragma. 3. Músculo recto del abdomen. 4. Centro tendinoso. 5.
Porción costal del diafragma. 6. Hiato esofágico. 7. Porción lumbar del diafragma, pilar izquierdo. 8.
Triángulo lumbocostal (triángulo de Bochdalek). 9. Músculo dorsal ancho. 10. Ligamento arqueado
lateral (arco del cuadrado lumbar). 11. Ligamento arqueado medial (arco del psoas). 12. Músculo
erector espinal. 13. Cuerpo vertebral. 14. Músculo psoas. 15. Músculo cuadrado lumbar. 16. Músculo
transverso del abdomen. 17. Músculo oblicuo interno del abdomen. 18. Porción lumbar del diafragma,
pilar derecho. 19. Músculo oblicuo externo del abdomen. 20. Hiato aórtico. 21. Ligamento arqueado
medio. 22. Orificio de la vena cava. 23. Triángulo esternocostal (hiato de Larrey).

Hendiduras diafragmáticas

Las hendiduras entre cada una de las porciones diafragmáticas solamente están cerradas por tejido conjuntivo, y a través de ellas discurren
las vías de conducción siguientes:
1. Hendiduras en el pilar medial: por él discurren la vena ácigos,
la vena hemiácigos y los nervios esplácnicos.

2. Hendiduras entre el pilar medial y el pilar lateral: por él discurre el tronco simpático.

3. Triángulo esternocostal: por él discurren la arteria y la vena inter-epigástrica superior.

Función

Separa las cavidades torácicas y abdominal y es el músculo principal de la respiración. Durante la inspiración (figura 91) la contracción de la porción muscular del diafragma estira hacia abajo el tendón central, descendiendo, lo que origina:

- el aumento del volumen y disminución de la presión en la cavidad torácica,
- y disminución del volumen y aumento de la presión de la cavidad abdominal.

La **inspiración** es realizada, en conjunto, por:
- el diafragma
- los músculos intercostales externos,
- los músculos intercartilaginosos paraesternales (elevan las costillas),
- los escalenos (elevan y fijan las costillas),
- el ecom (eleva el esternón),
- y el suelo de la pelvis (diafragma pélvico y periné) que presenta eventualmente una actividad muscular sincrónica con el diafragma.

Si uno de estos músculos se ve afectado, el problema puede extenderse. Por ejemplo, de las vísceras hacia arriba hasta la región cráneo-vertebral; o hacia abajo en dirección a la pelvis.

Durante la inspiración la presión abdominal aumenta así como la presión sobre la vena cava en su foramen. Al mismo tiempo, los canales que son utilizados por una parte del drenaje linfático son comprimidos al nivel de la hoja postero-peritoneal.

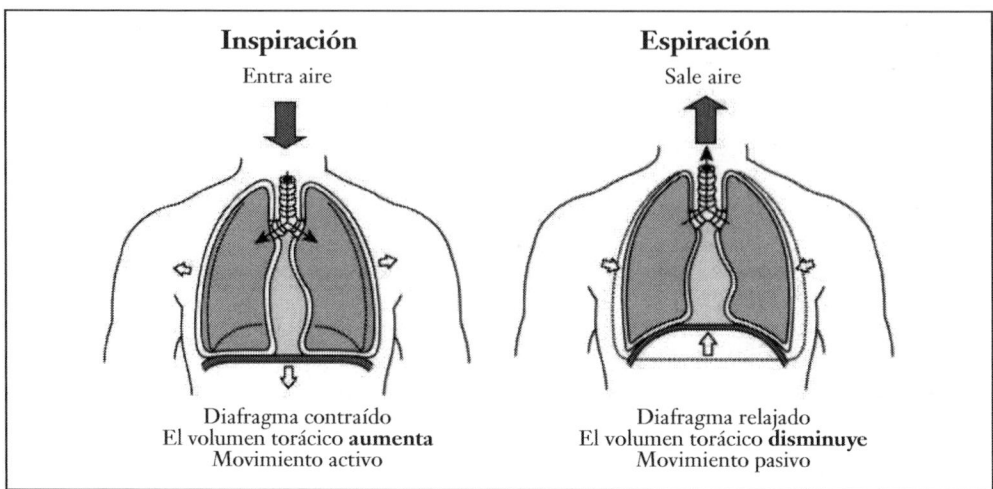

Inspiración	Espiración
Entra aire	Sale aire
Diafragma contraído	Diafragma relajado
El volumen torácico **aumenta**	El volumen torácico **disminuye**
Movimiento activo	Movimiento pasivo

Figura 91. Movimientos del diafragma durante la respiración

Durante la **espiración** (figura 91), el diafragma se relaja y asciende, lo que origina:

- la disminución del volumen y aumento de la presión de la cavidad torácica,
- y el aumento del volumen y disminución de la presión de la cavidad abdominal.

Durante la espiración, a la inversa que en la inspiración, ayuda tanto al retorno venoso como al drenaje linfático fuera del espacio abdominal.

A este nivel, la presión en las cavidades parece jugar un papel esencial: cuanta más presión intra-abdominal tenemos, más importante es la presión diafragmática y menos el retorno liquidiano óptimo.

Observación: este mecanismo de bombeo pasivo para el sistema de circulación venosa de bajas presiones podría favorecer la homeostasis y la alimentación del raquis.

El diafragma se puede adaptar a una presión intraabdominal elevada, pero puede igualmente (en caso de actividad motriz aumentada) ser el origen de una modificación de la presión intraabdominal. Al mismo tiempo, en caso de contracción del diafragma, el cierre del raquis lumbar aumenta, es decir que éste presenta una compresión y una descompresión sincrónicas con la respiración. Este mecanismo favorece la alimentación y el drenaje de los discos intervertebrales.

Nota: en caso de presión intra-abdominal aumentada y de hipertonía del diafragma, podemos pensar que se produce igualmente un estado de compresión "crónica" al nivel de las articulaciones cigapofisarias lumbares, lo que favorece la aparición de disfunciones vertebrales lumbares o incluso degenerativas. La ausencia o la debilidad de la alternancia entre carga y descarga podría influenciar negativamente sobre la función de los discos intervertebrales.

Inervación

Nervio frénico (C3, **C4** y C5). Figura 92.

La inervación del diafragma se realiza por medio de los nervios frénico derecho e izquierdo, los cuales son ramas de los plexos cervicales derecho e izquierdo. Su raíz principal se origina en el 4º nervio cervical, siendo raíces accesorias el 3º y 5º. Está constituido principalmente por fibras motoras, pero contiene también fibras sensitivas simpáticas.

Por cada lado del cuerpo, un nervio frénico desciende a lo largo del tórax para inervar la pleura mediastínica, que recubre los pulmones, y el pericardio, antes de unirse al diafragma. Existen dos nervios frénicos. El nervio derecho desciende entre la pleura y el pericardio mientras que el nervio izquierdo rodea el ápice del corazón. El nervio frénico interviene particularmente en el proceso de la respiración favoreciendo la contracción y la relajación del diafragma. Además, la irritación de estos nervios desencadena el hipo.

El nervio frénico se relaciona con:

1. **La región cervical.** El nervio está en la vaina del músculo escaleno anterior a la cual se adhiere. Juntamente con el músculo escaleno anterior pertenece a la pared posterior de la región del músculo esternocleidooccipitomastoideo y la región carotídea.
2. **La fosa supraclavicular.** El nervio se sitúa entre la arteria y la vena subclavia. Lateral a él, se anastomosa con el nervio del músculo subclavio. El nervio frénico es muy profundo en esta región; oculto por la clavícula, la articulación esternoclavicular y el ángulo venoso y yugulosubclavio.

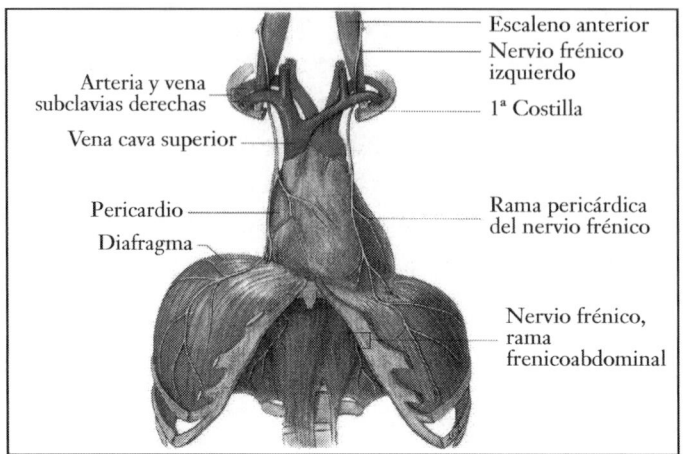

Figura 92. Distribución de los nervios frénicos derecho e izquierdo

3. La región torácica. Situado en el tejido conjuntivo subpleural (fascia endotorácica), es rápidamente alcanzando por los vasos pericardiofrénicos (diafragmáticos) superiores con los cuales constituye un eje vasculonervioso homogéneo que desciende hasta el diafragma. Este eje se relaciona con los órganos del mediastino anterior, a la derecha con el lóbulo superior y medio pulmonar; a la izquierda, se adosa a la cara lateral del pericardio izquierdo fibroso. También está relacionado con el pulmón izquierdo.

Ramos colaterales

- Una anastomosis con el ganglio estrellado del simpático, que pasa por debajo de la arteria subclavia.
- En el tórax se describen ramos pleurales, pericárdicos y vasculares.

Anastomosis

- Con el nervio del músculo subclavio
- Con el tronco simpático
- Con el plexo celíaco (solar)

El nervio frénico es el nervio motor del hemidiafragma correspondiente, pero es también un nervio sensitivo doloroso al pinzamiento y que reacciona a las infecciones pleurales o peritoneales. Sus fibras simpáticas contribuyen a la función trófica y al tono del diafragma.

Relación con el tendón central

La cadena cérvico-toraco-abdómino-pelviana o tendón central está integrado en el diafragma.

Como ya vimos en el Tomo 2, el tendón central es un ensamble músculo-aponeurótico y membranoso realizando una cadena interna que hace el lazo entre los cuatro diafragmas:
- Diafragma craneal (tienda del cerebelo)
- Diafragma torácico alto (opérculum torácico)
- Diafragma respiratorio
- Diafragma pélvico (periné)

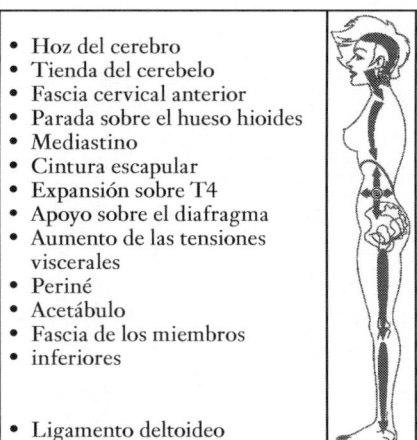

- Hoz del cerebro
- Tienda del cerebelo
- Fascia cervical anterior
- Parada sobre el hueso hioides
- Mediastino
- Cintura escapular
- Expansión sobre T4
- Apoyo sobre el diafragma
- Aumento de las tensiones viscerales
- Periné
- Acetábulo
- Fascia de los miembros
- inferiores

- Ligamento deltoideo

Figura 93. Tendón central

Es una fascia muy profunda y muy poderosa. Su origen superior es craneal:
- cara inferior de la apófisis basilar;
- cara inferior de la parte petrosa del temporal;
- apófisis pterigoides del esfenoides;
- cara inferior de la mandíbula.

Esta cadena prosigue luego por el sistema aponeurótico de la faringe y de la laringe particularmente con las aponeurosis cervical media y profunda. Se continúa por las fascias tímicas y mediastinales (entrando en la formación de la fascia endotorácica) hasta T4.

Al nivel del tórax, es representada en parte por la fascia endotorácica y sus expansiones aponeuróticas: ligamentos vertebrales pericárdicos, tiropericárdicos, esternopericárdicos, frenopericárdicos y la bolsa pericárdica.

Anotamos que no existen más uniones raquídeas que T4 y T9.

Al nivel subcostal, se continúa por el diafragma, esencialmente por sus pilares, después por las aponeurosis del psoas y de la fascia ilíaca.

Esta cadena finaliza, según ciertos autores, al nivel del centro tendinoso del periné.

Músculos respiratorios

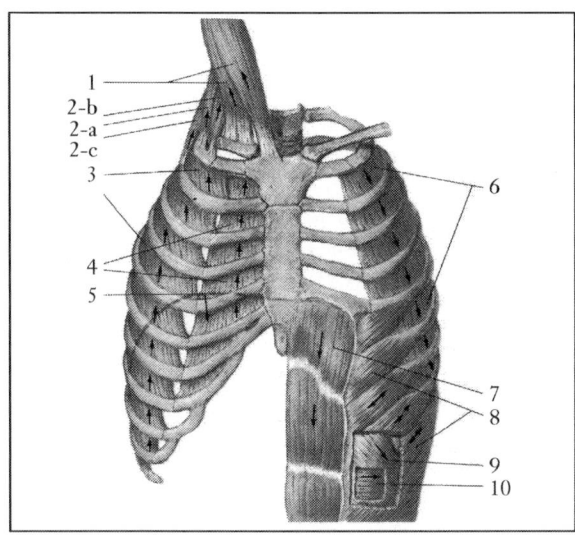

Figura 94. Músculos respiratorios

Músculos de la inspiración:
Principales: 3. Intercostales externos (elevan las costillas). 4. Músculos intercartilaginosos parasternales (elevan las costillas). 5. Diafragma (las cúpulas descienden, aumentando la dimensión longitudinal del tórax y elevando las costillas inferiores).
Accesorios: 1.Esternocleidomastoideo (eleva el esternón). 2. Escalenos (a. anterior; b. medio; c. posterior. Elevan y fijan las costillas).
Músculos de la espiración:
Respiración tranquila: la espiración se produce como resultado del retroceso pasivo de los pulmones. Respiración activa: 6. Intercostales internos, exceptuando los músculos intercartilaginosos parasternales (deprimen las costillas). Músculos abdominales: (7. Recto abdominal. 8. Oblicuo externo. 9. Oblicuo interno. 10 Transverso del abdomen), deprimen las costillas inferiores y comprimen los contenidos abdominales.

Conclusión

El diafragma es el músculo clave en el correcto tratamiento de la columna vertebral, del equilibrio visceral y del eje cráneo-sacro. Generalmente es la víctima de diferentes esquemas patológicos. Su fisiología se ve afectada en caso de:

- Disfunciones del psoas
- Disfunciones del cuadrado lumbar
- Disfunciones viscerales
- Disfunciones vasculares
- Disfunciones linfáticas
- Hernia de hiato
- Disfunciones mecánicas de las 6 últimas vértebras torácicas, así como de T4 y T9
- Disfunciones mecánicas de las 6 últimas costillas
- Disfunciones mecánicas de la transición tóraco-lumbar
- Disfunciones mecánicas cervicales (C2 a C6)
- Disfunciones de escalenos y esternocleidooccipitomastoideo
- Disfunciones del eje cráneo-sacro
- Desequilibrios posturales
- Situaciones de estrés
- Desequilibrios emocionales

Al nivel del diafragma se enlazan todas las cadenas musculares.

En este músculo se encuentra la llave de la solución de muchas de las patologías que afectan a la columna vertebral.

A nivel clínico no es raro encontrar, de manera sinérgica con el diafragma, una actividad aumentada del músculo transverso del abdomen así como del suelo de la pelvis (diafragma pélvico y periné), que una vez más aumenta la presión sobre el raquis y puede limitar la movilidad de la pelvis (articulación iliosacra y pubiana).

El diafragma conecta con el esfínter estriado gastroesofágico que sirve de apoyo al mecanismo de cierre gastro-esofágico. Un aumento de la presión intra-abdominal, que ya hemos precisado produce un mecanismo de cierre, como ocurre en los obesos y en las embarazadas, puede generar un reflujo gastroesofágico.

9. VASCULARIZACIÓN DE LOS PULMONES Y LAS PLEU-RAS

Cada pulmón tiene una arteria pulmonar que lo irriga y dos venas pulmonares que drenan la sangre procedente de él (figura 95). Las **arterias pulmonares derecha** e **izquierda** se originan del tronco pulmonar a nivel del ángulo esternal y transportan sangre pobre en oxígeno (venosa) hacia los pulmones para su oxigenación.

Cada arteria pulmonar pasa a formar parte de la raíz del pulmón correspondiente y se divide secundariamente en **arterias lobulares**. Las arterias lobulares superiores derecha e izquierda para el lóbulo superior se originan las primeras, antes de entrar en el hilio. Continuando dentro del pulmón, la arteria desciende posterolateral al bronquio principal como arteria lobular inferior del pulmón izquierdo y como una arteria intermedia que se dividirá en arterias lobulares inferior y media del pulmón derecho. Las arterias lobulares se dividen en **arterias segmentarias** terciarias. Las arterias y los bronquios están emparejados en el pulmón, se ramifican simultáneamente y recorren caminos paralelos. En consecuencia, un par formado por una arteria lobular y un bronquio lobular secundario abastecen cada lóbulo, y un par formado por una arteria segmentaria y un bronquio segmentario terciarios abastecen cada segmento broncopulmonar del pulmón, con la arteria situada, normalmente en la cara anterior del bronquio correspondiente.

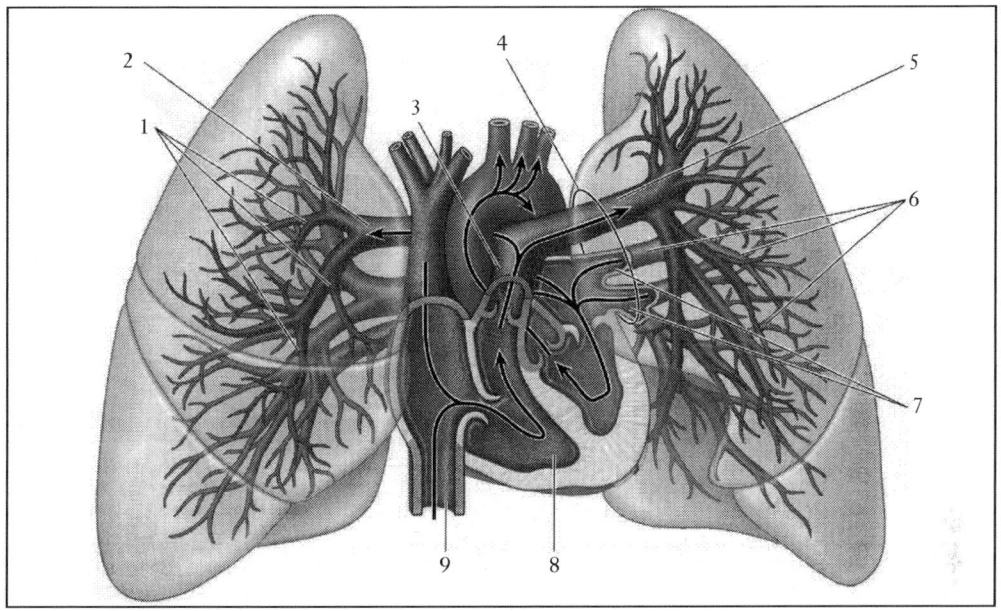

Figura 95. Circulación pulmonar.
1. Arterias lobulares y segmentarias. 2. Arteria pulmonar derecha. 3. Tronco pulmonar. 4. Hilio del pulmón (por el cual pasan las estructuras que componen la raíz del pulmón). 5. Arteria pulmonar izquierda. 6. Venas lobulares y segmentarias. 7. Venas pulmonares izquierdas. 8. Ventrículo derecho. 9. Vena cava superior.

Dos venas pulmonares, una **vena pulmonar superior** e **inferior** en cada lado, transportan sangre rica en oxígeno (arterial) desde los correspondientes lóbulos de cada pulmón hasta el atrio izquierdo del corazón. La **vena lobular media** es tributaria de la vena pulmonar superior derecha. Las venas pulmonares siguen en el pulmón un curso independiente de las arterias y los bronquios, discurriendo entre y recibiendo sangre desde los segmentos broncopulmonares adyacentes a medida que se dirigen hacia el hilio. Excepto en la región central, perihiliar, del pulmón, las venas procedentes de la pleura visceral y de la circulación venosa bronquial drenan en las venas pulmonares, un volumen de sangre poco oxigenada relativamente pequeño que entra en el gran volumen de sangre bien oxigenada que retorna al corazón. Las venas de la pleura parietal se unen a las venas sistémicas en las partes adyacentes de la pared torácica.

Las **arterias bronquiales** proporcionan sangre para nutrir las estructuras que componen la raíz de los pulmones, los tejidos de sostén de los pulmones y la pleura visceral (figura 96). Las dos **arterias bronquiales**

izquierdas normalmente se originan de forma directa en la aorta torácica. La única **arteria bronquial derecha** puede originarse también directamente de la aorta. Sin embargo, es más frecuente que se origine indirectamente, bien de la porción proximal de una de las arterias intercostales posteriores superiores (en general de la 3ª arteria intercostal posterior derecha) o bien de un tronco común con la arteria bronquial superior izquierda.

Las pequeñas arterias bronquiales dan ramas para la parte superior del esófago y luego discurren, típicamente, a lo largo de las caras posteriores de los bronquios principales, irrigando a estos y sus ramas hasta los bronquiolos respiratorios. Las ramas más distales de las arterias bronquiales se anastomosan con ramas de las arterias pulmonares en las paredes de los bronquiolos y en la pleura visceral. La pleura parietal es irrigada por las arterias que irrigan la pared torácica.

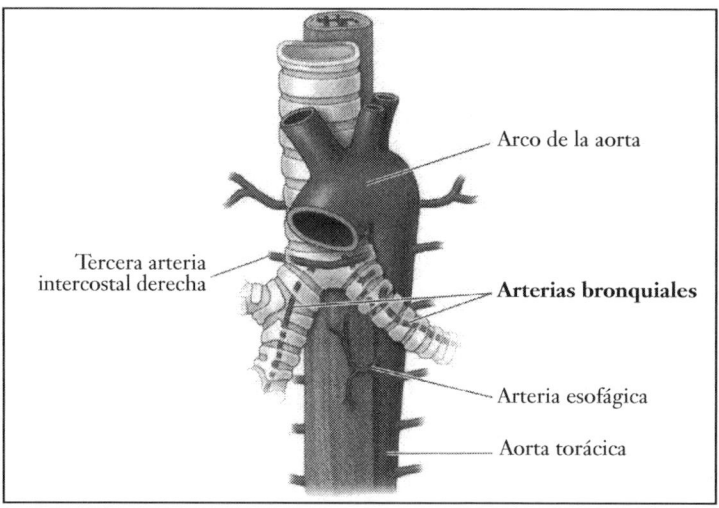

Figura 96. Arterias bronquiales. Irrigan los tejidos de sostén de los pulmones y la pleura visceral.

Las **venas bronquiales** (figura 97) drenan sólo una parte de la sangre aportada a los pulmones por las arterias bronquiales, principalmente aquella que se distribuye hacia la porción más proximal de la raíz de los pulmones o cerca de esta. El resto de la sangre es drenada por las venas pulmonares, específicamente la que procede de la pleura visceral, las regiones más periféricas del pulmón y los componentes distales de la raíz del pulmón. La vena bronquial derecha drena en la vena ácigos, mientras que la vena bronquial izquierda drena en la vena hemiácigos accesoria o en la vena intercostal superior izquierda. Las venas bronquiales reciben también algo de sangre de las venas esofágicas.

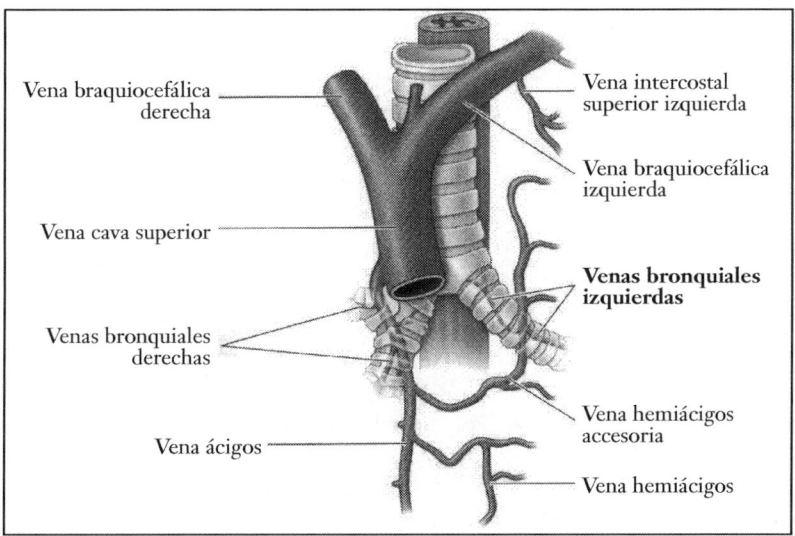

Figura 97. Venas bronquiales. Drenan los lechos capilares más proximales irrigados por las arterias bronquiales; el resto es drenado por las venas pulmonares.

Los **plexos linfáticos pulmonares** se comunican libremente (figura 98). El **plexo linfático superficial (subpleural)** se sitúa profundo a la pleura visceral y drena el parénquima (tejido) pulmonar y la pleura visceral. Los vasos linfáticos de este plexo superficial drenan en los **nódulos linfáticos broncopulmonares** (nódulos línfáticos hiliares) en la región del hilio pulmonar.

El **plexo linfático broncopulmonar profundo** se localiza en la submucosa de los bronquios y en el tejido conectivo peribronquial. Está dedicado principalmente al drenaje de las estructuras que forman la raíz del pulmón. Los vasos linfáticos de este plexo profundo drenan inicialmente en los **nódulos linfáticos pulmonares** intrínsecos, situados a lo largo de los bronquios lobulares. Los vasos linfáticos de estos nódulos se continúan siguiendo los vasos bronquiales y pulmonares hasta el hilio del pulmón, donde drenan también en los nódulos linfáticos broncopulmonares. A partir de ellos, la linfa procedente tanto del plexo linfático profundo como del superficial drena en los **nódulos linfáticos traqueobronquiales superiores** e **inferiores,** superior e inferiormente a la bifurcación de la tráquea y los bronquios principales, respectivamente. El pulmón derecho drena sobre todo a través de los sucesivos grupos de nódulos del lado derecho, y el lóbulo superior del pulmón izquierdo drena principalmente a través de los nódulos correspondientes del lado izquierdo. Sin embargo, muchos, aunque no todos, los linfáticos del lóbulo más inferior del pulmón izquierdo drenan en los nódulos traqueobronquiales superiores derechos; a continuación, la linfa sigue la vía de drenaje del lado derecho.

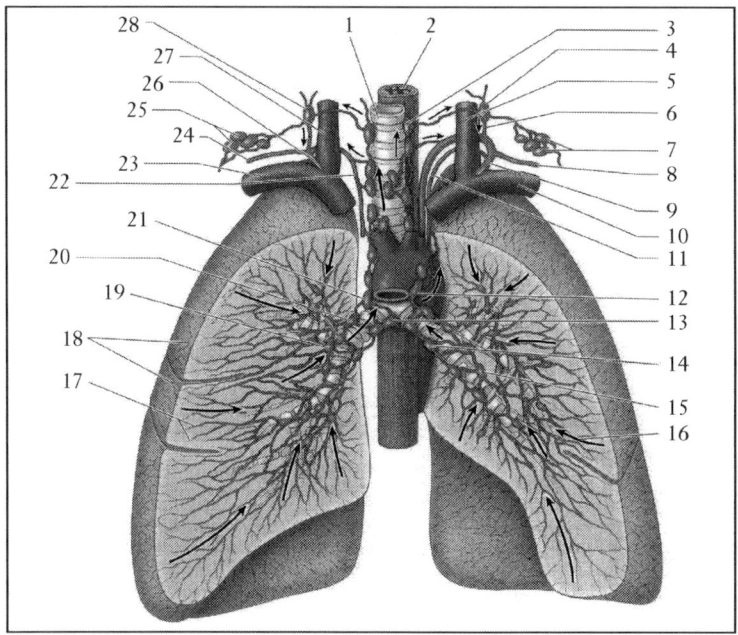

Figura 98. Drenaje linfático de los pulmones

1. Tráquea. 2. Esófago. 3. Nódulo paratraqueal. 4. Nódulo cervical profundo inferior (escaleno). 5. Vena yugular interna izquierda. 6. Tronco linfático yugular izquierdo. 7. Nódulos supraclaviculares. 8. Tronco linfático subclavio izquierdo. **9. Conducto torácico.** 10. Vena subclavia izquierda. **11. Tronco broncomediastínico izquierdo.** 12. Nódulo del arco de la aorta. 13. Nódulo traqueobronquial inferior (de la carina). **14. Nódulos broncopulmonares (hiliares).** 15. Nódulos pulmonares. 16. Drenaje del plexo linfático broncopulmonar. 17. Vasos linfáticos interlobulillares. **18. Plexo linfático subpleural. 19. Nódulos pulmonares (intrapulmonares). 20. Nódulos broncopulmonares (hiliares). 21. Nódulo traqueobronquial superior. 22. Tronco broncomediastínico derecho.** 23. Vena subclavia derecha. 24. Tronco linfático subclavio derecho. 25. Nódulos supraclaviculares. **26. Conducto linfático derecho.** 27. Vena yugular interna izquierda. 28. Nódulo cervical profundo inferior (escaleno).

La linfa de los nódulos linfáticos traqueobronquiales pasa a los **troncos linfáticos broncomediastínicos derecho e izquierdo,** los principales conductos linfáticos que drenan las vísceras torácicas. Normalmente, estos troncos terminan a cada lado en los ángulos venosos (uniones de las venas yugular interna y subclavia), sin embargo, el tronco broncomediastínico derecho puede fusionarse primero con otros troncos linfáticos, convergiendo aquí para formar el corto conducto linfático derecho. El tronco broncomediastínico izquierdo puede terminar en el conducto torácico. La linfa de la pleura parietal drena en los nódulos linfáticos de la pared torácica (intercostales, paraesternales, mediastínicos y frénicos). Una minoría de los vasos linfáticos de la pleura parietal cervical drena en los nódulos linfáticos axilares.

10. NERVIOS DE LOS PULMONES Y LAS PLEURAS

Los nervios de los pulmones y la pleura visceral derivan de los **plexos pulmonares** localizados anterior y posteriormente (sobre todo) a las raíces de los pulmones (figura 99). Estas redes nerviosas contienen fibras parasimpáticas, simpáticas y aferentes viscerales (figura 100).

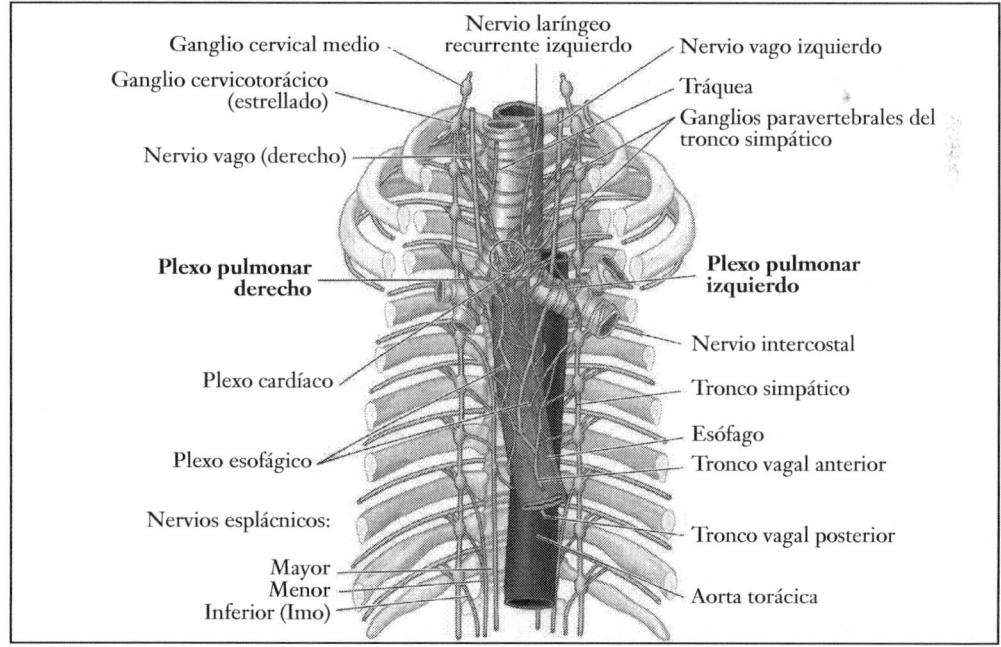

Figura 99. Nervios de los pulmones y de la pleura visceral

Las *fibras parasimpáticas* del plexo pulmonar son fibras presinápticas del nervio vago (X par craneal). Hacen sinapsis con las células ganglionares parasimpáticas (cuerpos celulares de las neuronas postsinápticas) que se localizan en los plexos pulmonares y a lo largo de las ramas del árbol bronquial. Las fibras parasimpáticas son motoras para el músculo liso del árbol bronquial (broncoconstrictoras), inhibidoras para los vasos pulmonares (vasodilatadoras) y secretoras para las glándulas del árbol bronquial (secretomotoras).

Las *fibras simpáticas* de los plexos pulmonares son fibras postsinápticas. Sus cuerpos celulares (células ganglionares simpáticas) están en los ganglios simpáticos paravertebrales de los troncos simpáticos torácicos 2° a 5°. Las fibras simpáticas son inhibidoras para el músculo bronquial (broncodilatadoras), motoras para los vasos pulmonares (vasoconstrictoras) e inhibidoras para las glándulas alveolares del árbol bronquial, células epiteliales secretoras de los alvéolos de tipo II.

Las *fibras aferentes* viscerales de los plexos pulmonares son tanto reflejas (conducen la sensibilidad subconsciente asociada a reflejos que controlan funciones) como nociceptivas (conducen impulsos dolorosos generados en respuesta a estímulos dolorosos o nocivos, como irritantes químicos, isquemia o estiramiento excesivo). Las fibras aferentes viscerales reflejas con los cuerpos celulares en el ganglio sensitivo del nervio vago (X par craneal) acompañan a las fibras parasimpáticas, transportando impulsos centralmente desde las terminaciones nerviosas asociadas con:
- La mucosa bronquial, probablemente en relación con la sensibilidad táctil del reflejo tusígeno.
- Los músculos bronquiales, posiblemente implicados en la percepción del estiramiento.
- El tejido conectivo interalveolar, en asociación con los reflejos de Hering-Breuer (mecanismo que tiende a limitar los desplazamientos respiratorios).
- Las arterias, actuando como barorreceptores (receptores sensibles a la presión arterial).
- Las venas pulmonares, actuando como quimiorreceptores (receptores sensibles a las concentraciones de gases en sangre).

Las *fibras aferentes* nociceptivas procedentes de la pleura visceral y los bronquios acompañan a las fibras simpáticas a través del tronco simpático hasta los ganglios sensitivos de los nervios espinales torácicos superiores, mientras que las que proceden de la tráquea acompañan a las fibras parasimpáticas hasta el ganglio sensitivo del nervio vago (X par craneal).

Los *nervios de la pleura parietal* derivan de los nervios intercostales y frénicos. La pleura costal y la porción periférica de la pleura diafragmática están inervadas por los nervios intercostales. Estos transportan las sensaciones de presión y dolor. La porción central de la pleura diafragmática y la pleura mediastínica están inervadas por los nervios frénicos.

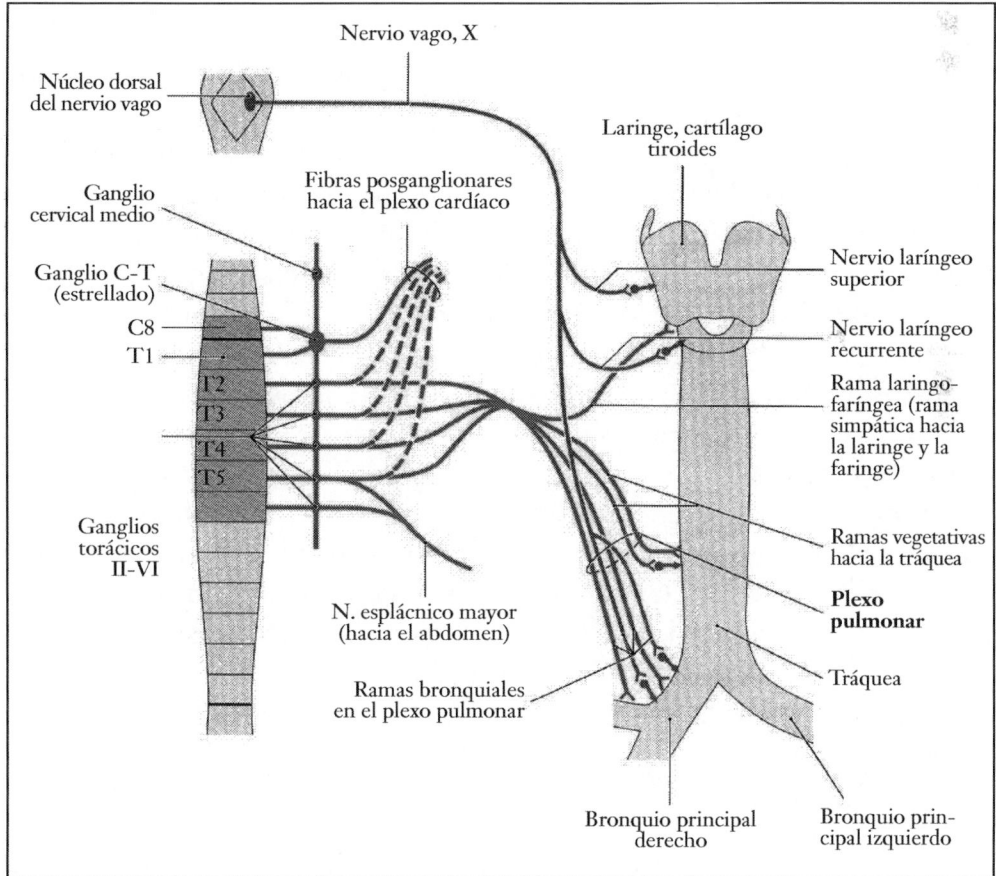

Figura 100. Inervación de la tráquea, del árbol bronquial y de los pulmones

11. CONCEPTO OSTEOPÁTICO DE LOS PULMONES

1. El tórax
Por J. P. Barral, D.O.

El tórax protege a los órganos que envuelve mientras permite los intercambios con las otras cavidades. Estos intercambios están sometidos a las diferencias de presión entre las cavidades y a una buena armonía de los tejidos blandos que lo componen. Pierre Mercier D.O. demuestra en sus clases, que el eje general del tórax pasa por adelante del corazón, para evitarle compresiones y tirones demasiado importantes durante distintas actividades. En efecto, el tórax defiende órganos vitales gracias a una rigidez aparente, debida a una movilidad global que resulta de la suma de numerosos micro movimientos. Las numerosas piezas articulares que lo componen son capaces de absorber importantes choques durante los accidentes.

La medicina manual tiende a centrarse en las articulaciones vertebrales, olvidándose del las del tórax más expuesto aún durante los traumas.

La vista de un tórax nos deja unas impresiones paradójicas; parece rígido; sin embargo sabemos que todas las articulaciones que lo componen hacen miles de movimientos en cada respiración; esconde y protege vísceras primordiales en constante movilidad. El corazón y el pulmón: si nos limitamos a estos, muestran claramente la extrema importancia de este tórax que debe permitir el movimiento y la vida, protegiéndolos como un caparazón.

El tórax comunica con las otras cavidades por dos " hiatos", el desfiladero cérvico-torácico para el cráneo y el hiato abdominal para el abdomen. Estos hiatos constituyen puntos débiles donde se multiplican diferencias de presión importantes y tensiones mecánicas enormes, en todos los tejidos blandos que las protegen y los usan.

Vamos a citar unos puntos del tórax que son claves:

El marco duro

El tórax parece ser un marco duro, pero está constituido por lo menos de ciento cincuenta articulaciones que le dan una flexibilidad increíble. Por ejemplo, una costilla normal tiene ya seis articulaciones con su entorno. Muchas veces, en medicina manual, los terapeutas se centran en el sistema osteo-articular vertebral, dejando el del tórax, seguramente mucho más expuesto a todos los traumas. Piensen que en cada inspiración más de ciento cincuenta articulaciones están involucradas y una sola fijación puede perturbar toda esta mecánica, de modo asintomático, visto el número de compensaciones posibles. A quienes les gustan las cifras, cada día para la respiración, las articulaciones del tórax hacen más de tres millones de movimientos.

El marco blando

Cada víscera está envuelta por un sistema fascial que la protege mientras le permite una movilidad muy grade. Sólo tienen que recordar que hay cien mil movimientos cardíacos cada día.

Este marco blando está mantenido y suspendido del tórax, así todas las fijaciones del tórax pueden tener un impacto sobre los órganos que contiene y al revés.

Por ejemplo, una lesión intercostal puede fijar una porción pleural por las interacciones que hay entre los intercostales internos, los subcostales y la pleura. El marco blando es bastante pesado de tal modo que los pulmones pesan 1, 3 kg., pero gracias a la presión sub-atmosférica intra-torácica los pulmones pueden limitarse a ejercer una tracción efectiva de sólo unos cientos de gramos.

El marco visceral

Compuesto esencialmente del corazón y de los pulmones, tiene como característica una inmovilidad impresionante. Cada alteración de su sistema de mantenimiento y de suspensión puede, a largo plazo, provocar una patología orgánica real. Pero sus órganos pueden también desarrollar patologías intrínsecas que vamos a estudiar. Los demás órganos del tórax, como el timo, son todavía poco conocidos y no hemos podido dar la prueba de la eficacia de nuestras técnicas. Una fijación, costal o pleural, liberada implica de inmediato una mejoría de la amplitud respiratoria, ¿pero cómo proceder para demostrar un impacto en el timo? Sobre todo cuando se ve, en las disecciones lo que queda después de cierta edad; ¿qué puede significar bombear un timo?

Los orígenes de las lesiones del tórax

Se encuentran más a menudo consecuencias de lesión, mecánica, infecciosa y tumoral a veces muy independientes entre sí. El diagnóstico suele ser difícil. Tomamos el ejemplo de un dolor torácico izquierdo localizado cerca de la cuarta costilla que puede ser un problema del pecho, del corazón, del pulmón o de la cuarta costilla. Es este tipo de problema al que un osteópata se enfrenta. Veremos unas de las grandes causas que afectan al tórax.

Son esencialmente de orden:

• *Gravídico y obstétrico.* Todas las malas posiciones in útero tienen un efecto en el tórax: este efecto se manifiesta por una escoliosis, con deformación del tórax provocando problemas del desfiladero torácico y del hiato. Por ejemplo, en los niños en posición de asiento, se suele encontrar una tortícolis congénita.

Esta tortícolis sigue siendo sobre todo una fijación de la unión cérvico-torácica, difícil de diagnosticar al principio, el niño tiene la cabeza en flexión rotación lateral, siempre del mismo lado. Estos niños suelen tener un Soto-Hall positivo y podrán desarrollar más tarde un síndrome del desfiladero y un desequilibrio de las uniones cérvico-pleurales con posibilidad de cervicalgia y de neuralgia cérvico-braquial de "origen desconocido". Vemos muchos casos así en consultas, su interrogatorio no revela ningún trauma significativo, las manipulaciones cervicales practicadas tienen poco resultado, pero las del tórax superior traen rápidamente una mejoría de su molestia.

• *Traumático.* Son numerosos los traumas que afectan al tórax; caída del hombro, el pecho o la espalda. La nuca es muy móvil con respecto al tórax y las lesiones se sitúan con preferencia en la unión cérvico-torácica, a menudo profundamente cerca de la primera costilla.

Estas fijaciones cervicales bajas vendrán a perturbar los sistemas pleuro-cervical y fascial torácica superior.

Es la razón por la cual es importante testar el interior de la fosa sub-clavicular. Veremos que los accidentes de auto provocan varias lesiones torácicas, sobre todo cuando el paciente está sujeto por el cinturón de seguridad. Le salvará quizás la vida pero también le dará lesiones torá-cicas altas, extremadamente complejas de tratar.

El tórax tiene una alta deformabilidad y sus varias articulaciones hacen que los traumas puedan compensarse fácilmente, aún después de varios años, y sorprenderán mucho al paciente.

• *Visceral.* Todas las patologías viscerales interfieren en el tórax y a ve-ces de forma sorprendente.

Hemos atendido varias veces a jóvenes deportistas que vinieron por problemas cérvico-escapulares después de haber corrido varios kiló-metros.

Los test de movilidad eran normales y sólo estaban tensos y fijados los ligamentos cérvico-pleurales.

El interrogatorio y los test de escucha revelaron viejas lesiones de primoinfección. Analizando los hechos nos damos cuenta que la ca-rrera aumenta las tensiones miofasciales, el ritmo y la amplitud respi-ratoria. La pleura tensa con más fuerza a sus uniones y, este sistema de sujeción superior ya sufrió y perdió su capacidad de distenderse.

Por ejemplo, vemos que el limite entre lo visceral y lo mecánico es muy estrecho.

• *Quirúrgico.* La cirugía torácica implica por supuesto un desequilibrio de la movilidad torácica con concentración y focalización de fuerzas en una zona particular del sistema fascial. Pero todas las cirugías, incluso abdomino-pelviana, tienden a desestabilizar el tórax. A menudo se ven pacientes que sufren varias intervenciones seguidas. La primera, por ejemplo, para la vesícula; un año después para una hernia inguinal y dos años después para una hernia hiatal. Para nosotros, los osteópa-tas, las nociones de tensiones recíprocas están admitidas. Es la razón por la cual, incluso en un reflujo gastro-esofágico que da varias veces trastornos respiratorios, hay que tratar todas las cicatrices quirúrgicas existentes en el organismo, porque pueden desequilibrar las uniones a nivel cardíaco.

• *Infeccioso*. El pulmón es el receptor principal de todas las agresiones infecciosas que atacan al organismo. El trabajo que hemos hecho en disección nos mostró cuan frecuentes son estas agresiones. Después de cada infección se desarrolla tejido cicatricial perturbando toda la movilidad pleuro-pulmonar. Unos piensan, sin dar pruebas, que las vacunas, además de su efecto protector, pueden crear lesiones parenquimatosas y un terreno de predisposición.

Sin tomar parte en la pelea, hemos visto a jóvenes pacientes que desarrollaron fijaciones pleuro-pulmonares después de ser vacunados, detectadas por técnicas de escucha mientras no existían antes. Estos hechos no pueden, en ningún caso, demostrar la toxicidad o la inocuidad de las vacunas. Siendo cada individuo distinto de otro, parece difícil creer en la uniformidad de las reacciones.

En este párrafo, reservado a los factores infecciosos, tenemos que añadir, como causa de fijación la contaminación atacando en prioridad el sistema respiratorio. También es seguramente una de las grandes causas que puedan explicar las numerosas lesiones pulmonares existentes y la predisposición del sistema respiratorio en todo tipo de enfermedad.

• *Invasivo*. Por desgracia, el pulmón y el tórax son víctimas de varias invasiones tumorales y ganglionarias. Las estadísticas sobre el cáncer del pulmón son espantosas.

Al comienzo de la enfermedad los signos son poco convincentes y pueden hacer pensar una simple algia vertebral. La predominancia vascular del desfiladero: es seguramente el hecho significativo de nuestro estudio. La mayor parte de las lesiones torácicas tienen un impacto en el sistema vascular del desfiladero.

Veamos, este desfiladero es naturalmente estrecho y todos los elementos que se encuentran están comprimidos, la más pequeña fijación que hubiera sido benigna en el abdomen tiene aquí una gran importancia.

Veremos que la arteria subclavia es la "reina de este desfiladero"; pero porque se suele olvidar a su reina y al sistema linfático.

Todos los exámenes privilegian el sistema arterial pero nuestros estudios, confirmados por el escáner, muestran que el sistema venoso es el primero en estar comprimido en el desfiladero. Su sintomatología es más discreta pero más invalidante. No hay que olvidar el papel de las fascias y sobre todo el de la aponeurosis cervical media en la circulación venosa del desfiladero. Es seguramente el papel menos conocido de los terapeutas pero el más noble. Es en gran parte, gracias a esta aponeurosis que obtenemos buenos resultados en la circulación vascular de esta región.

2. Condiciones desencadenantes y factores en dolores torácicos

- Dololencias pulmonares (neumonías, neumotórax, asma, embolias...)
- Dolencias cardíacas (angina de pecho, infartos, arritmias...)
- Cicatrices debido a operaciones
- Hipercifosis de la columna dorsal
- Hipercifosis cervical (transición cérvico-torácica hipomóvil)
- Antecedentes de lesión por compresión del tórax, por ejemplo por el cinturón de seguridad en un accidente de circulación
- Fracturas costales
- Fracturas claviculares
- Trastornos digestivos (pulmón-intestino grueso y corazón-intestino delgado, según la MTCH)

3. Signos clínicos

- Signos de angina de pecho
- Disminución del movimiento respiratorio del tórax en la respiración tranquila
- Caída brusca del rendimiento físico
- Estasis en la circulación mayor o menor
- Disnea con estridor inspiratorio o espiratorio
- Hemoptitis (expectoración de sangre)
- Arritmias
- Dolores torácicos
- Dolores cérvico-torácicos
- Dolores del hombro
- Cérvico-braquiálgias

4. Musculatura relacionada

Cualquier músculo, o cualquier ligamento que tenga inserciones en la caja torácica, puede modificar la movilidad del tórax y, por esta razón, la motilidad de las vísceras torácicas.

- Diafragma cervical. Está formado por las fascias cervicales, los músculos del cuello y las fijaciones ligamentarias del pulmón y del corazón.
- Diafragma torácico (cuadrado lumbar y psoas)
- Cadenas de extensión, recta y estática (dorso plano cuando están hiperprogramadas)
- Cadena de flexión, CDF (hipercifosis cuando están hiperprogramadas)
- Musculatura de la cintura escapular, principalmente:
- Subclavio, serrato mayor, pectoral mayor y menor, romboides, trapecio, rotadores del hombro.

5. Relaciones de la cavidad torácica con otras estructuras

Las relaciones de la cavidad torácica son de tres tipos:
1. Las relaciones con las estructuras músculo-esqueléticas que constituyen la caja torácica;
2. Las relaciones con las regiones situadas a uno y otro lado de esta cavidad torácica, es decir, los dos diafragmas y las estructura que los atraviesan.
3. Las relaciones internas con el mediastino.

Con las estructuras músculo-esqueléticas

Cualquier fijación en la caja torácica, ya sea articular, ligamentosa o muscular, tiene una repercusión sobre la motilidad de las vísceras contenidas en dicha cavidad.

De atrás hacia delante, la cavidad torácica está en relación con:
- la columna vertebral,
- las articulaciones costotransversas,
- las articulaciones costovertebrales,

- las costillas,
- las articulaciones condrocostales y condroesternales,
- el músculo triangular del esternón y el propio esternón.

Con las regiones supra y subyacentes

Los estrechos superior e inferior de la cavidad torácica están cerrados de distinto modo.

Por abajo, en el estrecho inferior, el músculo diafragma cierra la cavidad torácica por completo. Las únicas comunicaciones se establecen por tres orificios principales que dan paso a la aorta, al esófago, a la vena cava inferior, y algunos orificios secundarios que ya quedaron descritos en la página 260.

- *La aorta* atraviesa el diafragma inmediatamente por delante y algo a la izquierda del cuerpo vertebral de T12.
- *La vena* cava inferior atraviesa el centro frénico al nivel de T9.
- *El esófago* atraviesa el diafragma por su parte carnosa; se sitúa ligeramente adelante y a la izquierda de la aorta, enfrente de T10. El esófago está unido al diafragma por tejido conjuntivo denso y fibras musculares. Los nervios vagos acompañan al esófago.

La anatomía y el conocimiento de ésta permiten prever la afección. En efecto, los orificios vasculares del diafragma son tendinosos. La acción del diafragma influye poco sobre la aorta. Sin embargo, mediante una especie de bombeo, ayuda a la circulación de retorno a nivel del orificio de la vena cava sin perturbarla, esto gracias a su contorno tendinoso. Cualquier hipertonía de las fibras musculares del diafragma, en cambio, tiene incidencia en la fisiología esofagogástrica.

Por arriba, en el estrecho superior, el diafragma es mucho más pequeño. Deberíamos hablar de dos diafragmas laterales constituido por fibras músculo-ligamentosas y separados por el mediastino que se abre hacia la región cervical. En este diafragma participan todos los tejidos blandos que se insertan en:

- la 1ª costilla,
- en la clavícula,
- y en T1.

El elemento principal es el ligamento suspensorio de la cúpula pleural, que ya fue descrito en la página 235.

El mediastino reúne todos los conductos necesarios para la respiración, la circulación y la alimentación. En esta región, el desfiladero costoclavicular es un punto débil, fuente de numerosos síndromes del miembro superior.

Con relaciones internas del mediastino

El tejido conjuntivo del mediastino presenta relaciones estrechas, directas e íntimas:
- por delante: con el manubrio, el esternón y la apófisis xifoides,
- por detrás: con el eje vertebral pero también con el sistema arteriovenoso, neurológico y linfárico,
- lateralmente: con las cavidades pleuropulmonares,
- por arriba: mediante la continuidad de los tejidos del orificio superior del tórax,
- por abajo: con la cara superior del diafragma.

Gracias a la continuidad anatómica del tejido conjuntivo en el tendón central (que incluye al mediastino, pág 238), y en los diferentes planos, existe la posibilidad de producirse y propagarse diferentes tensiones que se extenderán hacia diversas áreas produciendo fijaciones, ya sean periféricas o internas. Estas zonas de fijación pueden situarse a nivel:
- de la caja torácica, cadena músculo-esquelética,
- de la cadena visceral,
- de la cadena neurovascular.

El mediastino es una zona "rica" a nivel visceral y a nivel neurovascular.

Su tejido conjuntivo está en relación con todo el entorno.

La relajación del mediastino mediante técnicas osteopáticas representa una acción sobre la hemodinámica, tanto desde el punto de vista vascular como desde el punto de vista neurológico.

La anatomía nos demuestra la importancia de esta zona. Es principalmente hemodinámica:

De ella parte todo el sistema arterial,

- hacia la parte superior del cuerpo,
- hacia la parte inferior del cuerpo.

Hacia ella, gracias a las VCI y VCS y a los sistemas ácigos, converge todo el sistema venoso:
- de la parte superior del cuerpo,
- de la parte inferior del cuerpo.

La estática defectuosa del ser humano no se corrige mediante el fortalecimiento de los músculos ni mediante el aumento de la masa muscular, sino que se libera cuando eliminamos las tensiones que comprimen las diferentes cadenas fasciales.

Para conseguir una estática en armonía y una cavidad torácica libre y funcional, se deben liberar las "amarras", la relaciones entre ella y las diferentes áreas descritas.

6. Medios de unión de los pulmones

Los pulmones tienen varios sistemas de unión con las estructuras que se relacionan con ellos: un sistema de ventosa, el aparato suspensorio de la cúpula pleural, el ligamento pulmonar y el ligamento interpleural.

• *El sistema de ventosa* es creado por la cavidad pleural, en la cual reina una presión negativa. Esta presión negativa obliga al pulmón a permanecer siempre pegado a la pared. De producirse una apertura de la cavidad, el pulmón se desinfla como un globo. Es esta fuerza de atracción la que permite la ampliación torácica. El sistema de ventosa se localiza en la periferia de los pulmones encerrados en esta serosa.

• *El aparato suspensorio de la cúpula pleural* la amarra a esta al esqueleto. Las variaciones entre una persona y otra son frecuentes. No obstante, se describen:
- fibras musculares del escaleno mínimo, a las que a veces se agregan fibras del escaleno anterior y del escaleno medio;
- haces fibrosos formados por el ligamento vertebropleural y el ligamento costo-pleural.

En realidad, el aparato suspensorio de la pleura no se inserta directamente en la pleura parietal, sino en la fascia endotorácica. Esta fascia está presente en todas partes pero, en el vértice pulmonar, constituye una verdadera «cúpula conjuntiva» superpuesta a la cúpula pleural. En el vértice de los pulmones, la fascia endotorácica forma, junto con el aparato suspensorio de la pleura, un tabique. Este, anatómicamente independiente de la hoja parietal de la serosa pleural, está sólidamente unido al esqueleto vecino: es el tabique fibroso cervicotorácico. Tal independencia sólo es anatómica, puesto que, en la fisiología del movimiento, el tabique fibroso cervicotorácico es el nexo entre el lóbulo superior y la unión cervicodorsal (figura 76).

• *El ligamento pulmonar* está formado por el pliegue de reflexión de la pleura alrededor del hilio pulmonar. Este pliegue no se limita al hilio pulmonar, sino que se prolonga hacia abajo hasta el diafragma.

En conjunto, la línea de reflexión tiene la forma clásica de una raqueta de tenis cuyo bastidor rodea el pedículo por delante, arriba y atrás, mientras que el mango consiste en un corto «meso» llamado ligamento pulmonar. Las dos láminas de este «meso» están unidas.

Estos ligamentos se relacionan medialmente con el esófago por intermedio del tejido conjuntivo que lo rodea, y forma alrededor de él la fascia periesofágica. Los ligamentos pulmonares están estrechamente unidos a esta fascia y, por consiguiente, al esófago (figura 68).

• *El ligamento interpleural de Morosow* está formado por la unión de los recesos interacigoesofágico a la derecha e interaorticoesofágico a la izquierda (figura 101).

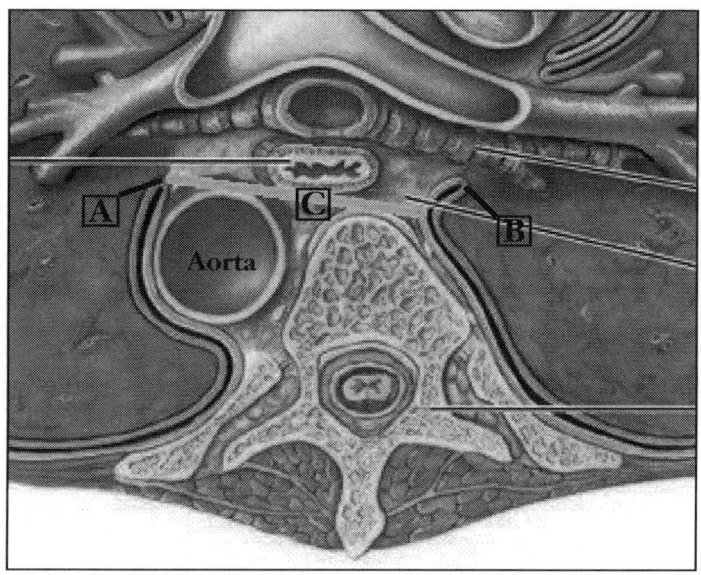

Figura 101. A: receso interaorticoesofágico; B: receso interacigoesofágico; C: Ligamento interpleural de Morosow (en verde).

7. Fisiología de los movimientos del pulmón. Según J. P. Barral, D.O.

Movilidad pulmonar

Los pulmones están en movimiento continuo, ya sea por efecto de la motricidad, de la respiración o de la motilidad (ver página 26). El movimiento más notable sigue siendo el provocado por la ventilación pulmonar.

En los medios de unión hemos visto el sistema de ventosa constituido por las pleuras. Este sistema pega los pulmones contra las paredes de forma permanente, pero permite el deslizamiento de aquellos sobre estas. Los pulmones acompañan al tórax en todos sus movimientos.

Así, cada pulmón acompaña al hemitórax correspondiente. Es evidente que no se produce un desplazamiento en bloque de los pulmones, sino que su expansión se hace en direcciones y ejes idénticos a los de los movimientos del tórax.

Para esto, examinemos lo que ocurre en un movimiento de inspiración forzada, que no es otra cosa que la exageración del movimiento inspiratorio normal.

Cada hemitórax va a aumentar de volumen, y el pulmón, pegado a las paredes, hace lo mismo. Esta ganancia es posible gracias a la movilización de las estructuras flexibles del hemitórax.

El diafragma desciende, y también lo hace la pleura diafragmática.

Las costillas del hemitórax sufren una expansión anterior y lateral; la pleura costal acompaña a las costillas.

La expansión del hemitórax y, por tanto, del pulmón, se produce gracias al descenso del diafragma y a la expansión costal. La pared pleuromediastínica se mantiene fija.

La cúpula pleural también está fija porque el diafragma superior del tórax está formado básicamente por estructuras tendinosas. Estos puntos fijos son necesarios para que una estructura se estire.

Respecto al pulmón, es preciso que la cúpula sea sometida a una tracción según una dirección determinada por una tensión ejercida en el mismo eje, pero en la dirección opuesta.

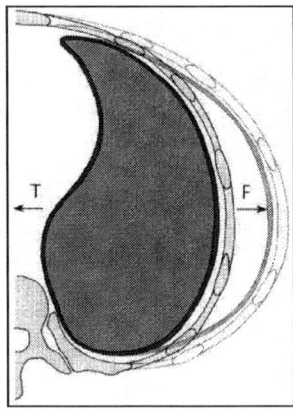

Figura 102. Fuerza y tensión ejercidas sobre las pleuras costal y mediastínica en la inspiración.

El pulmón es elástico pues debe aumentar de volumen; está sometido a una fuerza F sobre su pleura costal, pero también a una tensión T sobre su pleura mediastínica con el fin de evitarle el desplazamiento en bloque hacia fuera (figura 102).

Esta tensión, que equilibra la expansión costal lateral, se lleva a cabo por intermedio del ligamento pulmonar.

La tensión que equilibra la expansión generada por el músculo diafragma hacia abajo responde al ligamento suspensorio de la cúpula pleural.

El movimiento del tórax es la suma de los movimientos de cada unidad costo-vertebral, es decir, de la vértebra torácica y de su par de costillas.

En la inspiración, cada costilla efectúa una rotación alrededor de un eje que pasa por las articulaciones costo vertebrales y costotransversas. Este eje es casi horizontal; varía de un plano casi frontal para las costillas superiores, a otro casi sagital para las costillas inferiores. El eje se relaciona directamente con la orientación de las apófisis transversas, las que varían del mismo modo.

El movimiento de las costillas inferiores es la clásica «asa de cubo», que produce una elevación lateral de las costillas inferiores.

Hay otro movimiento costal que se advierte sobre todo con la inspiración forzada, si bien se encuentra en «estado larvado» durante la respiración normal. Es una rotación horizontal de la costilla alrededor de un eje vertical. En relación al conjunto de las unidades vertebrales, este eje pasa por el centro del círculo ficticio en el que se inscribe el arco posterior de cada costilla.

En realidad, como se ve en la figura 102, si de forma esquemática prolongamos hacia fuera el arco de cada costilla, en la proyección plana de una costilla obtenemos un arco con dos centros. Cada hemitórax tiene un centro común anterior y un centro individual posterior. Durante la inspiración forzada, cada costilla efectúa una rotación horizonatal alrededor del centro individual posterior. Las costillas efectúan rotaciones externas en la inspiración.

Los movimientos costales en conjunto aumentan todos los diámetros del hemitórax; dado que el pulmón es elástico, va a aumentar de volumen en una especie de rotación-dilatación externa similar.

En la figura 103 se advierte que las prolongaciones de las costillas representan, en realidad, la pleura mediastínica del hemitórax opuesto.

El pulmón, fijado al mediastino, se estira lateralmente alrededor del centro individual posterior (figura 104). En el pulmón, este centro se materializa en el bronquio segmentario apical para el lóbulo superior, y en el árbol bronquial para el resto del pulmón. La situación del árbol bronquial en el pulmón es totalmente lógica, pues le evita a este ser atraído en sentido opuesto durante la respiración.

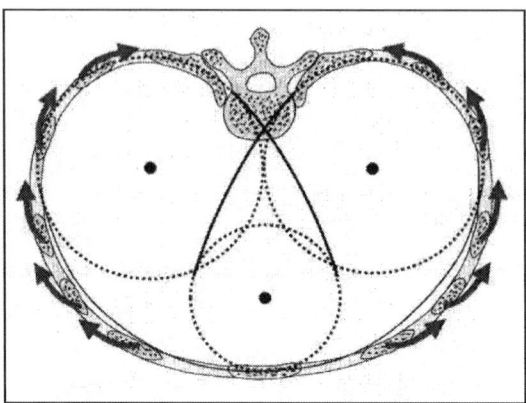

Figura 103. Rotación horizontal de las costillas durante la inspiración.

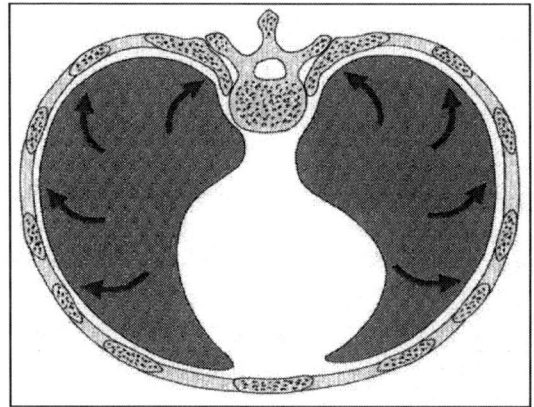

Figura 104. Expansión pulmonar en la inspiración.

Todos estos movimientos costales son sincrónicos. El estiramiento del parénquima pulmonar se produce mediante un movimiento de rotación externa en el que la pleura mediastínica está fija. La expansión pulmonar es máxima anteriormente para el lóbulo superior (brazo de bomba) y lateralmente para el lóbulo inferior (asa de cubo). En la movilidad, el lóbulo medio derecho se mueve en igual sentido que el lóbulo superior.

Para el lóbulo inferior, el árbol bronquial es oblicuo hacia abajo y afuera. El movimiento de rotación externa del pulmón en la inspiración se produce en un plano perpendicular a este eje. Nótese que el bronquio izquierdo es menos oblicuo que el derecho; esta diferencia es perceptible durante la escucha (figura 105).

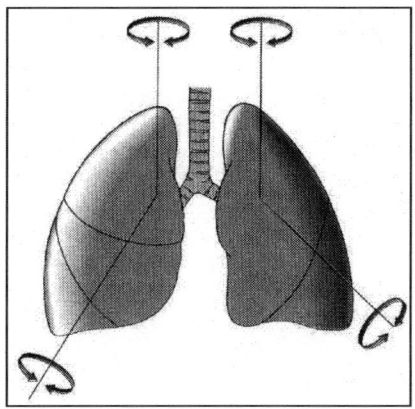

Figura 105. Movilidad de los lóbulos.

El cambio de eje en el movimiento pulmonar no es fuente de presión, pues la torsión resultante es absorbida por la elasticidad del parénquima, así como por el deslizamiento de las pleuras y las fisuras. El lóbulo medio derecho se mueve con el lóbulo superior.

En resumen, la movilidad del pulmón durante la inspiración es una rotación externa del parénquima según un eje vertical para el lóbulo superior, y oblicuo hacia abajo y afuera para el lóbulo inferior.

Esta expansión pulmonar se efectúa gracias a la tensión del ligamento pulmonar, del bronquio izquierdo hacia dentro fijando la pleura visceral al mediastino, y gracias a la tensión del ligamento suspensorio de la cúpula pleural que la fija a ésta por arriba.

Motilidad del pulmón

La motilidad es un movimiento pendular entre la posición posterior del pulmón, lo que ocurre en el segundo mes de la vida intrauterina, y una posición más anterior en el momento del nacimiento.

La motilidad general del pulmón se experimenta como un movimiento rigurosamente idéntico a la movilidad: con un eje de movimiento vertical para el lóbulo superior, y oblicuo hacia abajo y afuera para el lóbulo inferior. El lóbulo medio se mueve de forma sinérgica con el lóbulo superior derecho. Los ejes se materializan a partir de las mismas estructuras: los dos árboles bronquiales. En términos de motilidad, inspir es la rotación y espir es el retorno.

Movilidad del mediastino

Esta parte está comprendida entre dos hojas pleurales mediastínicas sagitales a los lados, el esternón anteriormente y la columna vertebral por detrás.

Durante la inspiración, los ligamentos pulmonares y los bronquios ejercen sobre los pulmones una tensión isométrica, evitando que se desplacen en bloque lateralmente por la tracción de los músculos inspiratorios.

La figura 106 muestra como a la fuerza F1 de expansión torácica y pulmonar, el ligamento pulmonar derecho y el bronquio derecho responden con una tensión isométrica T1 sobre la pleura visceral del pulmón derecho. Sobre el otro pulmón se aplican las mismas fuerzas, F2 y T2. En valor absoluto, F1 es igual a F2; y T1 es igual a T2. Las fuerzas T1 y T2, iguales y de dirección opuesta se anulan, como si quisiéramos reducir el mediastino a una sola lámina sagital. Las pleuras parietales mediastínicas derecha e izquierda están unidas por el ligamento interpleural de Morosow (figura 101), compuesto por la unión de los recesos interacigoesofágico e interaorticoesofágico. Las fuerzas F1 y F2 se equilibrarían sobre esta lámina sagital.

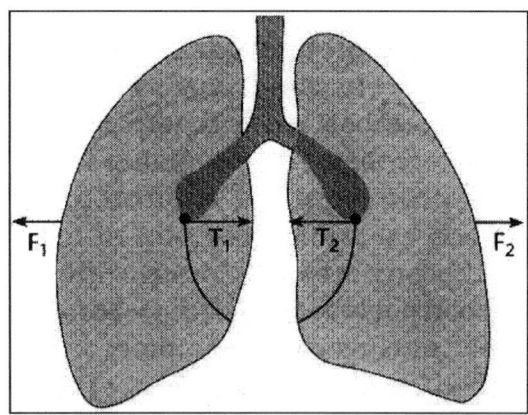

Figura 106. Tracciones sujetas al mediastino

Durante la inspiración, el diafragma desciende para permitir que el centro frénico se apoye sobre las vísceras. El músculo diafragma, mediante un cambio de apoyo, levanta lateralmente las costillas. El centro frénico se apoya sobre la masa visceral, pero también actúa la tensión vertical del mediastino. El diafragma está suspendido del mediastino. Los ligamentos frenopericárdicos inmovilizan el centro frénico con rapidez cuando el diafragma desciende. La tensión de estos ligamentos y, por tanto, del mediastino, es lo que le permite al músculo diafragma invertir sus puntos fijos, y no tanto su apoyo en la masa visceral.

Motilidad del mediastino

Durante el estudio de la motilidad de los pulmones hemos visto que, en inspir, estos efectúan una expansión en rotación externa.

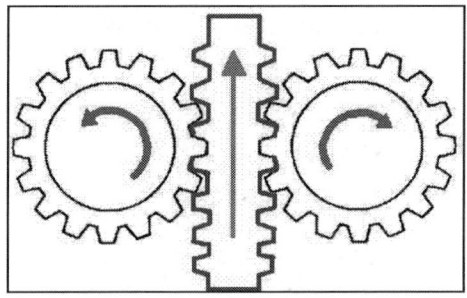

Figura 107. Mecanismo de ruedas dentadas

El mecanismo de ruedas dentadas (figura 107) demuestra que el mediastino se dirige hacia delante. El diámetro de las ruedas dentadas aumenta desde las primeras hasta las últimas costillas. Por lo tanto, el movimiento de motilidad del mediastino es más amplio al nivel de la apófisis xifoides que del manubrio del esternón. La motilidad del mediastino es, por tanto, un desplazamiento hacia delante que se sentirá fácilmente colocando la mano sobre el esternón.

8. Generalidades sobre neumología y osteopatía

Los pulmones son en realidad el órgano más importante en cuanto a la creación de sangre viva. En tanto que funcionen, su deber es preparar y devolver al corazón esa sustancia pura conocida como sangre arterial... los pulmones secretan y excretan. Si este funcionario no recibiere la fuerza apropiada del sistema nervioso, debe esperarse que la sangre arterial se torne impura y

de calidad inferior. Así pues, si esto ocurriere, todos los órganos se enferma-
rán en la misma proporción de la calidad de la sangre arterial, pues de ella
se alimentan. A fin de tener una buena sangre arterial los pulmones deben
recibir buena alimentación del abdomen. Si ellos no recibieren este alimento,
se produciría una falla, directamente proporcional a las impurezas del quilo.
    A.T. Still

Los pulmones son totalmente dependientes del bombeo torácico que está influido por todo el sistema músculo-esquelético y controlado por una gran variedad de señales nerviosas y humorales. Esto convierte al aparato respiratorio en un objetivo primario para la investigación osteopática, tanto en la salud como en la enfermedad.

El aparato respiratorio, que hemos de verificar en cada sesión de afecciones neumológicas, incluye:

1. A todos los componentes de la vía aérea superior:
   – Fosas nasales
   – Boca
   – Faringe
   – Laringe

Controlados por el esfenoides y el hioides.

Nota: con los temporales el hueso hioides tiene el rol de riendas de caballo. Están íntimamente relacionados, de tal manera que si el temporal hace una rotación externa, el hueso hioides recibirá una tracción hacia arriba y atrás y eso va a afectar la función de la faringe y de la laringe. Durante el cambio de posición del temporal esto va a volver muy vulnerable la cadena profunda linfática cervical lo cual puede provocar síndromes de laringitis o de faringitis.

El hueso hioides constituye un pivote que equilibra las tensiones entre el temporal y el maxilar. En caso de desequilibrio entre temporal, hueso hioides y maxilar hay una posibilidad de compresión de la arteria yugular interna y de las vainas carotídeas. Eso tiene influencia a distancia sobre el plexo pterigoideo provocando sinusitis y rinitis crónicas. Por lo que no debemos destacar la posibilidad de compresión de los elementos vasculonerviosos de esta zona ("Traitement ostéopathique des rinhites et des sinusites chroniques" de Claude BOCHURBERG D.O.).

2. El árbol traqueobronquial
3. Los pulmones
4. La circulación pulmonar, contenidos en la caja torácica y el diafragma
5. El sistema nervioso central, vegetativo y periférico

El sistema nervioso central funciona como un sistema de control, regulando la actividad de los músculos respiratorios y la caja torácica, que actúa como bomba. La acción de bombeo de este sistema de órganos es esencial para el mecanismo pulmonar de intercambio de oxígeno por CO_2, pero también contribuye el retorno de los líquidos venosos y linfáticos al tórax. Este sistema provee la oxigenación adecuada, que es vital para la función de los órganos diana, liberando al menos uno de los mayores productos finales del metabolismo, el CO_2, y participa en la homeostasis del equilibrio metabólico ácido-base minuto a minuto. Los pulmones también están involucrados en la eliminación de varias drogas y toxinas, en la vocalización, la presurización del abdomen, la defecación, la eliminación de orina, el parto y el trabajo físico.

El mal funcionamiento de un componente individual del aparato respiratorio o las alteraciones en las relaciones entre sus distintos componentes puede conducir a alteraciones en la función de los órganos diana y finalmente de todo el funcionamiento corporal. El aparato respiratorio depende completamente del sistema músculo-esquelético para su desempeño óptimo.

Los pulmones dependen del funcionamiento adecuado de otros sistemas y, por supuesto, otros sistemas dependen del proceso de la respiración. Según la Medicina tradicional china, el binomio Pulmón-Intestino Grueso:

- Generan, engendran, al elemento Riñón-Vejiga, y controlan al elemento Hígado-Vesícula Biliar.
- El elemento Estómago-bazo engendra al elemento Pulmón-Intestino Grueso; el elemento Corazón-Intestino-Delgado controlan al elemento Pulmón-Intestino Grueso.

El pulmón gobierna la energía y la respiración; controla los canales energéticos y los vasos sanguíneos; controla la "dispersión" (se encarga de calentar la piel y los músculos, así como de proteger al cuerpo de los factores patógenos externos) y el "descenso" (al captar la energía del aire, la energía del Pulmón tiene que descender para comunicarse con el Riñón, que responde almacenando energía; gobierna las vías del agua (circulación de los líquidos orgánicos); controla la piel y el cabello; procura el sentido del olfato; y alberga el alma corpórea, Po (a nivel emocional la tristeza obstruye la energía del Pulmón, y afecta directamente al Po. También es fundamental para percibir las sensaciones corporales y los estímulos sensoriales que recibimos desde el exterior).

Los pulmones y todo el proceso respiratorio participan en la autorregulación del cuerpo, en la autocuración y en los procesos de mantenimiento de la salud.

La adecuada función respiratoria depende de una delicada armonía con otros sistemas, en especial pero no exclusivamente, los sistemas cardiovascular, neuromuscular y esquelético. No puede haber enfermedad en un sistema que no afecte a otros sistemas corporales. El compromiso final depende generalmente de la gravedad de la alteración inicial. En esencia, el cuerpo intenta funcionar como una unidad con un cuadro de propósitos interrelacionados y de interdependencias entre la estructura y la función. Su objetivo es mantener la función óptima, asegurar la salud y prolongar la vida.

El enfoque osteopático

Como ya mencionamos precedentemente, la respiración es un proceso dinámico que comprende el intercambio gaseoso constante a nivel de los pulmones. La caja torácica actúa como una bomba coordinada por un mecanismo de control central complejo bajo la influencia de una actividad refleja neurológica coordinada. La función de bomba del tórax comprende la contracción y la relajación muscular, el movimiento de los planos fasciales y el movimiento de cerca de 150 articulaciones del cuerpo.

Resulta claro que la víscera torácica afecta a su bomba músculoesquelética. Asimismo, cuando la bomba torácica es disfuncional afecta negativamente a la víscera torácica. La disfunción de la caja torácica, por lo tanto, tiene una influencia negativa. El movimiento fisiológico sin impedimentos de la caja torácica es importante para mantener:

- El aporte sanguíneo suficiente
- El drenaje venoso adecuado
- Un drenaje linfático eficiente
- Influencias neurológicas reguladoras sensibles y eficientes

Las ramas de los nervios vagos, que contienen componentes tanto aferentes como eferentes constituyen la inervación parasimpática de las estructuras pulmonares, particularmente de las vías aéreas. Los efectos vagales son principalmente de tipo secretor y broncoconstrictor. El aporte simpático a los pulmones se origina del segundo al quinto segmentos torácicos de la médula espinal (figura 100).

Las fibras posganglionares derivan del ganglio estrellado y de los ganglios paravertebrales torácicos superiores. A veces los ganglios cervicales medios y superiores contribuyen también a la inervación simpática del aparato respiratorio. La inervación simpática aporta fibras vasomotoras a la tráquea, bronquios y vasos sanguíneos pulmonares.

La neurorregulación del diafragma es función de los nervios frénicos.

La excursión del diafragma es importante para la adecuada función pulmonar. Adicionalmente, su acción de bombeo rítmico con la respiración es capaz de afectar favorablemente la función de los órganos abdominales. El movimiento rítmico del diafragma puede ejercer una función positiva sobre la función gastrointestinal y aumenta incluso el drenaje venoso de otras vísceras, como el hígado y el bazo.

El correcto movimiento del diafragma es, por cierto, necesario para una función pulmonar óptima. Con la inhibición del movimiento diafragmático, existe una alteración marcada del intercambio gaseoso secundaria a atelectasia del parénquima pulmonar. De igual manera, los reflejos viscerosomáticos, que se originan en los pulmones o en la pleura, afectarán el movimiento de la caja torácica. Este proceso de movimiento restrictivo puede inducir un efecto de entablillado, movimiento asimétrico del tórax e hiperalgesia intercostal. También puede inducir dolor a la palpación y en los casos graves dolor con el movimiento voluntario. Esta movilidad reducida de la caja torácica también puede influir en el intercambio gaseoso a través de la inducción de atelectasias del parénquima pulmonar o por alteración de los volúmenes pulmonares, como la CFR (capacidad funcional residual) y la CPT (capacidad pulmonar total), y la distribución del flujo de aire. Por último, el movimiento y la función respiratoria están influidos por la actividad en las estructuras somáticas de las extremidades superiores e inferiores, la región de la cabeza y cuello y la región abdominopelviana.

La reducción o la alteración de la movilidad de la caja torácica incide sobre el drenaje linfático. La disminución del drenaje linfático de la víscera torácica puede contribuir al desarrollo de congestión pulmonar y a una mayor probabilidad de inflamación e infección pulmonar. Resulta claro que la disfunción somática torácica debilita sensiblemente las defensas pulmonares contra la enfermedad, a través de influencias negativas sobre el flujo linfático, la circulación y la función visceral. Se ha observado en numerosos pacientes que la reducción o la eliminación de la disfunción somática mediante la osteopatía aumenta la curación, mejora la función pulmonar y la sensación de bienestar y ayuda a prevenir las enfermedades o la exacerbación de las enfermedades existentes.

Reflejos viscerosomáticos y disfunción pulmonar

Los reflejos visceromotores pulmonares se expresan en el área somática de la región torácica superior y a veces en el área cervical. Se pueden encontrar reflejos viscerosensoriales en la misma región. La respuesta clínica al aumento de la actividad refleja más común es la rigidez muscular en el área torácica superior, que compromete principalmente la musculatura paravertebral. Esta respuesta también se experimenta en el área cervical, comprometiendo los músculos esternocleidomastoideos, escalenos y el diafragma.

Es posible que los signos de enfermedad visceral se hagan evidentes en el sistema somático antes que la aparición de los síntomas. La intensidad y la extensión de la respuesta tisular difieren entre individuos y estados patológicos. Estudios preliminares sugieren que la intensidad de la disfunción somática es mayor en los pacientes con enfermedad cardíaca que presentan síntomas de dolor severo que en los pacientes con enfermedad pulmonar, quienes son más proclives a presentar disnea.

La localización de los segmentos raquídeos de la disfunción somática asociados con la enfermedad visceral está relacionada con el aporte del sistema nervioso autónomo a los distintos órganos. Los sitios de referencia viscerosomática para los pulmones son generalmente C3 y C4 y T2 a T9.

Las vísceras impares presentan con mayor frecuencia más hallazgos homolaterales a la víscera disfuncional y el número de segmentos raquídeos comprometidos parece estar relacionado con la duración y gravedad de la enfermedad. Se observa una mayor incidencia de hallazgos a la palpación de la columna cervical en pacientes con enfermedades de la vía aérea superior. El compromiso torácico superior se observó en pacientes con enfermedad respiratoria baja.

En estudios con pacientes con diagnóstico de enfermedad pulmonar, principalmente EPOC, fueron examinados en búsqueda de evidencias de disfunción somática. Se observó una prevalencia de hallazgos en el área paravertebral T2-T7. La disfunción somática generalmente observada comprometió dos o más segmentos raquídeos adyacentes, rigidez de los músculos profundos y resistencia a la prueba de movimiento por compresión. La mayor cantidad de hallazgos se observa en los segmentos vertebrales T1-T9.

Aunque existen dos pulmones en el tórax, los hallazgos músculo-esqueléticos a la palpación de enfermedad pulmonar en el área torácica superior se observan con mayor frecuencia en el lado izquierdo que en el lado derecho (posible influencia emocional).

Los efectos músculo-esqueléticos descritos restringen a menudo la excursión de la caja torácica y además interfieren con la parte mecánica de la respiración. El área paravertebral ervical es otra región con alta incidencia de disfunción somática en la enfermedad respiratoria. Esta área de facilitación raquídea podría interferir con la adecuada función del diafragma que ya se encuentra exigida por la relativa inmovilidad de las costillas y la columna vertebral, según la influencia de los reflejos viscerosomáticos en el área torácica.

El incremento de la carga de trabajo del diafragma puede provocar aumento de la fatigabilidad. En los pacientes con reclutamiento de los músculos respiratorios secundarios (a menudo con enfermedad respiratoria grave), la fatiga de los escalenos y del músculo esternocleidomastoideo puede provocar disfunción de la caja torácica superior, incluyendo la 1ª costilla. Esta alteración mecánica empeora probablemente la eficiencia de la respiración.

Dolor somático y dolor visceral

El dolor somático es aquel que afecta a la piel, músculos, articulaciones, ligamentos o huesos. Se trata de un dolor bien localizado, circunscrito a la zona dañada y caracterizado por sensaciones claras y precisas.

El dolor visceral está producido por lesiones que afectan a órganos internos, por lo que es la forma de dolor que aparece más frecuentemente como consecuencia de enfermedades y es síntoma habitual en la mayor parte de los síndromes dolorosos agudos o crónicos de interés clínico. El dolor visceral posee una serie de características y propiedades que lo diferencian del dolor somático:

1. No todas las vísceras son sensibles al dolor (el parénquima hepático, renal o pulmonar no son sensibles al dolor). Pero los bronquios y la pleura parietal sí lo son; así como la cápsula hepática (de Glisson) y los conducto biliares.
2. Puede aparecer sin tener una relación directa con una lesión visceral. Sin embargo, hay lesiones viscerales que no se manifiestan con dolor local y su primera manifestación puede ser un dolor referido.
3. Es difuso y poco localizado y se extiende más allá del órgano afectado.
4. Es referido a otras localizaciones distales al órgano afectado.
5. Se acompaña de intensas reacciones reflejas motoras y vegetativas.

La pared visceral contiene diferentes tipos de receptores que responden a estímulos como distensión, inflamación o isquemia y son sensibles tanto mecánicamente como químicamente.

Dolor referido de origen visceral

La base neurofisiológica que explica el dolor referido de origen visceral hay que buscarla en el gran solapamiento de nociceptores somáticos y viscerales que hay en las láminas de Rexed I y V. Estos nociceptores sinapsan con las mismas interneuronas de rango dinámico ancho (WDR) antes de formar los tractos sensoriales ascendentes.

Por lo tanto, la información somática y visceral se mezcla a nivel medular y asciende a los núcleos supraespinales y a la corteza sensorial de forma conjunta haciendo que se interpreten conjuntamente. No se conocen tractos viscerales puros si bien algunas investigaciones realizadas con pacientes oncológicos han señalado la columna torácica medular como un tracto prioritario para la información nociceptiva de origen visceral. La aparición de dolores referidos de origen visceral tendrá generalmente una distribución metamérica y conllevará respuestas simpáticas y activación de motoneuronas por lo que habrá signos clínicos parecidos a una alteración músculo-esquelética. Hay que tener en cuenta que la densidad de nociceptores en la piel es aproximadamente de un 90 % respecto al 10 % que tienen las vísceras con lo que la proyección consciente que el cerebro hace del dolor de origen visceral tendrá la distribución dermatómica de aquella raíz dorsal afectada por la víscera dañada. Existe una numero significativo de estudios animales y humanos que demuestran el hecho de que las afectaciones viscerales pueden causar cambios músculo-esqueléticos espinales y periféricos.

Dolor referido de los Pulmones (figuras 108, 109 y 110):
- Dolor torácico bien localizado sobre las zonas afectadas
- Cuello, cervicalgias bajas
- Área de los trapecios, especialmente el derecho
- Parte superior del abdomen
- Lado derecho de la espalda

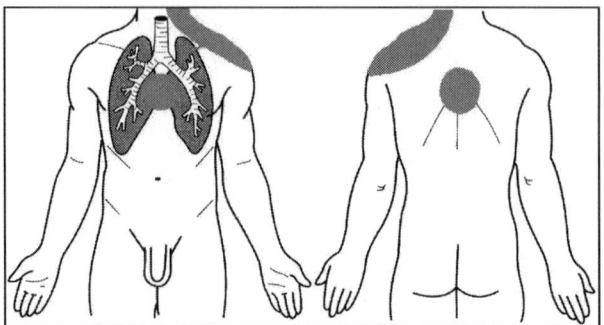

Figura 108. Dolores referidos de origen pleural

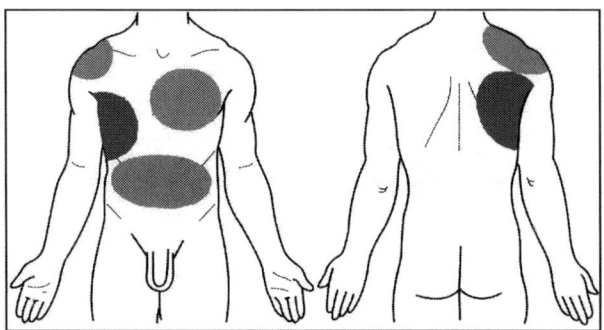

Figura 109. Dolores referidos por embolia pulmonar

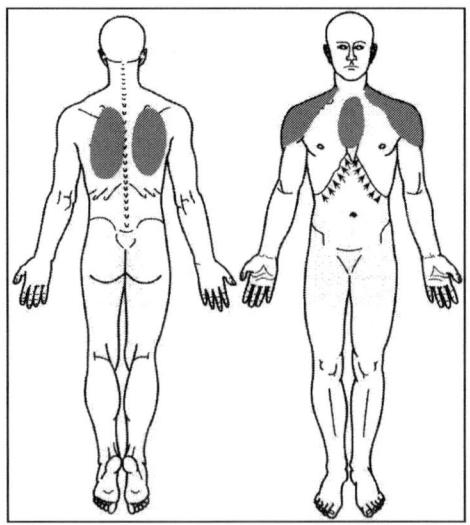

Figura 110. Dolor referido de los pulmones

Observaciones

La causa principal de que en muchas ocasiones los dolores referidos se produzcan en el lado derecho son debidos al *cor pulmonale* (corazón pulmonar o insuficiencia cardíaca derecha). Normalmente, el lado izquierdo del corazón produce una presión arterial mayor con el fin de bombear sangre al cuerpo, mientras que el lado derecho bombea sangre a través de los pulmones con una presión mucho más baja.

La presión alta en las arterias de los pulmones se denomina hipertensión pulmonar. El lado derecho del corazón tiene una mayor dificultad para bombear sangre cuando esto sucede. Si esta presión alta se presenta por un tiempo más prolongado, esto ejerce tensión sobre el lado derecho del corazón, llevando a que se presente *cor pulmonale*.

Casi cualquier enfermedad o afección pulmonar crónica que produzca niveles bajos de oxígeno en la sangre durante un tiempo prolongado puede llevar a que se presente *cor pulmonale* (apnea del sueño, EPOC, fibrosis quística, etc.).

Drenaje linfático torácico

El mantenimiento del drenaje linfático adecuado facilita la correcta actividad y metabolismo tisular y que es de especial importancia para ofrecer condiciones inmunológicas apropiadas.

Normalmente, la contracción del diafragma y el movimiento de la caja torácica durante la respiración producen importantes gradientes de presión entre las cavidades torácica y abdominal que provocan un drenaje linfático efectivo y el retorno venoso al corazón. El movimiento adecuado y el drenaje linfático en toda la extensión de los pulmones se consideran importantes para mantener la función normal y la ausencia de enfermedades. Además, el movimiento adecuado es esencial para combatir la infección y para reducir el tiempo de curación. Se estima que la congestión tisular reduce la eficacia del tratamiento alopático porque obstaculiza el acceso a los tejidos diana tanto de los leucocitos como de la medicación y también porque hay riesgo de una ineficiente remoción de las toxinas. De ahí la importancia del tratamiento osteopático, que emplea métodos de tratamiento craneales, estructurales, fasciales, viscerales, circulatorios, emocionales y nutricionales; con influencias preventivas y autocurativas en las disfunciones pulmonares.

Modelo respiratorio-circulatorio en osteopatía

El modelo respiratorio-circulatorio engloba anatómicamente a:
- La entrada torácica
- Diafragmas torácicos y pélvico
- Tienda del cerebelo
- Caja torácica

Y engloba las siguientes funciones fisiológicas:
- Respiración
- Circulación
- Sistema venoso
- Drenaje linfático

Cordon Zink, D.O. fue un osteópata de Estados Unidos que se vio influido en su trabajo por tres grandes profesionales: Still, Millard, D.O. y Sutherland, D.O.

Still por el notable hincapié que hizo en la función de los líquidos corporales y, especialmente, de los linfáticos: *"más vale que sus pacientes se ahorren tiempo y dinero haciendo visitas fútiles hasta que, por sus conocimientos, se encuentre cualificado para tratar los linfáticos"*.

Millard, desarrolló un abordaje sistemático para evaluar y tratar el sistema linfático. El modelo respiratorio y circulatorio de Zink puede considerarse una ampliación del trabajo de Millard.

La otra influencia importante fue Sutherland, en particular, su trabajo sobre el mecanismo respiratorio primario y las fluctuaciones de los fluidos.

La característica esencial del modelo de Zink consiste en que, para obtener salud (u homeostasis), debe existir una buena circulación de todos los líquidos corporales; esto garantizará una nutrición y un drenaje adecuados de los tejidos hasta el nivel celular. Todo ello representa la parte circulatoria del nombre.

Las propias palabras de Zink describen mejor el concepto como un todo:

Respiración y circulación son funciones unificables. La necesidad de establecer una «respiración normal», que es diafragmática cuando el paciente se encuentra en reposo en decúbito supino, es evidente cuando se tiene en cuenta el hecho de que la mayor parte del volumen de sangre se encuentra en el reservorio venoso. Este sistema de baja presión depende de los diferenciales de presión en las cavidades corporales para lograr un flujo eficaz, ya que no existe apoyo de los músculos, a los que se denomina acertadamente «bombas periféricas». El aspecto cardiógeno de la circulación depende de su aspecto respirógeno para completar el circuito. Pero esto no es todo; la característica más importante es que el drenaje linfático «terminal» en el sistema venoso también es dependiente de la respiración diafragmática eficaz cuando el paciente se encuentra en reposo.

Zink consideraba esencial, para los mecanismos respiratorios fisiológicos del organismo, a la respiración primaria (MRP) descrita por Sutherland.

Prestó especial atención a la libertad de movimiento de los diafragmas craneal y pélvico y su relación con el diafragma torácico, así como a la movilidad articular del sacro entre los ilíacos. Por consiguiente, la respiración primaria da apoyo a la respiración secundaria y su bomba pélvica toracoabdominal, trabajando estas dos en sinergia con el corazón.

9. Diagnóstico osteopático

♦ Anamnesis y etiologías de los dolores torácicos

Introducción

El estudio de los signos y síntomas es fundamental para el diagnóstico de enfermedades del aparato respiratorio.

- *Síntoma:* aquello que extraemos de la anamnesis, es decir, aquello que nos explica el paciente. Por lo tanto será subjetivo. Por ejemplo, si un paciente nos dice que se ahoga mucho o poco, no siempre tendrá relación con el grado de alteración que presente. Como no hay una correspondencia objetiva, está sujeta a la subjetividad del paciente.

• *Signo:* aquello que nosotros (como osteópatas o personal sanitario) podemos objetivar en la exploración clínica.

Es necesario establecer un orden de anamnesis adecuado para orientarnos sobre como hemos de abordar al paciente con disfunciones respiratorias. La anamnesis es importante, sobre todo en lo referido a las contraindicaciones, pero no debe impedir al osteópata "sentir". Primero sentimos y después pensamos.

Síntomas propios del aparato respiratorio

Estos son los 5 síntomas clínicos que siempre hemos de preguntar al paciente cuando hacemos un abordaje respiratorio.

• **Tos.** Es importante por si sola (tos seca), pero también podemos encontrarnos tos con expectoración y tos con expectoración y sangre.
• **Expectoración.** Siempre que hay expectoración hay tos ya que la expectoración no sale sola sino que es consecuencia de la tos.
• **Disnea.** Sensación subjetiva de ahogo.
• **Hemoptisis.** Emisión de sangre con la tos.
• **Dolor torácico.**

Síntomas frecuentes en patología neumológica pero no exclusivos de ella ·

Se asocian a sintomatología respiratoria pero también pertenecen a otras patologías.

Ejemplos:

• **La disfonía.** Puede ser sólo un problema puramente de la propia patología de las cuerdas vocales o bien puede ser debida a que una tumoración de origen pulmonar. En la anamnesis respiratoria se ha de valorar la posibilidad de disfonía, pero no es un signo exclusivo del aparato respiratorio.

- **Fiebre.** La presencia de fiebre puede ser debida a muchas causas: una infección urinaria, la Gripe A, una neumonía. Si se debe a esta última, sí será una patología propiamente respiratoria, pero si es por una infección urinaria como la pielonefritis, no tendrá nada que ver con una patología respiratoria.
- **Pérdida de peso.** Es típico de pacientes que padecen cáncer, si el origen del cáncer es pulmonar, la disminución de peso será debida a una patología respiratoria, pero no lo será si se trata de un cáncer de colon.
- **Ronquidos.** Frecuentemente los ronquidos se acompañan de apneas, de paradas respiratorias durante el sueño. Pero también hay gente que ronca por un problema puramente nasal, como por ejemplo la hipertrofia de cornetes, entre otras. Así como por disfunciones osteopáticas de los huesos nasales o del paladar duro.

Por lo tanto hemos de distinguir entre sintomatología propiamente del aparato respiratorio y entre sintomatología no propia del aparato respiratorio pero que frecuentemente está relacionada.

1. La tos

Características

La tos es una respuesta fisiológica normal ante un agente que eventualmente puede dañar al sistema respiratorio. Provoca la salida de aire a gran velocidad y presión, arrastrando el exceso de moco, o cualquier materia extraña o partícula depositada en los bronquios o tráquea, manteniendo así las vías aéreas de los pulmones libres.

Se produce por un mecanismo reflejo, desencadenado por la estimulación de dos tipos de receptores de la vía aérea: los de la tos y los irritativos.

Fisiología de la tos

Dos vías nerviosas participan en la tos:
1. La vía aferente, que comprende al nervio vago y ramas del glosofaríngeo que llegan al centro de la tos, ubicado en el sistema nervioso central, a nivel de la médula oblonga.

2. La vía eferente, que comprende los nervios vago, frénico y espinales motores, que van a inervar la faringe, el diafragma, los músculos de la pared torácica y los músculos de la pared abdominal y del piso pélvico.

Los receptores de la tos se encuentran ampliamente ubicados en la vía aérea baja: laringe, traquea y su bifurcación y en bronquios, así como también en nariz, senos paranasales, conducto auditivo, pleura, pericardio, diafragma y estómago.

El mecanismo de la tos está regulado por un centro nervioso específico, situado en el bulbo raquídeo y se desarrolla en tres fases, que se suceden rápidamente:

1. Inspiración o carga: se efectúa una inspiración profunda y se cierra la glotis (abertura superior de la laringe).
2. Compresión: se contraen los músculos respiratorios (encargados de expulsar el aire durante la respiración), manteniéndose la glotis cerrada; de este modo, se aumenta la presión del aire contenido en los pulmones.
3. Expulsión: la glotis se abre bruscamente, produciendo un sonido característico por la expulsión a gran velocidad de aire, que arrastra al exterior el contenido de las vías respiratorias (secreciones de la mucosa bronquial, sangre, humo, polvo, cuerpos extraños inhalados).

La finalidad de la tos, como hemos dicho anteriormente, es despejar las vías respiratorias, pero también es un síntoma: tanto de enfermedades relacionadas con el aparato respiratorio (faringitis, laringitis, bronquitis, resfriados, gripe, procesos alérgicos, neumonía, tuberculosis, tumores broncopulmonares...) como de procesos patológicos no respiratorios (enfermedades cardíacas y tumores esofágicos, entre otros).

Si el enfermo tiene tos, el osteópata deberá resolver tres problemas fundamentales:

1. ¿Es aguda o crónica? Aquí debemos evaluar si el síntoma es pasajero y de evolución breve, o cuando es pertinaz y de evolución prolongada.

2. ¿Es de origen respiratorio? Cuando la tos es de origen respiratorio se va a caracterizar por ser fácil, húmeda y termina con la expulsión de la expectoración.

3. ¿Es de origen extra-respiratorio? Aquí la podemos considerar como una tos difícil, seca y nunca termina con la expulsión de expectoración.

Etiologías

* Causas neumológicas:
  – Respiratorias (aproximadamente un 70 % de los problemas de tos son de origen respiratorio). Puede ser de las vías aéreas propiamente dichas o de los pulmones.
  – Por irritación pleural: terminaciones nerviosas que hay en la pleura parietal.
  – Por irritaciones mediastínicas.

* Causas no neumológicas:
  – Cardíaca: enfermos en situación de fallo cardíaco crónico tienen tos sobre todo cuando se levantan; en cambio cuando se sientan están mejor porque disminuye el retorno venoso. También en enfermos con valvulopatías, estenosis mitral (sobre todo en pacientes que vienen de países del 3er mundo, que no fueron tratados correctamente en su momento).
  – Reflujo Gastro-esofágico (RGE): se cree que es un reflujo por irritación de la mucosa del tercio inferior del esófago.
  – Tos psicógena: de la misma manera que hay gente que somatiza que tiene diarrea o dolor de cabeza. Siempre es un diagnóstico de exclusión, pero se ha de tener presente.
  – Farmacológica: un ejemplo sería la administración de un "beta-bloqueante", que es Vaso Constrictor, a un enfermo asmático, que cursa con broncoconstricción. Lo que habríamos de dar para tratarlos serían broncodilatadores. Un ejemplo de vaso constrictores son los antihipertensivos, como por ejemplo los de la familia de fármacos acabados en "-pril" (enalapril). Al administrarlos a un enfermo asmático, le podemos desencadenar tos.

Otro ejemplo sería la tos asociada a inhibidores de la enzima convertidora de angiotensina (IECA). Los inhibidores de la ECA son una clase de medicamentos que se emplean principalmente en el tratamiento de la hipertensión arterial y de la insuficiencia cardíaca crónica y forman parte de la inhibición de una serie de reacciones que regulan la presión sanguínea: el sistema renina angiotensina aldosterona. La inhibición de ECA como consecuencia por otro lado tiene acumulación de las substancias, (p. ej. bradiquinina) normalmente metabolizadas por ECA. Bradiquinina ha demostrado que puede inducir producción de metabolitos de ácido araquidónico y oxido nítrico (NO).

Existe evidencia de que estos productos pueden producir tos a través mecanismos proinflamatorios. La tos es de tipo irritativo y se acompaña de sensación de sequedad de garganta, puede empezar al iniciar el tratamiento o hasta 6 meses después. La desaparición de la tos tras la retirada del fármaco es la única forma de asegurar su diagnóstico.

– ORL (otorrino): cuando hay cuerpos extraños en el CAE, a veces podemos irritar una ramita: el Nervio de Arnold. No se ve muy a menudo.

Tipos de tos

- **Tos irritativa:** seca, crónica, nocturna y diurna, con ruidos de vías altas. Preferentemente invernal, y con goteo nasal sobreañadido.
  Causas: resfriado común, faringitis, traqueitis, adenoiditis y sinusitis.
- **Tos pertusoide:** accesos de tos seca irritativa, paroxística: 5-10 toses enérgicas seguidas de inspiración y "gallo" final.
  Causas: tosferina, cuerpo extraño en vías aéreas.
- **Tos perruna:** áfona, es la clásica tos de perro que puede ir acompañada de estridor.
  Causas: laringitis, traqueitis.
- **Tos seca:** inducida por ejercicio, aire fresco, ambientes contaminados...
  Causas: asma y/o hiperreactividad bronquial.

- **Tos productiva:** más frecuente al levantarse. Se acompaña de expectoración.
  Causas: bronquitis.
- **Tos psicógena:** en ocasiones, se trata más de un carraspeo pertinaz que de una tos propiamente dicha. Dentro de este grupo se puede mencionar síndrome de Gilles de la Tourette. Se trata de un trastorno motor neurológico que cursa con tics motores múltiples y variados, vocalizaciones anómalas, ocasionalmente coprolalia (tendencia patológica a proferir obscenidades), y diversos trastornos de conducta (hiperactividad, actitud obsesiva-compulsiva, conducta autoagresiva). En ocasiones, el tic motor consiste en carraspeo o tos crónica.
- **Carraspera.** Aspereza o irritación de garganta, que produce tos corta, seca y continua.
  Causas: la mayoría de las veces suele producirse por un bloqueo de C1, que irrita al glosofaríngeo, IX par craneal.

2. La expectoración

Definición

La expectoración es la eliminación, por medio de la tos, de todo material contenido en el interior del aparato respiratorio. El individuo normal no expectora, a pesar de una producción diaria de secreciones en el árbol traqueobronquial de unos 100 a 150 ml. La secreción bronquial está constituida por mucina (moco), agua, pequeña cantidad de proteínas, algunas células de descamación y macrófagos.

El término esputo se utiliza comúnmente para referirse a la expectoración que contiene elementos patológicos como pueden ser: exudados, trasudados, gérmenes, pus, sangre, escurrimiento muco purulento proveniente de las vías aéreas superiores, partículas extrañas y cuerpos extraños.

El aspecto y las características físicas de la expectoración y del esputo sugieren el trastorno o la enfermedad de base y por ello son materia de estudio en la propedéutica y semiología médica.

Estudio clínico

Las características físicas de la expectoración en cuanto a aspecto, cantidad, olor, color, consistencia, horario de presentación, examen citológico, bacteriológico y bioquímico, sugieren el trastorno fisiopatológico de la vía aérea y permiten una primera aproximación diagnóstica.

Se deben considerar las siguientes características de la expectoración:

a. Cantidad. Es dependiente de la patología subyacente, así como de la fuerza de la tos del paciente. En las fases iniciales de un proceso inflamatorio, por lo general la expectoración es escasa para aumentar en los períodos de estado y de declinación. La expectoración muy abundante (a veces más de 300ml/día) suele indicar la existencia de cavidades que drenan en un bronquio en los procesos supurativos pulmonares o bronquiectasias. Esta cantidad de esputo, en ocasiones puede no observarse si el enfermo deglute los esputos (frecuente en el sexo femenino), si hay broncoplejía u obstrucción del bronquio de avenamiento.

b. Viscosidad o consistencia. Esta característica depende de la cantidad de agua, mucus y detritus. Ejemplos:
  a. Fluidas: como en el edema agudo de pulmón.
  b. Adherentes: con moldes fibrinosos como en las reagudizaciones asmáticas.
  c. Necróticas: como en los abscesos pulmonares o tumores necrosados.

c. Olor. Si es fétido y pútrido pensar en infección por anaerobios propia de los procesos supurativos del pulmón o abscesos pulmonares.

d. Color.
  a. Incolora-trasparente, expectoración mucosa. La expectoración transparente (hialina) y formando hilos (filante), es propia de los fenómenos alérgicos.
  Las secreciones bronquiales blanquecinas, grumosas, no filantes, no purulentas, sugieren proteinosis alveolar pulmonar.
  b. Amarillo-verdosa, expectoración mucopurulenta propia de los procesos infecciosos bacterianos de la vía aérea. Se asocia con

bronconeumonía infecciosa, bronquitis crónica, bronquiectasia, absceso pulmonar, cuerpo extraño alojado en vías aéreas y/o digestivas, fistulización y destrucción de órganos y tejidos.

El esputo mucopurulento asociado con halitosis, voz nasal y rinorrea sugiere rinitis, sinusitis y adenoiditis crónica, infecciosa.

c. *Herrumbrosa*, expectoración color ladrillo típica de la neumonía neumocócica

d. *Roja*, por presencia de sangre en el esputo, con distintos tintes, en las diferentes causas de hemóptisis. Sugiere lesión granulomatosa, bronquiectasia, cavitación tuberculosa, hemosiderosis.

e. *Negruzca*, en la antracosis pulmonar, propia de los grandes fumadores o portadores de neumoconiosis.

f. *Rosáceo-espumoso*, es propio del edema pulmonar agudo.

Según su aspecto macroscópico, la expectoración puede clasificarse como sigue:

- **Mucosa.** El esputo, incoloro y transparente puede ser de distinta consistencia; desde muy fluido hasta sumamente viscoso y denso, de difícil eliminación. Es resultado de la secreción exagerada de las células caliciformes y de las glándulas mucosas; así se las observa en un período inicial de las traqueobronquitis agudas y es el más característico de la bronquitis crónica no complicada.

- **Serosa.** Se presenta como un líquido claro, espumoso, de color ligeramente amarillento o rosado pálido, en ocasiones muy abundante. Resulta, en general de trasudación a nivel alveolar, y de allí su carácter espumoso y su origen en un edema alveolar típico del edema agudo de pulmón o en un carcinoma bronquioloalveolar. La expectoración de grandes cantidades de esputo tipo "clara de huevo" se ve en el 50 % de los carcinomas bronquioloalveolares.

- **Mucopurulenta y purulenta.** Se caracteriza por ser fluida, opaca, de color amarillo o verdoso. Está constituida por los elementos del pus producido por la acción peroxidasa de los neutrófilos sobre la secreción traqueobronquial antes de ser expectorada. La expectoración mucopurulenta varía en su contenido de pus y mucus y con la forma en que esos componentes aparecen mezclados;

el pus puede presentarse en forma de estrías o aún de glóbulos. Un aspecto característico es el de la expectoración denominada "numular" originada por las cavernas tuberculosas y que también puede observarse en las supuraciones pulmonares, en las bronquiectasias y en los tumores pulmonares infectados. Su forma característica es la de un conglomerado circular (en forma de moneda) u ovalado que se aplasta sobre el fondo del recipiente, netamente separado del resto de la masa líquida del esputo. La cantidad de la expectoración depende de la naturaleza del proceso patológico y del período evolutivo en que se encuentra: exigua al comienzo de procesos infecciosos agudos y abundante en los períodos de estado y de resolución de las bronquitis agudas o neumonías. En cambio, en la bronquitis crónica y en la tuberculosis se elimina en grandes cantidades, como también en las bronquiectasias.

- **Sanguinolenta.** Se llama "esputo hemoptoico" y constituye una forma mínima de las hemoptisis que serán tratadas más adelante.

3. La disnea

Es una sensación molesta y desagradable de dificultad o para mantener una respiración correcta, o simplemente la percepción de una función la cual, normalmente, es inconsciente. La disnea se compone de un aspecto subjetivo (sed de aire) y otro objetivo, el cual puede ser evidenciado por anomalías en la amplitud, frecuencia y ritmo de los movimientos respiratorios.

Tipos de disnea

1. Disnea de esfuerzo:
- Grandes esfuerzos (grado 1): correr, subir las escaleras.
- Medianos esfuerzos (grado 2): barrer, cocinar, lavar, caminar a paso normal.
- Pequeños esfuerzos (grado 3): hablar, peinarse, vestirse.

2. *Disnea de reposo* (grado 4)

Se relaciona con las posturas:

- Decúbito: cuando el paciente se ahoga al estar en decúbito supino.
- Ortopnea: es típico de enfermos cardiológicos, que está tumbado y por la noche se despierta súbitamente experimentando dificultades respiratorias. De este hecho se denomina "disnea paroxística nocturna".
- Trepopnea: disnea en decúbito lateral.
- Platipnea: se ahoga cuando se sienta.

Etiologías

- Un 70 % de las patologías respiratorias, pulmonares y pleurales (figura 111).
- Patología circulatoria: cardíaca.
- Otras: obesidad, anemias (porque tiene la Hb baja), traumatismos torácicos.

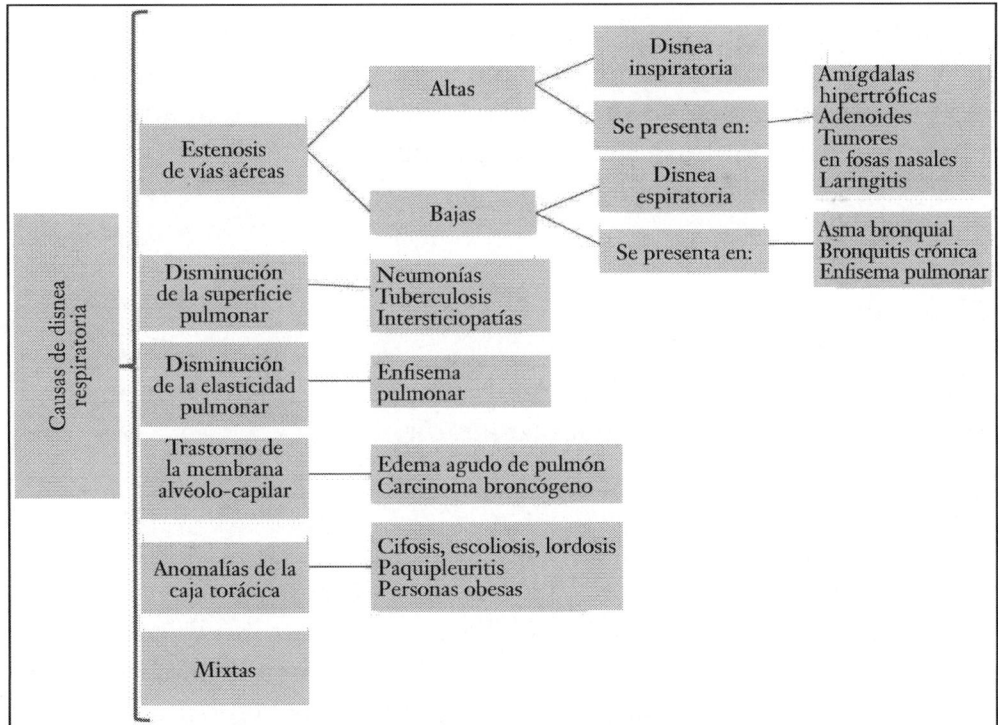

Figura 111. Causas de disnea respiratoria

La disnea de origen secundario se debe con mayor frecuencia a derrames pleurales de cualquier etiología, así como disfunciones osteopáticas de la caja torácica.

La obesidad y la distención abdominal contribuyen a la compresión del parénquima pulmonar y, por lo tanto, producen la disminución volumétrica del mismo.

Entre las **causas cardiovasculares** de la disnea encontramos a la estasis venocapilar pulmonar, producto de una disfunción del corazón izquierdo, como ocurre en la insuficiencia cardíaca izquierda, la estenosis mitral o las cardiopatías congénitas que presentan shunt de izquierda a derecha, como en la comunicación interventricular, interauricular o la persistencia del conducto arterioso.

Las **enfermedades del pericardio** que comprometen la función diastólica ventricular izquierda (pericarditis constrictiva y taponamiento pericárdico) y la tromboembolia pulmonar deben sospecharse como causas de disnea, sobre todo en pacientes con escasos signos clínicos de enfermedad cardiopulmonar.

Entre las **causas ajenas a patologías respiratorias y/o cardíacas** deben descartarse el esfuerzo, las emociones, la anemia, el hipotiroidismo y la psiconeurosis. El síndrome de hiperventilación aguda obedece a causas neuropsíquicas. Sucede en personas jóvenes (síndrome de Da Costa), además de taquipnea se acompaña de dolor en la región mamaria izquierda.

4. Hemoptisis

Es la expectoración o expulsión de sangre o moco sanguinolento de los pulmones y la garganta (vías respiratorias).

Etiología

- **Respiratoria:** vías aéreas, parénquima pulmonar.
- **No respiratoria:** cardíacas (edema agudo de pulmón, tos con expectoración), traumatismo torácico (contusión pulmonar que causa un hematoma dentro del pulmón), diátesis hemorrágicas (problemas de coagulación).

Patogenia

Fractura de vasos bronquiales (paso de sangre del árbol vascular, que se rompen, y pasa la sangre a la vía aérea). Patología neumológica, no neumológica o iatrogéna (punción del parénquima pulmonar de manera accidental).

Diagnóstico diferencial

- *Hemorragia de origen naso-oro-faringo-laríngeo:* hemorragias de origen nasal y nasosinusal con drenaje posterior, puede ir al pulmón y el enfermo la extrae con la tos. En ocasiones tienen una sinusitis y refieren hemoptisis; las sinusitis pueden cursar con mucosidad, dolor, fiebre y producción de moco con sangrado.
- *Hematemesis:* origen gástrico.

5. Dolor torácico y sus etiologías

El dolor torácico se define como una sensación álgida localizada en la zona situada entre el diafragma y la fosa supraclavicular. Tiene una significación clínica diversa, siendo unas veces consecutivo a pequeñas afecciones intrascendentes, mientras que en otras es expresión de procesos de extrema severidad.

El parénquima pulmonar, los bronquiolos y la pleura visceral carecen de inervación nociceptiva.

En el aparato respiratorio sólo hay terminaciones nerviosas sensitivas en tráquea, pleura parietal, mediastino, grandes vasos sanguíneos y los bronquios; y son capaces de reaccionar con dolores y tos.

Las fibras nerviosas que transmiten los impulsos dolorosos de la pleura parietal son ramas de los nervios intercostales salvo a nivel de la porción de la pleura que reviste la cúpula diafragmática en la que los estímulos se proyectan por el nervio frénico, mientras los generados en la parte periférica del diafragma lo hacen por el 5° y 6° nervios intercostales.

Algunos procesos patológicos no son dolorosos: neumo e hidrotórax, tumores e incluso lesiones necrosantes externas.

Una lesión pulmonar es dolorosa si:
- Si se extiende hasta la pleura parietal.
- Alcanza la tráquea o grandes bronquios.
- Existe espasmo vascular.
- Se producen cambios en las relaciones de presión intrapulmonar e intrapleural directamente o por desplazamiento de estructuras.

Un dolor torácico no es siempre de origen parietal: vertebral, costal, condro-costal, condro-esternal, muscular. Puede proceder de diversas etiologías (tabla 8).

Tabla 8. Causas de dolor torácico

Pleuropulmonares y mediastínicas
– Tromboembolismo pulmonar (infarto pulmonar)*
– Neumotórax*
– Neumonías*
– Mediastinitis aguda*
– Enfisema mediastínico
– Tumores mediastínicos
– Traqueobronquitis
– Pleuritis
– Derrame pleural
– Tumor pleuropulmonar
– Metástasis pleurales
– Broncoespasmo severo
– Hipertensión pulmonar

Cardiovasculares
• Isquémicas
– Síndrome coronario agudo (IAM y angina)*
– Miocardiopatía hipertensiva
– Anemia-hipoxemia grave
– Taquiarritmias
– Miocardiopatía hipertrófica obstructiva
• No isquémicas
– Disección aórtica*
– Pericarditis*
– Prolapso mitral
– Rotura de cuerdas tendinosas
– Miocardiopatías
– Fibrilación auricular

Osteomusculares
– Fracturas costales
– Distensiones musculares
– Metástasis costales o vertebrales
– Cervicoartrosis
– Hernias discales
– Costocondritis (síndrome de Tietze)

Digestivas
– Espasmos esofágicos
– Rotura esofágica
– Ulcus gastroduodenal
– Distensión gástrica
– Patología abdominal (colecistitis, perforación de víscera hueca, pancreatitis)

Psicológicas y funcionales
– Depresión
– Ansiedad
– Simulación
– Síndrome de Da Costa o dolor de mama izquierda

*Causas potencialmente mortales.

Dolor de causas pleuropulmonares y mediastínicas

Dolor pleurítico

El dolor pleural aparece cuando la pleura es asiento de un proceso patológico inflamatorio o de otra índole primitivamente pleural (pleuritis, neumotórax, neoplasias) o propagado a la pleura desde el pulmón (neumonías, infarto pulmonar), por lo que en función de la causa subyacente se pueden encontrar otros síntomas como pueden ser disnea, tos y expectoración, fiebre, etc. El dolor de tipo pleurítico suele ser punzante, de localización en punta de costado, a veces intermitente, se agrava con la respiración profunda, con la tos, el estornudo y a veces con el bostezo y la risa. Cuando se afecta la porción central de la pleura diafragmática, el dolor se proyecta en sentido ascendente hacia el hombro y el cuello de ese mismo lado, mientras que la afectación de la porción periférica de la pleura diafragmática crea un dolor localizado a lo largo del reborde costal con irradiación hacia la mitad homolateral del epigastrio. También puede ser de localización retroesternal en las mediastinitis, neumomediastino y en los tumores, pero suele tener un carácter sordo y constante y apenas se modifica con los movimientos respiratorios.

La exploración física guarda relación con la causa desencadenante, podemos encontrar asimetría en los movimientos torácicos, desplazamiento de la tráquea en caso de neumotórax. En la auscultación respiratoria hay hipoventilación en caso de neumotórax o derrame pleural, crepitantes o soplo tubárico si la causa es una neumonía o un infarto pulmonar y roce pleural en caso de pleuritis. En la mediastinitis aguda se puede oír un ruido crujiente en la parte anterior del tórax, sincrónico con la sístole que es el signo de Hamman.

Especial atención debemos tener con los pacientes que presentan un neumotórax a tensión ya que, además del dolor torácico, suelen presentar disnea y con frecuencia enfisema subcutáneo, desplazamiento de las estructuras laríngeas hacia el lado contrario, asimetría de los movimientos respiratorios con hipomovilidad del hemitórax afecto, abolición del murmullo vesicular a la auscultación y timpanismo a la percusión en los que, si no colocamos un drenaje urgente, puede llevar al enfermo a la muerte.

Mención particular tiene el dolor producido por el tumor de Pancoast (tumor del surco superior que suele dar lugar a la destrucción de uno o más arcos posteriores de las tres primeras costillas y de las apófisis transversas adyacentes), ya que se caracteriza por dolor a lo largo de la distribución de la 8ª raíz cervical y la 1ª y 2ª torácicas, síndrome de Horner y atrofia de los músculos de la mano.

El dolor originado en la tráquea y grandes bronquios en general es de carácter urente, tiene una localización retroesternal y suele producir una sensación molesta más que un dolor incapacitante. Empeora con la tos y se asocia frecuentemente a síntomas de bronquitis.

Dolor tromboembólico

Debemos sospechar el tromboembolismo pulmonar (TEP) cuando hay factores de riesgo, como inmovilidad prolongada, cirugía pélvica, toma de anticonceptivos, obesidad, antecedente de neoplasia y síntomas y signos de trombosis venosa profunda.

El dolor torácico debido a TEP depende en gran medida de la extensión de la embolia. En el embolismo pulmonar masivo el dolor es retroesternal, opresivo y se acompaña de disnea, cianosis e inestabilidad hemodinámica, por lo que puede confundirse con el coronario. El 30 % de los TEP producen infarto pulmonar, el cual se manifiesta por dolor de tipo pleurítico por irritación de la pleura, acompañado a veces de disnea, fiebre y tos con expectoración hemoptoica. A la exploración y como consecuencia del dolor es visible la disminución de la movilidad del hemotórax afecto, encontrando en la auscultación crepitantes en la zona del infarto o ligera disminución del murmullo vesicular. En la auscultación cardíaca podemos oír un soplo sistólico de eyección en el foco pulmonar y un desdoblamiento amplio del segundo tono, indicativo de hipertensión pulmonar y fallo grave del ventrículo derecho en el embolismo masivo. Nunca se debe olvidar la exploración de las extremidades inferiores en busca de signos de trombosis venosa profunda en los pacientes en los que la sospecha clínica orienta hacia un TEP.

Dolor por hipertensión pulmonar

Tanto la hipertensión pulmonar primaria y otras patologías que cursan con distensión de la arteria pulmonar, como el cor pulmonale, la estenosis mitral y el síndrome de Eisenmenger, se manifiestan con dolor torácico, que los enfermos suelen referir como sensación de opresión o "apretamiento en el tórax", pero que suelen acompañarse de disnea en el 60-98 %, fatiga en el 75 %, edemas en extremidades inferiores en el 33 % de los casos y, en caso de hipertensión pulmonar primaria, suele haber fenómeno de Reynaud en un 10 % de los pacientes.

Comentario osteopático: muchas dorsalgias interescapulares que resisten al tratamiento convencional mediante osteopatía estructural, presentan su origen en una afectación pulmonar antigua: bronquitis, tuberculosis, neumonía, etc.

Una patología pulmonar puede dejar puntos de fijación intra orgánicos, no visibles. Cualquier punto de fijación, sea a cualquier nivel del cuerpo, puede arrastrar hacia él los tejidos vecinos sanos, a veces a muy larga distancia. Esto puede ocasionar un sufrimiento después de un tiempo más o menos largo, según la capacidad de compensación del paciente.

Las cicatrices intra pulmonares son indoloras, ya que están localizadas dentro de un órgano insensible al dolor. El pulmón es el único órgano que no presenta una zona de disfunción posterior, tampoco tiene zona de dermalgia refleja anterior.

Sólo la pleura parietal, con inervación muy importante, es muy sensible al dolor.

Tabla 9. Resumen de los principales dolores torácicos de origen pulmonar

Dolor pleurítico. Suele ser punzante, de localización en punta de costado, a veces intermitente, se agrava con la respiración profunda, con la tos, el estornudo y a veces con el bostezo y la risa. **Porción central de la pleura diafragmática.** El dolor se proyecta en sentido ascendente hacia el hombro y el cuello de ese mismo lado. **Porción periférica de la pleura diafragmática.** Dolor localizado a lo largo del reborde costal con irradiación hacia la mitad homolateral del epigastrio.
Mediastinitis, neumomediastino y tumores. Dolor retroesternal, pero suele tener un carácter sordo y constante y apenas se modifica con los movimientos respiratorios.
Neumotórax espontáneo. Irradia al cuello y hombro del mismo lado, cuadrante inferior del abdomen o epigastrio (pesadez). **Neumotórax a tensión.** Además de dolor torácico, suelen presentar disnea y con frecuencia enfisema subcutáneo.
Tromboembolismo pulmonar, TEP, masivo. Dolor es retroesternal, opresivo y se acompaña de disnea, cianosis, fiebre, angustia, esputo con sangre fresca en el (50 % de los casos). **Infarto pulmonar.** Dolor de tipo pleurítico por irritación de la pleura, acompañado a veces de disnea, fiebre y tos con expectoración hemoptoica.
Hipertensión pulmonar y afecciones de la arteria pulmonar. Dolor torácico, con sensación de opresión torácica, disnea, fatiga; a veces, edemas de las extremidades inferiores.
Neumonía. Dolor de pecho, de abdomen, fiebre, escalofríos, etc.

Dolor de causas cardiovasculares

Dolor de tipo coronario

Siempre han de valorarse la edad, sexo, antecedentes de hipertensión, diabetes, hiperlipemia, tabaquismo, consumo de cocaína, antecedentes familiares y estado posmenopáusico en la mujer.

El dolor generalmente es retroesternal y se puede irradiar a ambos músculos pectorales y al cuello. A veces es referido sólo a la mandíbula, cuello, codos, las muñecas o al epigastrio. Suele ser de comienzo súbito e intensidad progresiva variable, siendo muy intenso en el infarto agudo de miocardio (IAM). La duración suele ser menor de 10 minutos en el angor típico, de unos 20 en el angor prolongado y de más de 40 minutos en el IAM. Es de carácter opresivo, transfixiante, constrictivo y se suele acompañar de sensación de muerte inminente. Los factores desencadenantes son el estrés físico o mental, el frío, la ingesta y, en general, cualquier circunstancia que aumente el consumo de oxígeno por el miocardio.

Suele acompañarse de cortejo vegetativo (náuseas, vómitos, palidez, piloerección), así como de ansiedad, debilidad y palpitaciones. Ocasionalmente tiene características atípicas, como puede ser la localización epigástrica (como ardor) o manifestarse sólo como disnea, siendo estas presentaciones atípicas más frecuentes en mujeres que en varones.

En la exploración física podemos encontrar a la auscultación cardíaca soplo que nos sugiera valvulopatía aórtica o miocardiopatía hipertrófica. Un tercer ruido por fallo del ventrículo izquierdo en el síndrome coronario agudo, hipertensión arterial (HTA) y en la miocardiopatía hipertrófica. En la angina y en el IAM se puede auscultar un soplo de insuficiencia mitral por disfunción del músculo papilar.

Dolor pericárdico

Generalmente aparece en el contacto de una infección respiratoria aguda de vías altas y con menos frecuencia es expresión de enfermedad sistémica, neoplasia o tuberculosis.

La pericarditis origina tres tipos de dolores:

1. El más frecuente es el dolor de tipo pleurítico relacionado con los movimientos respiratorios y siempre agravado por la tos o la inspiración profunda y a veces desencadenado por la deglución. El dolor suele ser retroesternal o precordial referido al ápex, al hemitórax derecho o a la parte superior del abdomen y a menudo se irradia al brazo izquierdo y cuello. Tiene un inicio subagudo, rara vez tiene la intensidad del dolor coronario y suele tener una duración variable, en general de días. Mejora con la flexión del tronco y empeora con el decúbito supino.

2. Es un dolor retroesternal intensísimo y constante que semeja un IAM, sólo diferenciable por las exploraciones complementarias.

3. Es un tipo de dolor bastante raro, sincrónico con los latidos cardíacos, y se percibe en el borde izquierdo del corazón y en el hombro izquierdo.

A la auscultación cardíaca puede haber un roce pericárdico y siempre es importante descartar la existencia de pulso paradójico, hipotensión arterial sistólica, ruidos cardíacos apagados y aumento de la presión venosa central, indicativo de taponamiento cardíaco.

Dolor de disección aórtica

Se ha de sospechar esta patología en pacientes mayores de 40 años, con antecedentes de hipertensión arterial de larga evolución, mujeres embarazadas o en individuos con enfermedad de Marfan, entre cuyas anomalías se encuentra con frecuencia la dilatación de la aorta ascendente.

El dolor torácico es el síntoma dominante en la disección aórtica. Es de instauración muy brusca, transfixiante e intenso, asociado a diaforesis. No disminuyendo de intensidad con los cambios de postura ni con los movimientos, pero aumenta de intensidad con los cambios de presión torácica. Su localización inicial suele ser interescapular, cuando la disección comienza en la aorta descendente y retroesternal y precordial en los casos de inicio en la aorta ascendente. Es característica la migración hacia el cuello, la espalda o los flancos, pudiendo irradiarse hacia el abdomen y las extremidades inferiores conforme se extiende la disección. Dependiendo de cómo se desarrolle la disección, pueden aparecer síncope, insuficiencia aórtica, déficit neurológico focal isquémico, paraparesia por isquemia medular o dolor abdominal por isquemia de vísceras abdominales.

En la exploración de estos pacientes es importante palpar los pulsos centrales y periféricos para detectar asimetría o ausencia de pulsos, así como valorar las diferencias tensionales en las extremidades.

Tabla 10. Resumen de los principales dolores torácicos de origen cardiovascular

Dolor de tipo coronario. El dolor generalmente es retroesternal y se puede irradiar a ambos músculos pectorales y al cuello. A veces es referido sólo a la mandíbula, cuello, codos, las muñecas o al epigastrio. Suele ser de comienzo súbito e intensidad progresiva variable, siendo muy intenso en el infarto agudo de miocardio (IAM). Suele acompañarse de cortejo vegetativo (náuseas, vómitos, palidez, piloerección), así como de ansiedad, debilidad y palpitaciones.
Dolor pericárdico. El dolor suele ser retroesternal o precordial referido al ápex, al hemitórax derecho o a la parte superior del abdomen y a menudo se irradia al brazo izquierdo y cuello. El tipo pleurítico está relacionado con los movimientos respiratorios y siempre agravado por la tos o la inspiración profunda y a veces desencadenado por la deglución.
Dolor de disección de la aorta. Dolor torácico, de instauración muy brusca, transfixiante e intenso, asociado a diaforesis (sudoración excesiva). Su localización inicial suele ser interescapular, cuando la disección comienza en la aorta descendente y retroesternal y precordial en los casos de inicio en la aorta ascendente. Puede migrar hacia el cuello, la espalda o los flancos, pudiendo irradiarse hacia el abdomen y las extremidades inferiores.

Dolor de causa digestiva

Dolor esofágico

El dolor del **espasmo esofágico** es la causa extracardíaca más confundida con el dolor de origen isquémico, debido a que tanto el esófago como la vesícula biliar comparten las mismas fibras sensitivas que el corazón, es de localización retroesternal e intensidad variable, es urente, con sensación de quemazón y a veces opresivo, puede irradiarse hacia la parte superior del tórax, el cuello, los hombros y los brazos. Lo puede desencadenar la ingesta de alimentos ácidos, el alcohol, las bebidas frías, la deglución y el estrés psicológico en el momento de la ingesta.

Cuando la causa del dolor es el **reflujo gastroesofágico**, la pirosis es un síntoma acompañante constante.

Especial atención debemos prestar a la coexistencia de dolor torácico agudo, vómitos y enfisema subcutáneo (tríada de Mackler) que es indicativo de **perforación esofágica.**

La **hernia de hiato** se presentan con dolor torácico, acidez gástrica que empeora al agacharse o acostarse y dificultad para deglutir.

Nota: existe asociación entre la hernia de hiato, la litiasis biliar (piedras en la vesícula) y los divertículos en el colon, conociéndose como la tríada de Saint.

Dolor por cálculos biliares

Los cálculos biliares causan dolor torácico en el área inferior retroesternal, zona epigástrica e hipocondrio derecho, que empeora después de una comida (con mayor frecuencia una comida rica en grasas).

Tabla 11. Resumen de los principales dolores torácicos de origen digestivo

Espasmo esofágico. Dolor retroesternal e intensidad variable, es urente, con sensación de quemazón y a veces opresivo, puede irradiarse hacia la parte superior del tórax, el cuello, los hombros y los brazos.
Reflujo gastroesofágico. Lo mismo que en espasmo esofágico + pirosis.
Perforación esofágica. Dolor torácico agudo, vómitos y enfisema subcutáneo (triada de Mackler).
Hernia de hiato. Dolor torácico, acidez gástrica que empeora al agacharse o acostarse y dificultad para deglutir.
Cálculos biliares. Dolor torácico en el área inferior retroesternal, zona epigástrica e hipocondrio derecho.

Dolor de causa osteomuscular

Es el dolor que se origina en las estructuras de la pared torácica, vértebras, costillas, cartílagos condrocostoesternales, esternón, músculos, nervios intercostales y en ocasiones, a una discopatía cervical baja. Son las clásicas disfunciones somáticas osteopáticas.

Es el tipo más frecuente de dolor torácico. Rara vez es intenso e incapacitante y mejora con un correcto tratamiento osteopático.

En caso de fractura costal la historia clínica nos informará sobre los antecedentes de caída, lesión o traumatismo.

El dolor producido por un herpes zóster sigue de manera característica el recorrido de un nervio intercostal.

Dolor de origen emocional

La columna torácica y el tórax

Pensar en problemas de emociones y... valor, confianza, traición, libertad, amor...

Los quistes a este nivel están a menudo relacionados con el estrés diario. El tórax es un lugar privilegiado de bloqueos emocionales por la riqueza del sistema muscular postural que contiene. Es el terreno habitual de sensaciones de angustia y de opresión. Su simbología está íntimamente unida a la del pulmón. Protegiendo las funciones cardíacas y respiratorias (que tienen también su simbología).

La cifosis torácica representa el peso demasiado pesado de su vida, de la educación, la relación conflictual con otros, los reproches justificados o no con sus allegados, el desaliento, la lucha contra el dolor o la enfermedad, el alejamiento con relación a otros.

La lordosis torácica representa nuestra facultad de adaptación a los cambios, a la movilidad, a las situaciones difíciles y a las tomas de decisiones importantes.

El tórax representa:

- Nuestros rencores. Encierra al corazón y los rencores, pudiendo provocar molestias respiratorias, dolores torácicos y otros problemas coronarios.
- Nuestro cofre vital. Juega un papel de cofre-fuerte de nuestras emociones, a no abrir delante de todo el mundo: lo no contado de los secretos familiares.
- Si la persona no puede expresarse: problemas respiratorios.
- Si se abre el cofre: cólera.
- Si hay traición de alguien próximo: presión torácica y palpitaciones.

Las costillas

Las costillas corresponden a la apertura hacia el otro.

Costillas 1 y 2: son el estárter de la respiración. Si están en lesión mecánica, habrá una restricción de la amplitud costal. En relación con ahogo físico y psíquico.

Costillas 3 y 4: sentimiento de ser una buena madre. Una buena ama de casa, problemas en la izquierda. Sentimiento de no estar en la altura, problemas en la derecha. Cuando los problemas se desbordan, lesiones bilaterales. Unidas al miedo de gustar o de ser gustado.

Costilla 5: costilla que hace toser y unida al asma.

Costillas 6 y 7: unidas a la familia y a sus conflictos.

Costillas 8 y 9: costillas de la cólera.

Costilla 10: costilla del territorio.

Costillas 11 y 12: unidas al miedo y pánico.

◆ Valoración de la presión o tensión arterial

Siempre es interesante conocer la presión arterial de los pacientes. Este examen es sobre todo útil para demostrar una diferencia de presión arterial entre ambos brazos, la que puede llegar a tres puntos. Hay casos en que un paciente fue tratado por una hiper o una hipo tensión simplemente porque la presión arterial se midió en un solo brazo.

Una disminución de la presión arterial de un brazo (anisotensión) puede ser indicio de una lesión pleuropulmonar homolateral. La anisotensión, fuera de los grandes trastornos vasculares, es debida a una vasoconstricción arterial del lado afectado; es una simpaticotonía local, de origen cervical o torácico alto.

La anisotensión puede presentarse acompañada de anisocaria (desigualdad del diámetro pupilar), correspondiendo el estrechamiento pupilar al lado donde la tensión arterial es más baja.

A menudo, la anisotensión se produce en los síndromes del estrecho torácico, con todo su cortejo de causas posibles:

- fijación clavicular
- fijación de la 1ª costilla
- defecto de oblicuidad clavicular
- tensión mecánica tisular homolateral
- tensión del músculo subclavio
- irritación del nervio frénico

Tensión arterial: niveles normales e hipertensión

La presión arterial es la fuerza que ejerce la sangre contra las paredes de las arterias. Cada vez que el corazón late, bombea sangre hacia las arterias, que es cuando su presión es más alta. A esto se le llama presión sistólica. Cuando su corazón está en reposo entre un latido y otro, la presión sanguínea disminuye. A esto se le llama la presión diastólica.

En la lectura de la presión arterial se utilizan ambos números, la presión sistólica y diastólica que se miden en milímetros de mercurio (mm Hg). En general, la presión sistólica se menciona primero o encima de la diastólica.

Tabla 12. Niveles de la presión arterial

Categoría	Sistólica (mm Hg)	Diastólica (mm Hg)
Normal	Inferior a 120	Inferior a 80
Prehipertensión	120-139	80-89
Hipertensión Grado 1	140-159	90-99
Hipertensión Grado 2	160 o más	100 o más

La hipertensión puede afectar a la salud de cuatro maneras principales:

• **Endurecimiento de las arterias.** La presión en el interior de las arterias puede causar engrosamiento de los músculos que recubren la pared arterial y estrechamiento de las arterias. Si un coágulo de sangre obstruye el flujo sanguíneo al corazón o al cerebro, puede producir un ataque al corazón o un accidente cerebrovascular.

• **Agrandamiento del corazón.** La presión arterial alta hace trabajar más al corazón. Al igual que cualquier otro músculo del cuerpo que se someta a exceso de ejercicio, el corazón aumenta de tamaño para poder realizar el trabajo adicional. Cuanto más grande sea el corazón, más sangre rica en oxígeno necesitará, pero menos podrá mantener una circulación adecuada. A consecuencia de esta situación, la persona afectada se sentirá débil y cansada, y no podrá hacer ejercicio ni realizar actividades físicas. Sin tratamiento, la insuficiencia cardíaca seguirá empeorando.

• **Daño renal.** La presión arterial alta prolongada puede lesionar los riñones si el riego sanguíneo de estos órganos se ve afectado.

• **Daño ocular.** En los diabéticos, la hipertensión puede generar rupturas en los pequeños capilares de la retina del ojo, ocasionando derrames. Este problema se denomina «retinopatía» y puede causar ceguera.

La hipotensión, según la Sociedad Americana del Corazón, dentro de ciertos límites, cuanto más baja sea la lectura de la presión arterial, mejor; siempre y cuando no venga acompañada de ciertos síntomas, en cuyo caso sí representa un riesgo potencial para la salud.

Se considera hipotensión si la presión sistólica se encuentra entre 105-90 mm Hg. o menos, o la diastólica se encuentra entre 65-60 mm Hg. o menos.

Entre la población vegetariana se da el hecho de que hay más gente hipotensa que en la población no vegetariana y esto se ha interpretado como favorable y como síntoma de prevención ante alteraciones causadas por la hipertensión, como son los infartos y hemorragias cerebrales.

La hipotensión no es una enfermedad, pero cuando baja demasiado se deben tomar medidas inmediatas, ya que puede provocar que el oxígeno y los nutrientes de la sangre no lleguen a los órganos vitales, lo que trae consecuencias serias de salud.

Los síntomas más comunes de la hipotensión o presión arterial baja son:

Mareos, desmayos (o síncope), piel pálida, fría, depresión, visión borrosa, dificultad para concentrarte, fatiga, debilidad general, náuseas, palpitaciones, respiración rápida y poco profunda, sed.

Principales causas de hipotensión arterial

La deshidratación, el sangrado abundante, durante el embarazo, afecciones cardíacas, problemas endocrinos, problemas de la tiroides, la insuficiencia suprarrenal (enfermedad de Addison), un nivel de azúcar muy bajo (hipoglucemia) y a veces la diabetes pueden causar hipotensión.

Infección severa, falta de nutrientes en la dieta, deficiencia de vitamina B12 y/o ácido fólico, reacciones alérgicas severas.

Algunos medicamentos: los bloqueadores beta, bloqueadores de los canales de calcio, diuréticos, inhibidores ACE, antidepresivos, antipsicóticos, así como algunos medicamentos para tratar el Parkinson o la disfunción eréctil. Otras sustancias como el alcohol y los narcóticos también pueden provocar un descenso de la presión arterial o hipotensión.

♦ Diagnóstico osteopático

El diagnóstico osteopático constituye el primer tiempo del diagnóstico clínico mecánico. Es un examen manual del paciente, rápido y completo, cuyos fines son:
- Localizar la situación de los centros mecánicos del paciente.
- Definir las localizaciones de las disfunciones y los desequilibrios del conjunto del cuerpo.
- Determinar las zonas corporales más desestabilizadoras y más perturbadoras para el conjunto del paciente.
- Preparar la localización del diagnóstico específico a realizar sobre los elementos en cuestión.

Un examen completo osteopático debe constar de:
- Diagnóstico del sistema músculo-esquelético
- Diagnóstico del sistema visceral
- Diagnóstico del sistema cráneo-sacro

En este libro vamos a centrarnos en el examen visceral, puesto que el diagnóstico músculo-esquelético ya quedó descrito en los libros precedentes de esta colección, y el diagnóstico cráneo-sacro se desarrollará a partir del Tomo 8 de esta colección.

1. Escucha global en bipedestación

En esta técnica utilizamos la reacción del organismo del paciente.
Cuando un tejido está en disfunción desorganiza todo el equilibrio membranoso del paciente. Este tejido se convierte en el nuevo eje y

punto sobre el que gira la movilidad y motilidad del cuerpo. La escucha global permite evaluar la mecánica corporal según sus grandes ejes.

Paciente en bipedestación con los ojos cerrados. El osteópata en bipedestación detrás del paciente; apoyamos la mano dominante sobre el vértex de la cabeza del paciente y la otra mano sobre la región cérvico-torácica, tóraco-lumbar o sobre el sacro.

Los tejidos van a dirigirse hacia la región más perturbada sobre el plano mecánico. Nuestra mano capta este desequilibrio, la cual debe ser pasiva; ella va a revelar el movimiento.

El estado mental e intelectual del osteópata deben quedar mudos, pendientes todo el tiempo de la percepción. Es en general durante los primeros segundos después de cerrar los ojos cuando el desequilibrio tisular se manifiesta. Es una prueba global de indicación general. La inclinación del cuerpo indica el lado de la disfunción.

En caso de que los tejidos se van hacia delante, en flexión, es un signo de una disfunción más bien anterior, frecuentemente en relación con el sistema visceral; pero también puede ser somático (hioides, esternón, cartílagos costales, pubis). Contra más marcada es la flexión, más baja es la disfunción.

Si el esquema es en extensión, el problema es sobre todo posterior, a menudo localizado en el sistema somático axial (vértebra, sacro, coxis). En el caso de una disfunción localizado sobre el coxis, el arco lesional de inflexión posterior es particularmente importante.

En caso de disfunción lateral, los tejidos atraen y fuerzan el cuerpo en un esquema de flexión lateral, del lado del problema mecánico. Cuanto más importante es la latero-flexión, la localización de la disfunción es más baja. Si la latero-flexión es tan importante que el paciente carga todo el peso del cuerpo sobre un pie, indica que la disfunción está al nivel del miembro inferior del mismo lado.

Una latero-flexión asociada con una rotación significa que la disfunción está situada profundamente.

Si la mano se queda pegada al cráneo, significa que la disfunción se encuentra en esa zona.

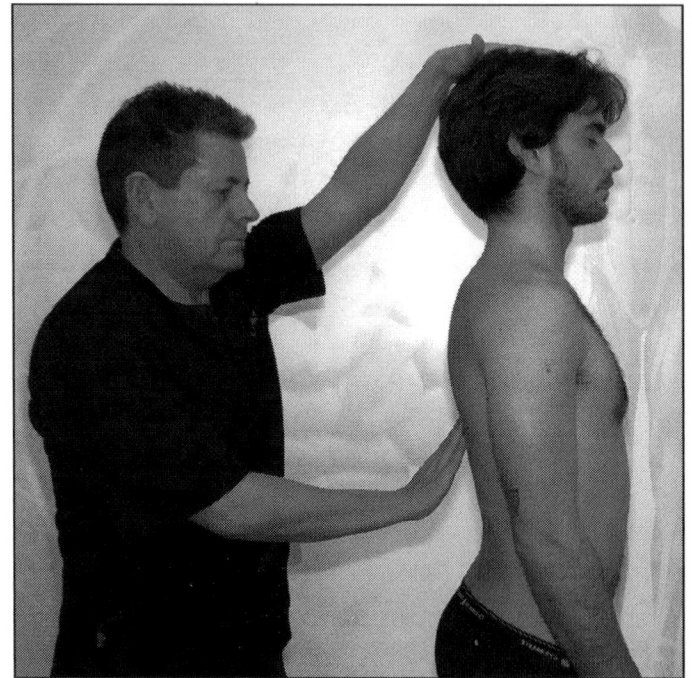

Foto 20. Escucha global en bipedestación

2. Escucha global en sedestación

Paciente en sedestación sobre la camilla. El osteópata por detrás del paciente. Situamos una mano sobre el cráneo, a nivel de los parietales, la otra en contacto sobre el sacro.

El procedimiento es exactamente el mismo, la oclusión de los ojos permite registrar la escucha.

La diferencia con la escucha en bipedestación reside en la exclusión de los miembros inferiores y sus eventuales desequilibrios.

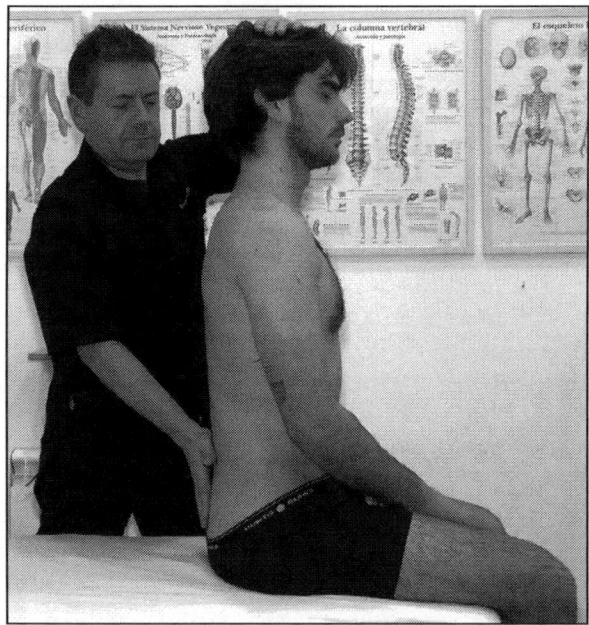

Foto 21. Escucha global en sedestación

3. Escucha regional. Balance cervicotorácico

Paciente en bipedestación. El osteópata detrás del paciente. Situamos una mano sobre el vértex craneal, con un apoyo dulce y ligero, en contacto fascial. Sin incrementar la presión, hacemos realizar a la cabeza y al raquis cervical una inclinación lateral derecha e izquierda. Comparamos las amplitudes y las resistencias encontradas, para determinar si existe un déficit de inclinación lateral de un lado o del otro.

Analizamos si la limitación de la inclinación cérvico-torácica es causada por un exceso de tensión contralateral (dificultad de tracción) o por una resistencia demasiado grande homolateral (dificultad de compresión).

El lado donde la inclinación lateral está limitada no es necesariamente el lado en disfunción.

La disfunción primaria se sitúa o del lado opuesto a la inclinación limitada (por tensiones que limitan la inclinación), o del lado de la inclinación limitada; es la dificultad en comprimir el raquis del lado que limita la inclinación.

Este test de orientación general permite así notar la diferencia entre una disfunción que predomina sobre el sistema músculo-esquelético o sobre el sistema visceral.

Por ejemplo, supongamos que hemos encontrado una inclinación lateral derecha limitada:

- Si la limitación es debida a una tensión demasiado fuerte del lado izquierdo, esto orienta nuestro diagnóstico sobre la puesta en tensión de una cadena miofascial profunda, generalmente de origen visceral. Se trata de una disfunción de un órgano o de una víscera, torácica o abdominal, situada a la izquierda de la línea medial.
- Si la limitación de la inclinación va unida a una compresión difícil de los tejidos del lado derecho, esto nos orienta más sobre la vertiente osteoarticular. Puede tratarse de disfunciones somáticas, costales o vertebrales, del lado derecho.

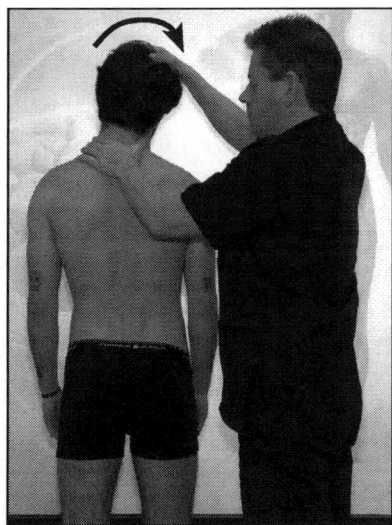

Foto 22. Escucha regional Balance cervicotorácico

4. Evaluación de las presiones intracavitarias

El análisis de las presiones que existentes en el interior de las diferentes cámaras del tronco constituyen una primera aproximación global de la mecánica visceral.

El test consiste en comparar las presiones que existentes en el tórax, en la zona supramesocólica y en la zona submesocólica.

Para evaluar este parámetro, imaginamos que estamos evaluando el grado de inflado de un globo. Basta con aplicar una ligera compresión sobre el sobre del globo para saber instantáneamente si está hinchado o desinflado.

Procedemos de la misma manera para los diferentes compartimientos del tronco. Ponemos despacio la mano sobre la pared a evaluar y realizamos una ligera tensión con la mano para adaptarla a la de la pared. Comprimimos luego muy despacio la pared para sentir qué presión impera en el volumen subyacente. Es un movimiento muy ligero y de muy pequeña amplitud.

Realizamos esta evaluación al nivel del cuerpo esternal, al nivel de la región supraumbilical y de la región subumbilical.

Generalmente, en caso de disfunción visceral en la zona investigada existe un aumento claro de la presión.

- Un aumento de la presión intratorácica puede confirmar una disfunción pleural, pulmonar, mediastinal, diafragmática o pericárdica. Pero también en presencia de una disfunción de las vísceras del cuello, de la tiroides o del timo.
- Un aumento de la presión supraumbilical está a favor de disfunciones relacionadas con el hígado, el estómago, el bazo, la unión gastroesofágica, las vías biliares o el duodeno-páncreas.
- Un aumento de la presión subumbilical es generalmente ocasionado por una disfunción del intestino delgado, del colon, del sigmoides, del recto, de un riñón, de la vejiga, de la próstata o del útero.

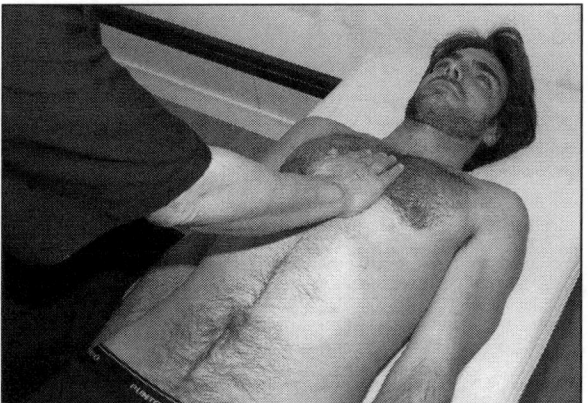

Foto 23. Evaluación de la presión torácica

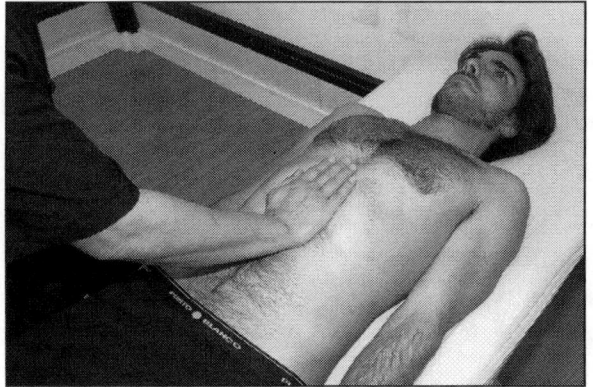

Foto 24. Evaluación de la presión supraumbilical

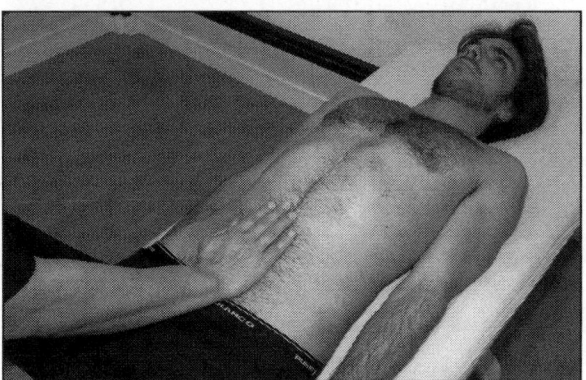

Foto 25. Evaluación de la presión subumbilical

5. Escuchas locales

Desarrollada originalmente por Jean-Pierre Barral, D.O. la noción de escucha local ha sido ampliamente banalizada estos últimos años por muchos osteópatas. Sigue los mismos principios que la escucha general, observando un área más limitada de la mecánica visceral.

Las técnicas de escucha se realizan con la mano en contacto con el cuerpo. Según la dosificación del apoyo, es posible escuchar diferentes tejidos y diferentes niveles.

Para las estructuras viscerales, el apoyo es el equivalente más o menos al peso de la mano. Cada gran unidad visceral se escucha en un lugar determinado. Las escuchas viscerales se hacen a partir de las tres áreas siguientes de observación:

- El esternón
- La región supraumbilical
- La región subumbilical

Podemos limitar la escucha a la zona donde percibimos la presión más grande durante el test de las presiones intracavitarias.

Ponemos la palma de nuestra mano dominante sobre la zona que deseamos valorar. Es la atracción de la palma de la mano que reposa en el cuerpo, y no la de los dedos, la que nos señala a qué nivel se sitúa el problema. Si la palma se dirige hacia la derecha y los dedos hacia la izquierda, es en la derecha donde reside la disfunción mecánica más importante.

Jean-Pierre Barral ha codificado las diferentes sensaciones obtenidas con sus correspondencias viscerales. Los parámetros de deslizamiento, de hundimiento, de inclinación y de rotación de la mano que escucha tienen significados precisos que facilitan el diagnóstico.

"Simplemente" hay que tener el nivel de sensibilidad de barral para poder obtener la precisión que él tiene, razón por la cual muchos osteópatas desprecian este tipo de diagnóstico.

En la región torácica, la escucha se realiza con el paciente en decúbito supino. El osteópata posiciona su mano dominante sobre el esternón, con la punta de los dedos dirigidos cefálicamente.

Debemos situarnos lo más cómodos posible, con el fin de optimizar nuestras percepciones. No hay que ir con ideas preconcevidas o sugeridas por la anamnesis. Debemos abordar el test lo más neutros posible. Dejamos nuestra mano desplazarse y ser atraída por los tejidos en tensión. La mano va a pararse espontáneamente en relación con la zona afectada. Es la palma de la mano la que escucha y no los dedos.

Sistema pleuropulmonar

En la escucha local de los pulmones, una restricción hará que la palma se deslice en dirección de los ápices pulmonares. Hay una lateroflexión inicial y un deslizamiento de la palma hacia la articulación acromioclavicular, seguido por un movimiento hacia el centro de la clavícula.

Siempre que tratemos a un paciente con una lesión pulmonar documentada, hay que practicar la escucha local para familiarizarse con estos movimientos. Para diferenciar entre las restricciones pulmonares y las restricciones acromioclaviculares, debemos inhibir esta última articulación. Esto se hace empujando el extremo lateral de la clavícula hacia el acromion, liberando las tensiones ligamentosas. Si el movimiento en la escucha local no cambia, el problema reside en los pulmones.

Con una lesión pleural significativa, las adherencias cérvico-pleurales se fibrosan y se contraen; como se ha confirmado a menudo durante las disecciones. En la práctica clínica, debemos ser capaces de diferenciar entre las restricciones de las diferentes regiones pleurales.

Los problemas pleurales generalmente dan una mayor sensación de presión que las restricciones condrales o esternocondrales.

Con restricciones de la **pleura superior**, la palma es atraída hacia la columna cervical y sigue una línea que pasa a través de la mitad de la clavícula. El talón de la mano se detendrá a nivel de la cuarta o quinta articulación costocondral.

Para confirmar una lesión pleural, debemos inhibir los músculos intertransversos de las vértebras cervicales inferiores o el sistema de unión cervicopleural, usando el pulgar para presionar la primera costilla (localizada posterior a la mitad de la clavícula) posteromedialmente.

Otra técnica consiste en pedir al paciente que contenga la respiración en medio de la espiración, lo cual libera la tensión pleural.

Por otra parte, si deseamos demostrar la participación pleural, solicitamos al paciente que inspire profundamente para así aumentar esta tensión.

Con restricciones de la **pleura media**, la mano se mueve muy ligeramente hacia el centro del tórax o nada en absoluto. En la escucha local da la impresión de que la mano se adosa al tórax muy rápidamente, como si fuese atraída por un imán. Este movimiento es bastante sutil y se precisa algo de experiencia hasta sentirlo de manera segura.

Con restricción de la **pleura inferior**, la mano se mueve posterolateralmente hacia la 8ª y 9ª costilla y la palma se detiene a nivel del diafragma. La escucha local de la pleura inferior puede confundirse con la del hígado, estómago, curvaturas colónicas, riñones, o el hiato diafragmático. Cuando esto ocurre, debemos inhibir el órgano más cercano a la zona de escucha pleural.

La escucha local de **los bronquios** está enfocada en los bronquios principales, cerca de sus puntos de inserción. Con una restricción, la mano se desliza hacia arriba hasta que los dedos estén cerca del ángulo esternal y la palma entonces se mueve hacia afuera desde la línea media. Para el bronquio izquierdo, la mano y la línea media forman un ángulo de aproximadamente 60° hacia la izquierda, para el bronquio derecho, la mano forma un ángulo de 30° hacia la derecha. Para los bronquios pequeños, la mano presiona contra el tórax de una forma similar a la escucha de las restricciones costocondrales, excepto que con más presión. Para el **mediastino** ver página 346.

6. Test viscoelástico del contenido de la caja torácica

Cuando está sometido a una compresión moderada, un órgano se deforma en dos tiempos: la deformación instantánea es de naturaleza elástica y la deformación diferida es de naturaleza viscoelástica. Para solicitar la viscoelasticidad, no es la intensidad de la compresión lo que importa, y sí el tiempo suficiente de aplicación para que la reacción de los tejidos orgánicos se produzca.

Para precisar más nuestras hipótesis diagnósticas, es posible hacer una evaluación de la reacción visceral a una presión más localizada.

En caso de disfunción mecánica de un órgano, o hasta de una patología orgánica, ambos parámetros, viscoelasticidad y elasticidad, se modifican. El órgano considerado pierde su deformabilidad y su densidad parece aumentada. Es posible comprobarlo manualmente.

El abdomen se divide en nueve cuadrantes (figura 112), que valoraremos en el próximo libro de esta colección.

El tórax se divide en tres áreas (figura 113), dos cavidades pleuropulmonares y el mediastino, que comunican con las vísceras del cuello.

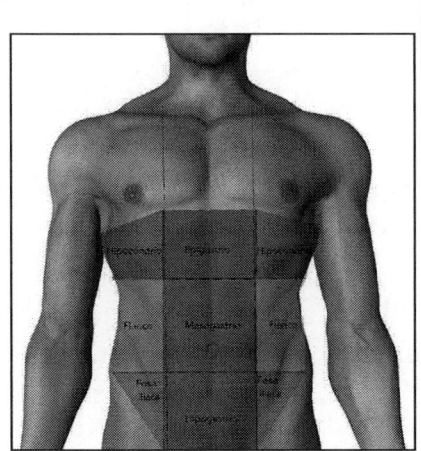

Figura 112. Cuadrantes del abdomen

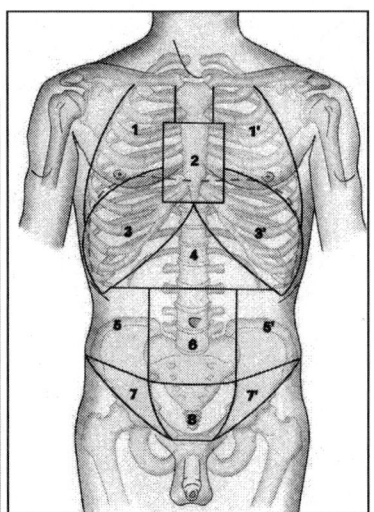

Figura 113. Áreas del tronco:
1.Pleuropulmonar.   2.   Mediastinal.
3.Hipocondrio. 4. Epigastrio. 5. Flanco.
6. Mesogastrio o área umbilical. 7. Fosa ilíaca. 8. Hipogastrio

Región de los hipocondrios

Esta área pertenece a los cuadrantes del abdomen, pero la valoramos porque tiene relaciones directas con la caja torácica.

Ejercemos una presión anteroposterior sobre la cara anterior de cada hipocondrio y comparamos (foto 26). Realizamos lo mismo en el plano frontal y comparamos (foto 27). Verificamos la presión colocando el talón de nuestra mano debajo del borde costal inferior y ejercemos un empuje en dirección a la cúpula diafragmática (foto 28).

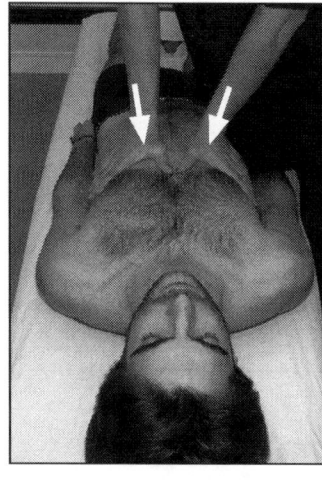 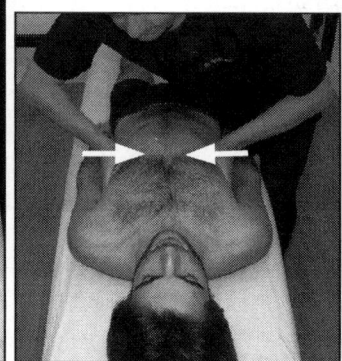 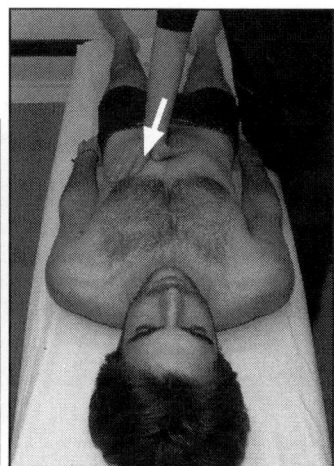

Foto 26. Evaluación anteroposterior de la viscoelasticidad de los hipocondrios.

Foto 27. Evaluación transversal de la viscoelasticidad de los hipocondrios.

Foto 28. Evaluación vertical de la viscoelasticidad de los hipocondrios.

Toda sensación de aumento de densidad o de disminución de viscoelasticidad del lado derecho debe hacer sospechar de un problema mecánico sobre el lóbulo derecho del hígado, las vías biliares, el fondo de saco pleural derecho y la cúpula diafragmática derecha, a veces también el riñón derecho o la suprarrenal.

En la izquierda, podrían ser la unión gastroesofágica, el fundus o el cuerpo gástrico, el lóbulo izquierdo del hígado, el bazo, el fondo de saco pleural izquierdo y la cúpula diafragmática izquierda, los que se encuentran en disfunción.

Cavidad torácica

Situamos nuestras manos sobre las áreas pulmonares derechas e izquierdas, de una y otra parte de la zona cardíaca, aproximadamente a dos o tres traveses de dedo debajo de las clavículas. Ejercemos una compresión ligera anteroposterior y comparamos.

Una restricción de la viscoelasticidad a este nivel puede señalar una disfunción de la parte media y alta de la pleura, del pulmón, los bronquios o vísceras del cuello del mismo lado (foto 29).

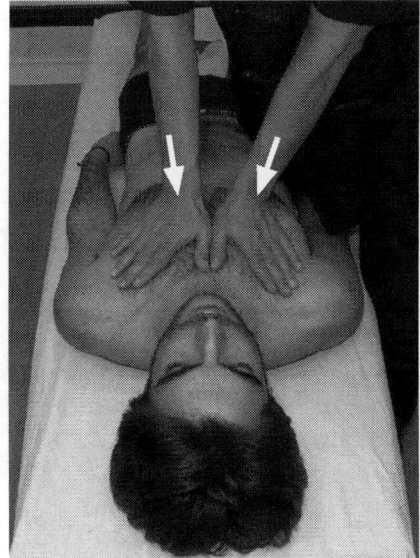

Foto 29. Evaluación de la viscoelasticidad de la cavidad torácica.

Mediastino

Situamos la mano sobre el esternón y aplicamos un ligera compresión anteroposterior. En caso de restricción, generalmente percibimos una sensación de densidad importante bajo el esternón. Las numerosas atracciones significativas de la mano pueden sobrevenir en el curso de la prueba. El esternón está unido mecánicamente a múltiples elementos intratorácicos, como ya hemos descrito precedentemente.

Una perturbación en esta zona indica una disfunción al nivel del mediastino o de las vísceras del cuello. Hay que pensar más particularmente en el pericardio y en sus ligamentos, en el timo, en el tiroides, en la vaina visceral del cuello, o en el diafragma (foto 30).

Nota: en caso de patología cardíaca o en caso de afectación de los gruesos vasos torácicos, esta prueba puede ser también positiva.

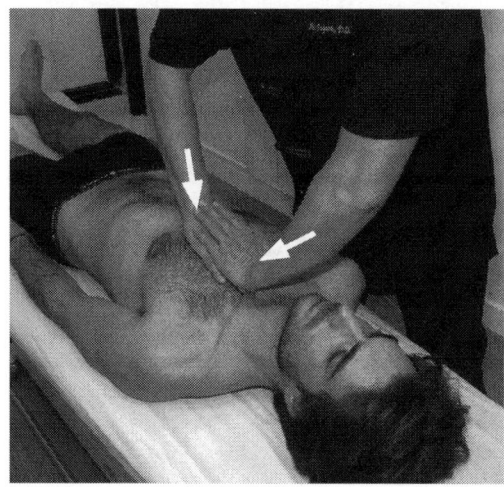

Foto 30. Evaluación de la viscoelasticidad del mediastino.

Test rápido de elasticidad del contenido torácico

A causa de la gran interdependencia del continente y del contenido visceral, al nivel torácico toda pérdida de movilidad afecta necesariamente a ambos componentes.

En caso de algún problema, es necesario distinguir lo que depende de una disfunción somática de lo que corresponde a un problema visceral.

Una buena indicación de la libertad mecánica del contenido pleuropulmonar y cardiopericárdica es determinada por las pruebas de elasticidad del tórax.

Lo que aquí es primordial es la profundidad de realización de este test. No debemos dirigirnos solamente a la pared torácica, sino también a los elementos viscerales y a sus envolturas, más profundamente situadas.

Test en diagonal

Nos situamos lateralmente, frente al paciente. Con nuestra mano cefálica nos ponemos en contacto con el muñón del hombro, de manera que el talón de la mano esté situado por dentro y un poco debajo de la apófisis coracoides (foto 31).

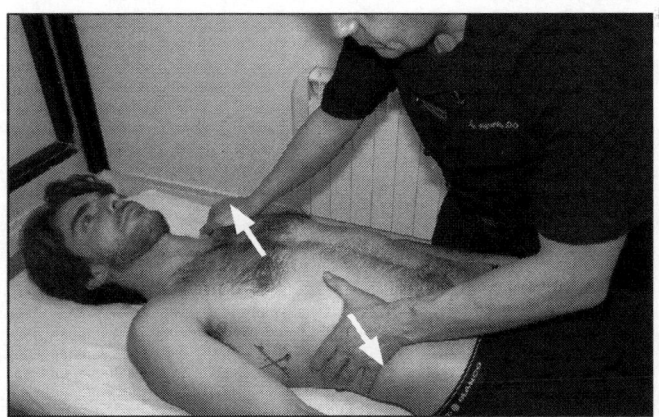

Foto 31. Test de elasticidad torácico en diagonal

La mano caudal la situamos en contacto con la parte baja del hemitórax controlateral, con la columna del pulgar y el 5º dedo aplicados justo por encima del borde costal inferior.

Comenzamos a ejercer una presión muy ligera. Haciendo luego progresar nuestros apoyos en profundidad, con el fin de que nuestras manos se conecten al conjunto formado por la pared y los órganos subyacentes.

Efectuamos una tracción en el eje de la diagonal formada por nuestras dos manos, apartándolas una de la otra.

Evaluamos la elasticidad global del tórax en esta dirección y cambiamos de lado para comparar con la diagonal opuesta.

Con un poco de hábito, sentimos muy bien si existe globalmente una restricción de un lado o del otro. Podemos determinar así mismo el lugar donde está el área mayoritariamente fijada sobre la diagonal.

Test directo

Esta prueba se realiza igual que la prueba precedente y afina su resultado. En la misma posición, situamos la mano cefálica sobre el lado superior del tórax, posicionando la columna del pulgar justo debajo de la clavícula para tener una buena toma. El resto de la mano se posiciona sobre la región del trapecio (foto 32).

Con la mano caudal, sujetamos el borde costal inferior homolateral con una toma en pinza, el pulgar sobre la cara anterior del tórax, los dedos y la palma sobre la cara posterolateral del tórax.

Efectuamos una tracción longitudinal, empujando en dirección craneal con la mano clavicular y en dirección caudal con la mano costal.

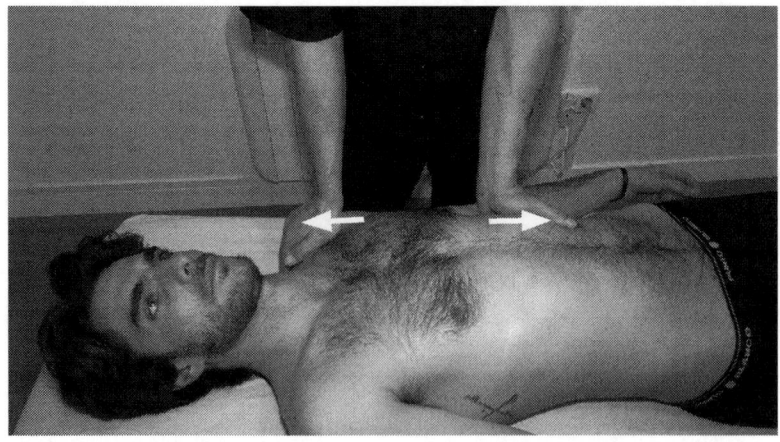

Foto 32. Test de elasticidad torácico unilateral

7. Test de motilidad de los pulmones

Movimiento embriológico

La formación del aparato respiratorio se inicia al vigésimo segundo día de gestación con una evaginación en la pared ventral del intestino anterior, denominada yema pulmonar o divertículo respiratorio. Este primordio del árbol tráqueo-bronquial se desarrolla caudal al cuarto par de bolsas faríngeas. En un comienzo el divertículo respiratorio se comunica con el intestino anterior, pero, subyacente al desarrollo de la yema pulmonar ocurre la formación de los rebordes tráqueo-esofágicos. La fusión de estos rebordes da lugar al tabique tráqueo-esofágico de mesénquima esplácnico; por lo que el intestino anterior queda dividido en una porción dorsal, el futuro esófago, y otra ventral, la futura tráquea.

Entre los días vigésimo sexto y vigésimo octavo la yema pulmonar tiene la primera bifurcación, dividiéndose en las yemas bronquiales primarias derecha e izquierda. Al comienzo de la quinta semana cada una de las yemas bronquiales primarias se ensancha y forma los bronquios principales derecho e izquierdo. El derecho se divide en tres bronquios secundarios, y el izquierdo en dos; a estas divisiones se les denomina bronquios secundarios o precursores. Finalmente el desarrollo pulmonar por interacciones entre mesodermo-endodermo dará 23 ramificaciones que se mantendrán hasta la vida posnatal.

A partir de la semana 36, los pulmones están considerados como suficientemente maduros para permitir la respiración del bebé sin asistencia después de su nacimiento.

Al nivel del tórax, como el continente se coloca antes del contenido, la pleura parietal se establece al mismo tiempo que el movimiento de enrollamiento lateral un poco antes que la pleura visceral. Los pulmones crecen luego en las sacos pleurales como un puño que se hunde en un globo. Por los efectos de este nacimiento, la pleura visceral se encuentra pegada sobre el pulmón mientras que la pleura parietal recubre la pared interna del tórax, del diafragma y del mediastino. En el tórax definitivo, el espacio entre las dos pleuras se vuelve virtual y contiene una pequeña cantidad de líquido seroso que sirve para reducir los fenómenos de frotamiento entre ambas hojas que se produce durante la respiración. El desarrollo definitivo del continente se acaba con el crecimiento de las costillas y del esternón que sucede hacia la 7ª u 8ª semana de vida embrionaria.

Test de motilidad de los pulmones
Según Alain Auberville, D.O. y Andrée Aubin, D.O.

El pulmón, en su movimiento normal de motilidad, efectúa un movimiento externo de bajada y luego de rotación externa.

Para apreciar la motilidad de los pulmones, el osteópata sitúa sus manos sobre el lado superior de cada hemitórax del paciente y somete a test la posibilidad de los pulmones de expresar su motilidad. El osteópata se ocupa de situarse bien en el espesor del parénquima pulmonar reanudando, si es necesario, la evaluación muchas veces a niveles diferentes de profundidad.

En la misma posición, es posible verificar la motilidad relativa de los lóbulos pulmonares, pues la capacidad de expresar el deslizamiento debe estar presente al nivel de las cisuras (figura 66).

Disfunción de motilidad: el pulmón que ha perdido su motilidad está en disfunción de extensión y presenta una restricción en su movimiento de descenso y de rotación externa.

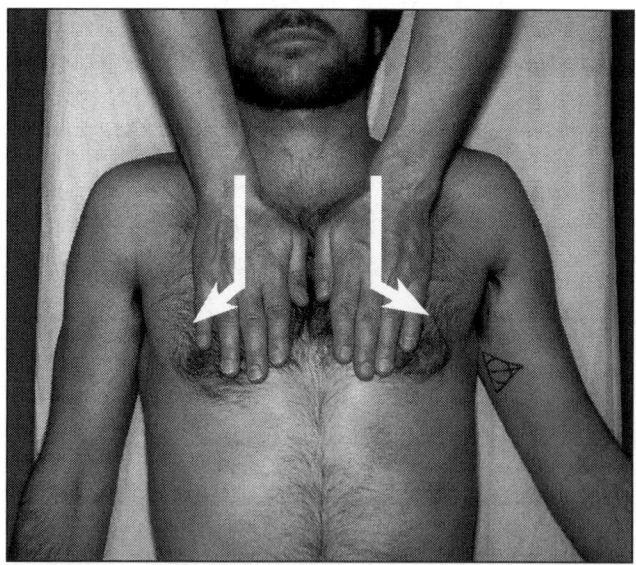

Foto 33. Motilidad de los pulmones, según A. Auberville, D.O. y A. Aubin, D.O.

Nota: cuando la disfunción está relacionada con una emoción, las disfunciones del pulmón pueden ser asociadas, como las del colon, con la tristeza.

Según estos autores, la motilidad de origen embriológico presenta un movimiento en flexión y una disfunción en extensión.

El movimiento en flexión es el movimiento normal de motilidad de un órgano, expresado por la huella energética de su desplazamiento embrionario. Provoca una sensación de inflamiento. Cuando este "inflamiento", este movimiento normal en flexión está ausente o limitado, se le denomina **disfunción en extensión.**

Test de motilidad de los pulmones
Según Jean-Pierre Barral, D.O.

Pulmón derecho

El osteópata en la izquierda del paciente.
- Lóbulo superior: la mano izquierda la situamos al nivel de la 5ª costilla (pezón), inmovilizando el lóbulo medio y sirviendo de punto de fijación. La mano derecha la posicionamos al nivel subclavicular, y valoramos la motilidad. El test consiste en sentir la rotación horizontal del lóbulo alrededor de su bronquio apical.
- Lóbulo medio: las dos manos mantienen la misma posición, pero cambiando los puntos de fijación. La mano derecha es ahora el punto fijo mientras que la mano izquierda testa el lóbulo medio.
- Lóbulo inferior: la mano derecha se sitúa sobre el lóbulo medio, sirviendo de punto de fijación. La mano izquierda se posiciona por debajo del pecho, un poco lateral para respetar la oblicuidad del bronquio. El talón de la mano en dirección a la cadera izquierda.

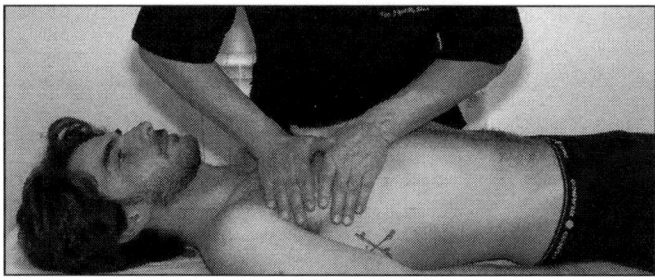

Foto 34. Test del lóbulo superior y medio

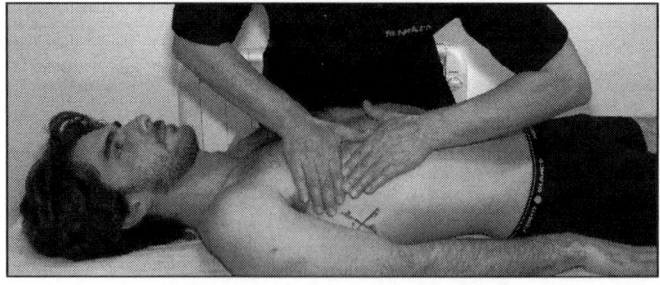

Foto 35. Test del lóbulo inferior

Pulmón izquierdo

Las pruebas son idénticas, pero sólo hay dos lóbulos. El lóbulo superior parece rotar alrededor del bronquio segmentario apical. El lóbulo inferior también gira alrededor del árbol bronquial. Ahora bien, a la izquierda, la angulación del eje respecto a la vertical es mayor que a la derecha.

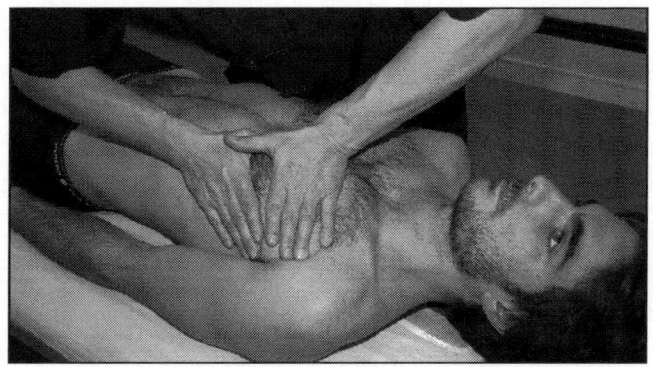

Foto 36. Test del lóbulo superior e inferior

En todas las pruebas es conveniente evaluar la simetría entre inspir y espir.

El ritmo debe ser de 7-8 movimientos por minuto, lo que equivale a la mitad del ritmo respiratorio. La frecuencia de los ritmos respiratorios y de la motilidad es distinta, puesto que carece de sincronismo; a menudo puede sentirse, durante un movimiento de inspiración, la motilidad del pulmón en espir. Durante la escucha, el osteópata debe abstraerse de la respiración pulmonar y sentir solamente la motilidad.

La motilidad del pulmón durante la inspiración es una rotación externa del parénquima según un eje vertical para el lóbulo superior, el lóbulo medio se mueve de forma sinérgica con el lóbulo superior en la derecha; y oblicuo hacia abajo y afuera para los lóbulos inferior, presentando una oblicuidad mayor el lóbulo inferior izquierdo.

En términos de motilidad, inspir es la rotación y espir es el retorno.

8. Test de motilidad de la pleura parietal
Según Alain Auberville, D.O. y Andrée Aubin, D.O.

El osteópata evalúa ambas pleuras, una a continuación de la otra. Debemos encontrar la profundidad específica durante la evaluación. El factor de inflado presente durante el tiempo de flexión es una ayuda para determinar que nos encontramos sobre la pleura parietal, hacia donde dirigimos nuestra atención y acción.

La pleura parietal sigue el movimiento de los pliegues laterales que aseguran el cierre lateral del tórax. En su movimiento normal de motilidad, la pleura parietal costal efectúa un movimiento de rotación que sigue el trayecto costal: hacia el exterior, luego adelante, y finalmente hacia la línea mediana, hasta el pliegue de reflexión de las pleuras. Prosigue por la pleura parietal mediastinal hasta el hilio. Los límites anteriores de las pleuras parietales están situados por cada lado por el esternón (del 2º al 4º cartílagos costales). En la cara anterior del tórax, la pleura derecha no toca a la pleura izquierda. En la cara posterior, en cambio, el ligamento interpleural los une al pasar por la aorta, pero detrás del esófago al nivel de la 8ª vértebra dorsal.

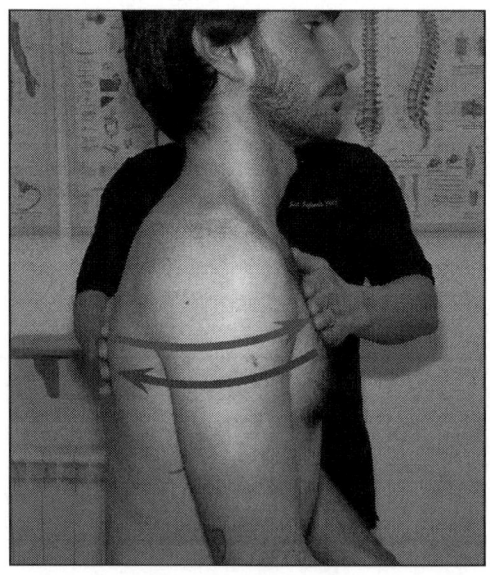

Foto 37. Motilidad de las pleuras viscerales y parietales, según A. Auberville, D.O. y A. Aubin, D.O.
(En rojo tiempo de flexión; en azul tiempo de extensión)

Para apreciar la motilidad de las pleuras, el osteópata sitúa sus manos sobre la parte lateral de cada hemitórax del paciente y somete a test la posibilidad de que las pleuras expresen su motilidad.

Para poder evaluar más fácilmente toda la superficie de las pleuras, es más útil realizar el test con el paciente en sedestación. El osteópata puede entonces evaluar la pleura parietal a partir de toda su parte posterior posicionando una mano al nivel de T8 y al nivel del ligamento interpleural; y la otra mano sobre el esternón, que une el fondo de saco anterior.

Durante este test, en el tiempo de flexión, la pleura parietal costal se aparta en su parte posterior y se enrolla adelante, en dirección al esternón.

Disfunción de motilidad

Las pleuras que han perdido su motilidad están en disfunción de extensión y presentan restricciones en sus movimientos respectivos de rotaciones.

Consideraciones osteopáticas

Las disfunciones de las pleuras son frecuentes. Un movimiento diferencial perturbado entre ambas pleuras o entre la pleura parietal y la parrilla costal puede aparecer en la misma evaluación cuando el interrogatorio no revela ninguna patología precisa relacionada a la función pulmonar. Podemos pensar que ciertos episodios de tos, más o menos acompañados por fiebre, por ejemplo, hubieran podido pasar por acontecimientos anodinos, siendo sin embargo la fuente de disfunciones osteopáticas. Habrá siempre que ocuparse de someter a test por separado cada una de las estructuras: parénquima, pleura visceral, pleura parietal y costillas.

Relaciones con los cuadros de patologías pulmonares

La pleuresía, inflamación de la pleura, pueden provocar un bloqueo de una pleura con relación a la otra. La pleura "primaria" puede ser cualquiera de las pleuras y su disfunción puede resistir al tratamiento osteopático convencional que bastante no distingue las pleuras entre ellas.

La bronquiolitis y las neumonías afectan al parénquima pulmonar y restringen frecuentemente su motilidad. Pueden provocar repercusiones múltiples bien descritas en osteopatía clásica: tensiones de la cúpula pleural, disfunciones costales, las limitaciones en los fondos de saco, etc. Es muy importante verificar las repercusiones a largo plazo de las limitaciones del parénquima pulmonar instaladas durante la infancia, sobre todo durante los períodos de fuerte crecimiento.

Relaciones osteoarticulares

Las estructuras del tórax, y en especial las articulaciones, sufren fijaciones cuando la movilidad y la motilidad son anómalas.

El pliegue de reflexión entre la pleura parietal y mediastinal del pulmón pasa detrás de la articulación esternoclavicular. Las disfunciones persistentes de motilidad al nivel de este pliegue de reflexión provocan a veces consecuencias mecánicas sobre esta articulación y, posiblemente, sobre toda la mecánica del complejo del hombro. Pueden también tener consecuencias hemodinámicas sobre el miembro superior, que son precursores de fenómenos de artrosis, en particular al nivel del pulgar y al nivel de la muñeca, como en el caso de la rizartrosis (foto 38).

Las principales articulaciones con relaciones pleuropulmonares son:
• las articulaciones vertebrales
• las articulaciones costovertebrales
• las articulaciones costotransversas
• las articulaciones condrocostales
• las articulaciones condroesternales
• los espacios intercostales

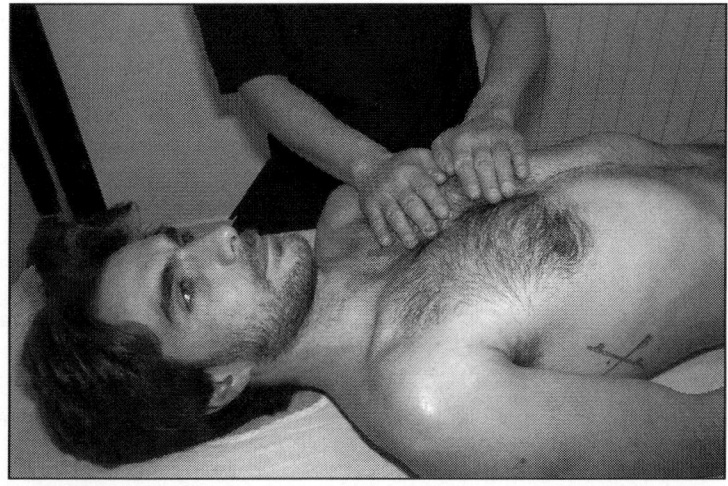

Foto 38. Relación del pliegue de reflexión de las pleuras con la articulación esternoclavicular. Según A. Auberville, D.O. y A. Aubin, D.O. (La motilité en ostéopathie. Elsevier-Masson).

Observaciones: las afecciones parenquimatosas pulmonares o pleurales pueden causar fijaciones osteoarticulares torácicas o cervicales.

Las fijaciones osteoarticulares del tórax o de la columna cervical no son forzosamente indicio de lesión de una víscera torácica.

Relaciones neurológicas

En relación con el SNC. La fijación del ligamento suspensorio de la cúpula pleural es el origen de una desestabilización de la unión cérvico-torácica. Estas fijaciones vertebrales pueden provocar neuralgias cérvico-braquiales o intercostales altas.

En relación con el sistema vegetativo. Las relaciones de la cabeza de la 1ª costilla con el ganglio cervical inferior (estrellado) dejan entrever todos los trastornos asociados en el caso de una fijación del ligamento suspensorio de la cúpula pleural.

En relación con los centros nerviosos medulares. Las fijaciones interapofisarias y costovertebrales pueden ser la consecuencia de un deterioro de los arcos reflejos. Los impulsos centrípetos anómalos procedentes de la víscera enferma desencadenan una modificación de los impulsos centrífugos en la misma metámera, o más allá. A menudo, esta respuesta es insuficiente para resolver el problema. Los tejidos blandos anexos a la articulación vertebral «bombardeada» por impulsos «aberrantes» responden mediante una hipertonía que va a fijar la articulación.

Estas fijaciones reflejas se localizan en las cuatro primeras vértebras torácicas. No es posible especificar uno de estos segmentos en concreto. La fijación se produce a menudo a nivel de la articulación costovertebral.

El pulmón considerado como una columna de presión

Cuando el conjunto del parénquima pulmonar y de las pleuras de un lado presenta una motilidad muy limitada, el hemitórax actúa a veces como una columna de presión rígida. A menudo, este hemitórax ha estado sometido a un traumatismo a alta velocidad, como un accidente de automóvil con el cinturón de seguridad puesto, que consigue hacer girar al pulmón alrededor de su eje vertical. Hay entonces que verificar la cúpula pleural, su inserción superior, con sus consecuencias clásicas de dolores cérvico-torácicos, cérvico-braquiálgias y repercusiones sobre el ganglio estrellado, pero también la cara inferior del pulmón donde el hígado, el estómago y los riñones, sometidos a la presión negativa de la caja torácica e influidos por las restricciones del hemitórax, luchan por expresar su fisiología normal. La comprensión de esta situación particular es esencial para el establecimiento de un plan de tratamiento coherente con el fin de devolver la motilidad y movilidad al tórax.

9. Las fijaciones

Las fijaciones viscerales

Se trata de las adherencias pleurales, y son muy frecuentes. Estas adherencias se localizan en las zonas de menor movilidad. Los recesos tienen tendencia a borrarse con las inspiraciones profundas. Los lóbulos, gracias a las fisuras, se deslizan unos sobre otros, básicamente con las inspiraciones forzadas. La persona que no practica ninguna actividad deportiva y desempeña una profesión sedentaria (especialmente sentado), tiene más posibilidades de presentar adherencias en los sitios señalados. La cúpula pleural es una región en la que el deslizamiento interpleural es mínimo.

Las áreas más comunes de adherencias son:
- Receso costodiafragmático. Su parte más externa es la más profunda.
- Fisura menor.
- Fisura mayor.

Las fijaciones mediastinales (ligamentarias)

Las desviaciones del mediastino pueden desencadenar una cascada de alteraciones funcionales. Tanto si se trata de una desviación lateral como de una retracción vertical, los movimientos del diafragma se verán afectados. El centro frénico será «arrastrado» hacia arriba, y con él el hígado y el estómago acompañarán al diafragma, lo cual producirá que la altura de los pulmones quede reducida. Dado que el diafragma y el mediastino se encuentran en tensión, la amplitud respiratoria se reduce. En las desviaciones laterales se desvía el esófago.

En relación con el diafragma, las vísceras siempre son aspiradas hacia arriba por la depresión de la cavidad pleural. La tensión del mediastino va a causar la tensión del diafragma, que a su vez se transmite al hígado y al estómago. A continuación, tales desviaciones y retracciones del mediastino van a provocar disfunciones secundarias en las vísceras abdominales.

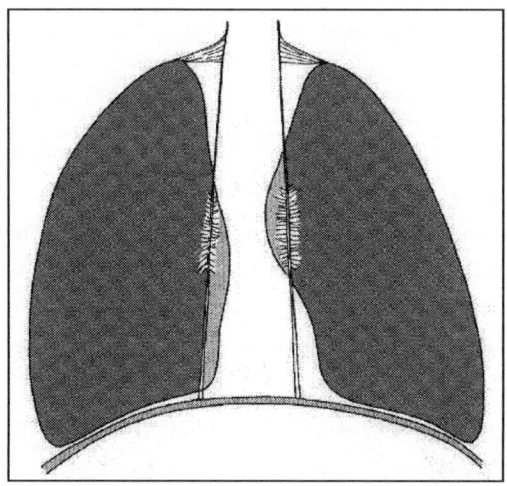

Figura 114. Esquematización de la fijación del mediatino

El mediastino se comporta como un diafragma vertical, sagital y mediano. En él, el sistema «ligamentoso» de la cavidad torácica está compuesto por una lámina aponeurótica-tendinosa, vertical y sagital, que divide el tórax en dos hemitórax. Esta lámina está formada por los ligamentos vertebropericárdicos, frenopericárdicos, esternopericárdicos e interpleurales. Lateralmente y por abajo está reforzada a la altura de los pedículos pulmonares y los ligamentos pulmonares. Representa el conjunto del mediastino, pues todos los componentes de estas fascias están relacionados entre sí. (figura 114).

Durante la respiración, las pleuras viscerales mediastínicas traccionan esta lámina. Las tracciones se ejercen de forma bilateral durante la inspiración. En el aspecto fisiológico, la tracción ejercida a la derecha es idéntica a la ejercida a la izquierda; entre sí se anulan porque son opuestas.

Este mecanismo mantiene al mediastino en su sitio en el plano frontal. El punto débil de esta lámina es la parte superior del mediastino. Este se comporta como un ligamento interpleural.

El aparato suspensorio de la cúpula pleural representa un segundo ligamento. Ayuda a mantener en su sitio a los pulmones.

• Las fijaciones laterales del mediastino se producen cuando el parénquima pulmonar pierde su elasticidad. El pulmón afectado, atrófico, le permite al otro sobrepasar la línea media. En el lado afectado, la tracción del mediastino es mayor que en el lado contrario. El mediastino se desvía hacia el lado de la lesión. La resistencia del mediastino es menor en la región superior y anterior; es aquí donde está desviado en la mayoría de los casos.

• Las fijaciones verticales del mediastino influyen sobre los extremos opuestos del mismo.

El mediastino se estira hacia abajo durante la inspiración y hacia arriba durante la espiración. En las fijaciones en inspiración, el centro frénico está más o menos suspendido de dicha lámina. Las fibras tendinosas pueden fibrosarse (lesiones crónicas) o soportar tensiones agudas debido a la hipertonía del diafragma.

Esta última afección es la única fijación torácica visceral que desencadena síntomas dolorosos o molestias locales. En la tensión aguda del mediastino se detectan manifestaciones de espasmofilia (calambres, hormigueos, espasmos y contracciones musculares), con sensación de tirón en la garganta, «de un nudo en el cardias», de ahogo, etc.

En las fijaciones en espiración, las fascias, así como los ligamentos del pulmón están fibrosados, acortados. El centro frénico, suspendido de esta lámina aponeurótica-tendinosa, tiene su recorrido limitado como para realizar una buena función respiratoria. La inspiración aumenta aún más esta tensión vertical. El diafragma se encuentra en tensión permanente. Se produce un verdadero nudo frenomediastínico que repercute sobre los órganos subdiafragmáticos: hígado, estómago, etc.

Test de movilidad del mediastino

Paciente en decúbito supino, con las rodillas y cabeza en semiflexión. El osteópata en bipedestación a un lado del paciente, a la altura del tórax.

En un primer tiempo valoramos el movimiento ascendente-descendente. Situamos la mano caudal sobre el esternón, con el talón de dicha mano por encima del apéndice xifoides y los dedos en dirección craneal; la mano craneal la situamos sobre la precedente, con el talón sobre el manubrio esternal y los dedos en dirección caudal. Realizamos un efecto de ventosa sobre el esternón, presionando hasta llegar al plano mediastinal; comprobamos su movilidad ascendente y descendente.

En un segundo tiempo comprobamos los movimientos laterales. Posicionamos el talón de una mano transversalmente por encima del apéndice xifoides, con los dedos en dirección externa; la otra mano por encima de la precedente reforzando su acción. Realizamos un efecto de ventosa sobre el esternón, presionando hasta llegar al plano mediastinal; comprobamos su movilidad hacia la izquierda; a continuación, realizamos lo mismo hacia la derecha. Volvemos a realizar los test laterales derecha-izquierda en la región superior, sobre el manubrio esternal, ya que por detrás del esternón los bordes pleurales izquierdo y derecho están en contacto en la línea media esternal desde el 2° al 4° cartílago costales.

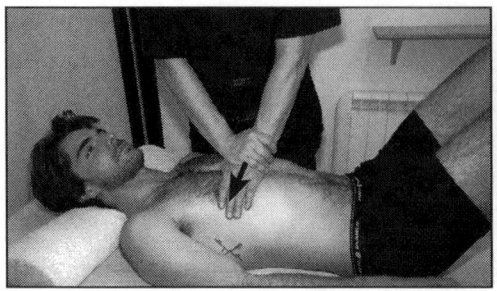

Foto 39. Test de movilidad del mediastino
Lateral derecha xifoides

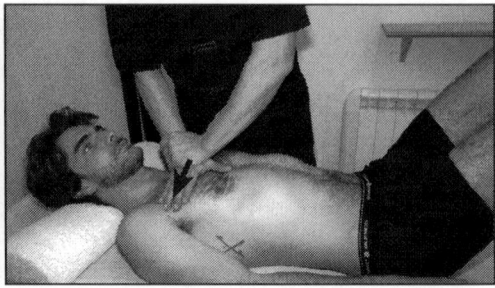

Foto 40. Test de movilidad del mediastino
Lateral derecha manubrio

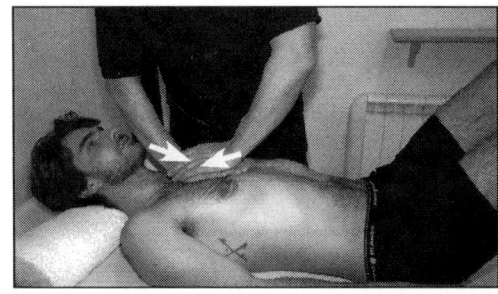

Foto 41. Test de movilidad del mediastino
Ascendente-descendente

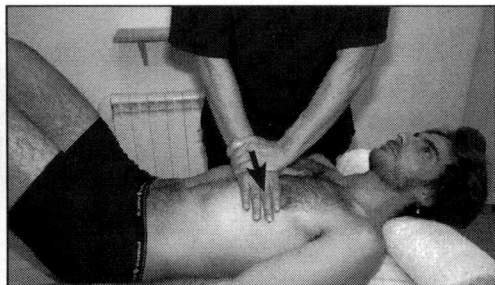

Foto 42. Test de movilidad del mediastino
Lateral izquierda xifoides

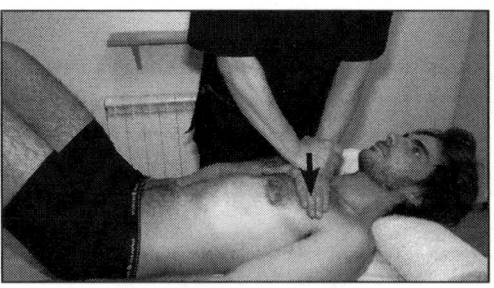

Foto 43. Test de movilidad del mediastino
Lateral izquierda manubrio

Test de motilidad del mediastino
Según Barral D.O. y Pierre Mercier D.O.

El mecanismo de ruedas dentadas (figura 107) demuestra que el mediastino se dirige hacia delante. El diámetro de las ruedas dentadas aumenta desde las primeras hasta las últimas costillas. Por lo tanto, el movimiento de motilidad del mediastino es más amplio al nivel de la apófisis xifoides que del manubrio del esternón. La motilidad del mediastino es, por tanto, un desplazamiento hacia delante que se sentirá fácilmente colocando la mano sobre el esternón.

Paciente en decúbito supino. El osteópata en sedestación, a la cabecera del paciente y ligeramente lateralizado. Posicionamos nuestra mano sobre el esternón, a la altura de los cartílagos costales 2º a 4º. El movimiento del mediastino es un movimiento de anterioridad durante su fase de inspir y de posterioridad durante su fase de espir. Durante la escucha, las primeras sensaciones son las buenas. Una desviación lateral en el movimiento puede indicar distintas afectaciones (figura 115):

• Si la desviación del mediastino es puramente lateral, ello es provocado por un proceso fibroso del parénquima pulmonar que deberemos valorar.

• Si esta desviación del mediastino se percibe en una dirección de 135º en relación a la vertical, ello testifica una inflamación de un bronquio.

• Si ninguna desviación es sentida, sino que la palma de la mano parece atraída hacia abajo, podemos interpretar esto como una tensión del esófago, o de la tráquea. En este caso el diagnóstico es incierto.

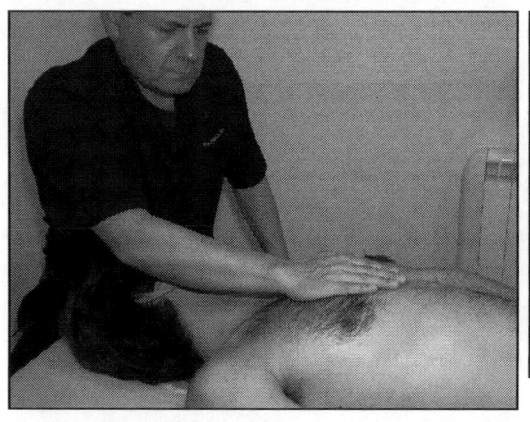

Foto 44. Tratamiento de la motilidad del mediastino.

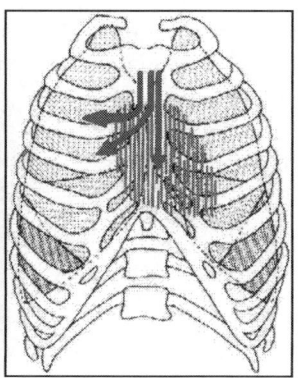

Figura 115. Afectaciones mediastinales

Fijación del ligamento suspensor de la cúpula pleural

Como quedó reflejado en la página 235, este sistema está compuesto en su mayoría por fibras tendinosas. También tiene un contingente de fibras musculares del escaleno anterior y, a veces, expansiones de los escalenos medio y posterior. Todas estas fibras tienden una red que cierra cada hemitórax en su parte superior, y se insertan tangencialmente sobre la fascia endotorácica de la cúpula pleural (figura 76).

La región torácica superior tiene una gran movilidad respecto a la cintura escapular y la unión cérvico-torácica.

Numerosas causas pueden provocar una rigidez en esta región, en especial mecánicas locales; fijaciones de T1, de la 1ª costilla o de la clavícula produce una fibrosis del diafragma torácico alto.

En el aspecto pulmonar, la motilidad del lóbulo superior se modifica. En la escucha, el movimiento se siente como una rotación frontal alrededor del vértice. Esta alteración se expresa, en el sentido de la escucha, por una adherencia pleural del vértice pulmonar.

Es difícil atribuir un carácter primario a este complejo de fijación entre la adherencia pleural y la fijación ligamentosa. Según Barral D.O., debe privilegiarse a la estructura ligamentosa. Los resultados demuestran que, tratando el aparato ligamentoso, se obtiene mejoría en todos los niveles: flexibilidad del diafragma superior y motilidad.

Esta fijación puede originar una pérdida de elasticidad del vértice pulmonar. La esclerosis del parénquima produce una especie de retracción que puede conducir a una desviación de la parte alta del mediastino del lado afectado. La tensión del mediastino va a causar la tensión del diafragma, que a su vez se transmite al hígado y al estómago. En la relación diafragma-vísceras, las vísceras son siempre aspiradas hacia arriba por la depresión de la cavidad pleural. Esto ocasionará trastornos funcionales en las vísceras abdominales.

La fijación del ligamento suspensorio de la cúpula pleural a veces reduce el diámetro del estrecho torácico; esto se manifiesta por una alteración del pulso radial, ciertamente debida a una compresión de la arteria subclavia, así como disfunciones de la charnela cérvico-torácica, afectaciones del ganglio estrellado, disfunciones de las 4 primeras vértebras torácicas, especialmente en la articulación costo-vertebral.

Nota: las fijaciones osteoarticulares del tórax o de la columna cervical no son forzosamente indicio de lesión de una víscera torácica.

Test del ligamento suspensor de la cúpula pleural

Paciente en sedestación. El osteópata en bipedestación por detrás del paciente. Fijamos con una mano las costillas superiores, mientras con la otra mano imprimimos al paciente una rotación-lateroflexión cervical del lado opuesto al área a valorar, comprobando a derecha e izquierda el grado de elasticidad y el lado de mayor restrición de movilidad.

Este test podemos realizarlo igualmente con el paciente en decúbito supino.

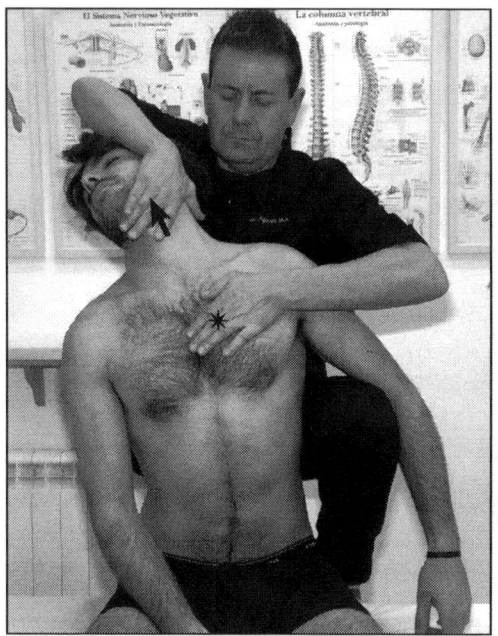 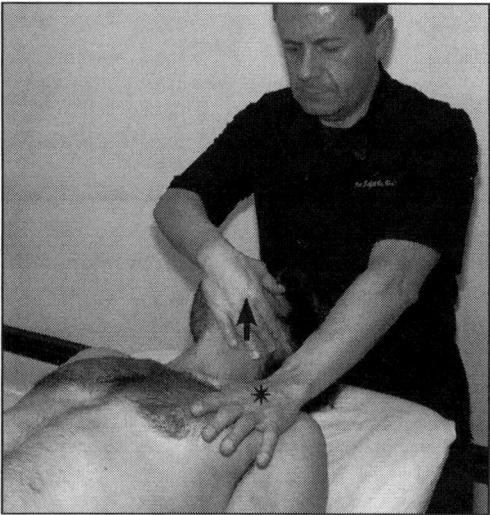

Foto 45. Test del ligamento suspensor del cono pleural en sedestación

Foto 46. Test del ligamento suspensor del cono pleural en decúbito supino

Test de la pleura diafragmática

Paciente en decúbito supino, con las rodillas y cabeza en semiflexión. El osteópata comprueba la movilidad de la pleura diafragmática, en inspiración y en espiración. Hay que valorar la restricción de movilidad en ambas fases, pudiendo encontrarnos una restricción bilateral ya sea en inspiración o espiración, así como un lado en inspiración y el contrario en espiración. Debemos comprobar:

- El descenso bilateral: espir
- El ascenso bilateral: inpir
- Si un lado está en inspir y el otro en espir
- O si ambos lados ascienden y descienden libremente y por igual: ausencia de disfunción

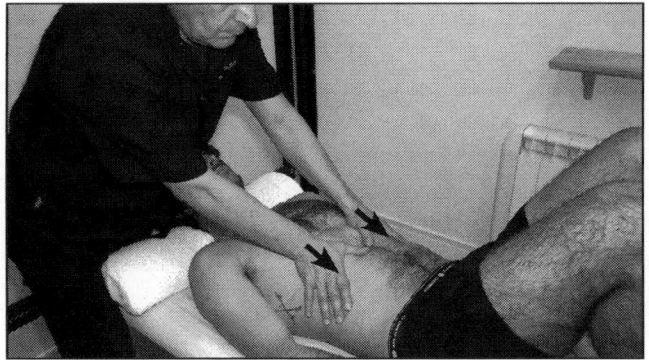

Foto 47. Test de la pleura diafragmática en descenso, en espir

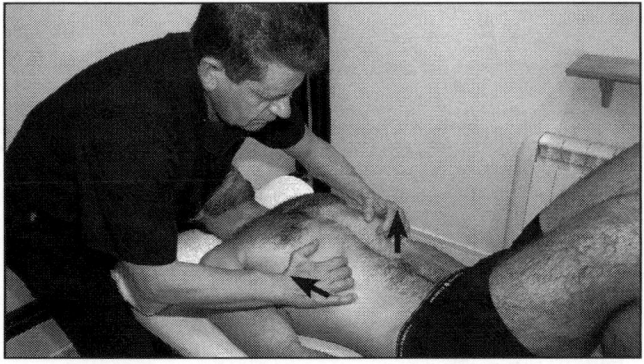

Foto 48. Test de la pleura diafragmática en ascenso, en inspir

10. Diagnóstico de los plexos nerviosos

Movimiento embriológico

El desarrollo del movimiento de los plexos se produce a partir de la cresta neural para ir a formar los ganglios, y se materializa luego por la expansión de las fibras nerviosas hasta los órganos blanco. Este movimiento se realiza de atrás hacia delante y de la profundidad hacia la periferia. Los plexos nerviosos se enrollan alrededor de un eje vascular, produciendo un movimiento de motilidad como una espiral.

Los plexos nerviosos pueden ser relacionados con la clásica "ley de la arteria" de Still. Recordemos así como, en la medicina china, la energía, es la sangre.

Movimiento de motilidad de los plexos

En su movimiento de motilidad en flexión, los plexos hacen movimientos circulares espirales, siempre en el sentido horario.

En un primer tiempo, el movimiento circular que va de la periferia hacia el centro y que corresponde al paso de las informaciones que provienen del medio exterior hacia el medio interior es sometido a test. Este movimiento de fuera hacia dentro utiliza la misma circulación energética que el movimiento embriológico pero capta más bien la energía que viene de los demás y de energías renovables del entorno.

Este movimiento de fuera hacia dentro se hace por movimientos circunferenciales cada vez más pequeños, creando una forma general de espiral, a medida que se acerca a la parte más profunda del plexo, de su cruce aórtico.

Este primer movimiento, de la periferia hacia el centro, es seguido por el movimiento inverso, del centro hacia la periferia, que corresponde, estrictamente al sentido del desarrollo embriológico. Este movimiento hacia el exterior se expresa inicialmente por movimientos de pequeñas circunferencias que evolucionan hacia más grandes. Este movimiento de dentro hacia la parte exterior corresponde a la energía propia del sujeto.

Cuando son completamente libres, cada plexo presenta siete espirales en su movimiento de la superficie hacia la profundidad y siete espirales en su movimiento de la profundidad hacia la superficie. Por su localización, las espirales de los plexos pueden también ser asociadas con la noción de chacra de la medicina india y corresponder a los siete niveles de conciencia. Comprenderemos que, según los individuos y su funcionamiento, las siete espirales de los plexos no sean siempre accesibles y qué ciertas restricciones sobrepasan el marco de la intervención osteopática.

Para ser declarado exento de restricción, un plexo debe presentar movimientos de ida y de vuelta libres, correspondiendo a una zona óptima de intercambio entre el medio interior y el medio exterior. Podríamos comparar los plexos con antenas conectadas a la vez con el mundo exterior y con el mundo interior, con el fin de crear una interfaz entre los dos.

La evaluación osteopática considera el funcionamiento de seis plexos. Los plexos más importantes al nivel funcional son el plexo celíaco (solar) y el plexo cardiopulmonar. Los otros plexos son dependientes de ellos.

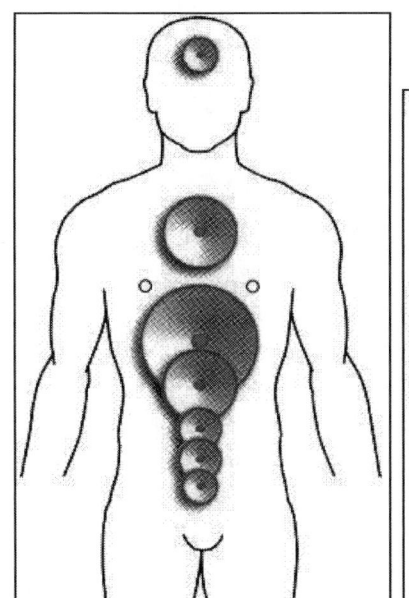

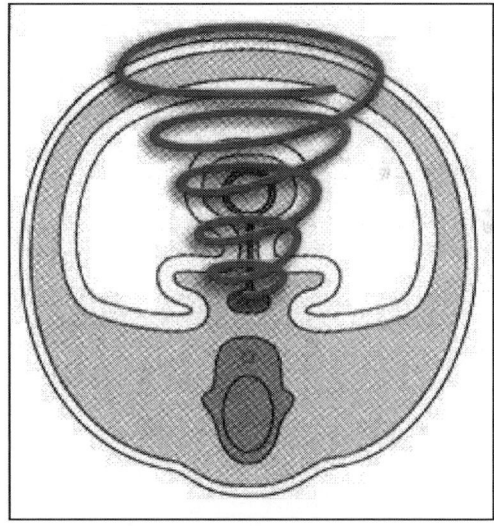

Figura 116. Plexos nervioso   Figura 117. Movimiento de los plexos

Para apreciar la motilidad de los plexos, el osteópata sitúa sus manos cercando el centro del plexo que hay que evaluar. Comenzamos con ambos plexos principales que completamos, en caso de necesidad con la evaluación de los otros plexos. La circunferencia más exterior de un plexo realizada con las manos será proporcional a su importancia: cuanto más importante es el plexo funcionalmente, más grande será la circunferencia. Así:

- Para el plexo celíaco, el osteópata sitúa sus manos ampliamente de una y otra parte del área a tratar creando una superficie cuyo centro es el origen del plexo celíaco; o sea, justo bajo el diafragma, alrededor de la apéndice xifoides.
- Para el plexo cardiopulmonar, el osteópata sitúa sus manos de una y otra parte y del tórax, sobre las costillas, de manera que las manos cubran una superficie cuyo centro se genera en medio del esternón.

Los otros plexos los veremos en el próximo libro de esta colección.

Test de motilidad de los plexos

Evaluamos la posibilidad del plexo de expresar su motilidad en el sentido horario, de la periferia hacia el centro y del centro hacia la periferia. Debemos poner nuestra conciencia en el buen nivel con el fin de poder seguir bien los movimientos de motilidad de los plexos y no dejarnos distraer por otras estructuras cercanas, que son numerosas. La evaluación comienza con un sentido palpatorio activo que es completado por un sentido palpatorio pasivo (foto 49).

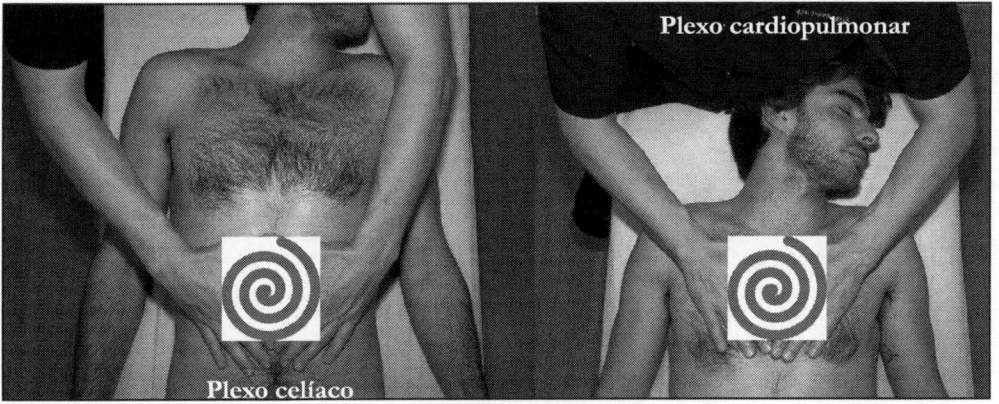

Foto 49. Test de motilidad de los plexos celíaco y cardiopulmonar
Según A. Auberville, D.O. y A. Aubin, D.O.

Disfunción de la motilidad: un plexo que ha perdido su motilidad está en disfunción de extensión y presenta una restricción que puede ser o una disminución en un movimiento circular, o un freno que limite el paso a la espiral siguiente; es decir, una imposibilidad absoluta de completar el movimiento de espiral. Las disfunciones de estos dos plexos principales son muy numerosas.

- El trayecto del plexo de la superficie hacia la profundidad está a menudo bloqueado en respuesta a problemas situados en el entorno, ante los cuales el organismo siente la necesidad de protegerse. Este tipo de disfunciones de los plexos es el más frecuente. La intensidad de la disfunción y la "altura" de la espiral limitada serán unos indicadores interesantes del estado y de la evolución de los lazos mantenidos por un individuo con el medio exterior.

- El trayecto del plexo de la profundidad hacia la superficie está bloqueado cuando un individuo tiene problemas de distribución de energía. Este tipo de disfunción afortunadamente es más raro.

Los niños, presentan frecuentemente disfunciones en los plexos porque sus lazos con el medio exterior son poco conscientes y poco filtrados, por un córtex en curso de desarrollo, por una racionalidad y por una conciencia. Reciben pues muchas informaciones que provienen de su entorno directamente por los plexos nerviosos y responden a ello "instintivamente". Podemos así explicar ciertos dolores de estómago de origen emocional entre los niños cuya frecuencia es relativamente elevada en consulta.

El plexo celíaco representa la personalidad y concentra las cualidades de la mente: la mente racional y personal, la vitalidad, la voluntad de saber y de aprender, de la acción del poder, de deseo, de vivir, de comunicar y participar.

Es el punto de comunicación con las otras personas. Se trata de un plexo poderoso que promueve la autoaceptación.

A nivel físico, el plexo celíaco vitaliza al páncreas, cuya función es la transformación y digestión de los alimentos. Comanda también al estómago, la musculatura abdominal, al hígado, la vesícula biliar, al bazo, riñones, suprarrenales, duodeno, costillas 8ª a 12ª y vértebras T11 a L2.

Su desequilibrio es responsable por causar secreciones gástricas desordenadas y disfunciones de las glándulas salivares.

Cuando el plexo celíaco se encuentra en disfunción, el sentimiento de inferioridad aumenta y las capacidades mentales tales como lógica y razón pueden disminuir; lo que genera confusión y sentimiento de inseguridad.

El bloqueo de este plexo puede generar actitudes como ambición, gasto compulsivo y ansiedad ante la posición social.

El plexo cardiopulmonar representa el amor incondicional que nos permite amar íntegramente y sin condiciones restrictivas.

En el cuerpo físico, el plexo cardiopulmonar corresponde al corazón, bronquios, pulmones y al timo: cuya función es regular el crecimiento de los niños, dirigir el sistema linfático y estimular y fortalecer el sistema inmunológico.

Cuando está en desequilibrio y desarmonizado, puede producir patologías como: ataque de pánico, calambres, palpitaciones, arritmia cardíaca, rubor, presión arterial alta, enfermedades pulmonares, problemas con el nivel del colesterol, intoxicación, tensión, cáncer e incapacidad de amar.

Bloqueos en este plexo también pueden generar egoísmo, amor sofocante y chantajes emocionales.

10. Contraindicaciones al tratamiento osteopático

- Fracturas
- Osteoporosis
- Alteraciones del ritmo cardíaco
- Infarto de miocardio
- Angina inestable
- Marcapasos o desfibrilador implantados
- Tumores
- Infecciones febriles
- Intervenciones quirúrgicas recientes

11. Tratamiento osteopático para los pulmones

Nota: todo tratamiento de osteopatía visceral ha de ir precedido de un correcto equilibrio de la estructura. No debemos olvidar el enunciado de Still "la estructura gobierna la función".

Para la correcta funcionalidad del sistema respiratorio, es imprescindible que todos los niveles articulares en relación neurológica con el, SNS, SNP, diafragma y bulbo raquídeo estén totalmente liberados de toda restricción de movilidad articular.

- Sistema nervioso simpático: **T2-T3-T4**-T5 y costillas 2ª-3ª-4ª
- Sistema nervioso parasimpático (nervio vago): C0-C1-C2, agujero yugular
- Ganglio estrellado: C8-T1 y 1ª costilla
- Diafragma: C3-**C4**-C5
- Bulbo raquídeo (centro respiratorio): C0-C1 y tienda del cerebelo

A continuación, ofrecemos un protocolo de base para los pulmones, el cual no es hermético y podrá sufrir las variaciones en base al diagnóstico osteopático, a la edad del paciente, a otras patologías existentes, etc.

1. Tratamiento del tejido conjuntivo, C.B. + C.D.
2. Percusión sacra
3. Técnica de inhibición de la hiperactividad simpática de C7 a T6
4. Técnicas reflejas periósticas de C7 a T6
5. Tratamiento del diafragma
6. Liberación de la cadena estática visceral
7. Tratamiento de las fascia cervical anterior y escalenos anteriores
8. Tratamiento del ligamento suspensor del cono pleural
9. Elastificación de la pleura parietal (elastificación y motilidad)
10. Elastificación de la pleura diafragmática
11. Elastificación del mediastino (elastificación y motilidad)
12. Tratamiento de la motilidad de los lóbulos pulmonares
13. Tratamiento de los plexos celíaco y cardiopulmonar
14. Técnicas de estimulación arterial, venosa y linfática
15. Técnicas parasimpáticas

1. Tratamiento del tejido conjuntivo,

- **Construcción de base, C.B.**
Ver página 118.
- **Construcción dorsal, C.D.**
1. Trazo bilateral. Parte de T12 de cada lado de las espinosas y asciende hasta el occipital.
2. Trazo bilateral. Parte de T12 de cada lado de la musculatura espinal y asciende hasta el occipital.
3. Trazo bilateral. Parte de T12 siguiendo el borde externo del trapecio inferior hasta el acromion.
4. Unilateral. Describimos círculos sobre la espinosa de C7, en sentido horario. Diez veces.
5. Trazo unilateral. Desde una apófisis acromial a la otra, pasando por debajo y por encima de C7.
6. Trazo bilateral. Desde el acromion al occipital, siguiendo el borde del trapecio superior.
7. Trazo bilateral. Sobre las líneas curvas occipitales, del centro hacia los extremos, desde el occipital hasta la C7.

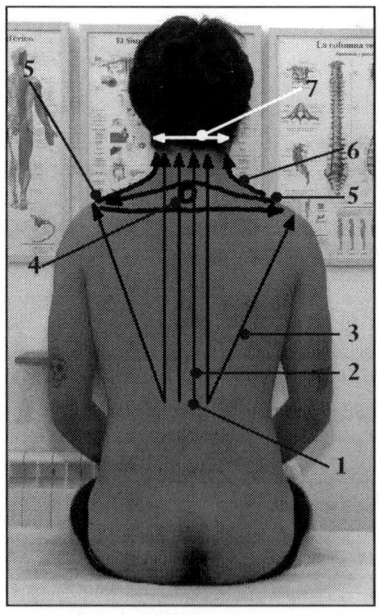

Foto 50. Construcción dorsal, C.D.

2. Percusión sacra

Ver página 122.

3. Técnica de inhibición de la hiperactividad simpática de C7 a T6

El paciente en decúbito prono. El osteópata en bipedestación a un lado del paciente. Posicionamos los nudillos de ambos dedos índices o mayores sobre los ganglios laterovertebrales del SNS. Esta presión debe ser lenta, regular y continua, desprovista de vibraciones. No debe ser pesada. Se realiza durante 20-30 segundos.

La dosificación es fundamental y un tratamiento moderado ofrecerá siempre mejores resultados.

Observación importante: debe realizarse lentamente, sin vibración y entrando y saliendo con cuidado. En caso contrario, podemos estimular en vez de inhibir.

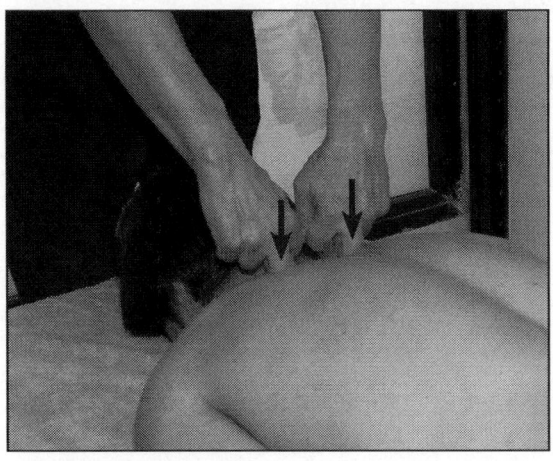

Foto 51. Inhibición de la hiperactividad simpática de C7 a T6

Nota: el dolor aumenta la descarga simpática y, por consiguiente, la hiperactividad simpática forma un círculo vicioso que incluso puede intensificar los estados patológicos. La hiperactividad simpática está implicada en numerosas patologías cardiopulmonares.

4. Técnicas reflejas periósticas de C7 a T6

La elección de los puntos estará en función de las correspondencias viscerales existentes entre el raquis, el cráneo, el sacro y el sistema simpático y parasimpático cráneo-sacro.

Estos puntos serán practicados sobre las apófisis espinosas de los segmentos implicados.

Realización de la técnica: se realizan presiones con los nudillos sobre las espinosas concernidas, a razón de 3 segundo de presión y 3 segundos de relajación.

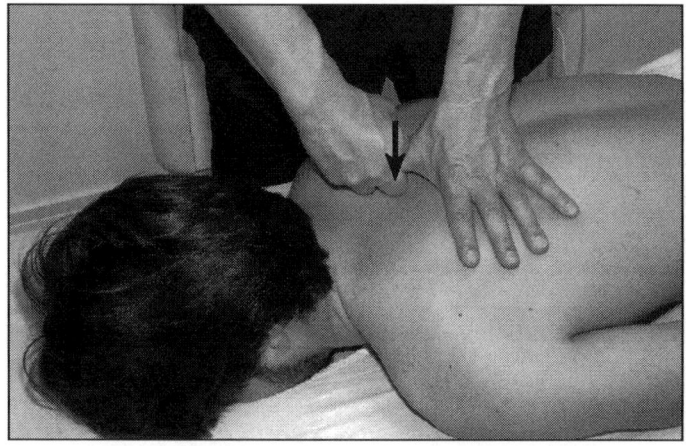

Foto 52. Técnica refleja perióstica

5. Tratamiento del diafragma

Ver páginas 126 a 129.

6. Liberación de la cadena estática visceral

Ver página 134.

7. Tratamiento de las fascia cervical anterior y escalenos anteriores

Paciente en decúbito supino. El osteópata en sedestación, a la cabecera del paciente. Situamos la yema de nuestros pulgares en la fosa supraclavicular por cada lado del esternón, concretamente por fuera de los músculos ecom. Apoyamos nuestros pulgares en dirección inferior, hacia los pies del paciente. Aplicamos una presión equilibrada sobre el lado con mayor tensión. Podemos retirar el otro pulgar (si ambos lados se encuentran tensos, deben ser tratados al mismo tiempo). En cuanto la tensión de los tejidos se disipa bajo los pulgares, dirigimos la yema de los pulgares hacia el exterior en dirección a las articulaciones acromio-claviculares.

La fascia, tensa así como los músculos escalenos anteriores, se relajarán bajo nuestros pulgares. Esta zona es extremadamente sensible. Hay que aplicar la dosificación exacta de presión equilibrada necesaria para producir la liberación.

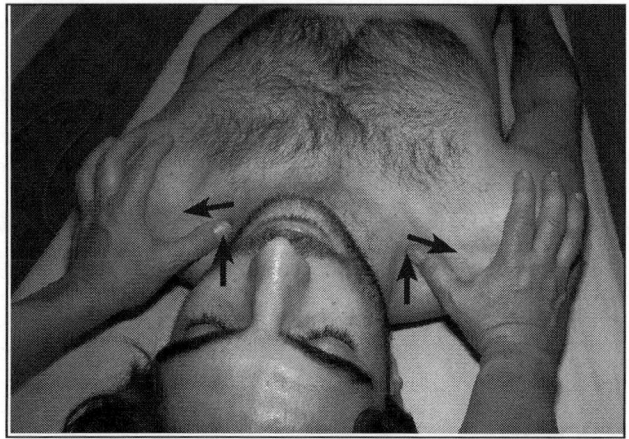

Foto 53. Tratamiento de la fascia cervical anterior y escalenos anteriores

8. Tratamiento del ligamento suspensor del cono pleural

Paciente en decúbito supino. El osteópata en sedestación, a la cabecera del paciente. Fijamos con nuestra mano caudal las costillas superiores del lado a normalizar, mientras con la mano craneal imprimimos a la columna cervical un movimiento de lateroflexión y rotación opuestas al lado disfuncional.

Dos métodos de tratamiento:

1. Ponemos en tensión los tejidos y esperamos hasta sentir la liberación de los mismos.
2. Ponemos en tensión los tejidos y tras cada fase espiratoria aumentamos la tensión de los tejidos.

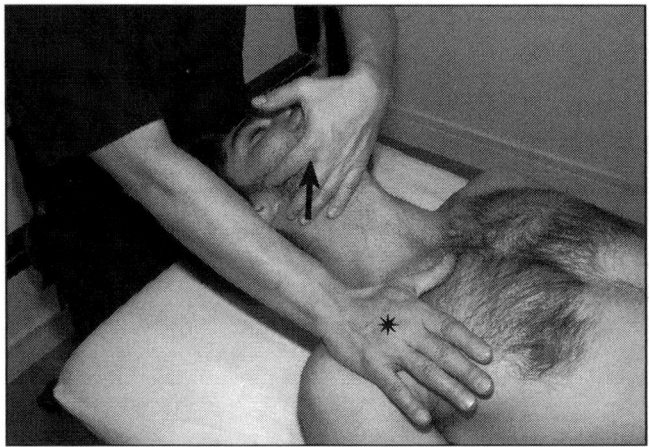

Foto 54. Tratamiento del ligamento suspensor del cono pleural

9. Tratamiento de la pleura parietal.
Elastificación de la pleura parietal. Ejemplo derecha

Paciente en sedestación sobre la camilla, con su mano derecha sobre la nuca. El osteópata en bipedestación, por detrás del paciente. Situamos nuestra rodilla izquierda a modo de fulcro contra el flanco izquierdo del paciente, mientras con nuestra mano derecha contactamos con la zona témporo-parietal derecha del paciente; y nuestra mano izquierda sobre el hombro izquierdo del paciente.

Al final de cada espiración, imprimimos un movimiento de lateralidad hacia la izquierda mediante el empuje nuestra mano izquierda y el contraapoyo de nuestra rodilla izquierda. La mano derecha guía el movimiento, pero no ha de realizar gran fuerza, debiendo evitar la lateroflexión cervical. Durante la fase de inspiración, mantenemos lo ganado, avanzando en cada fase espiratoria.

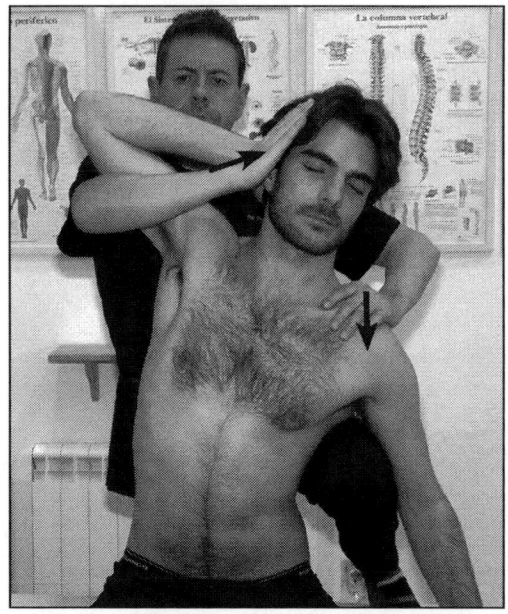

Foto 55. Elastificación de la pleura parietal

Tratamiento de la motilidad de la pleura parietal
Según Alain Auberville, D.O. y Andrée Aubin, D.O.

Paciente en sedestación. El osteópata en bipedesatción a un lado del paciente. Situamos nuestras manos sobre la parte lateral de cada hemitórax del paciente, posicionando una mano al nivel de T8 y al nivel del ligamento interpleural; y la otra mano sobre el esternón, que une el fondo de saco anterior (entre el 2º a 4º cartílagos costales).

Durante el tiempo de flexión, la pleura parietal costal se aparta en su parte posterior y se enrolla en dirección hacia el esternón.

Disfunción de motilidad: las pleuras que han perdido su motilidad están en disfunción de extensión y presentan restricciones en sus movimientos respectivos de rotaciones.

Normalización: la normalización de la motilidad de las pleuras se realiza generalmente en sentido directo, en inducción, que difiere de otras técnicas de inducción utilizadas por Barral D.O. En este caso, animamos dulcemente al tejido a expresar su motilidad provocando activamente el movimiento de flexión en la estructura. Esta técnica debe respetar en todo momento la posibilidad real de dicha expresión. Es una incitación a circular.

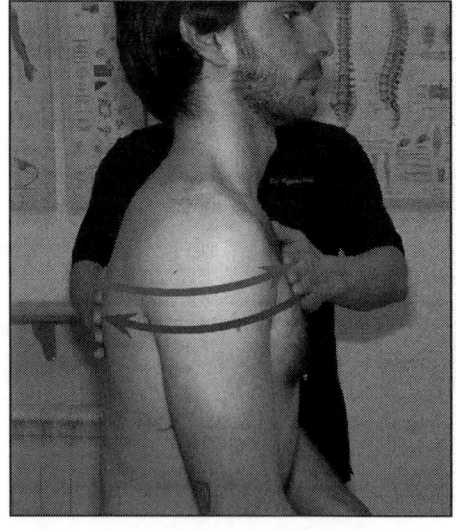

Foto 56. Tratamiento de motilidad de las pleuras.
Según Alain Auberville, D.O. y Andrée Aubin, D.O.

10. Elastificación de la pleura diafragmática

Paciente en decúbito supino, con el cuello en flexión. El osteópata en bipedestación, por detrás y en la cabecera del paciente. Dependiendo del esquema disfuncional que hayamos encontrado durante el test, trabajamos de la siguiente manera:

Pleura diafragmática en espiración bilateral

Con el paciente con ambas extremidades inferiores extendidas, empujamos de ambas parrillas costales inferiores en dirección caudal-medial durante la fase de espiración, manteniendo durante la inspiración; durante varios ciclos (foto 57). A continuación, con el paciente con ambas extremidades inferiores flexionadas traccionamos de ambas parrillas costales inferiores en dirección craneal-lateral durante la inspiración, manteniendo durante la espiración; durante varios ciclos (foto 58).

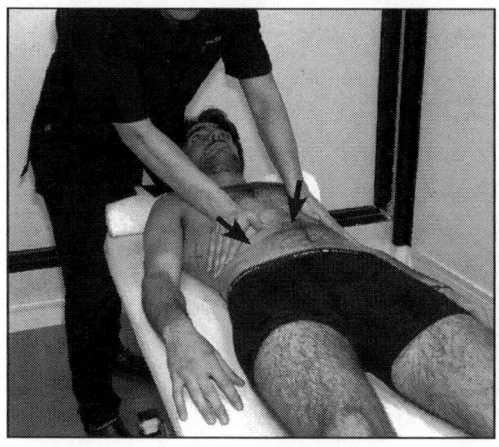
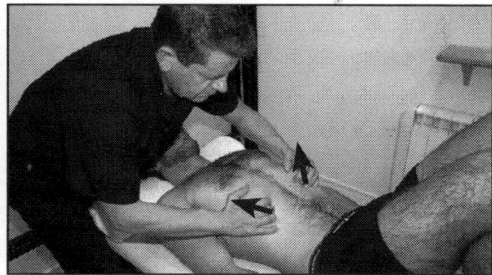

Foto 57. Pleura diafragmática en inspir: 1er tiempo: caudal-medial

Foto 58. Pleura diafragmática en inspir: 2º tiempo: craneal-lateral

Pleura diafragmática en inspiración bilateral

Con el paciente con ambas extremidades inferiores flexionadas, traccionamos de ambas parrillas costales inferiores en dirección craneal-lateral durante la fase de inspiración, manteniendo durante la espiración; durante varios ciclos (foto 59). A continuación, con el paciente con ambas extremidades inferiores extendidas, empujamos de ambas parrillas costales inferiores en dirección caudal-medial durante la espiración, manteniendo durante la inspiración; durante varios ciclos (foto 60).

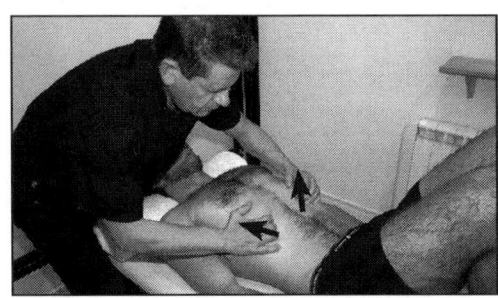

Foto 59. Pleura diafragmática en inspir:
1er tiempo: craneal-lateral

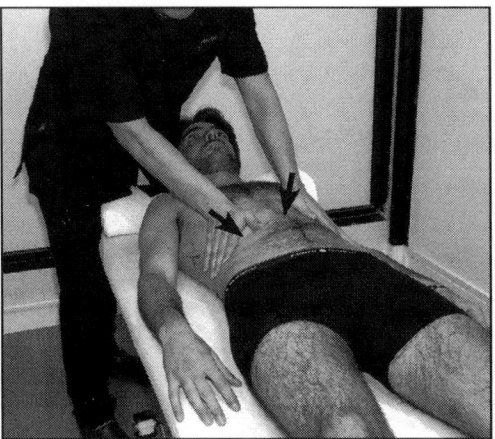

Foto 60. Pleura diafragmática en inspir:
2º tiempo: caudal-medial

Hemipleura diafragmática derecha en espir; izquierda en inspir

Con el paciente con la extremidad inferior derecha extendida y con la izquierda flexionada, durante la fase espiratoria empujamos en dirección caudal-medial con la mano derecha sobre la parrilla costal inferior, mientras que con la mano izquierda traccionamos en dirección craneal-lateral durante la inspiración sobre la parrilla costal inferior (foto 61). Con cada mano mantenemos lo ganado en las fases opuestas al esquema lesional. A continuación, con el paciente con la extremidad inferior derecha flexionada y con la izquierda extendida, invertimos los parámetros: la mano derecha trabaja la inspiración y la izquierda la espiración (foto 62).

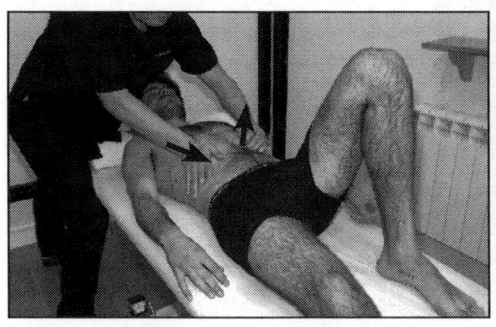

Foto 61. Hemipleura diafragmática derecha en espir, izquierda en inspir: 1er tiempo: caudal-medial en la dcha. y craneal-lateral en la izquierda.

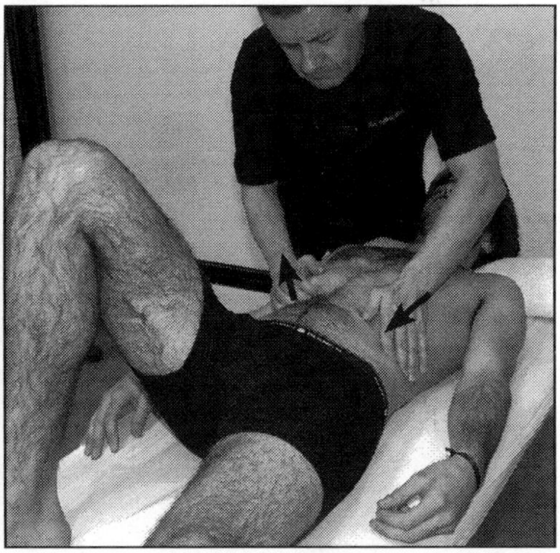

Foto 62. Hemipleura diafragmática derecha en espir, izquierda en inspir: 2º tiempo: craneal-lateral en la dcha. y caudal-medial en la izquierda.

Hemipleura diafragmática derecha en inspir; izquierda en espir

La forma de trabajar es la opuesta al caso precedente.

11. Tratamiento del mediastino

Elastificación del mediastino
Ejemplo: disfunción mediastinal en ascenso y fijación derecha

Primer tiempo. Paciente en decúbito supino con las rodillas y cabeza en semiflexión. El osteópata en bipedestación a la altura del esternón. Situamos ambas manos superpuestas sobre el esternón del paciente, imprimiéndole una presión hacia la posterioridad hasta el plano mediastinal. Durante cada fase inspiratoria imprimimos al esternón un movimiento ascendente, fijándolo durante la espiración. Se repite durante varios ciclos hasta llegar a la barrera motriz.
Es importante avanzar lentamente en cada ciclo.

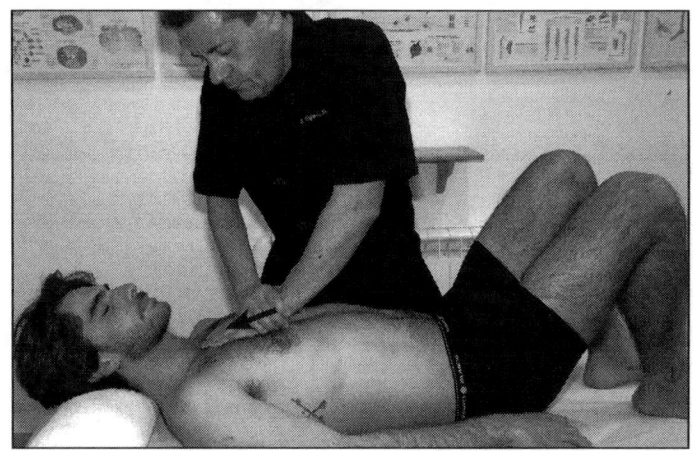

Foto 63. Tratamiento del mediastino en ascenso: sentido disfuncional.

Segundo tiempo. A continuación, invertimos el posicionamiento de las manos, posicionando estas en dirección caudal, imprimiéndole una presión hacia la posterioridad hasta el plano mediastinal. Realizamos al esternón del paciente un movimiento de inferioridad durante cada fase de espiración, manteniendo el movimiento ganado en cada fase inspiratoria.

Se repite durante varios ciclos hasta llegar a la barrera motriz.

Es importante avanzar lentamente en cada ciclo.

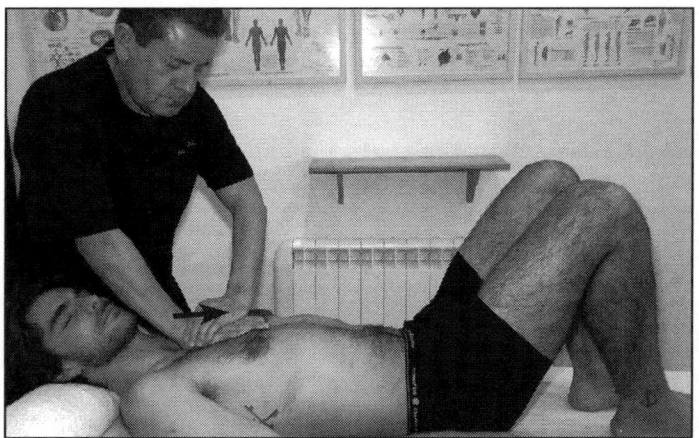

Foto 64. Tratamiento del mediastino en descenso: sentido corrección.

Tercer tiempo. Paciente en decúbito supino con las rodillas y cabeza en semiflexión. El osteópata en bipedestación a la altura del esternón, a la izquierda del paciente. Situamos el talón de una mano transversalmente sobre el esternón del paciente, con la otra mano de refuerzo, a la altura donde hayamos encontrado mayor disfunción (en este ejemplo entre el 2º y 4º cartílagos costales), imprimiéndole una presión hacia la posterioridad hasta el plano mediastinal. A continuación, lo llevamos en un movimiento de lateralidad hacia la derecha tras cada fase espiratoria, manteniendo el movimiento ganado durante la inspiración. Se repite durante varios ciclos hasta llegar a la barrera motriz.

Es importante avanzar lentamente en cada ciclo.

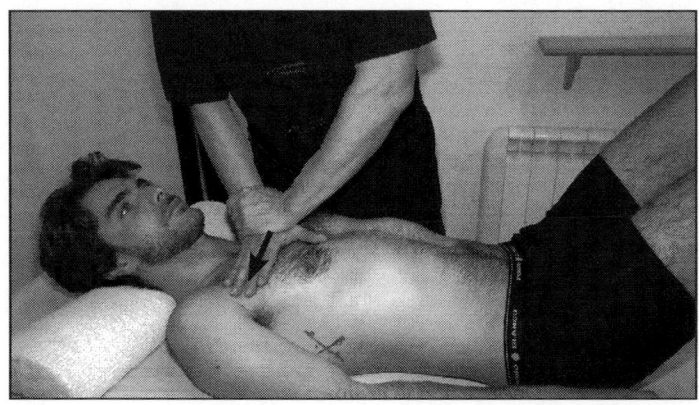

Foto 65. Tratamiento del mediastino en lateralidad derecha: sentido disfuncional.

Cuarto tiempo. Paciente en decúbito supino con las rodillas y cabeza en semiflexión. El osteópata en bipedestación a la altura del esternón, a la derecha del paciente. Situamos el talón de una mano transversalmente sobre el esternón del paciente, con la otra mano de refuerzo, a la altura donde hayamos encontrado mayor disfunción (en este ejemplo entre el 2° y 4° cartílagos costales), imprimiéndole una presión hacia la posterioridad hasta el plano mediastinal. A continuación, lo llevamos en un movimiento de lateralidad hacia la izquierda tras cada fase espiratoria, manteniendo el movimiento ganado durante la inspiración. Se repite durante varios ciclos hasta llegar a la barrera motriz.

Es importante avanzar lentamente en cada ciclo.

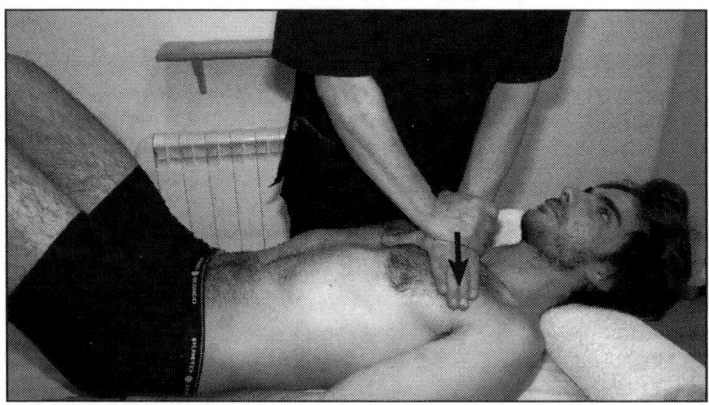

Foto 66. Tratamiento del mediastino en lateralidad derecha: sentido corrección.

Tratamiento de la motilidad del mediastino
Según Barral, D.O.

Paciente en decúbito supino, con las rodillas y cabeza en semiflexión. El osteópata en sedestación a un lado del paciente, del mismo lado que nuestra mano dominante. Posicionamos nuestra mano sobre el esternón, a la altura de los cartílagos costales 2º a 4º. El movimiento del mediastino es un movimiento de anterioridad-descenso durante su fase de inspir y de posterioridad-ascenso durante su fase de espir.

La motilidad se trata de forma indirecta, siguiendo el movimiento que no muestra limitación, deteniéndose en el extremo de este movimiento durante 4-6 ciclos y llevando finalmente el movimiento limitado a una nueva barrera. También se puede intentar aumentar la amplitud del movimiento libre controlando a continuación si ha mejorado la limitación.

Así mismo, el tratamiento de la motilidad mediante técnica directa es muy efectivo en el tratamiento del mediastino.

El tratamiento se repite hasta que la motilidad alcanza su ritmo, dirección y amplitud normales.

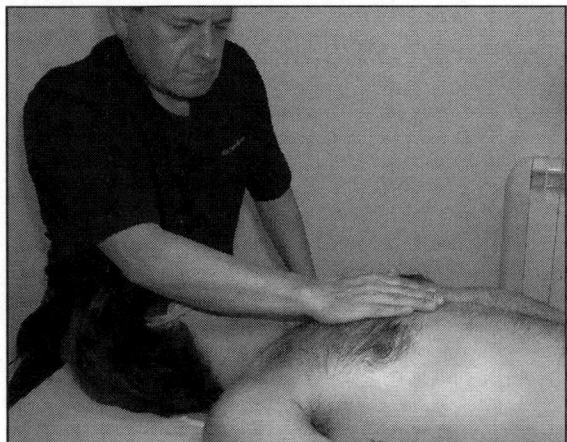

Foto 67. Tratamiento de la motilidad del mediastino.

12. Tratamiento de la motilidad de los lóbulos pulmonares

Paciente en decúbito supino, con las rodillas y cabeza en semiflexión. El osteópata en bipedestación, del lado contrario al lóbulo a trabajar.

Lado derecho, lóbulo superior: fijamos con la mano caudal el lóbulo medio, por debajo de la línea de la 4ª costilla; la mano craneal la posicionamos sobre el lóbulo superior, quedando la eminencia hipotenar-meñique por debajo y en contacto con la clavícula. Esta mano percibe el movimiento de motilidad de este lóbulo, que se corresponde a un descenso-rotación externa durante la inspir y un ascenso-rotación interna durante la espir.

La motilidad se trata de forma indirecta, siguiendo el movimiento que no muestra limitación, deteniéndose en el extremo de este movimiento durante 4-6 ciclos y llevando finalmente el movimiento limitado a una nueva barrera. También se puede intentar aumentar la amplitud del movimiento libre controlando a continuación si ha mejorado la limitación.

El tratamiento se repite hasta que la motilidad alcanza su ritmo, dirección y amplitud normales.

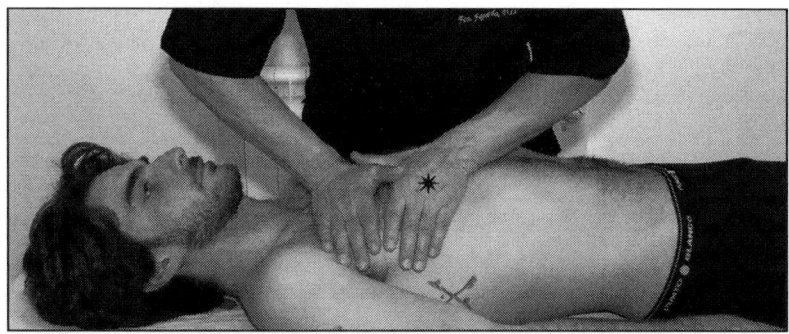

Foto 68. Tratamiento de la motilidad del lóbulo pulmonar superior derecho.

Lado derecho, lóbulo medio: fijamos con la mano craneal el lóbulo superior, quedando la eminencia hipotenar-meñique por debajo y en contacto con la clavícula. La mano caudal lo posicionamos sobre el lóbulo medio, por debajo de la línea de la 4ª costilla; esta mano percibe el movimiento de motilidad de este lóbulo, que se corresponde a un descenso-rotación externa durante la inspir y un ascenso-rotación interna durante la espir.

La motilidad se trata de forma indirecta, siguiendo el movimiento que no muestra limitación, deteniéndose en el extremo de este movimiento durante 4-6 ciclos y llevando finalmente el movimiento limitado a una nueva barrera. También se puede intentar aumentar la amplitud del movimiento libre controlando a continuación si ha mejorado la limitación.

El tratamiento se repite hasta que la motilidad alcanza su ritmo, dirección y amplitud normales.

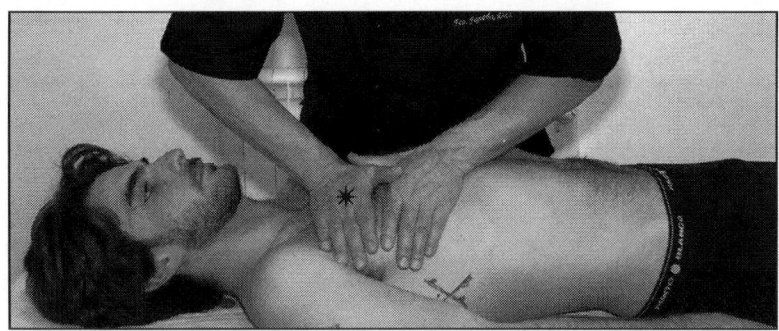

Foto 69. Tratamiento de la motilidad del lóbulo pulmonar medio derecho.

Lado derecho, lóbulo inferior: fijamos con la mano craneal el lóbulo medio, por debajo de la línea de la 4ª costilla; la mano caudal se posiciona por debajo de la anterior, un poco lateral para respetar la angulación del bronquio, con el talón de la mano en dirección a la cadera izquierda. Esta mano percibe el movimiento de motilidad de este lóbulo, que se corresponde a un descenso-rotación externa durante la inspir y un ascenso-rotación interna durante la espir.

La motilidad se trata de forma indirecta, siguiendo el movimiento que no muestra limitación, deteniéndose en el extremo de este movimiento durante 4-6 ciclos y llevando finalmente el movimiento limitado a una nueva barrera. También se puede intentar aumentar la amplitud del movimiento libre controlando a continuación si ha mejorado la limitación.

El tratamiento se repite hasta que la motilidad alcanza su ritmo, dirección y amplitud normales.

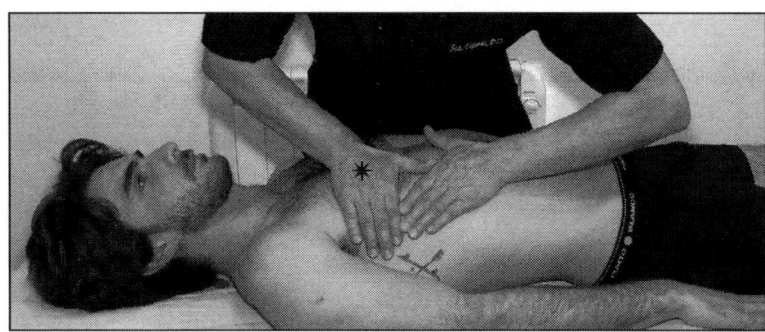

Foto 70. Tratamiento de la motilidad del lóbulo pulmonar inferior derecho.

Lado izquierdo, lóbulo superior: fijamos con la mano caudal el lóbulo inferior, por debajo de la línea de la 4ª costilla, con el talón de la mano dirigido hacia la cadera derecha; la mano craneal la posicionamos sobre el lóbulo superior, con el talón de la mano dirigido también hacia la cadera derecha y por debajo de la clavícula. La mano craneal percibe el movimiento de motilidad de este lóbulo, que se corresponde a un descenso-rotación externa durante la inspir y un ascenso-rotación interna durante la espir.

La motilidad se trata de forma indirecta, siguiendo el movimiento que no muestra limitación, deteniéndose en el extremo de este movimiento durante 4-6 ciclos y llevando finalmente el movimiento limitado a una nueva barrera. También se puede intentar aumentar la amplitud del movimiento libre controlando a continuación si ha mejorado la limitación.

El tratamiento se repite hasta que la motilidad alcanza su ritmo, dirección y amplitud normales.

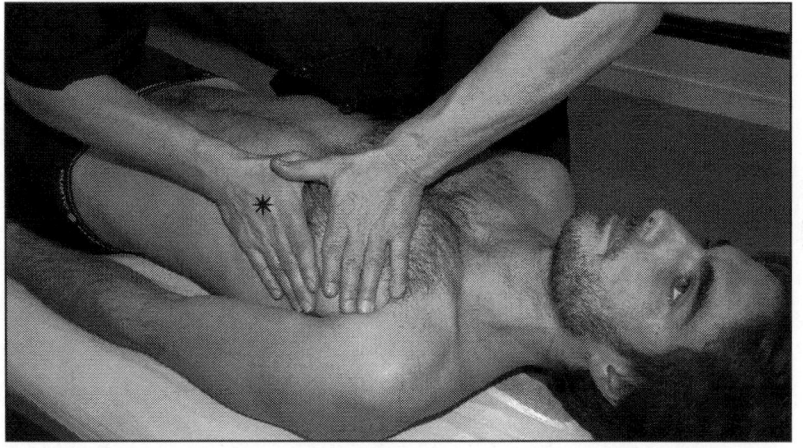

Foto 71. Tratamiento de la motilidad del lóbulo pulmonar superior izquierdo.

Lado izquierdo, lóbulo inferior: fijamos con la mano craneal el lóbulo superior, por encima de la línea de la 4ª costilla, con el talón de la mano dirigido hacia la cadera derecha; la mano caudal la posicionamos sobre el lóbulo inferior, con el talón de la mano dirigido también hacia la cadera derecha. Esta mano percibe el movimiento de motilidad de este lóbulo, que se corresponde a un descenso-rotación externa durante la inspir y un ascenso-rotación interna durante la espir.

La motilidad se trata de forma indirecta, siguiendo el movimiento que no muestra limitación, deteniéndose en el extremo de este movimiento durante 4-6 ciclos y llevando finalmente el movimiento limitado a una nueva barrera. También se puede intentar aumentar la amplitud del movimiento libre controlando a continuación si ha mejorado la limitación.

El tratamiento se repite hasta que la motilidad alcanza su ritmo, dirección y amplitud normales.

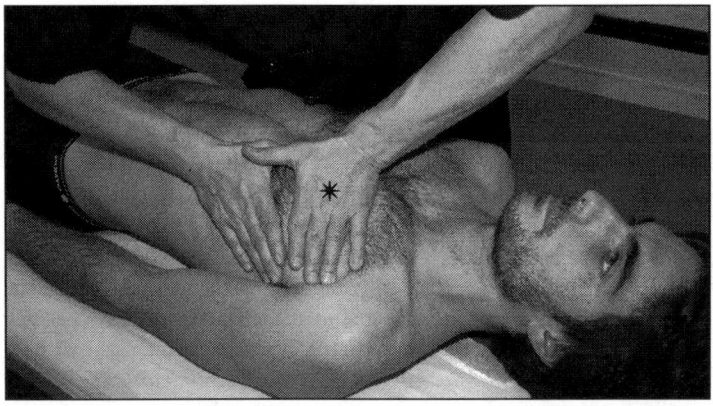

Foto 72. Tratamiento de la motilidad del lóbulo pulmonar inferior izquierdo.

13. Tratamiento de los plexos celíaco y cardiopulmonar
Según Alain Auberville, D.O. y Andrée Aubin, D.O.

Paciente en decúbito supino, con las rodillas y cabeza en semiflexión. El osteópata en sedestación a la cabecera del paciente. Situamos ambas manos cercando el centro del plexo que hay que tratar. La circunferencia más exterior de un plexo realizada con las manos será proporcional a su importancia: cuanto más importante es el plexo funcionalmente, más grande será la circunferencia. Así:

- Para el plexo celíaco, el osteópata sitúa sus manos ampliamente de una y otra parte del área a tratar creando una superficie cuyo centro es el origen del plexo celíaco; o sea, justo bajo el diafragma, alrededor de la apéndice xifoides (foto 73).
- Para el plexo cardiopulmonar, el osteópata sitúa sus manos de una y otra parte y del tórax, sobre las costillas, de manera que las manos cubran una superficie cuyo centro se genera en medio del esternón. Este círculo es algo menor al precedente (foto 74).

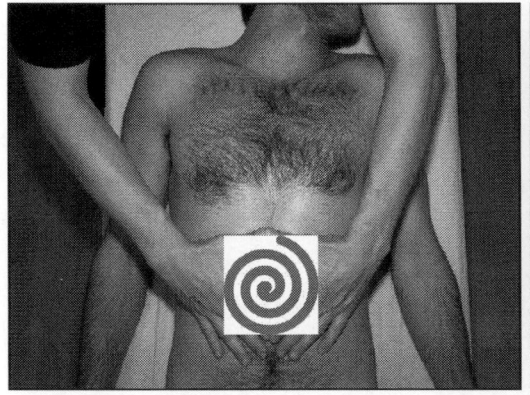 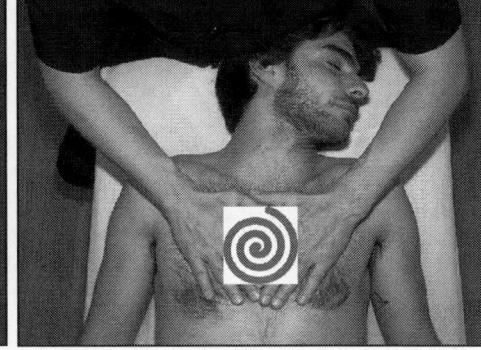

Foto 73. Tratamiento del plexo celíaco   Foto 74. Tratamiento del plexo cardiopulmonar

Disfunción de la motilidad: un plexo que ha perdido su motilidad está en disfunción de extensión y presenta una restricción que puede ser o una disminución en un movimiento circular, o un freno que limite el paso a la espiral siguiente; es decir, una imposibilidad absoluta de completar el movimiento de espiral. Las disfunciones de estos dos plexos principales son muy numerosas.

Normalización: la normalización generalmente se hace en el sentido directo, comenzando con un sentido palpatorio activo que es completado por un sentido palpatorio pasivo. Hay que esperar que un movimiento circular sea completamente liberado antes de pasar al siguiente. Cuando son completamente libres, cada plexo presenta siete espirales en su movimiento de la superficie hacia la profundidad y siete espirales en su movimiento de la profundidad hacia la superficie.

Observaciones: el plexo celíaco es primario sobre los plexos situados por debajo de él, porque es él quien asegura el paso de la información neurológica que les está destinada. Por lo tanto, hay que asegurarse antes de corregir localmente estos plexos, que reciban las informaciones necesarias para su buen funcionamiento. El plexo celíaco siempre será investigado y normalizado el primero, incluso cuando son otros plexos los que presentan una disfunción.

Por los mismos criterios señalados precedentemente, la normalización del plexo cardiopulmonar precederá la normalización del plexo hipofisario cuando el tratamiento de este plexo sea necesario.

14. Técnicas de estimulación arterial, venosa y linfática

Ver páginas 135 y 136.

15. Técnicas parasimpáticas

Ver página 137. Además de lo reseñado en esta página, es muy importante el tratamiento de la tienda del cerebelo, por su conexión con el bulbo raquídeo donde se encuentra un centro respiratorio.

Centro respiratorio

La respiración puede controlarse por medio de la voluntad, pero normalmente es automática. El centro respiratorio, ubicado en el bulbo raquídeo, manda impulsos (a través de fibras nerviosas) a los músculos intercostales y al diafragma, produciendo su contracción rítmica. Cuando, en cada inspiración, los pulmones se han expandido, las terminaciones nerviosas fijas en los músculos lisos de los conductos pulmonares son estimuladas y envían impulsos nerviosos al centro respiratorio.

Las experiencias indican que en el centro respiratorio hay dos regiones principales: una que produce la inspiración y otra, antagónica de la primera, que produce la espiración. Estas regiones se llaman centros inspiratorio y espiratorio respectivamente. Además, hay una zona en la parte frontal del bulbo que juega algún papel en el control del ritmo respiratorio, ya que, cuando se cortan los tractos nerviosos de esta zona, se destruye el ritmo. Probablemente, esta zona recibe impulsos del centro inspiratorio y, al mismo tiempo, impulsos desde este último centro pasan a los músculos intercostales, el diafragma y el centro espiratorio.

La influencia combinada de la zona frontal del bulbo, el centro espiratorio y los impulsos que vienen de los receptores sobrepasa al centro inspiratorio y produce la espiración. La respiración se refiere únicamente a la ventilación de los pulmones, de manera tal que se inhale un adecuado abastecimiento de oxígeno y que se exhale el anhídrido carbónico. Pero en el sistema sanguíneo también hay transferencias: el oxígeno pasa de la sangre a los tejidos y el anhídrido carbónico de los tejidos a la sangre.

Esto no es sorprendente, ya que existen relaciones entre el centro respiratorio y los centros nerviosos que controlan la circulación. El mismo centro respiratorio es sumamente sensible a la concentración de anhídrido carbónico en la sangre; cuando esta concentración aumenta, se incrementa la respiración.

En los arcos aórtico y carotídeo hay receptores sensibles a la concentración sanguínea de anhídrido carbónico y oxígeno. Cuando esta concentración disminuye, por ejemplo, disminuyen también la profundidad y frecuencia respiratorias; cuando la concentración aumenta (como ocurre luego de un ejercicio vigoroso) aumentan la profundidad y frecuencia de la respiración. De esta manera, la concentración de anhídrido carbónico, retorna a su nivel promedio.

Aunque el anhídrido carbónico, cuando se encuentra en grandes cantidades, es perjudicial para el organismo, se necesita en una cierta concentración para que sea posible su propio funcionamiento.

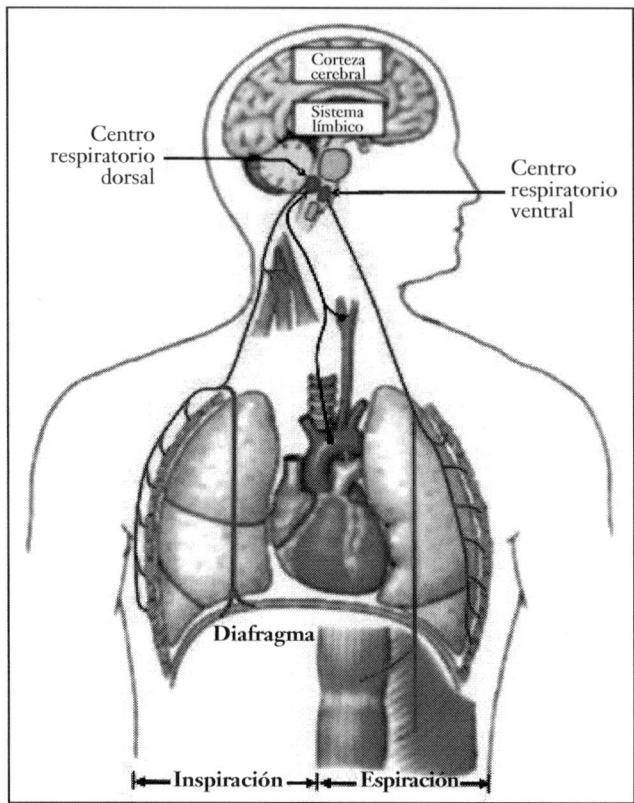

Figura 118. Centro respiratorio

Tratamiento de la tienda del cerebelo
Técnica del tirón de orejas

De entre las variadas técnicas para abordar el tratamiento de la tienda del cerebelo, vamos a ofrecer la más sencilla que puede realizarse a cualquier paciente con resultados muy efectivos. El resto de técnicas de esta región craneal las abordaremos en sucesivos libros de esta colección.

Realización de la técnica. Paciente en decúbito supino. El osteópata en sedestación a la cabecera del paciente. Sujetamos el pabellón de ambas orejas, lo más cerca posible de la raíz del cráneo, entre la yema de los pulgares y los índices.
Ejercemos una tensión transversal en dirección externa, anterior e inferior, siguiendo el plano de la tienda del cerebelo, muy suavemente hasta percibir la relajación de los tejidos.

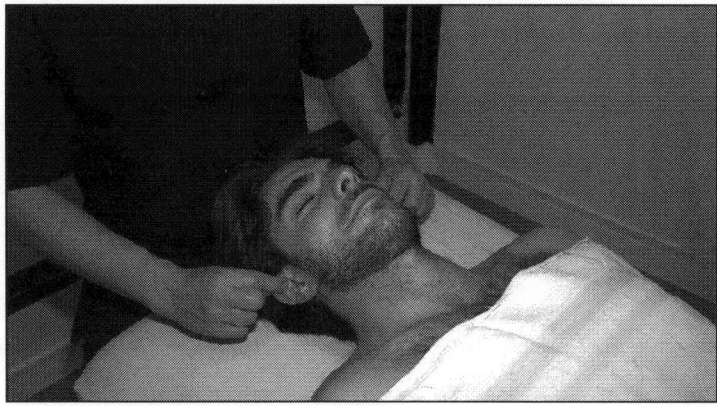

Foto 75. Tratamiento de la tienda del cerebelo

Observaciones: el tratamiento de la tienda del cerebelo enfocado al sistema respiratorio debería ir acompañado, como mínimo, del tratamiento del hioides y de los temporales.

CAPÍTULO IV

Principales patologías
del Sistema Respiratorio Torácico

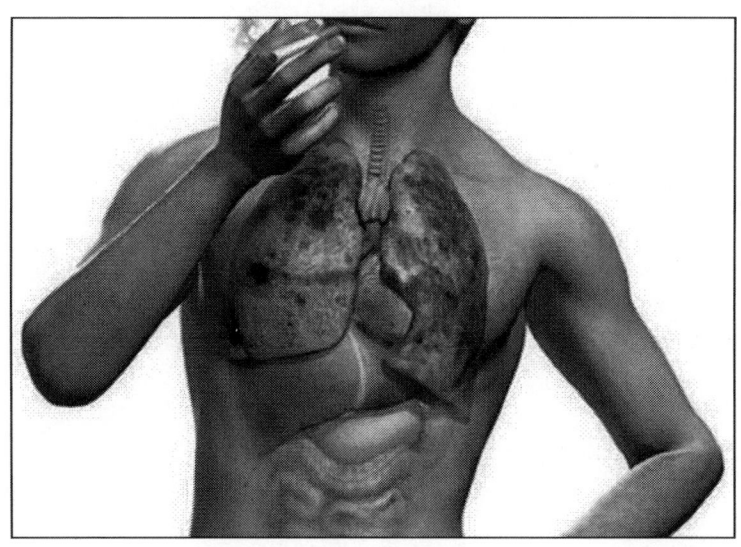

1. ENFERMEDAD PULMONAR OBSTRUCTIVA CRÓNICA (EPOC)

La enfermedad pulmonar obstructiva crónica (EPOC) es una afección prevenible y tratable que **dificulta la expulsión de aire de los pulmones.** Esta dificultad para vaciar los pulmones (obstrucción del flujo de aire) puede causar falta de aire o sensación de cansancio debido al esfuerzo que realiza para respirar. La enfermedad pulmonar obstructiva crónica (EPOC) no es una sola enfermedad, sino un concepto general que designa diversas dolencias pulmonares crónicas que limitan el flujo de aire en los pulmones. EPOC es un término en el que se incluye la bronquitis crónica, el enfisema y una combinación de ambas enfermedades. El asma también es una afección en la que es difícil vaciar los pulmones, pero no está incluido en la definición de EPOC. Sin embargo, es común que un paciente con EPOC también padezca cierto grado de asma.

¿Qué es la bronquitis crónica?

La bronquitis crónica es una enfermedad caracterizada por una creciente inflamación y mucosidad (flema o esputo) en las vías respiratorias (vías aéreas). Hay obstrucción de las vías aéreas en la bronquitis crónica porque la inflamación y la mucosidad adicional hacen que el interior de las vías respiratorias sea más pequeño de lo normal. El diagnóstico de bronquitis crónica se realiza en función de los síntomas de una tos que produce mucosidad o flema la mayoría de los días, durante tres meses, dos años o más (después de haber descartado otras causas para la tos).

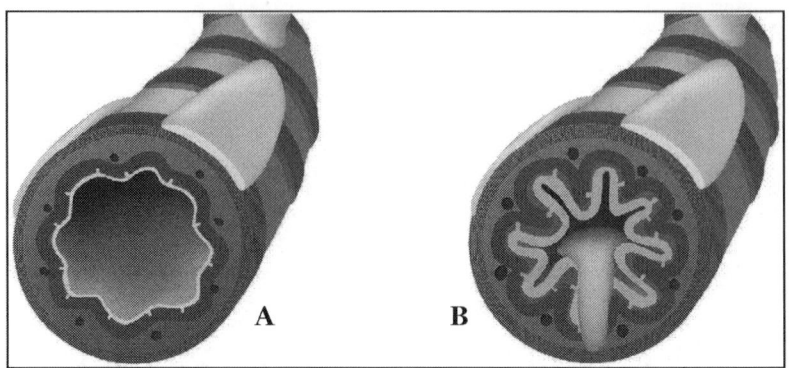

Figura 119. Bronquio sano (A) y bronquio afectado de bronquitis crónica (B)

¿Qué es el enfisema?

El enfisema es una enfermedad en la que se produce daño en las paredes de los sacos de aire (alvéolos) del pulmón. Normalmente, el pulmón tiene más de 300 millones de alvéolos que, en general, son elásticos y flexibles como globitos. Al igual que un globo, hay que esforzarse para hacer estallar un alvéolo normal, sin embargo, no cuesta nada vaciar los alvéolos porque recuperan su tamaño original. En un paciente con enfisema, las paredes de algunos de los alvéolos están dañadas. Cuando esto sucede, los alvéolos pierden su elasticidad y atrapan aire. Como es difícil expulsar todo el aire de los pulmones, estos no se vacían de forma eficaz y, por lo tanto, contienen más aire de lo normal. Esto se denomina atrapamiento de aire y causa hiperinflación de los pulmones. La combinación de tener constantemente aire adicional en los pulmones y el esfuerzo adicional necesario para respirar causa la sensación de falta de aire. En el enfisema, hay obstrucción de las vías aéreas porque los alvéolos que en general ayudan a las vías aéreas a abrirse no pueden hacerlo durante la inhalación o exhalación. Sin su ayuda, las vías respiratorias colapsan y causan la obstrucción del flujo de aire.

Datos y cifras de la OMS sobre la EPOC

- La enfermedad pulmonar obstructiva crónica (EPOC) altera la respiración normal y es potencialmente mortal. Es más que la "tos del fumador".

- En 2012 murieron por esta causa más de 3 millones de personas, lo cual representa un 6 % de todas las muertes registradas ese año.
- Más del 90 % de las muertes por EPOC se producen en países de bajos y medianos ingresos.
- La principal causa de la EPOC es el humo del tabaco (fumadores activos y pasivos).
- En la actualidad, afecta casi por igual a ambos sexos, en parte debido al aumento del consumo de tabaco entre las mujeres de los países de ingresos elevados.
- La EPOC no es curable, pero el tratamiento puede retrasar su progresión.
- La EPOC se habrá convertido en la cuarta causa de muerte en todo el mundo en 2030.

Etiologías de la EPOC

Existen muchos factores que causan la EPOC, aunque la causa más común es el humo de cigarrillo. Los factores ambientales y la genética también pueden causar esta enfermedad. Por ejemplo, la exposición prolongada a ciertos polvos en el trabajo, químicos y aire contaminado en ambientes cerrados y abiertos puede contribuir a la EPOC. No está clara la razón por la que algunos fumadores nunca la padecen y algunas personas que nunca fumaron sí. Es probable que los factores hereditarios (genéticos) influyan en quién desarrolla la EPOC.

Factores de riesgo

La EPOC es prevenible. Su principal causa es el humo del tabaco (fumadores activos y pasivos). Otros factores de riesgo son:
- La contaminación del aire de interiores (por ejemplo, la derivada de la utilización de combustibles sólidos en la cocina y la calefacción).
- La contaminación del aire exterior.
- La exposición laboral a polvos y productos químicos (vapores, irritantes y gases).
- Las infecciones repetidas de las vías respiratorias inferiores en la infancia.

Síntomas

Los síntomas más frecuentes de la EPOC son la disnea (falta de aire), la expectoración anormal y la tos crónica. A medida que la enfermedad empeora, pueden hacerse muy difíciles actividades cotidianas como subir unos cuantos escalones o llevar una maleta.

Diagnóstico y tratamiento

La presencia de EPOC se confirma con una prueba diagnóstica, llamada espirometría, que mide la cantidad y la velocidad del aire inspirado y espirado. Como tiene una evolución lenta, generalmente se diagnostica en personas de 40 años o más.

La EPOC no se cura y **es esencial dejar de fumar** para prevenir la progresión de la enfermedad. Existen varios tratamientos que pueden ayudar a controlar sus síntomas y a mejorar la calidad de vida de los pacientes. Por ejemplo, los medicamentos broncodilatadores pueden mejorar la disnea.

La disponibilidad de opciones terapéuticas para la EPOC varía según los recursos. La OMS ha publicado una directriz con recomendaciones específicas para el tratamiento de la EPOC en la atención primaria en entornos con pocos recursos.

Tratamiento osteopático

La osteopatía ofrece tratamiento totalmente naturales, que partiendo de la prevención evita llegar a estos estados patológicos.

No obstante, una vez diagnosticado de EPOC nuestro tratamiento seguirá las mismas pautas que en cualquier otro paciente con afectación respiratoria.

Para el paciente que padece esta patología, una alimentación sana y equilibrada libre de tóxicos asociada a un correcto tratamiento global osteopático, sin descuidar al sistema digestivo, serán los grandes aliados en esta patología.

2. LA NEUMONÍA

Es una infección del pulmón caracterizada por la multiplicación de microorganismos en el interior de los alvéolos, lo que provoca una inflamación con daño pulmonar. La reacción inflamatoria produce una ocupación de los alvéolos que puede visualizarse en una radiografía de tórax.

La neumonía es una infección del parénquima pulmonar que puede afectar a todas las personas, si bien es más frecuente en los extremos de la vida: niños y ancianos. Además, son más proclives a esta infección las personas con enfermedades crónicas, los inmunodeprimidos, como los trasplantados, los que reciben quimioterapia y los pacientes con VIH.

Se trata de la infección que provoca mayor número de ingresos hospitalarios. Afecta con mayor frecuencia a jóvenes y ancianos (23-34 casos por cada 1.000, en mayores de 75 años), principalmente ancianos institucionalizados (viviendo en residencias o centros de tercera edad). Predomina en varones y en la estación invernal.

También es una de las enfermedades que más muertes infantiles causa: las autoridades sanitarias estiman que cada año mueren cerca de 1.200.000 niños de menos de cinco años como consecuencia de una neumonía.

Datos y cifras de la OMS sobre la neumonía

- La neumonía es responsable del 15 % de todas las defunciones de menores de 5 años y se calcula que mató a unos 920.136 niños en 2015.
- La neumonía puede estar causada por virus, bacterias u hongos.
- La neumonía puede prevenirse mediante inmunización, una alimentación adecuada y mediante el control de factores ambientales.
- La neumonía causada por bacterias puede tratarse con antibióticos, pero sólo un tercio de los niños que padecen neumonía reciben los antibióticos que necesitan.

Etiologías

Las neumonías se desarrollan cuando un germen infeccioso invade el tejido pulmonar. Estos gérmenes pueden llegar al pulmón por tres vías distintas: por aspiración desde la nariz o la faringe, por inhalación o por vía sanguínea.

La bacteria más frecuente que causa la neumonía es el neumococo (Streptococcus pneumoniae) y, entre los virus, el más frecuente es el de la gripe. Otras bacterias que intervienen con frecuencia causando la neumonía son la legionella y el mycoplasma. Respecto a los gérmenes que provocan la neumonía, la incidencia depende del lugar de adquisición de la patología y de las enfermedades del propio paciente.

Tipos de neumonías

Existen diferentes tipos de neumonías:

- *Neumonía neumocócica*
Es la causa identificable más frecuente de neumonía bacteriana y causa dos terceras partes de las neumonías bacteriémicas extrahospitalarias. Esta neumonía suele ser esporádica y se produce sobre todo en invierno. Afecta con más frecuencia a pacientes de mayor edad.

- *Neumonía estafilocócica*
Las manifestaciones suelen ser parecidas a las de la neumonía neumocócica. Los rasgos diferenciales son escalofríos recidivantes, necrosis tisular con formación de abscesos, neumatoceles y un curso fulminante con postración marcada. El empiema se produce con relativa frecuencia.

- *Neumonía causada por bacilos gramnegativos*
Son poco frecuentes en los huéspedes sanos y se suelen producir en lactantes, ancianos, alcohólicos y pacientes inmunosuprimidos o debilitados, sobre todo los que tienen neutropenia. El mecanismo fisiopatológico habitual es la colonización de la orofaringe, seguida de la microaspiración de las secreciones de la vía aérea alta. Los bacilos gramnegativos colonizan las vías respiratorias altas en los pacientes con enfermedades graves y con frecuencia existe una correlación directa con la gravedad de la misma.

- *Neumonía causada por Haemophilus influenzae*

Este germen es causa frecuente de la neumonía bacteriana. Las cepas que contiene la cápsula de polisacáridos tipo b son las más virulentas y las que con más probabilidad producen enfermedades graves, incluidas la meningitis, la epiglotitis y la neumonía bacteriana.

- *Legionelosis*

La neumonía por legionella se puede producir en cualquier etapa de la vida, aunque la mayor parte de los pacientes son varones de mediana edad. Entre los factores de riesgo destacan el tabaco, el abuso de alcohol y la inmunosupresión, sobre todo por corticoides.

- *Neumonía por mycoplasma*

La neumonía por mycoplasma pneumoniae se propaga de forma lenta y por el contacto íntimo en escuelas, en cuarteles y en las familias.

- *Neumonía por clamidia*

En aproximadamente el 10 % de los adultos mayores con neumonía extrahospitalaria se ha detectado la chlamydia pneumoniae. Esta suele producir una enfermedad lo bastante grave como para requerir la hospitalización del paciente. La chlamydia pneumoniae también está implicada en entre el 5 y el 10 por ciento de los casos de neumonía nosocomial, pero se sabe relativamente poco acerca de su epidemiología.

- *Psitacosis*

Suele transmitirse mediante la inhalación de polvo de las plumas o excrementos de los pájaros infectados o al ser mordido. La transmisión de hombre a hombre se puede asociar con cepas altamente virulentas.

- *Neumonía vírica*

En este tipo los virus invaden el epitelio bronquiolar, produciendo una bronquitis. La infección se puede extender hacia el intersticio pulmonar y los alvéolos originando una neumonía.

- *Neumonía causada por Pneumocystis carinii*

El P. carinii causa la enfermedad sólo cuando las defensas del paciente están alteradas, sobre todo la inmunidad mediada por células, como en los tumores hematológicos, los procesos linfoproliferativos, el VIH y en tratamientos con quimioterapia.

Factores de riesgo de la neumonía

A continuación detallamos los factores de riesgo más comunes que pueden derivar en una neumonía:
- Tabaquismo.
- Enfermedades crónicas: diabetes mellitus, hepatopatías, cardiopatías, enfermedad renal, cáncer, enfermedad pulmonar crónica, SIDA.
- Malnutrición.
- Exceso de peso.
- Demencia.
- Edad (los niños y las personas de más de 50 años son los más susceptibles de contraer neumonía).
- Esplenectomía (pacientes a los que se les ha extirpado el bazo) y, en general, pacientes con bajo nivel de inmunidad.
- Alcoholismo.
- Tratamientos inmunosupresores o con corticoides de manera crónica.
- Residentes en centros de enfermos crónicos o de tercera edad.
- Exposición a drogas por vía parenteral.

Desarrollo de la enfermedad

Las vías respiratorias tienen mecanismos de defensa que evitan que lleguen bacterias al pulmón, como son la tos, la presencia de células con cilios y células y sustancias especialmente diseñadas para la inmunidad: los linfocitos, neutrófilos, macrófagos y anticuerpos. Estas defensas pueden debilitarse por determinadas circunstancias y facilitar así que los gérmenes alcancen el pulmón y produzcan infecciones.

Algunos procesos que producen estas alteraciones de los mecanismos de defensa son el consumo de tabaco, las enfermedades pulmonares crónicas, el alcoholismo, la desnutrición, la diabetes los problemas crónicos renales o hepáticos, las alteraciones de nivel de consciencia y otras deficiencias de la inmunidad.

Finalmente, algunos gérmenes pueden provenir de otra región del organismo y alcanzar el pulmón a través de la circulación sanguínea.

Síntomas

Los síntomas de las neumonías son variables. Además, esta variabilidad no siempre tiene relación con el tipo de germen que causa la neumonía.

Algunos casos debutan como una neumonía típica, que consiste en la aparición en varias horas o entre 2 y 3 días de tos con expectoración purulenta o herrumbrosa, en ocasiones con sangre, con dolor torácico y fiebre con escalofríos.

Otras neumonías, llamadas atípicas, tienen síntomas más graduales que consisten en décimas de fiebre, malestar general, dolores musculares y articulares, cansancio y dolor de cabeza. La tos es seca, sin expectoración, y el dolor torácico es menos intenso.

La mayoría de las neumonías tienen características de ambos grupos. Si la neumonía es extensa o hay enfermedad pulmonar o cardíaca previa puede que el paciente tenga también dificultad respiratoria. Además, si los gérmenes pasan a la circulación sanguínea producen una bacteriemia que puede conducir a un shock séptico, con riesgo para la vida.

En personas con edad avanzada los síntomas pueden ser más inespecíficos y aparecer como cuadros con menos manifestaciones. En estos casos puede cursar como confusión, malestar general y disminución del nivel de conciencia.

Los síntomas de la neumonía más característicos son fundamentalmente respiratorios y de afectación de las vías aéreas bajas:
- Tos.
- Fiebre
- Expectoración (tos productiva).
- Dolor torácico pleurítico (aumenta con los movimientos de la respiración).

En casos de mayor gravedad pueden aparecer:
- Dificultad respiratoria.
- Afectación del estado general: sudoración, aumento de la frecuencias cardíaca y respiratoria.

Diagnóstico

El diagnóstico de neumonía se basa en los síntomas cardinales ya citados (tos, fiebre y dolor pleurítico) junto con una radiografía de tórax donde se aprecie la infección pulmonar. Con la radiografía se podrá poner de manifiesto la localización, la extensión y las complicaciones añadidas como la presencia de derrame pleural.

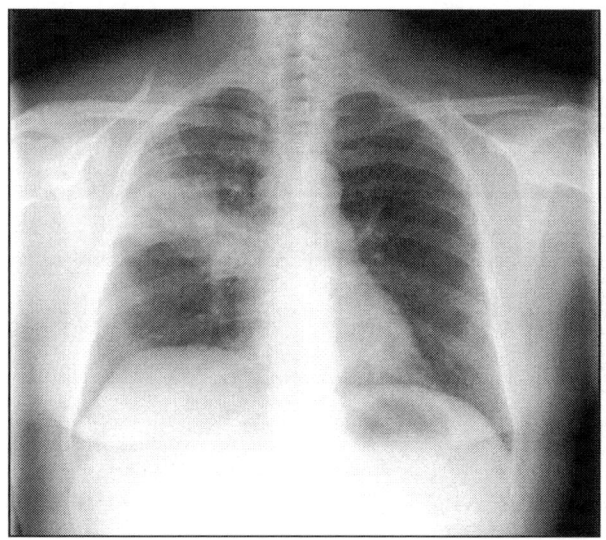

Figura 120. Rx simple de tórax. Mujer de 47 años apreciándose un infiltrado en el lóbulo superior del pulmón derecho

La curación radiológica, es decir, la desaparición de la lesión en la radiografía, es casi siempre posterior a la remisión de los síntomas. Es por esto por lo que para constatar dicha curación ha de realizarse un control radiológico aproximadamente a las seis semanas del diagnóstico e inicio del tratamiento. Esto es especialmente importante en los pacientes con factores de riesgo para el desarrollo de cáncer, o en aquellos con persistencia de síntomas, o ante la sospecha de otras enfermedades.

En casos complicados o con dudas sobre la posibilidad de tumor, se procede a realizar un TAC torácico.

Para apoyar el diagnóstico de neumonía y para identificar el microorganismo causal disponemos de las siguientes pruebas médicas:

- *Pruebas de laboratorio:* análisis de sangre y orina, niveles de oxígeno en sangre, para valorar la gravedad o la necesidad de ingreso hospitalario. Estas pruebas han de realizarse a los pacientes tratados en el ámbito hospitalario; no serían necesarias en pacientes con neumonías de bajo riesgo con tratamiento ambulatorio.
- *Otras técnicas no invasivas:* en el caso de los pacientes con ingreso hospitalario, se recomienda la recogida de muestras de sangre, orina y esputo (moco que aparece con la tos), con el objeto de realizar cultivos que permitan identificar el germen causal antes de iniciar el tratamiento antibiótico. Actualmente se dispone de un test en orina para detectar antígeno de legionella y neumococo, pudiendo obtener resultados en pocas horas y persistiendo positivos al cabo de varios meses.
- *Técnicas invasivas,* sólo en casos de neumonías graves o que no respondan al tratamiento inicial.
  - Toracocentesis: punción a través de la pared torácica para extraer muestras de líquido o liberar líquido acumulado en el pulmón a causa de la infección.
  - Broncoscopia: introducción de un tubo por la vía aérea para llegar al bronquio y recoger muestras de mucosidad, para realizar un cultivo que permita averiguar el germen causante de la neumonía, en casos de mala evolución o que no respondan al tratamiento.

Complicaciones de la neumonía

Algunas de las posibles complicaciones de la neumonía son las siguientes:

- *Recurrencia:* dos o más episodios de neumonía separados por un periodo de tiempo sin lesión en radiografía de tórax o por un periodo de un mes sin síntomas. Ha de valorarse en estos pacientes el estado inmunológico, las alteraciones de la anatomía de la zona afectada, o la existencia de otra enfermedad no infecciosa.

- *Neumonía crónica:* existencia de infiltrado alveolar (afectación en el espacio alveolar) durante más de un mes sin resolución de los síntomas. En estos casos convendrá despejar dudas diagnósticas con el cáncer de pulmón mediante un TAC o una broncoscopia.

- *Neumonía necrotizante:* formación de cavidades múltiples a nivel del tejido pulmonar y la consecuente destrucción del mismo. Si esas pequeñas cavidades aumentan dan lugar a la aparición de otra complicación llamada absceso pulmonar. Suelen producirlo gérmenes poco habituales (anaerobios de la boca) y en pacientes de alto riesgo (VIH, adictos a drogas).

- *Sepsis respiratoria:* se trata de una afectación general muy grave con caída de la tensión arterial, taquicardia, afectación de otros órganos y del nivel de conciencia. Suele estar asociada a la neumonía bacteríemica.

- **Derrame pleural:** es la presencia de líquido alrededor del pulmón como consecuencia de la inflamación pleural que genera la neumonía. Puede sobreinfectarse y acumular pus, en cuyo caso se denomina empiema y requiere el drenaje con un tubo de tórax.

Factores de riesgo de complicaciones de una neumonía

Siempre habrá que considerar varios factores para evaluar el riesgo de posibles complicaciones en una neumonía. Existen varios puntos fundamentales a considerar:

- *Edad avanzada:* mayores 65 años, considerando estado general.

- *Enfermedades debilitantes de base:* enfermedad pulmonar crónica, insuficiencia cardíaca o renal crónica, hepatopatía crónica, diabetes mellitus, malnutrición, alcoholismo, inmunosupresión.

- *Situaciones clínicas especiales:* hospitalización por neumonía en el último año, falta de respuesta al tratamiento en las primeras 48-72 horas, sospecha de aspiración, sospecha de gérmenes poco habituales, infección generalizada.

- *Datos clínicos de presentación grave:* dificultad respiratoria importante, paciente inestable (alteradas constantes vitales), fiebre elevada con gran afectación general, desorientación o alteración del nivel de conciencia.

- *Hallazgos de laboratorio sugerentes de mal pronóstico:* leucocitos (glóbulos blancos de la sangre) muy elevados o por el contrario muy bajos, niveles de oxígeno en sangre muy bajos, anemia, alteración de proteínas de la sangre, mal funcionamiento del riñón.

- *Hallazgos en radiografía sugerentes de germen no habitual:* afectadas varias porciones del pulmón o pulmones, derrame pleural (líquido a nivel del pulmón), extensión rápida inicial.

- *Presentación inicial muy grave:* que requiera ingreso en Unidad de Cuidados Intensivos (UCI).

- *Consideraciones sociales:* indigentes, falta de aporte social, dudas sobre el seguimiento del tratamiento (pacientes psiquiátricos, demencia).

Tratamiento de la neumonía

Para decidir cuál es el tratamiento adecuado de una neumonía hay que clasificar a los pacientes según el riesgo que presenten y, en función de la gravedad de los síntomas, se instaura un tratamiento ambulatorio, o se deriva al paciente para ingreso hospitalario. Para ello se suelen utilizar algunas escalas que valoran estos aspectos y que permiten a los médicos de manera objetiva decidir el lugar de tratamiento según la probabilidad de complicaciones (Escala de Fine y escala de CURB-65):

- *Pacientes que no requieren ingreso hospitalario:* pacientes sanos que presentan una neumonía adquirida en la comunidad sin datos de gravedad inicial, pacientes jóvenes sin factores de riesgo, menores de 65 años sin factores de riesgo añadidos. Estos pacientes realizarán tratamiento y seguimiento ambulatorio.

- *Pacientes que requieran ingreso en unidad de hospitalización convencional:* mayores de 65 años o con patologías añadidas o factores de riesgo asociados, y todos aquellos en los que la gravedad de la presentación de la sintomatología o la presencia de otros factores de riesgo de complicación, ya expuestos en el punto anterior, hagan aconsejable el ingreso hospitalario.

- *Pacientes que requieran ingreso en Unidad de Cuidados Intensivos:* necesario ante situaciones de extrema gravedad como insuficiencia respiratoria severa, pacientes inestables con alteración de las constantes vitales, fallo en el funcionamiento del riñón, alteración del sistema de coagulación, meningitis o estado de coma.

Antibióticos para el tratamiento de una neunomía

El tratamiento de la neumonía se realiza con antibióticos. Los antibióticos son sustancias químicas producidas por bacterias y hongos que tienen la capacidad de inhibir el desarrollo o destruir a otros microorganismos.

El tratamiento se iniciará de manera empírica, valorando los gérmenes más habituales y probablemente implicados, la situación o no de gravedad, y la respuesta a los tratamientos en la comunidad donde se localice el paciente afecto. Es decir, se inicia el tratamiento aunque no se haya determinado el germen que ha originado la neumonía, basándose en los criterios citados previamente para establecer el germen más frecuente y el tratamiento adecuado para combatirlo.

La antibioterapia ha de iniciarse lo más precozmente posible: antes de las cuatro horas tras el diagnóstico, pues se ha demostrado que el inicio precoz del tratamiento reduce la mortalidad, las complicaciones y la estancia hospitalaria.

Los antibióticos más comúnmente utilizados para la neumonía son: penicilinas y betalactámicos (amoxicilina y amoxicilina/clavulánico, ambos a dosis altas), quinolonas (levofloxacino, moxifloxacino) y macrólidos (azitromicina, claritromicina). Se realizará la elección del tratamiento antibiótico en función de las Guías Clínicas de Tratamiento, de la gravedad del cuadro, y de la existencia o no de factores de riesgo concomitantes.

Hay que considerar además las resistencias que presentan ciertos gérmenes en el ámbito donde se traten. Por ejemplo, el neumococo en España presenta una resistencia a penicilinas considerable (en torno a un 20 %), por lo que no se recomienda este tratamiento, al menos como único antibiótico, salvo que se complemente con otro de otra categoría.

De elección inicial en pacientes para tratamiento ambulatorio de la neumonía será la vía oral (antibiótico tomado por boca). En aquellos pacientes que hayan precisado ingreso hospitalario, el tratamiento inicial se realizará vía parenteral (intravenoso), que se cambiará a vía oral tras conseguir la estabilización clínica.

La **duración inicial del tratamiento de la neumonía** variará en función de los distintos cuadros.

- *Neumonía adquirida en la comunidad que no requiera ingreso:* 7-10 días.
- *Neumonía adquirida en la comunidad que requiera ingreso:* 10-14 días.
- *Casos especiales:* gérmenes no habituales (Legionella, Staphylococcus aureus, Pseudomonas) no inferior a 14 días. Casos de cavitación pulmonar y abscesos: un mes o más. En neumonías nosocomiales (hospitalarias), variará en función de la gravedad y el germen productor.

Otras medidas generales para curar la neumonía aparte del tratamiento antibiótico:

- Hidratación.
- Reposo.
- Analgésicos y antitérmicos.
- Oxigenoterapia según los niveles de oxígeno arterial que presente el paciente.
- En pacientes con neumonía grave puede precisarse ventilación mecánica.

Tratamiento osteopático

La osteopatía ofrece tratamiento totalmente naturales, que partiendo de la prevención evita llegar a estos estados patológicos.

No obstante, una vez diagnosticado de neumonía nuestro tratamiento seguirá las mismas pautas que en cualquier otro paciente con afectación respiratoria. Es muy importante comenzar el tratamiento osteopático una vez controlada la infección bajo tratamiento médico.

Para el paciente que padece esta patología, una alimentación sana y equilibrada libre de tóxicos asociada a un correcto tratamiento global osteopático, sin descuidar al sistema digestivo, serán los grandes aliados en esta patología.

3. EL ASMA

ENFOQUE ALOPÁTICO DEL ASMA

El asma es una enfermedad inflamatoria de las vías aéreas que se caracteriza por una hiperreactividad bronquial y obstrucción del flujo aéreo, de carácter reversible (espontáneamente o con medicación).

El proceso fisiopatológico se inicia con el contacto de alérgenos u otros desencadenantes, que precipitan la inflamación de la mucosa bronquial produciendo broncoespasmo, por la reducción intermitente de los bronquios bajo el efecto de un espasmo de sus músculos lisos, edema e hipersecreción bronquial. Provoca dificultad para espirar, que surge por accesos. Se cataloga de leve, moderado y severo.

La crisis se desenvuelve en dos fases:
- Sofocación progresiva debida a la imposibilidad de espirar
- Expulsión de secreciones bronquiales

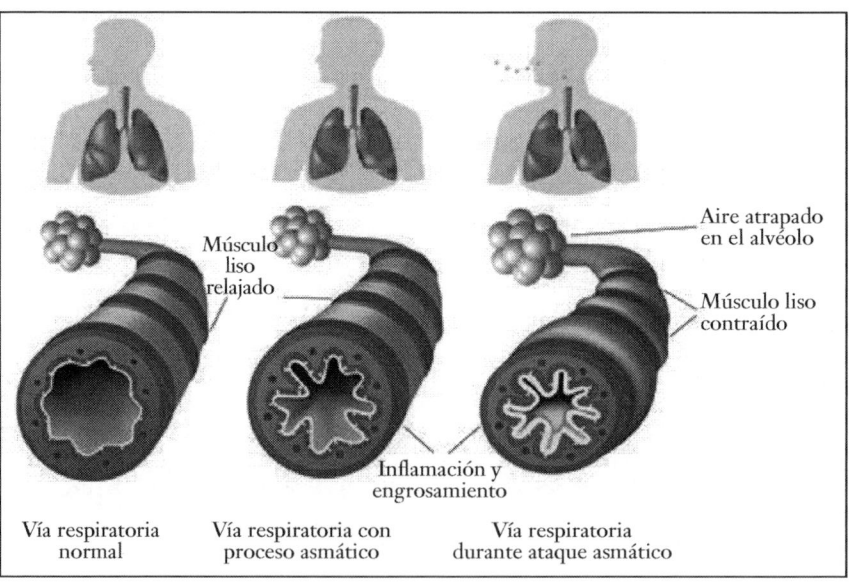

Figura 121. Interior de los bronquios en un proceso asmático

Tipos de asma

- Asma alérgica. Causada por un mecanismo alérgico.
- Asma atópica. En sujetos que presentan una constitución atópica. Ello conlleva la existencia de rinitis, eccema y asma.
- Asma bacteriana. Inducido por agentes infecciosos, tanto bacterias como virus.
- Asma cardíaca. Insuficiencia cardíaca izquierda. Edema agudo de pulmón.
- Asma extrínseca. Principalmente causada por alergias u otros agentes del exterior.
- Asma intrínseca. El agente causal no procede del exterior. Generalmente no se conoce su origen. Se le llama endógena o criptogenética.
- Asma infecciosa secundaria. Secundaria a infecciones específicas.
- Asma polínica. Inducida por el polen.
- Asma de esfuerzo. Debida a esfuerzos físicos (sobre todo la carrera libre).
- Asma por hongos. Causada por hongos.
- Asma por polvo doméstico.
- Asma profesional. Puede ser un asmático que su puesto de trabajo le agrava el cuadro o un enfermo cuyo asma se relaciona exclusivamente con su lugar de trabajo.
- Asma psicógena. De causa emocional.

Síntomas del asma

Los síntomas del asma varían de unas personas a otras, tanto en el tipo, como en su gravedad y frecuencia de aparición. Habitualmente los pacientes presentan periodos asintomáticos, seguidos por otros en los que los síntomas se agudizan, y cuya intensidad puede llegar a ser muy grave. Los síntomas asmáticos más frecuentes son:

- *Tos:* es generalmente irritativa, con pocas flemas, y en ocasiones absolutamente seca. Suele cursar en forma de accesos de tos, sobre todo por la noche y con el esfuerzo físico.

- *Dificultad para respirar o disnea:* generalmente al hacer ejercicio. En casos de reagudizaciones graves puede aparecer al hablar, o incluso en reposo.
- *Sibilancias:* silbidos en el pecho que se escuchan con el fonendoscopio al explorar al paciente, y que son producidos por el paso del aire a través de las vías aéreas más estrechas.

También puede producir sensación de opresión en el pecho, mucosidad espesa que cuesta expulsar, y síntomas nasales como picor, estornudos, taponamiento, etc.

Los desórdenes de la ventilación

La dificultad funcional de la respiración es debida al estrechamiento del calibre de los bronquíolos por un espasmo de los músculos lisos que se opone a la evacuación de los alvéolos.

Este problema llamado obstructivo es cuantificable por medio de la espirografía.

La obstrucción es variable, con un punto máximo durante las crisis pero que no desaparece totalmente cuando esta termina.

El espasmo muscular bronquial es desencadenado por una excitación nerviosa parasimpática proveniente del nervio vago. La contracción es provocada por la liberación al extremo de las fibras nerviosas de una sustancia constrictora: la acetilcolina (neurotransmisor).

Diagnóstico

La espirometría con test de broncodilatación es la prueba fundamental para el diagnóstico y seguimiento del asma, y mide la cantidad y velocidad de salida del aire durante la espiración (cuando los bronquios están obstruidos el aire tarda más tiempo en salir). El parámetro que se utiliza es la cantidad de aire que se expulsa en el primer segundo (FEM o FEV1), y determina el grado de obstrucción de las vías respiratorias. Se considera como valor normal el 100 %. La prueba se completa administrando un medicamento que aumenta el calibre de las vías respiratorias (broncodilatador) y repitiendo después la prueba (de esta forma se pone de manifiesto que la obstrucción es reversible, ya que en personas asmáticas los resultados de la espirometría mejoran tras la medicación).

Si el diagnóstico no está claro se puede realizar una prueba de provocación bronquial, inhalando de forma controlada una sustancia (generalmente metacolina o histamina) que disminuye el calibre de los bronquios, y repitiendo posteriormente la prueba. Otra forma de apoyar el diagnóstico de asma sería la medición de la fracción exhalada de óxido nítrico, que estima de manera aproximada el grado de inflamación de los eosinófilos en las vías aéreas.

Tratamiento alopático

Según la medicina convencional, el asma es una enfermedad crónica que no tiene cura. Las enfermedades crónicas son enfermedades que duran mucho tiempo. El objetivo del tratamiento es controlar la enfermedad. El buen control del asma logrará lo siguiente:
- Prevenir los síntomas crónicos y molestos, como la tos y la dificultad para respirar
- Disminuir la necesidad de usar medicinas de alivio rápido (ver más adelante)
- Ayudarle a mantener los pulmones en buen funcionamiento
- Permitirle mantener su nivel normal de actividad y dormir toda la noche
- Prevenir ataques de asma que podrían ocasionar una visita al servicio de urgencias o una hospitalización

Los objetivos tradicionales en el tratamiento alópata del asma son:
- Psicoterapia
- Fisioterapia respiratoria
- Evitación de desencadenantes o irritantes
- Adecuada hidratación
- Principal terapia medicamentosa:
  - *Antiinflamatorios:* los más utilizados son los corticoides (beclometasona, budesonida, fluticasona); disminuyen la inflamación de los bronquios. Existen formulaciones por vía inhalatoria o por vía oral o intravenosa en caso de reagudizaciones más graves.

Otros medicamentos antiinflamatorios son las cromonas, que se utilizan por vía inhalada (cromoglicato y nedocromil sódico).

– *Broncodilatadores:* se utilizan agonistas beta 2 (salbutamol, terbutalina, salmeterol y formeterol), anticolinérgicos (bromuro de ipratropio) y metilxantinas, y su función consiste en aumentar el diámetro del bronquio. Se administran de forma inhalada (mediante spray), ya que así llega mayor cantidad de fármaco al pulmón, con menos efectos secundarios para el organismo. Existen varios tipos: cartucho presurizado, cámara de inhalación o polvo seco.

– *Antihistamínicos:* no controlan el asma pero sí son útiles para disminuir los síntomas alérgicos como picor en la nariz, estornudos, enrojecimiento de los ojos...

En cuanto a las pauta de tratamiento del paciente asmático, se aconsejan dispositivos inhalados con un corticoide y un broncodilatador para el mantenimiento del asma estable, y en los casos de crisis aguda, añadir un broncodilatador de acción rápida como salbutamol o terbutalina. En casos de crisis más serias, se debe acudir a un centro sanitario para intensificar el tratamiento y administrarlo por otras vías.

Tratamientos del asma: medidas no farmacológicas

El objetivo de estos tratamientos es evitar, en la medida de lo posible, las causas que producen o desencadenan la enfermedad.

• *Pólenes:* los días de viento, secos y soleados, que es cuando hay una concentración mayor de polen, es mejor no salir, salvo que sea imprescindible, y en ese caso permanecer al aire libre el menor tiempo posible; evitar salir al campo y hacer ejercicio al aire libre, viajar con las ventanillas del coche cerradas y utilizar filtros antipolen en el aire acondicionado; usar gafas de sol con protección lateral para evitar el contacto del polen con los ojos; y ventilar la casa durante 15 minutos por las mañanas, para que el resto del día permanezca cerrada.

• *Ácaros del polvo:* disminuir, siempre que sea posible, la humedad ambiental; evitar las alfombras, moquetas, cortinas, tapicerías, así como un exceso de objetos decorativos, ya que todos estos elementos acumulan polvo; escoger muebles que se limpien fácilmente con un paño húmedo; lavar la ropa de cama al menos dos veces por semana; utilizar aspirador controlando la limpieza de los filtros, y usar fundas antiácaros para el colchón y la almohada.

- *Hongos:* no pasear por terrenos húmedos en otoño y en invierno tras la caída de la hoja, ventilar asiduamente las estancias oscuras y húmedas de la casa, eliminar las posibles manchas de humedad de las paredes, techos y ventanas y utilizar pinturas anti-moho, evitar el exceso de plantas dentro de la vivienda y no visitar graneros, bodegas, sótanos, o lugares similares donde puedan prosperar estos organismos.

- *Animales:* sacar al animal de la vivienda y realizar después una limpieza exhaustiva. Si esto no es posible, impedir que el animal entre en el dormitorio, y lavarlo una vez por semana. Existen, además, productos que disminuyen la "carga alérgica" mejorando así los síntomas.

- *Fármacos:* alrededor del 10 % de las personas con asma tienen intolerancia al ácido acetil salicílico (aspirina) y sus derivados, por lo que debe evitarse su ingestión.

ENFOQUE OSTEOPÁTICO DEL ASMA

1. El asma verdadero

Se define como una dificultad espiratoria, producida por una broncoconstricción.

La persona que tiene una verdadera crisis de asma tiene siempre la siguiente actitud:

- Tórax dilatado
- Los músculos pectorales contraídos
- Inspiración corta
- Espiración lenta, con la boca cerrada. Esto se realiza para mantener la presión en el interior del bronquio. El hecho de reducir la salida de aire produce el aumento de la presión intrabronquial. Si se le manda respirar con la boca abierta no puede, porque el bronquio se cierra.

Este tipo de asma es el producto de la subluxación de la 1ª, 2ª, 3ª y, a veces, 4ª costilla.

Estructuras responsables del verdadero asma:

• La 1ª costilla

La 1ª costilla está en disfunción bajo la clavícula. Esta 1ª costilla va a desencadenar, sistemáticamente, respuestas inmunitarias.

Cuando un paciente presente cualquier patología relacionada con el sistema inmunitario: asma, eccemas, recto colitis hemorrágica, diabetes, etc. encontraremos sistemáticamente una 1ª costilla en disfunción de posterioridad. Se puede encontrar también, de vez en cuando, las dos costillas en disfunción de posterioridad. **La 1ª costilla está relacionada con problemas del sistema inmunitario.**

Desde hace mucho tiempo se sospechaba del ganglio estrellado como el origen del problema inmunitario.

Se intentó extirpar este ganglio, se intentó destruir con una inyección de alcohol, con el láser. Se obtuvieron respuestas inmunitarias satisfactorias, pero que no se mantenían en el tiempo.

• El ganglio estrellado

Mide 8 mm, y está situado delante del cuello de la primera costilla y, a veces, se desborda por delante de la apófisis transversa de C7: importancia de las lesiones de C7 y especialmente de la 1ª costilla.

Presenta conexiones con la pleura (ligamento costo-pleural, ligamento vértebro-pleuro-costal).

Se anastomosa con:
• 7º y 8º nervios cervicales
• 1er nervio torácico
• Nervio cardíaco medio
• Nervio frénico (repercusiones sobre el diafragma)

El ganglio estrellado inerva:
• A la arteria subclavia (trastornos vasomotores del miembro superior)

- Al corazón mediante el nervio cardíaco inferior
- A los bronquios y los pulmones (asma)
- Al esófago

Da el nervio vertebral que remonta hasta C4 y cuyas fibras terminan alrededor del tronco basilar (repercusiones sobre la vascularización craneal: cefaleas, vértigos).

Se encuentra justo al nivel de la articulación costovertebral de la 1ª costilla. Si esta articulación está en disfunción, se produce una zona inflamatoria que va a producir, a su vez, una compresión del ganglio; produciendo falsas informaciones a las que el SNC va a responder de una manera lógica, pero que vistas desde fuera se va a manifestar como una patología sin relación aparente con este ganglio estrellado.

En las manifestaciones cutáneas como el eccema, la psoriasis, el eritema polimorfo, el lupus, quiere decir que hay una razón, un desencadente, para que el cuerpo haya fabricado esto. Como se supone que el cuerpo no se puede equivocar, quiere decir que la información que está recibiendo es la que está engañándole.

Y a esta información engañosa, el cuerpo, responde de una manera lógica. Ejemplo: si se pellizca una fibra nerviosa en su trayecto el sistema nervioso no va a sentir las sensaciones o no las va a percibir en el nivel del pellizco, sino que va a sentir o percibir una información que parece que le llega de la terminación nerviosa. Si cogemos cualquier parte del nervio ciático y lo pellizcamos, tendremos la sensación al nivel de las terminaciones nerviosas en los dedos de los pies, pero no donde se está pellizcando. Las fibras no tienen una sensibilidad propia.

- **La 2ª costilla**

La disfunción de la 2ª costilla produce en cada respiración, al no estar biomecánicamente en su sitio, un mensaje nociceptivo anormal que va a llegar a lo largo del nervio intercostal hasta el ganglio espinal correspondiente.

Las fibras simpáticas del segundo ganglio espinal tienen un papel modulador del calibre de los bronquios y de la pupila. Por lo tanto, si se produce un mensaje articular falso a este nivel la respuesta del SNC será una broncoconstricción. Así pues, en el asma de esfuerzo vamos a encontrar, sistemáticamente, la 1ª y la 2ª costillas en disfunción.

- **La 3ª costilla**

El tercer nivel torácico tiene un papel de regulación de las secreciones de los bronquios, nariz y ojos.

A nivel de T1, T2 y T3 existe un centro medular que se llama el centro cirioespinal de Budge. Las fibras que salen de estos tres niveles torácicos van a ascender a nivel del ganglio estrellado, ganglio cervical medio, ganglio cervical superior, ganglio esfenopalatino, que van a dar la inervación de la nariz y de las glándulas lagrimales.

Las secreciones nasales y lagrimales se regulan mediante una inervación vegetativa doble: parasimpática y simpática.
1. **Un sistema nervioso simpático.** La protoneurona simpática nace de la médula torácica de T1 a T3, toma la cadena simpática torácica y hace sinapsis con la deuteroneurona a nivel del ganglio cervical superior. Las fibras postsinápticas alcanzan la mucosa nasal en parte por el nervio vidiano por intermedio del nervio petroso profundo y también en parte por otras vías. Por tanto el nervio vidiano contiene fibras preganglionares parasimpáticas y fibras posganglionares simpáticas.
2. **Una rama parasimpática.** El núcleo vegetativo parasimpático de la protoneurona está situado en el tronco cerebral (calota protuberancial). Es el núcleo lácrimo-muco-nasal del VII par craneal, el facial. La protoneurona parasimpática sigue el trayecto del VII par, luego el gran nervio petroso superficial, o petroso mayor, después el nervio vidiano para terminar en el ganglio esfenopalatino donde hace sinapsis con la deutoneurona. Las fibras de la deutoneurona se distribuyen por la mucosa nasal mediante diferentes ramas nasales del ganglio esfenopalatino. Las fibras que se dirigen hacia el ganglio pterigopalatino acompañan a la rama cigomática del trigémino y finalmente, se unen al recorrido del nervio lagrimal acompanándole hasta la glándula lacrimal. Sus fibras son constrictoras de las glándulas lagrimales.

El papel del sistema vegetativo en la función secretora y vasomotora de las fosas nasales se ha conocido a través de las experiencias de estimulación o de sección nerviosa y de los estudios farmacológicos.

La estimulación del parasimpático conlleva un aumento de la función secretora glandular y una obstrucción nasal por vasodilatación. Los niveles de secreción están en función del grado y repetición de la estimulación. En estado normal la frecuencia de las descargas de las fibras del sistema nervioso autónomo se estima en 1 ó 2 impulsos por segundo.

Es importante resaltar que la estimulación parasimpática comporta a la vez una respuesta secretora y vasodilatadora a la vez. La respuesta secretora es debida a la activación de receptores colinérgicos siendo su mediador la acetilcolina. La respuesta vasomotora es debida a la liberación de metabolitos desconocidos.

La estimulación del simpático produce vasoconstricción de los cornetes. Experimentalmente la estimulación del simpático cervical produce un efecto vasoconstrictor con disminución del flujo nasal y de la resistencia nasal. Este efecto vasoconstrictor es debido a la estimulación de receptores alfa que están uniformemente repartidos por todos los vasos de mucosa nasal. Los receptores alfa son estimulados por la noradrenalina que es liberada por la estimulación simpática.

Las fibras simpáticas proporcionan un tono constante que mantiene a los vasos sanguíneos en una contracción tal que su diámetro es la mitad del máximo. Por incremento o inhibición del tono simpático, los vasos se contraen o dilatan. Por el contrario no hay evidencia de que exista un tono parasimpático, por ello el simpático es el sistema predominante en la regulación del flujo nasal, del mismo modo la inervación colinérgica predomina en las glándulas. Histológicamente en la mucosa nasal existe una densa inervación adrenérgica de los vasos sanguíneos nasales y una inervación colinérgica de las glándulas.

La acción vasoconstrictora del simpático se acompaña igualmente de una hipersecreción nasal.

Un mensaje anormal transmitido por la 3ª costilla producirá una hiperproducción de moco. Vamos a encontrar en este nivel las bronquitis asmatiformes.

Para cualquier patología que afecte a la nariz y a los ojos, la solución está en los tres primeros niveles torácicos y en la primera cervical.

• La 4ª costilla

En el cuarto nivel torácico se recogen las informaciones del ritmo cardíaco.

Si existe una subluxación, la persona tendrá taquicardias, arritmias, bradicardias...

En estudios clínicos ha quedado demostrado que si se ejerce una presión rítmica sobre la cuarta costilla se obtiene una respuesta inmediata en el electrocardiograma. Esto, nos induce a pensar que si restauramos la movilidad articular de esta disfunción podremos hacer desaparecer la patología. Son patologías que se basan en la información; se suprime la información, se suprime la patología. No es simple teoría, es una realidad demostrada durante muchos años de práctica clínica osteopática.

Fenómeno fisiológico desencadenante del asma verdadero

Como ya hemos apuntado precedentemente, las fibras simpáticas del segundo ganglio espinal tienen un papel modulador del calibre de los bronquios y de la pupila. Por lo tanto, si se produce un mensaje articular falso a este nivel la respuesta del SNC será una broncoconstricción.

En ausencia de patología, una información articular es transmitida a la médula espinal para regular los reflejos cortos, que permiten sincronizar los músculos intercostales para que toda la caja torácica pueda elevarse en armonía. Si alguno de estos niveles se encuentra en disfunción, no vamos a tener esta armonía en el ascenso de las costillas.

Así pues, la disfunción articular de una costilla va a generar un mensaje anormal. Este mensaje llega al ganglio espinal, el cual no va a saber que hacer con el mensaje. Entonces, no lo va a transmitir a la médula espinal, sino que lo va a enviar al sistema nervioso central. La somatotopía cortical no tiene esta imagen de las articulaciones, así pues, en el mensaje que llega no se pueden captar las imágenes.

El sistema nervioso central no sabe bien de donde le llega esta información, ¿del 2º ganglio torácico? ¿Del plexo pulmonar? El mensaje nociceptivo es como un pequeño arañazo, y el SNC va a pensar que hay un cuerpo extraño que intenta penetrar en el bronquio. Es un mensaje proyectado que tiene un origen articular pero que, sin embargo, se percibe a nivel de SNC como de origen visceral.

Es lo mismo que en el caso del infarto, el mensaje doloroso del corazón, al no tener una imagen en la somatotopía cerebral, el SNC piensa, ¿de dónde viene esto? ¿Viene del plexo braquial izquierdo? A este plexo braquial izquierdo está unida la extremidad superior izquierda, entonces el cerebro lo que va a hacer es proyectar la imagen del corazón sobre el brazo. Es, por lo tanto, un mensaje proyectado o mensaje fantasma.

2. El falso asma

Es otro tipo de dificultad al respirar que no es espiratoria, sino inspiratoria.

Estas personas están de la siguiente manera:
- El hueco supraesternal se hunde
- La inspiración es lenta y difícil
- Espiración fácil y corta

Esto no es asma. Ningún texto médico describe esta forma de "asma". Cuando alguien tiene dificultades para respirar, nunca se precisa si es inspiratorio o espiratorio y se califica, sistemáticamente, de asmático, lo cual es totalmente falso.

La forma inspiratoria es el resultado de un espasmo faríngeo, lo cual es lógico. No entra aire porque la faringe está espasmada. Todas aquellas personas que presentan este falso asma, que se podría llamar disnea respiratoria, tienen todos una pequeña tos, corta y continua. En los adultos una sensación de "carraspeo" en la garganta.

El motivo es porque la primera vértebra cervical presenta disfunción osteopática, produciendo una compresión en el agujero rasgado posterior, perturbando una fibra nerviosa muy importante que corresponde al IX par craneal, el glosofaríngeo.

Si se pellizca una fibra nerviosa en su trayecto, la percepción cerebral, que generalmente son parestesias, se van a percibir al nivel de las terminaciones de estas fibras. Cuando se pellizca el nervio glosofaríngeo a este nivel, se produce una parestesia faríngea y la respuesta será la tos.

Todos los pacientes que tienen esto padecen durante la noche crisis a las pocas horas de acostarse. El motivo es que cuando están en bipedestación hay un sistema de compresión, y otro totalmente distinto cuando están en decúbito. Hay un aumento de la compresión sobre el glosofaríngeo durante la posición en decúbito. Cuando el paciente tose se produce una tensión terrible de todos los músculos, con un impacto sobre la fibra del glosofaríngeo, lo cual origina un mensaje todavía mayor al nivel del cerebro.

La función del glosofaríngeo es un sistema de protección, de defensa, de vigilancia. Evitar que un cuerpo extraño pase de la faringe hacia los pulmones, y es también un nervio que desencadena el reflejo del vómito.

Su pinzamiento produce parestesias que el SNC las interpreta como un cuerpo extraño intentando penetrar. La tos, es para intentar sacar este cuerpo extraño, fantasma. Esta tos va a producir un impacto sobre el glosofaríngeo que va a hacer creer al SNC que el cuerpo es todavía más grande y esto forma un círculo vicioso hasta que el SNC produce un espasmo de la faringe para prohibir que entre este "cuerpo extraño", lo cual produce esta constricción faríngea.

Esta es la forma de asma más peligrosa y que más vidas se cobra si se lleva el paciente al hospital en plena crisis. Si el personal sanitario que le asiste no es consciente del cierre faríngeo, y si no se le intuba inmediatamente, esta persona va a morir. El motivo es porque se le van a administrar productos o sustancias que tienen como objetivo la dilatación de los bronquios, pero como no hay un espasmo de los bronquios sino de la faringe, este espasmo va a llegar a un cierre total. Igual que el broncoespasmo, donde los dos bronquios se cierran totalmente y hay una muerte por parada cardiorespiratoria casi instantánea.

No obstante, es la más fácil para curar si la diagnosticamos correctamente, ya que se quita desde la primera sesión liberando la primera cervical de su disfunción de movilidad.

Hay que distinguir bien entre el falso y el verdadero asma.

TRATAMIENTO OSTEOPÁTICO DEL ASMA

Verdadero asma

- Normalización de las disfunciones de los cuatro primeros segmentos torácicos, vértebras y costillas, en disfunción.
- Normalización de la charnela cérvico-torácica.
- Normalización de la charnela occípito-atloidea.
- Tratamiento visceral del tórax. Lo que presente cada paciente.

Falso asma

- Normalización de la disfunción de la 1ª vértebra cervical.
- Tratamiento visceral de la garganta. Lo que presente cada paciente.
- Tratamiento visceral del tórax. Lo que presente cada paciente.

Puedo asegurar que el asma, con el tratamiento adecuado osteopático, y con una alimentación adecuada, es una patología que se cura completamente.

4. CÁNCER DE PULMÓN

Según la Asociación Española Contra el Cancer, AECC, el cáncer de pulmón es el más frecuente en el mundo.

En España, este tipo de cáncer lo padecen más de 23.000 hombres y más de 5.200 mujeres al año. Por desgracia, cada año la cifra va en aumento.

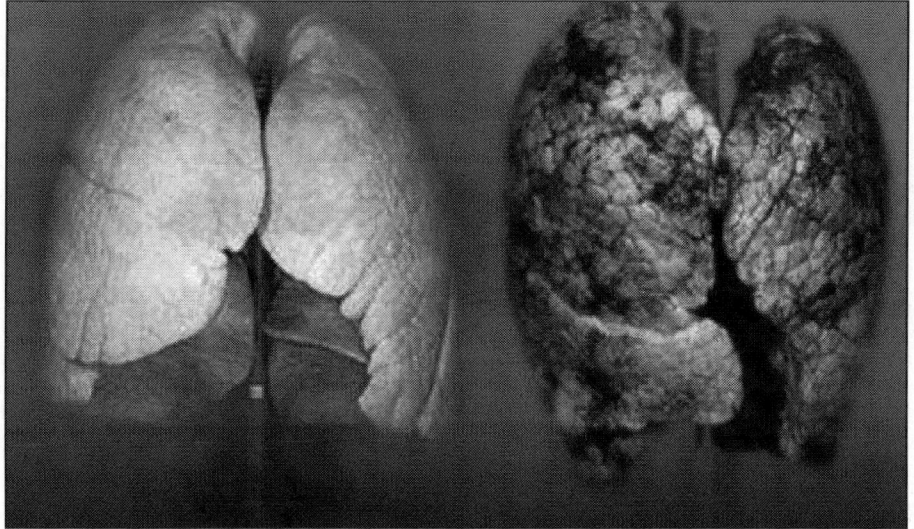

Figura 122. Izquierda: pulmones sanos. Derecha: pulmones con cáncer

Las células de nuestro cuerpo se dividen de forma regular con el fin de reemplazar a las ya envejecidas o muertas y mantener así la integridad y el correcto funcionamiento de los distintos órganos. Este proceso está regulado por una serie de mecanismos que indican a la célula cuándo comenzar a dividirse y cuándo permanecer estable.

Si estos mecanismos se alteran en una célula, esta y sus descendientes inician una división incontrolada que con el tiempo dará lugar a un tumor o nódulo.

Cuando estas células, además de crecer sin control adquieren la facultad de invadir tejidos y órganos de alrededor (infiltración) y de trasladarse y proliferar en otras partes del organismo (metástasis) se denomina tumor maligno, que es a lo que llamamos cáncer.

Cuando las células tumorales con capacidad de invadir los tejidos sanos de alrededor y de alcanzar órganos alejados e implantarse en ellos, están ubicadas en el pulmón, hablamos de cáncer de pulmón.

Causas

Los motivos que pueden provocar la aparición del cáncer son:

- Tabaco. Es la principal causa del cáncer de pulmón. Un fumador tiene un riesgo de padecer cáncer de pulmón de 10 a 30 veces superior a un no fumador. El humo de tabaco, con su elevada concentración de carcinógenos, va a parar directamente al aire y es inhalado tanto por los fumadores, como por los no fumadores.

  Dejar de fumar reduce de manera significativa el riesgo de desarrollar esta patología así como de contraer otras enfermedades relacionadas con el tabaco, como las enfermedades del corazón, el enfisema y la bronquitis crónica.

  Cuando el tabaquismo (fumar) se combina con otros factores de riesgo (especialmente una alimentación desequilibrada), aumenta el riesgo de cáncer de pulmón.

- La alimentación. La alimentación es el principal factor causante de cáncer. Se están ingiriendo demasiados alimentos de origen animal, que en general aportan sustancias carcinógenas y una elevada toxicidad, y son favorecedores del cáncer. Los principales alimentos a evitar en la prevención del cáncer de pulmón son: los lácteos en general, grasas de mala calidad (mantequilla, carne roja, embutidos, bollería), las carnes curadas (embutidos, jamón, bacon, etc.), las carnes asadas a la parrilla, la carne muy cocinada o frita, la carne en general y la carne roja en particular (especialmente la carne de cerdo), ahumados, encurtidos y salazones, alcohol en general. Ver el capítulo correspondiente a los consejos nutricionales en patologías respiratorias.

- Efectos del radón. El radón es un gas radiactivo que se halla en las rocas y en el suelo de la tierra y que se forma por la descomposición natural del radio. Al ser invisible e inodoro, la única manera de determinar si uno está expuesto al gas es medir sus niveles. Además, la exposición al radón combinada con el cigarrillo aumenta significativamente el riesgo de contraer cáncer de pulmón. Por lo tanto, para los fumadores, la exposición al radón supone un riesgo todavía mayor.

- Exposición a carcinógenos. El amianto es tal vez la más conocida de las sustancias industriales relacionadas con el cáncer de pulmón, pero hay muchas otras como el uranio, arsénico, ciertos productos derivados del petróleo, etc.

- Predisposición genética. Se sabe que el cáncer puede estar causado por mutaciones (cambios) del ADN, que activan oncogenes o provocan que los genes supresores de tumores permanezcan inactivos. Algunas personas heredan mutaciones del ADN de sus padres, lo que aumenta en gran medida el riesgo de desarrollar cáncer.

- Agentes causantes de cáncer en el trabajo. Entre las personas con riesgo se encuentran los mineros que tienen posibilidad de inhalar minerales radiactivos, como el uranio, y los trabajadores expuestos a productos químicos como el arsénico, el cloruro de vinilo, los cromatos de níquel, los productos derivados del carbón, el gas de mostaza y los éteres clorometílicos.

- Marihuana. Los cigarrillos de marihuana contienen más alquitrán que los de tabaco. Igualmente, el humo se inhala profundamente y se retiene en los pulmones por largo tiempo.

- Inflamación recurrente. La tuberculosis y algunos tipos de neumonía a menudo dejan cicatrices en el pulmón. Estas cicatrices aumentan el riesgo de que la persona desarrolle el tipo de cáncer de pulmón llamado adenocarcinoma.

- Polvo de talco. Algunos estudios llevados a cabo en mineros y molineros de talco sugieren que éstos tienen un mayor riesgo de desarrollar dicha enfermedad debido a la exposición al talco de calidad industrial. Este polvo, en su forma natural, puede contener amianto.

- Otros tipos de exposición a minerales:. Las personas con silicosis y beriliosis (enfermedades pulmonares causadas por la inhalación de ciertos minerales) también tienen un mayor riesgo de padecer cáncer de pulmón.

- Exceso o deficiencia de vitamina A. Las personas que no reciben suficiente vitamina A tienen un mayor riesgo de desarrollar cáncer de pulmón. Por otra parte, tomar demasiada vitamina A también puede aumentar el riesgo.

- Contaminación del aire. En algunas ciudades, la contaminación del aire puede aumentar ligeramente el riesgo del cáncer de pulmón. Esta posibilidad es mucho menor que la que provoca el hábito de fumar.

Síntomas

Según la Sociedad Española de Oncología Médica (SEOM), las personas que tienen cáncer de pulmón suelen presentar la mayoría de las veces los mismos síntomas (aunque no siempre es así) o síntomas similares a otras enfermedades que no son mortales.

Una de las razones por las que el cáncer de pulmón es tan mortal es que, por lo general, no causa síntomas hasta que la enfermedad ha avanzado y se ha propagado. Sin embargo, en un porcentaje bastante grande de pacientes puede haber síntomas sutiles que son ignorados o malinterpretados. Al prestar atención a los síntomas de cáncer de pulmón y tomar medidas de manera oportuna, el diagnóstico y el tratamiento pueden comenzar antes y permite que el cáncer de pulmón tenga un mejor pronóstico.

Estas manifestaciones son:
- Cansancio
- Pérdida de apetito
- Tos seca o con flemas
- Tos con sangre en el esputo
- Dificultad para respirar (disnea)
- Dolor de pecho
- Pérdida de peso.
- Hemoptisis (tos con sangre)
- Dolor de huesos
- Acropaquia (dedos en forma de palillos de tambor)
- Fiebre
- Obstrucción de la vena cava superior
- Disfagia (dificultad para tragar).
- Sibilancias

Si el cáncer crece en la vía aérea, puede obstruir el flujo de aire, causando dificultades respiratorias. La obstrucción puede conducir a la acumulación de secreciones y predispone a la neumonía.

Los síntomas del cáncer de pulmón se pueden dividir en tres tipos principales:

- Síntomas causados por el propio tumor.
- Síntomas locales causados por la propagación al pulmón.
- Síntomas causados por metástasis generalizada.

Si el tumor presenta metástasis los pacientes pueden desarrollar otros síntomas en los pulmones, los huesos, los ganglios linfáticos, el cerebro, el hígado y/o las glándulas suprarrenales que dificultan el buen funcionamiento de los mismos.

Tabla 13. Síntomas del cáncer de pulmón

Ubicación del cáncer	Síntomas
Tumor primario	• Dolor en el pecho (aumenta con la respiración en algunos casos). • Tos (algunas veces con sangre). • Líquido en los pulmones (derrame pleural). • Neumonía (a menudo casos recurrentes). • Dificultad de respirar • Sibilancias.
Diseminación local del tumor	• Cambios en la voz (ronquera). • Cambios en la dilatación de la pupila. • Dificultad para tragar. • Sonido extraño al respirar (a veces llamado estridor). • Acumulación de líquido en los pulmones.
Diseminación a distancia del tumor	• Debilidad y/o entumecimiento. • Dificultad para caminar. • Dolor en los huesos. • Problemas visuales. • Cualquier problema neurológico que no tiene otra causa.

Tipos de cáncer de pulmón

Hay diferentes tipos de cáncer de pulmón. Los dos más comunes son:
- *Cáncer de pulmón de células pequeñas,* también llamado microcítico. Representan el 10 %-15 %.

Por lo general comienza en los bronquios, en el centro de los pulmones. Es el más agresivo de todos los tipos de cáncer de pulmón. En muchos casos, ya se ha extendido a otras partes del cuerpo en el momento en que se diagnostica.

Hay dos tipos de cáncer de pulmón de células pequeñas. Estos dos tipos incluyen muchas clases diferentes de células. Las células cancerosas de cada tipo crecen y se diseminan de diferentes maneras. Los tipos de cáncer de pulmón de células pequeñas se denominan según las clases de células que se encuentran en el cáncer y la apariencia de las células al microscopio:

- Carcinoma de células pequeñas (cáncer de células en grano de avena).
- Carcinoma combinado de células pequeñas.

- *Cáncer de pulmón de células no pequeñas.* Representan el 85 %-90 %.

Cada tipo de cáncer de pulmón de células no pequeñas tiene diferentes clases de células cancerosas. Las células cancerosas de cada tipo crecen y se diseminan de diferentes maneras. Los tipos de cáncer de pulmón de células no pequeñas se denominan según las clases de células que se encuentran en el cáncer y la apariencia de las células al microscopio:

- Carcinoma de células escamosas: cáncer que se origina en las células escamosas, que son células delgadas y planas que se asemejan a escamas de pescado. También se llama carcinoma epidermoide.
- Carcinoma de células grandes: cáncer que se puede originar en varios tipos de células grandes.
- Adenocarcinoma: cáncer que se origina en las células que recubren los alvéolos y elaboran sustancias tales como el moco.

Otros tipos menos comunes de cáncer de pulmón de células no pequeñas son: pleomórfico, tumor carcinoide, carcinoma de glándula salival y carcinoma no clasificado.

Diagnóstico

Debido a que los síntomas del cáncer de pulmón a menudo no se manifiestan hasta que la enfermedad está avanzada, solamente un 15 % de los casos se detectan en sus etapas iniciales. Muchos casos de cáncer de pulmón en etapa precoz se diagnostican accidentalmente, como resultado de pruebas médicas que se llevan a cabo por otro problema de salud no relacionado con el cáncer.

Una biopsia del tejido del pulmón sirve para confirmar o desmentir un posible diagnóstico de cáncer, además de proporcionar información valiosa para determinar el tratamiento adecuado. Si finalmente se detecta un cáncer de pulmón, se realizarán pruebas adicionales para determinar hasta qué punto se ha propagado la enfermedad, entre ellas:

Historial clínico y examen físico

En el historial clínico se registran los factores de riesgo y los síntomas que presenta el paciente. El examen físico proporciona información acerca de los indicios del cáncer de pulmón y otros problemas de salud.

Estudios radiológicos

Estos estudios utilizan rayos X, campos magnéticos, ondas sonoras o sustancias radiactivas para crear imágenes del interior del cuerpo.

Con frecuencia se utilizan varios estudios radiológicos para detectar el cáncer de pulmón y determinar la parte del cuerpo adonde haya podido propagarse. La radiografía de tórax se suele utilizar para ver si existe alguna masa o mancha en los pulmones.

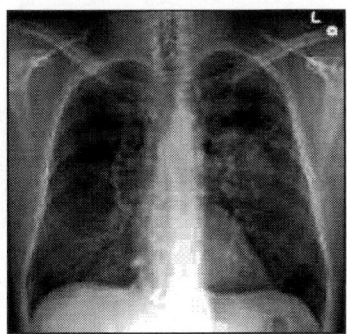

Figura 123. Cáncer de pulmón

Tomografía computarizada (TC)

Da información más precisa acerca del tamaño, la forma y la posición de un tumor, y puede ayudar a detectar ganglios linfáticos aumentados de tamaño que podrían contener un cáncer procedente del pulmón.

Las tomografías computarizadas son más sensibles que las radiografías de tórax de rutina para detectar los tumores cancerosos en etapa inicial.

Exámenes de imágenes por resonancia magnética (RM)

Utilizan poderosos imanes, ondas radiales y modernos ordenadores para tomar imágenes transversales detalladas. Estas imágenes son similares a las que se producen con la tomografía computarizada, pero son aún más precisas para detectar la propagación del cáncer de pulmón al cerebro o a la médula espinal.

Tomografía por emisión de positrones (PET)

Utiliza un indicador radiactivo sensible de baja dosis que se acumula en los tejidos cancerosos. Las tomografías óseas requieren la inyección de una pequeña cantidad de sustancia radiactiva en una vena. Esta sustancia se acumula en áreas anormales del hueso que pueden ser consecuencia de la propagación del cáncer.

Citología de esputo

Se examina en el microscopio una muestra de flema para ver si contiene células cancerosas.

Biopsia con aguja

Se introduce una aguja en la masa cancerosa mientras se visualizan los pulmones en un tomógrafo computarizado. Después se extrae una muestra de la masa y se observa en el microscopio para ver si contiene células cancerosas.

Mediastinoscopia

Se hace un corte pequeño en el cuello y se introduce un tubo iluminado detrás del esternón. Pueden utilizarse instrumentos especiales que se manejan a través de este tubo para tomar una muestra de tejido de los ganglios linfáticos mediastínicos (a lo largo de la tráquea y de las áreas de los principales tubos bronquiales). La observación de las muestras con un microscopio puede mostrar si existen células cancerosas.

Biopsia de médula ósea

Se utiliza una aguja para extraer un núcleo cilíndrico del hueso de aproximadamente 1,5 milímetros de ancho y 2,5 centímetros de largo. Por lo general, la muestra se toma de la parte posterior del hueso de la cadera y se estudia con el microscopio para ver si existen células cancerosas.

Análisis de sangre

Con frecuencia el especialista puede realizar ciertos análisis de sangre para ayudar a detectar si el cáncer de pulmón se ha extendido al hígado o a los huesos, así como para diagnosticar ciertos síndromes paraneoplásicos.

Toracentesis

Extracción del líquido que se encuentra en el espacio entre el revestimiento del pecho y el pulmón mediante una aguja. Un patólogo analiza el líquido al microscopio a fin de detectar células cancerosas.

Microscopía óptica y electrónica

Prueba de laboratorio en la que se observan las células de una muestra de tejido con microscopios comunes y de alta potencia para verificar si hay ciertos cambios en las células.

Inmunohistoquímica

Prueba en la que usan anticuerpos para identificar ciertos antígenos en una muestra de tejido. Por lo general, el anticuerpo está unido a una sustancia radiactiva o a un tinte que hace que el tejido se ilumine al microscopio. Este tipo de estudio se usa para determinar la diferencia entre distintos tipos de cáncer.

Broncoscopia

Se introduce un tubo flexible iluminado a través de la boca hasta los bronquios. Este procedimiento puede ayudar a encontrar tumores localizados centralmente u obstrucciones en los pulmones. También puede utilizarse para hacer biopsias o extraer líquidos que se examinarán con el microscopio para ver si contienen células cancerosas (figura 124).

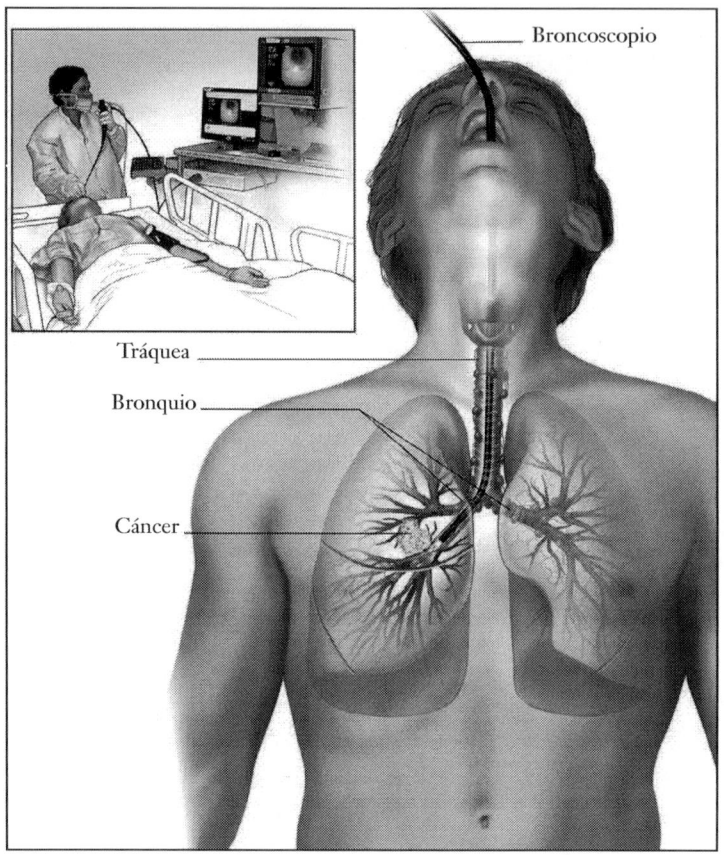

Figura 124. Broncoscopia

El cáncer se disemina en el cuerpo de tres maneras

El cáncer se puede diseminar a través del tejido, el sistema linfático y la sangre:

- Tejido. El cáncer se disemina desde donde comenzó y se extiende hacia las áreas cercanas.
- Sistema linfático. El cáncer se disemina desde donde comenzó hasta entrar en el sistema linfático. El cáncer se desplaza a través de los vasos linfáticos a otras partes del cuerpo.

- Sangre. El cáncer se disemina desde donde comenzó y entra en la sangre. El cáncer se desplaza a través de los vasos sanguíneos a otras partes del cuerpo.

El cáncer se puede diseminar desde donde comenzó hacia otras partes del cuerpo.

Cuando el cáncer se disemina a otra parte del cuerpo, se llama metástasis. Las células cancerosas se desprenden de donde se originaron (el tumor primario) y se desplazan a través del sistema linfático o la sangre.

- Sistema linfático. El cáncer penetra en el sistema linfático, se desplaza a través de los vasos linfáticos, y forma un tumor (tumor metastásico) en otra parte del cuerpo.
- Sangre. El cáncer penetra en la sangre, se desplaza por los vasos sanguíneos, y forma un tumor (tumor metastásico) en otra parte del cuerpo.

El tumor metastásico es el mismo tipo de cáncer que el tumor primario. Por ejemplo, si el cáncer de pulmón de células no pequeñas se disemina al encéfalo (cerebro), las células cancerosas en el encéfalo son, en realidad, células de cáncer de pulmón. La enfermedad es cáncer de pulmón metastásico, no cáncer de encéfalo.

ESTADIOS PARA EL CÁNCER DE PULMÓN DE CÉLULAS NO PEQUEÑAS

Estadio oculto (escondido)

En el estadio oculto (escondido), el cáncer no se puede ver por medio de pruebas de imágenes o broncoscopia. Las células cancerosas se encuentran en el esputo (moco que proviene de los pulmones y se elimina al toser) o el lavado bronquial (muestra de células tomadas del interior de las vías respiratorias que conducen al pulmón). El cáncer se puede haber diseminado hasta otras partes del cuerpo.

Estadio 0 (carcinoma in situ)

En el estadio 0, se encuentran células anormales en el revestimiento de las vías respiratorias. Estas células anormales se pueden volver cancerosas y diseminarse hasta el tejido cercano normal. El estadio 0 también se llama carcinoma in situ.

Estadio I

En el estadio I, el cáncer ya se formó. El estadio I se divide en los estadios IA y IB:

- Estadio IA: el tumor está solo en el pulmón y mide tres centímetros o menos.
- Estadio IB: el cáncer no se diseminó hasta los ganglios linfáticos y se presenta una o más de las siguientes situaciones:

  - El tumor mide más de tres centímetros, pero no más de cinco centímetros.
  - El cáncer se diseminó hasta el bronquio principal y está por lo menos dos centímetros por debajo del lugar donde la tráquea se une con el bronquio.
  - El cáncer se diseminó hasta la capa más interna de la membrana que cubre el pulmón.
  - Parte del pulmón se desinfla o presenta neumonitis (inflamación del pulmón) en el área donde la tráquea se une con el bronquio.

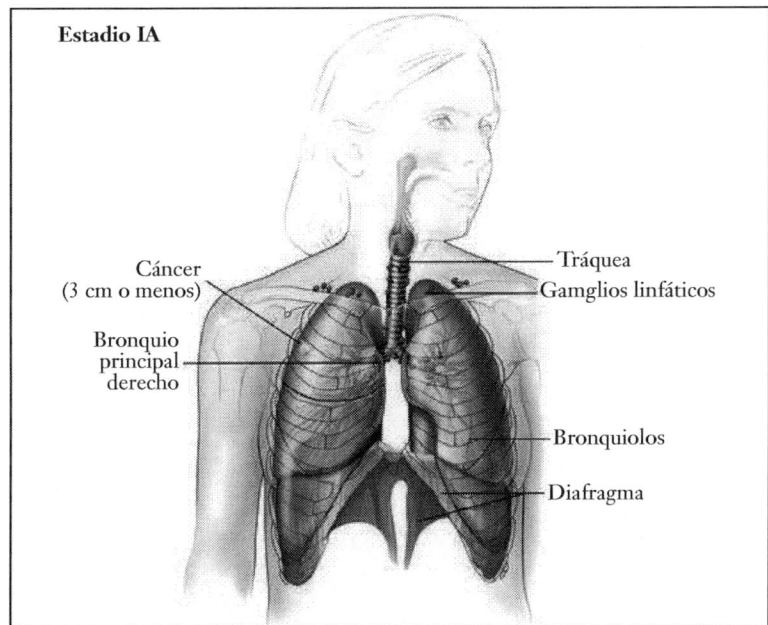

Figura 125. Cáncer de pulmón de células no pequeñas en estadio I. En el estadio IA, el cáncer se encuentra sólo en el pulmón y mide 3 cm o menos.

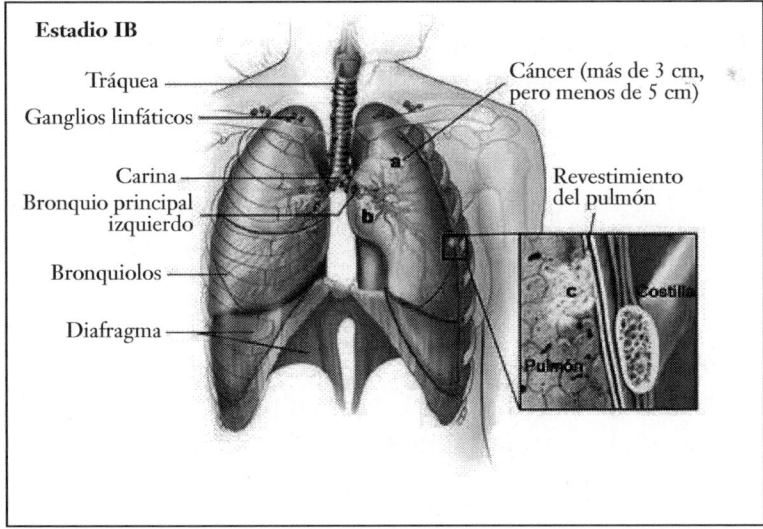

Figura 126. Cáncer de pulmón de células no pequeñas en esatdio I. En el estadio IB, el cáncer: a) mide más de 3 cm, pero no más de 5 cm; b) se diseminó hasta el bronquio principal, o c) se diseminó hasta la capa más interna del revestimiento del pulmón. Es posible que una parte del pulmón se desinfle o esté inflamado (no se muestra).

Estadio II

El estadio II se divide en los estadios IIA y IIB. El estadio IIA y IIB están cada uno dividido en dos secciones según el tamaño del tumor, dónde se encuentra el tumor, o si hay presencia de cáncer en los ganglios linfáticos.

1ª posibilidad. El cáncer se diseminó hasta los ganglios linfáticos del mismo lado del pecho en el que está el tumor. Los ganglios linfáticos con cáncer están dentro del pulmón o cerca del bronquio. También, se presenta una o más de las siguientes situaciones:
- El tumor no mide más de cinco centímetros.
- El cáncer se diseminó hasta el bronquio principal y está por lo menos dos centímetros por debajo del lugar donde la tráquea se une con el bronquio.
- El cáncer se diseminó hasta la capa más interna de la membrana que cubre el pulmón.
- Parte del pulmón se desinfló o presenta neumonitis (inflamación del pulmón) en el área donde la tráquea se une con el bronquio.

2ª posibilidad. El cáncer no se diseminó hasta los ganglios linfáticos y se presenta una o más de las siguientes situaciones:
- El tumor mide más de cinco centímetros, pero no más de siete centímetros.
- El cáncer se diseminó hasta el bronquio principal y está por lo menos dos centímetros por debajo del lugar donde la tráquea se une con el bronquio.
- El cáncer se diseminó hasta la capa más interna de la membrana que cubre el pulmón.
- Parte del pulmón se desinfló o presenta neumonitis (inflamación del pulmón) en el área donde la tráquea se une con el bronquio.

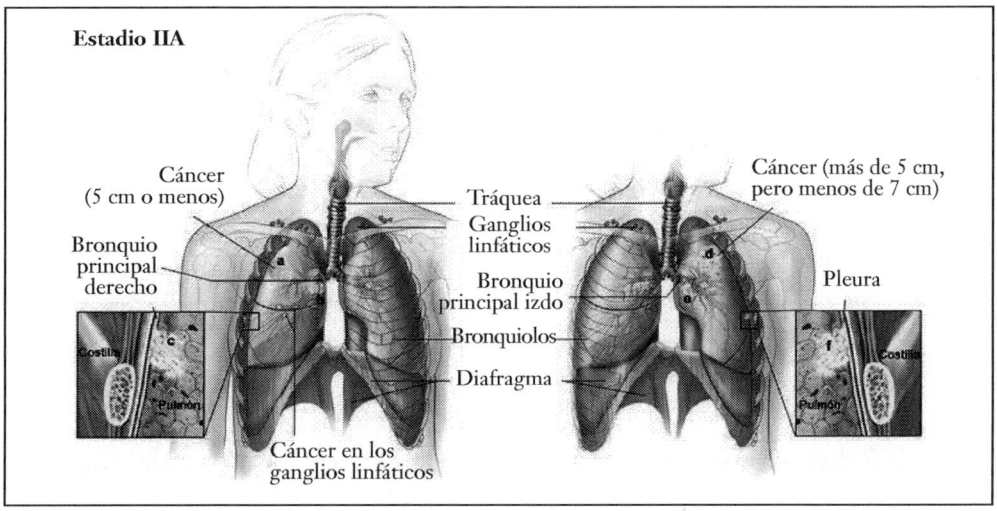

Figura 127. Cáncer de pulmón de células no pequeñas en estadio IIA. El cáncer se diseminó hasta ciertos ganglios linfáticos del mismo lado del pecho en que está el tumor principal; el cáncer a) mide 5 cm o menos, b) se diseminó hasta el bronquio principal o c) se diseminó hasta la capa más interna del revestimiento del pulmón. O, el cáncer no se diseminó hasta los ganglios linfáticos; el cáncer d) mide más de 5 cm, pero no más de 7 cm, e) se diseminó hasta el bronquio principal, o f) se diseminó hasta la capa más interna del revestimiento del pulmón. Es posible que una parte del pulmón se desinfle o esté inflamado (no se muestra).

Estadio IIB:

1ª posibilidad. El cáncer se diseminó hasta los ganglios linfáticos cercanos del mismo lado del pecho en el que está el tumor. Los ganglios linfáticos con cáncer están dentro del pulmón o cerca del bronquio. También, se presenta una o más de las siguientes situaciones:

- El tumor mide más de cinco centímetros, pero no más de siete centímetros.
- El cáncer se diseminó hasta el bronquio principal y está por lo menos dos centímetros por debajo del lugar donde la tráquea se une con el bronquio.
- El cáncer se diseminó hasta la capa más interna de la membrana que cubre el pulmón.
- Parte del pulmón se desinfla o presenta neumonitis (inflamación del pulmón) en el área donde la tráquea se une con el bronquio.

2ª posibilidad. El cáncer no se diseminó hasta los ganglios linfáticos y se presenta una o más de las siguientes situaciones:

- El tumor mide más de siete centímetros.
- El cáncer se diseminó hasta el bronquio principal (y está por lo menos dos centímetros por debajo del lugar donde la tráquea se une con el bronquio), la pared torácica, el diafragma o el nervio que controla el diafragma.
- El cáncer se diseminó hasta la membrana que rodea el corazón o el revestimiento de la pared torácica.
- Todo el pulmón se desinfla o presenta neumonitis (inflamación del pulmón).
- Hay dos o más tumores separados en el mismo lóbulo del pulmón.

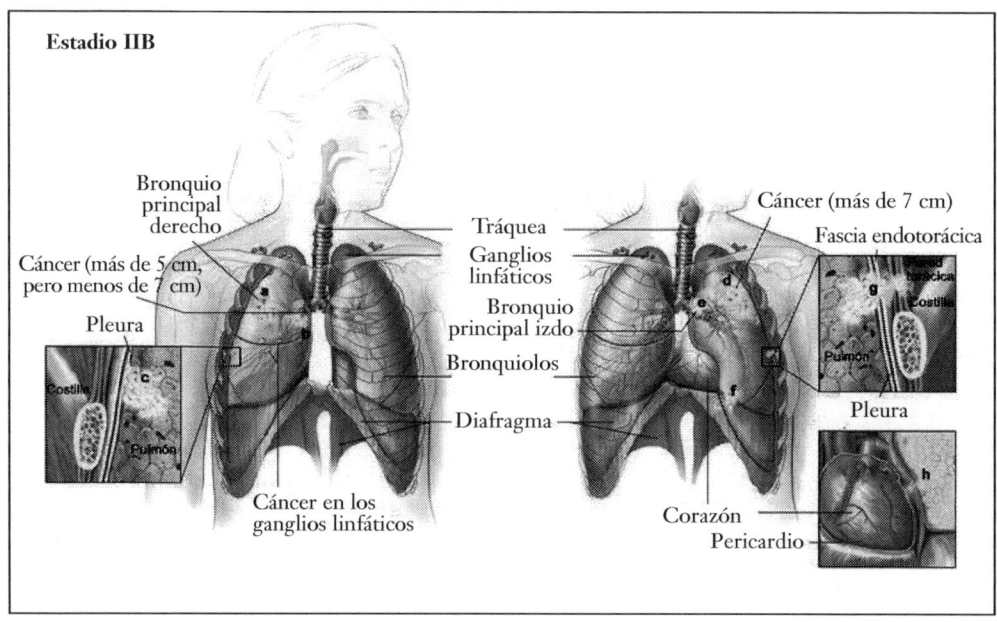

Figura 128. Cáncer de pulmón de células no pequeñas en estadio IIB. El cáncer se diseminó hasta ciertos ganglios linfáticos del mismo lado del pecho que el tumor primario. El cáncer: a) mide más de 5 cm, pero no más de 7 cm; b) se diseminó hasta el bronquio principal, o c) se diseminó hasta la capa más interna del revestimiento del pulmón. Es posible que una parte del pulmón se desinfle o esté inflamado (no se muestra). O, d) el cáncer mide más de 7 cm; e) se diseminó hasta el bronquio principal, f) el diafragma, g) la pared torácica o el revestimiento de la pared torácica; o, h) se diseminó hasta la membrana que rodea el corazón. Puede haber dos o más tumores separados en el mismo lóbulo del pulmón; el cáncer se puede haber diseminado hasta el nervio que controla el diafragma; es posible que todo el pulmón se desinfle o esté inflamado (no se muestra).

Estadio IIIA

El estadio IIIA se divide en tres secciones según el tamaño del tumor, dónde se encuentra el tumor, y cuáles ganglios linfáticos tienen cáncer (si es que hay alguno).

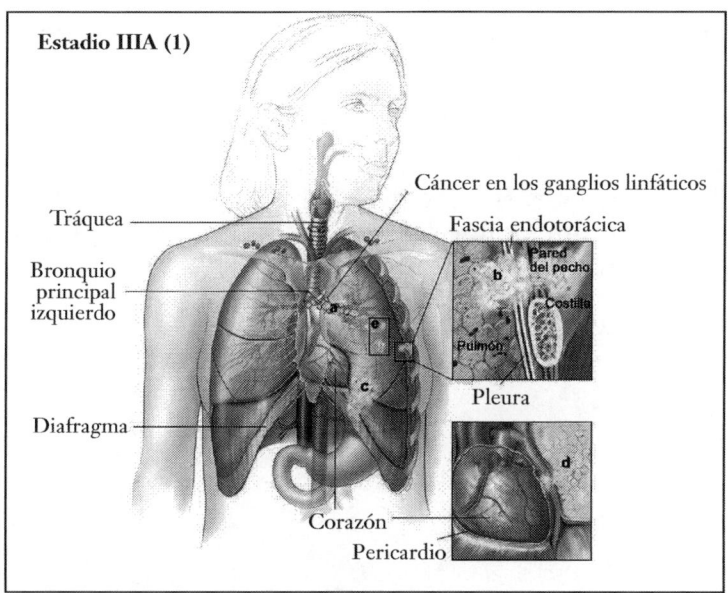

Figura 129. Cáncer de pulmón de células no pequeñas en estadio IIIA (1). El cáncer se diseminó hasta ciertos ganglios linfáticos del mismo lado del pecho que el tumor primario. El cáncer se puede haber diseminado hasta: a) el bronquio principal; b) el revestimiento del pulmón, el revestimiento de la pared del pecho o la pared del pecho; c) el diafragma, o d) la membrana que rodea el corazón; o e) puede haber dos o más tumores separados en el mismo lóbulo del pulmón. El cáncer se puede haber diseminado hasta el nervio que controla el diafragma, y es posible que una parte o todo el pulmón se desinfle o esté inflamado (no se muestra).

1ª opción. El cáncer se diseminó hasta los ganglios linfáticos del mismo lado del pecho donde está el tumor. Los ganglios linfáticos con cáncer están cerca del esternón (hueso del pecho) o donde el bronquio entra en el pulmón. Además:
- El tumor puede ser de cualquier tamaño.
- Parte del pulmón (donde la tráquea se une con el bronquio) o todo el pulmón se desinfla o presenta neumonitis (inflamación del pulmón).
- Puede haber uno o más tumores separados en el mismo lóbulo del pulmón.

- El cáncer se puede haber diseminado hasta cualquiera de los siguientes sitios:
- El bronquio principal, pero no hasta el área donde la tráquea se une con el bronquio.
- La pared torácica.
- El diafragma y el nervio que lo controla.
- La membrana que rodea el pulmón o el revestimiento de la pared torácica.
- La membrana que rodea el corazón.

2ª opción. El cáncer se diseminó hasta los ganglios linfáticos del mismo lado del pecho que donde está el tumor. Los ganglios linfáticos con cáncer están dentro del pulmón o cerca del bronquio.

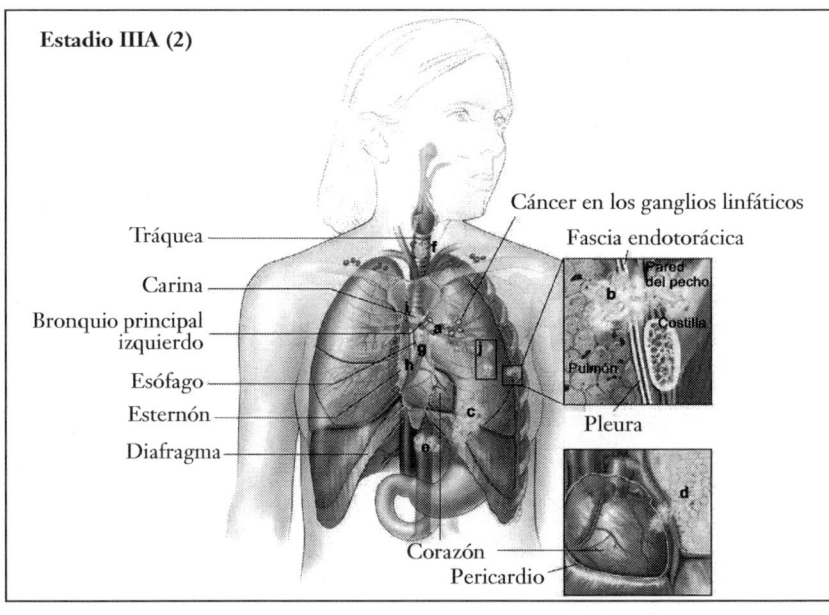

Figura 130. Cáncer del pulmón en estadio IIIA (2). El cáncer se diseminó hasta ciertos ganglios linfáticos del mismo lado del pecho en el que está el tumor primario. El cáncer se puede haber diseminado hasta: a) el bronquio principal, b) el revestimiento del pulmón, el revestimiento de la pared del pecho o la pared del pecho, c) el diafragma, d) el corazón o la membrana que lo rodea, e) los vasos sanguíneos principales que van hacia el corazón o salen del mismo, f) la tráquea, g) el esófago, h) el esternón, o i) la carina; o j) puede haber uno o más tumores separados en cualquier lóbulo del mismo pulmón. El cáncer se puede haber diseminado hasta los nervios que controlan el diafragma y la laringe, y es posible que una parte o todo el pulmón se desinfle o esté inflamado (no se muestra).

Además:

- El tumor puede ser de cualquier tamaño.
- Todo el pulmón se desinfla o presenta neumonitis (inflamación del pulmón).
- Puede haber uno o más tumores separados en cualquiera de los lóbulos del pulmón con cáncer.
- El cáncer se puede haber diseminado hasta cualquiera de los siguientes sitios:
- El bronquio principal, pero no hasta el área donde la tráquea se une con el bronquio.
- La pared torácica.
- El diafragma y el nervio que lo controla.
- La membrana que rodea pulmón o el revestimiento de la pared torácica.
- El corazón o la membrana que lo rodea.
- Los vasos sanguíneos principales que van hacia el corazón o salen del mismo.
- La tráquea.
- El esófago.
- El nervio que controla la laringe.
- El esternón (hueso del pecho) o la espina dorsal.
- La carina (donde la tráquea se une con los bronquios).

3ª opción. El cáncer no se diseminó hasta los ganglios linfáticos y el tumor puede ser de cualquier tamaño. El cáncer se diseminó hasta cualquiera de los siguientes sitios:

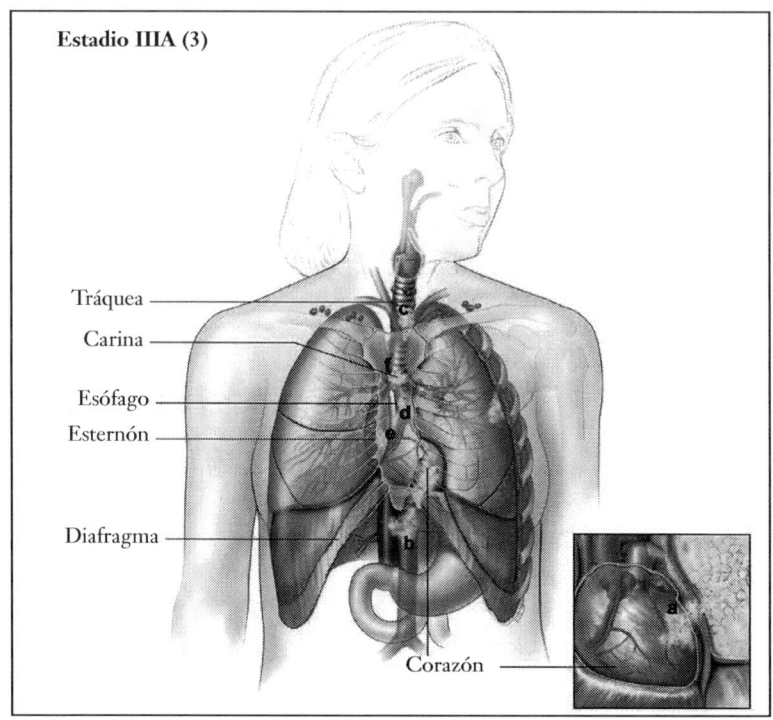

Estadio IIIA (3)

Tráquea
Carina
Esófago
Esternón
Diafragma
Corazón

Figura 131. Cáncer de pulmón de células no pequeñas en estadio IIIA (3). El cáncer se diseminó hasta: a) el corazón, b) los vasos sanguíneos principales que van hacia el corazón o salen del mismo, c) la tráquea, d) el esófago, e) el esternón, o f) la carina. El cáncer se puede haber diseminado hasta el nervio que controla la laringe (no se muestra).

- El corazón.
- Los vasos sanguíneos principales que van hacia el corazón o salen del mismo.
- La tráquea.
- El esófago.
- El nervio que controla la laringe.
- El esternón (hueso del pecho) o la espina dorsal.
- La carina (donde la tráquea se une con los bronquios).

Estadio IIIB

El estadio IIIB se divide en dos secciones según el tamaño del tumor, dónde se encuentra el tumor, y cuáles ganglios linfáticos tienen cáncer.

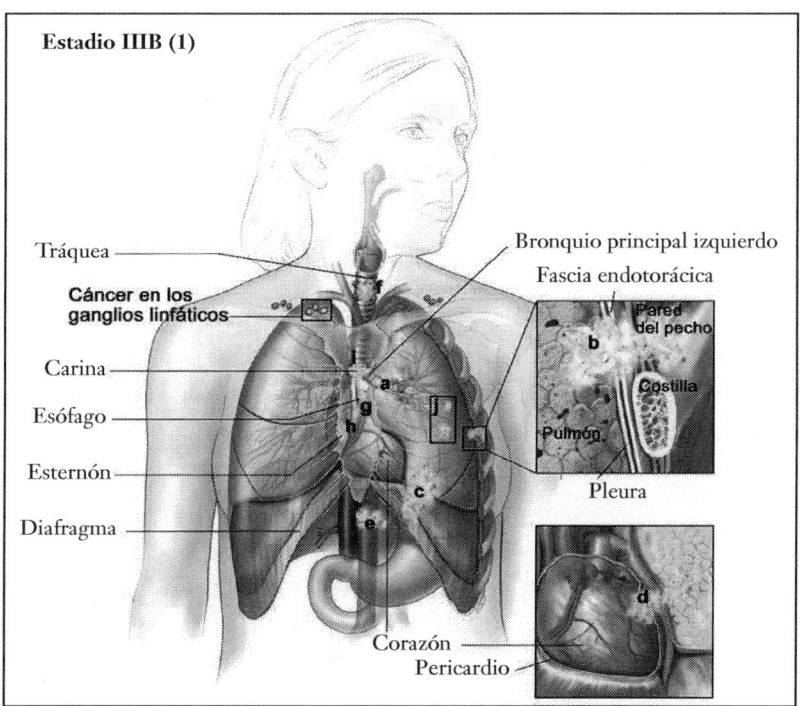

Figura 132. Cáncer de pulmón de células no pequeñas en estadio IIIB (1). El cáncer se diseminó hasta los ganglios linfáticos encima de la clavícula o los ganglios linfáticos del lado opuesto del pecho en el que está el tumor principal. El cáncer también se puede haber diseminado hasta: a) el bronquio principal, b) el revestimiento del pulmón, el revestimiento de la pared del pecho o la pared del pecho, c) el diafragma, d) el corazón o la membrana que lo rodea, e) los vasos sanguíneos principales que van hacia el corazón o salen del mismo, f) la tráquea, g) el esófago, h) el esternón, o i) la carina; o j) puede haber uno o más tumores separados en cualquiera de los lóbulos del pulmón. Es posible que una parte o todo el pulmón se desinfle o esté inflamado, y el cáncer se puede haber diseminado hasta la espina dorsal o los nervios que controlan el diafragma y la laringe (no se muestran).

1ª opción. El cáncer se diseminó hasta los ganglios linfáticos arriba de la clavícula o hasta los ganglios linfáticos del lado opuesto del pecho de donde está el tumor. Además:

- El tumor puede ser de cualquier tamaño.
- Parte del pulmón (donde la tráquea se une con el bronquio) o todo el pulmón se desinfla o presenta neumonitis (inflamación del pulmón).
- Puede haber uno o más tumores separados en cualquiera de los lóbulos del pulmón con cáncer.
- El cáncer se puede haber diseminado hasta cualquiera de los siguientes sitios:

- El bronquio principal.
- La pared torácica.
- El diafragma y el nervio que lo controla.
- La membrana que rodea el pulmón o el revestimiento de la pared torácica.
- El corazón o la membrana que lo rodea.
- Los vasos sanguíneos principales que van hacia el corazón o salen del mismo.
- La tráquea.
- El esófago.
- El nervio que controla la laringe.
- El esternón (hueso del pecho) o la espina dorsal.
- La carina (donde la tráquea se une con los bronquios).

2ª opción. El cáncer se diseminó hasta los ganglios linfáticos del mismo lado del pecho en donde está el tumor. Los ganglios linfáticos con cáncer están cerca del esternón (hueso del pecho) o donde el bronquio entra en el pulmón.

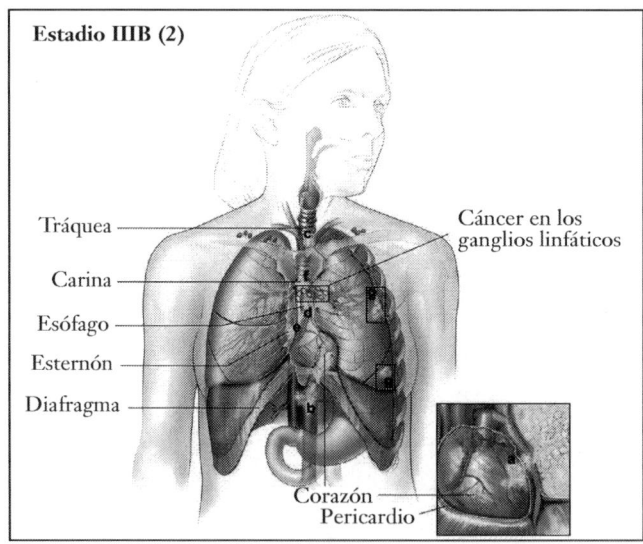

Figura 133. Cáncer de pulmón de células no pequeñas en estadio IIIB (2). El cáncer se diseminó hasta ciertos ganglios linfáticos del mismo lado del pecho en el que está el tumor primario y hasta a) el corazón, b) los vasos sanguíneos principales que van hacia el corazón o salen del mismo, c) la tráquea, d) el esófago, e) el esternón, o f) la carina, o g) puede haber tumores separados en diferentes lóbulos del mismo pulmón. El cáncer se puede haber diseminado hasta la espina dorsal o el nervio que controla la laringe (no se muestra).

Además:
- El tumor puede ser de cualquier tamaño.
- Puede haber tumores separados en diferentes lóbulos del mismo pulmón.
- El cáncer se diseminó hasta cualquiera de los siguientes sitios:
- El corazón.
- Los vasos sanguíneos principales que van hacia el corazón o salen del mismo.
- La tráquea.
- El esófago.
- El nervio que controla la laringe.
- El esternón (hueso del pecho) o la espina dorsal.
- La carina (donde la tráquea se une con los bronquios).

Estadio IV

En el estadio IV, el tumor puede ser de cualquier tamaño y el cáncer se puede haber diseminado hasta los ganglios linfáticos. Se presenta una o más de las siguientes situaciones:
- Hay uno o más tumores en ambos pulmones.
- El cáncer se encuentra en el líquido que rodea los pulmones o el corazón.
- El cáncer se diseminó hasta otras partes del cuerpo, como el encéfalo (cerebro), el hígado, las glándulas suprarrenales, los riñones o el hueso.

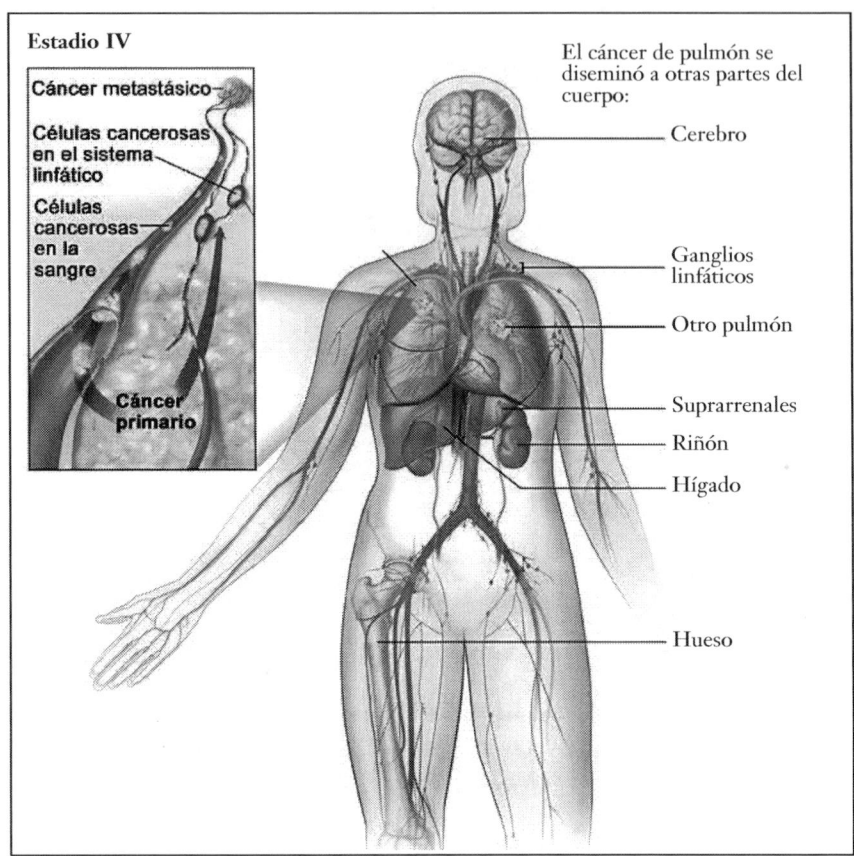

Figura 134. Cáncer de pulmón de células no pequeñas en estadio IV. El cáncer se diseminó al otro pulmón o los ganglios linfáticos, el líquido que rodea los pulmones o el corazón, u otras partes del cuerpo como el encéfalo (cerebro), el hígado, las glándulas suprarrenales, los riñones o el hueso.

ESTADIOS PARA EL CÁNCER DE PULMÓN DE CÉLULAS PEQUEÑAS

Cáncer de pulmón de células pequeñas en estadio limitado

En el estadio limitado, el cáncer está en el pulmón donde se empezó a formar y se puede haber diseminado hasta el área entre los pulmones o hasta los ganglios linfáticos por encima de la clavícula.

Cáncer de pulmón de células pequeñas en estadio extendido

En el estadio extendido, el cáncer se diseminó más allá del pulmón o el área entre los pulmones, o los ganglios linfáticos por encima de la clavícula hasta otras partes del cuerpo.

TRATAMIENTO DEL CÁNCER DE PULMÓN DE CÉLULAS NO PEQUEÑAS

Hay diferentes tipos de tratamiento disponibles para los pacientes de cáncer de pulmón de células no pequeñas. Algunos tratamientos son estándar (el tratamiento actualmente usado) y otros se encuentran en evaluación en ensayos clínicos. Un ensayo clínico de tratamiento es un estudio de investigación que procura mejorar los tratamientos actuales u obtener información sobre tratamientos nuevos para pacientes de cáncer. Cuando los ensayos clínicos muestran que un tratamiento nuevo es mejor que el tratamiento estándar, el tratamiento nuevo se puede convertir en el tratamiento estándar. Los pacientes deberían pensar en participar en un ensayo clínico. Algunos ensayos clínicos están abiertos solo para pacientes que no han comenzado un tratamiento.

Se usan nueve tipos de tratamiento estándar:

- **Cirugía.** Se usan cuatro tipos de cirugía para tratar el cáncer de pulmón:
  1. Resección en cuña.
  2. Lobectomía.
  3. Neumonectomía.
  4. Resección en manguito.

- **Radioterapia.** La radioterapia es un tratamiento para el cáncer que usa rayos X de alta energía u otros tipos de radiación para destruir células cancerosas o impedir que crezcan. Hay dos tipos de radioterapia:
  - Radioterapia externa: se usa una máquina fuera del cuerpo que envía radiación hacia el cáncer.
  - Radioterapia interna: se usa una sustancia radiactiva sellada en agujas, semillas, cables o catéteres que se coloca directamente en el cáncer o cerca del mismo.

Para los tumores de las vías respiratorias, se administra la radiación directamente en el tumor a través de un endoscopio.

• **Quimioterapia.** La quimioterapia es un tratamiento del cáncer que usa medicamentos para impedir el crecimiento de células cancerosas, mediante su destrucción o evitando su multiplicación.

• **Terapia dirigida.** La terapia dirigida es un tipo de tratamiento en el que se utilizan medicamentos u otras sustancias para atacar células cancerosas específicas. Por lo general, las terapias dirigidas causan menos daño a las células normales que la quimioterapia o la radioterapia. Los anticuerpos monoclonales y los inhibidores de la tirosina cinasa son los dos tipos principales de terapia dirigida que se usan para tratar el cáncer de pulmón de células no pequeñas avanzado, metastásico o recidivante.

• **Terapia láser.** La terapia láser es un tratamiento para el cáncer que usa un haz de luz láser (un rayo delgado de luz intensa) para destruir células cancerosas.

• **Terapia fotodinámica.** La terapia fotodinámica (TFD) es un tratamiento para el cáncer que usa un medicamento y un tipo específico de rayo láser para destruir células cancerosas. Se inyecta en la vena un medicamento que no se vuelve activo hasta que se expone a la luz. El medicamento se acumula más en las células cancerosas que en las normales.

• **Criocirugía.** La criocirugía es un tratamiento para el que se usa un instrumento para congelar y destruir tejido anormal, como el de un carcinoma in situ. Este tipo de tratamiento también se llama crioterapia. Para los tumores en las vías respiratorias, la criocirugía se realiza a través de un endoscopio.

• **Electrocauterización.** La electrocauterización es un tratamiento para el que se usa un estilete o una aguja calentados con una corriente eléctrica para destruir tejido anormal. Para los tumores en las vías respiratorias, la electrocauterización se realiza a través de un endoscopio.

• **Espera cautelosa.** La espera cautelosa es el control cuidadoso del estado de un paciente sin administrar ningún tratamiento hasta que se presenten o cambien los signos o síntomas. Esto se puede llevar a cabo en cierto casos pocos frecuentes de cáncer de pulmón de células no pequeñas.

Se están probando nuevos tipos de tratamiento en ensayos clínicos:

• **Quimioprevención.** La quimioprevención es el uso de medicamentos, vitaminas u otras sustancias para reducir el riesgo de cáncer o para disminuir el riesgo de que el cáncer recidive (vuelva). En el caso del cáncer de pulmón, la quimioprevención se utiliza para disminuir la posibilidad de que se forme un tumor nuevo en el pulmón.

• **Radiosensibilizadores.** Los radiosensibilizadores son sustancias que hace que sea más fácil destruir las células tumorales con radioterapia. La combinación de quimioterapia y radioterapia administradas con un radiosensibilizador está en estudio para el tratamiento del cáncer de pulmón de células no pequeñas.

• **Combinaciones nuevas.** Se están estudiando combinaciones nuevas de tratamiento en ensayos clínicos.

Cáncer de pulmón de células no pequeñas recidivante

El cáncer de pulmón de células no pequeñas recidivante es el cáncer que recidivó (volvió) después de haber sido tratado. El cáncer se puede presentar en el encéfalo, los pulmones u otras partes del cuerpo.

TRATAMIENTO DEL CÁNCER DE PULMÓN DE CÉLULAS PEQUEÑAS

Se usan cinco tipos de tratamiento estándar:

• **Cirugía.** Puede recurrirse a la cirugía si el cáncer se encuentra solamente en uno de los pulmones y en ganglios linfáticos cercanos. Dado que este tipo de cáncer de pulmón por lo general se encuentra en ambos pulmones, la cirugía sola no se usa a menudo. Durante la cirugía, el médico también extraerá ganglios linfáticos para determinar si tienen cáncer. A veces, se puede usar cirugía para extraer una muestra del tejido del pulmón para determinar el tipo exacto de cáncer de pulmón del paciente.

Aunque el médico extirpe todo el cáncer visible en el momento de la operación, algunos pacientes pueden recibir quimioterapia o radioterapia después de la cirugía para destruir cualquier célula cancerosa que haya quedado. El tratamiento que se administra después de la operación para disminuir el riesgo de que el cáncer vuelva se llama terapia adyuvante.

- **Quimioterapia.**
- **Radioterapia.**
- **Terapia láser.**
- **Colocación endoscópica de una endoprótesis.** Un endoscopio es un instrumento delgado con forma de tubo que se usa para mirar tejidos del interior del cuerpo. Un endoscopio tiene una luz y una lente para observar; se puede usar para colocar una endoprótesis en una estructura del cuerpo para mantener la estructura abierta. Se puede usar una prótesis endoscópica para abrir una vía respiratoria que está bloqueada por tejido anormal.

Cáncer de pulmón de células pequeñas recidivante

El cáncer de pulmón de células pequeñas recidivante es un cáncer que recidivó (volvió) después del tratamiento. El cáncer puede volver al pecho, el sistema nervioso central u otras partes del cuerpo.

5. CONSEJOS NUTRICIONALES PARA PATOLOGÍAS DE PULMÓN Y CÁNCER DE PULMÓN

No es lo mismo nutrirse que comer. Comer simplemente implica "llenar la tripa", sin ser conscientes de lo que ingerimos y de por qué lo ingerimos. Nutrirse implica aportar al organismo toda materia prima que nuestras células precisan para su supervivencia, regeneración y fisiología.

La alimentación es la clave de cualquier patología, incluidos los cánceres. Somos lo que comemos, decía hipócrates; y muy pocos son conscientes de esta frase tan cierta. Si comes basura, tu salud se debilita, tu organismo se va llenando de toxinas y las enfermedades comienzan a hacer acto de presencia.

Después de más de 30 años de práctica profesional, puedo afirmar con rotundidad que prácticamente cualquier patología (siempre y cuando no estemos en una fase terminal), se soluciona desde un punto de vista nutricional. Siempre y cuando se cumplan a rigurosamente todos los consejos que precisa cada patología, así los conceptos naturales de alimentación en busca de la prevención y de la salud.

En toda patología respiratoria, sea de vías altas o bajas, es imprescindible que el paciente se abstenga de consumir lácteos (incluso sin lactosa). El principal agresor de los lácteos es una proteína llamada caseína, la cual está intacta en cualquier presentación (leche completa, leche semidesnatada, leche desnatada, leche sin lactosa, leche en polvo, quesos de todo tipo, yogures, Actimel, Danacol, Petit Suisse, Danonino, etc.).

Otros productos que llevan lácteos son: pan de molde, jamón codido, bollería, galletas, etc.

Cuando la leche es digerida los distintos productos secundarios que aparecen como consecuencia de la descomposición bacteriana de la caseína tienden a causar la aparición de un **moco espeso, pegajoso y denso** el cual se pega a las membranas mucosas. ¿Su causa? La carencia de mecanismos digestivos en nuestro organismo útiles para la descomposición correcta de la caseína.

Este moco espeso tiende a obturar el sistema respiratorio, no funcionando con fluidez. Esta consecuencia está relacionado con enfermedades respiratorias como la sinusitis, la rinitis y el asma, además de neumonía y otitis.

La caseína es considerada como una proteína altamente inmunogénica. Esto significa que para su digestión demanda una alta producción de anticuerpos y otros complementos a nuestro sistema inmune, lo que puede llegar a agotarlo.

Como consecuencia somos más vulnerables a las infecciones, siendo común también que aparezcan otras reacciones alérgicas. Es decir, la proteína de la leche se comporta de la misma manera que un antígeno, siendo considerado por nuestro organismo como un agente extraño y reacciona produciendo anticuerpos como si fuera un agente infeccioso.

Un consumo regular y moderado de lácteos puede causar síntomas relacionados como artritis reumatoide, fatiga crónica, otitis y alteraciones intestinales, daño renal, reacciones alégicas (con síntomas tales como congestión nasal, erupciones en la piel, comezón en los ojos, ampollas, dolor de estómago y calambres, y en casos más graves una crisis anafiláctica).

Diferentes estudios han encontrado bastantes evidencias que demuestran que los casos de diabetes infantil aumentan sobre todo en familias que consumen más leche, como consecuencia del daño sufrido en el páncreas por las células de los Islotes de Langerhans.

Así mismo, en la prevención y cura de patologías respiratorias, es imprescindible reducir o eliminar el consumo de sal, harinas blancas y el exceso de proteínas (principalmente carne roja, y muy especialmente carne de cerdo, la cual debemos eliminar definitivamente de nuestra dieta diaria).

Tabla 14. Prevención del cáncer de pulmón

Aumentar el consumo de	Eliminar el consumo de
Cebolla cruda	Lácteos
Ajo crudo	Cerdo y sus derivados
Cúrcuma	Cerveza
Manzanas	Huevos
Granada	Azúcares
Betacaroteno	Donuts
Hortalizas de hoja verde	Harina blanqueada enriquecida,
Frutas de color naranja	Arroz blanco, pasta blanca, pan blanco,
Zanahoria	Bollería
Brócoli	Grasas saturadas y trans
Espinacas	Alcohol
Col	Perritos calientes
Judías	Aceites hidrogenados y
Tomate	parcialmente hidrogenados

CAPÍTULO V

El corazón

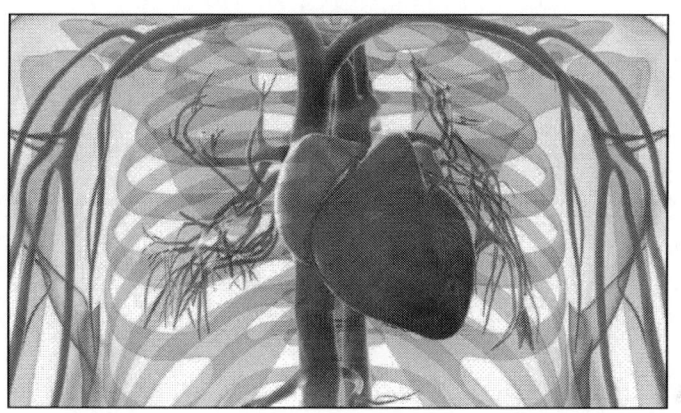

1. ANATOMÍA Y FISIOLOGÍA DEL SISTEMA CARDIOVASCULAR

1. GENERALIDADES

El sistema cardiovascular está formado por el corazón y los vasos sanguíneos: arterias, venas y capilares. Se trata de un sistema de transporte en el que una bomba muscular (el corazón) proporciona la energía necesaria para mover el contenido (la sangre), en un circuito cerrado de tubos elásticos (los vasos).

2. EL CORAZÓN

2.1. ANATOMÍA MACROSCÓPICA

2.1.1. Localización

El corazón es un órgano musculoso formado por 4 cavidades. Su tamaño es parecido al de un puño cerrado y tiene un peso aproximado de 250 y 300 gramos en mujeres y varones adultos, respectivamente. Está situado en el interior del tórax, por encima del diafragma, en la región denominada mediastino, que es la parte media de la cavidad torácica localizada entre las dos cavidades pleurales. Casi dos terceras partes del corazón se sitúan en el hemitórax izquierdo. El corazón tiene forma de cono apoyado sobre su lado, con un extremo puntiagudo, el vértice, de dirección anteroinferior izquierda y la porción más ancha, la base, dirigida en sentido posterosuperior.

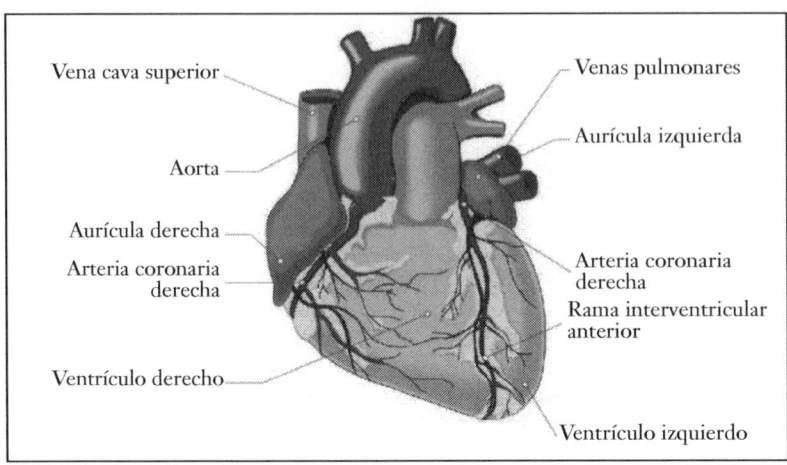

Vena cava superior

Venas pulmonares

Aurícula izquierda

Aorta

Aurícula derecha

Arteria coronaria
derecha

Arteria coronaria
derecha

Rama interventricular
anterior

Ventrículo derecho

Ventrículo izquierdo

Figura 135. Anatomía del corazón

2.1.2. El pericardio

La membrana que rodea al corazón y lo protege es el pericardio, el cual impide que el corazón se desplace de su posición en el mediastino, al mismo tiempo que permite libertad para que el corazón se pueda contraer. El pericardio consta de dos partes principales, el pericardio fibroso y el seroso.

1. El **pericardio fibroso**, más externo, es un saco de tejido conjuntivo fibroso duro no elástico. Descansa sobre el diafragma y se continúa con el centro tendinoso del mismo. Las superficies laterales se continúan con las pleuras parietales. La función del pericardio fibroso es evitar el excesivo estiramiento del corazón durante la diástole, proporcionarle protección y fijarlo al mediastino.

2. El **pericardio seroso**, más interno, es una fina membrana formada por dos capas:

   a. la capa más interna visceral o epicardio, que está adherida al miocardio.

   b. la capa más externa parietal, que se fusiona con el pericardio fibroso.

Entre las hojas parietal y visceral hay un espacio virtual, la cavidad pericárdica, que contiene una fina capa de líquido seroso, el líquido pericárdico, que reduce la fricción entre las capas visceral y parietal durante los movimientos del corazón.

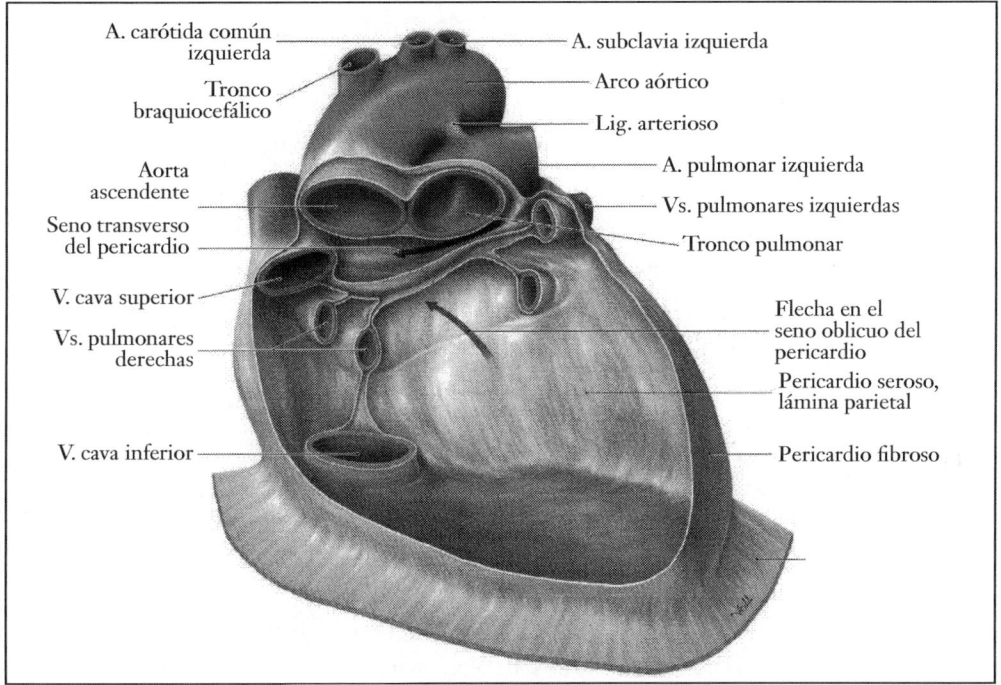

Figura 136. El pericardio

Elementos de unión del pericardio

El pericardio se encuentra fijado, principalmente, a cinco elementos:
1. A la hojuela anterior del diafragma por la continuidad de los ligamentos frenopericárdicos (figura 136):
   - Anterior: va desde el nervio frénico izquierdo hasta la vena cava inferior (VCI),
   - derecho: discurre sobre la vena cava inferior (VCI),
   - izquierdo: es inconstante.

Estos ligamentos rodean la VCI a nivel de su porción supradiafragmática.
2. A la cara posterior del esternón mediante la continuidad de los ligamentos esterno-pericárdicos (figura 137):

- Superior: discurre por la cara posterior del manubrio y la cara posterior de los dos primeros cartílagos costales (por la parte anterosuperior del pericardio).
- Inferior: va a la punta de la apófisis xifoides.

3. A la cara anterior de los cuerpos vertebrales de C7, T1, T2 y T3 por la continuidad de los ligamentos vertebropericárdicos (figura 137).
4. A la lámina tiropericárdica que corresponde a la hoja profunda de la ACM (figura 138).
5. Al esófago torácico, en la bifurcación traqueal, y a las venas pulmonares mediante los ligamentos visceropericárdicos.

Órganos y otros elementos que están en relación directa con el pericardio

- Las pleuras mediastínicas, los pulmones y la tráquea.
- El esófago, la entrada del estómago.
- Los vasos diafragmáticos superiores, el pedículo pulmonar, arteria y vena pulmonar, el cayado aórtico, la aurícula izquierda, la vena cava inferior, la vena porta, el tronco venoso braquiocefálico.
- El centro frénico del diafragma.
- El esternón y las dos primeras articulaciones condroesternales.
- Las dos primeras costillas.
- De la 6ª cervical a la 4ª torácica: el plexo braquial.
- El occipital y la base del cráneo.
- El tiroides.
- El timo.
- Los nervios frénicos, que son nervios motores, sensitivos y neurovegetativos y tienen una acción sobre la vena cava inferior y la cápsula suprarrenal derecha.
- El ganglio estrellado.

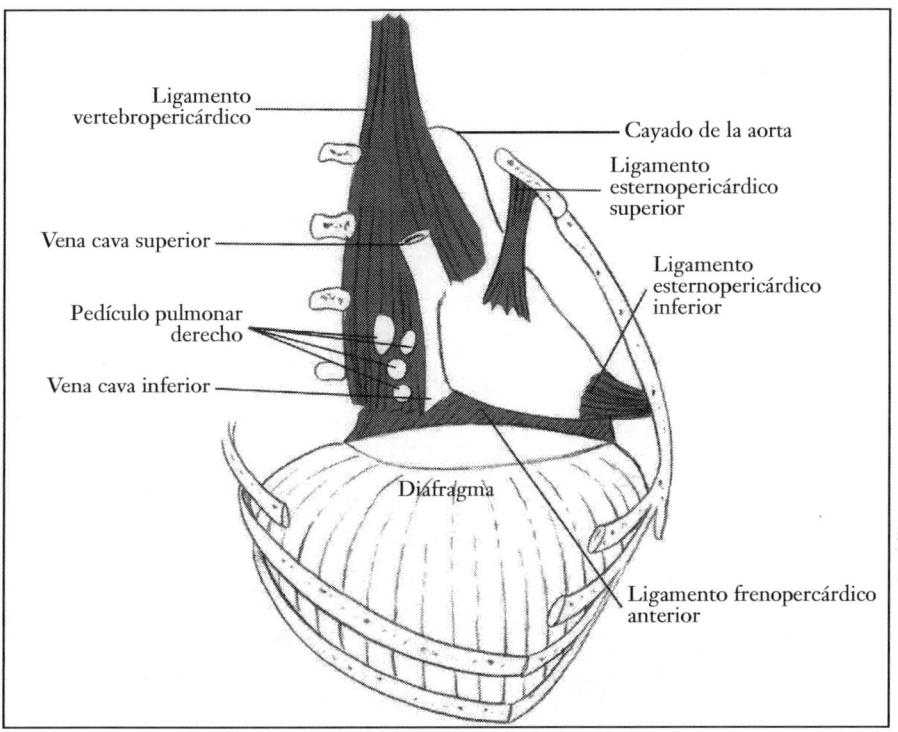

Figura 137. El pericardio y sus inserciones

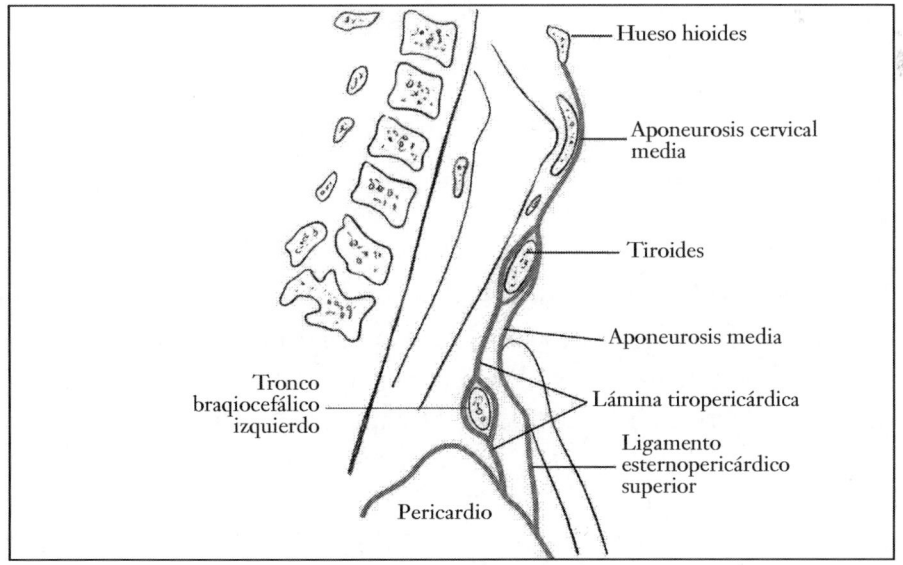

Figura 138. Lámina tiropericárdica

2.1.3. Pared

La pared del corazón está formada por tres capas (figura 139):

1. Una capa externa, denominada **epicardio**, que corresponde a la capa visceral del pericardio seroso.
2. Una capa intermedia, llamada **miocardio**, formada por tejido muscular cardíaco.
3. Una capa interna, denominada **endocardio**, la cual recubre el interior del corazón y las válvulas cardíacas y se continúa con el endotelio de los granos vasos torácicos que llegan al corazón o nacen de él.

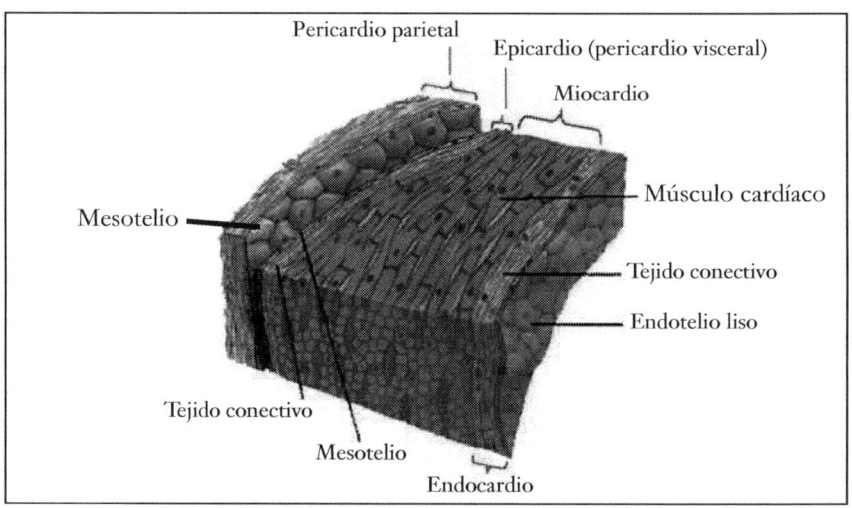

Figura 139. Pared del corazón y sus capas

2.1.4. Cavidades

El corazón está formado por 4 cavidades: dos superiores, las **aurículas** y dos inferiores, los **ventrículos**. En la superficie anterior de cada aurícula se observa una estructura arrugada a manera de bolsa, la orejuela, la cual incrementa levemente la capacidad de la aurícula.

1. Aurícula derecha: Es una cavidad estrecha, de paredes delgadas, que forma el borde derecho del corazón y está separada de la aurícula izquierda por el tabique interauricular. Recibe sangre de tres vasos, la vena cava superior e inferior, y el seno coronario. La sangre fluye de la aurícula derecha al ventrículo derecho por el orificio aurículoventricular derecho, donde se sitúa la válvula tricúspide, que recibe este nombre porque tiene tres cúspides.

2. Ventrículo derecho: Es una cavidad alargada de paredes gruesas, que forma la cara anterior del corazón. El tabique interventricular lo separa del ventrículo izquierdo. El interior del ventrículo derecho presenta unas elevaciones musculares denominadas trabéculas carnosas. Las cúspides de la válvula tricúspide están conectadas entre sí por las cuerdas tendinosas que se unen a los músculos papilares. Las cuerdas tendinosas impiden que las valvas sean arrastradas al interior de la aurícula cuando aumenta la presión ventricular. La sangre fluye del ventrículo derecho a través de la válvula semilunar pulmonar hacia el tronco de la arteria pulmonar. El tronco pulmonar se divide en arteria pulmonar derecha y arteria pulmonar izquierda.

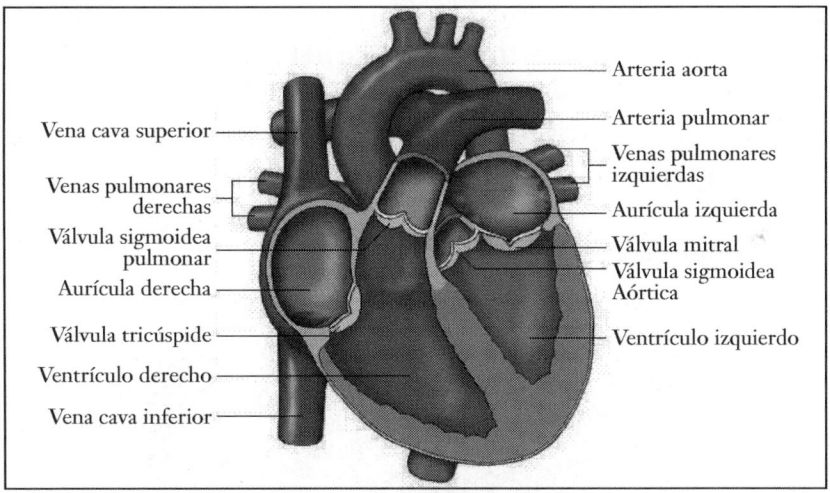

Figura 140. Cavidades del corazón

3. Aurícula izquierda: Es una cavidad rectangular de paredes delgadas, que se sitúa por detrás de la aurícula derecha y forma la mayor parte de la base del corazón. Recibe sangre de los pulmones a través de las cuatro venas pulmonares, que se sitúan a la cara posterior, dos a cada lado. La cara anterior y posterior de la pared de la aurícula izquierda es lisa debido a que los músculos pectíneos se sitúan exclusivamente en la orejuela. La sangre pasa de esta cavidad al ventrículo izquierdo a través del orificio aurículo-ventricular izquierdo, recubierto por una válvula que tiene dos cúspides válvula mitral (o bicúspide).

4. Ventrículo izquierdo: Esta cavidad constituye el vértice del corazón, casi toda su cara y borde izquierdo y la cara diafragmática. Su pared es gruesa y presenta trabéculas carnosas y cuerdas tendinosas, que fijan las cúspides de la válvula a los músculos papilares. La sangre fluye del ventrículo izquierdo a través de la válvula semilunar aórtica hacia la arteria aorta.

El grosor de las paredes de las 4 cavidades varía en función de su acción. Las aurículas tienen unas paredes delgadas debido a que sólo transfieren la sangre a los ventrículos adyacentes. El ventrículo derecho tiene una pared más delgada que el ventrículo izquierdo debido a que bombea la sangre a los pulmones, mientras que el ventrículo izquierdo la bombea a todo el organismo. La pared muscular del ventrículo izquierdo es entre 2-4 veces más gruesa que la del ventrículo derecho.

Entre el miocardio auricular y ventricular existe una capa de tejido conjuntivo denso que constituye el **esqueleto fibroso del corazón**. Cuatro anillos fibrosos, donde se unen las válvulas cardíacas, están fusionados entre sí y constituyen una barrera eléctrica entre el miocardio auricular y ventricular.

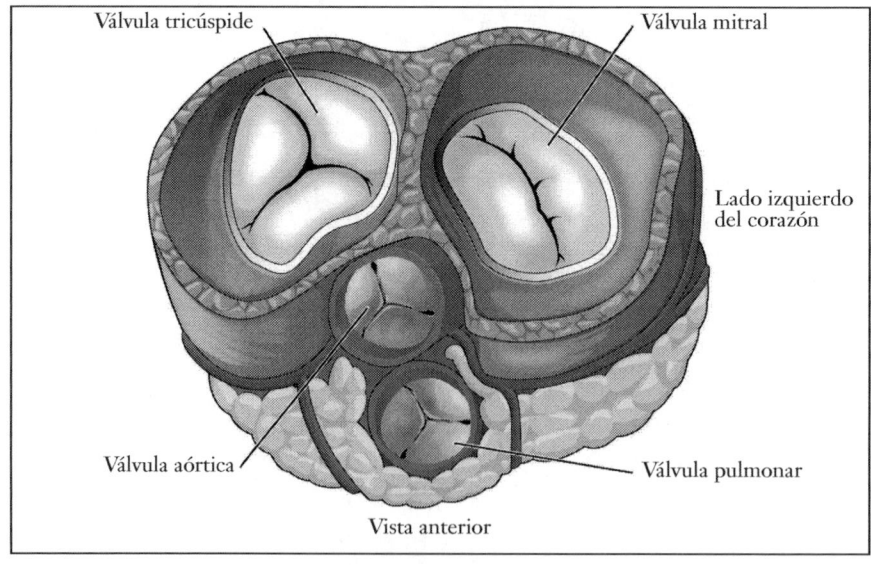

Figura 141. Esqueleto fibroso del corazón

2.1.5. Inervación del corazón

El corazón está inervado por fibras nerviosas autónomas, tanto del sistema parasimpático como del sistema simpático, que forman el plexo cardíaco. Las ramas del plexo cardíaco inervan el tejido de conducción, los vasos sanguíneos coronarios y el miocardio auricular y ventricular.

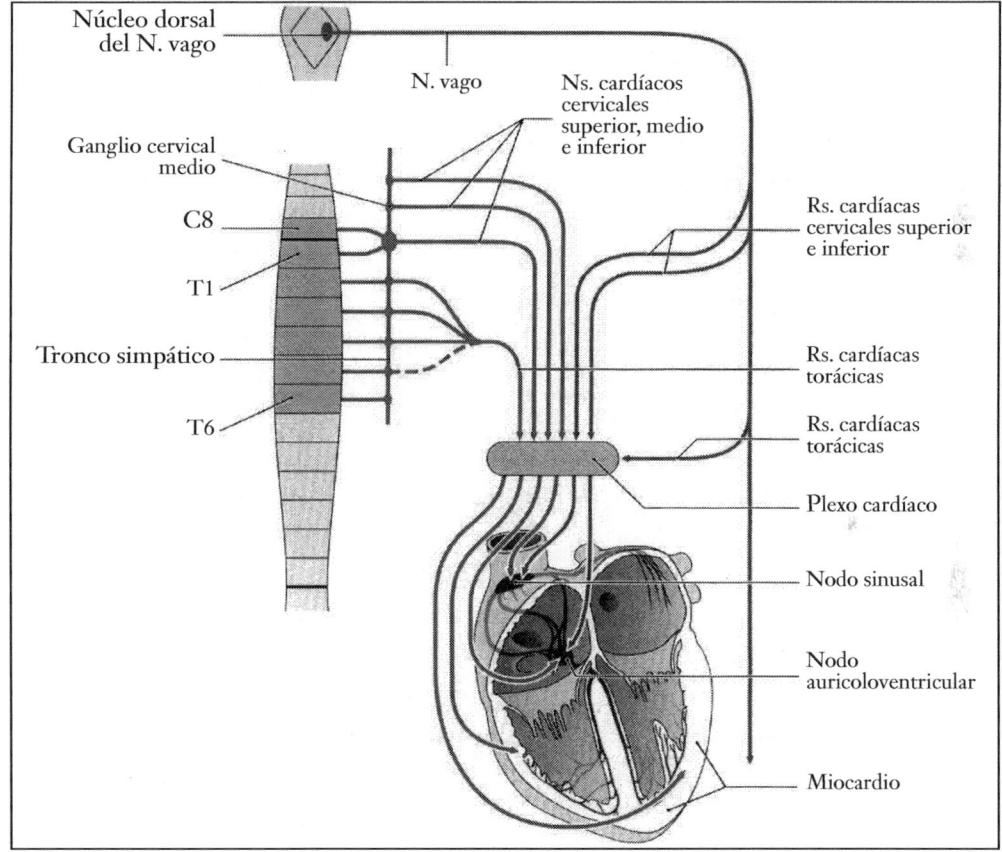

Figura 142. Inervación vegetativa del corazón

Las **fibras simpáticas** proceden de los tres ganglios cervicales, dando los nervios cardíacos cervicales superior, medio e inferior; así como los ganglios torácicos 2° a 5°, dando las ramas cardíacas torácicas. Todas las ramas cardíacas penetran en el plexo cardíaco. Del plexo cardíaco salen ramas parasimpáticas hacia los nodos sinusales y hacia los ganglios atrioventriculares, y ramas simpáticas hacia los nodos sinusales, hacia los nodos atrioventriculares, el miocardio, y los vasos coronarios.

La **inervación parasimpática** deriva de los nervios vagos o X par craneal. Las fibras del vago procedentes del núcleo dorsal del vago dan ramas cardíacas cervicales superiores e inferiores en el cuello, y las ramas cardíacas torácicas en el tórax. Las ramas cardíacas se extienden hacia el plexo cardíaco.

Nota: el nervio frénico no está en contacto con el corazón, sino que, en el mediastino medio y de camino hacia el diafragma, da ramas somatosensibles para el pericardio.

El simpático aumenta la frecuencia de latidos del corazón y la fuerza de contracción del miocardio y dilata los vasos coronarios.

El parasimpático disminuye la frecuencia cardíaca.

2.1.6. Inervación del pericardio

La inervación del pericardio es muy compleja, recibiendo inervación simpática a partir de los ganglios estrellado y dorsal, así como de los plexos cardíaco, diafragmático y aórtico. Está inervado también por el nervio vago, por el plexo esofágico y por el nervio laríngeo recurrente.

La inervación del pericardio proviene de fibras sensitivas de los nervios vagos (X), de los nervios frénicos y de fibras sensitivas y vasomotoras de los simpáticos torácicos.

La hoja parietal es inervada por el nervio pericárdico-frénico; mientras que la hoja visceral es inervada por el Plexo Cardíaco (formado por ramas del Nervio Vago (X) y ramas de la Cadena Simpática).

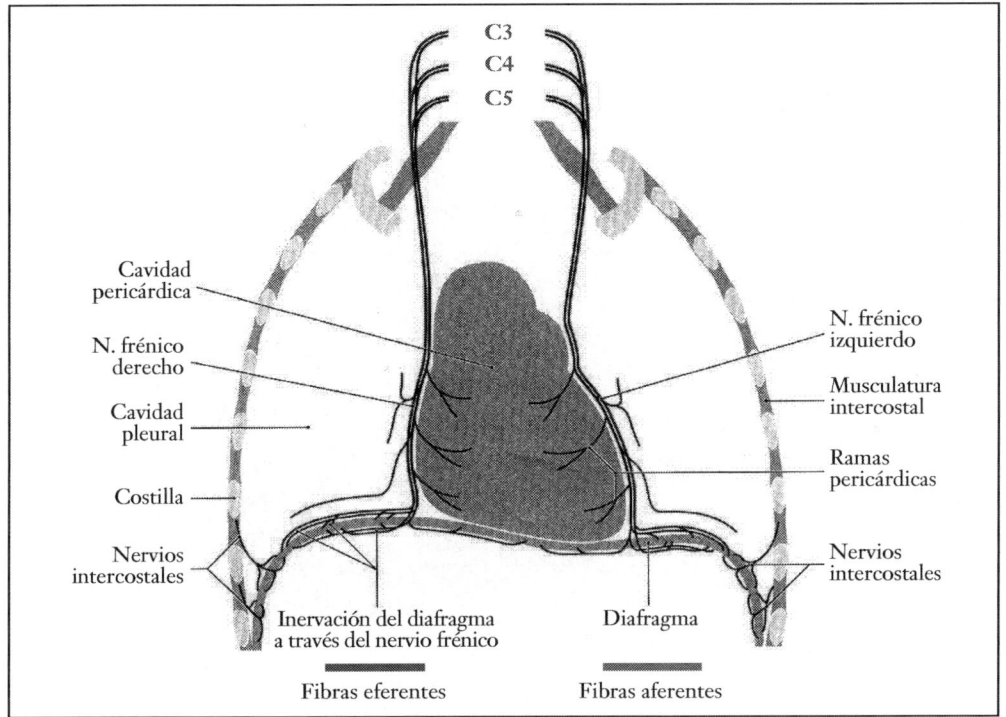

C3
C4
C5

Cavidad pericárdica

N. frénico derecho

Cavidad pleural

Costilla

Nervios intercostales

Inervación del diafragma a través del nervio frénico

Diafragma

N. frénico izquierdo

Musculatura intercostal

Ramas pericárdicas

Nervios intercostales

Fibras eferentes

Fibras aferentes

Figura 143. Inervación del diafragma

2.1.7. Irrigación

En la parte inicial de la aorta ascendente nacen las dos arterias coronarias principales, la arteria coronaria derecha y la arteria coronaria izquierda. Estas arterias se ramifican para poder distribuir la sangre oxigenada a través de todo el miocardio. La sangre no oxigenada es drenada por venas que desembocan el seno coronario, la cual desemboca en la aurícula derecha. El seno coronario se sitúa en la parte posterior del surco auriculoventricular.

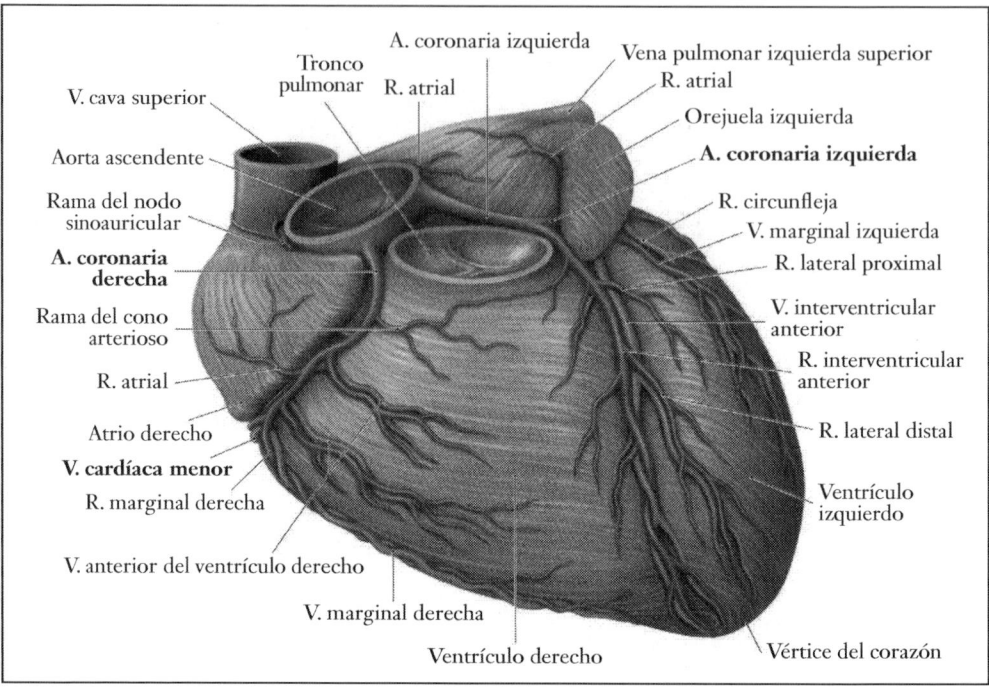

Figura 144. Irrigación arterial y venosa del corazón, visión ventral de la cara esternocostal

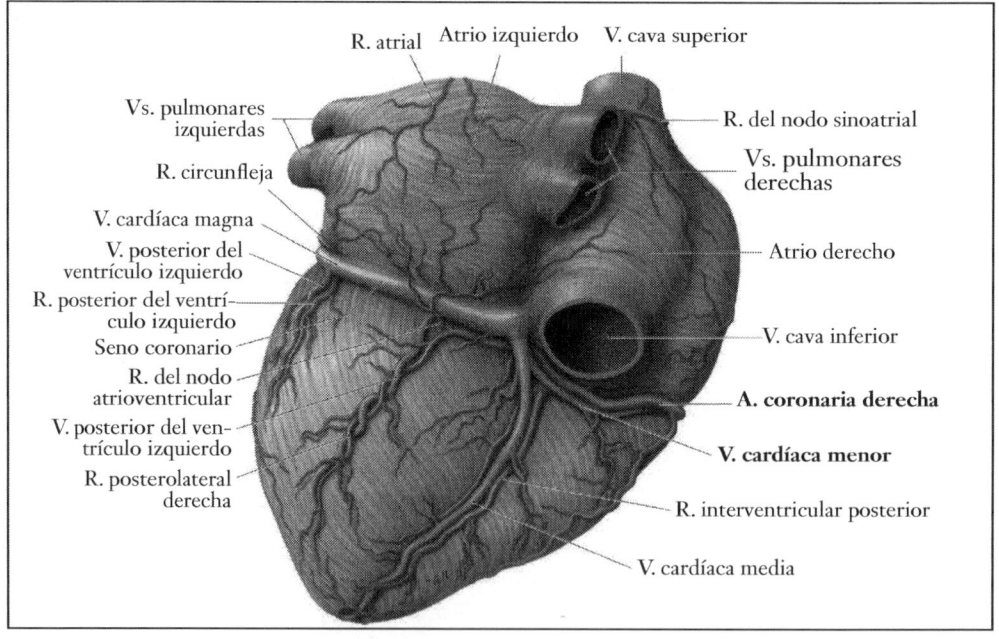

Figura 145. Irrigación arterial y venosa del corazón, visión dorsocaudal de la cara diafragmática

La **arteria coronaria izquierda** nace del ostium de la aorta, su calibre en el adulto es de aproximadamente de 3 a 4 mm. En su nacimiento forma el tronco de la coronaria izquierda (TCI) de una longitud de 3 a 4 cm., el mismo se relaciona por detrás con el tronco de la arteria pulmonar, luego se inclina hacia la izquierda y por último abajo y adelante e inmediatamente se bifurca dando sus dos ramas terminales: descendente anterior y circunfleja.

La **arteria descendente anterior (DA)** va descendiendo por el surco interventricular anterior hasta llegar al vértice del corazón, lo bordea 1,5 cm aproximadamente por detrás y a la derecha, pasando así a la cara inferior donde termina. Esta arteria posee numerosas ramas colaterales: del ventrículo izquierdo, las diagonales para la pared anterior del ventrículo en número inconstante de 3 a 5. Del ventrículo derecho, rama del cono arterioso y rama anastomótica para la marginal derecha. Y por último, ramas interventriculares septales, existe una decena que se profundizan en el tabique interventricular al cual irrigan sus 2/3 parte anterior.

La **arteria circunfleja (Cx)**, discurre por el surco auriculoventricular dirigiéndose hacia la izquierda y termina a través de las ramas auriculoventriculares en la cara inferior del ventrículo izquierdo. Sus colaterales son: ramas auriculares anteriores, intermedias y anastomóticas. Y ramas ventriculares, marginales, rama posterior del ventrículo izquierdo y ramas ventriculares anteriores izquierdas.

Por lo tanto los territorios que irriga la arteria coronaria izquierda son:
- Aurícula izquierda.
- Casi la totalidad del ventrículo izquierdo.
- Parte del ventrículo derecho.
- La mayor parte del tabique interventricular (2/3 partes anterior) incluido el haz auriculoventricular del tejido de conducción.
- El nodo sinusal (40 % de las personas).

La **arteria coronaria derecha (CD)**, en el 90 % de los casos dominante porque da la arteria descendente posterior, en caso contrario la circunfleja es quien dará esta rama. Nace del seno de la aorta, tiene un calibre de 3 a 4 mm aproximadamente, su trayecto la conduce hacia abajo, hacia delante y a la derecha por el surco auriculoventricular luego gira se dirige hacia la izquierda por la cara posterior del surco y da su rama terminal en el 90 % la descendente posterior. Sus ramas colaterales son: vasculares, auriculares y ventriculares.

La arteria coronaria derecha irriga:
- Aurícula derecha.
- Casi todo el ventrículo derecho.
- Cara inferior del ventrículo izquierdo.
- 1/3 posterior del tabique interventricular.
- El nodo auriculoventricular y en el 55 % de los casos el nodo sinusal.

Las **venas del corazón** principales son:
- La **vena cardíaca magna** o vena coronaria izquierda. Recoge la sangre de la superficie anterior de los ventrículos, sigue el surco longitudinal anterior y desemboca en el seno coronario. Comienza en el ápex cardíaco y asciende a lo largo del surco longitudinal anterior hacia la base de los ventrículos. Entonces se curva hacia la izquierda en el surco coronario y, alcanzando la parte posterior del corazón, desemboca hacia el extremo izquierdo del seno coronario.

Recibe venas tributarias de la aurícula izquierda y de ambos ventrículos. Una de ellas, la vena marginal izquierda, es de tamaño considerable, y asciende a lo largo del margen izquierdo del corazón.
- La **vena cardíaca media**. Una de las cinco tributarias del seno coronario que recoge la sangre del lecho capilar del miocardio. Comienza en la punta del corazón, sube por el surco interventricular posterior, recibe tributarias de ambos ventrículos y termina en la extremidad derecha del seno coronario.
- La **vena cardíaca menor** o vena coronaria derecha. Recoge la sangre de ambas partes del lado derecho del corazón, sigue por el surco coronario (entre la aurícula y el ventrículo derechos) hacia la izquierda y desemboca en el seno coronario, en su extremo derecho.

Recibe sangre de la parte posterior de la aurícula y el ventrículo derechos; la vena marginal derecha asciende a lo largo del margen derecho del corazón y se le une en el surco coronario, o desemboca directamente en la aurícula derecha.

El **drenaje linfático** del corazón y del pericardio se produce en el tronco broncomediastínico, aunque utilizan diferentes grupos de ganglios.

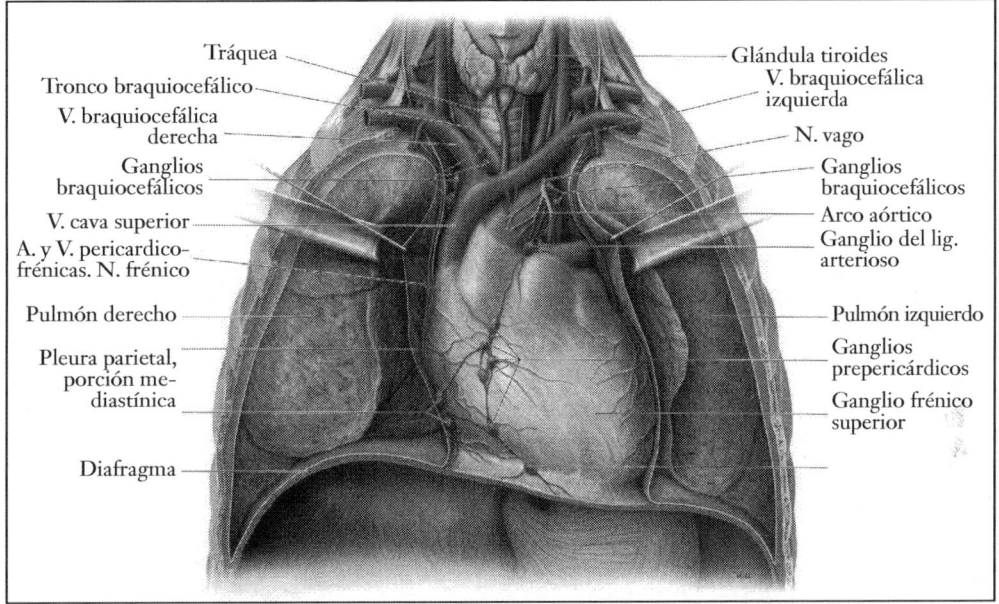

Figura 146. Drenaje linfático del corazón y del pericardio

Un único vaso linfático, formado por la unión de varios vasos del corazón, asciende entre el tronco pulmonar y la aurícula izquierda y termina en los **ganglios linfáticos traqueobronquiales** inferiores, habitualmente sobre el lado derecho.

La linfa de los órganos torácicos se drena a través de uno de los tres grupos de nódulos linfáticos en el pecho antes de entrar en el conducto torácico o en el conducto linfático derecho: el braquiocefálico, el mediastinal posterior o los nódulos linfáticos traqueobronquiales.

Los **nódulos linfáticos braquiocefálicos** están situados en el mediastino superior, anterior a las venas braquiocefálicas y a los troncos arteriales grandes. Reciben la linfa del timo, de la glándula tiroides, del pericardio, del corazón y de los nódulos diafragmáticos laterales. Drenan a los troncos broncomediastinales derecho e izquierdo después de unirse a los linfáticos eferentes de los nódulos traqueobronquiales.

Los **nódulos linfáticos mediastinales** posteriores están situados detrás del pericardio, cerca del esófago y de la aorta torácica descendente. Reciben los vasos linfáticos aferentes del esófago, pericardio posterior, diafragma y algunas veces del lóbulo izquierdo del hígado. Están conectados principalmente con el conducto torácico.

Hay cinco primeros grupos de nódulos linfáticos traqueobronquiales:

1. Paratraqueal
2. Traqueobronquial superior
3. Traqueobronquial inferior (nódulos carinados)
4. Broncopulmonar (nódulos hiliares)
5. Pulmonar

Estos grupos son continuos y sin una clara diferenciación.

Los vasos aferentes drenan el parénquima pulmonar, la pleura, los bronquios, la tráquea torácica y el corazón y se conectan con algunos nódulos del mediastino posterior. Los vasos eferentes ascienden a la tráquea para unirse a los vasos eferentes de los nódulos paraesternales y braquiocefálicos, formando los troncos broncomediastinales derecho e izquierdo. En el lado derecho, el tronco puede unirse a un conducto linfático derecho u otro tronco linfático. En el lado izquierdo, el tronco puede conectarse con el conducto torácico, pero más a menudo se abre independientemente en la unión yugular-subclavia.

2.2. ANATOMÍA MICROSCÓPICA

2.2.1. Músculo cardíaco

El miocardio o músculo cardíaco está formado por fibras musculares estriadas más cortas y menos circulares que las fibras del músculo esquelético. Presentan ramificaciones, que se conectan con las fibras vecinas a través de engrosamientos transversales de la membrana celular o sarcolema, denominados discos intercalares. Estos discos contienen uniones intercelulares que permiten la conducción de potenciales de acción de una fibra muscular a las otras vecinas.

2.2.2. Sistema de conducción cardíaco

Cada latido cardíaco se produce gracias a la actividad eléctrica inherente y rítmica de un 1 % de las fibras musculares miocárdicas, las **fibras autorrítmicas o de conducción.** Estas fibras son capaces de generar impulsos de una forma repetida y rítmica, y actúan como marcapasos estableciendo el ritmo de todo el corazón, y forman el **sistema de conducción cardíaco.** El sistema de conducción garantiza la contracción coordinada de las cavidades cardíacas y de esta forma el corazón actúa como una bomba eficaz. Los componentes del sistema de conducción son:

1. El **nódulo sinusal o nódulo sinoauricular,** localizado en la pared de la aurícula derecha, por debajo de la desembocadura de la vena cava superior. Cada potencial de acción generado en este nódulo se propaga a las fibras miocárdicas de las aurículas.

2. El **nódulo auriculoventricular (AV)** se localiza en el tabique interauricular. Los impulsos de las fibras musculares cardíacas de ambas aurículas convergen en el nódulo AV, el cual los distribuye a los ventrículos a través del

3. **Haz de His o fascículo auriculoventricular,** que es la única conexión eléctrica entre las aurículas y los ventrículos. En el resto del corazón el esqueleto fibroso aísla eléctricamente las aurículas de los ventrículos.

4. El fascículo auriculoventricular se dirige hacia la porción muscular del tabique interventricular y se divide en sus **ramas derecha e izquierda del haz de His,** las cuales a través del tabique interventricular siguen en dirección hacia el vértice cardíaco y se distribuyen a lo largo de toda la musculatura ventricular.

5. Por último, el **plexo subendocárdico terminal o fibras de Purkinje** conducen rápidamente el potencial de acción a través de todo el miocardio ventricular.

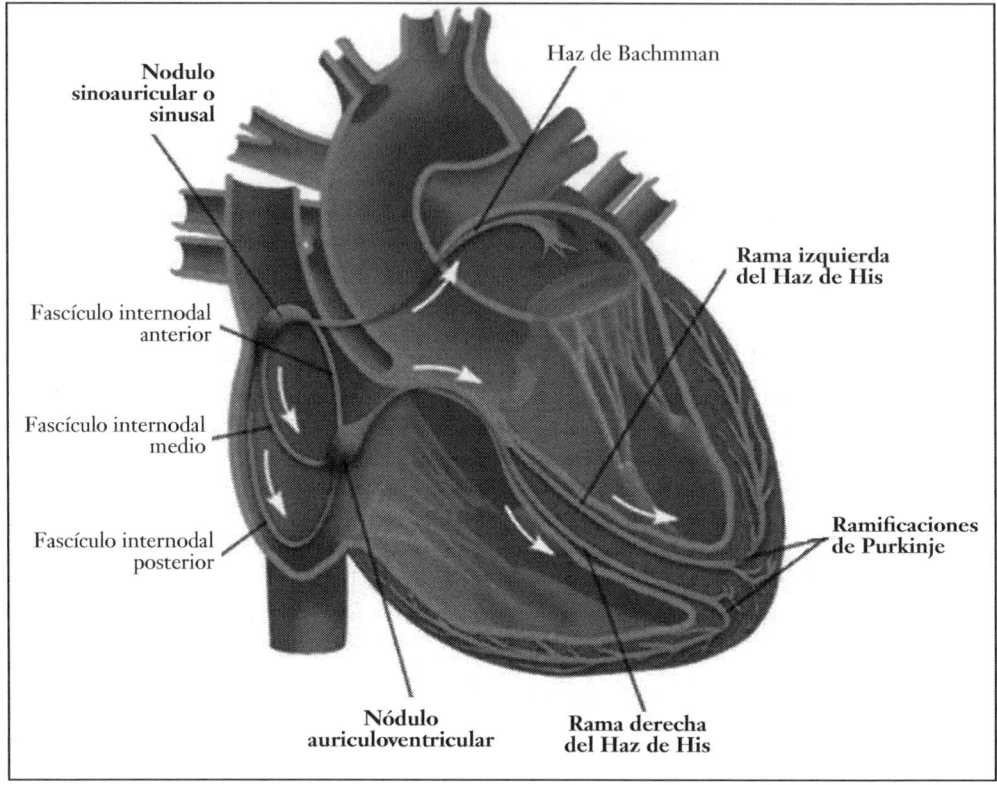

Figura 147. Sistema de conducción cardíaco

3. FISIOLOGÍA DEL CORAZÓN

3.1 GENERALIDADES. CIRCULACIÓN GENERAL Y PUL-MONAR

El aparato circulatorio está formado por el corazón, los vasos arteriales y venosos y los capilares sanguíneos con un doble circuito cerrado: la **circulación mayor** y la **circulación menor**.

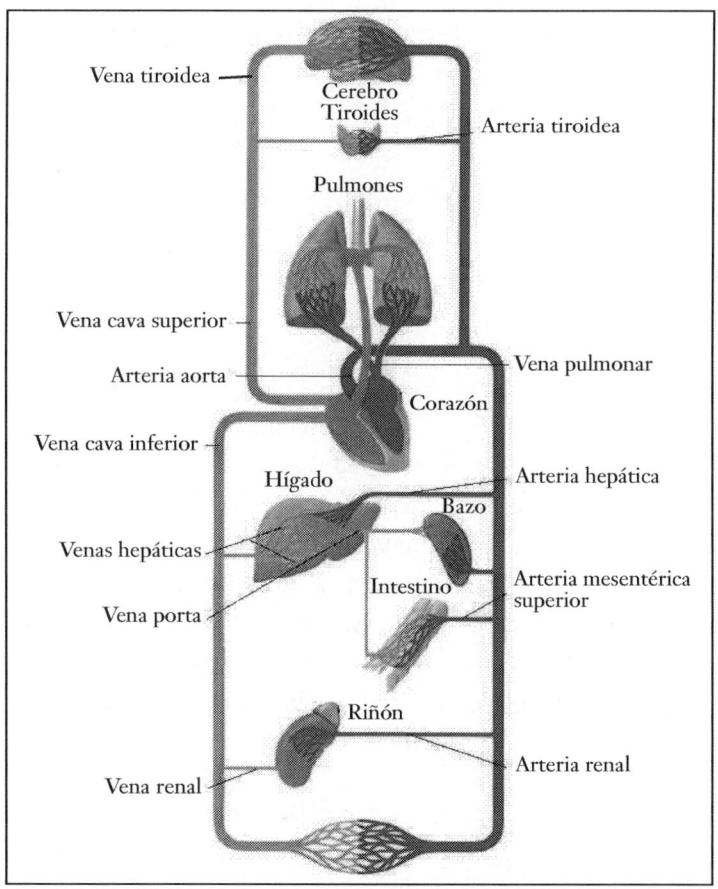

Figura 148. Sistema de conducción cardíaco

La **circulación menor** parte del ventrículo derecho y va a los pulmones, transportando sangre venosa a través de las arterias pulmonares.

En correspondencia con los capilares pulmonares, la sangre cede una parte de su anhídrido carbónico (CO_2), se carga de oxígeno y vuelve a la aurícula izquierda a través de las dos venas pulmonares. La **circulación mayor** parte del ventrículo izquierdo por la gran arteria aorta, que envía sangre a irrigar la cabeza y las extremidades superiores; luego nutre el hígado, por medio de la arteria hepática; el intestino, con la arteria mesentérica y los riñones con las arterias renales. Al final la aorta se divide en las arterias ilíacas, que irrigan las extremidades inferiores. La sangre venosa vuelve al corazón a través de la vena cava inferior, que recoge directamente la sangre procedente de las venas renales y hepáticas e indirectamente la sangre intestinal, que pasa primero a través del círculo portal y luego a través del hígado. La sangre venosa de las regiones cefálicas, a través de la vena cava superior, vuelve a la aurícula derecha del corazón y seguidamente al ventrículo derecho, para pasar por último a la circulación menor y continuar el ciclo.

3.2. FISIOLOGÍA DEL CORAZÓN

3.2.1. Potencial de acción

Funcionalmente el corazón consta de dos tipos de fibras musculares: las contráctiles y las de conducción. Las fibras contráctiles comprenden la mayor parte de los tejidos auricular y ventricular y son las células de trabajo del corazón. Las fibras de conducción representan el 1 % del total de fibras del miocardio y constituyen el sistema de conducción. Su función no es la contracción muscular sino la generación y propagación rápida de los potenciales de acción sobre todo el miocardio.

Las contracciones del músculo cardíaco están generadas por estímulos eléctricos regulares que se generan de forma automática en el nódulo sinusal. La llegada de un impulso a una fibra miocárdica normal genera un **potencial de acción** (cambios en la permeabilidad de la membrana celular a determinados iones), el cual ocasiona la contracción de la fibra muscular del miocardio. El potencial de acción de las fibras miocárdicas contráctiles auriculares y ventriculares comprende tres fases:

1. **Despolarización:** cuando la excitación de las fibras del nódulo sinusal llega a las fibras auriculares ocasiona la abertura rápida de canales de sodio, con lo que se inicia la despolarización rápida.
1. **Meseta:** en una segunda fase, se abren canales lentos de calcio que facilitan la entrada de iones calcio al interior de la fibra miocárdica.
2. **Repolarización:** la recuperación del potencial de membrana en reposo es debida a la abertura de canales de potasio y al cierre de los canales de calcio.

El **potencial de acción** de las fibras del **nódulo sinusal** tiene algunas diferencias con respecto al resto de fibras miocárdicas auriculares y ventriculares:

1. El potencial de de membrana de reposo es menos negativo que en el resto de fibras cardíacas (-55 mV) y por lo tanto son más excitables.
2. Durante el estado de reposo, debido a una mayor permeabilidad al ión sodio, el potencial de reposo se va haciendo cada vez menos negativo (potencial de reposo inestable. Cuando llega a un valor de - 40 mV (valor umbral) se activan los canales de calcio y se desencadena un potencial de acción.

Propagación del potención de acción

El potencial de acción cardíaco se propaga desde el nódulo sinusal por el miocardio auricular hasta el nódulo auriculoventricular en aproximadamente 0,03 segundos. En el nódulo AV, disminuye la velocidad de conducción del estímulo, lo que permite que las aurículas dispongan de tiempo suficiente para contraerse por completo, y los ventrículos pueden llenarse con el volumen de sangre necesario antes de la contracción de los mismos. Desde el nódulo auriculoventricular, el potencial de acción se propaga posteriormente de forma rápida por el haz de His y sus ramas para poder transmitir de forma síncrona el potencial de acción a todas las fibras del miocardio ventricular. El tiempo entre el inicio del potencial en el nódulo sinusal y su propagación a todas las fibras del miocardio auricular y ventricular es de 0,22 segundos.

3.2.2. Electrocardiograma

Cuando el impulso cardíaco atraviesa el corazón, la corriente eléctrica también se propaga desde el corazón hacia los tejidos adyacentes que lo rodean. Una pequeña parte de la corriente se propaga a la superficie corporal y puede registrarse. Este registro se denomina **electrocardiograma (ECG)**. El ECG es un registro gráfico de la actividad eléctrica del corazón y de la conducción de sus impulsos. Las corrientes eléctricas se detectan en la superficie del cuerpo como pequeños potenciales eléctricos que tras su ampliación se observan en el electrocardiógrafo. En la práctica clínica, el ECG se registra colocando electrodos en los brazos y piernas (derivaciones de las extremidades) y seis en el tórax (derivaciones torácicas). Cada electrodo registra actividad eléctrica distinta porque difiere su posición respecto del corazón. Con la interpretación del ECG se puede determinar si la conducción cardíaca es normal, el tamaño de las cavidades cardíacas y si hay daño en regiones del miocardio.

Con cada latido cardíaco se observan 3 ondas en el ECG:

1. La **onda P** es una pequeña onda ascendente. Representa la despolarización de las aurículas y la transmisión del impulso del nódulo sinusal a las fibras musculares auriculares.
2. El **complejo QRS** se inicia con una onda descendente, continúa con una onda rápida triangular ascendente y finalmente una pequeña deflexión. Este complejo representa la despolarización ventricular. La fase de repolarización auricular coincide con la despolarización ventricular por lo que la onda de repolarización auricular queda oculta por el complejo QRS y no puede verse en el E.C.G..
3. La **onda T**: es una onda ascendente suave que aparece después del complejo QRS y representa la repolarización ventricular.

El análisis del ECG también incluye la medición de los espacios entre las ondas o **intervalos o segmentos**:

1. El **intervalo P-R** se mide desde el inicio de la onda P hasta el comienzo del complejo QRS. Ello permite determinar el tiempo necesario para que el impulso se propague por las aurículas y llegue a los ventrículos.

2. El **segmento S-T** representa el intervalo entre el final del complejo QRS y el inicio de la onda T. Se corresponde con la fase de meseta del potencial de acción. Este segmento se altera cuando el miocardio recibe insuficiente oxígeno (p.e., angina de pecho o infarto de miocardio).

3. El **intervalo Q-T** incluye el complejo QRS, el segmento ST y la onda T y representa el principio de la despolarización ventricular hasta el final de la repolarización ventricular.

3.2.3. Ciclo cardíaco

Un **ciclo cardíaco** incluye todos los fenómenos eléctricos (potencial de acción y su propagación) y mecánicos (sístole: contracción; diástole: relajación) que tienen lugar durante cada latido cardíaco. El término **sístole** hace referencia a la fase de contracción y el término **diástole** a la fase de relajación. Cada ciclo cardíaco consta de una sístole y una diástole auricular, y una sístole y una diástole ventricular. En cada ciclo, las aurículas y los ventrículos se contraen y se relajan de forma alternada, moviendo la sangre de las áreas de menor presión hacia las de mayor presión. Los fenómenos que tienen lugar durante cada ciclo cardíaco pueden esquematizarse de la siguiente forma:

1. **Sístole auricular:** durante la sístole auricular las aurículas se contraen y facilitan el paso de un pequeño volumen de sangre a los ventrículos. La despolarización auricular determina la sístole auricular. En este momento los ventrículos están relajados.

2. **Sístole ventricular:** tiene una duración de 0,3 segundos durante los cuales los ventrículos se contraen y al mismo tiempo las aurículas están relajadas. Al final de la sístole auricular, el impulso eléctrico llega a los ventrículos y ocasiona primero la despolarización y posteriormente la contracción ventricular. La contracción del ventrículo ocasiona un aumento de la presión intraventricular que provoca el cierre de las válvulas auriculoventriculars (AV). El cierre de estas válvulas genera un ruido audible en la superficie del tórax y que constituye el **primer ruido cardíaco**. Durante unos 0,05 segundos, tanto las válvulas semilunares (SL) como las AV se encuentran cerradas. Este es el periodo de **contracción isovolumétrica**. Al continuar la

contracción ventricular provoca un rápido aumento de la presión en el interior de las cavidades ventriculares. Cuando la presión de los ventrículos es mayor que la presión de las arterias, se abren las válvulas SL y tienen lugar la fase de eyección ventricular, con una duración aproximada de 0,250 segundos.

3. **Diástole ventricular:** el inicio de la diástole ventricular es debido a la repolarización ventricular. La velocidad de eyección de la sangre va disminuyendo de forma progresiva, disminuye la presión intraventricular y se cierran las válvulas SL. El cierre de las válvulas aórtica y pulmonar genera el **segundo ruido cardíaco.** Las válvulas semilunares impiden que la sangre refluya hacia las arterias cuando cesa la contracción de miocardio ventricular. El ventrículo es una cavidad cerrada, con las válvulas AV y SL cerradas. El ventrículo tiene un volumen constante, se relaja de forma progresiva y disminuye la presión intraventricular. Cuando la presión ventricular disminuye por debajo de la presión auricular, se abren las válvulas auriculoventriculares y se inicia la fase de **llenado ventricular.** La sangre fluye desde las aurículas a los ventrículos siguiendo un gradiente de presión.

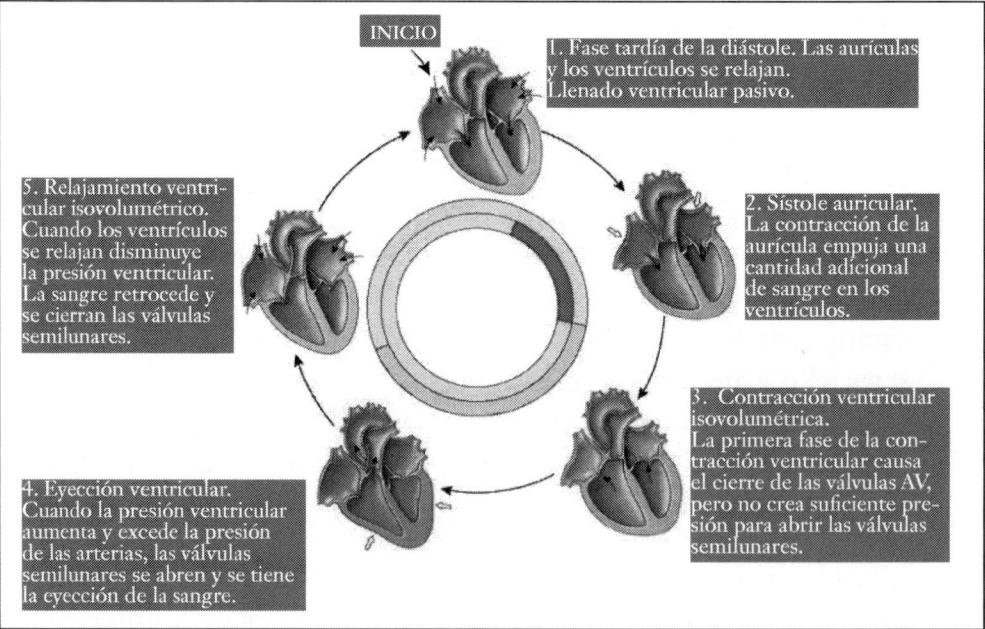

INICIO

1. Fase tardía de la diástole. Las aurículas y los ventrículos se relajan. Llenado ventricular pasivo.

2. Sístole auricular. La contracción de la aurícula empuja una cantidad adicional de sangre en los ventrículos.

3. Contracción ventricular isovolumétrica. La primera fase de la contracción ventricular causa el cierre de las válvulas AV, pero no crea suficiente presión para abrir las válvulas semilunares.

4. Eyección ventricular. Cuando la presión ventricular aumenta y excede la presión de las arterias, las válvulas semilunares se abren y se tiene la eyección de la sangre.

5. Relajamiento ventricular isovolumétrico. Cuando los ventrículos se relajan disminuye la presión ventricular. La sangre retrocede y se cierran las válvulas semilunares.

Figura 149. Ciclo cardíaco

3.2.4. Gasto cardíaco

El **gasto cardíaco** o **volumen minuto** es el volumen de sangre que expulsa el ventrículo izquierdo hacia la aorta por minuto. Es quizás el factor más importante a considerar en relación con la circulación, porque de él depende el transporte de sustancias hacia los tejidos. Equivale a la cantidad de sangre expulsada por el ventrículo durante la sístole (**volumen sistólico**) multiplicado por el número de latidos por minuto (frecuencia cardíaca).

$$\text{GC (VM)} = \text{VS} \quad x \quad \text{FC}$$
$$\text{(ml/min)} \qquad \text{(ml/lat)} \qquad \text{(lpm)}$$

En reposo, en un adulto varón de talla promedio, el volumen sistólico es de 70 ml/lat y la frecuencia cardíaca de 75 lpm (latidos por minuto), con lo cual el gasto cardíaco es de **5.250 ml/min.**

La frecuencia cardíaca en reposo en una persona adulta es entre 70 y 80 latidos por minuto. Cuando la frecuencia cardíaca es inferior a 60 latidos por minuto se denomina **bradicardia**. Por otra parte, la **taquicardia** es la frecuencia cardíaca rápida en reposo mayor de 100 latidos por minuto.

Cuando los tejidos cambian su actividad metabólica, se modifica el consumo de oxígeno y esto se refleja en el valor del gasto cardíaco el cual se adapta a las necesidades. La **regulación del gasto cardíaco** depende de factores que pueden modificar el volumen sistólico y de factores que pueden variar la frecuencia cardíaca.

A) Factores que pueden modificar el volumen sistólico:

El volumen sistólico equivale a la diferencia entre el volumen al principio (volumen diastólico final) y al final de la sístole (volumen sistólico final). Un corazón sano es capaz de bombear durante la sístole toda la sangre que entra en sus cavidades durante la diástole previa. Para ello, los factores importantes que regulan el volumen sistólico y garantizan que los dos ventrículos bombeen el mismo volumen de sangre son:

1. La **precarga o grado de estiramiento** de las fibras miocárdicas durante la diástole condiciona la fuerza de la contracción miocárdica. Dentro de unos límites, cuanto más se llene el corazón en la diástole, mayor será la fuerza de contracción durante la sístole, lo cual se conoce como **Ley de Frank-Starling del corazón.** Esta ley establece que al llegar más sangre a las cavidades cardíacas, se produce un mayor estiramiento de las fibras miocárdicas. Como consecuencia del estiramiento, el músculo cardíaco se contrae con más fuerza. De esta forma, toda la sangre extra que llega al corazón durante la diástole se bombea de forma automática durante la sístole siguiente. Los factores que pueden aumentar la precarga son factores que influyen en el retorno venoso o regreso de sangre al corazón desde las venas. El retorno venoso depende de:

- a. la **duración** de la **diástole ventricular,** de tal forma que si disminuye la diástole, disminuye el tiempo de llenado ventricular.
- b. la **presión venosa**, de tal manera que un aumento de la presión venosa facilita el paso de un mayor volumen de sangre a los ventrículos.

2. La **contractilidad** miocárdica o fuerza de contracción de las fibras del miocardio con cualquier valor de precarga. Los factores que pueden modificar la contractilidad se resumen en:

- a. **Factores intrínsecos**, relacionados con la Ley de Frank-Starlin del corazón.
- b. **Factores extrínsecos**, relacionados con el efecto del sistema nervioso vegetativo sobre las fibras miocárdicas. El sistema nervioso simpático inerva todas las fibras miocárdicas auriculares y ventriculares y su estímulo ocasiona un aumento de la contractilidad miocárdica. El sistema nervioso parasimpático inerva básicamente el miocardio auricular y en mucho menor grado el miocardio ventricular. La estimulación del sistema nervioso parasimpático ocasiona una disminución de la contractilidad entre un 20-30 %.

3. La **poscarga** es la presión que debe superar el ventrículo durante la sístole para poder abrir las válvulas auriculoventriculares. El aumento de la poscarga, con valores de precarga constantes, reduce el volumen sistólico y permanece más sangre en los ventrículos al final de la diástole.

B) Factores que pueden modificar la frecuencia cardíaca

La frecuencia que establece el nódulo sinusal puede alterarse por diversos factores, siendo los más importantes el sistema nervioso autónomo y mecanismos químicos.

1. El **sistema nervioso autónomo** regula la frecuencia cardíaca a través de impulsos que provienen del centro cardiovascular situado en la unión bulbo-protuberancial. Las fibras simpáticas que se originan en este centro ocasionan un aumento de la frecuencia cardíaca. Asimismo, las fibras parasimpáticas que desde el centro cardiovascular llegan a través del nervio vago al corazón disminuyen la frecuencia cardíaca. Receptores situados en el sistema cardiovascular (barorreceptores y quimiorreceptores), y receptores musculares y articulares (propioceptores) informan al centro cardiovascular de cambios en la presión arterial, en la composición química de la sangre y de la actividad física, respectivamente. Ello comporta la llegada de estímulos activadores o inhibidores al centrocardiovascular que ocasionan la respuesta de este a través del sistema nervioso autónomo.

2. La **regulación química** de la frecuencia cardíaca incluye mecanismos relacionados con las hormonas suprarrenales, epinefrina y norepinefrina y con cambios en la concentración de determinados iones intra y extracelulares (K+, Ca+ y Na+).

3. Otros factores que pueden influir en el valor de la frecuencia cardíaca incluyen la **edad**, el **género** y la **temperatura corporal**.

3.3. FISIOLOGÍA DE LA CIRCULACIÓN SANGUÍNEA

3.3.1. Flujo sanguíneo

El **flujo sanguíneo** es el volumen de sangre que fluye a través de cualquier tejido por unidad de tiempo (ml/minuto). El flujo sanguíneo total es el gasto cardíaco. La distribución del gasto cardíaco entre las diferentes partes del cuerpo depende de la diferencia de presión entre dos puntos del sistema vascular y de la resistencia al flujo sanguíneo.

3.3.2. Presión arterial

La presión sanguínea es la presión hidrostática que ejerce la sangre contra la pared de los vasos que la contienen. Es máxima en la raíz de la aorta y arterias (presión arterial) y va disminuyendo a lo largo del árbol vascular, siendo mínima en la aurícula derecha. La sangre fluye a través de los vasos conforme a un gradiente de presión entre la aorta y la aurícula derecha.

Categoría	Sistólica (mmHg)		Diastólica (mmHg)
Hipotensión	menor de 80	o	menor de 60
Normal	80-120	y	60-80
Prehipertensión	120-139	o	80-89
Hipertensión grado 1 (HTA 1)	140-159	o	90-99
Hipertensión grado 2 (HTA 2)	160 o superior	o	100 o superior
Crisis hipertensiva (emergencia médica)	superior a 180	o	superior a 110

Figura 150. Grados de presión arterial

La presión arterial se genera con la contracción de los ventrículos. Durante la sístole ventricular la presión arterial adquiere su valor máximo (**presión sistólica**) y sus valores son aproximadamente de 120 mmHg. La presión mínima coincide con la diástole ventricular (**presión diastólica**) y su valor (60-80 mmHg) está en relación con la elasticidad de las arterias que transmiten la energía desde sus paredes a la sangre durante la diástole. La presión sistólica refleja la contractilidad ventricular izquierda, mientras que la presión diastólica indica el estado de la resistencia vascular periférica.

El valor de la presión arterial esta directamente relacionado con la volemia y el gasto cardíaco e inversamente proporcional a la resistencia vascular.

Resistencia vascular

La resistencia vascular es la fuerza que se opone al flujo de sangre, principalmente como resultado de la fricción de ésta contra la pared de los vasos. En la circulación general la **resistencia vascular o resistencia periférica** es la que presentan todos los vasos de la circulación general. Contribuyen a ella en su mayor parte los vasos de pequeño calibre (arteriolas, capilares y vénulas). Los grandes vasos arteriales tienen un gran diámetro y la velocidad del flujo es elevado, por lo cual es mínima la resistencia al flujo. Sin embargo, la modificación del diámetro de las arteriolas comporta importantes modificaciones de la resistencia periférica. El principal centro regulador del diámetro de las arteriolas es el centro cardiovascular.

Retorno venoso

El **retorno venoso** es el volumen de sangre que regresa al corazón por las venas de la circulación general y su flujo depende del gradiente de presión entre las venas y la aurícula derecha. Además del efecto del corazón, otros mecanismos contribuyen a facilitar el retorno venoso:

1. La contracción de los músculos de las extremidades inferiores comprime las venas, lo cual empuja la sangre a través de la válvula proximal y cierra la válvula distal.
2. Durante la inspiración, el diafragma se mueve hacia abajo, lo cual reduce la presión en la cavidad torácica y la incrementa en la cavidad abdominal.

Regulación de la presión arterial

Para mantener unos valores de presión arterial que permitan la correcta irrigación de todos los órganos de nuestro organismo y adaptarse a sus necesidades energéticas es preciso un estricto control de los valores de la presión arterial y el flujo sanguíneo.

Existen distintos mecanismos implicados en el control de la presión arterial, los cuales pueden agruparse en:

1. Mecanismo de acción rápida: este mecanismo se inicia unos cuantos segundos después de que aumente o disminuya la presión arterial y su acción está relacionada con la actividad del centro cardiovascular y el sistema nervioso autónomo.

a. Los **impulsos aferentes** que informan al centro cardiovascular de cambios en los valores de la presión arterial pueden venir a través de receptores sensoriales periféricos (barorreceptores, quimiorreceptores y propioceptores) o impulsos cerebrales.

b. Los **impulsos eferentes** viajan desde el centro cardiovascular a través de nervios del sistema nervioso simpático y sistema nervioso parasimpático.

2. Control reflejo: son mecanismos reflejos de retroalimentación negativa que mantienen de forma inconsciente los niveles de presión arterial dentro de los límites normales.

a. **Reflejos barorreceptores**: su acción en el mantenimiento de la presión arterial son muy importantes ante cambios de postura. Cuando una persona que está acostada se sienta o se pone de pie, se produce una disminución de la presión arterial de la cabeza y la parte superior del cuerpo. Esta disminución estimula los barorreceptores de los senos carotídeos y aórticos, los cuales desencadenan de forma refleja una descarga simpática que normaliza la presión arterial.

El **reflejo de los senos carotídeos** ayuda a mantener los valores de presión arterial dentro de la normalidad en el cerebro. Se activa por estimulación de barorreceptores de las paredes de los senos carotídeos, situados en la bifurcación carotídea. El aumento de la presión sanguínea estira la pared de estos senos, con lo que se estimulan los barorreceptores. Los impulsos nerviosos se propagan al centro cardiovascular el cual, a través del sistema nervioso parasimpático envia estímulos para disminuir la presión arterial. El reflejo aórtico ayuda a mantener la presión sanguínea global en la circulación general.

b. **Reflejos quimiorreceptores**: los quimiorreceptores son células sensibles a la pO_2, pCO_2 y $H+$. Se localizan en la en la bifurcación carotídea y en el cayado aórtico. Cuando disminuye la presión arterial, el flujo sanguíneo es más lento y se acumula exceso de CO_2 y $H+$ y disminuye la pO_2. Ello estimula los quimiorreceptores los cuales de forma refleja ocasionan un aumento de la presión arterial. Este reflejo sólo se estimula ante disminuciones muy importantes de la presión arterial.

3. Mecanismo hormonal: es un mecanismo de acción más lento para el control de la presión arterial que se activa al cabo de horas. Implica la secreción de hormonas que regulan el volumen sanguíneo, el gasto cardiaco y las resistencias vasculares.

a. **Sistema renina-angiotensina-aldosterona**: al disminuir la volemia o el flujo renal, las células del aparato yuxtaglomerular de los riñones liberan más **renina** a la sangre. La renina y la enzima convertidora de angiotensina (ECA) actuan en sus respectivos sustratos para que se produzca la forma activa **angiotensina II** la cual aumenta la presión arterial por dos mecanismos:

- **Vasoconstricción arteriolar**, que ocasiona aumento de las resistencias periféricas.
- Estimula de la secreción de **aldosterona**, que aumenta la reabsorción renal de Na+ y agua y ocasiona un aumento de la volemia.

b. **Adrenalina y noradrenalina**: estas hormonas se liberan en la médula suprarrenal por activación del sistema nervioso simpático. Ocasionan un aumento del gasto cardíaco al aumentar la contractilidad y la frecuencia cardíaca. También aumentan las resistencias periféricas al producir vasoconstricción arteriolar. Además, inducen vasoconstricción venosa en la piel y vísceras abdominales, aumentando el retorno venoso. Asimismo, la adrenalina produce vasodilatación arterial en el miocardio y los músculos esqueléticos.

c. **Hormona antidiurética (ADH)**: esta hormona hipotalámica se libera en la hipófisis al disminuir la volemia y estimula la reabsorción de agua en el riñón y la vasoconstricción arteriolar.

d. **Péptido natriurético auricular**: se libera en las células auriculares cardíacas y disminuye la presión arterial al ocasionar vasodilatación y aumentar la excreción de iones y agua en el riñón.

3.3.3. Intercambio capilar

En los capilares se produce la entrada y salida de sustancias y líquido entre la sangre y el líquido intersticial o **intercambio capilar.** La velocidad del flujo en los capilares es la menor de todos los vasos del sistema cardiovascular para poder permitir el correcto intercambio entre la sangre y todos los tejidos del organismo.

El desplazamiento del líquido (y de los solutos contenidos en el mismo) se produce en ambas direcciones a través de la pared capilar siguiendo el principio de la Ley de Starling. Los factores que intervienen incluyen fuerzas dirigidas hacia adentro y dirigidas hacia afuera y el equilibrio entre ellas determina si los líquidos van a salir o van a entrar en el plasma en un punto determinado. Un tipo de fuerza o presión que interviene en este movimiento es la presión hidrostática que es la fuerza de la sangre dentro de los capilares. Otra presión es la presión osmótica que es la fuerza que ejercen los sólidos debido a su concentración. En el extremo arteriolar del capilar la presión hidrostática es mayor que la presión osmótica y ello ocasiona un movimiento neto de líquido y solutos hacia el espacio intersticial o **filtración.** En el extremo venoso del capilar, la presión osmótica es mayor a la presión hidrostática y ello ocasiona movimiento de líquido y solutos del líquido intersticial al capilar o **reabsorción.**

Aproximadamente un 85 % del fluido filtrado en el extremo arteriolar del capilar se reabsorbe en el extremo venoso. El resto de filtración y alguna proteína que se ha filtrado y no puede ser reabsorbida, entran a los capilares linfáticos del espacio intersticial y así retornan al torrente circulatorio.

4. CURIOSIDADES SOBRE EL CORAZÓN

Antes de adentrarnos en las curiosidades sobre el corazón, que todo osteópata ha de conocer, es muy importante que conozcamos lo que Still pensaba y decía sobre el corazón y sobre el sistema circulatorio.

Frases de Andrew Taylor STILL sobre el sistema cardiovascular

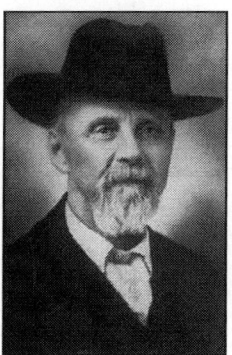

Foto 76. A.T. Still

La sangre arterial pura es para mí, nada más ni menos, que las semillas vivas de la vida.

En el tratamiento de los órganos del pecho debemos ser gobernados por la provisión de nervios y sangre de todo el pecho desde la primera a la décima dorsal, debido a que en esta zona es el corazón el que debe tener sangre y fuerza para suministrar todo el sistema del tórax y también todos los órganos de ese sistema. El corazón debe tener todos sus vasos sanguíneos y nervios libres de obstrucciones de cualquier tipo o no será capaz de hacer un buen trabajo. Un corazón débil no puede hacer un buen trabajo. Usted debe mantener su sangre y nervios fuertes y bien alimentados o él no podrá tirar de su carga. Así que tenemos trabajo que hacer desde el cerebro hasta la décima dorsal. Su trabajo es tanto en la columna vertebral y las costillas, desde la primera a la décima costilla. En general, usted encontrará las costillas quinta y sexta en el lado izquierdo muy juntas, cerrando la arteria intercostal, usted encontrará a menudo que este es el caso en la palpitación del corazón. Gran parte del trabajo del corazón es forzar la sangre a través de las arterias intercostales para la conexión mamaria que ocurre por anastomosis. Usted encontrará que la libertad intercostal da alivio en la palpitación del corazón.

El corazón, la fuente de la vida, es el órgano en el cuerpo humano que imparte los atributos de la vida y conocimiento a la sangre de modo que ésta pueda proceder con todas sus labores.

Dado que el neumogástrico provee tanto al corazón como a los pulmones, estoy perfectamente seguro de que si el corazón está débil o sobre activado, la causa será encontrada en el suministro nervioso de los pulmones y el esfuerzo extra del corazón se debe a la debilidad pulmonar. Ellos no pueden recibir sangre normalmente, entonces el continuo esfuerzo pulmonar incrementa en proporción a la congestión venosa de los pulmones y ello es una de las causas de la palpitación cardíaca.

En este punto de nuestra observación razonamos que si el pecho está ocupado por unos pulmones congestionados, la sangre es retenida e impide a los pulmones tener espacio suficiente para actuar. Pero, mientras el corazón se llena nuevamente con cada latido, y la sangre que está ya en las arterias no puede salir a ningún lado, ella se convierte en un obstáculo fijo. Luego, el corazón hará un esfuerzo heroico para tratar de salvar ese obstáculo que impone la sangre que está allí detenida en el túnel arterial, esa obstrucción causa que el corazón tenga que trabajar más rápido y cada vez más rápido con todas sus fuerzas para llevar la sangre fuera de la arteria y quitar la obstrucción para que todo vuelva a la normalidad y pase la sangre de nuevo hasta el corazón.

Vemos que el corazón tiene problemas después de que fallan los pulmones, después de que los brazos respiratorios del neumogástrico se han sobrecargado con presión, heridas o por cualquier otra casa que haya suspendido su acción.

Debe, el osteópata, mantener todos los canales abiertos para que por ellos pase la sangre y otros fluidos, para que también puedan retornar, dado que no pueden tolerarse variaciones que creen confusiones que desemboquen en un mal resultado.

Curiosidades sobre el corazón

El sistema cardiovascular está compuesto por el corazón y los vasos sanguíneos y es el que hace circular la sangre por el cuerpo para suministrarle oxígeno y nutrientes. El corazón bombea la sangre rica en oxígeno y nutrientes, manteniéndola en movimiento en el cuerpo dentro de un circuito cerrado.

Cuando el embrión se está gestando en el vientre materno, el corazón es el primer órgano que se forma. Sus latidos, que comienzan cuando lleva unas cuatro semanas de desarrollo, no se detienen hasta la muerte del individuo.

El corazón late aproximadamente 100.000 veces por día. Teniendo en cuenta que el corazón de un adulto late entre 60 y 80 veces por minuto, el de los bebés lo hace bastante más rápido: los corazones de los recién nacidos laten de 70 a 190 veces por minuto.

Este preciado y perfecto músculo bombea rítmicamente la sangre oxigenada del corazón a los tejidos de nuestro organismo. Y lo hace sin descanso unas 80 veces por minuto incluso antes de nuestro nacimiento, cuando aún nos encontramos en la placenta (con apenas 4 semanas). Gracias a ello, los nutrientes llegan a todas las células necesarias para que puedan llevar a cabo sus funciones. A lo largo de un día, una media de 100.000 latidos bombearán en torno a 8.000 litros de sangre, según el Texas Heart Institute. Si el corazón fuese una fuente, su potencia haría que la sangre alcanzara los 10 metros de altura.

El característico "pum, pum" que sentimos cuando escuchamos al corazón, es el sonido que producen las 4 válvulas cardíacas al cerrarse.

De media, las mujeres suelen tener unas 10 pulsaciones más que el hombre cuando hay un esfuerzo físico. Esto se debe a que las mujeres poseen un corazón más pequeño y, por tanto, el órgano envía menos sangre en cada latido. Para compensarlo, se producen más latidos.

El corazón proyecta la sangre, que recorre arterias, venas y capilares para abastecer de nutrientes a todas las células del organismo. Esta compleja red tiene una longitud aproximada de 100.000 kilómetros, el equivalente a rodear al planeta dos veces.

¿Todas las partes del cuerpo reciben sangre? Pues no, hay una región de nuestro organismo que no recibe sangre del corazón y es la única. Se trata de las córneas (la parte frontal transparente del ojo que permite el paso de la luz desde el exterior al interior del ojo y protege el iris y el cristalino). ¿Cómo funciona sin sangre? Gracias a los líquidos que bañan la córnea. En el exterior, la lágrima y los nutrientes de la conjuntiva y, en el interior, la córnea está bañada por el humor acuoso, donde también hay nutrientes disueltos.

¿Cuánta sangre va al cerebro? El cerebro se lleva buena parte de la sangre, pero no es el órgano que más porcentaje ostenta. Entre el 15 y 20 % de la sangre bombeada por el corazón va directa hacia el cerebro, pero son los riñones *los que se llevan mayor cantidad de sangre: el 22 % de la sangre que bombea el corazón se dirige a los riñones (los órganos principales del sistema urinario).*

Aproximadamente su tamaño es el de un puño y su importancia es tal, que sabemos que si este deja de latir, el oxígeno deja de llegar al resto de órganos de nuestro cuerpo, provocándonos finalmente la muerte. Puede pesar entre 200-425 gramos. El corazón puede latir fuera del cuerpo humano ya que este genera sus propios impulsos eléctricos. Por géneros: El corazón pesa entre 280 y 340 gramos en los hombres y de 230 a 280 gramos en las mujeres.

En contra de la creencia popular, el corazón no se encuentra a la izquierda del pecho, sino en el centro. Eso sí, resuena más en la izquierda debido a una inclinación muscular. De hecho, el pulmón izquierdo es ligeramente más pequeño que el derecho para dejar espacio al corazón, que tiende un poco más hacia ese lado.

El corazón realiza más trabajo físico que cualquier otro músculo del cuerpo. Cada día, bombeando a una velocidad de 1,6 metros, el corazón humano genera energía como para desplazar un vehículo durante 32 kilómetros. Según la Fundación Española del Corazón, el corazón bombea 5 litros de sangre cada minuto (lo que denominamos gasto cardíaco). En el plazo de toda una vida, bombeará 1,5 millones de barriles de sangre.

7,2 millones de personas mueren de enfermedades cardíacas cada año pero, durante el siglo pasado su ascenso ha sido constante, sobre todo en los países industrializados. En el caso de Estados Unidos, es la causa principal de fallecimiento de hombres y mujeres con casi 700.000 vidas al año, el 30 % de todas las muertes al cabo de un año, según la Organización Mundial de la Salud (OMS).

El corazón empuja la sangre contenida en las arterias, las venas y los capilares. Según la Fundación Española del Corazón, los capilares forman una red de más de 80.000 kilómetros dentro de un organismo. Suficiente para dar dos veces la vuelta a la circunferencia de la Tierra. La aorta tiene un diámetro de aproximadamente 2,5 centímetros.

Diferencia entre infarto y para cardíaco. El infarto de miocardio y el paro cardíaco se asemejan en que son trastornos muy peligrosos para el bienestar cardíaco y en que se pueden prevenir a base de conciencia diaria, si bien la forma en la que el corazón sufre sus efectos es muy distinta. El resultado del infarto es más gradual y no implica siempre pérdida del conocimiento, si bien en caso de un infarto muy grave puede producirse la parada y pérdida de conciencia, mientras que el paro cardíaco es prácticamente fulminante. Por tanto, la actuación en los primeros minutos marca la diferencia entre la vida y la muerte y sí que implica el desvanecimiento y la pérdida de conciencia.

¿Cuándo se producen más ataques al corazón? Los días festivos son más delicados. El día de Navidad, el 25 de diciembre, ocupa el primer puesto en número de infartos, seguido del 26 de diciembre, y en tercer lugar, el 1 de enero.

El momento en el que ocurre el mayor número de ataques cardíacos es el lunes por la mañana. Y habitualmente, dos horas después de una comida copiosa.

¿Existe el cáncer de corazón? Existe, pero es muy poco habitual. El cáncer de corazón es bastante inusual porque las células cancerígenas obtienen su energía de su capacidad para dividirse y multiplicarse. Esa expansión masiva y descontrolada es la clave. Sin embargo, a diferencia de otros órganos, las células del corazón dejan de dividirse justo tras nacer, puesto que este está formado casi en su totalidad por músculos. Por ello, el cáncer de corazón solo se da en recién nacidos que lo han desarrollado durante la formación del corazón estando aún en el útero.

Morir por un corazón roto. ¿Es posible? Así es. Si nos vemos sometido a un estrés físico o emocional intenso, como la pérdida de un ser querido puede rompernos literalmente el corazón. Se conoce como "síndrome del corazón roto" o cardiomiopatía de Tako-tsubo, y se presenta con síntomas similares a los de un ataque cardíaco, pero temporal y reversible, pues no deja secuelas.

El primer trasplante de corazón tuvo lugar el 3 de diciembre de 1967. El cirujano que lo llevó a cabo fue el sudafricano Christian Barnard y su paciente fue el tendero Lois Washkansky. Washkansky murió el 21 de diciembre de 1967 pero no a causa de su corazón -pues el trasplante fue un éxito-, sino por una neumonía a causa de la debilidad de su sistema inmune.

Tener orgasmos tres veces a la semana disminuye un 50 % nuestro riesgo de padecer enfermedades cardiovasculares. En general, cualquier ejercicio que active nuestro ritmo cardíaco será positivo para mantener la salud de nuestro corazón.

Según la Fundación Española del Corazón, escuchar música mientras se hace ejercicio, es una de las formas más efectivas de ayudar a la oxigenación del corazón. Esto se debe a que la música aumenta hasta en 25 % el diámetro de los vasos sanguíneos, así como la oxigenación de este trabajador sin descanso.

La risa tiene impresionantes beneficios para nuestro corazón, ya que es capaz de aumentar la circulación de la sangre hasta en un 20 %. Desde la

Fundación Española del Corazón, señalan que reír activa los sistemas respiratorio, neurológico y cardiovascular, y aumenta la liberación de endorfinas, que ayudan a la vasodilatación.

Estar enamorado es bueno para el corazón. Cuando vamos a ver a la persona querida o incluso en nuestra primera cita, el corazón late más deprisa, a unas 130 pulsaciones por minuto, lo que beneficia la capacidad muscular, la presión arterial máxima y la producción de glóbulos rojos. Los besos también son sanísimos, pues de nuevo aumentan las pulsaciones de nuestro órgano motor.

Algunas de las cosas que mantienen al corazón saludable son la falta de estrés, el ejercicio, la felicidad y una alimentación saludable.

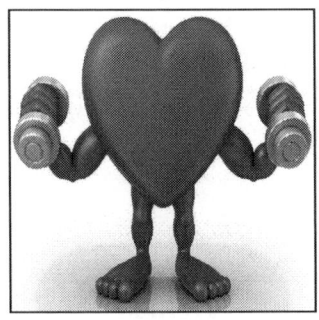 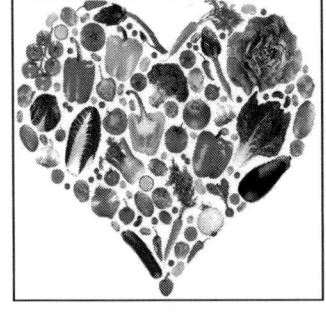 

Figura 151   Figura 152   Figura 153

2. CONCEPTO OSTEOPÁTICO DEL CORAZÓN

2.1. GENERALIDADES

Tenemos dos sistemas complementarios alojados en el tórax, los sistemas cardíaco y pulmonar. El sistema cardíaco comprende el corazón, pero también su envoltura: el pericardio seroso y fibroso. El sistema pleuropulmonar comprende el parénquima pulmonar y el conjunto de las pleuras. La importancia de las disfunciones presentes en estos sistemas en la clínica general y sus repercusiones presentan una correlación indisociables en el diagnóstico y en el tratamiento osteopático. El pericardio es una estructura muy a menudo encontrada en disfunción y es considerado primordial en nuestro abordaje terapéutico.

A pesar de que se encuentran en la misma cavidad, el corazón, los pulmones y sus envoltorios conjuntivos no comparten el mismo tipo de disfunciones y sus repercusiones también son muy diferentes. En cambio, una estructura torácica que presente una pérdida de movimiento podrá influir sobre las otras, a menudo de manera importante, y solicitar adaptaciones en toda la caja torácica.

El posicionamiento del corazón y de sus envolturas protectoras se presentan muy temprano en el desarrollo del embrión, en el mismo movimiento embriológico que el enrollamiento torácico. El trabajo sobre las estructuras pericárdicas, cuyas disfunciones son muy frecuentes, son a menudo esenciales para realizar la normalización completa de este enrollamiento. El pericardio fibroso, particularmente, está en estrecha unión con la mecánica diafragmática y regula en parte el movimiento del centro frénico. Ya que él proporciona el amarre al sistema suspensorio del pericardio, la normalización del pericardio fibroso tendrá efectos sobre sus uniones, las torácicas altas y sobre el esternón y, por continuidad fascial, sobre la base craneal. El trabajo sobre el corazón, el pericardio y el sistema suspensorio tiene efectos importantes mecánicos, emocionales y generales.

Los pulmones se deben considerar de otro modo dependiendo de si el parénquima, la pleura visceral o la pleura parietal estén en disfunción. La diferencia entre una disfunción unilateral o que implicara ambos pulmones se debe considerar bajo un razonamiento clínico apropiado.

Generalidades embriológicas

La formación del continente del tórax está sometida al movimiento del pliegue torácico, que ha sido descrito anteriormente en el capítulo sobre los enrollamientos, que va a llevar el **septum transversum** (lámina gruesa de tejido mesoblástico que se origina del mesodermo visceral en el día 22 de la gestación, ocupando el espacio entre la cavidad torácica y el pedículo del saco vitelino), allí dónde se encuentra el diafragma en la versión final del ser humano. La formación de las paredes del continente torácico está asegurada por la colocación de pliegues laterales. Así como para el abdomen pero contrariamente al cráneo, la colocación del continente torácico comienza pues antes que su contenido.

Los elementos del contenido del tórax no provienen del mismo origen embriológico. El corazón y los gruesos vasos se desarrollan a partir del mesoblasto de la región esplacnopleural. La tráquea y el aparato pulmonar, por su parte, se desarrollarán a partir del intestino anterior y serán por lo tanto del mismo origen embriológico que el esófago.

Corazón, pericardio seroso y fibroso

El papel del corazón en el funcionamiento del cuerpo no tiene que describirse más. El osteópata tendrá cuidado en conservarlo en condiciones óptimas que garanticen su función correcta, respetando bien la diferencia entre estructura y función. Tendremos que trabajar más a menudo sobre el pericardio fibroso y su sistema suspensor que sobre el corazón mismo. En efecto, el sistema suspensorio y la doble hoja pericárdica protegen el corazón. Consiguen la mayoría de las veces hacer bien su trabajo recogiendo las tensiones, los choques y los traumatismos, sobre todo las de alta velocidad, y forzando si llega el caso la adaptación de la postura con el fin de poder abastecer las condiciones óptimas para el funcionamiento del músculo cardíaco. Antes de esperar normalizar las disfunciones presentes en este sistema de manera sostenible, será esencial comprender bien sus procesos de instalación y la jerarquía de las funciones del cuerpo humano.

2.2. AFECTACIONES DEL CORAZÓN

Las diferentes "lesiones" del corazón que nos interesan son:
- Todas las afecciones clásicas relacionadas a la reducción de la luz de los diferentes vasos y las válvulas. Son descritas como lesiones musculares ya que la causa es debida a la falta de elasticidad de la pared.
- Todos los problemas del ritmo que no son relacionados a ninguna afectación estructural manifiesta del corazón. Las causas pueden encontrarse a distancia. La motilidad del corazón siempre está modificada.
- Todas las perturbaciones del motilidad en ausencia de signos clínicos.

Estas dos últimas condiciones son lesiones articulares debido a que se afecta la motilidad, el corazón tiene dificultades para realizar su rotación en la bolsa fibrosa, como si hubiera adherencias.

Todas estas lesiones descritas pueden ser puramente locales o encajar en una secuencia coherente de varias lesiones. Por ejemplo fibrosis parenquimatosa, lo que produce una desviación del mediastino, desarrollando de una hernia hiatal funcional. La motilidad del pulmón, mediastino, esófago y estómago son modificados en cascada. Hay muchos esquemas lesionales, propios de cada paciente. Es imposible describir los patrones generales de lesiones que nos encontraríamos estadísticamente en cada paciente. Esto se debe a la gran diversidad anatómica de los seres humanos, y a la gran diversidad en su "funcionamiento".

2.3. MEDIOS DE UNIÓN DEL CORAZÓN

El corazón tiene dos sistemas de unión: un sistema de ventosa y un sistema ligamentoso.
- El sistema de ventosa: es exactamente el mismo sistema que el del pulmón y sus pleuras. La serosa parietal tapiza la cara profunda del saco fibroso y la serosa visceral tapiza el corazón. El saco fibroso está entonces tapizado hacia dentro por el pericardio parietal y hacia fuera por la pleura mediastínica. Se trata verdaderamente de un doble sistema de serosa.

- El sistema ligamentoso estabiliza el corazón por arriba, abajo, atrás y adelante (figura 136):
  - arriba y adelante, por el ligamento esternopericárdico superior;
  - arriba y atrás, por el ligamento vertebropericárdico;
  - abajo y atrás, por los ligamentos frenopericárdicos derecho e izquierdo;
  - abajo y adelante, por el ligamento esternopericárdico inferior;
  - abajo, por el ligamento frenopericárdico anterior.

Vemos que el corazón no está fijado lateralmente. Esta función va a ser desempeñada por los pulmones y sus pleuras. Los pulmones, gracias a su perpetua necesidad de expandirse, van a ejercer cierta presión sobre el corazón y así lo mantienen lateralmente en su sitio.

Anatomía topográfica del corazón

En un tórax de dimensiones medias, el área cardíaca es un cuadrilátero cuyos cuatro ángulos ocupan los puntos siguientes:
- Los dos ángulos superiores están situados a ambos lados del esternón, en el 2° espacio intercostal, y a un través de dedo por fuera del esternón.
- El ángulo inferior derecho corresponde a la extremidad esternal del 6° espacio intercostal derecho.
- El ángulo inferior izquierdo está en el 5° o 6° espacio intercostal izquierdo, algo por debajo y por dentro del pezón izquierdo.

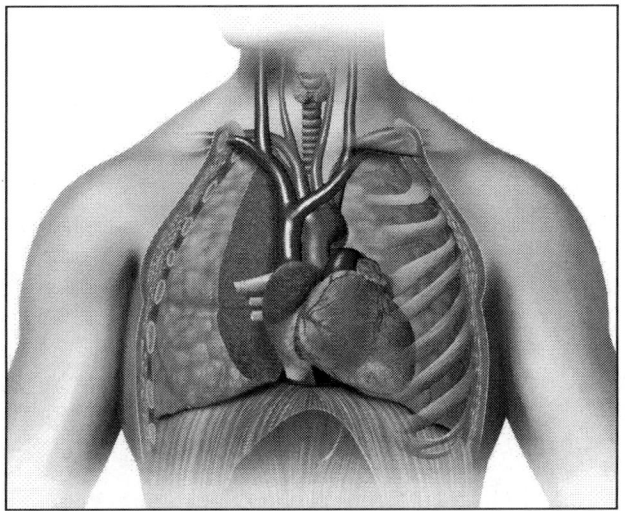

Figura 154. Proyección del corazón en la cavidad torácica, 1

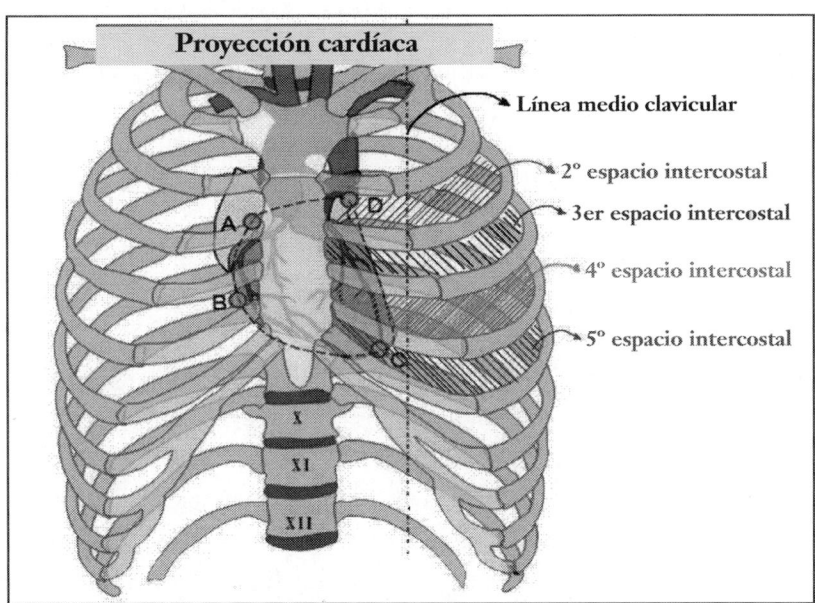

Figura 155. Proyección del corazón en la cavidad torácica, 2

A) Borde derecho, línea que va desde el borde superior del 3er cartílago costal derecho, aproximadamente a 1 cm del borde del esternón. B) Se proyecta hacia debajo de manera convexa, a una distancia máxima de la línea media de 3-4 cm, a nivel del 4° espacio intercostal derecho, para llegar al 6° cartílago costal derecho. C) 5° espacio intercostal izquierdo cerca a la parte medial de la línea medio clavicular. D) Borde inferior del 2° cartílago costal izquierdo a 1 cm del borde esternal.

DIMENSIONES:

Mide 8 cm de diámetro transverso (1),
por 12 cm de longitud (2),
y 6 cm anteroposterior (3).
Pesa entre 280 y 340 gramos.

ORIENTACIÓN:

Su eje mayor longitudinal (4) se orienta
hacia abajo, izquierda y anterior.
Forma un ángulo de 39 a 40° (5) con
respecto al eje corporal (6), y tiene además una rotación hacia la izquierda que
se corrige durante la fase de sístole ventricular, chocando la punta y el ventrículo izquierdo con la pared torácica (7).

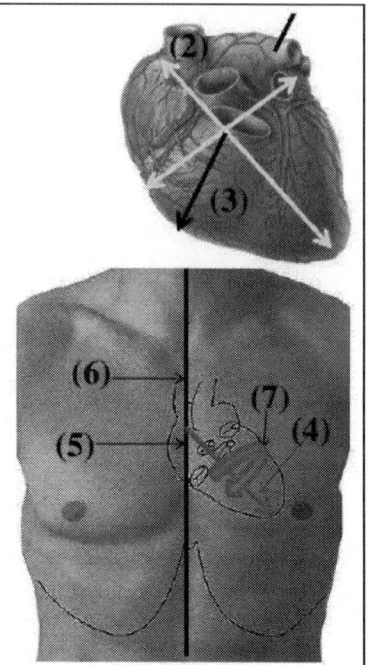

Figura 156. Dimensiones y orientación del corazón en la cavidad torácica

2.4. CONDICIONES DESENCADENANTES Y FACTORES

- Consumo diario de azúcares.
- Dololencias pulmonares (neumonías, neumotórax, asma, embo-
lias...)
- Dolencias cardíacas (angina de pecho, infartos, arritmias...)
- Cicatrices debido a operaciones
- Hipercifosis de la columna dorsal
- Hipercifosis cervical (transición cérvico-torácica hipomóvil)
- Antecedentes de lesión por compresión del tórax, por ejemplo por
el cinturón de suguridad en un accidente de circulación.
- Fracturas costales
- Fracturas claviculares

2.5. SIGNOS CLÍNICOS

- Signos de angina de pecho
- Disminución del movimiento respiratorio del tórax en la respiración tranquila
- Caída brusca del rendimiento físico
- Estasis en la circulación mayor o menor
- Disnea con estridor inspiratorio o espiratorio
- Hemoptisis
- Arritmias
- Dolores torácicos
- Dolores cérvico-torácicos
- Dolores del hombro y brazo, especialmente izquierdos
- Dolores en la mitad izquierda de la cabeza y del cuello (figura 157, en la zona de la mandíbula, "dolor de muelas", y del cráneo, "dolor de cabeza")
- Dolor en la región izquierda del epigastrio
- Midriasis del ojo izquierdo
- Cérvico-braquialgias

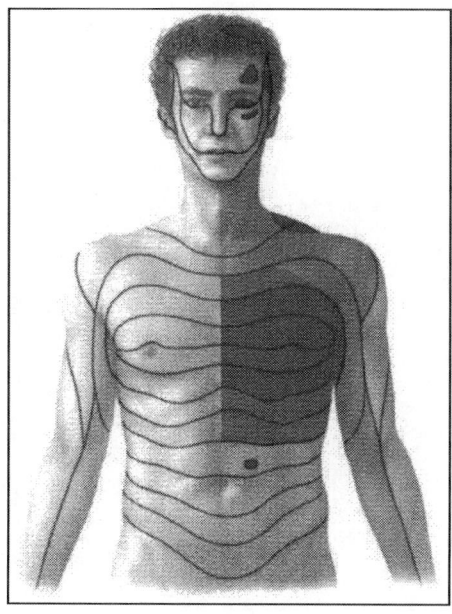

Figura 157. Zonas de Head y áreas de reacción vegetativa en patologías cardíacas.

2.6. MUSCULATURA RELACIONADA

- Diafragma cervical. Está formado por las fascias cervicales, los músculos del cuello y las fijaciones ligamentarias del pulmón y del corazón.
- Diafragma torácico + cuadrado lumbar y psoas
- Cadenas posteriores, recta y estática (dorso plano)
- Cadenas anteriores (hipercifosis)
- Musculatura intercostal, especialmente entre las costillas 5ª y 6ª izquierdas
- Musculatura de la cintura escapular, principalmente:
  Subclavio, serrato mayor, pectoral mayor y menor, romboides, trapecio, rotadores del hombro

2.7. INERVACIÓN

Para la correcta funcionalidad del corazón es imprescindible que los niveles articulares relacionados con la inervación del mismo estén totalmente liberados de toda restricción de movilidad articular.

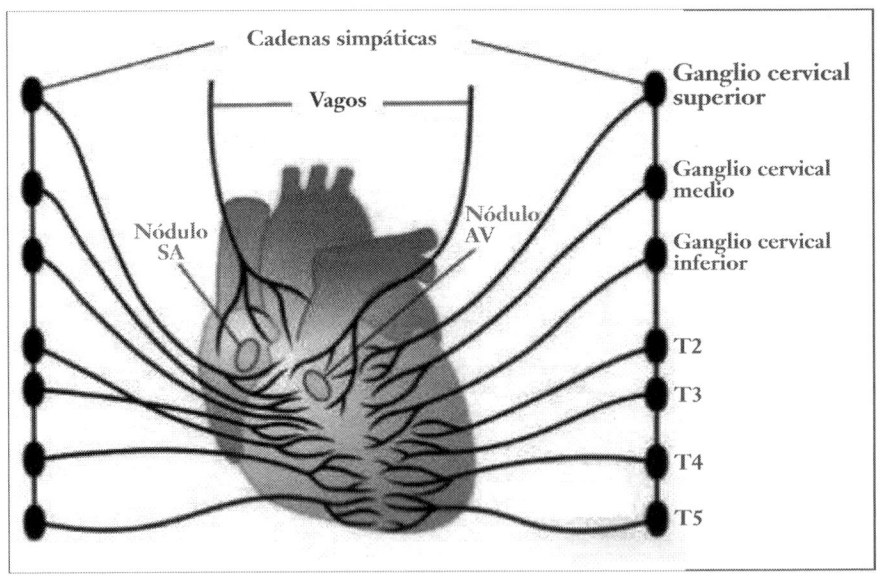

Figura 158. Inervación y control del ritmo cardíaco del corazón

- **Sistema nervioso simpático:** ganglio cervicales superior, medio e inferior y T2 a T5.

Nota: importancia de las disfunciones cervicales y torácicas superiores sobre la inervación simpática.

- **Sistema nervioso parasimpático:** nervio vago

Nota: importancia de las disfunciones cervicales, del agujero rasgado posterior y del diafragma torácico alto sobre la inervación parasimpática.

Las dos porciones del sistema vegetativo confluyen en el plexo cardíaco. El plexo rodea la aorta y la raíz de los grandes vasos próximos al corazón, desde ahí parten nervios vegetativos con las arterias coronarias.

- **Nervio frénico:** proporciona la inervación sensitiva del pericardio junto con los nervios simpáticos y parasimpáticos.

2.8. RELACIÓN TOPOGRÁFICA CON OTRAS ESTRUCTURAS

El corazón pueden tener dificultades para realizar correctamente su fisiología dependiendo del parasitismo proveniente de estructuras vecinas, mediante relación ligamentaria, fascial y/o muscular. Por ello, deberíamos revisar las siguientes estructuras:

Laterales
- Pulmón, ambos lados
- Nervio frénico, ambos lados

Ventrales
- En el trígono pericárdico: esternón
- Costillas 2ª a 6ª
- Timo

Dorsales
- Columna vertebral
- Esófago (limita con la aurícula izquierda)
- Aorta

* Bronquios
* Arteria y vena pulmonar

Caudales
* Diafragma

Craneales
* Arteria y vena pulmonar
* Vena cava superior
* Aorta

2.9. CONTRAINDICACIONES AL TRATAMIENTO OSTEO-PÁTICO

* Fracturas
* Osteoporosis
* Alteraciones del ritmo cardíaco
* Aneurisma de la aorta
* Infarto de miocardio
* Angina inestable
* Marcapasos o desfibrilador implantados
* Tumores, metástasis
* Infecciones febriles
* Intervenciones quirúrgicas recientes
* Dolor muy intenso ante la movilización

2.10. SIGNOS DE ALARMA DEL CORAZÓN

Hay que tener en cuenta la regla de las tres "P":
* Dolor pleurítico (dolor que aumenta con los movimientos respiratorios: inspiración y tos).
* Dolor en la palpación (origen musculoesquelético) .
* Dolor en los cambios de posición (dolor que aumenta en decúbito y mejora en posición sentada o en la flexión del tronco).

Otros signos:
- Antecedentes familiares de cardiopatías.
- Dolor torácico intenso con náuseas o vómitos.
- Disnea de esfuerzo.
- Dolor del pecho al esfuerzo.

2.11. EL CORAZÓN Y LAS LESIONES TORÁCICAS SUPE-RIORES

Según Luisa BURNS D.O.
Estudio realizado en 1948 por el laboratorio de Sunny Shope, y publicado en la A.T. Still Research Institute y la American Osteopathic Association, AOA, el mismo año.

1. Cambio funcional e inmediato siguiendo las lesiones torácicas superiores

En caso de una lesión torácica superior las modificaciones siguientes aparecen a nivel cardíaco:
- Durante diez minutos, el pulso se vuelve progresivamente más rápido, más débil y levemente irregular. Luego el pulso vuelve a la normalidad, sin volverse normal del todo mientras persista la lesión.
- Varios meses después de la fecha de la lesión torácica los latidos del corazón están entrecortados como el tic-tac de un reloj.
- Las lesiones de T1 o de la 3ª y 4ª costilla o las combinaciones torácicas-costillas generalmente están relacionadas con un pulso entrecortado.

2. Cambios ulteriores

- Si la lesión persiste durante varios meses o años, el pulso se vuelve progresivamente más débil, desigual y menos regular.
- Después de 3 años o más, en ciertos conejos de laboratorio, el pulso se acelera mientras se va debilitando, mientras que en otros conejos el pulso permanece lento y débil.

3. Efecto del ejercicio en los animales normales y en los animales experimentales

Los conejos normales y los conejos experimentales están sometidos durante veinte segundos al ejercicio siguiente:

El experimentador levanta las patas traseras del conejo quien "pedalea" con sus patas delanteras. Los resultados siguientes han sido obtenidos:

a) **sobre los animales normales**, después de veinte segundos de ejercicio los latidos aumentan el 40 % seguidos inmediatamente de una disminución del ritmo con leves fluctuaciones en la aceleración y la disminución durante 5 a 8 minutos. Después de este tiempo el pulso se vuelve normal.

b) **En los conejos experimentales teniendo una lesión de T4.** Después de veinte segundos de ejercicio el pulso se aceleró, pero disminuye muy rápidamente en un 20 % de los casos. Luego se acelera de nuevo para alcanzar el ritmo que tenía justo después del ejercicio. El pulso vuelve luego a su ritmo habitual de 20 a 40 minutos, en vez de 5 a 8 minutos.

Observación de un corazón normal

Unos test se hicieron sobre 200 conejos, 13 ratones blancos y 75 conejitos de la India. Exámenes realizados dos veces por semana y practicados sobre tres generaciones habían permitido controlar la buena salud de estos animales durante toda su vida.

El animal anestesiado con el tórax abierto, el corazón sigue latiendo fuertemente durante toda la duración de la experiencia.

En un segundo tiempo, el corazón es retirado del tórax, vaciado de su sangre, colocado en una superficie plana donde se lo puede observar. De forma redonda, sí sigue latiendo fuera del tórax, sus fuertes pulsaciones van a repercutirse mucho tiempo.

El corazón del conejo adulto, joven, normal, no sometido a procedimientos experimentales severos durante la anestesia, encerrado en un aparato relacionado a un manómetro, late suficientemente fuerte como para hacer oscilar una columna de mercurio, de 120 mm. Este mismo corazón, se desgarra difícilmente, los fragmentos son firmes a la palpación y generalmente tónicos. Al corte, o después de un desgarro un poco de sangre exuda del miocardio, sin presencia del coágulo.

Observación del corazón afectado por lesiones torácicas superiores

Este experimento se hizo sobre 79 animales, incluyendo 38 conejos jóvenes y adultos, 24 conejitos de la India, 13 ratones blancos y 4 gatos que padecían todos una lesión de la 3ª o 4ª torácica.

Se creó artificialmente, sobre estos animales normales desde 3 generaciones por lo menos, lesiones de 3ª o 4ª vértebra torácica. Bajo anestesia se abre el tórax para observar el corazón:
- Sus latidos son más débiles y menos regulares que el corazón de un animal normal.
- Sus contracciones se debilitan muy rápidamente después del comienzo de la anestesia.

Retirado del tórax y ubicado sobre una superficie plana podemos notar que está aplanado por falta de tono, su altura representa las dos terceras partes de la de un corazón normal.

Deja de latir la mayoría del tiempo, ni bien está fuera del tórax o bien sus pulsaciones débiles mueren en un lapso de tiempo muy corto.

A la palpación está más suave y más blando que un corazón normal. Ubicado en el aparato relacionado al manómetro hace difícilmente moverse una columna de 100 mm de mercurio. Desgarrados fácilmente sus fragmentos se revelan suaves y atónicos.

Al corte o después de un desgarro, la sangre exuda fácilmente del miocardio y observamos una abundancia de coágulos.

Resistencia a la tensión relativa de la pared del corazón

Se eligió conejos experimentales de 10 meses, más un grupo testigo que ha sido conservado para provocar una lesión de T4.

Durante dos años, los dos grupos recibieron la misma comida y la misma atención. Después de dos años, los animales presentando la lesión de T4 han sido sacrificados de un golpe sobre la cabeza.

Se les abrió el tórax, se les sacó el corazón y se retiró un pedazo de ventrículo derecho representando el espesor de la pared. Este pedazo luego fue suspendido a una cinta de seda. A la otra extremidad se colocaron pesas en un canasto suspendido a otra cinta.

Por un peso de 250 gramos, el pedazo se alarga 60 milímetros, cuando se retira la pesa la fibra muscular cardíaca recupera prácticamente su tamaño inicial.

El mismo experimento se realizó sobre el corazón del conejo experimental con la lesión de T4.

El pedazo de la pared ventricular derecha aumenta repentinamente de 75 milímetros para un peso de 200 gramos. Cuando se retira la pesa la fibra no recupera su tamaño normal.

Examen histológico de las células cardíacas normales

Las células del miocardio aparecen casi independientes, el protoplasma muy cercano del núcleo está libre, las estrías longitudinales son poco marcadas, los núcleos son bien distintos y se ubican a mitad de camino de las extremidades de la célula.

Los vasos sanguíneos tienen una estructura normal.

En ningún caso las células sanguíneas tocan la íntima, no hay células sanguíneas fuera de los vasos, ni entre la íntima y la capa muscular de las arterias y venas.

Los nervios cardíacos simpáticos y parasimpáticos tienen un gran número de fibras aferentes.

Histología de las células de un corazón afectado por una lesión de T4 durante un año o más.

La primera alteración va a efectuarse a nivel del control vasomotor del corazón. Los vasos sanguíneos están llenos de células sanguíneas que se tocan y distienden los capilares de 2 a 5 veces su tamaño normal. Las células se escapan a través de la pared capilar. Hay abundancia de pequeñas hemorragias petequiales. Unas regiones fibrosas reducen el diámetro de los vasos o los tapan completamente. Una fibrosis general aparece en ciertas zonas del miocardio relacionada a la isquemia. El corazón se parece a una esponja empapada en sangre.

Sobre un ser humano después de muerte súbita, la autopsia mostró un corazón desgarrado, fracturado. Las células del miocardio están hinchadas, las estrías longitudinales son bien visibles, los núcleos son menos distintos ubicados más profundamente en la célula muscular y a veces en las extremidades de la célula.

4. Resumen

Las lesiones T3 o T4 son seguidas tanto en los animales de experimentación como en los seres humanos por un pulso entrecortado, una disminución de la fuerza de los latidos, una irregularidad de ritmo y un retorno a lo normal más lento.

Los exámenes **post mortem** de un corazón que ha tenido una lesión T3 o T4 muestran edema, hemorragias petequiales, una pérdida de la fuerza contráctil del miocardio, una pérdida del tono (o resistencia a la tensión) y aún la presencia de fibrosis en el tejido miocárdico.

Los animales presentando estas lesiones dorsales mueren en general más rápidamente durante la anestesia.

2.12. DIAGNÓSTICO OSTEOPÁTICO

1. Anamnesis

Existen una serie de síntomas que pueden alertar al médico de que el paciente que los está refiriendo puede padecer una cardiopatía. No obstante, la mayoría de los síntomas que desarrollaremos a continuación son síntomas inespecíficos que podrán ser explicados por la existencia de una cardiopatía o de otra patología de origen no cardíaco.

Perfil de riesgo cardiovascular, estilo de vida y antecedentes familiares

En cardiología, es preciso preguntar al paciente por los factores de riesgo cardiovascular (FRCV) principales:
- Consumo excesivo de azúcares (incluidos los carbohidratos)
- Hipertensión arterial (HTA)
- Tabaquismo
- Diabetes mellitus
- Hiperlipemia

Otros factores de riesgo de menor influencia en el desarrollo de la enfermedad coronaria son:
- La menopausia precoz, ya que si apareció precozmente aumenta el riesgo de enfermedad cardiovascular.
- El empleo de anticonceptivos orales cuando se asocia al tabaquismo, que es también un factor de riesgo.
- El alcohol a dosis altas. El consumo de alcohol a dosis en torno a 30 g/ día parece ejercer un efecto protector sobre el desarrollo de enfermedad aterosclerosa, pero traspasados estos límites (ver tabla 15) su efecto negativo sobre la presión arterial y el perfil lipídico aumenta el riesgo de enfermedad cardiovascular. El consumo de alcohol, por otra parte, es la causa más frecuente de miocardiopatía dilatada secundaria y, en este caso, el abandono del tóxico puede hacer regresar la dilatación y disfunción del ventrículo izquierdo.
- Los antecedentes de fiebre reumática, corea y enfermedades venéreas pueden aclarar la etiología del paciente valvular.

- Los antecedentes de manipulaciones dentales y procedimientos diagnósticos o terapéuticos invasivos como sondaje vesical, pueden orientar al diagnóstico de una endocarditis infecciosa.
- Debe preguntarse al paciente sobre otras características de su estilo de vida: dieta, trabajo y aficiones, tipo de actividad física, fármacos que consume, etc. Si el paciente presenta síntomas cardiovasculares, se valorará la repercusión de cada uno de ellos en su capacidad funcional y calidad de vida.
- También es necesario obtener información de los antecedentes familiares: familiares de primer grado con enfermedad coronaria antes de los 50 años, hiperlipemia, miocardiopatía hipertrófica, HTA, diabetes, etc.

Tabla 15. Graduación alcohólica de cada bebida y alcohol contenido

Bebida	Graduación	Volumen	Contenido de alcohol	Unidades
Copa de vino o cava	12°	10 cl	9.6 gr	1
Vaso de calimocho	3.6°	20 cl	5.8 gr	0.5
Vaso de sangría	6.8°	20 cl	10.9 gr	1
Caña de cerveza	5°	25 cl	10 gr	1
Lata de cerveza	5°	33 cl	13.3 gr	1.3
Culín de sidra	6°	11 cl	5.2 gr	0.5
Botella de sidra	6°	70 cl	33.6 gr	3.4
Copa de aperitivo: vermouth, fino,...	17°	7 cl	9.5 gr	1
Copa de licor afrutado: melocotón,...	25°	6 cl	12 gr	1
Combinado: cuba libre,...	40°	6 cl	19.2 gr	2
Copa de ginebra, ron, coñac	40°	6 cl	19.2 gr	2
Copa de whisky	42°	6 cl	20.2 gr	2

Motivos de Consulta

- **Disnea.** Con frecuencia es el síntoma inicial de una cardiopatía. Puede ser referida por los pacientes con diferentes términos (fatiga, ahogo, falta de aire, asma, agitación) que pueden hacer pensar en otro tipo de patología. Ver página 314.

La disnea de origen cardíaco suele ser progresiva, de esfuerzo, de instauración lenta y de progresión más o menos rápida. Es el síntoma por excelencia de la insuficiencia cardíaca izquierda (ICI) y nos permite clasificar a los pacientes en cuatro clases funcionales (tabla 17), según la New York Heart Association (NYHA).

La ortopnea es la disnea en posición de decúbito supino, o dificultad para respirar al estar acostado. Es un trastorno en la que la persona tiene que mantener la cabeza elevada (como cuando está sentada o de pie) para poder respirar profunda y cómodamente. Es un síntoma común en las personas que sufren patologías cardíacas o pulmonares. Es necesario preguntar específicamente por ella, ya que con frecuencia no es referida por el paciente: ejemplo, ¿con cuántas almohadas duerme?

La Disnea Paroxística Nocturna (DPN) es un síntoma casi específico de insuficiencia cardíaca izquierda. Su presentación es brusca, a las dos tres horas de permanecer recostado.

El paciente suele hacer referencia a ella, señalando que tiene que levantarse de la cama por sentir sensación de ahogo y acercarse a la ventana para respirar algo de aire fresco.

• **Dolor torácico.** Ver página 326 y tabla 10. El dolor torácico isquémico, conocido como **angina de pecho**, fue descrito en 1972 por Heberden como: "sensación opresiva, constrictiva o urente, localizada en la región esternal ("área de la corbata"), de aparición y desaparición progresiva y que puede irradiarse a ambos hombros, brazo (más frecuentemente el izquierdo) e incluso mano, cuello y mandíbula". Ocasionalmente puede situarse en alguna de las localizaciones anteriores o en el epigastrio sin que afecte al tórax.

El comienzo suele ser gradual, alcanzándose pronto la máxima intensidad y desapareciendo en pocos minutos, en general con el reposo o tras la administración de nitroglicerina sublingual.

En la miocardiopatía hipertrófica obstructiva (MHO) y en la estenosis aórtica, puede aparecer angina, incluso con coronarias normales, a causa del gran aumento de la tensión intramiocárdica.

El dolor toráxico de la **disección aórtica**. Es de aparición brusca, con sensación de desgarro u opresión retroesternal, y que puede irradiarse a la espalda o miembros inferiores, según sea el lugar de la misma.

• **Palpitaciones.** Hablamos de palpitaciones en relación con la percepción molesta del latido cardíaco que el paciente suele notar a nivel precordial, cuello o epigastrio. Pueden estar relacionadas con un aumento del volumen de latido como ocurre en pacientes con un estado de circulación hipercinético o en la insuficiencia aórtica, aunque en la mayoría de los casos las palpitaciones traducen alteraciones del ritmo y/o de la frecuencia cardíaca. La historia de las palpitaciones concluirá con una revisión de las causas más frecuentes de arritmias. Debe investigarse sobre la ingesta de estimulantes (café, té, alcohol), de fármacos como los betadrenérgicos o la digital, el uso/abuso de sustancias psicotropas (anfetaminas, cocaína, éxtasis...), la presencia de síntomas de hipertiroidismo, historia de infarto previo o insuficiencia cardíaca, existencia de soplos o de un ECG patológico previo que sugiera un síndrome de Wolff-Parkinson-White (WPW), que es una condición en la cual existe una ruta eléctrica adicional del corazón. La afección puede llevar a períodos de frecuencia cardíaca rápida (taquicardia). La mayoría de las personas con el síndrome de Wolff-Parkinson-White no tienen ningún otro problema cardíaco.

• **Tos.** Ver página 307. Generalmente, la tos de origen cardíaco es una tos seca, irritativa (tos coqueluchoide), espasmódica y habitualmente nocturna. Se asocia a hipertensión venosa pulmonar, secundaria a fallo izquierdo o a estenosis mitral. También puede aparecer por compresión del nervio recurrente cuando existe una dilatación importante de la aurícula izquierda, acompañándose en este caso de disfonía. Sea como fuere, suele aparecer en pacientes con historia previa de disnea.

• **Hemoptisis.** Ver página 316.

• **Edema.** El aumento de líquido en el espacio intersticial es un síntoma/signo frecuente en la insuficiencia cardíaca pero muy inespecífico, ya que aparece también en enfermedades renales, hepáticas, endocrinológicas y metabólicas, entre otras. El interrogatorio sobre las circunstancias en las que aparece y su relación con otros síntomas es importante para establecer su origen.

El edema de origen cardíaco suele ser de inicio en partes declives, presentándose como hinchazón bilateral (bastante simétrico) en pies y tobillos, progresando a lo largo del día y mejorando parcialmente por la noche con el decúbito. A medida que progresa la enfermedad, la hinchazón asciende a la raíz de los miembros inferiores. La consistencia es blanda y no presenta signos inflamatorios en la piel, aunque sí puede haber trastornos tróficos en relación con su cronicidad.

• **Síncope.** Es la pérdida transitoria de conciencia asociada a hipotonía muscular que impide mantener el tono postural normal. Se produce como consecuencia de un flujo cerebral inadecuado, cuyo origen suele deberse a un descenso del volumen minuto, un descenso de las resistencias periféricas (fenómeno de robo), o una combinación de ambos. Las causas que lo pueden producir son muy numerosas, algunas de ellas banales y otras importantes, por lo que es necesario orientar correctamente el diagnóstico mediante una anamnesis adecuada. Los síncopes de origen cardiológico representan el 18 % del total. En la tabla 16 detallamos únicamente las causas de origen cardiológico.

Tabla 16. Causas de síncopes de origen cardiológico

Sintomatología	Patologías cardiológicas
Bajo volumen minuto (4 %)	· Estenosis aórtica · Miocardiopatía hipertrófica · Estenosis pulmonar · Tromboembolia pulmonar, TEP · Hipertensión pulmonar, HTP · Mixoma, trombo intraauricular · Tetralogía de Fallot · Disección aórtica · Taponamiento
Arritmias (14 %)	· Taquicardia supraventricular · Taquicardia ventricular · Fibrilación ventricular · Enfermedad del nodo sinusal · Bloqueo AV · Asístole

Clasificación de la asociación del corazón de Nueva York, NYHA

La clasificación de la NYHA valora la capacidad funcional dependiendo de la limitación que origina cada síntoma (disnea, angina, palpitaciones o fatigabilidad) en la actividad ordinaria del paciente. Existen cuatro clases, la I la de menor limitación y la IV la de mayor limitación (tabla 17). Los médicos especifican en los informes el síntoma para el cual se está utilizando la clasificación, por ejemplo, "paciente en clase funcional II/IV de la NYHA para disnea". Los principales problemas de la clasificación de la NYHA son su subjetividad, su falta de reproducibilidad, y su incapacidad para predecir adecuadamente la capacidad de ejercicio. Su principal ventaja es que es la más conocida y utilizada.

Tabla 17. Clasificación de la asociación del corazón de Nueva York

Clase funcional	Valoración del grado de limitación de la actividad física por disnea, angina, palpitaciones o fatigabilidad
I	No existe limitación por la actividad física ordinaria.
II	Ligera limitación por la actividad física ordinaria.
III	Síntomas con actividad física menor que la ordinaria.
IV	La actividad ordinaria está limitada de forma marcada. Síntomas en reposo o con mínima actividad.

2. Valoración de la presión o tensión arterial

Ver página 329 y 492.

3. Escucha global

Las generalidades sobre la escucha global ya fue descrita en la página 332. **Corazón:** la cabeza y la parte superior de la espalda se proyectan hacia flexión con ligera rotación a la izquierda.

4. Escucha local

Después de realizar la escucha global es necesario hacer la escucha local para localizar con mayor precisión la restricción, esto se hace de una forma similar a la escucha global pero con la escucha enfocada en un área individual del cuerpo.

Después de hacer la escucha global como se ha descrito anteriormente, sabremos de qué lado está la restricción, y su ubicación aproximada (torácica o abdominopelvica). La escucha local para el tórax se realiza de la siguiente manera.

Situamos la mano sobre el tórax con el paciente en decúbito supino, el dedo medio a lo largo de la línea media y la palma ligeramente por encima de la apófisis xifoides (foto 77). Barral, D.O. ha experimentado con la escucha local en posiciones decúbito prono o decúbito lateral, pero ha concluido que en estas posiciones la escucha local es menos eficaz. Dejamos que la mano se deslice pasivamente donde la restricción del tejido la atraiga. Prestamos atención a la palma, es siempre el movimiento de la palma el que indica la dirección. La restricción se localiza donde la palma se detiene.

Cuando se trata de largas distancias puede ser necesario llevar a cabo la escucha local paso a paso. Por ejemplo, supongamos que la palma de nuestra mano es arrastrada hacia la derecha tan lejos como pueda ir, continuando la atracción en la misma dirección. Reposicionamos la mano de modo que el talón de la misma se encuentre donde estaba el límite del movimiento anterior, manteniendo el eje longitudinal de la mano paralela a la línea media. Repite esto hasta que no haya más movimiento y estarás sobre la restricción.

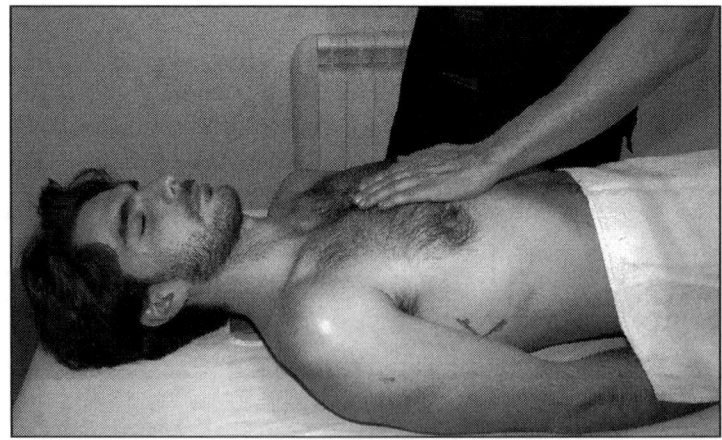

Foto 77. Escucha local

Las pautas para la escucha local son muy similares a las de la escucha global:

- El lado del paciente es la referencia, y no hay que equivorcarse con nuestro lado.
- El deslizamiento lateral puro refleja habitualmente una lesión visceral general (por ejemplo, del pulmón derecho).
- El deslizamiento lateral acompañado de pronación o supinación de la mano sugiere una lesión específica de una estructura tubular (por ejemplo, tráquea, bronquios, vasos sanguíneos).
- Un movimiento rápido de compresión indica frecuentemente un problema osteoarticular, una restricción pleuropulmonar específica, o un tumor. Por ejemplo, con un problema esternocondral, la palma se desliza hacia la articulación y se detiene abruptamente contra ella.
- Un movimiento de balanceo o de sierra, el cual no se detiene, suele indicar la participación de un plexo nervioso.

Mediastino

El mediastino contiene numerosas vías arteriales, venosas, linfáticas, y digestivas. La escucha local sólo puede localizar restricciones en esta área sin ser muy precisa. Con restricción la mano se mueve hacia arriba, comprimiendo ligeramente el esternón. La movilidad del mediastino es un movimiento de "proyección" hacia delante, de menor amplitud en su parte superior y de mayor amplitud en su parte inferior. Esta escucha es bastante difícil de interpretar porque el mediastino tiene muchos componentes. En pacientes con secuela de tuberculosis, particularmente aquellos con retracción pleuro-mediastinal, también se puede sentir una pronación o supinación de la mano, dependiendo del lado de la restricción.

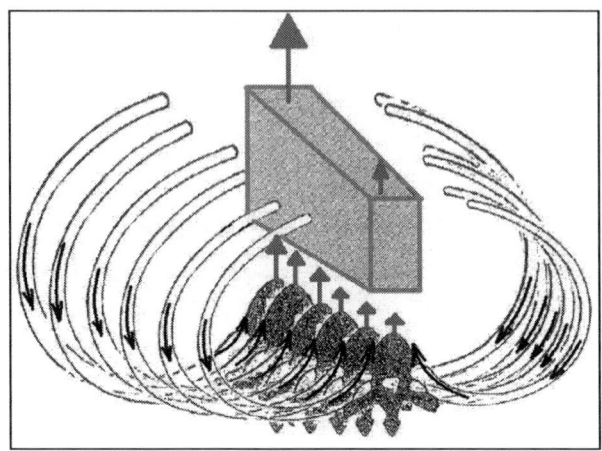

Figura 159. Motilidad del mediastino, mayor en su parte inferior

Sistema cardíaco

En pacientes con enfermedades cardíacas, la escucha local es bastante clara y fácil de interpretar: la mano se mueve ligeramente a la izquierda mientras va realizando una supinación. Cuanto mayor sea la amplitud de la supinación, más grave es la lesión estructural. El deslizamiento lateral simple con frecuencia indica un ligero problema funcional.

Practicando con pacientes que tienen una enfermedad coronaria documentada, Barral D.O. ha demostrado que la escucha local puede indicar qué arteria está afectada. Para la arteria coronaria izquierda (o sus ramas, la arteria interventricular anterior y la arteria circunfleja), la mano hace un ángulo de unos 30° con la línea media a la izquierda. La parte superior de la mano es en consecuencia atraída fuertemente hacia la segunda articulación esternocondral izquierda. Para la arteria coronaria derecha, la mano se mueve hacia derecha de la línea media, formando un ángulo de 40° con su vértice en la segunda articulación esternocondral derecha. Con una enfermedad coronaria severa la mano no se desliza sino que es atraída directamente hacia atrás, como con un problema del mediastino. Hay que aprovechar siempre la oportunidad de entrenar tus manos palpando a un paciente que tiene antecedentes de infarto o enfermedad coronaria. Incluso si las lesiones son viejas, los tejidos nunca olvidan.

Con el pericardio la escucha local aquí parece ser bastante precisa. La única parte accesible del pericardio, es decir, sin la interposición de la pleura, tiene la forma como de un pequeño triangulo. La cumbre se encuentra a nivel de la cuarta articulación esternocondral izquierda, la base se encuentra a nivel de los cartílagos costales 6 y 7, el lado derecho está ubicado en el borde izquierdo del esternón, y el lado izquierdo en el receso costomediastinal izquierdo. Con la escucha local de los problemas del pericardio, la palma es primero atraída hacia este triángulo, seguido por una sensación de que el vértice del triángulo está tratando de elongarse hacia el tórax superior, mientras que la base permanece inmóvil. Creemos que este fenómeno se debe a los ligamentos cérvico-pericárdicos.

Hay casos de dolor precordial relacionados con el plexo cardíaco superficial. Este plexo tiene una relación importante con las tensiones emocionales. En la escucha local, la mano se desliza en lateroflexión hacia la segunda y tercera articulación esternocondral y no se mueve más allá de eso. La palma está alineada inferiormente y hacia la izquierda. A diferencia de otras escuchas locales, en este punto la mano continúa moviéndose en sentido horario o anti horario, o se balancea hacia adelante y hacia atrás, cada vez regresando a su posición original. La frecuencia del movimiento es muy variable, aproximadamente alrededor de unas veinte oscilaciones por minuto. A veces uno tiene la sensación de sentir el plexo cardíaco por encima del arco aórtico antes de su distribución hacia el corazón. Muy raramente, en la escucha local la mano se aplana contra el cuarto y quinto espacio intercostal. Creemos que esto se debe a disfunciones del sistema nervioso intercardíaco (los nodos, las ramas del haz, etc.).

Finalmente, a menudo se encuentran problemas de la unión gastroesofágica, asociada con trastornos del corazón o de los pulmones, quizás por la inervación vagal que comparten. Con las restricciones de esta unión, la palma tira hacia un área justo por debajo de la apófisis xifoides, ligeramente a la derecha y a posterior.

5. Movimiento de motilidad del mediastino

Ver pagina 363.

6. Movimiento de motilidad y test del corazón
según Alain Auberville, D.O. y Andrée Aubin, D.O.

Se deben evaluar tres movimientos distintos para el corazón y pericardio fibroso y seroso.

El **primer movimiento** para evaluar es el descenso, que concierne al corazón y los dos pericardios, que se produce al mismo tiempo que el comienzo del enrollamiento torácico.

Este descenso se materializa por la presencia, en la forma definitiva del ser humano, de la lámina tiropericárdica; mientras que el movimiento de descenso de todo el enrollamiento torácico es representado por la hoja anterior del mediastino. Los cambios de este primer movimiento se refieren principalmente al pericardio fibroso y, ya que estos últimos deben cumplir su función de proteger el corazón, son extremadamente frecuentes.

Estas restricciones son obviamente a menudo asociadas con déficit de movimiento de enrollamiento torácico y será necesario frecuentemente trabajarlos simultáneamente para normalizarlos correctamente (foto 78).

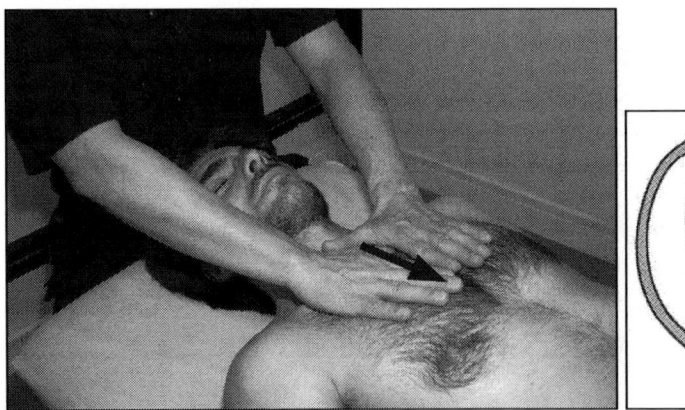 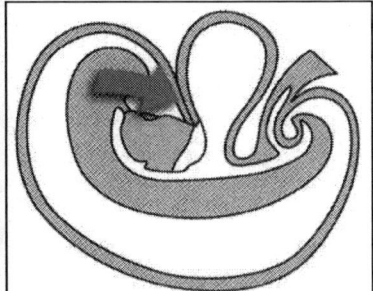

Foto 78 y figura 160. Motilidad del primer movimiento de posición del corazón

El segundo movimiento y el tercer movimiento que se valorarán conciernen al corazón y pericardio seroso.

El **segundo movimiento** a evaluar es un movimiento de 360° de rotación compuesto por la suma de los dos movimientos sucesivos de rotación de 180° que muestra el corazón para garantizar su posición definitiva. Al manifestar su motilidad, el corazón se encuentra constantemente girando sobre sí mismo en un movimiento de rotación sin interrupción. Las fluctuaciones en la manifestación de la flexión dan a la palpación una impresión de movimiento causada por la rotación de un árbol de levas que corresponde a los picos de los movimientos de flexión.

El corazón es el único órgano cuya movilidad muestra un movimiento constante en el cuerpo humano. Los problemas de expresión de esta motilidad perpetua son raros, afortunadamente, porque usualmente indican problemas en la misma estructura del corazón. Tales restricciones requieren consulta médica sin demora.

Para evaluar correctamente este movimiento constante de rotación, se debe tener en cuenta la dirección final del eje del corazón oblicuo por el torsión del corazón sobre sí mismo (ver tercer movimiento). Este eje es oblicuo en una dirección que va de arriba a la izquierda (generalmente la dirección del hombro izquierdo) hacia abajo a la derecha (globalmente la dirección de ilíaco derecho).

Para apreciar la motilidad alrededor del eje oblicuo del corazón, el osteópata pone sus manos sobre el tórax al nivel del corazón y aprecia su posibilidad de expresar su motilidad constante de rotación alrededor del eje oblicuo (foto 79).

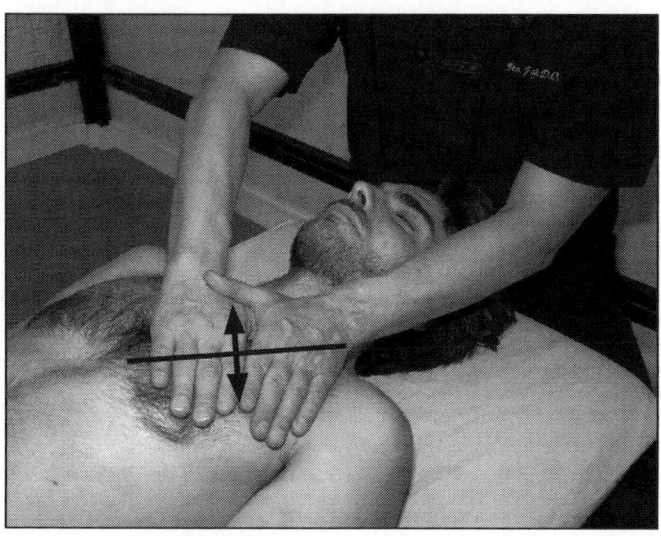

Foto 79. Motilidad del movimiento constante del corazón

El **tercer movimiento** que se evaluará concierne al movimiento de torsión del corazón sobre sí mismo, el movimiento específico de posición de los grandes vasos y de la punta del corazón. El osteópata sitúa sus manos una por encima y otra por debajo del eje oblicuo, y aprecia la posibilidad de motilidad que presenta, bajo el eje, la punta del corazón hacia la izquierda; y por arriba del eje, los grandes vasos a la derecha (foto 80). Tales disfunciones, como para el segundo movimiento, son bastante raras. Cuando están presentes, también pueden confirmar un problema de la estructura del corazón o estar asociado con problemas importantes de digestión.

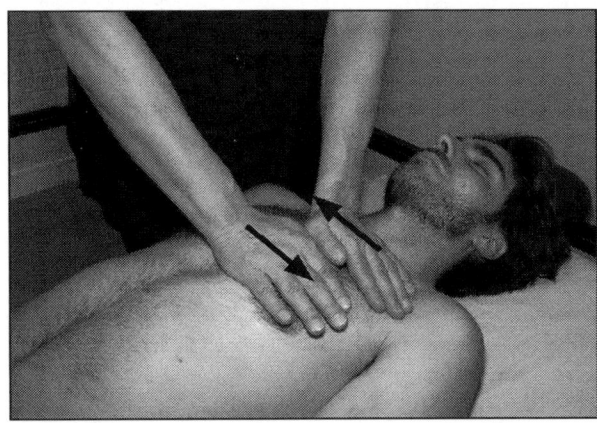

Foto 80. Motilidad de la posición de los grandes vasos y de la punta del corazón

Disfunción de la motilidad

El pericardio fibroso que ha perdido su motilidad presenta una restricción en el movimiento de descenso, materializada por la lámina tiropericárdica. Estas disfunciones son frecuentes.

El corazón y el pericardio seroso han perdido su motilidad presentando:

- Un déficit de su motilidad perpetua de rotación.
- Un déficit de motilidad alrededor del eje oblicuo que corresponde a la colocación de los grandes vasos a la derecha y la punta del corazón a la izquierda.

Estas disfunciones son raras.

Motilidad del corazón
Segun Barral D.O. y Pierre Mercier D.O.

El corazón pertenece al mediastino y se dirige hacia delante en inspir de este último, pero también cuenta con una motilidad propia.

El corazón es la única estructura del cuerpo que posee una motilidad que no puede definirse como inspir o espir.

La motilidad del corazón es un movimiento horizontal alrededor de un eje vertical que pasa por su centro. Este eje es materializado por la arteria pulmonar (figura 161).

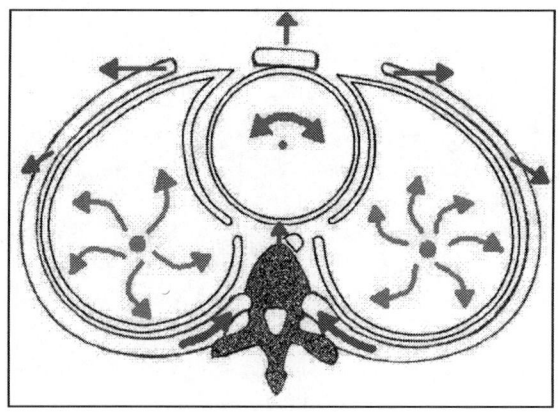

Figura 161. Motilidad de:
La caja torácica (morado)
Los pulmones (azul)
El corazón (rojo)

El test se realiza con el paciente en decúbito supino y el osteópata a la izquierda del paciente. Situamos nuestra mano derecha entre la camilla y la caja torácica, de manera que las articulaciones metacarpofalángicas recubran las vértebras T6, T7 y T8. La mano derecha la situamos en la cara anterior de la caja torácica, sobre las articulaciones esternocostales, en el eje del corazón. También se puede realizar con el paciente en sedestación.

Las dos manos son totalmente pasivas.
• Percibimos entre las dos manos una pelota de un tamaño que parece mayor que el corazón, casi de la dimensión de un balón de balonmano.

• Sentimos este balón provocando en las palmas de las manos un movimiento de rotación horizontal de vaivén. Por supuesto este movimiento de rotación no se hace alrededor del eje anatómico del corazón, que es oblicuo hacia abajo y a la izquierda, no importa, lo esencial es percibir este movimiento armonioso y su ritmo de vaivén. Los problemas percibidos son modificaciones del ritmo asociados a modificaciones de amplitud. Estos problemas confirman una disfunción, sin que se pueda definir una patología precisa.

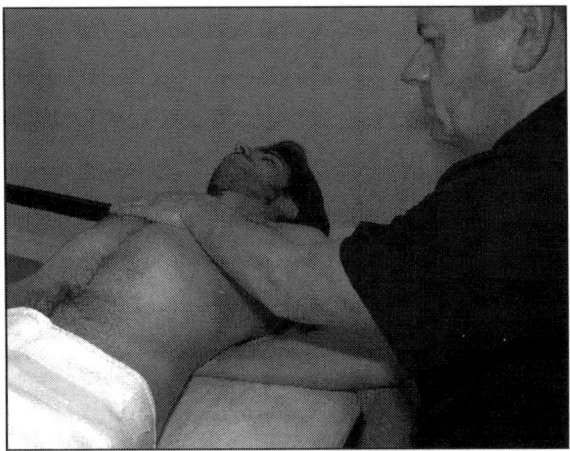

Foto 81. Test de la motilidad del corazón en decúbito supino.

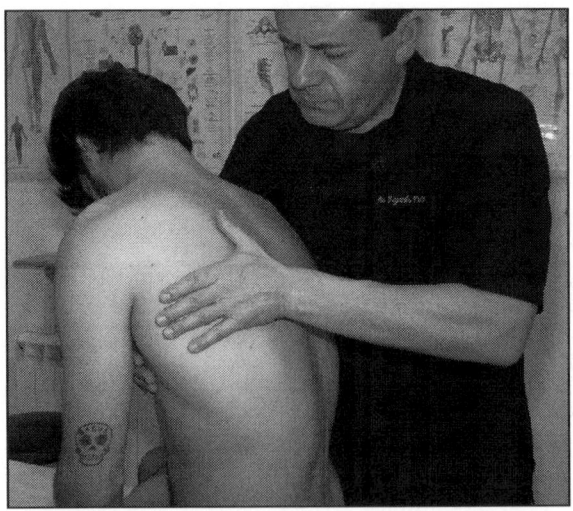

Foto 82. Test de la motilidad del corazón en sedestación.

El esófago

Incluimos al esófago en el capítulo del corazón por su relación directa con la parte posterior del pericardio y como componente del mediastino y del contenido de la caja torácica. El esófago se articula con los pulmones mediante las pleuras mediastinales parietales unidas contra él. Debe tenerse en cuenta en los problemas viscerales de la cajá torácica.

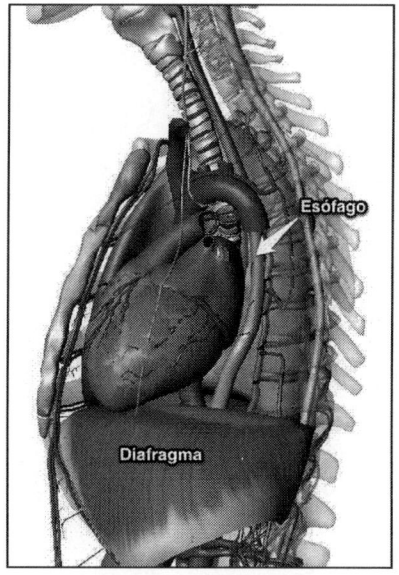

Figura 162. El esófago y su relación con el pericardio posterior

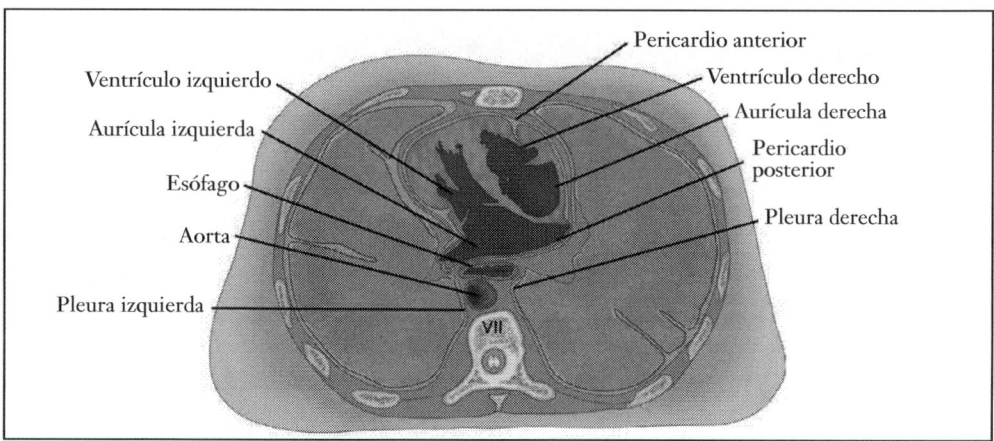

Figura 163. El esófago y sus relaciones en la cavidad torácica

Las diferentes lesiones del esófago en su trayecto torácico son:
- La desviación debida a una lesión del parénquima pulmonar que lo atrae del mismo lado. Esta lesión puede ser asintomática o desencadenar síntomas similares a la hernia hiatal por el hecho de que esta desviación ejerce una tracción sobre la parte superior del cardias. Esta lesión se denomina **lesión articular** porque es debida a una lesión de u órgano vecino.
- Una inflamación de la parte inferior del esófago torácico debido a la acidez provocada por una hernia hiatal o debida a una tracción del esófago hacia abajo por una ptosis del estómago.
- Una tensión de la parte superior del esófago, asociado a una tensión local del esófago por un proceso psíquico. Estas dos lesiones son las **lesiones musculares** porque son debidas a problemas de la tonicidad de las paredes del esófago.

El esófago lo valoramos en la caja torácica mediante el test del mediastino y el test del diábolo. Los test del esófago pueden indicar:
- Una tensión global del ensamble del esófago torácico.
- Una tensión localizada detrás de la charnela del manubrio con el esternón.
- Una tensión localizada detrás de la punta del esternón: ascendente o descendente.

El test del diábolo

El diábolo (foto 83) es un objeto formado por dos conos opuestos por sus vértices.

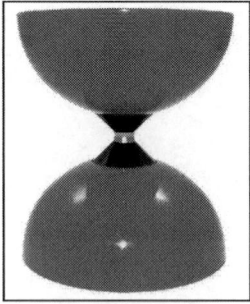

Foto 83. Diábolo

La exploración consiste en apoyar las manos a uno y otro lado de una parte del cuerpo. Naturalmente, las manos son arrastradas por un movimiento giratorio en el mismo sentido; representan las bases de los dos conos. Muy pronto se advierte que una de las manos se desplaza más, con una base mayor a la descrita por la otra mano. El vértice de los conos está más cerca de la mano que se mueve menos.

La lesión siempre está en el lado en que la mano se mueve poco o nada. Este método permite determinar la profundidad de la lesión y, en consecuencia, el órgano lesionado.

Este método de diagnóstico es también una técnica de tratamiento.

Al variar el radio de uno o más círculos descritos, uno mueve un "cursor" (la parte superior de los dos conos) entre las dos palmas. Si este control deslizante puede moverse armoniosamente entre las dos palmas, la prueba muestra una buena vitalidad del órgano afectado. Muy práctico en el plano abdominal, también se usa en el plano torácico para examinar el mediastino, en particular el esófago (figura 164).

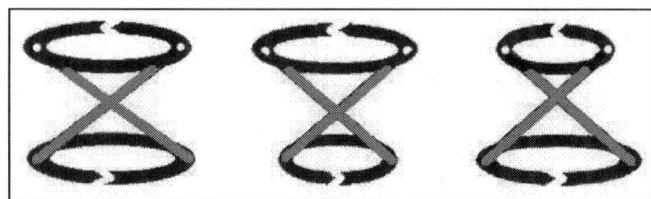

Figura 164. Test del diábolo

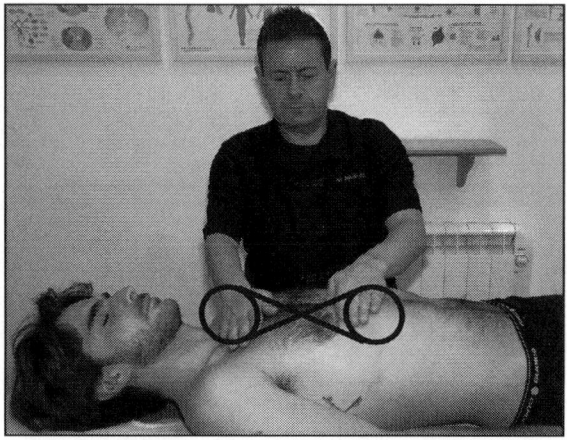

Foto 84. Escucha bimanual en diábolo

EL ESTERNÓN

Este hueso, plano y fuerte recibe todas las tensiones mecánicas del tórax. Existen tanto articulaciones intraesternales como articulaciones con las costillas. Los siguientes test de compresión/descompresión pueden ser también usados para el diagnóstico de restricciones profundas de las vísceras y del mediastino.

1. Test de compresión del esternón

Comenzamos presionando el hueso posteriormente y evaluamos la resistencia. Luego liberamos la presión y evaluamos la rapidez y la suavidad con que el hueso regresa a su posición inicial. Este test se realiza primero en el ángulo esternal y luego entre el ángulo y la apófisis xifoides. Tenemos diferentes posibilidades patológicas:

- Si la compresión es difícil, nos concentramos en comprobar las restricciones esternocondrales donde el esternón se mueve menos.
- Si la compresión es fácil pero el regreso es lento, buscaremos tensiones en el mediastino o pericardio.

Es muy interesante practicar con pacientes documentados con problemas de pleura o pericardio para familiarizarnos con la dificultad asociada al regreso del esternón durante este test. Por la presencia del corazón, la movilidad es más limitada con comprensión esternal en el lado izquierdo.

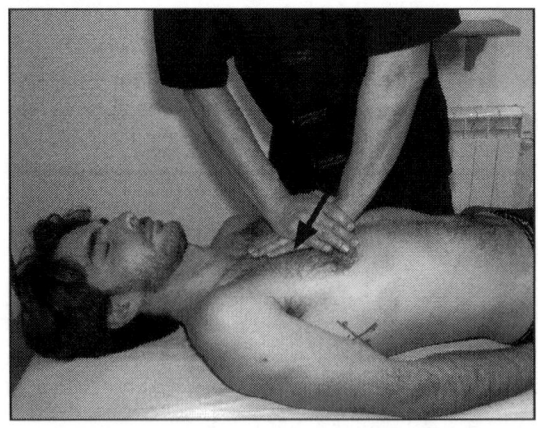

Foto 85. Test de compresión del esternón

2. Test de levantamiento del esternón

Otro test de movilidad llamado lift o levantamiento esternal es una técnica útil para todo el sistema de pericardio/pleura/mediastino. Aunque a veces es difícil de realizar.

Posicionamos los dedos índices de ambas manos como ganchos, contra o debajo de la escotadura yugular y de la apófisis xifoides respectivamente. Tiramos ligeramente con ambos dedos para mover el esternón anteriormente. En contraste con los test directos (que tienen barreras muy claras) sentiremos al esternón entrar en "escucha" durante este test. Nuestras manos se sienten como si se movieran por un largo camino y flotaran lentamente, durante este proceso se deslizarán muy sutilmente hacia el área de restricción.

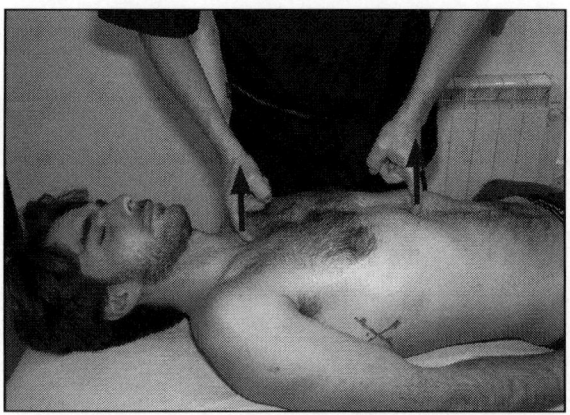

Foto 86. Test de levantamiento del esternón

Articulaciones intraesternales

Los efectos del trauma se concentran a menudo alrededor del esternón superior y las segundas articulaciones esternocondrales. Las restricciones aquí causan dolor local y limitan la inspiración profunda.

3. Test de la articulación manubrioesternal

Se realiza colocando una palma en el manubrio, muy cerca de la articulación esternoclavicular, y la otra en el cuerpo esternal justo debajo del ángulo. Empujamos las palmas juntas como si tratáramos de hacer que el ángulo protruya. Un método más simple es presionar la palma de una mano en el ángulo para evaluar la elasticidad de la articulación. Nosotros preferimos usar el primer método cuando sea posible porque da más información.

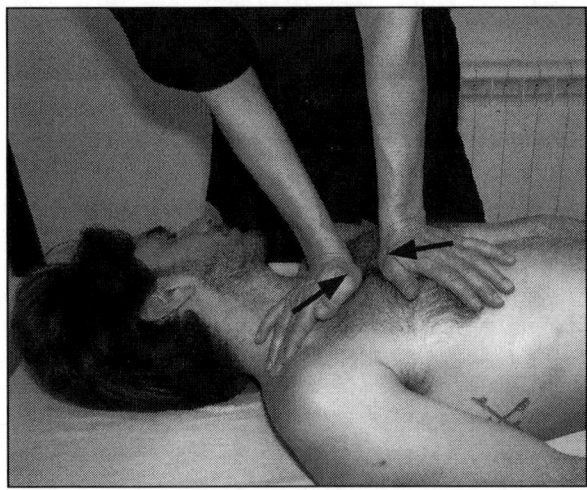

Foto 87. Test manubrioesternal

4. Test de la articulación esternoxifoidea

Consiste en empujar anteriosuperiormente en la apófisis xifoides con un dedo para evaluar su elasticidad. Esta técnica es difícil para los principiantes. No es necesario colocar nuestro dedo detrás de la apófisis xifoides, sólo hay que presionar el dedo contra el borde inferior y empujar superiormente para obtener algo de compresión. Esto tal vez sea suficiente para encontrar una restricción. Alternativamente, dejamos el dedo en la parte inferior de la apófisis xifoides y empujamos el resto del esternón inferiormente contra él. Si hay una restricción en la articulación esternoxifoidea, sentiremos una inclinación lateral o una rotación. Es común encontrar lesiones simultaneas en el esternón inferior y las séptimas articulaciones esternocondrales que resultan del trauma frontal directo (tales como un golpe de un puño, un impacto con un tablero, o caerse boca abajo sobre el estómago).

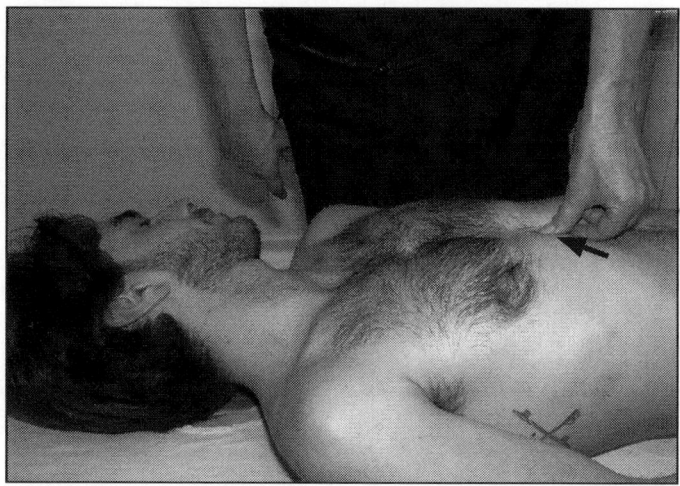

Foto 88. Test esternoxifoideo

2.13. TRATAMIENTO OSTEOPÁTICO DEL CORAZÓN

Aunque por razones didácticas hemos mostrado los diferentes órganos de la caja torácica por separado, osteopáticamente esto no existe. No me canso de repetir que la osteopatía no es una lesión estructural, una lesión visceral, una lesión craneal, una lesión emocional, etc. El cuerpo humano es la interdependencia de todos los sistemas funcionando en armonía. A esta interdependencia fisiológica le sucede una interdependencia patológica, pero afortunadamente también una interdependencia terapéutica, que ofrece la osteopatía.

Existen tantos puntos de vista terapéuticos para abordar al corazón como osteópatas de prestigio.

Bajo mi punto de vista, debemos diferenciar dos casos concretos:
1. Los pacientes que acuden a nosotros con una cardiopatía diagnosticada y tratada médicamente.
2. Los pacientes sin afectación cardiopática que presentan disfunciones de los órganos de la caja torácica, incluido el pericardio y sus enlaces y/o el corazón.

PACIENTES CON PATOLOGÍAS CARDIOPÁTICAS

♦ **Los grandes maestros de la osteopatía y el corazón**
   por Franck GILLY D.O., M.R.O.(F.)

Los grandes maestros de la osteopatía, todos a su manera, se interesaron por el tratamiento de las distintas patologías cardíacas. He aquí clasificadas por afección los distintos consejos dados por Still, Sutherland, Magoun, Schooley, Brookes, etc.

1. En todos los casos de enfermedad del corazón

- Tratamiento breve, preciso, suave. Ninguna corrección fuerte
- Utilizar la inhibición occipital para calmar al paciente
- Hacer disminuir la tensión arterial, en caso de ser necesario
- Prever el tratamiento para la tensión arterial

Normalizar los nervios vagos:
- Relajar los músculos del cuello
- Bombeo de la 1ª costilla y occipital
- Levantar las clavículas y pensar en la lesión de la segunda costilla izquierda
- Liberar los nervios esplácnicos por la técnica del plexo solar para mejorar la circulación abdominal
- Liberar las suprarrenales

Tratar por lo menos una vez al día.

2. Tratamiento de la tensión arterial

a. Para aumentar la tensión arterial:
- Acelerar la fluctuación del LCR
- Estimular las articulaciones cervicales inferiores y torácicas superiores
- Hacer una percusión de C7 para contraer el corazón y los vasos sanguíneos

b. Para disminuir la tensión:
- Atenuar la fluctuación del L.C.R.
- Distender la unión cráneo-cervical y las cervicales superiores
- Movilizar las torácicas debajo de T6, medias e inferiores

3. Insuficiencia cardíaca

Debemos considerar tres elementos.
a. Contractilidad miocárdica disminuida
b. Precarga de retorno venoso aumentada.
   El estiramiento de la fibra muscular depende del volumen y de la presión ventricular al fin del llenado diastólico que están relacionados ellos mismos con la calidad del retorno venoso.
c. Poscarga, es la fuerza contra la cual trabaja el músculo, esta fuerza es asimilable a la resistencia arterial. El tratamiento consiste pues:

- En mejorar la bomba, contractilidad miocárdica
- En difundir la poscarga, es decir en aumentar la vasodilatación arterial y disminuir la resistencia arterial periférica.
- En disminuir un poco el retorno venoso pero sin interrumpir la bomba lo cual significa por una parte aumentar la vasodilatación venosa, aumento de la capacidad venosa y por otra parte en estimular riñón y vejiga para disminuir el volumen equivalente a un diurético.

4. Tonicidad cardíaca

    a. Levantar las clavículas (Sutherland)
    b. Normalizar la segunda costilla izquierda
    c. Separar las costillas de la segunda a la quinta
    d. Normalización del diafragma

5. Disminuir la precarga del retorno venoso

a. Disminución de la volemia
- Liberación T11-T12-L1
- Liberación de los nervios esplácnicos
- Liberación del riñón
- Liberación de las suprarrenales
- Estimulación linfática

No olvidarse del psoas y de los pilares del diafragma.

b. Aumento de la capacidad venosa, vasodilatación venosa
- Masaje superficial
- Relajación
- Compresión del IV ventrículo
- Tratar suavemente brazos y piernas
- Tratar los músculos del cuello

c. Disminuir la poscarga
- Vasodilatación arterial, trabajo liviano, bombeos de pie
- Atenuar las fluctuaciones del L.C.R., compresión del IV ventrículo

- Se recomiendan vitamina E y ajo
- En caso de insuficiencia aguda, ejercer la flexión enérgica sobre la esfenobasilar o hacer una percusión fuerte sobre C7 (Magoun).

6. Arritmia

Sostener el corazón como para una enfermedad cardíaca. Podemos utilizar el reflejo oculocardíaco. Esto puede deberse a una mala posición del atlas bastante frecuente C0-C1-C2.

- **Bradicardia:** Estimular de C7 a T5.
- **Extrasístoles:** Además de las medidas generales, normalizar muy precisamente T2 y costillas de la segunda a la quinta. 5ª y 6ª costillas pudieron acercarse bloqueando la arteria intercostal (Magoun).

7. El corazón y las enfermedades infecciosas agudas

- **Endocarditis aguda:** generalmente asociada a reuma infeccioso. Tratar 1 a 2 veces por día, corregir 1ª costilla izquierda para la arteria subclavia, insistir sobre la relajación del cuello.
- **Miocarditis:** relajar y normalizar la unión cráneo-cervical, insistir sobre las torácicas de T9 a T11.
- **Suprarenales:** corregir suavemente las torácicas y las costillas superiores, prefiriendo para eso un trabajo de los tejidos blandos, levantar el hígado y relajar la región esplácnica (Still).
- **Pericarditis:** inhibición del nervio vago por presión sobre la vaina vascular del cuello, treinta segundos de presión y reposo dos minutos.
  - Inhibición por presiones profundas de C7 a T5 más costillas asociadas.
  - Entre las lesiones torácicas, cuidar particularmente T4.
  - Retomar el tratamiento global del corazón, liberar los pilares del diafragma, pensar en relajar la región coxígea, diafragma lift.

Nota: estas indicaciones deben inscribirse, por supuesto, dentro de un tratamiento global del paciente.

8. Compresión de la aorta abdominal para tratar el corazón y las coronarias

Por Denis Brookes D.O.

Estando el paciente en decúbito supino, tomamos el ombligo y subiendo un poco más arriba, a unos 4 cm, encontramos la división de la aorta abdominal. Posicionamos el pulgar arriba y lo apoyamos suavemente hasta sentir el latido.

Haciendo esto, estamos inhibiendo una parte del flujo aórtico hacia la zona ilíaca produciendo una ola de retorno hacia el corazón, la zona miocárdica y pericárdica, lo cual es maravilloso para las coronarias y su isquemia. Es un efecto mecánico. Hay que relajar y volver a empezar después de algunos instantes.

No hay que apoyar demasiado fuerte, ya que se corre el riesgo de interrumpir la circulación en la pierna.

Veremos al paciente retomar colores. La mayoría de los problemas cardíacos no son profundos. Esta técnica regenera y estimula el haz de Hiss (figura 147) y los nexos auriculares. Esto controla también las impulsiones oblicuas o un reflejo vascular.

PACIENTES SIN PATOLOGÍAS CARDIOPÁTICAS

◆ El tórax en bloque

El tórax que parece ser el más difícil de normalizar es el tórax en bloque. La densidad importante de estos tórax los hace a menudo resistentes a las técnicas convencionales. En estos casos, casi siempre encontramos un posicionamiento disfuncional de enrollamiento torácico, a menudo acompañado de disfunciones específicas del posicionamiento del pericardio fibroso. El tórax en bloque a veces se asocia con la disfunción del plexo cardiopulmonar que complica la situación al disminuir los "alimentos" vasculares y nerviosos para los tejidos de la caja torácica. Los tórax en bloque también pueden estar asociados con disfunciones del plexo celíaco. El segundo movimiento de la espiral torácica parece estar específicamente disminuido.

Cuando toda la caja torácica se afecta de esta manera, su movilidad generalmente se ve disminuida, especialmente si las restricciones han existido durante un largo tiempo y han cronificado. Víctimas del contenedor, los pulmones están frecuentemente en disfunción bilateral de espiración. En estas situaciones, nos encontramos inevitablemente con una disminución en la amplitud de la inspiración diafragmática relacionada con el déficit de descenso del centro frénico, disfunciones de la charnela cérvico-torácica y/o de la charnela OAA (occipital-atlas-axis), así como una solicitación excesiva de la base craneal por la continuidad tisular de las fascias profundas.

Esta situación puede complicarse aún más por la disfunción esofágica si el esófago se ve afectado por ansiedad o por disfunciones de su entorno.

Los cambios adaptativos en la postura están a menudo presentes. El sistema musculoesquelético está al servicio de la protección del corazón y la función respiratoria, acortando las inserciones del sistema suspensor del pericardio de modo que permita una inspiración lo más grande posible. La postura típica de una persona con el tórax en bloque se presenta con un tórax generalmente rígido con una baja expansión del tórax y una zona plana entre las escápulas a pesar de la cifosis torácica generalmente aumentada. La charnela cérvico-torácica aparece "rota" y presenta a menudo un "cuello de Bisonte" (foto 89) o, al menos, tejido conectivo indurado localmente. La cabeza está en protracción (figura 165) posicionando a la región suboccipital bajo importante tensión mecánica y debilitándola.

En esta situación, los motivos de consulta pueden incluir dolor de cabeza, cefaleas o migrañas, dolores vertebrales o del miembro superior que se adapta en compresión para aliviar las tensiones torácicas. Los motivos de consulta son variados pero tienen la característica de ser persistentes y difíciles de eliminar mediante técnicas excesivamente locales. Pueden también concernir a la esfera visceral, que se origina por la falta de estimulación general del diafragma en la caja abdominal.

Las causas de este tórax en bloque suelen ser traumáticas o emocionales. Pueden relacionarse con un exceso de estrés que ha sido imposible de gestionar en tiempo real, una emoción retenida en el tórax (ver página 328, 329, 549 y 550.

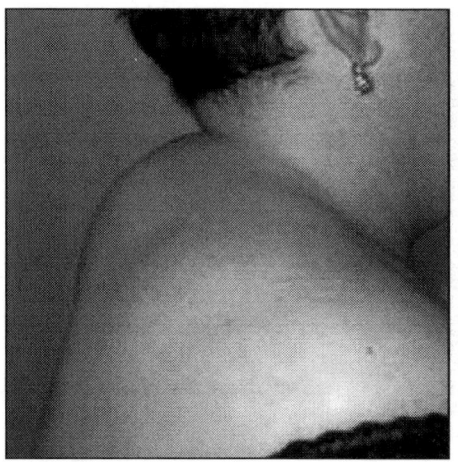

Foto 89. Cuello de "bisonte"

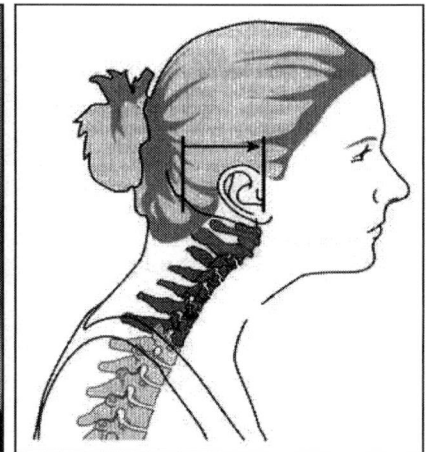

Figura 165. Posición cervical clásica en el tórax en bloque: cabeza en protracción.

Se debe tener cuidado frente a las normalizaciones rápidas y mantener el respeto de los tejidos como la única regla. A este respecto, será útil recordar la sabia cita de Sutherland: *"Un tejido sano, respuesta rápida. Un tejido dañado, respuesta lenta"*.

Los pacientes deben ser advertidos de las posibles repercusiones de las normalizaciones de las disfunciones del tórax, por ejemplo emociones intensas o fatiga que puede persistir durante unos días después del tratamiento. Hay también a veces que explicar que cuando los tejidos acordaron reanudar un movimiento más normal después de experimentar un trauma emocional, el proceso de somatización, que había sido útil y necesario al principio, a menudo cura permitiendo a la consciencia que "recuerde". El proceso de curación también se puede hacer sin consciencia, que también es bastante deseable en muchos casos. A veces, desafortunadamente, la normalización de ciertas disfunciones no será posible de obtener porque los traumas iniciales han sido demasiado intensos o demasiado importantes y los factores de protección se han instalado muy profundamente.

La frecuencia extremadamente alta de este tipo de esquema disfuncional en la práctica general osteopática, así como sus propias repercusiones muy importantes, requieren que los osteópatas presenten una particular atención en su detección y en su normalización. Las herramientas de motilidad energética proporcionan medios altamente eficaces, especialmente cuando se combinan con el trabajo sobre el sistema nervioso central.

Relaciones con la salud del corazón y el sistema vascular

Durante el movimiento de inspiración diafragmática, el corazón tiende a verticalizarse sin realizar tanto descenso como el centro frénico porque el pericardio fibroso pivota parcialmente sobre sí mismo, creando una rotación posterior que permite evitar un tensado excesivo de los grandes vasos. Por lo tanto, existe un movimiento diferencial entre el pericardio seroso y el fibroso que es posible gracias al deslizamiento que ofrecen las dos serosas entre ellas.

Este movimiento diferencial tiene una influencia mecánica probable sobre el seno coronario; este seno se encuentra justo debajo del pliegue de reflexión del pericardio y del pericardio fibroso, en la parte posterior del corazón.

El seno coronario es de gran importancia para la función cardíaca y para el mantenimiento de la volemia debido a su papel de "pera de presión" que causa la distensión de las paredes de la aurícula derecha donde las glándulas (miocitos) que producen el factor atrial (o factor natriurético, ANF). El factor atrial es un sustancia diurética que favorece la potencia del músculo cardíaco sin aumentar el ritmo. Su producción se ve favorecida por la distensión de las paredes de la aurícula derecha en la base de la cual desemboca el seno coronario (figura 166).

Dada su posición estratégica al nivel del pliegue de reflexión de los pericardios (figura 167), el seno coronario se beneficia de una estimulación mecánica durante una inspiración profunda. Una manera simple y sin costos asociados de prevención de las enfermedades del corazón pasa por la libertad del movimiento diafragmático y el hábito de realizar muy a menudo grandes inspiraciones. Esta capacidad es de gran interés para la osteopatía que ofrece un campo de prevención amplio y esencial.

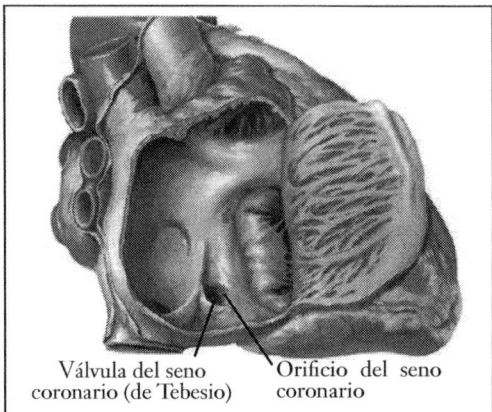
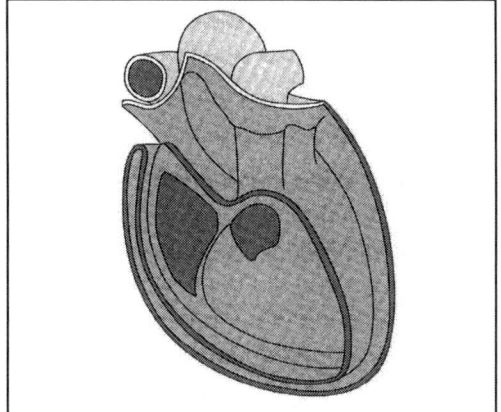

Válvula del seno coronario (de Tebesio) Orificio del seno coronario

Figura 166. Aurícula derecha abierta y seno coronario. Figura 167. Pliegue de reflexión de los pericardios.

Connotaciones emocionales del corazón

Cuando un paciente presenta unos síntomas cardíacos, sin examen cardíaco positivo, la medicina los clasifica como síntomas psicosomáticos, pues no existe afectación del órgano. Estos síntomas están situados en una relación «psicoviscerosomática». Las tensiones internas determinan la organización centrípeta de las cadenas fasciales. Estos pacientes se repliegan sobre el pericardio, sobre el tórax, enrollan la columna torácica sobreprogramando las cadenas de flexión y, si es necesario, las cadenas de cierre.

La mínima emoción provoca una reacción-retracción del pericardio que se transmite instantáneamente al SNV creando una reacción más o menos intensa y normalmente generalizada, con una descarga masiva del sistema simpático: adrenalina.

Dependiendo de la intensidad del estímulo emocional y la retracción del pericardio, el ganglio estrellado puede ser excitado o inhibido, originando síntomas y patologías muy diversas: tristeza, depresión, angustia, pesimismo, ansiedad, ganas de morirse, agresividad, ataques de pánico, sensación de cabeza espesa o turbia, sueño ligero o alterado, insomnio, pesadillas.

En la medicina china al meridiano del pericardio se le llama «maestro corazón» y dicen que el pericardio rige directamente:
- La consciencia.
- La memoria.
- El pensamiento.
- El sueño.
- Las emociones.
- La alegría.
- La felicidad.

El corazón está vinculado al cuarto chakra (Anahata) o centro de energía. Representa el amor (mis emociones, mi capacidad de amar), la alegría, la vitalidad y la seguridad. La energía del corazón irradia en todo el cuerpo, sobre todo entre el cuello y el plexo solar. El corazón es un tipo de bomba energética que hace circular la vida (la sangre) a través del cuerpo entero. Esta circulación sanguínea distribuye la energía vital necesaria a la felicidad, al equilibrio, a la alegría de vivir y a la paz interior. Es pues esencial que manifieste el amor dirigiendo la energía del corazón hacía las más bellas energías espirituales disponibles.

Cuanta más atención presto al amor, la compasión y el perdón, más mi corazón trabajará la paz y la alegría. Mi corazón será afectivamente estable y protegido de cualquier decepción. Un corazón de ritmo suave y armonioso indica una persona interiormente calmada. Mi ritmo cardíaco varía cuando estoy desequilibrado, perturbado en amor o sensible a mis emociones.

◆ Protocolo de actuación en la caja torácica

El tratamiento del corazón sin cardiopatía diagnosticada se inscribe dentro de un programa terapéutico global de la caja torácica y de su contenido visceral. No es posible indicar un tratamiento estándar. El tratamiento se ajusta al diagnóstico y cada paciente recibe un tratamiento particular.

Ningún protocolo es hermético, solamente es una base referencial. Una vez corregidas las diferentes disfunciones osteoarticulares y fasciales, proseguiremos con:

1. Técnicas de inhibición de la hiperactividad simpática:
- Ganglio cervical superior: **C1**-C2
- Ganglio cervical medio: **C5**-C6
- Ganglio cervical inferior: C7-T1
- Simpático torácico: T2 a T5

2. Técnicas reflejas periósticas. Mismos niveles que el punto precedente.
3. Liberación de la cadena estática visceral. Ver página 134.
4. Tratamiento del mediastino. Ver página 386.
5. Tratamiento de los pulmonares. Ver página 390.
6. Tratamiento de los plexos celíaco y cardiopulmonar. Ver página 395.
7. Tratamiento del corazón.

Observaciones

Es necesario que el tratamiento de la motilidad vaya precedido de una movilización de los tejidos con el fin de eliminar, en primer lugar, las grandes fijaciones. Es difícil liberar las fijaciones ligamento-fasciales y de las serosas sólo con la motilidad. Primero la movilidad, luego la motilidad. Es más fácil recobrar la movilidad que la motilidad.

Cualquier tratamiento visceral debe terminar con una reactivación de la motilidad, pues esta es la que da impulso a la vitalidad de un órgano.

La fijación visceral no debe tratarse en exceso por el riesgo de perder el beneficio ya alcanzado. Los tejidos reaccionan sobre todo a los primeros estímulos. El tratamiento en exceso los inhibe.

TÉCNICAS DE INHIBICIÓN DE LA HIPERACTIVIDAD SIMPÁTICA

El paciente en decúbito supino.
El osteópata en sedestación, a la cabecera del paciente.

• Ganglio cervical superior. Situamos las palmas de las manos debajo del occipital, con la yema de los dedos mayores sobre las transversas de C1. También hay que tratar los niveles C2 y C3. Realizamos una presión en dirección anterior y oblicua hacia los ojos del paciente. Mantenemos la posición indicada en cada caso durante 90 segundos.

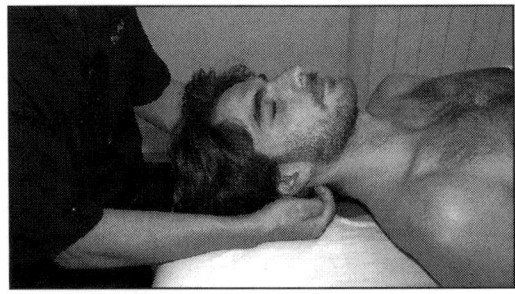

Foto 90. Inhibición del GCS

• Ganglio cervical medio. Situamos la yema de los dedos mayores en contacto sobre las apófisis transversas de C5. También hay que tratar el nivel C6. Realizamos una presión en dirección anterior y oblicua hacia los ojos del paciente. Mantenemos la posición indicada en cada caso durante 90 segundos.

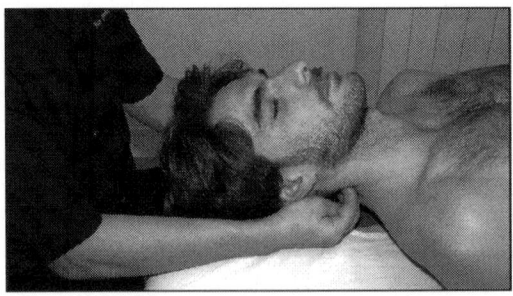

Foto 91. Inhibición del GCM

• Ganglio cervical inferior o estrellado. Situamos la yema de los dedos 2º a 3º en contacto con los ángulos posteriores de la 1ª costilla. Realizamos una presión en dirección anterior y después supero-externa, como si quisiéramos llevar el ángulo posterior de la 1ª costilla hacia los ojos del paciente. Mantenemos la posición indicada en cada caso durante 90 segundos.

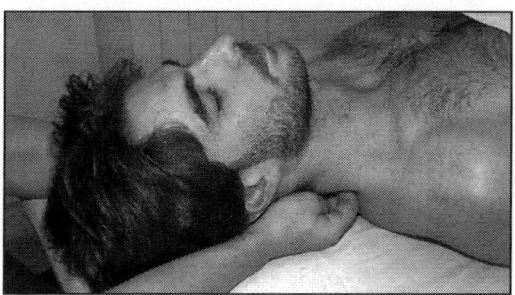

Foto 92. Inhibición del GCI

TÉCNICAS REFLEJAS PERIÓSTICAS

La elección de los puntos estará en función de las correspondencias viscerales existentes.

Estos puntos serán practicados sobre las apófisis espinosas de los segmentos implicados:

- Ganglio cervical superior: **C1**-C2
- Ganglio cervical medio: **C5**-C6
- Ganglio cervical inferior: C7-T1
- Simpático torácico: T2 a T5

Realización de la técnica: se realizan presiones con los nudillos sobre las espinosas concernidas, a razón de 3 segundos de presión y 3 segundos de relajación. Durante un minuto por punto.

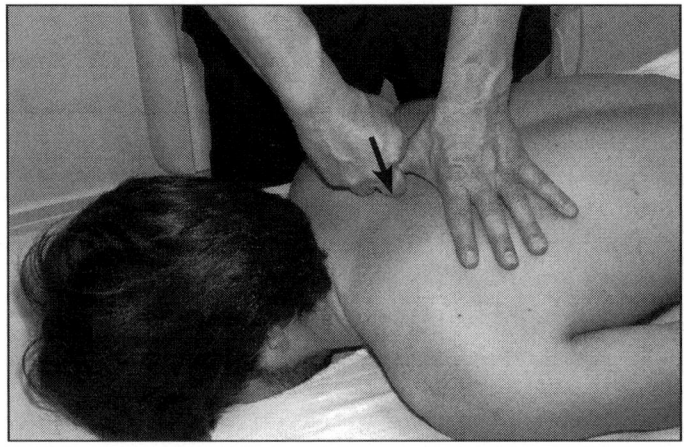

Foto 93. Técnica refleja perióstica

TRATAMIENTO DEL MEDIASTINO

El mediastino ya quedó visto en la página 386.

A continuación mostramos otras técnicas complementarias para el mediastino y todos los componentes del mismo. El área manubrioesternal corresponde a la bifurcación bronquial y a la zona del esófago donde la tensión es máxima.

Técnica para la charnela manubrio-esternal

La restricción de esta articulación siempre se asocia con la patología de la segunda articulación esternocondral. El tratamiento puede hacerse por compresión o descompresión. Usamos estas técnicas para secuelas de traumas torácicos o para problemas pleuropericárdicos.

El paciente en decúbito supino con los brazos al costado del cuerpo. Nos posicionamos a un lado y presionamos una mano contra la fosa supraesternal, únicamente tocando el borde superior del manubrio. Posicionamos la otra mano justo por debajo del ángulo esternal. La compresión significa presionar las manos juntas como si tratáramos de hacer este ángulo más agudo. En máxima tensión, rápidamente liberamos la tensión (foto 94). Para la descompresión (foto 95), las manos están cruzadas y llevan a cabo el movimiento opuesto, estirando el esternón longitudinalmente y realizamos la técnica de recoil o de retroceso.

Estas técnicas liberan tensiones longitudinales de fibras óseas, así como algunas tensiones anteroposteriores del mediastino y suprimen las tensiones fasciales anormales sobre el pericardio a partir de los ligamentos esternopericárdicos.

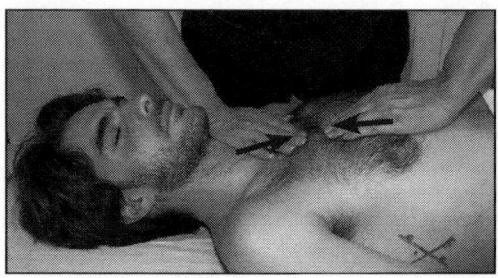
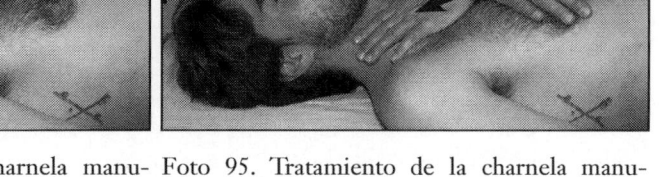

Foto 94. Tratamiento de la charnela manubrioesternal mediante compresión.

Foto 95. Tratamiento de la charnela manubrioesternal mediante descompresión.

Técnica para la charnela manubrio-esternal. Variante por inducción

Posicionamos el talón de nuestra mano dominante sobre la articulación manubrioesternal, con una presión equivalente a su propio peso (alrededor de 250 g). Realizamos una escucha, apreciando que la mano se dirige de forma pasiva hacia donde es atraída, como un imán. A continuación, realizamos un inducción, exagerando el movimiento inducido por la escucha. El tejido va a ser llevado en la dirección de la escucha, seguimos esta dirección induciendo este movimiento ligeramente, y luego dejamos a la estructura regresar. Repetimos esto varias veces hasta que haya una liberación y no sientas más movimiento.

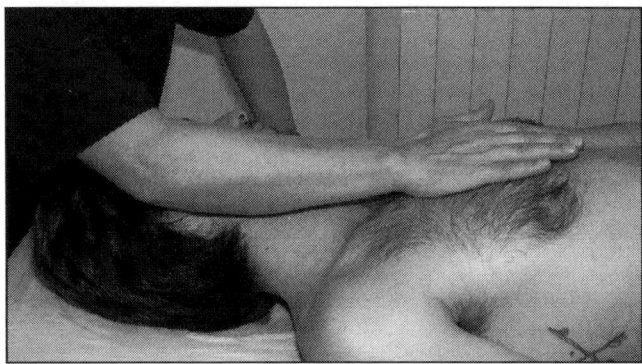

Foto 96. Tratamiento de la charnela manubrioesternal mediante inducción.

Inducción por lifting o levantamiento esternal

El paciente en supino con las manos en el abdomen. El osteópata posicionado a un lado, sitúa el dedo índice de la mano craneal contra la escotadura yugular (debajo de esta si es posible); y el dedo índice de la mano caudal contra o debajo (dependiendo del paciente) de la apófisis xifoides. Utilizamos ambos dedos para descomprimir el esternón levantándolo muy ligeramente. Debemos entonces sentir al esternón moverse muy ligeramente en una dirección u otra. Llamamos a esto la dirección de escucha. Como en todas las técnicas de inducción, seguimos esta dirección, y luego dejamos a la estructura regresar. Hay que recordar alentar levemente la dirección en la cual el movimiento es más fácil. Repetimos esto varias veces hasta que haya una liberación y no sintamos más movimiento.

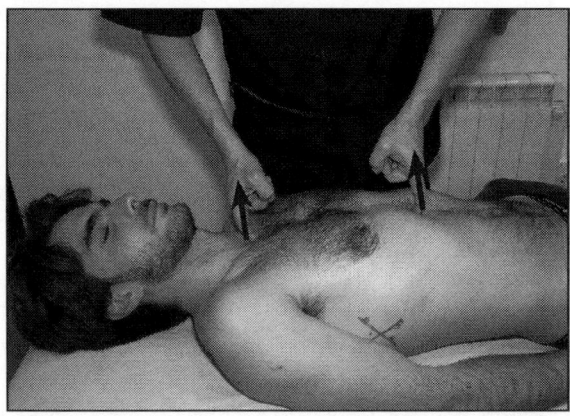

Foto 97. Levantamiento del esternón

Técnica del diábolo

Paciente en decúbito supino. El osteópata en sedestación a un costado del paciente, a la altura del tórax. Apoyamos la mano craneal sobre el manubrio esternal y clavículas, y la mano caudal sobre la apófisis xifoides. Las manos son arrastradas por un movimiento giratorio en el mismo sentido; representan las bases de los dos conos del diábolo. Muy pronto se advierte que una de las manos se desplaza más, con una base mayor a la descrita por la otra mano. El vértice de los conos está más cerca de la mano que se mueve menos.

La lesión siempre está en el lado en que la mano se mueve poco o nada.

Al variar el radio de uno o más círculos descritos, uno mueve un "cursor" (la parte superior de los dos conos) entre las dos palmas. Si este control deslizante puede moverse armoniosamente entre las dos palmas, la prueba muestra una buena vitalidad del órgano afectado.

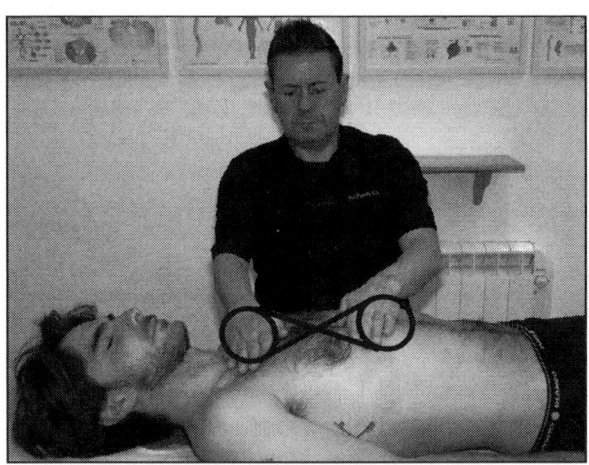

Foto 98. Escucha bimanual en diábolo

Las dos manos efectúan una rotación en el mismo sentido, el diámetro de cada círculo varía de tal manera que el vértice de los dos conos pueda moverse sobre toda la altura del mediastino. Si alguna de las dos manos parece como fijada y el "cursor" (la parte superior de los dos conos) no se mueve, tenemos que interpretar esto como una tensión, a la altura donde el cursor parece estar fijado:

- Si el cursor está fijo en la parte superior, la palma en el nivel del hueco xifoideo describe un círculo importante, mientras que la colocada a través del manubrio aparece como pivotando sobre ella misma, este signo es o una desviación del mediastino, o una tensión del origen del bronquio esternal. La escucha clásica del mediastino mostrará una desviación lateral si se trata de una desviación del mediastino.

- Si el cursor permanece fijo en la parte inferior, debe ser interpretado como un problema al nivel del cardias: ptosis gástrica o hernia hiatal. Para diferenciarlos, aparte de la escucha del estómago (que no corresponde a este libro), es posible practicar la escucha local del esófago colocando la palma de la mano en la punta del esternón:

Si la mano parece ser arrastrada hacia arriba, esto es un signo de una hernia hiatal, o una desviación del mediastino (entonces es necesario centrar la desviación testando el mediastino por el método clásico visto en la página 363).

Si la mano es arrastrada hacia abajo, esto es un signo de ptosis gástrica.

El tratamiento con esta técnica consiste en trabajar con ambas manos en modo escucha, siempre en el mismo sentido giratorio. Rodeamos las resistencias percibidas, focalizándonos en el vértice de los conos. La relajación se alcanza cuando se advierte la liberación de los vértices de los conos entre ambas manos.

TRATAMIENTO DEL CORAZÓN

Tratamiento de la motilidad del corazón
Segun Barral D.O. y Pierre Mercier D.O.

La motilidad del corazón es un movimiento horizontal alrededor de un eje vertical que pasa por su centro. Este eje es materializado por la arteria pulmonar (figura 161).

El tratamiento se realiza con el paciente en decúbito supino o en sedestación.

Las dos manos son totalmente pasivas.

Consiste en seguir los movimientos de la motilidad propia de los tejidos subyacentes. Cuando la motilidad está afectada, modificada, primero hay que acompañarla de forma pasiva (escucha) y luego inducirla de forma progresiva en el sentido de la exageración. Si el ritmo cambia, hay que acompañarlo. Al cabo de algunos movimientos sucesivos de inspir y espír, debe sentirse el «punto de tranquilidad» en la posición de la exageración del movimiento.

Al cabo de un lapso variable entre 5 y 15 segundos o más, la motilidad recupera un eje y una dirección más fisiológicos.

Se la acompaña entonces en modalidad pasiva, o induciéndola ligeramente si no es absolutamente perfecta.

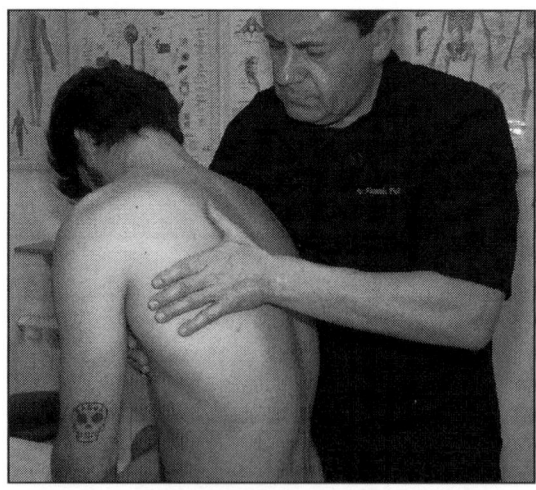

Foto 99. Tratamiento de la motilidad del corazón en decúbito supino.

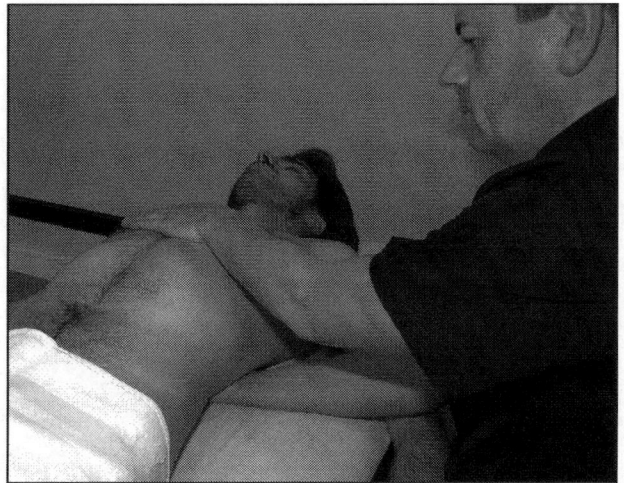

Foto 100. Tratamiento de la motilidad del corazón en sedestación.

Liberación de la lámina tiropericárdica

El paciente en decúbito supino. El osteópata en bipedestación a la cabecera del paciente, situando una mano en copa al nivel del tiroides. La otra mano se posiciona plana al nivel del esternón frente al pericardio, con los dedos de la mano orientados hacia los pies.

Ejercemos una puesta en tensión tisular recíproca entre nuestras dos manos, dialogando con los tejidos hasta el still point.

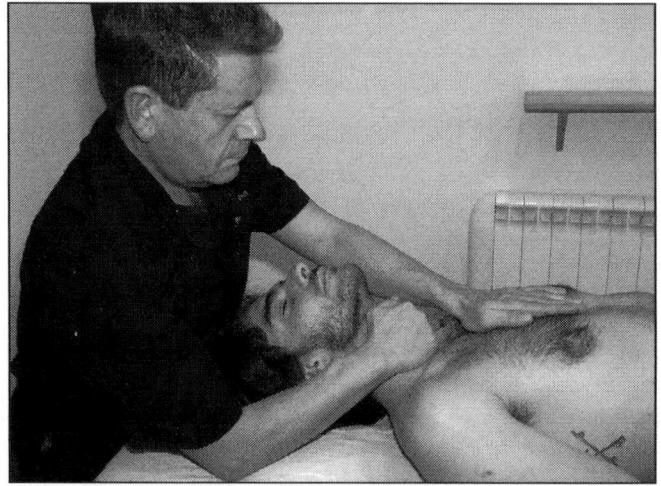

Foto 101. Liberación de la lámina tiropericárdica

Tratamiento de la motilidad del corazón
según Alain Auberville, D.O. y Andrée Aubin, D.O.

El pericardio fibroso que ha perdido su motilidad presenta una restricción en el movimiento de bajada, materializada por la lámina tiropericárdica. Estas disfunciones son frecuentes.

El corazón y el pericardio seroso que ha perdido su motilidad presentan:
- Bien un déficit de su motilidad perpetua de rotación,
- o un déficit de motilidad alrededor del eje oblicuo que corresponde a la colocación de los grandes vasos a la derecha y de la punta del corazón a la izquierda.

Estas dos últimas disfunciones son raras.

Estos autores definen el movimiento en flexión como el movimiento normal de motilidad. Cuando se expresa una motilidad normal, el movimiento de energía durante la flexión provoca una sensación de inflado en el tejido, de llenado, pero sin exceso, de esta energía.

La normalización de la motilidad del pericardio fibroso se realiza en sentido directo, por inducción, que difiere de otras técnicas de inducción utilizadas por Barral D.O.

Es una técnica que alienta suavemente al tejido a expresar su motilidad activando activamente el movimiento de flexión en la estructura. Esta técnica debe respetar en todo momento las posibilidades reales de esta expresión. Para para reanudar la analogía del camino, es el incentivo para circular.

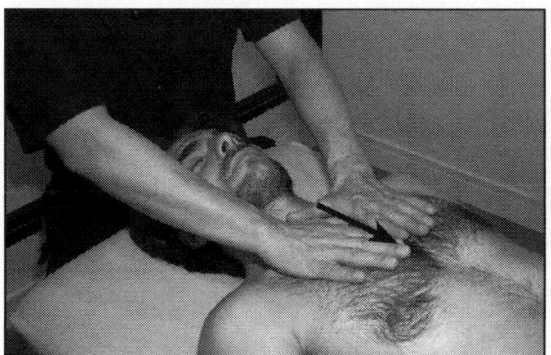 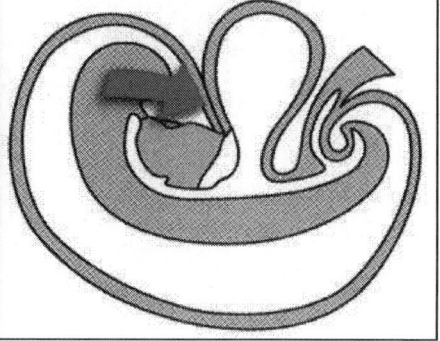

Foto 102 y figura 168. Tratamiento de la motilidad del primer movimiento de posición del corazón.

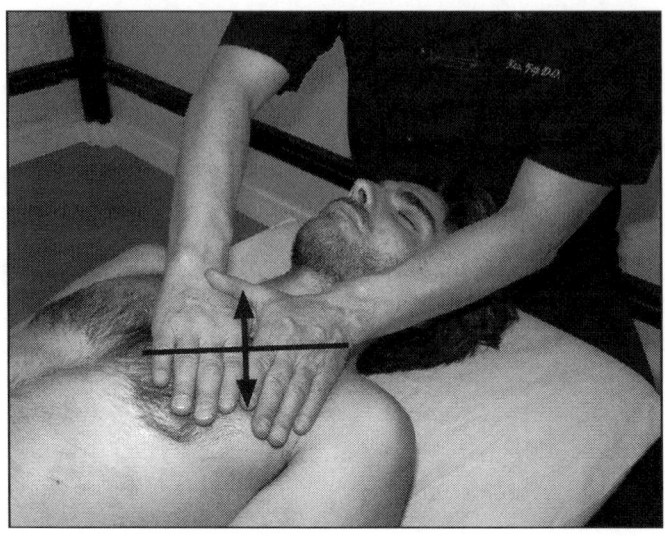

Foto 103. Tratamiento de la motilidad del movimiento constante del corazón.

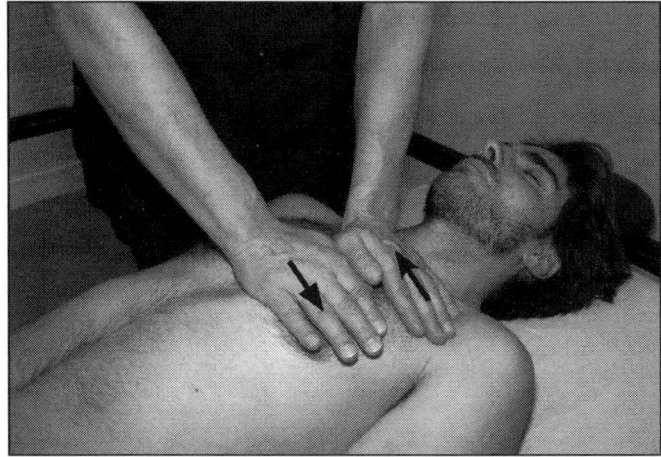

Foto 104. Tratamiento de la motilidad de la posición de los grandes vasos y de la punta del corazón.

CAPÍTULO VI

Principales Patologías Cardíacas

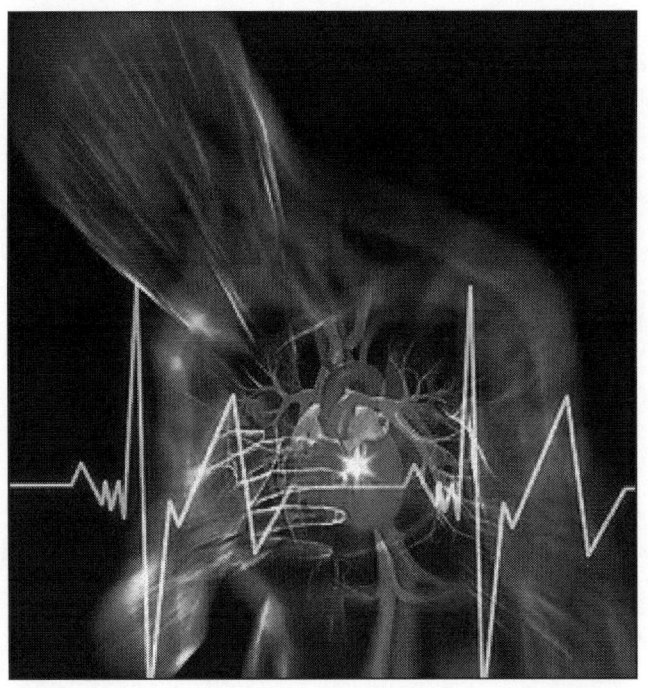

1. INFARTO DE MIOCARDIO

Coloquialmente conocido como infarto, el infarto de miocardio aparece por un riego sanguíneo insuficiente debido a la obstrucción de una arteria.

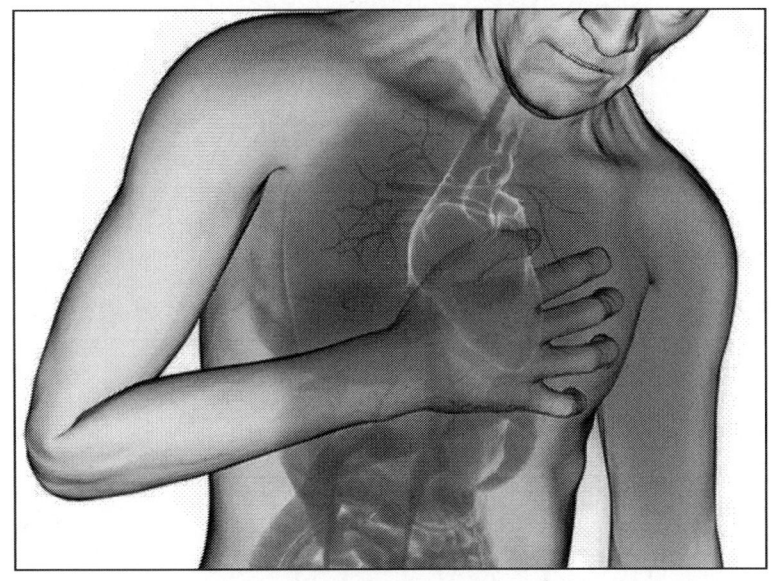

Figura 169. Infarto de miocardio

¿Qué es un infarto?

Es la necrosis (o muerte de las células) de un órgano o parte de él por falta de riego sanguíneo debido a una obstrucción o estenosis (estrechez) de la arteria correspondiente.

Comúnmente llamamos infarto al infarto agudo de miocardio (músculo cardíaco) pero le puede ocurrir a cualquier órgano.

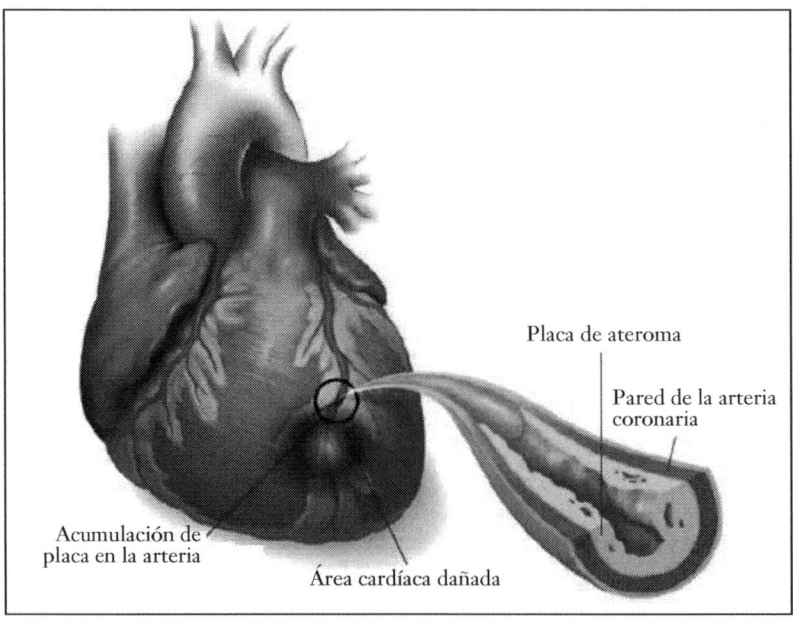

Figura 170. Placa de ateroma en una arteria coronaria

¿Cómo se produce el infarto agudo de miocardio?

1. Las arterias coronarias se estrechan
2. El oxígeno no llega al miocardio
3. El miocardio, al no recibir oxígeno, no puede producir energía para moverse
4. Mueren las células del tejido que no reciben sangre (el tejido se necrosa)

¿Por qué se produce el infarto agudo de miocardio?

Las arterias coronarías se pueden estrechar por distintas causas. Las más comunes son un coágulo de sangre y la aterosclerosis (depósito e infiltración de grasas en las paredes de las arterias) que se va produciendo progresivamente facilitado por los factores de riesgo que señalamos a continuación.

Factores de riesgo que pueden ocasionar la obstrucción de las arterias coronarias

- Consumo elevado de azúcares (incluidos los carbohidratos)
- Hipertensión
- Colesterol alto
- Tabaco
- Obesidad
- Sedentarismo
- Edad avanzada

Síntomas del infarto

En la mayoría de ocasiones no se presentan todos los síntomas, sino una combinación variable de algunos de ellos:

- Habitualmente dolor tipo peso en la zona del esternón que no se modifica con los movimientos ni con la respiración, bastante intenso y en ocasiones se irradia hacia mandíbula, cuello y espalda, brazo izquierdo, y en algunos casos brazo derecho. Se puede asociar a sudor frío y mareo.
- Otras veces se manifiesta con dolor en la parte alta del abdomen, dificultad para respirar, ganas de vomitar y pérdida de conocimiento.

Consecuencias de un infarto agudo de miocardio

- Si el infarto agudo de miocardio es muy extenso, es posible sufrir de por vida insuficiencia cardíaca, a veces con congestión pulmonar.
- Si el infarto agudo de miocardio es de pequeña extensión, se puede llevar una vida normal, eso sí, controlando los factores de riesgo para evitar un nuevo infarto.

En algunas personas pueden aparecer arritmias ventriculares o bloqueos del corazón que por lo general pueden ser controlados con el uso de dispositivos especiales: desfibrilador, marcapasos. Suelen aparecer en el ingreso hospitalario y, una vez superados, el pronóstico ya no depende de haber presentado dichas complicaciones.

En otras ocasiones, el paciente puede padecer una angina inestable que suele ser signo de muy alto riesgo de infarto agudo de miocardio o muerte súbita. La angina inestable se desencadena igual que el infarto, pero en este caso no existe una oclusión completa de la arteria coronaria por el trombo y no se ha llegado a producir muerte de células cardíacas. Se manifiesta en reposo por un dolor u opresión que empieza en el centro del pecho y puede extenderse a brazos, cuello, mandíbula y espalda. Es decir, los síntomas son iguales a los del infarto, aunque generalmente de menor duración e intensidad. Esta angina debe ser tratada como una emergencia, ya que hay un elevado riesgo de producirse un infarto, una arritmia grave o muerte súbita.

2. CARDIOPATÍA ISQUÉMICA

Causada por la arteriosclerosis, esta enfermedad impide que el corazón reciba la sangre necesaria. Suele ser asintomática y puede prevenirse.

¿Qué es una cardiopatía isquémica?

La cardiopatía isquémica es la enfermedad ocasionada por la arteriosclerosis de las arterias coronarias, es decir, las encargadas de proporcionar sangre al músculo cardíaco (miocardio). La arteriosclerosis coronaria es un proceso lento de formación de colágeno y acumulación de lípidos (grasas) y células inflamatorias (linfocitos). Estos tres procesos provocan el estrechamiento (estenosis) de las arterias coronarias.

Este proceso empieza en las primeras décadas de la vida, pero no presenta síntomas hasta que la estenosis de la arteria coronaria se hace tan grave que causa un desequilibrio entre el aporte de oxígeno al miocardio y sus necesidades. En este caso se produce una isquemia miocárdica (angina de pecho estable) o una oclusión súbita por trombosis de la arteria, lo que provoca una falta de oxigenación del miocardio que da lugar al síndrome coronario agudo (angina inestable e infarto agudo de miocardio).

Causas

La cardiopatía isquémica es una enfermedad que se puede prevenir de forma significativa, si se conocen y controlan sus factores de riesgo cardiovascular. Los principales factores que la producen son:
1. Edad avanzada
2. Consumo elevado de azúcares (incluidos los carbohidratos)
3. Se da más en los hombres, aunque la frecuencia en las mujeres se iguala a partir de la menopausia
4. Antecedentes de cardiopatía isquémica prematura en la familia
5. Aumento de las cifras de colesterol total, sobre todo del LDL (malo)
6. Disminución de los valores de colesterol HDL (bueno)
7. Tabaquismo

8. Hipertensión arterial
9. Diabetes mellitus
10. Obesidad
11. Sedentarismo
12. El haber presentado previamente la enfermedad (los pacientes que ya han presentado angina o infarto tienen más riesgo que los que no los han presentado)

Los pacientes con múltiples factores de riesgo presentan el máximo riesgo de padecer enfermedad obstructiva de las arterias coronarias, y por tanto, más posibilidades de angina o infarto. Además en el llamado síndrome metabólico, es decir, asociación de obesidad, diabetes, aumento del colesterol e hipertension, los pacientes presentan más riesgo. La probabilidad de tener una enfermedad cardiovascular (coronaria) o de morirse del corazón se puede calcular por distintas puntuaciones (SCORE, Framingham, etc.).

Tipos de cardiopatía isquémica

- Infarto agudo de miocardio
- Angina de pecho estable
- Angina de pecho inestable

Angina de pecho estable

La angina de pecho estable es un síntoma de dolor recurrente en el tórax debido a isquemia miocárdica. Quienes la han sufrido la definen con términos como opresión, tirantez, quemazón o hinchazón. Se localiza en la zona del esternón, aunque puede irradiarse a la mandíbula, la garganta, el hombro, la espalda y el brazo o la muñeca izquierdos. Suele durar entre 1 y 15 minutos. El dolor de la angina se desencadena tras el ejercicio físico o las emociones y se alivia en pocos minutos con reposo o nitroglicerina sublinlingual. Suele empeorar en circunstancias como anemia, hipertensión no controlada y fiebre. Además, el tiempo frío, el tabaquismo, la humedad o una comida copiosa pueden incrementar la intensidad y la frecuencia de los episodios anginosos.

Angina de pecho inestable

Suele ser signo de muy alto riesgo de infarto agudo de miocardio o muerte súbita. La angina inestable se desencadena igual que el infarto, pero en este caso no existe una oclusión completa de la arteria coronaria por el trombo y no se ha llegado a producir muerte de células cardíacas. Se manifiesta en reposo por un dolor u opresión que empieza en el centro del pecho y puede extenderse a brazos, cuello, mandíbula y espalda. Es decir, los síntomas son iguales a los del infarto, aunque generalmente de menor duración e intensidad. Esta angina debe ser tratada como una emergencia, ya que hay un elevado riesgo de producirse un infarto, una arritmia grave o muerte súbita.

3. INSUFICIENCIA CARDÍACA

Sucede cuando el corazón no es capaz de bombear suficiente sangre al resto del cuerpo. Varias enfermedades pueden causarla: valvulopatías, arritmias...

¿Qué es la insuficiencia cardíaca?

La insuficiencia cardíaca se produce cuando hay un desequilibrio entre la capacidad del corazón para bombear sangre y las necesidades del organismo.

Causas de la insuficiencia cardíaca

El corazón puede fallar debido a un problema propio o porque su capacidad de reacción no alcanza a satisfacer lo que el organismo le demanda.

Insuficiencia cardíaca por enfermedades del corazón

La insuficiencia cardíaca es un síndrome caracterizado por la presencia de síntomas (falta de aire, cansancio, dificultad para respirar tumbado, etc.) y signos de que el corazón no funciona bien (expulsa mal la sangre) y se acumula en las piernas, abdomen, etc. Muchas de las enfermedades del corazón acaban en esta. Las posibles causas que puede provocar insuficiencia cardíaca son:

- Cardiopatía isquémica
- Miocardiopatía hipertensiva (producida por la hipertensión no controlada)
- Miocardiopatía diabética (causada por la diabetes)
- Miocardiopatía hipertrófica
- Miocardiopatía alcohólica (por abuso en el consumo de alcohol)
- Miocardiopatía dilatada idiopática (cuando se desconoce el origen)
- Miocarditis (inflamación del músculo cardíaco)
- Miocardiopatía restrictiva

Por lo general, estas enfermedades provocan dilatación e importante pérdida de fuerza del corazón. Algunas, como la miocardiopatía etílica o la miocarditidis, pueden ser reversibles con tratamiento.

- Valvulopatías. Aparecen cuando las válvulas no funcionan adecuadamente y el músculo cardíaco no es capaz de compensar el mal funcionamiento de estas incrementado la fuerza o número de latidos.
- Arritmias. Tanto las arritmias rápidas como las arritmias lentas pueden provocar insuficiencia cardíaca.
- Insuficiencia cardíaca por aumento de demanda. La anemia, las infecciones generalizadas en el cuerpo, las enfermedades de tiroides, las fístulas arteriovenosas o el aumento de la presión arterial provocan una mayor demanda de sangre corporal que, en ocasiones, un corazón sano tampoco es capaz de atender. Por ello, el tratamiento de estos pacientes debe centrarse en la enfermedad que está ocasionando la insuficiencia más que en el propio corazón.

Síntomas y signos de la insuficiencia cardíaca

La insuficiencia cardíaca puede ser una enfermedad que no presente síntomas durante mucho tiempo a lo largo de la vida (llamada fase asintomática). Cuando aparecen, los síntomas predominantes son:

- Cansancio anormal por esfuerzos que antes no lo causaban. La sangre no llega adecuadamente a los músculos y se provoca una situación de fatiga muscular.
- Respiración fatigosa por estancamiento de los líquidos en los alvéolos de los pulmones. Si al estar acostado se presenta una sensación de ahogo que obliga a levantarse y dormir sentado.
- Sensación de plenitud del abdomen, anorexia (falta de apetito).
- A veces puede aparecer tos seca y persistente motivada por la retención de líquido en los pulmones o por el tratamiento con inhibidores de la enzima de conversión. Es este último caso, el especialista puede valorar un cambio de tratamiento.
- La reducción del flujo sanguíneo al cerebro puede provocar sensaciones de mareo, confusión, mente en blanco y breves pérdidas de conciencia. Si se presentan estos episodios relacionados con cifras bajas de tensión es recomendable sentarse o tumbarse.

- La insuficiencia puede provocar que el flujo de sangre a los riñones no sea suficiente, y se produzca retención de líquidos por disminución de la orina. Esta hinchazón suele localizarse en las piernas, los tobillos o el abdomen. Y a veces se orina más por la noche que por el día (nicturia).
- Falta de aire (disnea) con el esfuerzo y mala tolerancia al ejercicio por fatiga.

4. MIOCARDIOPATÍAS

Se caracteriza por la afectación del músculo cardíaco y la más frecuente es la miocardiopatía dilatada. Uno de sus síntomas es la insuficiencia cardíaca.

¿Qué es una miocardiopatía?

Las miocardiopatías son enfermedades específicas del músculo cardíaco. El músculo cardíaco puede fallar por:
1. Una mala contracción que no permite al corazón vaciarse adecuadamente.
2. Una mala relajación que no permite al corazón llenarse adecuadamente.
3. Mala contracción y mala relajación a la vez, lo que no permite al corazón bombear una cantidad adecuada de sangre.

Las miocardiopatías más frecuentes son:
A. Miocardiopatía dilatada
B. Miocardiopatía hipertrófica
C. Miocardiopatía restrictiva

A. Miocardiopatía dilatada

¿Qué es una miocardiopatía dilatada?

En la miocardiopatía dilatada el miocardio está debilitado y las cavidades, dilatadas. La consecuencia es que disminuye la fracción de eyección o cantidad de sangre que el corazón expulsa en cada latido.

Causas

La causa más frecuente de miocardiopatía dilatada es la enfermedad coronaria (un infarto o lesiones en las arterias coronarias).

Menos habituales son las miocardiopatías dilatadas provocadas por el consumo de alcohol (de origen enólico), por arritmias rápidas (taqui-miocardiopatía), tras el parto o después de una miocarditis.

Cuando la causa es desconocida se denomina miocardiopatía dilatada idiopática. Aunque puede aparecer a cualquier edad, se trata de una enfermedad más frecuente en pacientes de entre 40-50 años. Su incidencia es de 3 a 10 casos cada 100.000 habitantes.

Síntomas

Insuficiencia cardíaca, es decir, congestión pulmonar (intolerancia al esfuerzo y a estar tumbado por sensación de falta de aire).

B. Miocardiopatía hipertrófica

¿Qué es una miocardiopatía hipertrófica?

La miocardiopatía hipertrófica es una enfermedad del músculo del corazón que se caracteriza por el aumento del grosor de sus paredes (hipertrofia), que no se deba a causas de fuera del músculo (por ejemplo, hipertensión, valvulopatías, etc.).

Causas

Se estima que la miocardiopatía hipertrófica afecta a 1 de cada 500 personas. No puede atribuirse a una causa evidente, pero es hereditaria en un alto porcentaje de casos. El patrón de herencia se denomina autosómico dominante, lo que significa que el 50 % de la descendencia heredará esta alteración, afectando por igual a hombres y mujeres. Sin embargo, dependiendo de qué genes estén implicados se puede desarrollar o no la enfermedad en algún momento de la vida.

Cuando el incremento del grosor de las paredes del corazón es consecuencia de la hipertensión arterial o de enfermedades valvulares no se considera miocardiopatía hipertrófica.

Síntomas

Muchas veces, los pacientes no tienen síntomas y se diagnostican de forma casual por un ECG, una exploración rutinaria, etc.

Algunos pacientes de miocardiopatía hipertrófica pueden sufrir síntomas como fatiga, sensación de palpitaciones mantenidas, dolor torácico o pérdida de conciencia.

A pesar de ser hereditaria, la enfermedad no se suele detectar hasta la etapa de desarrollo corporal en la adolescencia. Estos cambios suelen producirse sin que se presenten síntomas, lo que dificulta más aún el diagnóstico. Las manifestaciones de miocardiopatía hipertrófica pueden ser muy diferentes incluso dentro de una misma familia.

En uno de cada cuatro pacientes que sufre miocardiopatía hipertrófica, el exceso de músculo se interpone en la zona de expulsión de la sangre del corazón, ocasionando lo que se conoce como forma obstructiva. Como el corazón tiene que realizar un esfuerzo extra para salvar este obstáculo, los pacientes con este tipo de enfermedad suelen estar más limitados en su calidad de vida y requieren tratamientos más intensos.

C. Miocardiopatía restrictiva

¿Qué es una miocardiopatía restrictiva?

Se conoce como miocardiopatías restrictivas al grupo de enfermedades del miocardio que generan una alteración de su función diastólica, es decir, de la relajación del corazón (la contracción está normal). El corazón al no relajarse bien no puede llenarse correctamente, lo que ocasiona que la expulsión de sangre sea menor.

Causas

La función de contracción miocárdica está exenta de daño, pero falla la distensibilidad del miocardio porque se altera su relajación en diástole. Las causas pueden ser de origen desconocido o derivadas por enfermedades que infiltran (invaden) el miocardio (amiloidosis, hemocromatosis o sarcoidosis).

Síntomas

Los pacientes con esta enfermedad suelen tener síntomas de insuficiencia cardíaca. También presentan disnea y retención de líquidos en piernas y abdomen.

5. VALVULOPATÍAS

Infecciones, traumatismos y envejecimiento. Las válvulas del corazón pueden dañarse y ocasionar esta dolencia. Una prueba sencilla puede detectar las causas y prevenirla.

¿Qué es una valvulopatía?

Las valvulopatías son las enfermedades propias de las válvulas del corazón. La función de las válvulas del corazón es abrirse y cerrarse correctamente durante el ciclo cardíaco. Esto permite el paso de la sangre de una cavidad a otra y que pueda avanzar sin retroceder.

Las válvulas pueden estropearse por infecciones, por traumatismos, por envejecimiento, etc. Hace años la causa fundamental era la fiebre reumática, una enfermedad infrecuente ahora en los países desarrollados.

En la actualidad, como consecuencia del aumento de la esperanza de vida, han aparecido otras formas de valvulopatía. La más frecuente es la valvulopatía degenerativa en pacientes ancianos, que consiste en el envejecimiento, endurecimiento y calcificación de las válvulas, lo que limita su movilidad y afecta a su funcionamiento. Hay que tener en cuenta que las válvulas se abren y se cierran unas 60 veces por minuto, así que una persona de 70 años habrá realizado ese movimiento… ¡más de 2.000 millones de veces!

El diagnóstico más exacto de todas las valvulopatías se hace por ecocardiograma, una técnica de imagen que puede valorar exactamente qué válvula está enferma, cuál es la causa y la gravedad de la afectación.

Las cuatro válvulas del corazón que pueden tener enfermedades son:
- Válvula mitral: separa la aurícula izquierda del ventrículo izquierdo
- Válvula aórtica: separa el ventrículo izquierdo de la arteria aorta
- Válvula pulmonar: separa el ventrículo derecho de la arteria pulmonar
- Válvula tricúspide: separa la aurícula derecha del ventrículo derecho

Gradación de la severidad de la valvulopatía

La gravedad o severidad de las valvulopatías se clasifican en 3 grupos:

- Ligera: afectación mínima que no requiere nunca tratamiento y sólo un seguimiento.
- Moderada: que requiere un seguimiento más estrecho y en algunas ocasiones requiere tratamiento.
- Severa: que requerirá tratamiento quirúrgico siempre y cuando se cumplan una serie de requisitos asociados.

Diagnóstico

La auscultación de un soplo cardíaco puede hacer sospechar la presencia de alguna valvulopatía, pero la prueba fundamental que lleva al diagnóstico es el ecocardiograma.

Síntomas

Las valvulopatías pueden mantenerse durante muchos años sin dar ningún síntoma. Cuando ya está avanzada (estenosis o insuficiencia de grado severo) y comienzan a aparecer los síntomas, o cuando el corazón empieza a dar muestras de afectación secundaria a la valvulopatía, se debe realizar un tratamiento quirúrgico.

- Valvulopatía aórtica o estenosis aórtica. Afecta a la válvula aórtica y provoca su obstrucción. Esto dificulta el flujo de salida de la sangre desde el ventrículo izquierdo hacia la aorta.
  Síntomas: los tres síntomas fundamentales que aparecen cuando la estenosis aórtica es severa son disnea (sensación de falta de aire), dolor torácico y síncope (pérdida del conocimiento). Estos síntomas son más acusados cuando se realiza algún esfuerzo.
- Insuficiencia aórtica. Afecta a la válvula aórtica e impide su correcto cierre durante la diástole. Esto provoca el retorno de sangre hacia el corazón, provocando una sobrecarga de volumen.

Síntomas: en general la sintomatología no es tan importante como en la estenosis y puede pasar desapercibida. Fundamentalmente aparece disnea, aunque también puede presentarse dolor torácico.

- Estenosis mitral. Esta valvulopatía afecta a la válvula mitral y provoca una obstrucción en el flujo de sangre entre la aurícula izquierda y el ventrículo izquierdo.

  Síntomas: suele ocasionar sensación de disnea. Es frecuente también la aparición de arritmias como la fibrilación auricular.

- Insuficiencia mitral. Es la afectación de la válvula mitral que impide su correcto cierre. Provoca un retorno de la sangre en sístole desde el ventrículo izquierdo a la aurícula izquierda. Causa una sobrecarga de volumen en las cavidades izquierdas.

  Síntomas: Suele ocasionar sensación de disnea. Es frecuente también la aparición de arritmias como la fibrilación auricular.

Otras valvulopatías

Las válvulas del lado derecho del corazón (tricúspide y pulmonar) también se pueden afectar y provocar estenosis o insuficiencia. Son valvulopatías menos frecuentes y generalmente no precisan tratamiento quirúrgico. La estenosis pulmonar suele ser una enfermedad congénita, mientras que la insuficiencia tricúspide aparece normalmente asociada a valvulopatías del lado izquierdo del corazón.

6. ARRITMIAS

Palpitaciones, mareo, síncope, dolor torácico, pérdida de conocimiento... son algunos de los síntomas con que pueden presentarse las arritmias, aunque también pueden pasar inadvertidas.

¿Qué es una arritmia?

Una arritmia es una alteración del ritmo cardíaco.

Pero para entender mejor qué es una arritmia, antes debemos saber cómo y por qué late el corazón.

Los latidos del corazón ocurren como consecuencia de unos impulsos eléctricos que hacen que las aurículas y los ventrículos se contraigan de forma adecuada, sincrónica y rítmica. La frecuencia cardíaca normalmente oscila entre 60 y 100 latidos por minuto (lpm), y responde a la siguiente secuencia:

1. El impulso eléctrico del corazón se inicia en el nodo sinusal, emplazado en la aurícula derecha.
2. De ahí pasa por las aurículas al nodo aurículo-ventricular, situado en la unión de las aurículas con los ventrículos y llega a los ventrículos por el haz de His.
3. Finalmente, este estímulo se conduce por los ventrículos a través del sistema Purkinje.

Causas

Las arritmias cardíacas aparecen por alguno de estos tres motivos:
1. El impulso eléctrico no se genera adecuadamente
2. El impulso eléctrico se origina en un sitio erróneo.
3. Los caminos para la conducción eléctrica están alterados.

Clasificaciones de las arritmias

Por su origen
- Supraventriculares: se originan antes del Haz de His, es decir, en las aurículas o en el nodo aurículo-ventricular

• Ventriculares: se originan en los ventrículos

Por su frecuencia cardíaca
• Rápidas o taquicardias: frecuencia superior a los 100 lpm
• Lentas o bradicardias: frecuencia por debajo de los 60 lpm

Por su modo de presentación
• Crónicas: de carácter permanente
• Paroxísticas: se presentan en ocasiones puntuales

Síntomas

Las arritmias pueden causar síntomas como palpitaciones, mareo, síncope, dolor torácico o pérdida de conocimiento, pero también pueden pasar inadvertidas y detectarse casualmente cuando se realizan pruebas diagnósticas.

Diagnóstico

Para hacer el diagnóstico es necesario demostrar que existe una alteración en la actividad eléctrica cardíaca.

La prueba diagnóstica de referencia es el electrocardiograma, pero tiene la desventaja que sólo registra la actividad eléctrica cardíaca en el momento en que se está realizando y por tanto sólo nos muestra si existen arritmias en ese momento.

En ocasiones pueden utilizarse otras pruebas, como el Holter, que registra la actividad eléctrica cardíaca durante un periodo de tiempo más prolongado (uno o más días), o más raramente los Holter implantables, que se colocan debajo de la piel mediante una sencilla intervención quirúrgica, pueden llevarse durante años y se reservan para pacientes en los cuales se sospechan arritmias graves que no se han podido detectar mediante otros métodos.

Cuando se sospecha que existe una arritmia relacionada con el esfuerzo físico puede realizarse una prueba de esfuerzo.

Finalmente, puede estudiarse en profundidad el sistema de conducción cardíaco e intentar reproducir las arritmias mediante el llamado estudio electrofisiológico, que se realiza introduciendo unos cables en el interior del corazón, generalmente desde las venas de las piernas (vena femoral) que permiten registrar la actividad eléctrica cardíaca y estimular al corazón para reproducir arritmias.

También suele ser importante averiguar si existe alguna alteración estructural del corazón asociada a la arritmia, para lo cual puede realizarse una ecocardiografía.

7. CARDIOPATÍAS CONGÉNITAS

Las cardiopatías congénitas son un grupo de enfermedades caracterizado por la presencia de alteraciones estructurales del corazón producidas por defectos en la formación del mismo durante el periodo embrionario.

Aparecen en 8 de cada 1.000 recién nacidos vivos, existiendo un número casi incontable de cardiopatías congénitas diferentes, por lo que es necesario clasificarlas:

- **Cortocircuitos izquierda derecha.** Son aquellas en las que se produce un defecto en las estructuras cardíacas que separan la circulación sistémica de la pulmonar, produciéndose el paso de sangre de la primera a la segunda. En este grupo encontramos la comunicación interauricular, comunicación interventricular y el ductus arterioso persistente, entre otras.
- **Lesiones obstructivas.** Dificultan la salida de la sangre de las cavidades cardíacas. Entre ellas están las estenosis aórtica y pulmonar y la coartación aórtica.
- **Cardiopatías congénitas cianóticas**. Impiden la adecuada oxigenación de la sangre que llega a los tejidos, por lo que aparece cianosis (amoratamiento de labios o lechos ungueales). Las más frecuentes son la transposición de grandes vasos, la tetralogía de Fallot y la anomalía de Ebstein.

Dado su gran número, la sintomatología asociada a las mismas es muy variable y va desde las que son asintomáticas y no requieren de tratamiento específico hasta aquellas que ocasionan síntomas severos y precisan corrección quirúrgica durante las primeras semanas de vida.

Hay que sospecharlas cuando aparecen síntomas sugestivos (insuficiencia cardíaca, cianosis...) o cuando se detectan alteraciones características en la exploración física (soplos, arritmias...). Las más banales pueden pasar desapercibidas hasta la edad adulta.

En relación a los soplos cardíacos, es importante saber que no todos los soplos son producidos por una cardiopatía congénita, ya que los llamados soplos funcionales o inocentes aparecen en corazones normales y no tienen ninguna implicación negativa.

Respecto a las pruebas diagnósticas, las cardiopatías congénitas suelen producir alteraciones en el electrocardiograma y la radiografía de tórax, pero la prueba diagnóstica fundamental es la ecocardiografía, que permite diagnosticar y evaluar la gravedad de la mayoría de ellas. En ocasiones puede ser necesario realizar un cateterismo cardíaco.

El tratamiento, cuando se precisa, suele ser quirúrgico. En algunos casos, la alteración puede corregirse con una única intervención quirúrgica, pero en las cardiopatías congénitas más complejas puede ser necesaria la realización de más de una operación.

Los avances en su diagnóstico y tratamiento han mejorado mucho el pronóstico, de forma que actualmente más del 80 % de niños afectados sobreviven hasta la edad adulta.

8. MUERTE SÚBITA

¿Qué es la muerte súbita?

La muerte súbita es la aparición repentina e inesperada de una parada cardíaca en una persona que aparentemente se encuentra sana y en buen estado.

Existe una definición más formal, que es la utilizada en los estudios médicos: "muerte súbita es el fallecimiento que se produce en la primera hora desde el inicio de los síntomas o el fallecimiento inesperado de una persona aparentemente sana que vive sola y se encontraba bien en plazo de las 24 horas previas".

Su principal causa es una arritmia cardíaca llamada fibrilación ventricular, que hace que el corazón pierda su capacidad de contraerse de forma organizada, por lo que deja de latir. La víctima de muerte súbita pierde en primer lugar el pulso, y en pocos segundos, pierde también el conocimiento y la capacidad de respirar. Si no recibe atención inmediata, la consecuencia es el fallecimiento al cabo de unos minutos.

Las medidas de reanimación cardiopulmonar pueden conseguir en muchos casos que la arritmia desaparezca y el paciente se recupere. Si por fortuna sucede esto, estaremos ante una 'muerte súbita reanimada'.

Causas de muerte súbita

La muerte súbita se debe habitualmente a una arritmia cardíaca maligna: la fibrilación ventricular. Esta arritmia produce una actividad eléctrica cardíaca caótica que no es capaz de generar latido cardíaco efectivo, por tanto el corazón deja de bombear la sangre, la presión arterial cae a cero y se anula el riego sanguíneo del cerebro y del resto del cuerpo. Cuando se detiene la circulación, el oxígeno y los nutrientes dejan de llegar a los órganos, que rápidamente empiezan a sufrir. Es importante saber que el órgano más vulnerable es el cerebro. Unos pocos minutos de parada cardíaca pueden ser la causa de lesiones cerebrales graves; de hecho, estas son las principales secuelas en los pacientes que son reanimados.

La fibrilación ventricular es muy rara en corazones sanos. En personas mayores de 35 años, la causa más frecuente es el infarto agudo de miocardio. En las personas jóvenes suele estar relacionada con enfermedades cardíacas previas que pueden afectar tanto al músculo del corazón (miocardiopatías, entre ellas la más frecuentemente asociada es la miocardiopatía hipertrófica), como a la activiadad eléctrica del mismo (canalopatía, como el síndrome de Brugada o el síndrome de QT largo).

Síntomas de la muerte súbita

Las víctimas de muerte súbita presentan de manera brusca una pérdida completa del conocimiento y no responden a ningún tipo de estímulo. Pueden tener los ojos abiertos o cerrados, y en seguida, dejan de respirar. Sin atención, el color de la piel pierde rápidamente el tono rosado habitual y se torna azul violáceo.

Pronóstico

La inmensa mayoría de los pacientes que sufren una muerte súbita y no reciben atención médica fallecen en pocos minutos.

Tratamiento

Existe una medida de tratamiento eficaz: la desfibrilación. Consiste en administrar al corazón una descarga eléctrica controlada con un dispositivo que se conoce como desfibrilador. Básicamente, lo que hace este dispositivo es descargar la actividad eléctrica de todas las células del corazón a la vez. Lo habitual es que al reiniciar 'desde cero' la actividad del corazón, este recupere su ritmo habitual normal.

Es muy importante saber que el pronóstico de los pacientes que sufren una muerte súbita depende fundamentalmente del tiempo que transcurre entre que el corazón se detiene y se aplica una desfibrilación. Se calcula que por cada minuto de demora existe un 10 por ciento menos de posibilidades de que el paciente se recupere. Si no tenemos a mano un desfibrilador, es importante iniciar rápidamente la reanimación cardiopulmonar, ya que así conseguiremos prolongar el tiempo en el que una desfibrilación pueda ser eficaz.

¿Qué hacer?

Una persona que sufre una parada cardíaca se halla en una situación tan desesperada en la que cualquier ayuda puede marcar la diferencia entre el fallecimiento y la recuperación. Ninguna de las atenciones que se intenten puede ser perjudicial.

Lo primero que hay que hacer es solicitar atención médica, llamando al teléfono de emergencias 112. A la hora de dar el aviso es muy importante explicar que la persona que tenemos delante está sufriendo una parada cardíaca. Si se hace de forma correcta, el personal del equipo de emergencias enviará lo más rápidamente posible un equipo médico-sanitario con el dispositivo técnico adecuado.

Mientras esperamos al servicio de emergencias, el siguiente paso es comprobar el estado del paciente. Para ello, mueve suavemente a la víctima por el hombro, valorando si tiene algún tipo de respuesta. Comprueba también si respira o no.

Si el paciente presenta una parada cardíaca y no respira, se deben realizar técnicas de reanimación cardiopulmonar. Aunque es una medida bastante conocida, se ha comprobado que la respiración boca a boca resulta innecesaria e ineficaz, ya que lo realmente importante es realizar un masaje cardíaco correcto. Se deben poner ambas manos en el centro del esternón del paciente y hacer compresiones hacia abajo con los brazos extendidos en ángulo recto respecto al cuerpo de la víctima. Hay que comprimir el esternón hacia abajo unos 4-5 cm, con una frecuencia aproximada de 100 veces por minuto, e intentar que las compresiones sean rítmicas y regulares, es decir, con las mínimas interrupciones posibles. El masaje cardíaco se debe mantener hasta que la víctima recupera el conocimiento o hasta que llegue la asistencia médica.

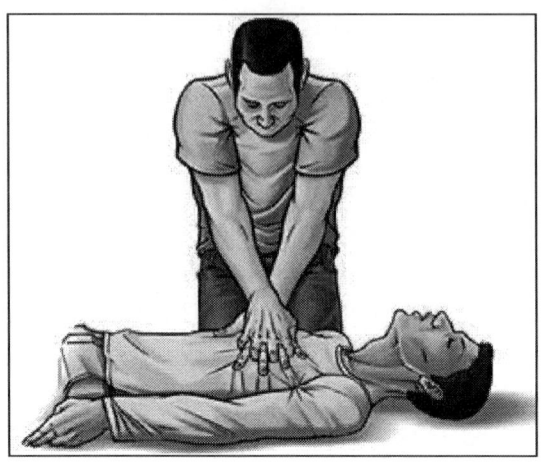

Figura 171. RCP, Reanimación cardiopulmonar

TÉCNICAS OSTEOPÁTICAS DE REANIMACIÓN

Técnica de reanimación a través de los temporales

Cuando una persona fallece, el sistema craneosacro se detiene en la fase de espiración. La membrana de tensión recíproca fija la base del cráneo en extensión y los huesos periféricos en la rotación interna.

En los estados de muerte aparente, ahogamiento o shock eléctrico, la víctima ya no respira y la fluctuación del LCR no es palpable.

En esta técnica, movemos los huesos temporales hacia la rotación externa ejerciendo una gran fuerza. Como consecuencia, el occipital se mueve en flexión. Así pues, la membrana de tensión recíproca sobre todo la tienda del cerebelo es posicionada en flexión, lo cual provoca una fluctuación del LCR. Debajo de la tienda el LCR y el tronco encefálico se encuentran con el bulbo raquídeo, donde se encuentra el centro respiratorio. Todo el sistema craneosacro y el organismo en general son empujados de esta forma hacia la:

flexión-rotación externa-fase de inspiración

Objetivos terapéuticos
- En caso de shock, situaciones de riesgo para la vida, cuando el IRC prácticamente no es perceptible.

- Cuando se realiza con suavidad puede conseguirse que el paciente respire más profundamente y desaparezcan las restricciones de la sutura occipitomastoidea. Además de ello, puede aplicarse al final de otros tratamientos y para compensar consecuencias indeseables de una terapia.

Realización de la técnica

Paciente en decúbito supino. El osteópata en sedestación, a la cabecera de la camilla.

Situamos las yemas de los pulgares a ambos lados de las porciones mastoideas de los huesos temporales. Los pulgares se apoyan sobre el extremo anterior de las apófisis mastoides.

- Posicionamos los huesos temporales hacia la rotación externa, a ambos lados, presionando para ello los pulgares sobre los extremos mastoideos en dirección medial y posterior.
- Mantenemos la presión se durante algunos segundos y a continuación se interrumpe.
- Repetimos el proceso varias veces hasta que el ritmo vuelva a percibirse y la respiración pulmonar se reanude.
- Según el estado de urgencia del paciente, podemos realizar paralelamente la reanimación con la RCP. Se coordina la inspiración con la rotación externa.

Nota: esta es la única técnica craneosacra que se realiza ejerciendo una gran fuerza.

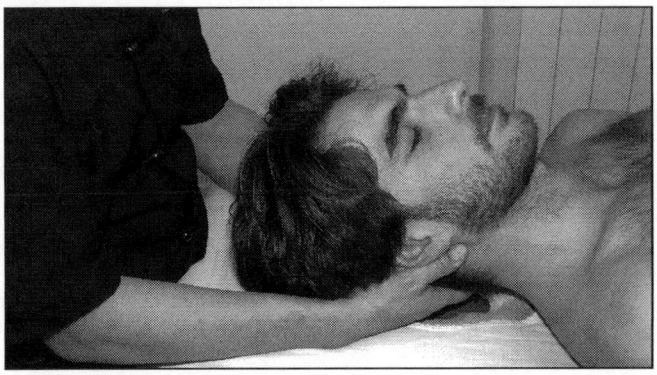

Foto 105. Técnica de reanimación a través de los temporales

Técnica de reanimación sobre el sacro

En casos de traumatismos craneoencefálicos o cuando está contra-indicado que recaiga mucha fuerza sobre el cráneo, como tras un ACV, se puede conducir el sistema craneosacro hacia la fase de inspiración a través del sacro:

- El procedimiento es el mismo que el aplicado para los huesos temporales.
- El paciente se encuentra en decúbito supino.
- El extremo del sacro se mueve hacia delante aplicando sobre él una fuerte presión durante unos segundos.

CAPÍTULO VII

El Sistema Visceral Cervical

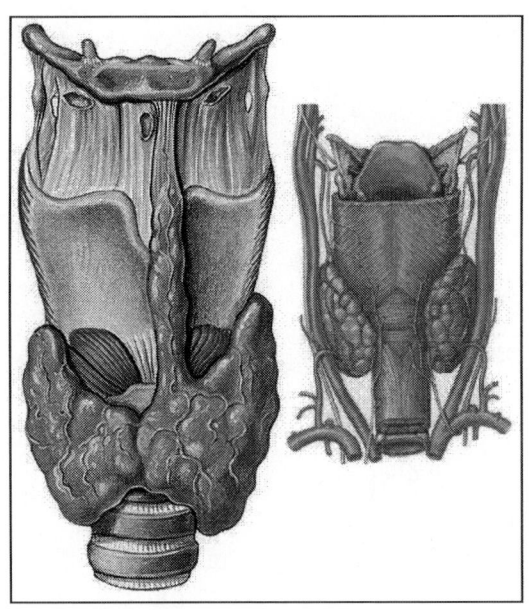

EL SISTEMA VISCERAL CERVICAL

El cuello es la región del cuerpo comprendida entre la cabeza y el tórax. Es un punto de transición entre la cabeza, el tórax y los miembros superiores. Es la vía de paso de elementos vasculares, linfáticos, viscerales y nerviosos.

Su forma es cilíndrica. Posee un tallo osteoarticular: la columna cervical. Su morfología varía con la edad, sexo, obesidad, etc. Su longitud varia de un individuo a otro: 8 cm en el hombre y 7 cm en la mujer como término medio.

◆ LÍMITES DEL CUELLO

Superficiales superiores

- Borde inferior horizontal de la mandíbula
- Borde posterior de rama ascendente mandibular
- Línea horizontal desde articulación temporomaxilar hasta protuberancia occipital externa
- Línea curva occipital superior

Superficiales inferiores

- Borde superior del manubrio esternal
- Cara superior de ambas clavículas
- Línea horizontal que une ambas articulaciones acromioclaviculares pasando por la apófisis de C7.

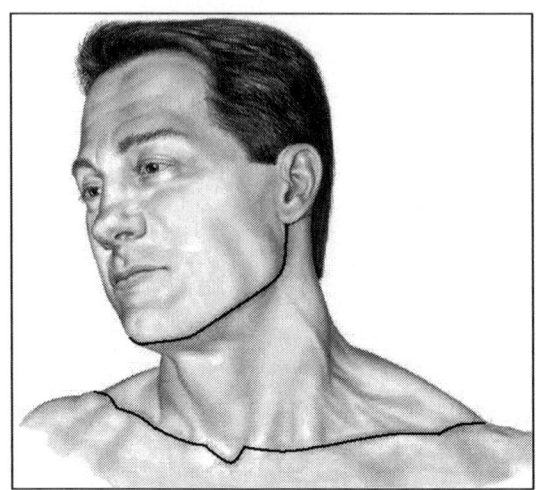

Figura 172. Límites superficiales del cuello

Límites profundos superiores

- Base del cráneo entre apófisis pterigoides, apófisis estiloides, protuberancia occipital externa y borde posterior de rama ascendente de la mandíbula.

Límites profundos inferiores

- Plano oblicuo que pasa por el disco intervertebral entre C7 y T1,
- Cara superior de la 1ª costilla,
- Borde superior del manubrio esternal.

Estos límites corresponden al vértice del tórax.

El cuello se continúa, en su parte inferior, con el mediastino; en su parte anterosuperior, con la porción anteroinferior de la cara; y con regiones comunes a ambos como son la faringe y la región pterigomaxilar. Por esta razón sus límites profundos son poco definidos.

♦ LAS VÍSCERAS DEL CUELLO

Las vísceras cervicales están dispuestas en tres capas, denominadas según su función principal. De la más superficial a la más profunda son:

1. La capa endocrina: las glándulas tiroides y paratiroides
2. La capa respiratoria: la laringe y tráquea
3. La capa alimentaria: la faringe y esófago

1. LA CAPA ENDOCRINA: LAS GLÁNDULAS TIROIDES Y PARATIROIDES

LAS GLÁNDULAS TIROIDES Y PARATIROIDES

El tiroides es una glándula situada en la parte inferior del cuello, por detrás de los planos musculoaponeuróticos y por delante y en las caras laterales de la tráquea. Está constituido por dos lóbulos reunidos por un istmo. Este istmo está coronado por una prolongación que asciende por delante de la laringe: la pirámide de Lalouette o lóbulo piramidal.

Normalmente pesa entre 20-25 grs. y es responsable de producir las hormonas tiroideas T3 y T4 que circulan por la sangre hacia todo el cuerpo.

El tiroides está rodeado por una cápsula adherida a la glándula.

El tiroides está situado en la vaina aponeurótica visceral de los órganos del cuello. Para el Sr. Rouviere, esta vaina está formada por los diferentes sistemas aponeuróticos de la región. Para los Sres. Bouchet-Cuilleret, está unida a las diferentes estructuras que la rodean.

Para la osteopatía, es importante destacar la continuidad tisular directa de este órgano con las cadenas musculoaponeuróticas.

La glándula tiroides es la glándula endocrina más grande del organismo. El rol del tiroides es regular el nivel de energía activa del cuerpo. Es responsable de su metabolismo basal y eleva este con arreglo a las necesidades del organismo. En el momento de un estrés o en el momento de un esfuerzo, administra y moviliza las reservas energéticas para que la respuesta de adaptación sea eficaz. Por el mismo hecho, forma parte de las glándulas maestras que tienen una influencia predominante sobre la secreción de otras glándulas, particularmente sobre el equilibrio de las hormonas ováricas o testiculares. Esta glándula administra el ritmo, la cadencia de la sinfonía y, por lo tanto, del metabolismo.

Se sitúa en profundidad de los músculos esternocleidomastoideo y el esternohioideo, localizándose anteriormente en el cuello, a nivel de las vértebras C5 a T1, están compuesta principalmente por los lóbulos derecho e izquierdo, antero-laterales a la laringe y tráquea, un istmo relativamente delgado que une a los lóbulos sobre la tráquea, normalmente anterior a los anillos traqueales segundo y tercero.

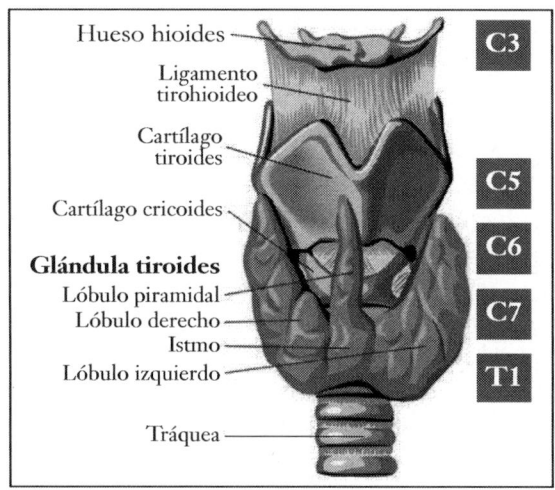

Figura 173. Glándula tiroides

La vaina aponeurótica del tiroides está en contigüidad:
- Por delante: con la hoja profunda de la ACM que rodea los músculos esternotiroideos.
- Por detrás: con la aponeurosis cervical profunda.
- Lateralmente: con la vaina vascular del cuello que rodea la arteria carótida, la vena yugular y el nervio vago.

El tiroides está fijado:
- A nivel de su istmo, a la cara anterior del segundo anillo de la tráquea mediante el ligamento anterior.
- A nivel de los lóbulos laterales: su cara interna está unida a la tráquea mediante los ligamentos laterales de Grüber. Estos van desde el 5º anillo hasta los cartílagos cricoides y tiroides.

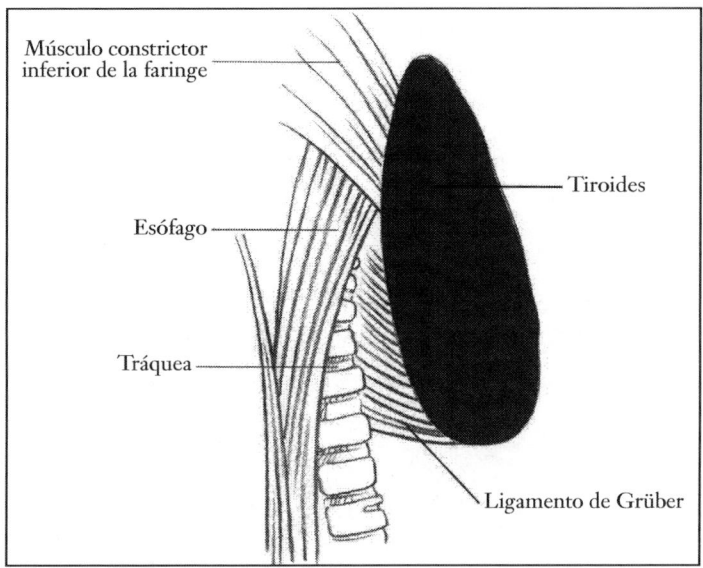

Figura 174. Relaciones de la glándula tiroides

Comentario osteopático

Observemos una vez más que una víscera, en este caso el tiroides, mantiene estrechas relaciones con las estructuras que la rodean a través de los relevos aponeuróticos y conjuntivos:

- La tráquea.
- El sistema arteriovenoso y neurológico.
- La aponeurosis cervical profunda.
- La aponeurosis cervical media y los músculos esternotiroideos. Esta aponeurosis cervical media está en relación con el compartimiento del timo, con la lámina tiropericárdica (figura 138) y con la zona del mediastino anterior.

Arterias de la glándula tiroidea

La glándula tiroides, altamente vascularizada, se encuentra irrigada por las arterias tiroideas, superiores e inferiores. Estos vasos se sitúan entre la capsula fibrosa y la fascia visceral cervical.

Normalmente las primeras ramas de las arterias carótidas externas, son las arterias tiroideas superiores, estas descienden hacia los polos superiores de la glándula, perforan la fascia visceral cervical y se dividen en dos ramas posteriores y anteriores, que irrigan principalmente las caras antero-superiores de la glándula

La arteria tiroidea inferior, la rama más grande de los troncos tirocervicales que se originan de las arterias subclavias, discurre superomedialmente posterior a la vaina carotidea para alcanzar la cara posterior de la glándula tiroides. Se dividen en varias ramas que perforan a la fascia víscera cervical e irrigan a la cara postero-inferior, incluyendo los polos inferiores de la glándula.

Venas de la glándula tiroidea

Normalmente, tres pares de venas tiroides constituyen el plexo venoso tiroideo en la cara anterior de la glándula tiroides y la tráquea.

- Las venas tiroideas superiores acompañan a las arterias tiroideas superiores y drenan los poros superiores.
- Las venas tiroideas medias, drenan a la porción media de los lóbulos.
- La vena tiroidea inferior, totalmente independiente, drena a los polos inferiores de los lóbulos.

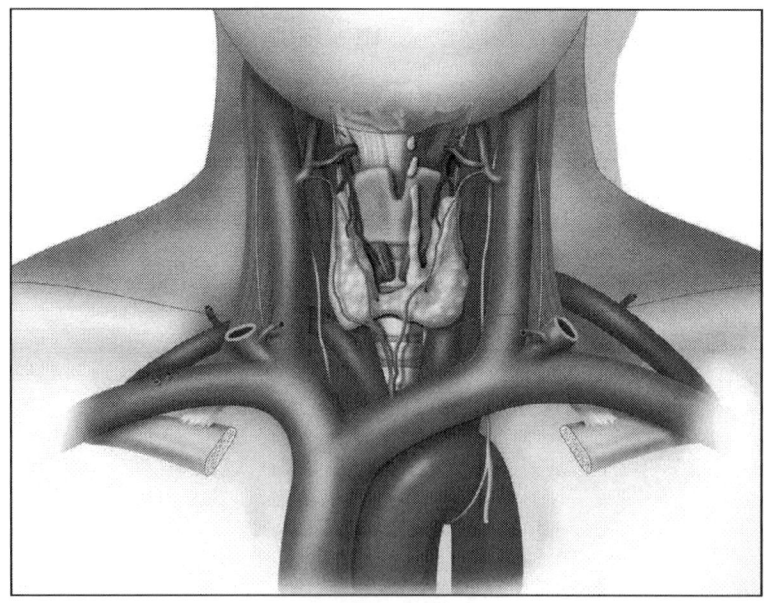

Figura 175. Vascularización de la glándula tiroides

Glándulas paratiroides

Están situadas en la cara posterior de los lóbulos laterales del cuerpo tiroideo.

Son cuatro y su situación es variable:

- Se encuentran en el exterior de la vaina tiroidea.
- O en el espesor de la vaina tiroidea.
- O en la cara interna de la vaina tiroidea.

Las glándulas paratiroides son pequeñas, aplanadas y ovoides, con medidas aproximadas de 3 a 5 mm y un peso de 30 mg cada una. Su color es variable entre tonos amarillos, rojizos o marronáceos y tiene consistencia blanda. Las glándulas paratiroideas inferiores se encuentran en estrecha relación con la arteria tiroidea inferior y el nervio laríngeo recurrente. Por otro lado las glándulas superiores están en relación con la arteria tiroidea superior.

Normalmente se sitúa fuera de la cápsula tiroidea en la mitad medial de la cara posterior de cada lóbulo de la glándula tiroides, dentro de la fascia visceral cervical.

Por lo general, hay cuatro glándulas paratiroides, dos superiores y dos inferiores, pero de forma ocasional puede haber cinco o más. Cuando existe alguna glándula adicional, esta suele encontrarse en el mediastino, en relación con el istmo, o dentro de la glándula tiroides.

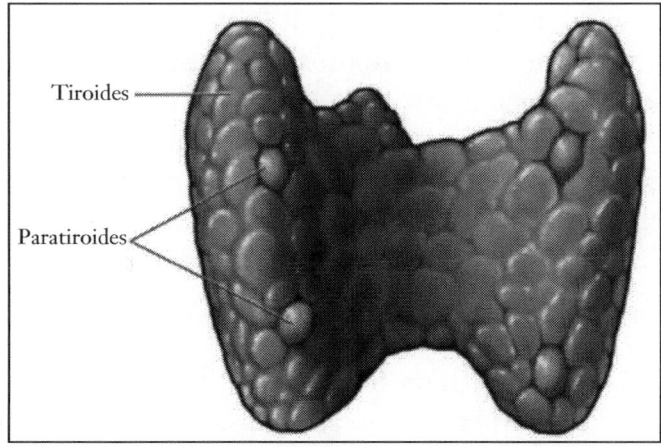

Figura 176. Glándulas paratiroides

Arterias de las glándulas paratiroides

Está irrigada por arterias voluminosas, con respecto a su tamaño, por lo que ante procesos quirúrgicos sangran con mucha facilidad. La paratiroides superior recibe una rama arterial procedente de la arteria tiroidea superior, y la paratiroides inferior de la arteria tiroidea inferior.

Venas de las glándulas paratiroideas

Tributarias de venas tiroideas correspondientes, drenan al plexo venoso tiroideo de la glándula tiroides y la tráquea.

Función

Las hormonas tiroideas son esenciales para el adecuado funcionamiento de todo el cuerpo. Le indican a los diversos órganos la velocidad con que deben darse los procesos metabólicos. Podríamos decir que la tiroides es como el Director de una Orquesta: logra la armonía entre todos sus miembros, indicándoles el ritmo al que deben funcionar.

La glándula tiroides, a su vez, está regulada por otra glándula llamada hipófisis o pituitaria, quien a su vez tiene control cerebral. La hipófisis mantiene estimulada a la tiroides mediante una hormona llamada TSH (siglas para abreviar, en inglés: "hormona estimulante de la tiroides"). Cuando la tiroides funciona lentamente, la hipófisis aumenta el estímulo enviándole mayores cantidades de TSH. Por el contrario, cuando la tiroides funciona excesivamente, la hipófisis disminuye los niveles de TSH.

Las hormonas tiroideas, tiroxina (T4) y triyodotironina (T3), tienen un amplio efecto sobre el desarrollo y el metabolismo. Algunos de los más destacados efectos del déficit de la hormona tiroidea ocurren durante el desarrollo fetal y en los primeros meses que siguen al nacimiento.

En el niño las alteraciones más destacadas son el déficit del desarrollo intelectual y el retraso en el crecimiento. El déficit intelectual, que es proporcional al tiempo que persista la falta de hormonas, es irreversible; el retraso en el crecimiento parece ser de origen puramente metabólico, ya que el crecimiento se adapta rápidamente a su ritmo normal después de la instauración del tratamiento.

En el adulto el efecto primario del efecto de las hormonas tiroideas se manifiesta por alteraciones del metabolismo. Este efecto incluye cambios en el consumo de oxígeno y en el metabolismo de las proteínas, hidratos de carbono, grasas y vitaminas.

Considerando sólo las más importantes podemos citar las siguientes acciones:

- Son necesarias para un correcto crecimiento y desarrollo.
- Tienen acción calorígena y termorreguladora.
- Aumentan el consumo de oxígeno.
- Estimulan la síntesis y degradación de las proteínas.
- Regulan las mucoproteínas y el agua extracelular.
- Actúan en la síntesis y degradación de las grasas.
- Intervienen en la síntesis el glucógeno y en la utilización de la glucosa (azúcar).
- Son necesarias para la formación de la vitamina A, a partir de los carotenos.
- Estimulan el crecimiento y la diferenciación.
- Imprescindibles para el desarrollo del sistema nervioso, central y periférico.
- Intervienen en los procesos de la contracción muscular y motilidad intestinal.
- Participan en el desarrollo y erupción dental.

En resumen: las hormonas tiroideas intervienen prácticamente en la totalidad de las funciones orgánicas activándolas y manteniendo el ritmo vital.

Inervación de las glándulas tiroideas

• **Inervación simpática:** gánglios cervicales superiores, medios e inferiores para la función vasomotriz.

Nota: importancia de los niveles C1-C2-C3, C5-C6 y C7-T1 y las primeras costillas.

• **Inervación parasimpática:** nervios laríngeos superiores e inferiores (recurrentes) nacidos del nervio vago.

Nota: importancia de la liberación de la OM y del trayecto bilateral del vago.

2. LA CAPA RESPIRATORIA: LA LARINGE Y TRÁQUEA

Las vísceras de la capa respiratoria, la laringe y la tráquea, participan en las funciones respiratorias corporales. Las principales funciones son:

- Dirigir el aire y los alimentos hacia la vía respiratoria y el esófago respectivamente.
- Proporcionar una vía aérea permeable y un mecanismo que permite sellarla de manera temporal.
- Producir la voz.

LA LARINGE

La laringe es un conducto que prolonga la tráquea. Está delimitada por arriba por el borde superior del cartílago tiroides (situado a nivel de C4) y por debajo por el cartílago cricoides (situado a nivel de C6).

Es un órgano medial.

La laringe, conocido también como caja de la voz o vibrador, se encuentra en el extremo superior de la tráquea y se conecta con la faringe. Es el principal órgano de la voz, aunque en realidad esa función es secundaria ya que su función principal es facilitar la oclusión de la tráquea.

Está formado por once piezas cartilaginosas articuladas entre sí y animadas por un sistema muscular.

Se compone de nueve cartílagos conectados por membranas y ligamentos y contiene los pliegues (cuerdas vocales). La laringe se encuentra en la parte anterior del cuello a nivel de las vértebras C3 a C6, conectada la porción inferior de la faringe (orofaringe) con la tráquea. Su función principal es proteger la vía respiratoria, esencialmente durante la deglución, cuando actúa como válvula del tracto respiratorio inferior y mantiene así una vía aérea permeable.

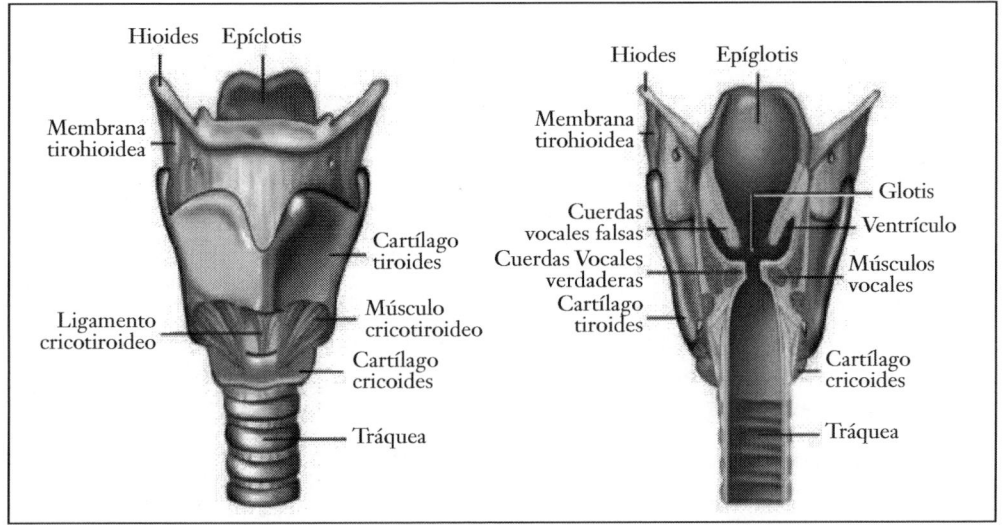

Figura 177. La laringe

Estructuras cartilaginosas

Comprenden:
- Tres piezas mediales de número impar (3).
- Cuatro piezas laterales de número par (8).

Las tres piezas cartilaginosas mediales e impares corresponden a:
- Un cartílago cricoides
- Un cartílago tiroides.
- Una epiglotis

El cartílago cricoides sigue al primer anillo traqueal. Tiene forma de anillo ensanchado.

El cartílago tiroides está situado por encima del cartílago cricoides. Tiene forma de escudo. En su cara posterior se insertan las cuerdas vocales superiores y la epiglotis.

La epiglotis está situada en el ángulo entrante del cartílago tiroides. Tiene forma de raqueta. Está recubierta por una mucosa que se continúa en la mucosa de la lengua.

La epiglotis, también conocida como la "nuez", es la válvula que se pliega hacia atrás para dar paso al bolo alimenticio, cuando bebemos o tragamos saliva, es decir, en la deglución. De este modo, tiene la función de tapadera que impide que los alimentos pasen a través de la traquea a los pulmones, sino que los alimentos pasen al esófago y de ahí al estómago.

Si la epiglotis no desciende rápidamente, la saliva o los alimentos tomarían un camino equivocado lo que te haría toser para expulsar de la tráquea y de la laringe los elementos introducidos de forma accidental. Este cartílago es muy importante ya que dependiendo del tamaño del alimento y por la ineficacia de la epiglotis, puede dar lugar a una obstrucción total. No puedes respirar, hablar ni toser y por lo tanto, morir por asfixia.

La epiglotis además de tener la función de tapadera, también posee movimientos verticales constantes en la producción del habla. Esos movimientos son necesarios para la articulación de las vocales. Para la "i" la laringe asciende y para la "u" desciende.

Tres grupos musculares que "constituyen las correas de suspensión" de la laringe, facilitan la ejecución de estos movimientos rápidos y constantes.

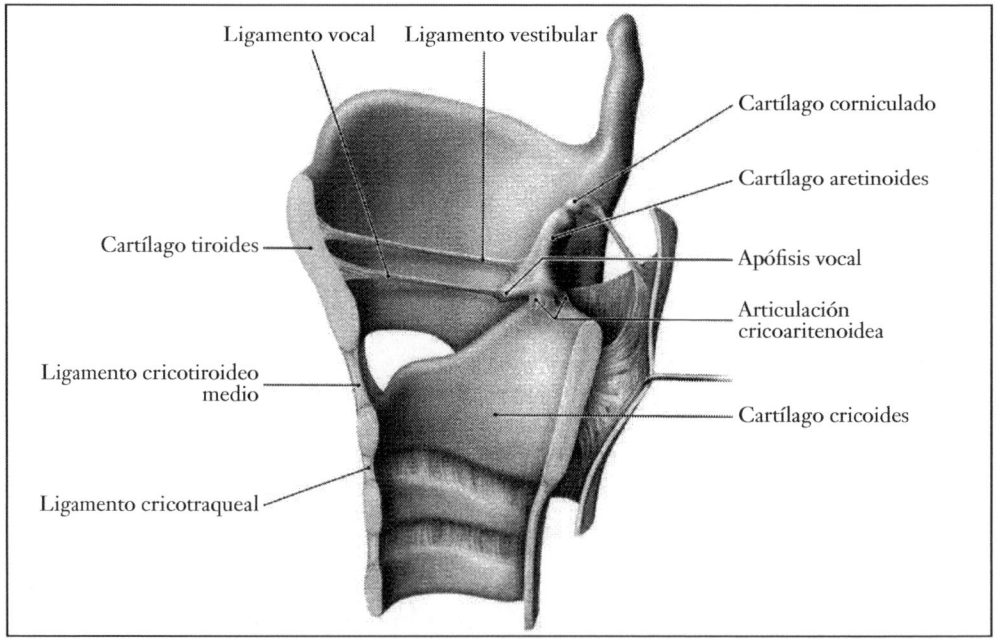

Figura 178. Cartílagos y ligamentos laríngeos. Corte sagital, visión medial izquierda

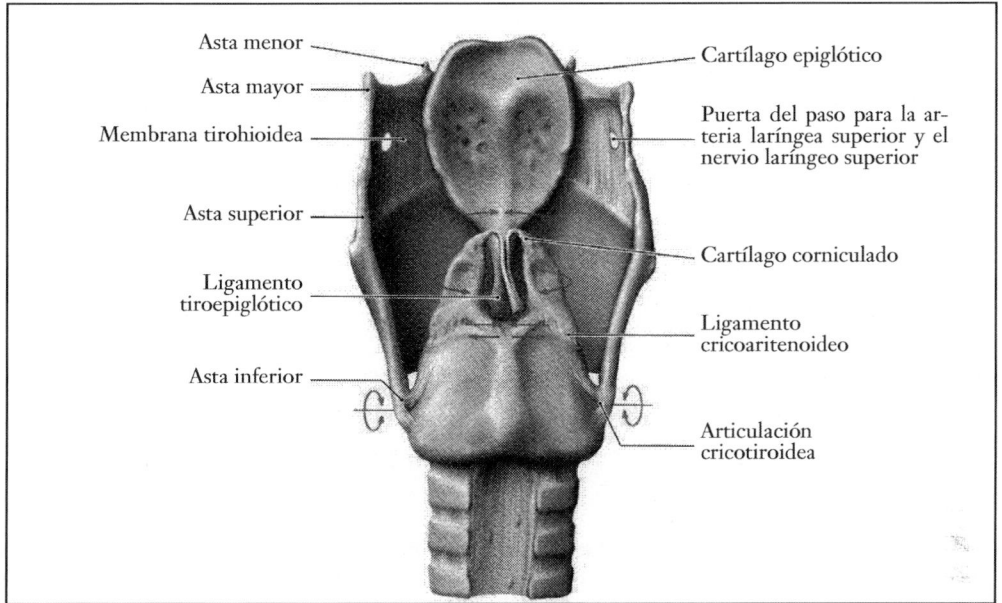

Figura 179. Cartílagos y ligamentos laríngeos. Visión dorsal

Las cuatro piezas cartilaginosas laterales y pares corresponden:
* A dos cartílagos aritenoides.
* A dos cartílagos corniculados de Santorini.
* A dos cartílagos cuneiforrnes de Wrisberg.
* A los cartílagos sesamoideos anteriores y posteriores.

Los cartílagos aritenoideos tienen forma de pirámide. Están fijados en el borde superior del cartílago cricoides. A este nivel, observamos la inserción de las cuerdas vocales inferiores.

Los cartílagos corniculados de Santorini coronan los cartílagos aritenoides.

Los cartílagos cuneiformes de Wrisberg son inconstantes. Están situados por delante y por fuera de los cartílagos corniculados.

Estas diferentes piezas están unidas entre ellas mediante articulaciones:
* Las articulaciones intrínsecas de la laringe.
* Las articulaciones extrínsecas de la laringe que enlazan el esqueleto cartilaginoso de la laringe con el hueso hioides y con la tráquea mediante las siguientes membranas:

– La membrana cricotraqueal.
– La membrana tirohioidea.
– La membrana hioepiglótica.
– Los ligamentos glosoepiglóticos unen la base de la lengua con la cara anterior de la epiglotis,
– Los ligamentos faringoepiglóticos unen los bordes laterales de la epiglotis a las paredes laterales de la faringe.

Estas diferentes articulaciones se movilizan gracias a la acción de diferentes músculos:

- Los músculos intrínsecos de la laringe: son once y están situados en la cara posterior del cartílago tiroides, a excepción del músculo cricotiroideo.
- Los músculos extrínsecos: forman parte de la cadena de flexión del cuello.

Interior de la laringe

La cavidad laríngea se extiende desde la entrada laríngea, a través de la cual se comunica con la laringofaringe, hasta nivel del borde inferior del cartílago cricoides. Ahí la cavidad laríngea se continúa con la cavidad de la tráquea. La cavidad laríngea incluye:

- Vestíbulo laríngeo: entre la entrada de la laringe y los pliegues vestibulares.
- La porción media de la cavidad laríngea: la cavidad central (vía aérea) entre los pliegues vestibulares y vocales.
- Los ventrículos laríngeos: recesos que se extiende lateralmente desde la porción media de la cavidad laríngea, entre los pliegues vestibulares y vocal.
- La cavidad infraglótida: la cavidad inferior de la laringe entre los pliegues vocales y el borde inferior del cartílago cricoides, donde se continúa con la luz de la tráquea.

Los **pliegues vocales** son pliegues afilados de mucosa que rodean e incluye los ligamentos vocales y músculos tiroaritenoideos. Forman parte de la laringe y lo constituyen dos músculos y la mucosa que lo recubren. Los pliegues vocales vienen a ser como dos labios horizontales y están situados en el extremo superior de la tráquea y que protruyen en la pared interior de la laringe, uno a cada lado, unidos por delante, pueden separarse o aproximarse entre sí por detrás; cuando se aproximan se tensan y vibran por la acción del soplo abdominal produciendo de este modo sonido.

Son la fuente de sonidos (tonos) procedente de la laringe. Estos pliegues producen vibraciones audibles cuando su bordes libres se acercan mucho (pero sin juntarse) durante la fonación y el aire es espirado de forma intermitente y forzada. Los pliegues vocales también actúan como válvula (esfínter) inspiratoria principal de la laringe cuando está fuertemente cerrado. La aducción completa de los pliegues forma un esfínter (válvula) eficaz que impide la entrada de aire y alimentos.

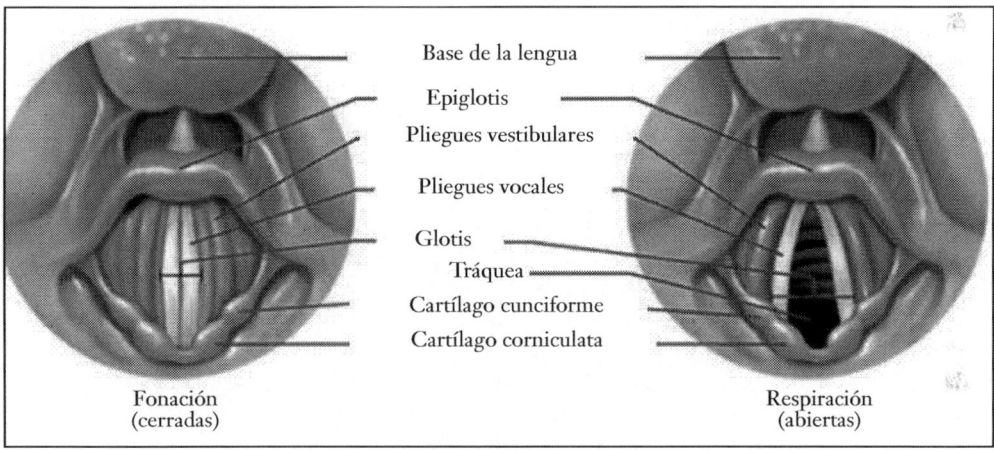

Base de la lengua
Epiglotis
Pliegues vestibulares
Pliegues vocales
Glotis
Tráquea
Cartílago cuneiforme
Cartílago corniculata

Fonación (cerradas)   Respiración (abiertas)

Figura 180. Laringe vista mediante laringoscopia

Músculos extrínsecos de la laringe

Son músculos que se insertan en la laringe sólo parcialmente pues pertenecen a órganos vecinos. Sujetan la laringe a la faringe, a la lengua y a su esqueleto. Hacen que la laringe ascienda durante la deglución.

- Músculos de faringe: constrictor inferior de la faringe, estilofaríngeo, faringoestafilino.
- Músculos de la lengua: geniogloso y lingual superior.
- Músculos de la región infrahioidea cervical: tirohioideo y esternotiroideo.

A excepción del lingual, todos estos músculos son pares y de disposición simétrica.

Músculo constrictor inferior de la faringe

Músculo con forma rectangular que se inserta en la parte posterior de la cara externa de las alas tiroideas y en el cricoides.

Sus fibras tienen una dirección oblicua craneal y dorsal, abrazando la estructura faríngea y uniéndose en la línea media posterior con las fibras del constrictor contralateral.

Contribuye a la estabilización de la faringe y la laringe. Al contraerse asciende la laringe. Participa en el mecanismo de la deglución.

Está inervado por un plexo nervioso que forman: el vago, el glosofaríngeo y el símpático cervical.

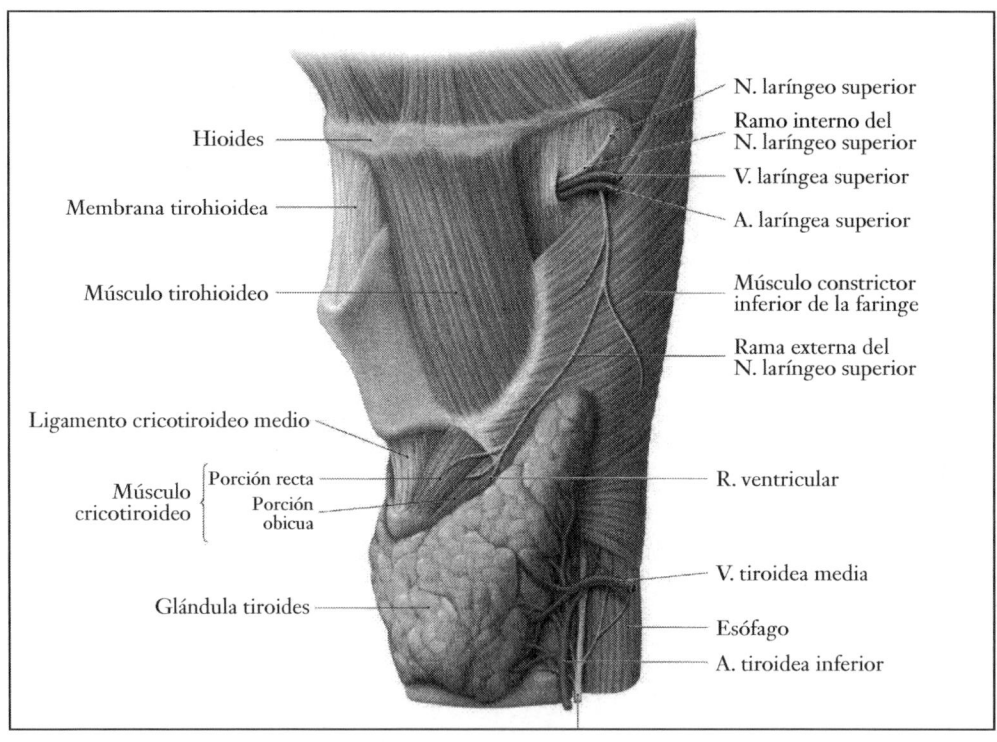

Figura 181. Músculos externos de la laringe, vascularización e inervación

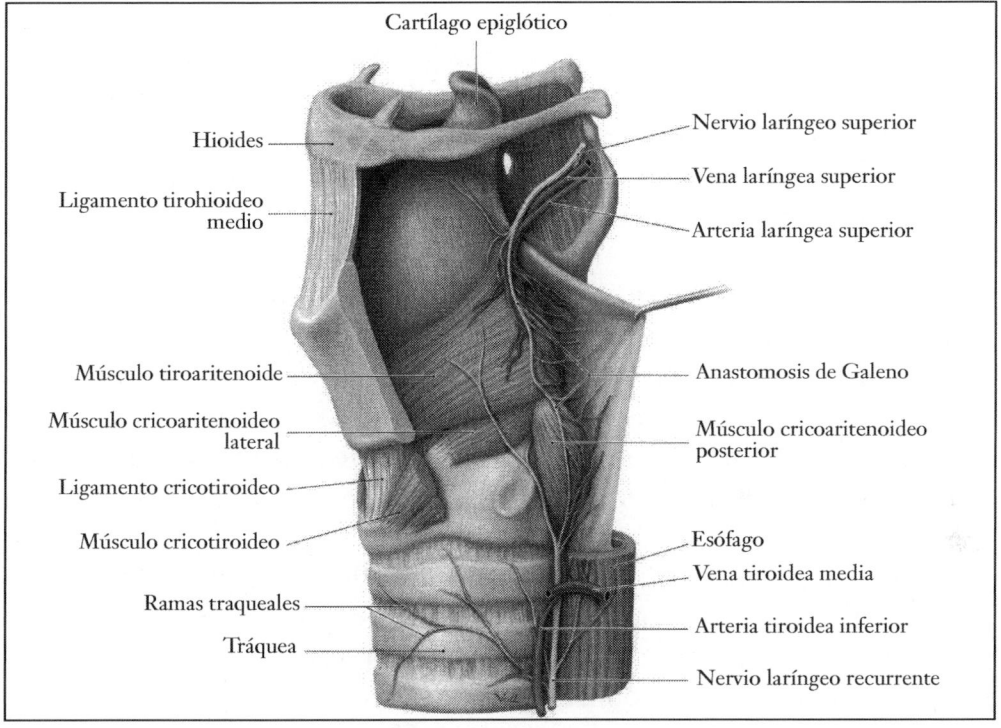

Cartílago epiglótico

Hioides

Ligamento tirohioideo medio

Nervio laríngeo superior

Vena laríngea superior

Arteria laríngea superior

Músculo tiroaritenoide

Músculo cricoaritenoideo lateral

Ligamento cricotiroideo

Músculo cricotiroideo

Ramas traqueales

Tráquea

Anastomosis de Galeno

Músculo cricoaritenoideo posterior

Esófago

Vena tiroidea media

Arteria tiroidea inferior

Nervio laríngeo recurrente

Figura 182. Músculos internos, vascularización e inervación de la laringe

Músculos intrínsecos de la laringe

Son los músculos propios de la laringe, es decir, los que tienen todas sus inserciones en los cartílagos laríngeos. Son uno impar el ariaritenoideo y otros cinco pares cricotiroideo, cricoaritenoideo posterior, cricoaritenoideo lateral, tiroaritenoideo y aritenoepiglótico.

Todos ellos son cortos y poco voluminosos y la mayor parte, excepto el cricotiroideo, toman contacto por sus inserciones con el músculo homónimo del lado opuesto.

Músculo cricotiroideo

Grueso, de forma trapezoidal, aplanado de delante hacia atrás, situado lateralmente, ocupando el espacio cricotiroideo en las cara anterolaterales de la mitad anterior de la laringe. Es el único músculo de la laringe en situación anterior.

Se inserta por abajo a cada lado del tubérculo cricoideo, en la cara antero-lateral del arco del CC. De aquí sus fibras se dirigen hacia arriba y hacia fuera un poco en abanico, las más internas son casi verticales y las más externas casi horizontales. Por arriba se insertan en el borde inferior del CT, sobre su cara postero-interna y sobre el borde anterior del cuerno menor y, sobrepasando el cuerno, algunas fibras alcanzan su cara externa e interna.

Se pueden diferenciar en el músculo dos fascículos, uno interno y otro externo. Las fibras del fascículo interno son verticales. A este fascículo se lo denomina también fascículo recto de Henle y ocupa un plano superficial del músculo. Las fibras del fascículo externo son oblicuas, por lo que se lo denomina también fascículo oblicuo de Henle y ocupa parcialmente el plano profundo del músculo. La inserción cricoidea del fascículo externo tiene una disposición en cola de caballo, de concavidad anterior que enmarca hacia atrás la superficie de inserción del fascículo interno.

Algunas veces las fibras de este músculo se pierden en la superficie anterior del primer anillo traqueal formando estos fascículos el denominado músculo cricotraqueal.

Ambos músculos, derecho e izquierdo, están separados por un espacio triangular de base superior, denominado V prelaríngea, a nivel del cual se encuentra el ligamento conoide y en el que en su línea media se practica la cricotraqueotomía.

La contracción de este músculo hace vascular hacia delante el CT, merced a la articulación cricotiroidea, haciendo que se junten los CT y CC lo que pone en tensión las CV al alejar sus dos inserciones anterior y posterior.

Este es el único músculo que está inervado por el nervio laríngeo superior, rama del vago.

Músculo cricoaritenoideo posterior o posticus

Es el músculo que abre la glotis y permite la respiración a través de ella. Es el más potente y voluminoso de los músculos intrínsecos. Su forma es plana, triangular de vértice supero-externo. Está situado en la cara posterior de la laringe. Ambos músculos, derecho e izquierdo, están separados por la cresta media de la lámina cricoidea.

Se insertan por abajo en la mitad inferior de la fosita que hay a cada lado de la línea media, en la cara posterior de la lamina cricoidea. Algunas fibras, por abajo, pueden originarse en el ligamento cricoesofágico. Desde este origen posterior la fibras asciende hacia fuera, las más superiores casi horizontalmente y las más inferiores verticalmente, para terminar mediante una lámina tendinosa plana y corta en la cara postero-interna de la apófisis muscular del CA.

A veces, de forma excepcional, puede presentar un pequeño fascículo aberrante muy corto, que se desprende del borde externo del músculo para fijarse en el borde posterior del cuerno menor del CT y se le denomina fascículo cricotiroideo de Merkel.

Está inervado por el nervio laríngeo inferior recurrente, rama del vago.

Músculo cricoaritenoideo lateral

Es un músculo constrictor de la laringe, denominado también cricoaritenoideo anterior. Morfológicamente es corto, pequeño, fusiforme, triangular, de base cricoidea antero-inferior y vértice aritenoideo postero-superior. Está situado por dentro de la lámina del CT. Sus fibras se dirigen oblicuamente de adelante a atrás y de abajo arriba.

Se inserta en la parte postero-lateral del borde superior del arco cricoideo, por dentro y por encima de las inserciones del fascículo oblicuo del cricotiroideo, entre la carilla articular superior del cartílago cricoides por detrás y las inserciones de la membrana cricotiroidea por delante. Algunas fibras se insertan en la cara profunda de esta membrana.

Por su otro extremo se inserta en la cara antero-externa de la apófisis muscular del aritenoides, es decir, opuestamente al cricoaritenoideo posterior. Al contraerse tira de la apófisis muscular del aritenoides hacia fuera, rotando la apófisis vocal hacia adentro, lo que cierra la glotis.

Está inervado por el nervio laríngeo inferior recurrente, rama del vago.

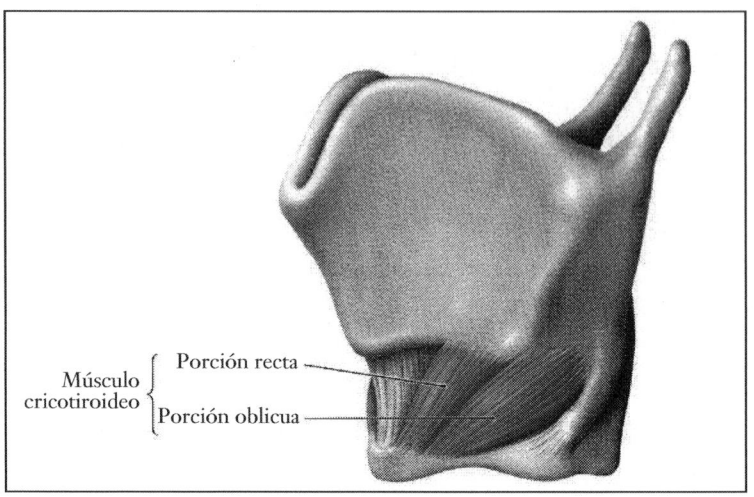

Figura 183. Músculos externos de la laringe

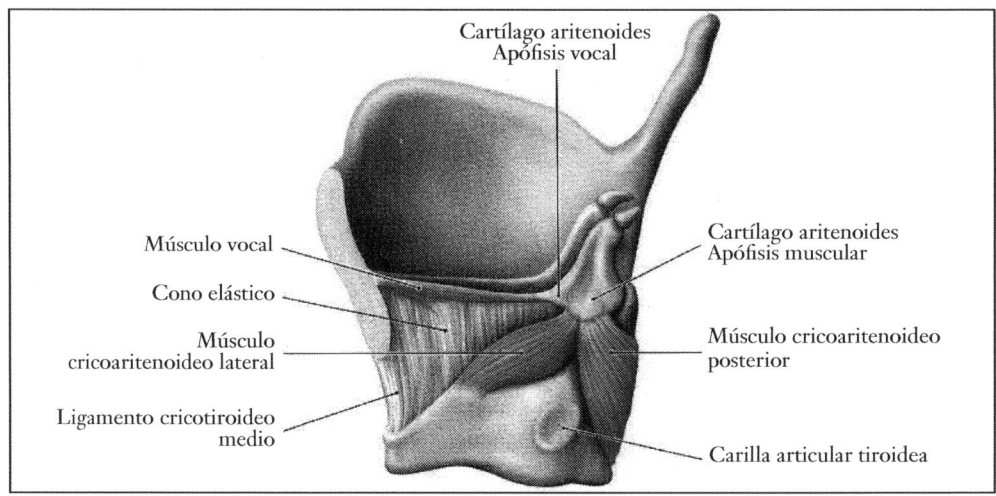

Figura 184. Músculos internos de la laringe

Músculo tiroaritenoideo

Tiene forma cuadrilátera, subyacente al precedente con el cual a veces se confunde. Delgado por arriba y grueso por abajo, situado en el interior de las CV y en la pared externa del ventrículo laríngeo. Se pueden considerar en él dos porciones:

• Porción externa. Se inserta por delante en la mitad inferior de la escotadura del CT, sobre el borde inferior de este cartílago, en una extensión de 4 a 5 mm, y en la cara posterior de la membrana cricotiroidea. Desde esta inserción anterior parten fibras musculares dirigidas de delante a atrás, agrupadas en número variable en fascículos aplanados, entrecruzados y superpuestos entre la lámina tiroidea y la pared externa del ventrículo laríngeo.

Se distinguen en esta porción, de arriba abajo, cuatro fascículos: fascículo tiroaritenoideo superior, fascículo tiroepiglótico, fascículo tiroaritenoideo medio y fascículo tiroaritenoideo inferior.

El fascículo tiroaritenoideo superior es oblicuo hacia abajo y hacia atrás, se fija sobre la cara antero-externa de la apófisis muscular y sobre el borde externo del CA. Es el fascículo más superior y más superficial de este músculo y en algunos textos se le denomina fascículo de Santorini.

El fascículo tiroepiglótico, también es denominado músculo retractor anterior de la epiglotis, nace de la escotadura del CT, inmediatamente por debajo del fascículo precedente, sus fibras se dirigen oblicuamente hacia arriba y hacia atrás, unas cruzan por dentro el fascículo tiroaritenoideo superior, otras se entremezclan con las fibras de este fascículo. Termina sobre el borde lateral del cartílago epiglótico y la parte adyacente de la membrana cuadrangular. En conjunto describe una curva de concavidad antero-superior.

El fascículo tiroaritenoideo medio se desprende de la escotadura del CT en su tercio inferior, se dirige horizontalmente hacia atrás. La mayor parte de sus fibras terminan en la cara antero-externa del CA cerca de su borde externo. Algunas fibras contornean el borde externo del aritenoides y se fusionan con el músculo ariaritenoideo. Otras fibras aberrantes constituyen los fascículos accesorios: fascículo tiromembranoso que se inserta sobre la membrana cuadrangular; fascículo tirocorniculado que sobrepasa la cima del CA, insertándose en el cartílago de Santorini; fascículo tirocuneiforme que se inserta en el cartílago de Morgagni o en el Wrisberg, situándose en el espesor del repliegue aritenoepiglótico.

Fascículo tiroaritenoideo inferior, o músculo sindesmoaritenoideo, nace de la cara posterior de la membrana cricotiroidea, cerca de la línea media. Es subyacente al músculo tiroaritenoideo principal y discurre oblicuamente hacia arriba y hacia atrás para fijarse sobre el cuadrante inferior de la cara antero-externa del CA. Cerca de su borde externo, su borde inferior se confunde con el músculo cricoaritenoideo lateral a nivel de sus inserciones aritenoideas.

• Porción interna o músculo de la CV. La porción interna, o músculo tiroaritenoideo interno, está situada en el espesor de la CV. Se la denomina también músculo de la CV. La CV debe gran parte de su volumen, forma y relieve a este músculo. Es de forma prismática triangular. Sus fibras tienen dirección antero-posterior. Se inserta por delante en la mitad inferior del diedro tiroideo, por fuera de las inserciones de los ligamentos tiroaritenoideos. Por detrás se inserta en la cima de la cara antero-externa de la apófisis vocal del CA, a nivel de una fosita denominada fosita oblonga que está situada inmediatamente por debajo de la fosita hemisférica.

Está inervado por el nervio laríngeo inferior recurrente, rama del vago.

Músculo aritenoepiglótico

Denominado también músculo depresor posterior de la epiglotis. Es un músculo par, plano, mal individualizado, que bordea lateralmente la membrana elástica del vestíbulo laríngeo.

Forma parte de la estructura de los repliegues aritenoepiglóticos. Se inserta posteriormente sobre el borde del CA, cerca de su cima. Anteriormente lo hace mediante fibras diseminadas por el tercio superior del borde lateral del cartílago epiglótico y sobre el ligamento aritenoepiglótico correspondiente.

Por su borde inferior recibe fibras de la capa externa del músculo tiroaritenoideo y es además reforzado por fibras procedentes del músculo ariaritenoideo oblicuo.

Está inervado por el nervio laríngeo inferior recurrente, rama del vago.

Músculo ariaritenoideo o interaritenoideo

Músculo impar, medio y simétrico, situado bajo la mucosa faríngea y por detrás de los CA y de la depresión que los separa. Comprende dos

planos musculares, uno anterior o profundo que es el músculo interaritenoideo transverso, y otro posterior o superficial que es el músculo
intearitenoideo oblicuo.

• El músculo interaritenoideo transverso está constituido por una
lámina cuadrilátera, espesa, formada por fibras transversales, paralelas. Las fibras se insertan en el borde externo y en la cara postero-
interna de los CA, siendo más largas cuanto más inferiormente están
situadas.

Su borde inferior aflora en el borde superior de la lámina cricoidea
y su borde superior nunca llega hasta cima de los CA, su cara anterior
recubre el ligamento yugal y se adhiere a él en la línea media.

• Músculo interaritenoideo oblicuo. Es más débil que el precedente y
está constituido por dos fascículos oblicuos, delgados, aplanados, entrecruzados en la línea media. Cada uno de ellos se inserta respectivamente, por una parte sobre la cara posterior de la apófisis muscular, y
por otra parte sobre el borde externo y la cara posterior del CA del lado
puesto, cerca de su cima. Algunas fibras se continúan con el músculo
aritenoepiglótico.

El músculo interaritenoideo recibe fibras del músculo tiroaritenoideo principal, estas fibras le alcanzan por el borde externo, después de
haber contorneado el borde externo del CA.

Está inervado por el nervio laríngeo inferior recurrente, rama del
vago.

Músculo aritenocorniculado (de Luschka)

Está formado por minúsculo fascículo, inconstante, rudimentario,
casi vertical y muy corto, que se extiende desde el borde interno y desde
la cara postero-interna del CA al borde cóncavo del cartílago corincu-
lado del mismo lado.

Está inervado por el nervio laríngeo inferior recurrente, rama del
vago.

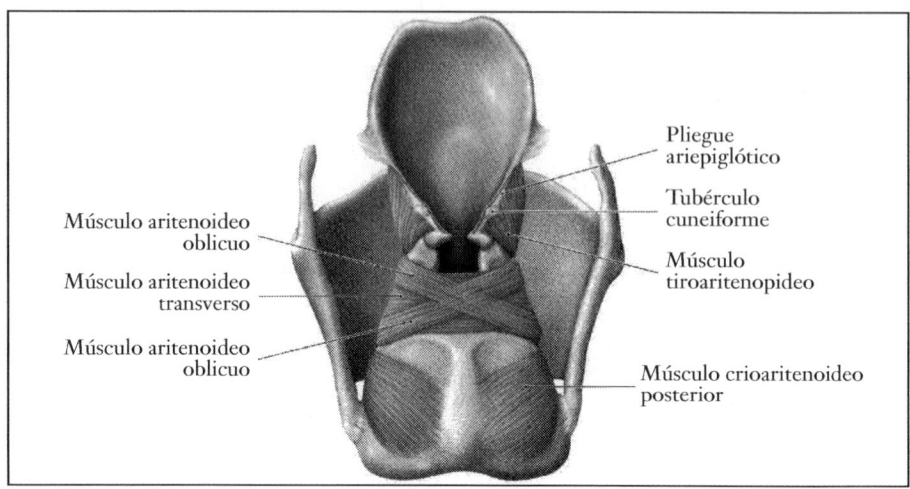

Figura 185. Músculos internos de la laringe

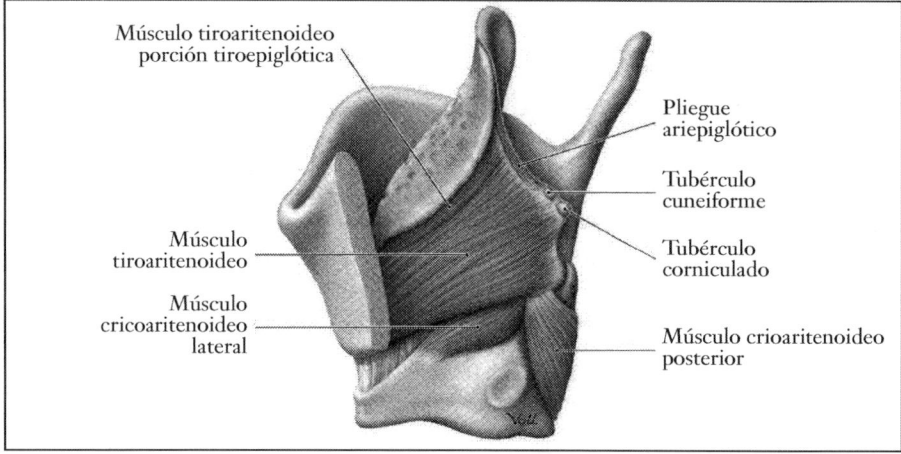

Figura 186. Músculos internos de la laringe

Función de la laringe

La laringe desempeña un papel indispensable en la deglución, la respiración y la fonación.

Deglución

La epiglotis cierra el orificio superior gracias al ascenso de la laringe, y la aproximación de la cuerdas vocales garantiza el cierre de la glotis.

Respiración

Durante la inspiración la laringe y la tráquea descienden y las cuerdas vocales se separan garantizando la apertura de la glotis.

Durante la espiración se observa el movimiento inverso.

Fonación

El sistema muscular de la laringe garantiza una "regulación" de la tensión de las cuerdas vocales y de su entorno tisular (ligamentos, pliegues), permitiendo así el paso del aire. Esto produce entonces vibraciones que condicionan la emisión de sonidos. Estos podrán ser reajustados por las vías aéreas superiores y la cavidad bucal.

Comentario osteopático

La tráquea cervical se extiende desde el borde inferior del cartílago cricoides (situado a nivel de C6-C7) hasta la abertura superior del tórax (horquilla esternal). Es más o menos larga en función de si el sujeto es adulto, niño, hombre o mujer y de si sostiene la cabeza en flexión o en extensión.

Está orientada oblicuamente hacia abajo y hacia atrás.

La tráquea cervical sigue el movimiento de la laringe durante las fases de deglución y de respiración.

Sobre sus paredes laterales se amoldan los bordes laterales de la glándula tiroides. Están unidos a ella mediante un tejido fibroso, los ligamentos de Grüber, y el istmo de la glándula tiroides se adhiere a la parte anterior de la tráquea.

Esto explica la frecuencia de la afectación traqueal cuando se presentan patologías tiroideas.

La anatomía que acabamos de describir pone en evidencia los puntos siguientes:
- La laringe está relacionada con:
  - La cadena de flexión del cuello por la continuidad de los músculos intrínsecos y extrínsecos.
  - Con el órgano de la cavidad bucal por las membranas epiglóticas.

– Con las vísceras del cuello, puesto que existe una misma vaina visceral que las solidariza.

• La inervación de la laringe emerge en la base del cráneo. Este trayecto nervioso está íntimamente unido a las estructuras membranosas y musculares.

• La tráquea cervical mantiene estrechas relaciones con la glándula tiroides.

La laringe y la faringe mantienen importantes relaciones a través del sistema muscular de los constrictores de la faringe.

Arterias de la laringe

Las arterias laríngeas son ramas de las arterias tiroideas superiores e inferiores que irrigan a la laringe. Figura 181, 182 y 188.

Venas de la laringe

La laringe se encuentra drenada por las venas laríngeas superiores y venas tiroideas inferiores, que acompañan respectivamente a las arterias laríngeas. Figuras 181, 182 y 187.

Inervación de la laringe

Son los ramos laríngeos superior e inferior del nervio vago.

Estos ramos nerviosos presentan relaciones estrechas con el sistema de las membranas que unen los cartílagos y el borde inferior del músculo constrictor inferior de la faringe. El nervio laríngeo externo recorre la cara externa del músculo constrictor inferior. El nervio laríngeo superior penetra en la laringe atravesando la membrana tirohioidea.

El nervio laríngeo inferior o recurrente izquierdo y derecho pasa por el borde inferior del músculo constrictor inferior para penetrar en la laringe.

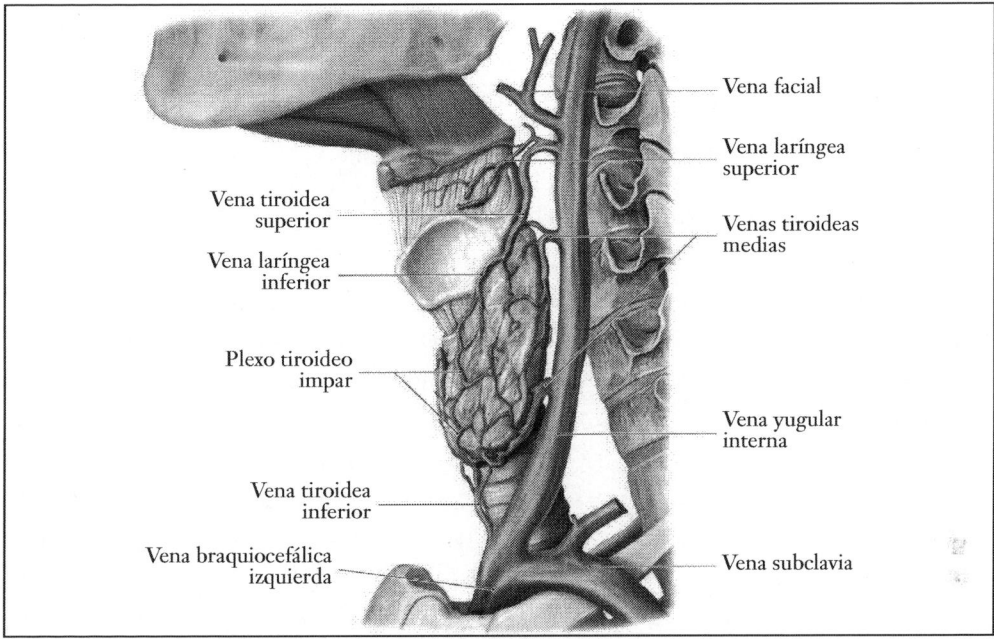

Vena facial

Vena laríngea superior

Vena tiroidea superior

Venas tiroideas medias

Vena laríngea inferior

Plexo tiroideo impar

Vena yugular interna

Vena tiroidea inferior

Vena braquiocefálica izquierda

Vena subclavia

Figura 187. Drenaje venoso de la laringe, visión izquierda

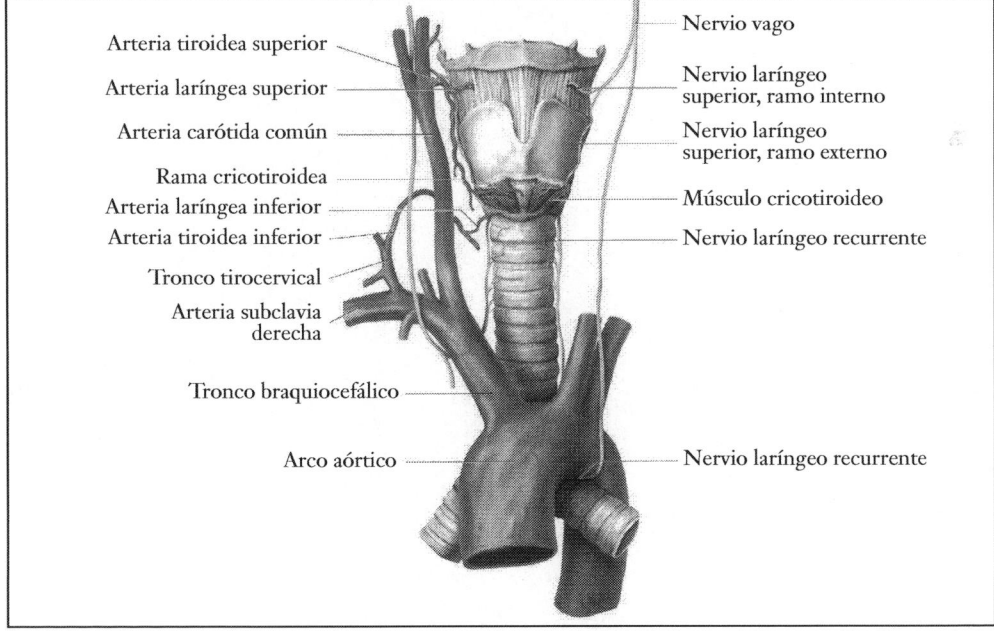

Arteria tiroidea superior

Nervio vago

Arteria laríngea superior

Nervio laríngeo superior, ramo interno

Arteria carótida común

Nervio laríngeo superior, ramo externo

Rama cricotiroidea

Arteria laríngea inferior

Músculo cricotiroideo

Arteria tiroidea inferior

Nervio laríngeo recurrente

Tronco tirocervical

Arteria subclavia derecha

Tronco braquiocefálico

Arco aórtico

Nervio laríngeo recurrente

Figura 188. Irrigación arterial e inervación de la laringe, visión ventral

LA TRÁQUEA

La tráquea (figura 189) es un conducto cervicotóracico fibrocartilaginoso aerífero, oblicuo hacia abajo y hacia atrás, que continúa a la laringe a la altura de la sexta vértebra cervical y termina en el tórax bifurcándose en dos bronquios principales a nivel del mediastino medio y a la altura de la quinta vértebra torácica.

Este conducto fibroso traqueal está reforzado por 15 a 20 anillos cartilaginosos destinados a mantener su luz abierta. Su destrucción conlleva el debilitamiento de la estructura traqueal y su estenosis, causando una dificultad respiratoria que puede conducir a la asfixia. Estos anillos están abiertos en su cuarta o quinta parte posterior. Por lo tanto, la tráquea no tiene una forma cilíndrica estricta dado que la parte posterior está reemplazada por una superficie plana, que presenta fibras musculares lisas: el músculo traqueal (figura 190). Su contracción acerca el extremo de los anillos y hace variar el diámetro transversal de la tráquea. La mucosa que tapiza la superficie interna del conducto traqueal tiene las mismas características que la mucosa laríngea.

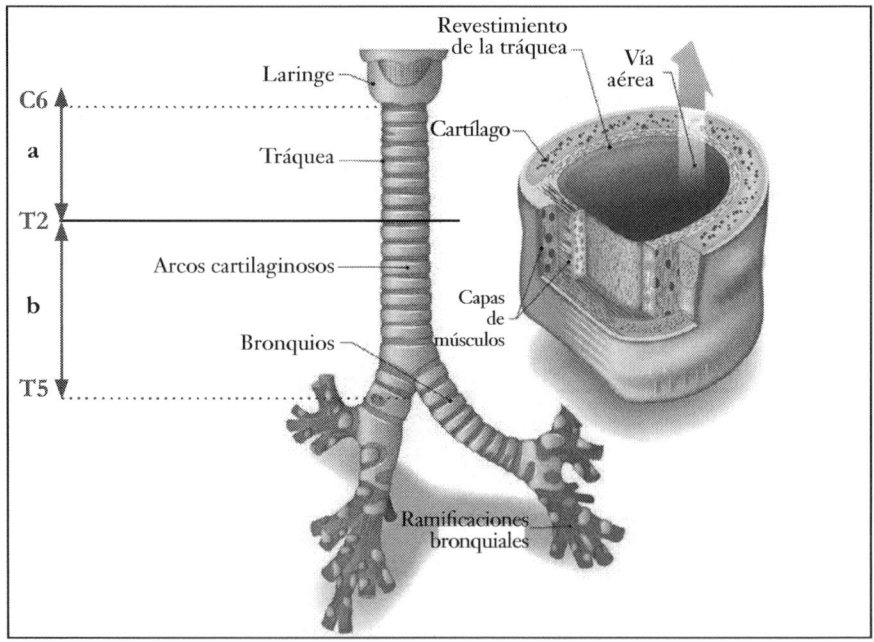

Figura 189. La tráquea

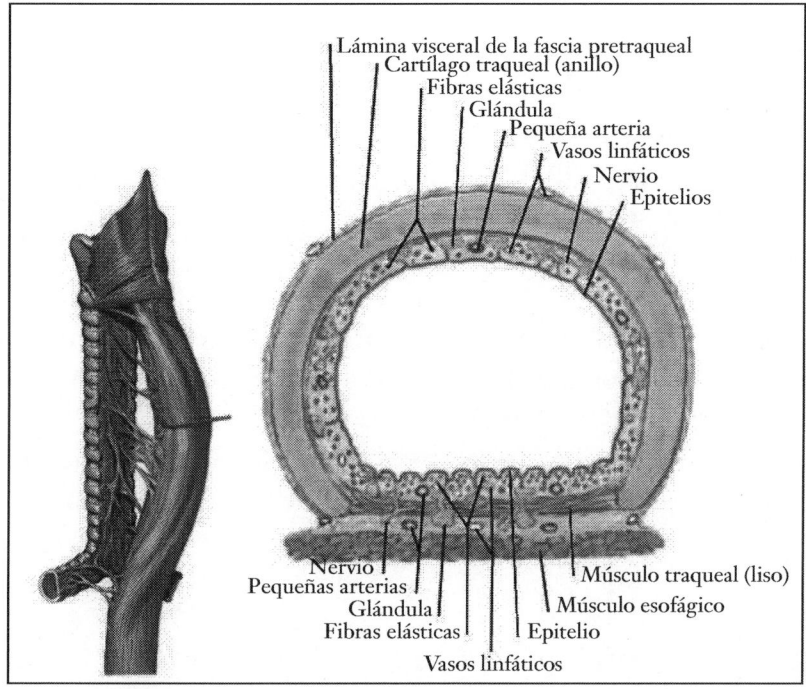

Lámina visceral de la fascia pretraqueal
Cartílago traqueal (anillo)
Fibras elásticas
Glándula
Pequeña arteria
Vasos linfáticos
Nervio
Epitelios

Nervio
Pequeñas arterias
Glándula
Fibras elásticas
Vasos linfáticos
Músculo traqueal (liso)
Músculo esofágico
Epitelio

Figura 190. Interior de la tráquea y músculos traqueoesofágicos

Situaciones y límites

La tráquea está situada por delante del esófago. Discurre sucesivamente por la parte anteroinferior del cuello y por la parte superior del tórax. Por lo tanto, desde el punto de vista topográfico presenta dos segmentos, un segmento cervical y un segmento torácico (fig. 189).

El segmento cervical se extiende desde el borde inferior del cricoides (C6) hasta un plano horizontal, que pasa por el borde superior del esternón, a la altura de la segunda vértebra torácica (fig. 189-a). Mide de 6 a 7 cm de altura. La extensión de la porción cervical de la tráquea varía según la edad, menor en el niño que en el adulto y, según la posición cefálica, más importante con la cabeza en hiperextensión que flexionada, lo que explica la posición del paciente para una traqueotomía.

En el adulto, con la cabeza en posición neutra, la tráquea cervical tiene una altura de 6 a 7 anillos.

El segmento torácico de la tráquea (fig. 189-b) ocupa siempre un plano medial por delante del esófago. Se extiende desde el borde superior del esternón (incisura yugular del esternón T2) hasta la bifurcación traqueal a la altura de T5, donde se originan los dos bronquios principales derecho e izquierdo.

El bronquio principal derecho forma un ángulo medio de 25° con el eje traqueal. Es corto (20 a 25 mm), vertical y de gran calibre (15 a 16 mm). Opuestamente, el bronquio principal izquierdo forma un ángulo medio de 45° con el eje traqueal. Es más largo (40 a 45 mm) que el derecho, más horizontal y de menor calibre (10 a 11 mm). Esta situación explica la frecuencia de los cuerpos extraños bronquiales del lado derecho, las neumopatías derechas por aspiración y las intubaciones traqueobronquiales derechas selectivas en anestesia.

La altura del segmento torácico es idéntica a la del segmento cervical, es decir, de 6 a 7 cm.

Dirección

La tráquea desciende oblicuamente sobre la línea media de adelante a atrás, alejándose progresivamente de la superficie cutánea. Se encuentra a 18 mm de la piel en la zona infracricoidea, a 40-45 mm a la altura del orificio de entrada del tórax y a 70 mm a la altura de la bifurcación traqueal. Así, el acceso a la tráquea es más fácil en su segmento cervical superior que inferior: la traqueotomía alta de Boyer en los tres primeros anillos es más fácil que la traqueotomía baja de Trousseau que interesa al segmento de tráquea entre el cuarto y el séptimo anillo.

Movilidad

La tráquea es un órgano muy móvil horizontalmente según las diversas influencias mecánicas de proximidad y también verticalmente porque sigue a la laringe durante los movimientos de deglución, elevándose y descendiendo con ella.

Esto explica que los tumores de la tráquea o los que están adheridos a ella (bocio) se movilizan durante la deglución.

Debido a su estructura, la tráquea es un órgano elástico y extensible. Su fijación depende de su continuidad hacia arriba con la laringe, hacia abajo con los bronquios principales y los pedículos pulmonares y en menor medida hacia atrás gracias a su contigüidad con el plano esofágico y vertebral.

Dimensión

Hay que considerar la longitud y el calibre traqueal. La longitud media de la tráquea es de 12 cm en el hombre adulto y 11 cm en la mujer. Los segmentos torácico y cervical son prácticamente iguales, de 6 a 7 cm. Sin embargo, esta longitud es muy variable, según los sujetos y en un mismo sujeto, según que la laringe está en reposo o en movimiento, según la posición de la cabeza en flexión o en extensión: la tráquea se alarga cuando la laringe se eleva o cuando la columna cervical, muy móvil, se inclina hacia atrás. Se acorta en las condiciones contrarias. Las variaciones extremas son de unos 3 a 4 cm y están en relación con la elasticidad estructural del conducto traqueal, lo que explica la posibilidad de resección con anastomosis término-terminal de la tráquea, que no debe superar una altura de seis anillos.

Los anillos cartilaginosos dan la forma del calibre traqueal (circular, triangular, etc). El calibre traqueal varía según la edad y el sexo. Es un poco mayor en el hombre, lo que explica los diferentes tamaños de las cánulas de traqueotomía y de las sondas de intubación traqueal. El diámetro traqueal promedio es de:
- 6 mm en el niño de 1 a 4 años;
- 8 mm en el niño de 4 a 8 años;
- 10 mm en el niño de 8 a 12 años;
- 13 a 15 mm en el adolescente;
- 16 a 18 mm en el adulto.

De hecho, la tonicidad del músculo traqueal también hace variar el calibre traqueal, poniendo prácticamente en contacto ambos extremos del arco cartilaginoso y reduciendo el calibre a 12 mm en promedio. Cuando el sujeto hace un esfuerzo, con oclusión glótica, el calibre se dilata, alcanzando entonces de 16 a 18 mm en el adulto. Este calibre traqueal es uniforme a lo largo de ambos segmentos cervical y torácico. Por eso los cuerpos extraños intratraqueales son fácilmente móviles, siendo proyectados contra la glotis por los accesos de tos y responsables

de un ruido de cascabel o un ruido de bandera de Dupuytren perceptible por auscultación traqueal.

Relaciones

Está en relación con el esófago por detrás; por delante, en su segmento
cervical, está en contacto con el istmo tiroideo y la fascia cervical. El cayado de la aorta, el tronco braquiocéfalico, la vena braquiocéfalica izquierda
y los vestigios tímicos están en relación con su segmento torácico.

Arterias traqueales

Las arterias de la porción cervical de la tráquea provienen principalmente de las arterias tiroideas inferiores, con la arteria traqueoesofágica descendente de Haller del lado izquierdo, en el ángulo traqueoesofágico. La arteria tiroidea inferior emite tres ramas colaterales
laterotraqueales escalonadas, destinadas al esófago y a la tráquea.

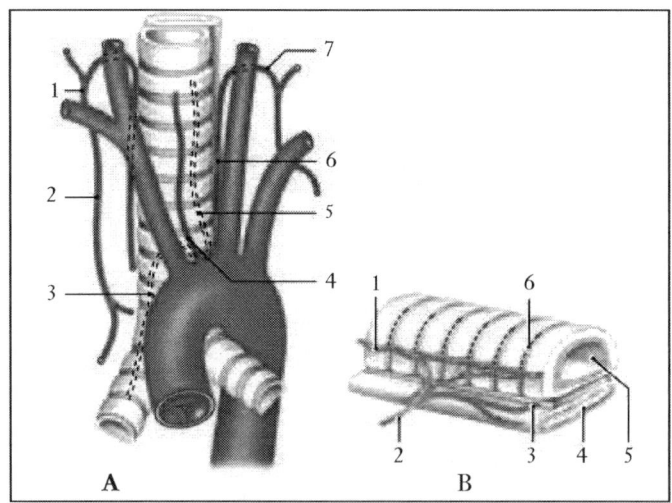

Figura 191. Vascularización arterial de la tráquea.
A. 1. arteria tiroidea inferior derecha; 2. arteria mamaria interna; 3. arteria bronquial derecha
(retrobronquial); 4. arteria tiroidea media de Neubauer; 5. arteria traqueoesofágica ascendente
de Demel; 6 arteria traqueoesofágica descendente de Haller; 7. arteria tiroidea inferior izquierda.
B. Microvascularización traqueal (según Salassa et al, 1977). 1. arteria longitudinal lateral; 2. arteria
traqueoesofágica; 3. arteria traqueal secundaria; 4. esófago; 5. tráquea; 6. arteria intercartilaginosa
transversa.

Venas de la tráquea

Nacen a partir de un plexo submucoso denso. Las venas de la porción cervical de la tráquea son numerosas, de pequeño calibre y desembocan en las venas esofágicas y las venas tiroideas inferiores. Ver figura 187.

Las venas de la porción torácica desembocan en las venas esofágicas, y llegan al sistema de la cava inferior.

Inervación de la tráquea

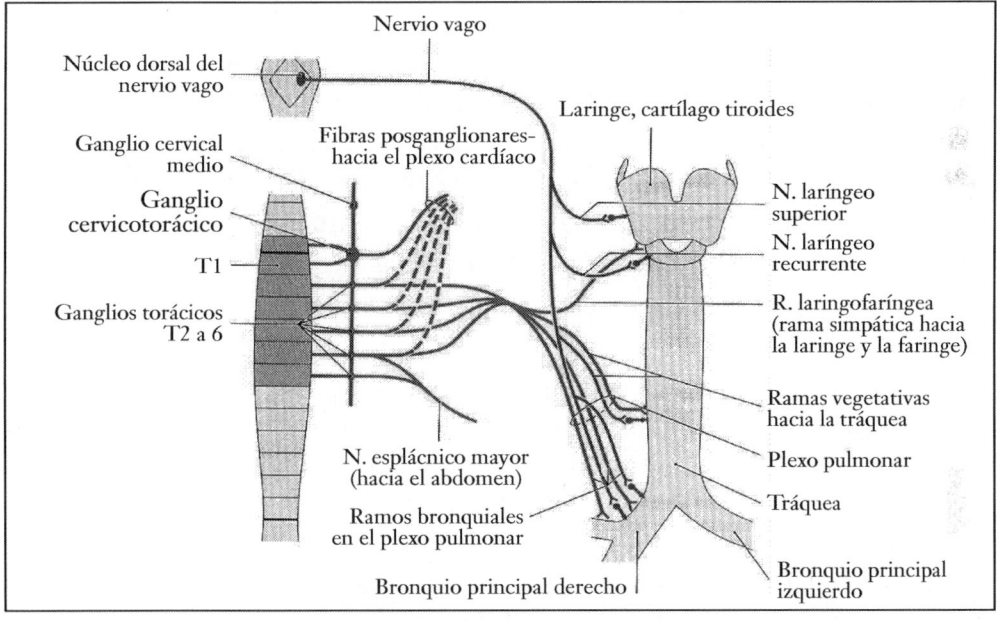

Figura 192. Inervación vegetativa de la tráquea y del árbol bronquial

La tráquea depende del sistema simpático (cadena simpática torácica) y parasimpático (nervio vago) que provoca una acción motora destinada al músculo traqueal, sensitiva para el conjunto de la pared y secretora para las glándulas traqueales.

De hecho, la inervación traqueal se integra en el conjunto de la inervación que participa en la función ventilatoria: el árbol traqueobronquial posee una musculatura lisa de control involuntario, que modula el flujo aéreo (en relación con la abertura automática de la glotis) asociada a la musculatura estriada toracoabdominal y cervical de control voluntario.

La inervación vegetativa sensitiva periférica se origina en los mecano-rreceptores (reflejo de Hering-Breuer de alternancia inspiración-espiración) de la bifurcación traqueal, el árbol bronquial y los hilios pulmonares. Participan igualmente los quimiorreceptores (corpúsculos carotídeos y aórticos, área postrema). La inervación vegetativa motora periférica es de tipo parasimpático (vagal) y asegura la tonicidad traqueobronquial.

La existencia de una participación ortosimpática traqueobronquiodilatadora en el hombre, es discutida. Los centros vegetativos eferentes simpáticos espinales están en el tracto intermedio lateral de la médula entre T2 y T6; los centros parasimpáticos están en el núcleo cardioneumoentérico del vago (nervio motor dorsal del vago en el piso del cuarto ventrículo). Los centros que reciben las aferencias están situados en el núcleo solitario del nervio vago. Por último, los centros donde se origina el automatismo respiratorio se sitúan en la formación reticular del tronco cerebral.

El reflejo de la tos permite evitar la obstrucción traqueobronquial endógena (secreción) o exógena (cuerpo extraño). Es desencadenado por estimulaciones mecánicas y químicas de la mucosa.

Fisiología de la tráquea

La tráquea posee una estructura que guarda una relación estrecha con sus funciones. Al ser cilíndrica, permite el paso del aire durante todo el ciclo respiratorio, así como la hematosis y la fonación: lo cual constituye la función aérea de la tráquea, que se encuentra bajo el control del sistema nervioso parasimpático (implicado en la inervación aferente sensitiva y eferente motora). La tráquea también posee una función de drenaje relacionada con su aparato mucociliar, que permite la eliminación de las partículas inhaladas hacia la faringe. Por último, el bronchial associated lymphoid tissue (BALT), formado por acúmulos linfoides parietales, otorga a la tráquea una función inmunitaria celular y humoral específica.

■ 3. LA CAPA ALIMENTARIA: LA FARINGE Y ESÓFAGO

En la capa alimentaria las vísceras cervicales forman parte en las funciones digestivas del organismo.

LA FARINGE

Configuración general

La faringe es un conducto musculomembranoso que se extiende verticalmente desde la base del cráneo hasta la sexta vértebra cervical por detrás, o el borde inferior del cricoides por delante, donde continúa por el esófago.

En forma de canal medio, simétrico, se amolda a la curvatura del raquis cervical sobre el cual se apoya a lo alto. Los relieves de la cara anterior de los cuerpos vertebrales son palpables, incluso visibles, principalmente a nivel de C6.

Este canal se abre por delante e incluye siete orificios que la dividen en tres niveles:

- nivel nasal: abertura de las fosas nasales por las coanas y, lateralmente, por las trompas auditivas: es la nasofaringe;
- nivel bucal u orofaringe que comunica con la cavidad bucal por el istmo de las fauces;
- nivel inferior o hipofaringe o laringofaringe.

Se termina por debajo a nivel de la boca del esófago.

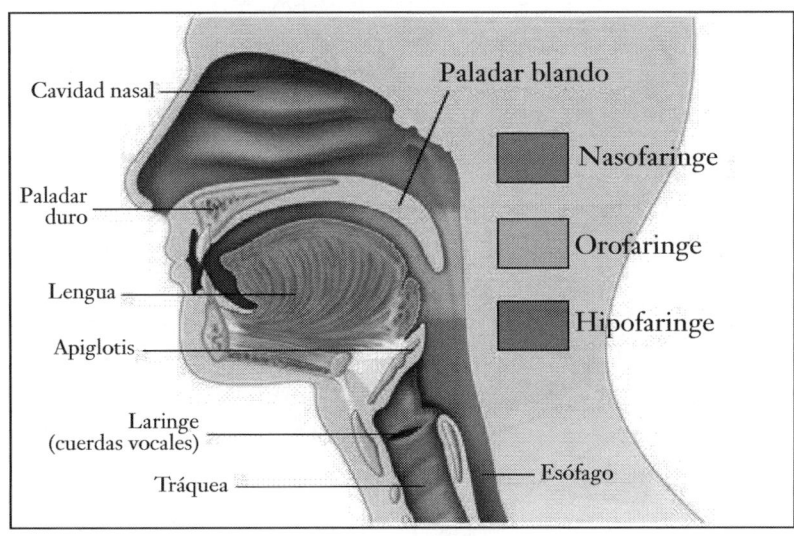

Figura 193. La faringe

Su altura total es de 14 a 15 cm en reposo; durante la deglución su extremo inferior se eleva aproximadamente 3 cm, acompañado del bloque laringotraqueal y del cuerpo del tiroides. Según Poirier, esta elevación durante la deglución puede acarrear una disminución de la altura de 7 cm.

El diámetro de la faringe en promedio es de 4 a 5 cm en sentido transversal y de 2 a 3 cm en sentido anteroposterior. Este diámetro no es regular y disminuye de arriba abajo; es de 2 cm en la unión faringoesofágica.

Así, a nivel nasofaríngeo, este conducto es ancho (6 cm) pero poco profundo (2 cm); la orofaringe es más o menos cilíndrica, con un diámetro de 4 cm en promedio; la hipofaringe es la zona más estrecha: 2 cm de ancho, 1 cm de profundidad.

Por último, existen variaciones fisiológicas del tamaño en reposo, en particular a nivel de la nasofaringe: variaciones durante el sueño, según la posición de la lengua, debidas a los movimientos del velo del paladar (Pruzanski y Groth).

Las variaciones se relacionan con la edad y el sexo:
- en el recién nacido, como el ángulo entre la base del cráneo y la columna cervical es muy abierto y el desarrollo del macizo facial es incompleto, el velo está más alto, a nivel del atlas, y la rinofaringe está casi en el eje de la orofaringe, mientras que en el adulto estas forman un ángulo abierto abajo y adelante;
- la nasofaringe aumenta con la edad, principalmente entre los 9 y los 13 años; el volumen es mayor en los varones pero la diferencia no es significativa hasta aproximadamente 13 años.

Generalidades

El canal faríngeo, vertical, cóncavo por delante, está anclado bajo la base del cráneo, estructura ósea fija.

La inserción del borde superior se encuentra en la cara exocraneal de la base del cráneo, de una espina del esfenoides a otra pasando por el tubérculo faríngeo y la cara inferior basilar del occipital siguiendo una curva cóncava por delante. Lateralmente, la inserción pasa por delante del conducto carotídeo y alcanza el canal óseo de la trompa auditiva y luego es oblicua hacia delante y adentro sobre el borde posterior de la lámina medial de la apófisis pterigoides.

Los bordes laterales se insertan en el esqueleto facial y posteriormente en el laríngeo; de arriba abajo: apófisis pterigoides, rafe pterigomandibular, línea milohioidea de la mandíbula, astas del hueso hioides, cartílago cricoides y borde posterior de las alas tiroideas de la laringe.

La cara posterior está por delante del raquis cervical recubierto por los músculos largo del cuello y largo de la cabeza de la que está separada por un espacio celular laxo que constituye el espacio retrofaríngeo.

Músculos constrictores de la faringe

Las paredes laterales de la faringe están formadas por tres músculos, los constrictores superior, inferior y medio, con fibras más o menos horizontales. Estos tres músculos se superponen parcialmente, el constrictor inferior es el más superficial, forman un abanico y se unen por detrás sobre la línea media entre sí y con sus homólogos contralaterales. Aseguran la propulsión del bolo alimenticio disminuyendo los diámetros anteroposterior y transversal de la faringe. En el seno de estos tres músculos se insinúa el músculo estilofaríngeo.
El canal así formado por estos cuatro músculos está recubierto por dos fascias, una externa, la fascia perifaríngea, otra intrafaríngea más resistente, la fascia faringobasilar. Estas fascias están recubiertas por mucosa de dos tipos: nasal a nivel de la rinofaringe y oral a nivel de las otras dos partes.

◆ *Músculo constrictor superior de la faringe*

Constituye una lámina muscular fina, ancha y continua. Está formado por cuatro haces:

- el haz pterigofaríngeo, que se inserta en el borde posterior de la lámina medial de la apófisis pterigoides y en el gancho de la pterigoides;
- el haz orofaríngeo, que se inserta en el rafe pterigomandibular y se prolonga hacia delante por el músculo buccinador;

- el haz milofaríngeo, que se inserta en la extremidad posterior de la línea milohioidea del cuerpo de la mandíbula, por detrás del músculo milohioideo;
- el haz glosofaríngeo, que es una expansión muscular que se prolonga hasta el borde lateral de la lengua.

Todas estas fibras se dirigen dorsalmente para entrecruzarse con las fibras de los homónimos contralaterales sobre la línea media para formar un rafe mediano.

Las fibras superiores están a distancia de la base del cráneo y sólo se insertan en el tubérculo faríngeo, creando así un espacio entre la base del cráneo y el borde superior del haz pterigofaríngeo, espacio ocupado por la trompa auditiva y la fascia faringobasilar.

Las fibras inferiores forman con el músculo del velo del paladar el esfínter faringopalatino que cierra el istmo faringonasal u ostium intrafaríngeo durante la deglución.

Inervación: plexo faríngeo, cuyas fibras motoras proceden del nervio vago a través de su ramo o ramos faríngeos.

♦ *Músculo constrictor medio de la faringe*

Nace como dos haces, el haz queratofaríngeo que nace del asta mayor y el haz condrofaríngeo que nace del asta menor del hueso hioides.

Se abre en un ancho abanico cuyas fibras superiores recubren el constrictor superior subiendo hasta el atlas; las fibras inferiores descendentes van hasta el borde inferior del cartílago tiroides.

Inervación: plexo faríngeo, cuyas fibras motoras proceden del nervio vago a través de su ramo o ramos faríngeos.

♦ *Músculo constrictor inferior de la faringe*

Nace como dos haces, uno tirofaríngeo de dirección ascendente que se inserta en la cara externa del cartílago tiroides; otro cricofaríngeo casi horizontal que se inserta en la arcada fibrosa entre los cartílagos tiroides y cricoides y en el borde inferior del cartílago cricoides. Las fibras, procedentes del cartílago cricoides, pueden ser aisladas y corresponden al esfínter superior del esófago; se produce como resultado una dehiscencia de la pared, responsable de hernias mucosas que conducen a un divertículo faringoesofágico.

Inervación: plexo faríngeo, cuyas fibras motoras proceden del nervio vago a través de su ramo o ramos faríngeos. Recibe también algunas fibras motoras de los ramos laríngeo externo y recurrente del vago

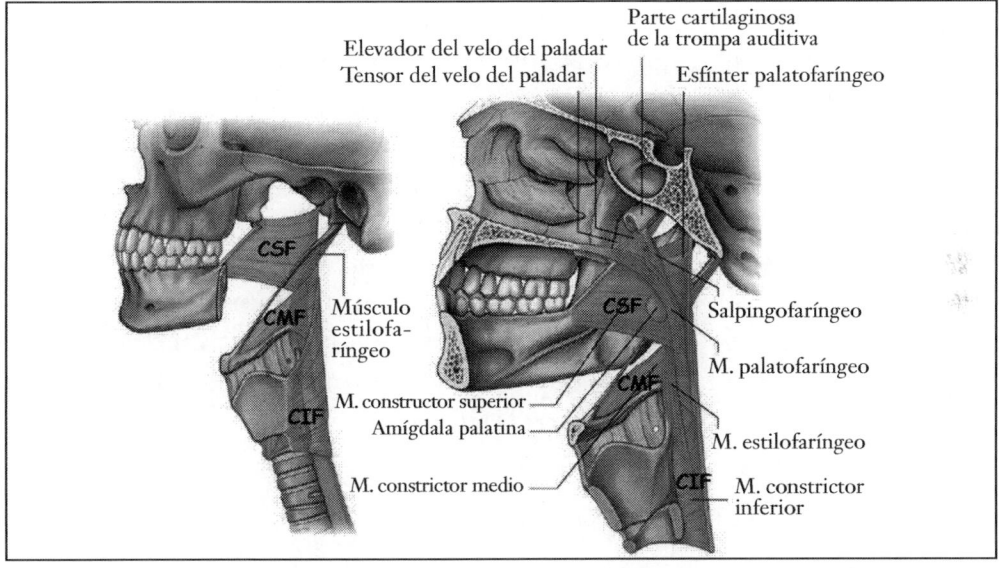

Figura 194. Músculos constrictores y elevadores de la faringe

Músculos elevadores de la faringe

Estos músculos garantizan la elevación de la faringe durante la deglución.

Para que esto sea así se requieren inserciones superiores: observemos que sus inserciones se sitúan sobre las estructuras óseas del cráneo. Estos músculos se fijarán entonces sobre la pared faríngea.

Hay dos a cada lado.

◆ *Músculo estilofaríngeo*

Elemento más mediano del telón estiloideo, nace en la base de la apófisis estiloides del temporal. Se insinúa entre las fibras de los músculos constrictores superior y medio; su terminación en abanico es intra-faríngea, sobre la fascia faringobasilar bajo la amígdala palatina, sobre el borde lateral y la cara anterior del cartílago epiglótico, sobre el asta superior del cartílago tiroides y, por último, sobre el borde superior del cartílago cricoides.

Crea un relieve mucoso, el pliegue faringoepiglótico, al insertarse en la epiglotis. Es un músculo elevador de la laringe y de la boca del esófago de 3 cm en promedio durante la deglución.

Inervación: es el único músculo de la faringe inervado por el nervio glosofaríngeo.

♦ *Músculo palatofaríngeo*

Forma parte de los músculos del velo del paladar (pilar posterior del velo), figura 194. Su fascículo faríngeo se confunde con las inserciones faríngeas de los músculos constrictores superiores y estilofaríngeos.

Inervación: plexo faríngeo, cuyas fibras motoras proceden del nervio vago a través de su ramo o ramos faríngeos.

Fascias de la faringe

♦ *Fascia faringobasilar*

Es una capa conjuntiva submucosa, fibrosa y resistente por arriba, fina y celular por abajo, que se prolonga por la submucosa de las fosas nasales, del velo del paladar, de la laringe y del esófago. Está en contacto directo con la amígdala palatina de la cual forma la cápsula.

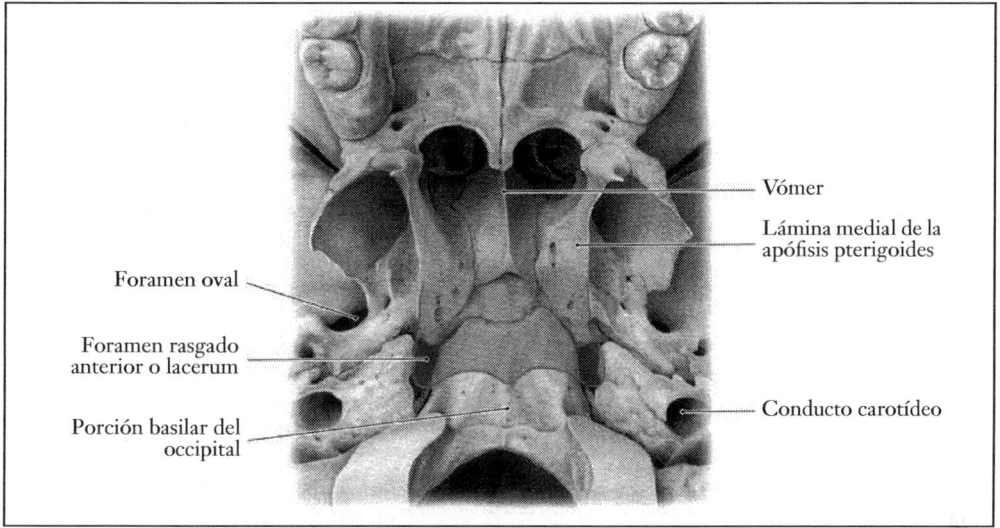

Vómer

Lámina medial de la apófisis pterigoides

Foramen oval

Foramen rasgado anterior o lacerum

Porción basilar del occipital

Conducto carotídeo

Figura 195. Fascia faringobasilar en la base del cráneo.
La musculatura de la faringe se origina en la base del cráneo, de una capa de tejido conjuntivo engrosada, la fascia faringobasilar. Aquí, sus puntos de inserción están proyectados en la base del cráneo y representados por la línea en negro en forma de U.

♦ *Fascia perifaríngea*

Lámina conjuntiva que rodea los músculos faríngeos y emite dos expansiones:
- una posterior, denominada tabique sagital, que se une por detrás con la lámina prevertebral de la fascia cervical;
- otra lateral, denominada alerón de la faringe, que une la pared lateral de la faringe al músculo estilofaríngeo, parte más interna del telón estiloideo; esta fascia continúa hacia abajo por la vaina visceral del cuello que envuelve la tráquea, el tiroides y el esófago.

Por detrás, se une a la fascia del músculo largo de la cabeza. Las dos fascias faríngeas se unen en su parte superior a nivel del borde superior del músculo constrictor superior de la faringe para formar la fascia salpingofaríngea que alcanza la cara inferior de la trompa auditiva, verdadero ligamento suspensorio de la faringe.

637

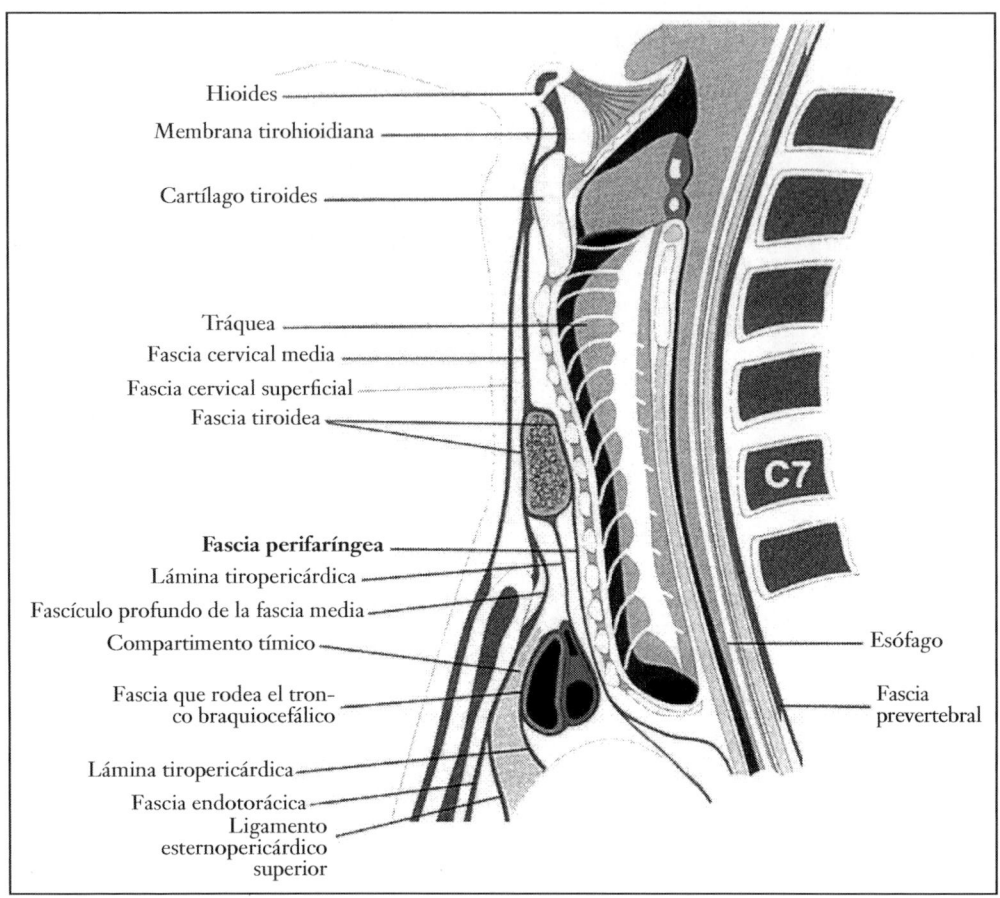

Figura 196. Aponeurosis cervicales y fascia perifaríngea

Hiato

El borde superior del constrictor superior de la faringe alcanza la base del cráneo sobre la línea media posterior a nivel del tubérculo faríngeo del occipital. Lateralmente, existe un hiato ocupado por la trompa auditiva (figura 194).

Por el espacio situado entre el borde inferior del constrictor superior y el borde superior del constrictor medio pasa el músculo estilofaríngeo; dicho espacio corresponde al área de proyección de la amígdala.

Entre el borde inferior del constrictor medio y el borde superior del constrictor inferior existe una dehiscencia que corresponde a la proyección del receso piriforme.

Mucosa

La cavidad faríngea es irregular: presenta numerosos repliegues, recesos y aberturas.

La mucosa y la fascia faringobasilar, verdadera aponeurosis intrafaríngea, se amoldan a los diferentes relieves dibujados por las estructuras óseas, cartilaginosas y musculares.

La mucosa es:

- de tipo nasal, epitelio cilíndrico estratificado con cilios vibrátiles en la bóveda y las paredes laterales de la nasofaringe, el orificio de la trompa auditiva, la cara dorsal del velo del paladar así como a nivel del vestíbulo laríngeo;
- de tipo oral, epitelio escamoso estratificado no queratinizado idéntico al de la cavidad bucal y al del esófago en todo el resto de la cavidad faríngea: la úvula palatina, los arcos palatinos, la cara anterior del velo así como la pared posterior a lo alto.

Las glándulas mucosas se distribuyen por la mucosa de tipo nasal, especialmente en el receso faríngeo.

Las glándulas salivales accesorias se hallan en el tercio inferior del velo blando.

El tejido linfoide es muy rico, en forma de un infiltrado linfocitario difuso por una parte y de folículos linfoides encapsulados por otra. Estos últimos se aíslan en la mucosa o se agrupan en acúmulos que constituyen el anillo de Waldeyer.

Nasofaringe

Porción puramente aérea de la faringe, la nasofaringe está en relación directa con las fosas nasales por delante, comunica con el oído medio por la trompa auditiva lateralmente y se abre sobre la orofaringe por abajo.

Situada por delante del raquis cervical y por debajo de la base del cráneo, tiene aproximadamente una forma hexagonal en el adulto; en el niño se reduce a una simple hendidura cuyo diámetro anterosuperior es netamente mayor que el diámetro vertical. La superficie de la nasofaringe es en promedio de 249,6 a 289,9 mm2. Su crecimiento es paralelo al del macizo facial.

La parte nasal de la faringe presenta seis paredes.

◆ *Paredes superior y posterior*

Forman un plano óseo continuo. La pared superior, también denominada bóveda o fórnix, está inclinada abajo y atrás, formando una curva armoniosa con la pared posterior que se vuelve vertical. Su unión está representada por una línea horizontal que pasa por el tubérculo faríngeo del occipital.

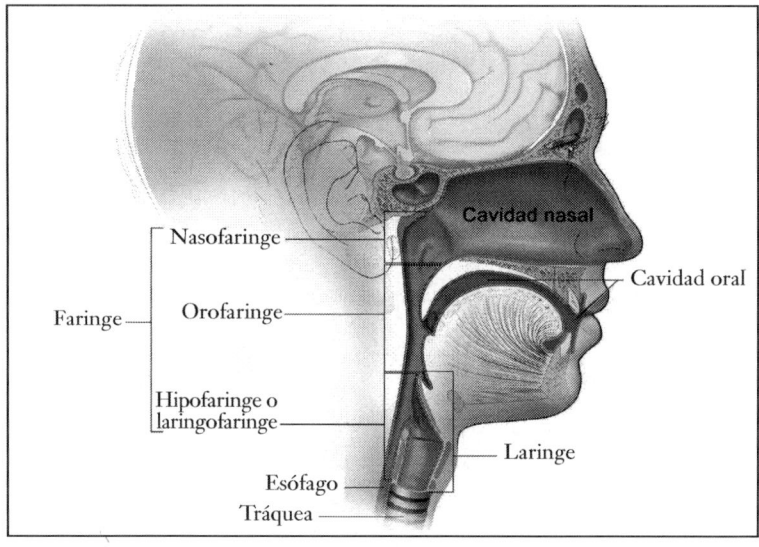

Figura 197. Partes de la faringe

Pared superior

Su esqueleto óseo está representado por la parte posterior de la cara inferior del cuerpo del esfenoides y la parte basilar del occipital.

Se prolonga hacia delante a ambos lados del tabique nasal con la bóveda de las fosas nasales. Entre la pared superior y el tabique nasal se encuentra el pliegue salpingonasal, pliegue mucoso falciforme que se extiende a ambos lados del tabique nasal en el borde lateral de las coanas hasta el orificio tubárico.

Pared posterior

Sobre la línea media, está formada por la parte basilar del occipital, situada justo por detrás del tubérculo faríngeo, y por la membrana atloidooccipital ventral que se fusiona con las fascias faríngea y faringobasilar. Lateralmente, está formada por los músculos largos de la cabeza que forman dos relieves parietales y participa en la formación de los recesos faríngeos (o fosita de Rosenmüller).

La amígdala faríngea ocupa la mayor parte de la bóveda faríngea. Constituye el segmento dorsal del anillo de Waldeyer. Esta importante formación linfoidea se desarrolla en el grosor de la mucosa faríngea. Su aspecto clásico se alcanza a los 2 a 4 años, cuando adquiere su máximo desarrollo. Remite a partir de los 12 a 13 años, dejando la bóveda faríngea lisa o irregular si queda algún vestigio en el adulto. Forma un grueso tapiz de 3 a 4 mm de grosor, de color rosado, con surcos. El surco medio es más marcado y su extremo posterior presenta el receso medio de la faringe, fosita media hacia la cual convergen los demás surcos. En el fondo del receso medio a veces existe una bolsa de 5 a 10 mm, la bolsa faríngea, debida a una adherencia entre la notocorda y la pared faríngea posterior durante el segundo mes de vida intrauterina.

El receso medio se modifica con la edad y adquiere el aspecto de una hendidura o un orificio abierto.

La bolsa faríngea puede persistir y dar lugar a la formación de quistes: quiste de Thornwald, cuya frecuencia real es difícil de establecer. Debe distinguirse de la hipófisis faríngea, vestigio de la bolsa de Rathke, divertículo del estomodeo de origen epiblástico, que es más anterior y está situada en la pared superior de la nasofaringe, intramucosa, o en el periostio del hueso esfenoides.

Pequeño cordón de naturaleza glandular análoga a la de la adenohipófisis, según algunos autores es casi constante.

◆ *Paredes laterales*

Son musculoaponeuróticas, salvo su parte anterior que está formada por la lámina medial de la apófisis pterigoides.

Su parte inferior está formada por el músculo constrictor superior de la faringe cuyas fibras laterales se insertan en la parte inferior del borde posterior y el gancho (o hamulus) de la lámina medial de la apófisis pterigoides. Está tapizado por dentro por la fascia faringobasilar y por fuera por la fascia bucofaríngea que marca el límite externo de la nasofaringe. Ambas fascias son gruesas y se fusionan a este nivel.

Por encima del constrictor superior de la faringe, la estructura musculoaponeurótica está reforzada por una banda muscular constituida por el músculo elevador del velo del paladar, por dentro de la fascia bucofaríngea, y por el músculo tensor del velo del paladar, por fuera de la fascia bucofaríngea y, por consiguiente, extrafaríngeo.

Las paredes laterales están centradas por el ostium faríngeo de la trompa auditiva que está situado:
- 7 a 10 mm por detrás del cornete inferior sobre su línea de inserción;
- 15 a 20 mm por delante de la pared posterior de la rinofaringe;
- 8 a 10 mm por encima del velo del paladar;
- 8 a 10 mm por debajo de la bóveda de la nasofaringe.

Forma una saliente en forma de pabellón, triangular de base inferior de 5 mm de ancho aproximadamente por 6 a 8 mm de alto, que se reduce en reposo a una simple hendidura.

Mira hacia abajo, adentro y adelante hacia las coanas.

Su labio anterior (menos saliente y más corto que el superior) que corresponde al borde posterior de la lámina medial de la apófisis pterigoides se prolonga hacia abajo y atrás por el pliegue salpingofaríngeo y por delante hacia el velo del paladar por el pliegue salpingopalatino, elevado por el ligamento salpingopalatino que une la trompa auditiva al velo del paladar; se prolonga por delante hacia las coanas a través del pliegue salpingonasal.

Su labio posterior es saliente, elevado por el torus tubárico (extremo medial del cartílago de la trompa auditiva); se prolonga por abajo por el torus del elevador del velo del paladar, pliegue oblicuo abajo, adelante y adentro, formado por el relieve del músculo elevador del velo del paladar, que separa dos surcos, uno posterior, el surco salpingofaríngeo y otro anterior, el surco salpingopalatino, que continúan hacia fuera sobre el piso tubárico.

La mucosa que rodea el ostium de la trompa contiene folículos linfoides, la amígdala tubárica.

El receso faríngeo es una profunda depresión situada entre el labio posterior del ostium de la trompa y del pliegue salpingofaríngeo y la pared posterior de la nasofaringe.

Su forma es alargada verticalmente; se prolonga hacia delante, por encima del ostium tubárico, por la fosita supratubárica y hacia abajo por el surco que forma la pared faríngea lateral por detrás del arco faringopalatino.

Es muy variable:

- en su forma: surco, hendidura, bolsa profunda;
- en sus dimensiones: anchura de 4 a 8 mm, altura de aproximadamente 15 mm, profundidad de 5 a 20 mm;
- en su aspecto: liso o irregular por infiltración de tejido linfoide.

Tiene dos vertientes, una posterior formada por la pared posterior de la parte nasal de la faringe; otra anterior, constituida por la pared posteromedial del torus tubárico.

♦ *Pared anterior*

Se compone de las coanas separadas en la línea media por el borde dorsal del septum nasal.

Las coanas son orificios situados en un plano oblicuo por abajo y por delante, de sección ovalada de eje mayor vertical cuyo tamaño es de 25 a 30 mm de altura, 13 a 15 mm de anchura y 15 mm en su longitud máxima en la parte superior. Sus límites son por fuera el borde dorsal de la lámina medial de la apófisis pterigoides, por dentro el borde posterior del vómer, arriba la cara inferior del cuerpo del esfenoides y el borde dorsal de las alas del vómer y abajo el borde posterior de la lámina horizontal del palatino con la espina nasal posterior en su parte media.

♦ *Pared inferior*

Está formada por la cara dorsal del velo del paladar oblicua por abajo, casi vertical en reposo, que prolonga el piso de las cavidades nasales.

Por detrás del velo del paladar, el ostium intrafaríngeo comunica naso y orofaringe. Está limitado por delante por el velo y la úvula palatina, lateralmente por los arcos palatofaríngeos y por detrás, por la pared posterior de la faringe.

Este orificio está cerrado durante la deglución: el músculo constrictor superior de la faringe horizontaliza el velo que se adosa a la pared faríngea posterior.

♦ *Relaciones anatómicas de la nasofaringe*

La nasofaringe se relaciona:
• con el cuerpo del esfenoides y el seno esfenoidal por arriba;
• por detrás, con la fosa craneal posterior por medio del clivus;
• lateralmente por arriba, con la trompa auditiva y con la arteria carótida interna en la parte posterior de los senos cavernosos por medio de los vértices del peñasco y de los agujeros rasgados.

La distancia entre el borde anterior de la carótida interna y el torus tubárico varía según la edad y el peso de 6,1 a 28,6 mm, distancia que se alcanza a los 12 años y 56 kg en promedio. Esta relación tan cercana en el niño pequeño puede explicar la importancia de la mortalidad por hemorragia postadenoidectomía.

Las relaciones laterales bajo la base del cráneo se estudiarán con las de la orofaringe.

Velo del paladar

♦ *Descripción*

Es la separación entre la nasofaringe por arriba y la orofaringe por abajo. Es una estructura musculomembranosa deformable y contráctil que prolonga hacia atrás el paladar duro y el suelo de la cavidad nasal.

Tiene forma cuadrilátera, oblicua por abajo y por detrás y mide de 30 a 35 mm de largo, de 60 a 70 mm de ancho en su cara bucal, de 30 a 35 mm de ancho en su cara nasal y 10 mm de grosor.

Se describen dos caras y cuatro bordes.

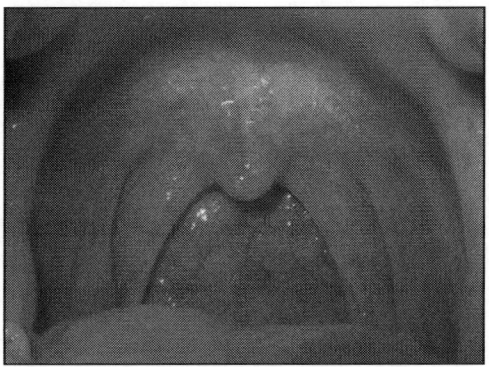

Foto 106. Velo del paladar

Cara anteroinferior

Es cóncava y mira hacia abajo y hacia delante.

Su superficie es lisa, marcada sobre la línea media por una prominencia roma anteroposterior que prolonga hacia atrás el rafe del paladar duro.

Cara posterosuperior

Es convexa, menos ancha que la cara anteroinferior y prolonga el suelo de las cavidades nasales. Se sitúa a la altura del arco ventral del atlas y el cuerpo del axis.

Presenta irregularidades que se deben a formaciones linfoideas y medialmente un relieve alargado en relación con los músculos de la úvula.

Borde anterosuperior

Fija el velo del paladar al paladar duro: medialmente sobre la espina nasal posterior y lateralmente al borde posterior de la lámina horizontal del palatino.

Bordes laterales

Arriba y por delante se fijan al borde inferior de la lámina medial de la apófisis pterigoides y al gancho de la pterigoides.

Abajo y por detrás se pierden sobre la pared lateral de la faringe.

Borde posteroinferior

Cóncavo abajo, es libre y flotante. Presenta sobre la línea media una prolongación cilíndrica o cónica, de 10 a 15 mm de altura y 10 mm de anchura en su base: la úvula palatina.

El arco glosopalatino es un repliegue mucoso par, simétrico, aplanado de adelante atrás que nace de la cara anteroinferior del velo del paladar, se dirige oblicuamente hacia delante, abajo y lateralmente para terminar en la región marginal posterior de la lengua, en la unión lengua móvil-base de la lengua (V lingual). Contiene el músculo palatogloso y forma el límite anterior de la fosa amigdalina. Delimita con la base de la lengua, la úvula palatina y su homólogo contralateral, el istmo de las fauces, comunicación de la cavidad bucal con la orofaringe.

El arco faringopalatino, también par y simétrico, es un repliegue mucoso, abultado, más mediano que el arco glosopalatino. Nace a nivel de la base uvular, por detrás y por debajo del arco glosopalatino, se dirige hacia abajo, afuera y atrás y se pierde en la pared lateral de la faringe en la región infra y retroamigdalina a nivel del origen del pliegue faringoepiglótico. Forma el límite posterior de la fosa amigdalina y participa con su homólogo contralateral en la formación del ostium intrafaríngeo.

◆ *Estructura del velo del paladar o paladar blando*

Está formado por delante por un esqueleto musculoaponeurótico rígido y por detrás es puramente muscular.

Lámina fibrosa

Muy resistente, refuerza la parte anterior del velo del paladar. Se extiende por detrás aproximadamente 15 mm, es decir, las dos quintas partes de la longitud del velo, y se fija al borde posterior del paladar duro y a los ganchos pterigoideos.

Es considerada el tendón terminal de los dos músculos tensores del velo del paladar o una expansión fibrosa posterior del paladar óseo.

Músculos velares

Son diez (figura 196).

El *músculo tensor del velo del paladar* se sitúa por fuera de la fascia faringobasilar y es, por lo tanto, extrafaríngeo. Está formado por dos capas, una superficial de acción velar, otra profunda de acción tubárica.

La capa superficial se inserta a lo largo de labio anterolateral del surco tubárico. Sus fibras forman un triángulo con base superior y se dirigen hacia abajo y medialmente. Son prolongadas por un tendón que se refleja sobre el gancho pterigoideo, separado de él por una bolsa serosa.

Las fibras tendinosas se abren en un abanico aponeurótico horizontal y constituyen la aponeurosis palatina, verdadero armazón del velo del paladar. Inervado por una rama del nervio mandibular, su papel parece menor.

La capa profunda se inserta en la lámina lateral del cartílago tubárico y termina en el gancho pterigoideo; tiene por misión la abertura del ostium de la trompa auditiva.

El *músculo elevador del velo del paladar* se inserta por una parte en la cara inferior del peñasco, por delante del ostium carotídeo y a nivel del extremo anteromedial del protympanum y, por otra parte, en la trompa auditiva cartilaginosa. Su cuerpo muscular es intrafaríngeo; se sitúa medialmente con respecto a la fascia faringobasilar, submucoso, oblicuo por delante y adentro, hasta el suelo del ostium tubárico donde se inflexiona volviéndose casi horizontal y levantando la mucosa para formar el torus del elevador. Su terminación se hace en dos partes, una parte de las fibras anteriores se inserta en la aponeurosis palatina, el resto de las fibras forma un rafe medial con las fibras contralaterales. Su papel es la abertura del ostium de la trompa auditiva y el cierre del ostium intrafaríngeo.

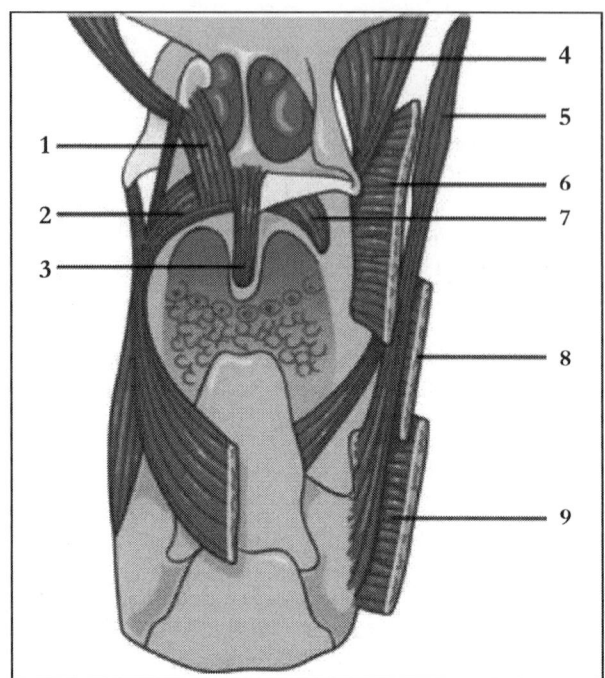

Figura 198. Músculos del velo del paladar (según Chevrel).
1. Músculo elevador del velo; 2. Músculo palatofaríngeo; 3. Músculo de la úvula; 4. Músculo tensor del velo; 5. Músculo estilofaríngeo; 6. Músculo constrictor superior; 7. Músculo palatogloso; 8. Músculo constrictor medio; 9. Músculo constrictor inferior.

El *músculo faringostafilino* tiene tres fascículos: uno principal, el fascículo palatino, cuya inserción se encuentra a nivel de la cara dorsal de la aponeurosis palatina, se entrecruza con las fibras contralaterales y con las de los músculos elevadores del velo; los otros dos accesorios, el fascículo pterigoideo que se inserta a nivel del gancho pterigoideo y el fascículo tubárico que se inserta a nivel del extremo medial del torus tubárico.

Los tres haces se reúnen para formar un cuerpo muscular intrafaríngeo, oblicuo por abajo y por detrás que eleva el arco faringopalatino. Su terminación se hace por dos haces, uno tiroideo, anterior, que se inserta en la parte lateral del borde superior y en el borde posterior del cartílago tiroides; otro faríngeo, posterior, cuyas fibras se entrecruzan con sus homólogas contralaterales.

Su papel es evitar el reflujo nasal durante la deglución bajando el velo.

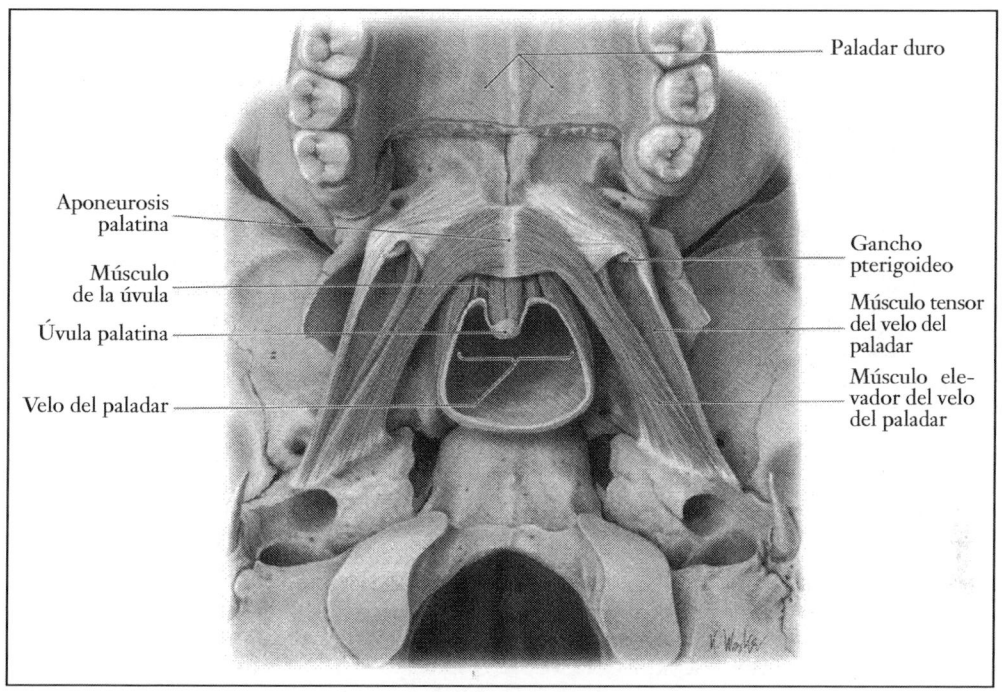

Figura 199. Músculos del paladar blando

El *músculo palatogloso* está tendido entre el velo del paladar y la lengua y participa en la formación del arco glosopalatino. Nace de la cara anteroinferior de la aponeurosis palatina, se entrecruza con su homólogo contralateral en la línea media.

Su cuerpo muscular, muy fino, se dirige hacia fuera y abajo y luego hacia dentro y adelante; termina en la unión entre el arco glosopalatino y la porción marginal posterior de la lengua mediante dos haces, uno sagital que sigue el borde lateral de la lengua, otro transversal que se dirige en la base de la lengua hasta el septum lingual.

Su papel consiste en estrechar el istmo de las fauces durante la deglución.

El *músculo de la úvula*, único músculo medio, está completamente contenido en el velo del paladar. Se inserta por delante en la cara dorsal de la aponeurosis palatina y en la espina nasal posterior, se dirige hacia atrás y termina formando con su homólogo contralateral la úvula.

Su papel es alzar y acortar la úvula para engrosar medialmente el velo, facilitando así la propulsión del bolo alimenticio.

Válvula faríngea

La orientación de los músculos del velo del paladar permite explicar las diferentes configuraciones de la válvula velofaríngea.

La válvula velofaríngea resulta de una integración muscular de los diferentes músculos: la elevación del velo blando depende de la orientación espacial del músculo elevador mientras que el movimiento de la pared faríngea lateral depende de la orientación de los músculos palatofaríngeos y constrictores; la protrusión de la pared faríngea posterior depende de la orientación de las fibras del constrictor superior cuya contracción forma el reborde de Passavant.

Estas orientaciones musculares diferentes están relacionadas con las variaciones de sus inserciones basicraneales; la variabilidad de las estructuras basicraneales desempeña pues un papel en la morfología de la válvula velofaríngea en reposo y durante el cierre, explicando las modificaciones de volumen de la nasofaringe.

Además, parece existir un reclutamiento progresivo de diferentes músculos: músculo elevador y palatogloso, palatofaríngeo y constrictor superior.

Orofaringe

Está limitada por arriba por la cara anteroinferior del velo del paladar y el ostium intrafaríngeo, lateralmente por las fosas amigdalinas, por delante por el istmo de las fauces y la base de la lengua, por detrás por la pared posterior de la faringe y por abajo por el plano horizontal que pasa por el borde superior de la epiglotis y el cuerpo del hueso hioides.

♦ *Paredes laterales*

Están representadas por las fosas amigdalinas, depresiones comprendidas entre los dos arcos palatinos. Su parte superior contiene la amígdala palatina que se encuentra por encima del fondo del surco glosoamigdalino.

Amígdala palatina

Tiene aproximadamente la forma de una almendra con eje mayor casi vertical cuyas dimensiones medias son 1,5 cm en sentido antero-posterior, 2 cm de altura y 1 cm de espesor.

Es una formación linfoide bilateral que constituye el elemento más voluminoso del anillo de Waldeyer y ocupa la mitad superior de la fosa amigdalina.

Tiene una cara lisa, la cápsula amigdalina, unida a la pared faríngea por tejido conjuntivo laxo pero bien vascularizado que facilita la disección quirúrgica; una cara medial, que puede explorarse directamente, irregular, convexa, con criptas; el polo superior es alargado y libre en la parte superior de la fosa amigdalina; el polo inferior abultado está 2 cm por encima del pliegue glosoepiglótico lateral.

Fosa amigdalina

Está limitada por detrás por el arco faringopalatino. Forma una depresión ovalada de eje mayor vertical y mide aproximadamente 4 cm de altura.

Su pared inferior está constituida por el surco glosoamigdalino, oblicuo abajo, por detrás y medialmente, limitada por delante por el pie del arco glosopalatino, medialmente y de adelante atrás por el borde lateral de la base de la lengua, el pliegue glosoepiglótico lateral y, por detrás, por el pliegue faringoepiglótico tendido entre la pared faríngea lateral, por debajo y por delante del arco faringopalatino y del borde lateral de la epiglotis. El pliegue faringoepiglótico corresponde al relieve mucoso formado por el haz epiglótico del músculo estilofaríngeo. La cima se caracteriza por la unión de los dos arcos faríngeos que dibuja una ojiva atenuada por un pliegue mucoso, el pliegue semilunar que puede continuar por delante con el pliegue triangular. Así se encuentra delimitada la fosita supraamigdalina, vestigio embrionario de la segunda hendidura branquial cuyo desarrollo es muy variable.

Sus paredes están compuestas por tres planos, de dentro afuera: la fascia faringobasilar, la musculatura faríngea, constituida por los músculos constrictores superior y medio, el estilofaríngeo, el estilogloso y la fascia perifaríngea.

♦ *Pared anterior de la orofaringe*

Su parte superior comprende el istmo de las fauces y su parte inferior la porción faríngea de la base de la lengua, por detrás de la V lingual cuya mucosa es elevada por la amígdalalingual.

El dorso de la lengua se prolonga en la línea media por la cara anterior de la epiglotis de la que está separada por un surco transversal cruzado por tres repliegues glosoepiglóticos, uno medial y dos laterales, creando así las dos valéculas epiglóticas.

♦ *Relaciones de la orofaringe (figura 197)*

Por detrás, la pared posterior de la orofaringe corresponde a la tercera vértebra cervical por medio de los músculos prevertebrales recubiertos por la lámina prevertebral de la fascia cervical.

Por delante, la orofaringe se abre sobre la cavidad bucal y su contenido.

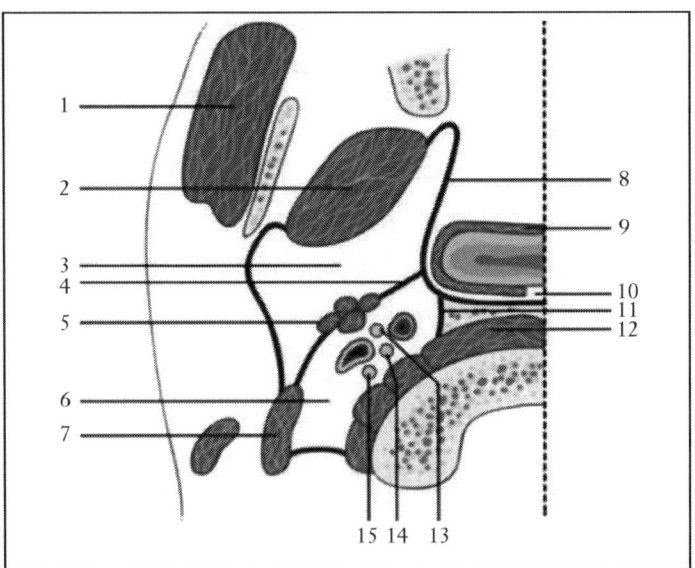

Figura 200. Espacios perifaríngeos; corte axial a nivel de C 1 (según Kahn).
Paredes musculares: 1. Músculo masetero; 2 Músculo pterigoideo interno; 3. Espacio preestiloideo; 4. Alerón lateral de la faringe; 5. Telón estiloideo; 6. Espacio retroestiloideo (eje vascular yugulocarotídeo); 7. Vientre posterior del músculo digástrico; 8. fascia perifaríngea; 9. Músculo constrictor superior de la faringe; 10. Espacio retrofaríngeo; 11. Alerón posterior de la faringe; 12. Músculos prevertebrales; 13-14-15. IX-X-XII pares craneales.

Las relaciones más importantes son laterales con los espacios laterofaríngeos bien estudiados gracias al diagnóstico por imágenes moderno (tomografía computadorizada y resonancia magnética) que permiten vías de acceso quirúrgicas nuevas desde el nivel nasofaríngeo hasta la base de la orofaringe.

El espacio laterofaríngeo está dividido en espacios pre y retroestiloideo por el telón estiloideo constituido por un conjunto musculoligamentario unido entre sí por formaciones fibrosas.

El telón estiloideo se extiende de la pared lateral de la faringe a la cara medial del músculo esternocleidomastoideo e incluye de dentro afuera los músculos estilofaríngeo, estilogloso, estilohioideo y el vientre posterior del digástrico. Constituye el alerón lateral de la faringe reforzado por el ligamento estilohioideo y el ligamento estilomandibular.

El espacio preestiloideo está subdividido por la fascia interpterigoidea reforzada por los ligamentos pterigoespinosos, esfenomandibulares y timpanomandibulares en dos compartimentos: el compartimento parotídeo por fuera y por detrás y el espacio paraamigdalino o pterigofaríngeo por dentro y por delante.

En el espacio retroestiloideo, las relaciones esenciales son vasculonerviosas; la arteria carótida interna es el elemento más medial.

Laringofaringe

Se extiende del borde superior de la epiglotis al borde inferior del cartílago cricoides, lo que corresponde por detrás al cuerpo de la cuarta, quinta y sexta vértebras cervicales.

Por delante, presenta la entrada de la laringe, el margen superior de la laringe o aditus laryngis y, más abajo, su cara posterior; lateralmente, presenta los dos recesos piriformes que se extienden desde el pliegue faringoepiglótico por arriba a la boca del esófago por abajo.

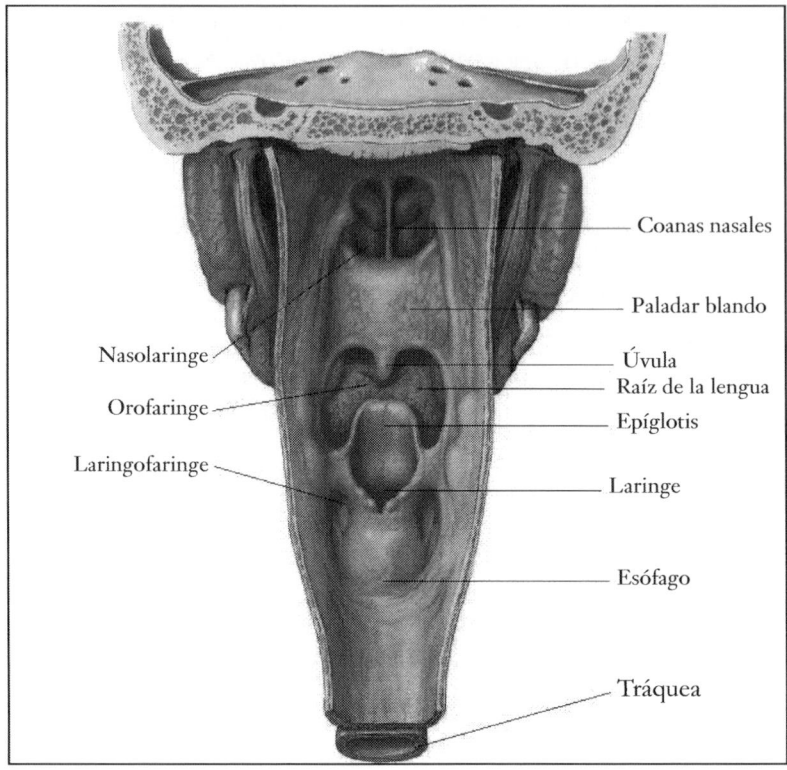

Figura 201. Faringe, vista posterior

Coanas nasales

Paladar blando

Úvula
Raíz de la lengua
Epíglotis

Laringe

Esófago

Tráquea

Nasolaringe
Orofaringe
Laringofaringe

◆ *Aditus laryngis*

Posee una forma aproximadamente ovalada con un extremo ante-rosuperior grande. Está formado por el borde libre de la epiglotis por delante, lateralmente por los pliegues faringoepiglóticos que se extien-den por detrás hasta el cartílago cuneiforme formando así la pared fa-ringolaríngea; por detrás, la escotadura aritenoidea situada entre los dos cartílagos corniculados y bajo el aditus laryngis, la lámina cricoi-dea que forma un relieve recubierto por los músculos cricoaritenoideos posteriores.

◆ *Receso piriforme*

Corresponde a una invaginación de la mucosa hipofaríngea en la parte posterior del espacio tirohiolaríngeo. Está comprendido entre la laringe medialmente, lateralmente el aparato tirohioideo, por arriba la orofaringe y por abajo la boca del esófago. Su eje mayor, casi vertical, es algo oblicuo por abajo, por detrás y medialmente y dibuja un arco de concavidad anteromedial que se amolda a la saliente de la laringe.

Sus dimensiones son 20 a 25 mm de altura para la pared medial, 25 a 35 mm para la pared lateral y 14 a 18 mm de profundidad en su parte alta frente a 4 a 6 mm para la baja.

Su anchura es 10 mm por arriba y 1 mm por abajo.

Pared lateral

Alta y ancha, generalmente de forma trapezoide, es ligeramente cóncava hacia dentro. Está limitada por arriba por la mitad posterior del asta mayor del hueso hioides, por delante por una línea quebrada que corresponde de arriba abajo al borde inferior del pliegue faringoepiglótico, al ángulo anterior del receso piriforme y al fondo del receso, por detrás, en la parte superior, por el borde posterior de la membrana tirohioidea y el ligamento homónimo, oblicuo por abajo y por detrás y en su parte inferior, por los dos tercios superiores del borde posterior de la lámina tiroidea.

Presenta un pliegue oblicuo por abajo y medialmente justo por debajo del pliegue faringoepiglótico que constituye el trayecto de la rama interna del nervio laríngeo superior, el pliegue del nervio laríngeo.

Pared medial

Constituye la pared faringolaríngea. Está limitada por detrás por un borde romo que corresponde al borde posterior del aritenoides y al tercio superior de la lámina cricoidea; por arriba, por la arista del pliegue aritenoepiglótico; por delante, por el ángulo anterior del receso piriforme hasta el fondo de este. Su límite superior es el pliegue faringoepiglótico que separa la valécula y el receso piriforme, marcando así la unión orolaringofaríngea. Su ángulo anterior, agudo, está constituido por la unión de las paredes lateral y medial. Su borde inferior está marcado por el pliegue de Betz tendido desde el borde superior de la lámina cricoidea hasta el borde posterior del ala tiroidea.

◆ *Relaciones de la laringofaringe*

Por delante, se inserta en el esqueleto laríngeo por el ligamento cor-niculofaríngeo por arriba que se pierde en la submucosa de la pared anterior de la hipofaringe; por abajo, por el ligamento suspensorio del esófago, más anterior, insertado en la lámina posterior del cricoides. Se relaciona por medio de la laringe con el cuerpo del tiroides a la altura del segundo o tercer anillo traqueal.

Por detrás, el raquis de C4 a C6 está recubierto por los músculos prevertebrales tapizados por la lámina prevertebral de la fascia cervical.

Lateralmente, por fuera de la fascia perifaríngea y gracias a ella, se relaciona con todos los elementos vasculonerviosos del surco yugulocarótideo bordeado en superficie por el músculo esternocleidomastoideo.

Vascularización arterial

Proviene de la arteria carótida externa salvo una rama destinada a la laringofaringe que proviene del sistema de la subclavia.

◆ *Nivel naso y orofaríngeo*

La vascularización proviene de:
- la arteria faríngea ascendente, que asciende a lo largo de la pared faríngea posterolateral, a lo largo de los músculos constrictores medios y superiores de la faringe, por detrás del estilofaríngeo hasta el foramen yugular donde se convierte en la arteria meníngea posterior; irriga la paredes laterales y posterior de la nasofaringe, la pared posterior de la orofaringe y la parte posterolateral del velo del paladar, así como el polo superior del compartimento amigdalino;
- la arteria palatina ascendente, que nace de la facial en contacto con el músculo constrictor superior y la amígdala palatina; da la arteria amigdalino inferior, principal pedículo del compartimento amigdalino, se sitúa por dentro del músculo estilogloso y se distribuye a los arcos del velo del paladar y a la parte adyacente de la faringe;
- la arteria del canal pterigoideo y la arteria faríngea superior, colaterales de la arteria palatina descendente, que van destinadas al

fórnix de la faringe, a los músculos elevador y tensor del velo y a la trompa auditiva;
- la arteria dorsal de la lengua, colateral de la arteria lingual, que asegura la vascularización de la pared anterior de la orofaringe y da una rama a la arteria polar inferior, destinada a la amígdala palatina.

♦ *Nivel laringofaríngeo*

La vascularización depende de dos territorios diferentes:
- del sistema carotídeo externo, la arteria laríngea posteroinferior, rama de la arteria laríngea superior que proviene de la tiroidea superior;
- del sistema de la subclavia; la arteria tiroidea inferior da una rama que se anastomosa a la arteria laríngea posterosuperior para formar la arcada anastomótica posterior.

Drenaje venoso

Se efectúa hacia la vena yugular interna.
Está formado por dos plexos:
- uno profundo, submucoso, particularmente marcado a nivel de la región pterigoidea y a nivel del velo, de la base de la lengua y sobre la pared posterior de la laringofaringe; drena hacia el plexo externo por las venas perforantes que discurren por debajo del constrictor;
- el plexo perifaríngeo, entre músculos y fascias, que forma una red de venas voluminosas unidas entre sí, formando una vía colateral profunda laterofaríngea que drena hacia la yugular interna.

El plexo submucoso de la orofaringe, principalmente de la cara dorsal alta del velo y de la parte superior de la fosa amigdalina drena en la vena yugular externa.

Inervación de la faringe

La faringe está constituida por músculos estriados con movimiento voluntario que dependen de los nervios glosofaríngeo (IX) y vago (X). Incluye también una mucosa secretante bajo la acción de fibras simpáticas y parasimpáticas.

Todas las fibras forman el plexo faríngeo que es particularmente rico.

Inervación motora

La inervación motora de todos los músculos de la faringe depende de los pares craneales noveno y décimo, salvo el músculo tensor del velo del paladar que es inervado por una rama terminal del nervio maxilar inferior, rama del nervio trigémino (V).

Inervación sensitiva

Se lleva a cabo por:
- el nervio glosofaríngeo, esencialmente para la naso y la orofaringe;
- el nervio neumogástrico para la laringofaringe;
- el nervio maxilar inferior para el fórnix de la faringe y el velo del paladar.

La inervación de la mucosa faríngea sigue conociéndose mal; según los trabajos de Ito en el gato, parece que la nasofaringe recibe fibras del ganglio cervical superior y del ganglio pterigopalatino de forma unilateral; no obstante, también se ha descrito una inervación parasimpática contralateral por el ganglio pterigopalatino.

La orofaringe y la laringofaringe son semejantes: ambas están inervadas por fibras procedentes de los ganglios cervicales superiores y medios así como del ganglio cervicotorácico de manera bilateral. No parecen existir fibras procedentes del ganglio pterigopalatino.

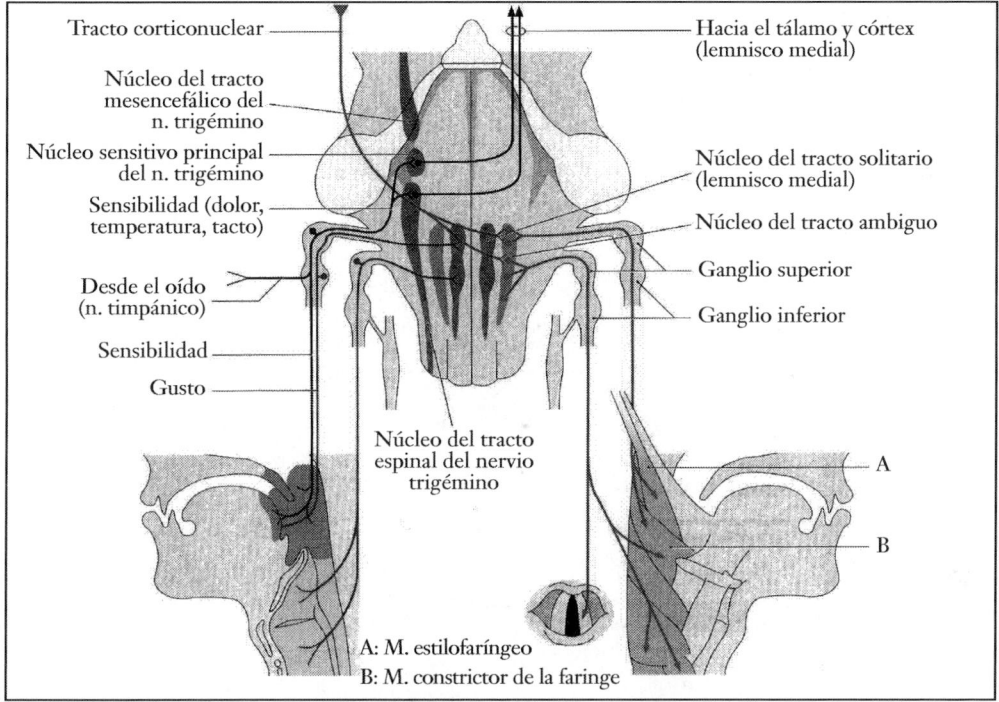

Figura 202. Nervio vago y nervio glosofaríngeo: zona de inervación periférica y ganglios del tronco del encéfalo. Visión dorsal.

Tanto el nervio glosofaríngeo (IX) como el vago (X) tienen sus ganglios en el tronco del encéfalo. En el lado izquierdo del tronco del encéfalo se encuentran las vías sensitivas, en el lado derecho las vías motoras. Ambos nervios participan de la inervación motora y sensitiva de la faringe, juntos forman el plexo faríngeo.

ESÓFAGO (CERVICAL)

El esófago es un órgano tubular, de dirección longitudinal, que se extiende desde la faringe hasta el estómago, por lo que es el único órgano digestivo situado en la cavidad torácica. Comienza y termina en dos estructuras esfinterianas, el esfínter esofágico superior y el esfínter esofágico inferior, que lo independizan de la faringe y del estómago.

Desde el punto de vista topográfico pueden distinguirse en él cuatro porciones (figura 1):

1. Una porción superior o cervical, que se extiende desde el cartílago cricoides hasta un plano horizontal formado por la horquilla esternal.

2. Una porción media o torácica, que desde este mismo plano se prolonga hasta el diafragma.

3. Una porción diafragmática, que corresponde al anillo esofágico del diafragma.

4. Una porción inferior o abdominal, comprendida entre el diafragma y el estómago.

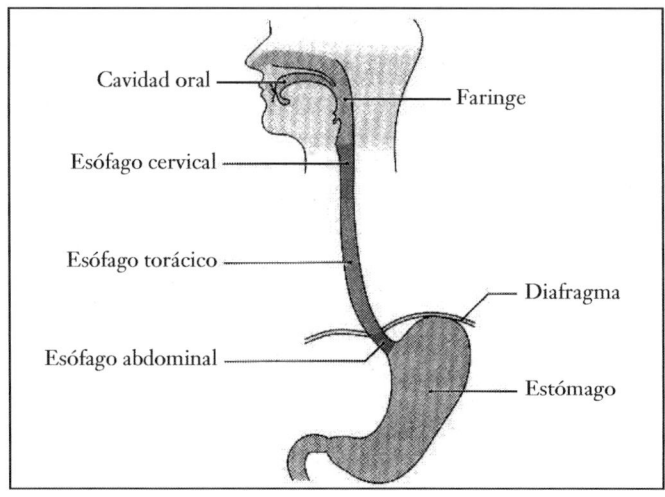

Figura 203. El esófago

La longitud media en el adulto es de unos 22-25 cm: 5-6 cm para el esófago cervical, 16-18 cm para la porción torácica y 3 cm para el segmento abdominal.

Como estructura que sigue a la faringe, el esófago comienza en el cartílago cricoides a la altura de la sexta vértebra cervical, figura 204, (aquí se presenta la región más estrecha de todo el esófago). Penetra en el tórax a la altura de la muesca esternal y en la cavidad torácica se ubica en el límite anterior del mediastino posterior.

Entre la abertura torácica superior y el diafragma se mantiene en contacto con la columna vertebral. Termina en la unión esofagogástrica, a la altura de la duodécima vértebra torácica.

En su extremo superior (posterosuperior) 3-4 cm por debajo del cartílago cricoides (figura 197), las fibras longitudinales externas divergen en dos fascículos que ascienden en sentido oblicuo hasta la parte frontal del tubo.

Desde allí se dirigen a la profundidad hasta el borde inferior del músculo constrictor inferior de la faringe terminando en un tendón que se inserta en la parte superior de la cresta existente en el dorso de la lámina cricoides. El paso de estos fascículos forma un espacio en forma de "V", observándose las fibras circulares internas.

La función del es llevar el bolo alimenticio al estómago.

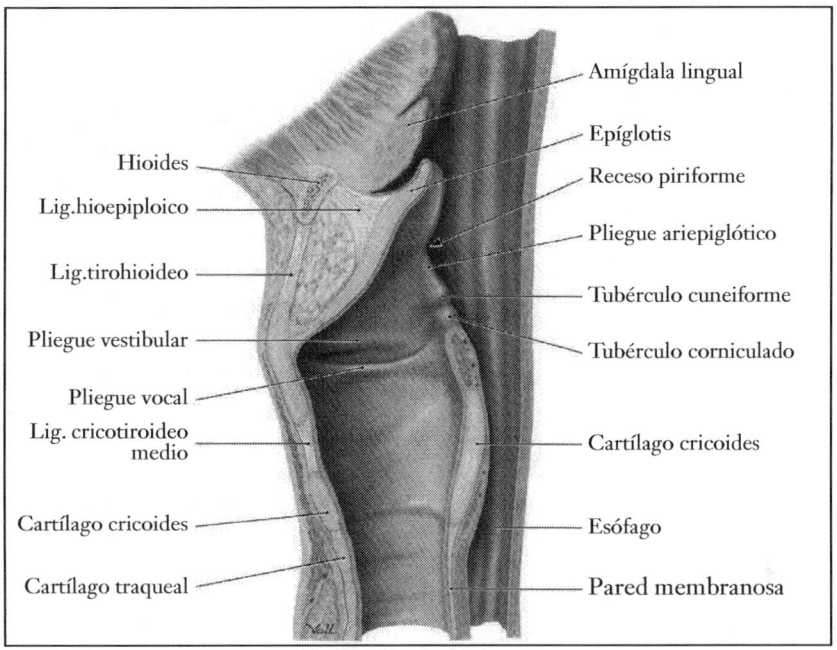

Figura 204. Entrada del esófago. Corte sagital, visión izquierda

Medios de fijación

- En su parte proximal se encuentra fijo a causa de la continuidad entre este y la faringe.
- Hacia dorsal por la aponeurosis prevertebral.
- Hacia ventral unido a la tráquea por medio del músculo traqueo-esofágico.

Relaciones anatómicas de la porción cervical

- Anterior: traquea (fibras de unión esofagotráquea), desplazado un poco hacia la izquierda, nervios recurrentes laringeos, tronco braquicefalico arterial derecho.
- Posterior: espacio retroesofágico y cara anterior de los cuerpos vertebrales (C6-C7).
- Lateral derecha: cúpula del pulmón, paquete vásculo-nervioso del cuello y lóbulos de la glándula tiroides.
- Lateral izquierda: arteria subclavia izquierda, paquete vásculo-nervioso, conducto torácico linfático y lóbulos de la glándula tiroides.

Irrigacion del esofago

Porción cervical: ramas esofágicas de la arteria tiroidea inferior (de la arteria subclavia).

Drenaje venoso

Porción cervical: vena esofágica que son tributaria de la tiroidea inferior.

Inervacion del esofago

El esófago contiene fibras simpáticas y fibras parasimpáticas, figura 205. Las fibras parasimpáticas provienen del núcleo dorsal del nervio vago como N. vago (derecho e izquierdo) y dan ramas a través de los Nn. laríngeos recurrentes (Rr. esofágicas) a la porción cervical.

Las fibras del nervio vago forman un extenso plexo sobre el esófago (plexo esofágico) que se extiende hasta su segmento abdominal. Los Nn. vagos derecho e izquierdo siguen (como continuación topográfica del plexo esofágico) como tronco vagal posterior y anterior hacia caudal, hacia el abdomen.

Las fibras simpáticas provienen del tronco simpático, principalmente de los ganglios torácicos (2) 3-5 (6). Las fibras postganglionares se extienden como Rr. esofágicas hacia el plexo esofágico. La inervación simpática de la porción cervical del esófago se hace, o bien a través de fibras simpáticas del plexo esofágico, o bien a través de fibras del ganglio cervical medio (aquí no se han dibujado las fibras puesto que es una visión general).

Como todos los órganos vacíos del tracto gastrointestinal, el esófago también posee un sistema nervioso autónomo intramural, figura 206. Dicho sistema está formado principalmente por dos plexos, que se encuentran situados:

- en la submucosa (plexo submucoso, de Meissner), que se encuentra entre la capa mucosa muscular y la capa muscular circular;
- y en la capa muscular (plexo de Mienterico, de Auerbach), que se encuentra entre la capa muscular longitudinal y la capa muscular circular.

Estos plexos están constituidos por células ganglionares intramurales que están unidas entre sí mediante una extensa red y que generan las funciones musculares del esófago (como el peristaltismo) de forma autónoma. Dicha red autónoma es influenciada y modulada por el simpático y por el parasimpático.

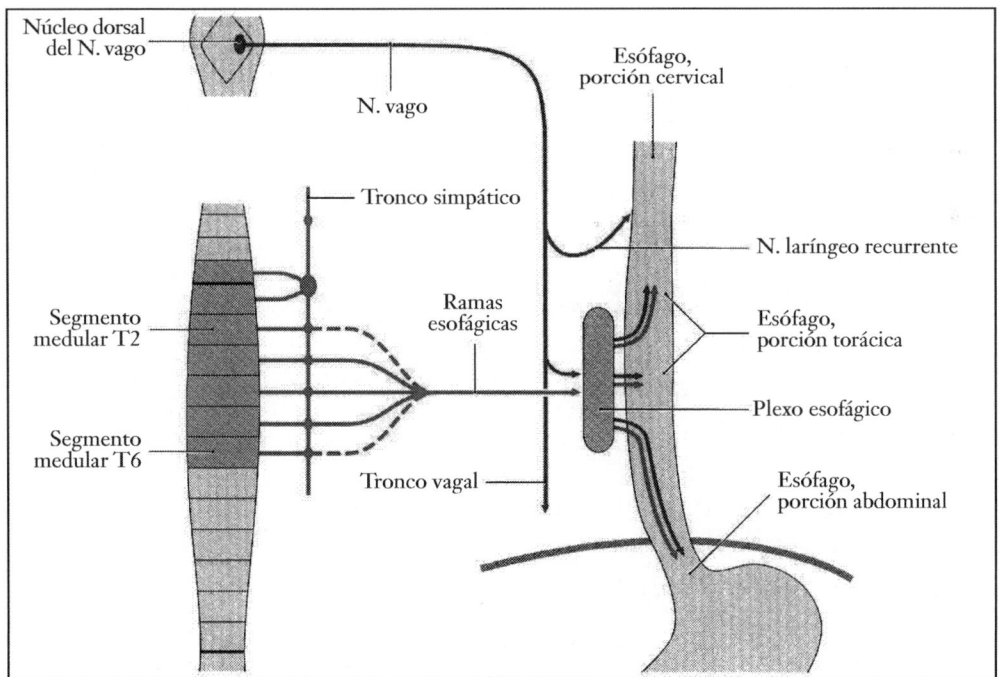

Figura 205. Inervación vegetativa del esófago.

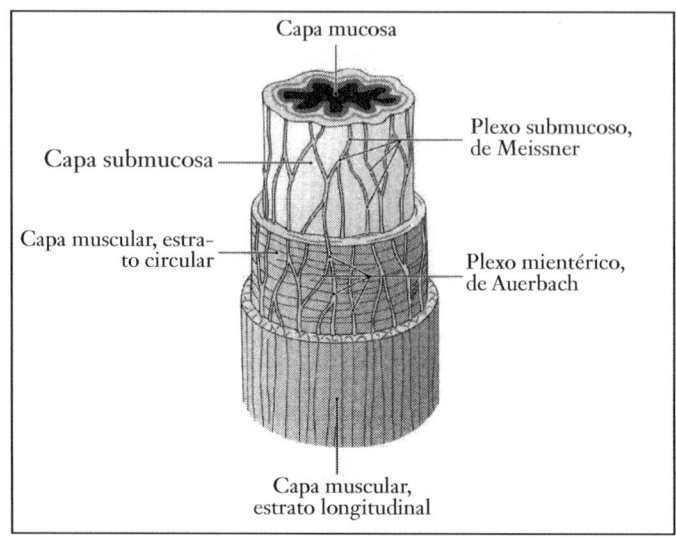

Figura 206. Sistema nervioso autónomo intramural del esófago.

COMENTARIO OSTEOPÁTICO

El sistema visceral de la garganta presenta continuidad con el conjunto de los elementos que lo rodean.

Faringe

♦ Está unida a la base del cráneo mediante:
  • su esqueleto fibroso,
  • la aponeurosis perifaríngea,
  • mediante los músculos:
    – constrictores superiores,
    – estilohioideos.

♦ Está unida al cartílago de la laringe:
  • mediante su esqueleto fibroso,
  • mediante los músculos constrictores.

♦ Está unida a la tráquea:
  • mediante los músculos traqueoesofágicos.

♦ Presenta relaciones con la lengua mediante las fibras inferiores de los músculos constrictores superiores.

♦ Presenta continuidad muscular (mediante los músculos palatofaríngeos) a nivel del velo del paladar.

Laringe y faringe

Están situadas dentro de una misma vaina visceral que está unida en toda su longitud a la aponeurosis cervical profunda mediante las láminas laterofaríngeas de Charpy. Esta aponeurosis tiene enlaces con los tejidos del mediastino.

Laringe

Presenta uniones con la glándula tiroides mediante los ligamentos de Grüber y el ligamento mediano anterior.

Cuando tratamos el sistema musculoesquelético de esta región, la continuidad anatómica que acabamos de describir entre estas zonas transmite la influencia de nuestra acción sobre los tejidos conjuntivos que rodean los órganos del cuello. Y viceversa, esta continuidad anatómica hace posible que se produzca una adaptación de la postura ante la existencia de una patología de uno de sus órganos.

Nuestro rol consiste en intervenir antes de que se desencadene la patología, relajar o eliminar las tensiones a las que está sometido el sistema visceral de esta región y que pueden llegar a perturbar el funcionamiento tanto del órgano como del sistema neurovascular y musculoesquelético.

♦ EL TIMO

El timo es un órgano hematopoyético y endocrino de carácter temporal, que deja de crecer durante la pubertad y luego empieza a disminuir de tamaño; pesa 15 g al nacimiento, 35 g a la pubertad, 25 g a los veinticinco años, menos de 15 g a los sesenta años y 6 g a los setenta. Morfológicamente tiene (durante la época en que es más activo) dos lóbulos laterales en estrecho contacto con la línea media, situado en parte en el tórax y en parte en el cuello, y se extiende desde el cuarto cartílago costal hacia arriba, hasta el borde inferior de la glándula tiroides. Está detrás del esternón y arriba del pericardio, separado del arco aórtico y de los grandes vasos por una fascia. Es de color gris rosado, blando y de superficie lobulada y estructura aplanada. Cada lóbulo lateral se compone de numerosos lóbulos unidos entre sí por un tejido fino, encontrándose toda la glándula envuelta en una cápsula un poco más densa. Los lóbulos (de diferentes tamaños) están constituidos por nodulitos o folículos de uno a dos milímetros de diámetro, que tienen una porción cortical conformada por células linfoides y otra medular, con menos células linfoides y los corpúsculos concéntricos de Hassall. Cada folículo está rodeado de un plexo vascular.

El compartimiento del timo es una estructura fibrosa en la que se sitúa la glándula timo, figura 207.

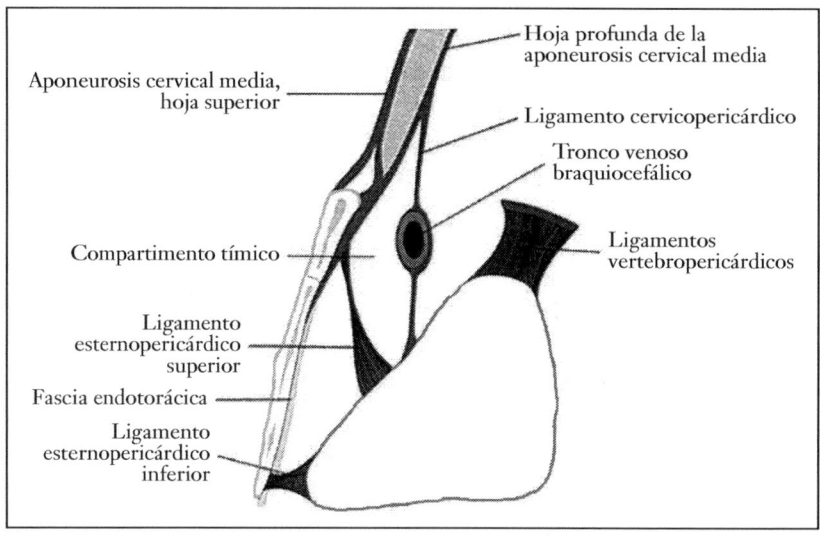

Figura 207. Compartimento del timo

Este compartimiento está formado:
- Por delante: por el ligamento esternopericárdico superior y la hoja de la ACM,
- por detrás: por la hoja profunda de la ACM y la lámina tiroperi-cárdica.

El timo está unido a su compartimiento por zonas de adherencia denominadas ligamentos. Este compartimiento se inserta a su vez:

- En el manubrio mediante la continuidad del ligamento esternopericárdico superior,
- en la aponeurosis cervical media,
- en la cara anterior del saco fibroso del pericardio por el ligamento inferior (el compartimiento del timo está situado por encima del pericardio y se inserta en él mediante un ligamento inferior).

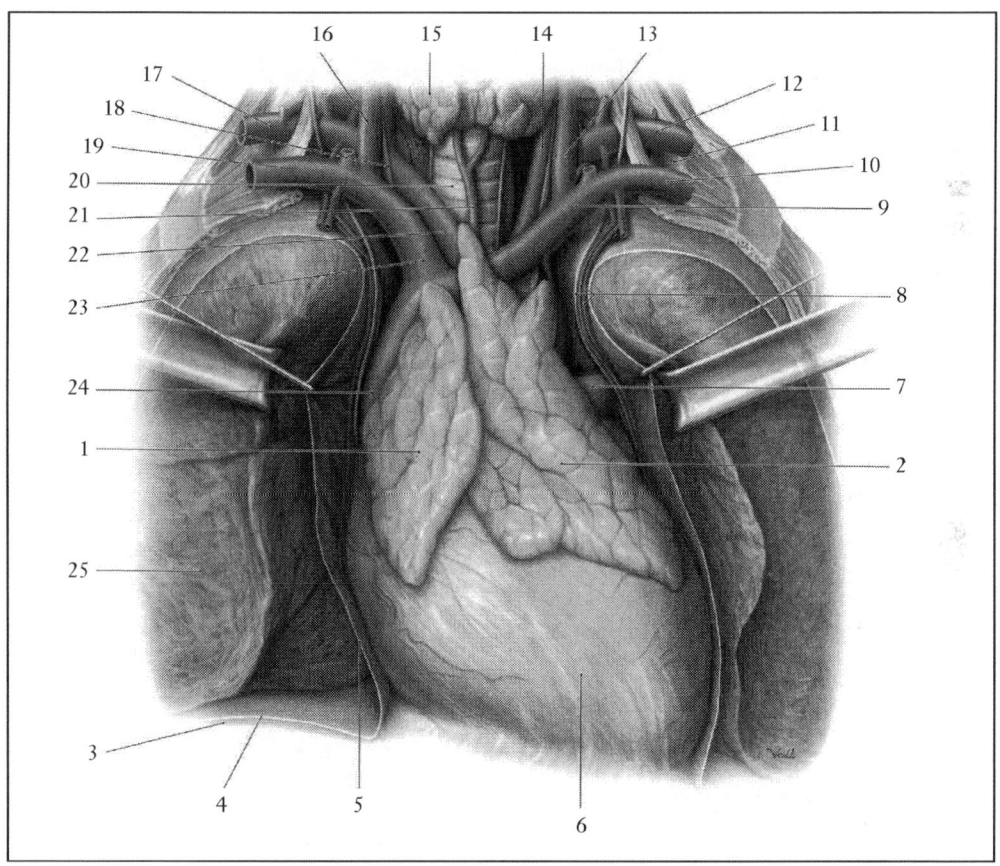

Figura 208.

El timo. 1. Timo, lóbulo derecho; 2. Timo, lóbulo izquierdo; 3. Pleura parietal, porción diafragmática; 5. Pleura parietal, porción mediastínica; 6. Pericardio fibroso; 7. A. pulmonar izquierda; 8. N. frénico, A. y V. pericardicofrénica; 9. V. braquiocefálica izquierda; 10. V. subclavia; 11. 1ª costilla; 12. A. subclavia; 13. V. yugular interna; 14. A. carótida común; 15. Glándula tiroides; 16. V. yugular interna; 17. A. subclavia; 18. N. vago; 19. V. subclavia; 20. Tráquea; 21. V. tiroides inferior; 22. Tronco braquiocefálico; 23. V. braquiocefálica derecha; 24. V. cava superior; 25. Pulmón derecho.

Relaciones anatómicas

1. Relaciones cervicales

- Cara anterior.

Se relaciona con la hoja pretraqueal de la fascia cervical y con los músculos infrahioideos.

- Cara posterior.

Se aplica sobre la tráquea, se moldea sobre ella y alcanza los espacios entre la tráquea, la carótida común y el nervio laríngeo recurrente, a cada lado.

- Cara lateral.

Está en contacto con las arterias carótidas comunes derecha e izquierda.

- Hacia arriba (extremos).

Los dos cuernos están unidos a la parte inferior de los lóbulos tiroideos por tejido conjuntivo, unido al borde inferior por medio del ligamento tirotímico.

2. Relaciones torácicas

- Cara anterior.

Se relaciona con la cara posterior del esternón, los cartílagos costales y las inserciones de los músculos esternotiroiodeos.

- Cara posterior.

Se moldea sobre la tráquea, pero más abajo son separados por el arco aórtico, el tronco braquiocefálico y la carótida común izquierda.

- Lateralmente.

Está en contacto con la pleura parietal (porción mediastínica), los nervios frénicos y los vasos pericárdicofrénicos, sobre todo en la izquierda.

Función

La principal función del timo es la de producir linfocitos T. Los linfocitos se forman en la corteza del timo bajo la influencia de las hormonas producidas por las células reticulares. En el timo tiene lugar un proceso de aprendizaje de los linfocitos para que reconozcan las células del organismo. Los linfocitos que no reconocen correctamente a las células del organismo son eliminadas por los macrófagos. Los linfocitos T son liberados al torrente sanguíneo llegando finalmente a los ganglios linfáticos, al bazo, a las amígdalas y a las placas de Peyer. Hay dos enfermedades relacionadas con la incorrecta maduración de los linfocitos T. La diabetes insulinodependiente se debe a que los linfocitos T citotóxicos no reconocen a las células beta del páncreas y por lo tanto las destruyen. En el lupus eritematoso sistemático los linfocitos T citotóxicos destruyen diversos tipos celulares afectando a órganos vitales, produciendo la muerte del individuo.

Dentro de su función endocrina, secreta diferentes hormonas:
- Timosina. Afecta el metabolismo de hidratos de carbono y calcio en la sangre. Regula el desarrollo y el crecimiento del esqueleto.
- Timalin. Responsable de la proporción de linfocitos T y B, afecta y los procesos de regeneracion de la hematopoyesis.
- Timopoyetina I. El retraso de maduración prematura, participar en la formación de los linfocitos T
- Timopoyetina II. El retraso de maduracion prematura, participar en la formación de los linfocitos T
- Hormona tímica homeostática. Afecta a la hormona del crecimiento, ACTH (hormona adrenocorticotropica) y tireoliberin.
- Factor humoral tímico. Se activa la respuesta de células T a antígenos.

El timo es capaz de regular los niveles de azúcar en la sangre y calcio. El timo puede controlar la regeneración de la piel y acelerar la recuperación de células.

Podemos decir que nuestro cuerpo rejuvenece el timo, y el posterior inicio de su involución, cuanto más tiempo una persona sea capaz de mantener su juventud y buena salud.

Según el doctor Diamond, la actividad tímica sería el reflejo de nuestra energía vital y regularía la circulación de la energía a través de los meridianos: *"todas las enfermedades comienzan con una disminución de la energía vital"* dice Diamond.

Irrigación

Ramas tímicas de la aorta torácica interna (próxima al esternón). Arterias tiroideas inferiores.

Drenaje venoso

Vena torácica interna, venas tiroideas inferiores y vena braquiocefálica izquierda.

Inervación

- Parasimpática: a través de los nervios vagos, especialmente por los nervios laríngeos recurrentes.
- Simpática: por la ramas de las glándulas cervicales (nervios cardíacos cervicales).

◆ LA VAINA VASCULAR

Envaina al eje vásculo-nervioso carotídeo constituido por la arteria carótida primitiva y la vena yugular interna, anteriormente; y por el nervio vago, posteriormente.

Rodea a estos elementos y se fija a las apófisis espinosas de las vértebras cervicales y dorsales. Está constituida por:

- Una vaina fibrosa común a los tres elementos del paquete, arteria, vena y nervio.
- Una vaina fibro-celulosa particular para cada uno de los elementos contenidos en la vaina fibrosa común.

La vaina común se desdobla por delante para envainar la rama descendente del hipogloso y se desdobla también para rodear a la rama descendente del plexo cervical y al asa anastomótica que une aquella con la rama descendente del hipogloso.

Su cara superficial está en relación con el platisma, los nervios subcutáneos, las venas superficiales y la vena yugular externa.

Su cara profunda recubre los músculos, las aponeurosis subyacentes y las estructuras de la unión carotídea.

Por arriba se inserta en la protuberancia occipital externa, en la aponeurosis mastoidea, en el cartílago del CAE, en la aponeurosis maseterina y en el ángulo mandibular. Por debajo se inserta en el borde de la quilla esternal, en la cara anterior del manubrio, en la cara superior de la clavícula y en el borde posterior de la espina de la escápula.

La existencia de vainas particulares para cada uno de los elementos del paquete vásculo-nervioso permite reconocer en un corte, en el interior de la vaina común, finos tabiques que separan unos de otros la arteria, la vena y el nervio.

◆ LA VAINA VISCERAL DEL CUELLO

Recubre a las vísceras cervicales: faringe, laringe, tráquea, esófago, tiroides y paratiroides.

Envuelve el esófago y la tráquea. Se continúa por arriba en el espacio máxilo-faríngeo, sobre las paredes de la faringe y se prolonga por abajo en el mediastino. En la faringe, la vaina visceral cubre los músculos constrictores y toma el nombre de aponeurosis perifaríngea.

Esta vaina se desdobla al alcanzar la cara posterior del cuerpo del tiroides, en dos hojas. Una profunda o interna, continúa la vaina visceral sobre la tráquea y la laringe y forma la hoja profunda de la vaina tiroidea. La otra, externa, tapiza de dentro a fuera la cara posterior del lóbulo lateral correspondiente de la glándula tiroides y se une con el límite externo de esta cara a la hoja profunda de la aponeurosis media, que completa por delante la vaina del cuerpo tiroides.

De la parte anterior de la vaina visceral, a lo largo del borde inferior del cuerpo tiroides, se desprende una expansión que acompaña a las gruesas venas tiroideas inferiores, rodea el tronco venoso braquiocefálico izquierdo y se prolonga hasta el pericardio. Esta expansión recibe el nombre de lámina tiropericárdica o cérvico-pericárdica.

La lámina cérvico-pericárdica y la porción contigua del pericardio limitan junto con la hoja profunda de la aponeurosis media y el ligamento esterno-pericárdico superior, un espacio ocupado por el timo y sus vestigios: es la celda del timo.

La vaina visceral está unida en cada lado a la aponeurosis prevertebral y a los tubérculos anteriores de las apófisis transversas, por expansiones laterales de dirección antero-posterior, llamados tabiques sagitales. Los tabiques sagitales forman las paredes laterales de un espacio retrovisceral limitado por delante por la parte posterior de la vaina visceral y por detrás por la aponeurosis prevertebral.

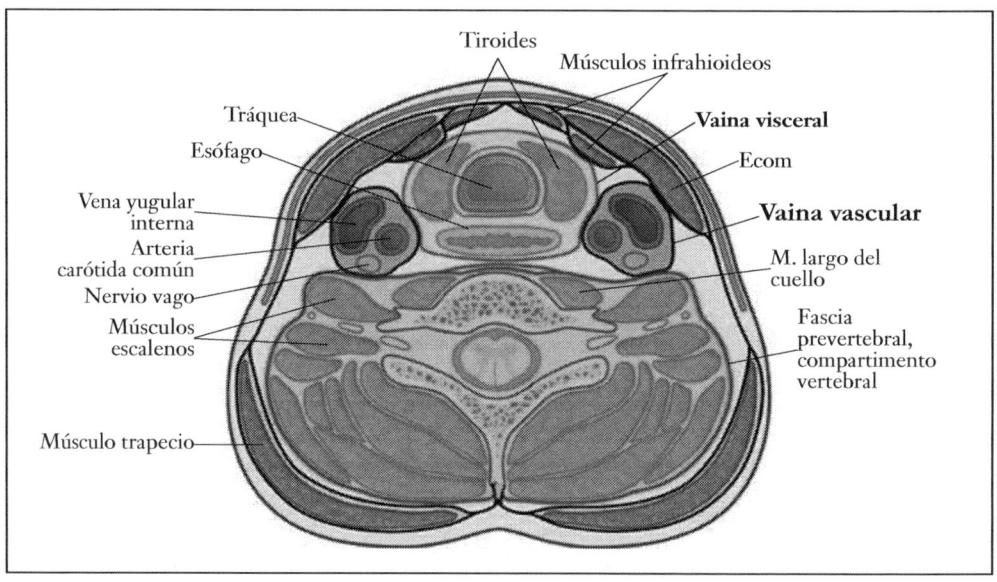

Figura 209. Compartimentos del cuello: visceral, vertebral y vasculares

Resumen de las fascias cervicales

Contamos con tres fascias cervicales (figura 196):

1. Fascia cervical superficial que prolonga hacia abajo las aponeurosis craneanas, finalizando en el contorno del anillo torácico y se prolonga por la aponeurosis del:

- Tórax.
- Miembro superior.

Envuelve los músculos superficiales anteriores y posteriores del cuello, así como a las venas y los nervios superficiales.

Se articula además con la aponeurosis media y profunda al borde externo del trapecio, y con la media en la región anterior del cuello.

2. Fascia pretraqueal o cervical media presente en la parte anterolateral del cuello. Comienza en el hueso hioides, toma el relevo al nivel del esternón para prolongarse luego por la fascia endotorácica.

Envuelve los músculos profundos antero-externos. Constituye la vaina del paquete vásculo-nervioso del cuello:

- carótida, yugular interna, vago.

Entra en la constitución de la aponeurosis de la tiroides.

Se articula por fin con la aponeurosis superficial y profunda, así como con la aponeurosis perifaríngea.

3. Fascia prevertebral o cervical profunda nacida de la apófisis basilar del occipucio.

Se prolonga abajo por la fascia endotorácica después de haber tomado una inserción sobre T1 y continuar hasta T3. Hacia atrás se adhiere a las apófisis transversas cervicales.

Constituye la aponeurosis de los escalenos y se articula por su intermediación con la fascia media y la superficial envolviendo los músculos prevertebrales.

Sostiene el plexo cervical, así como los ganglios cervicales en un desdoblamiento.

Está relacionada con la aponeurosis perifaríngea por láminas antero-posteriores.

Da fibras al pericardio fibroso del corazón.

Se fusiona con el ligamento longitudinal anterior.

Se prolonga con la fascia axilar.

Intercambia fibras con la vaina visceral o carotídea.

Se comunica con el mediastino.

CONCEPTO OSTEOPÁTICO DEL SISTEMA VISCE-RAL CERVICAL

Posiblemente, las patologías de las vísceras cervicales no sean la causa de consulta osteopática más habitual. Pero hemos de precisar con claridad que esta área es un punto de transición entre el cráneo-ATM y el tórax, por lo que su evaluación y tratamiento es indispensable, entre otras situaciones:

- Siempre que se nos resista la remisión de un cuadro doloroso de la columna cervical
- En patologías respiratorias
- En trastornos esofágicos
- En patologías cardíacas
- En problemas de ansiedad
- En patologías de las vísceras cervicales
- En patologías del conjunto del hombro
- En trastornos de la ATM
- En patologías craneales, etc.

CONDICIONES DESENCADENANTES Y FACTORES EN PATOLOGÍA VISCERAL CERVICAL

- Disfunciones del tendón central
- Disfunciones del eje cráneo-sacro
- Disfunciones del hioides
- Disfunciones de la ATM o del sistema estomatognático
- Disfunciones de la SEB
- Disfunciones de las vértebras cervicales
- Disfunciones de los músculos escalenos, ecom, supra e infrahioideos
- Disfunciones de las vértebras torácicas altas, especialmente C7-T1 y T3
- Disfunciones de las dos primeras costillas
- Disfunciones del esternón
- Disfunciones de las clavículas
- Disfunciones de la cintura escapular

- Disfunciones de las fascias cervicales, del mediastino, de las pleuras y del pericardio
- Dololencias pulmonares (neumonías, neumotórax, asma, embolias...)
- Dolencias cardíacas (angina de pecho, infartos, arritmias...)
- Cicatrices locales, del tórax o de la columna cervical
- Hipercifosis o rectificación de la columna torácica
- Hipercifosis cervical (transición cérvico-torácica hipomóvil)
- Fracturas del tórax, clavícula o vértebras cervicales
- Trastornos esofágicos
- Patologías tiroideas
- Trastornos del timo
- Trastornos endocrinos
- Patologías de la faringe o de la laringe

SIGNOS CLÍNICOS

- Pérdida de la energía vital
- Dolores cérvico-torácicos
- Dolores del hombro
- Cérvico-braquialgias
- Disfonías
- Trastornos de la deglución
- Laringitis
- Faringitis
- Hipertiroidismo o hipotiroidismo
- Problemas respiratorios
- Dolores torácicos
- Arritmias
- Sistema inmunitario bajo
- Miastenia grave

MUSCULATURA RELACIONADA

- Musculatura infrahioidea y suprahioidea

- Musculatura del suelo de la boca (M. genohioideo y M. milohioideo)
- Músculos escalenos
- Músculos ecom
- Músculo recto posterior menor de la cabeza
- Músculo largo del cuello
- El platisma

RELACIONES DEL SISTEMA VISCERAL CERVICAL CON OTRAS ESTRUCTURAS

- Hioides y ATM
- Columna cervical
- Charnela cérvico-torácica
- Articulaciones costotransversales de la 1ª y 2ª costillas
- Articulaciones de la clavícula (esterno y acromioclavicular)
- Cintura escapular
- Sistema suspensor del cono pleural
- Vísceras torácicas
- Sistema nervioso simpático:
  - C1 a C4 (ganglio cervical superior)
  - C5 a C6 (ganglio cervical medio)
  - C7 a T2 (ganglio cervical inferior o estrellado)
- Sistema nervioso parasimpático (C0 a C2: nervio vago)
- Nervio frénico: C4
- Plexo cervical: C1 a C4-(5)

PROTOCOLO OSTEOPÁTICO PARA EL SISTEMA VISCERAL CERVICAL

El tratamiento del sistema visceral del cuello se inscribe dentro de un programa terapéutico global de las disfunciones que presente cada paciente. No es posible indicar un tratamiento estándar. El tratamiento se ajusta al diagnóstico y cada paciente recibe un tratamiento particular. Ningún protocolo es hermético, solamente es una base referencial.

Es importante liberar previamente todas las disfunciones somáticas cervicales, torácicas altas, costillas 1ª y 2ª, clavículas y esternón.

Un tratamiento cervical no puede considerarse completo si ignoramos la garganta. Es importante señalar que ocurre lo mismo para:

- La columna torácica: órganos de la cavidad torácica.
- La columna lumbar: órganos de la cavidad abdominal.
- El sacro: órganos de la cavidad pélvica.

Para el correcto tratamiento de las vísceras del cuello es importante trabajar:

1. Las fascias relacionadas
2. Tratamiento del tiroides
3. Tratamiento de la laringe
4. Tratamiento de los músculos de la garganta
5. Otras técnicas en relación a las vísceras del cuello

1. Tratamiento de las fascias

◆ Tratamiento fascial para la cavidad visceral del cuello

Paciente en decúbito supino. El osteópata en sedestación a la cabecera del paciente; las manos en copa recubren las caras laterales del cuello del paciente.

Realizamos una fase de escucha, percibiendo el movimiento de atracción tisular de la región investigada. La disfunción se encuentra hacia donde nuestras manos son arrastradas, en dirección a las tensiones fasciales que conviene equilibrar mediante el método indirecto de relajación fascial. Fijamos las fascias en su movimiento facilitado y esperamos pacientemente hasta percibir su liberación.

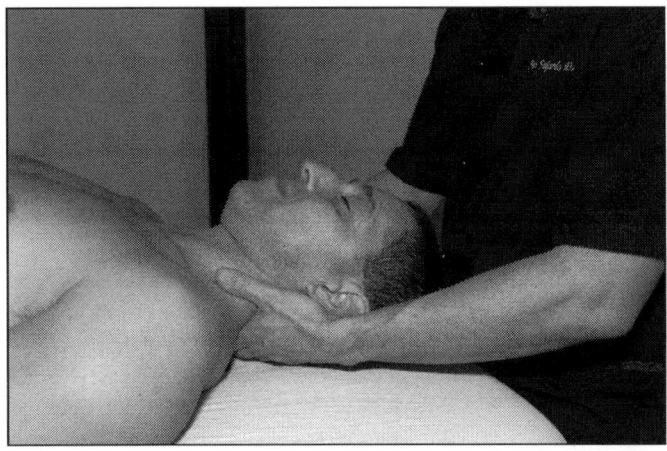

Foto 107. Tratamiento fascial para la cavidad visceral del cuello

◆ Tratamiento fascial de la charnela cérvico-torácica

Paciente en decúbito supino. El osteópata en sedestación a la cabecera del paciente; las palmas de ambas manos se posan sobre las clavículas y hueco supraclavicular, con los pulgares al nivel de C7-T1.

Realizamos una fase de escucha, percibiendo el movimiento de atracción tisular de la región investigada. La disfunción se encuentra hacia donde nuestras manos son arrastradas, en dirección a las tensiones fasciales que conviene equilibrar mediante el método indirecto de relajación fascial. Fijamos las fascias en su movimiento facilitado y esperamos pacientemente hasta percibir su liberación.

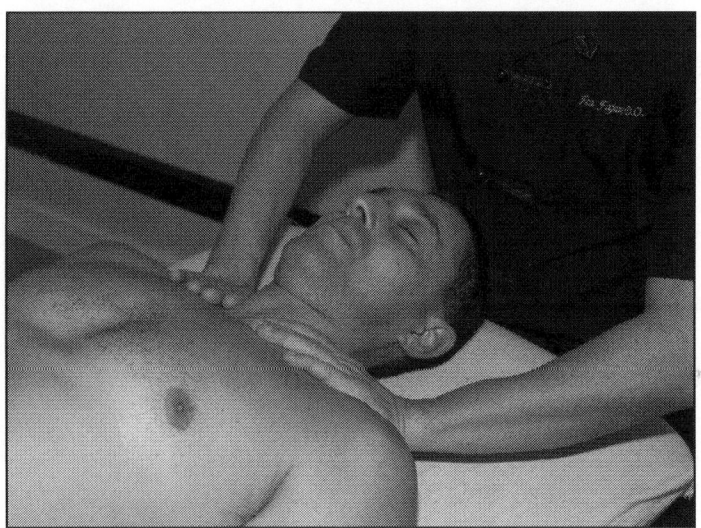

Foto 108. Tratamiento fascial de la charnela cérvico-torácica

◆ Liberación de la fascia cervical anterior y escalenos anteriores

Paciente en decúbito supino. El osteópata en sedestación, a la cabecera de la camilla.

Situamos la yema de nuestros pulgares en la fosa supraclavicular por cada lado del esternón, concretamente por fuera de los músculos ecom.

Apoyamos nuestros pulgares en dirección caudal, hacia los pies del paciente. Aplicamos una presión equilibrada sobre el lado con mayor tensión, pudiendo retirar el otro pulgar. Si ambos lados se encuentran tensos, deben ser tratados al mismo tiempo. En cuanto la tensión de los tejidos se disipa bajo los pulgares, apartamos la yema de los pulgares hacia el exterior en dirección a las articulaciones acromio-claviculares. La fascia tensa así, como los músculos escalenos anteriores, se relajarán bajo nuestros pulgares. Esta zona es extremadamente sensible. Hay que aplicar la dosificación exacta de presión equilibrada necesaria para producir la liberación.

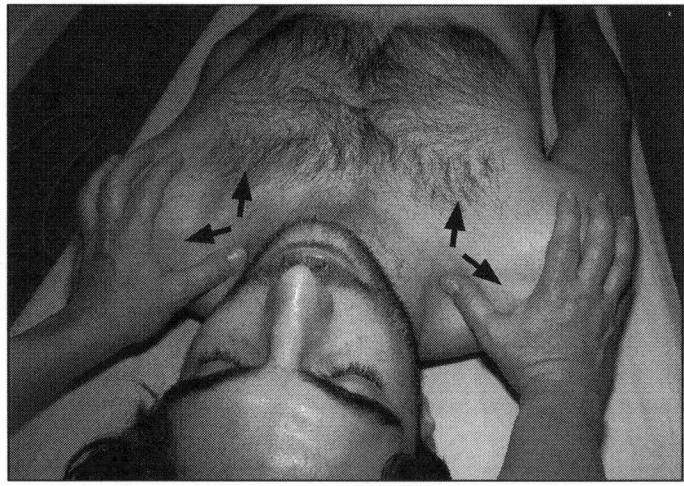

Foto 109. Liberación de la fascia cervical anterior y escalenos anteriores

◆ **Liberación de la vaina visceral del cuello**

Paciente en decúbito supino. El osteópata en sedestación, a la cabecera de la camilla.

Situamos los antebrazos perpendiculares a la columna cervical, con las palmas de las manos hacia la camilla. Con la yema de los dedos 2° a 4° entramos cuidadosamente en contacto con la parte inferolateral de la vaina visceral, por detrás de los ecom.

Solicitamos al paciente que levante ligeramente la cabeza del plano de la camilla, durante 2-3 segundos, mientras mantenemos el contacto hacia el plano de la camilla. A continuación, solicitamos al paciente que apoye la cabeza sobre la camilla, y apreciamos la relajación fascial que nos permite avanzar ligeramente. Repetimos la técnica varias veces.

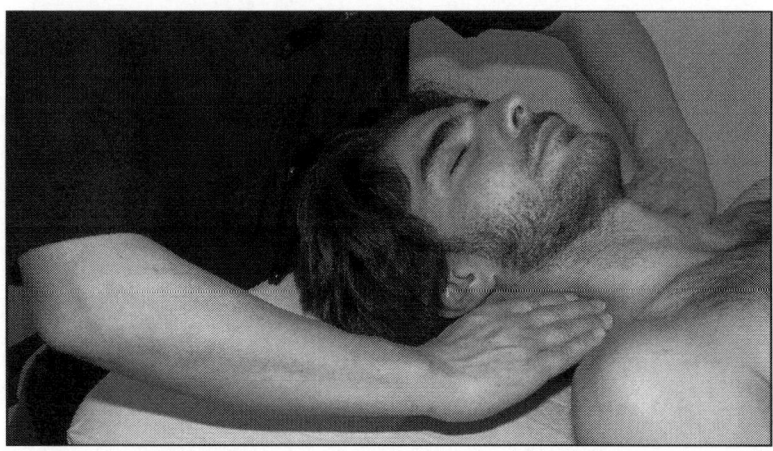

Foto 110. Liberación de la vaina visceral del cuello

2. Tratamiento del tiroides

• Cuando el tiroides es móvil, durante la prueba de escucha deberíamos encontrar un movimiento simétrico y de amplitud igual en el momento de la inspiración y en el momento de la espiración torácica. Durante la espiración torácica, el tiroides asciende y se retrae. Durante la inspiración, desciende y su movimiento se acompaña de una expansión lateral.

• La prueba de escucha de las fascias anteriores del cuello y de la cámara visceral del cuello sobre las cervicales puede confirmar una disfunción de movilidad de la cámara tiroidea y guía al osteópata en el trabajo, bien hacia la unión fascial superior del tiroides, o bien hacia la unión fascial inferior del tiroides. La disfunción víscero-fascial local es evaluada y, a continuación, normalizada en su libertad de movimiento y en su ritmo. Es necesario anotar que la disfunción tiroidea no es siempre bilateral y que un solo lóbulo del tiroides puede también ser afectado en su movilidad y su función.

• La escucha sensorial de motilidad de la glándula manifiesta un ritmo más lento de lo normal en los casos de hipofunción y un ritmo más rápido para la hiperfunción.

• La charnela C0-C1-C2 casi siempre está implicada debido a su unión miofascial, membranosa y nerviosa. Tendremos más lesiones en C5-C6 en el momento de tumores benignos o malignos del tiroides o en el momento de lesiones víscero-fasciales de la glándula.

• De manera casi constante, encontramos la charnela cérvico-torácica hasta T3 muy frecuentemente en lesión con implicación primaria de las torácicas altas. Encontramos también más lesiones de las primeras costillas y de la clavícula del lado izquierdo, sin duda en relación con el drenaje de la vena tiroidea inferior en el tronco braquiocefálico izquierdo.

Tratamiento osteopático

Las tensiones fasciales y estructurales de la región cérvico-torácica deben ser normalizadas con el fin de favorecer el bombeo arteriovenoso de la glándula. Las estructuras siguientes tienen que normalizarse de manera específica si están en lesión:

• CO-C1-C2-C3 por su impacto sobre el ganglio cervical superior y la unión fascial tiroidea.

• C5-C6 por la unión fascial con el tiroides y por el ganglio cervical medio.

• C7-T1 (ganglio estrellado) T1-T2-T3 y articulaciones de las primeras costillas.

Nota: así como casi siempre las encontramos en lesión en el momento de la disfunción del tiroides, la corrección de las torácicas altas es la llave para normalizar la función del tiroides. La normalización estructural es la técnica de elección para efectuar una corrección eficaz de la hipofunción tiroidea. Muy a menudo, la función tiroidea se normaliza tras las correcciones de las vértebras torácicas altas.

En algunas recuperaciones, se puede corroborar nuestros resultados mediante tomas de sangre donde un hipotiroidismo ya diagnosticado se vio normalizado después del tratamiento osteopático. Por norma general, estos resultados sanguíneos se obtienen sobre patologías recientes.

• Las clavículas por su influencia sobre el tronco braquiocefálico y sobre el retorno venoso del tiroides.

• La unión fascial superior y latero-lateral: fascia faringo-basilar, músculos del suelo madibular, digástricos y cutáneos, supra y infra-hiohideos. Aponeurosis cervical media. Aponeurosis cervical anterior/posterior en equilibrio. Unión fascial inferior: ligamento tiro-pericárdico y diafragma por su impacto sobre el movimiento del tiroides y sobre su bombeo y drenaje.

• Pericardio. Manubrio-esternón, lugar de unión de la unión fascial tiroidea.

• Esófago, articulación de la tiroides.

• Hueso hioides y mandíbula. El hueso hioides es comparado por Upledger con un flotador amarrado por sus conexiones fasciales al sistema craneosacro, al orificio superior del tórax, a los miembros superiores, a la base de la lengua, a la epíglotis y a la laringe. Sobre él se efectúa la inserción de la aponeurosis cervical superficial, media y perifaríngea, a los ligamentos estilohioideos, hiotiroideos, tiroihioideos, y hioepiglóticos. Es pues indispensable asegurar su movilidad.

• Técnicas de estimulación neurovegetativa tras las correcciones de los niveles de inervación C0-C1-C2-C3, C5-C6, C7-T1-T2-T3, para una glándula en hipofunción.

• Técnicas de inhibición neurovegetativa, tras las correcciones, C0-C1-C2-C3, C5-C6, C7-T1-T2-T3 para la glándula en hiperfunción.

• Técnica de estimulación hipofisaria si es preciso.

De manera más global:

• Cráneo-sacro, core-link. La SEB debe obligatoriamente ser liberada por su unión con el tiroides vía hipófisis y fascia faringobasilar.

• Diafragma y tendón central, particularmente el útero que puede ser tributario o el principio de la disfunción tiroidea.

• Hígado, riñones para el metabolismo de T3 (hormona triyodotironina) y T4 (hormona tiroxina).

• Tratamiento según las necesidades de otras glándulas en sufrimiento.

• Para las paratiroides en síndrome hipofuncional, hay que normalizar los sistemas simpáticos locales y globales, a menudo en exceso, por técnicas de rodamiento de los temporales en ralentización, por técnicas de inhibición de los niveles vertebrales concernidos y por la normalización del ritmo de la fluctuación liquidiana.

Al final de la sesión, tras haber efectuado todas las correcciones, la prueba de escucha sensorial de la glándula debería ser nuevamente realizada. Si el ritmo no es normal, sobre 8 ciclos por minuto, puede ser regularizado mediante un trabajo sensorial y local de la glándula buscando la normotonía del ritmo.

◆ **Técnica de estimulación hipotálamo-hipofisaria**

El hipotálamo controla a la hipófisis, y esta al tiroides.

La finalidad de esta técnica es provocar una tracción al nivel del tallo pituitario con el fin de estimular la circulación hipotálamo-hipofisaria mediante la intervención de las membranas intracraneales.

Paciente en decúbito supino. El osteópata en sedestación a la cabecera del paciente, con los pulgares cruzados de una y otra parte de la sutura sagital entre bregma y lambda. Los otros dedos reposan sobre la escama de los parietales.

Primero entramos en contacto con el movimiento de flexión-extensión craneal mediante una escucha de los parietales. Más tarde, desde el principio de la flexión craneal, traccionamos los parietales en dirección cefálica, en un estado de extensión. Al principio de la extensión craneal, los traemos caudalmente y hacia fuera, en estado de flexión.

Esta maniobra puede ser repetida de 10 a 15 veces. Es necesario precisar que no debemos inducir movimientos extremos, sino, al contrario, debemos respetar y quedarnos en el "muelle membranoso".

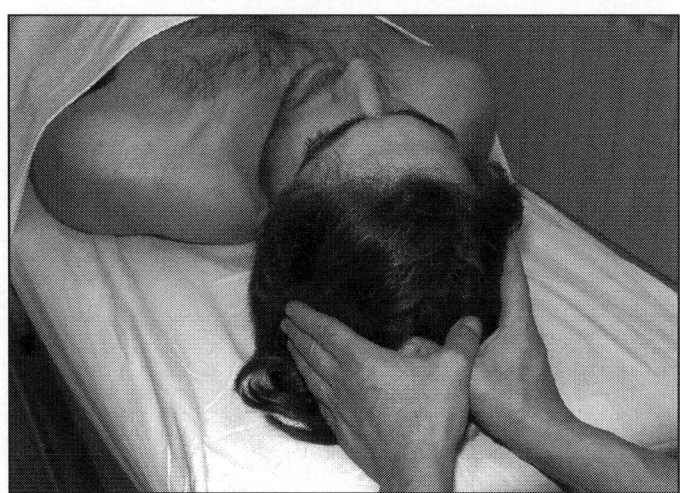

Foto 111. Técnica de estimulación hipotálamo-hipofisaria

◆ Evaluación y tratamiento víscero-fascial del tiroides

En un primer tiempo vamos a determinar de donde proviene la causa de la ralentización de la movilidad del tiroides mediante una escucha tisular y, en un segundo tiempo, tratar mediante una técnica miofascial.

Paciente en decúbito supino. El osteópata en sedestación a la cabecera del paciente, con los dedos de la mano dominante del osteópata englobando y cogiendo, de una y otra parte, el tiroides. La otra mano se sitúa en escucha cervical posterior.

Solicitamos al paciente respirar profundamente. En el momento de la inspiración torácica, podemos comprobar los fenómenos siguientes: una rectificación cervical; la aponeurosis profunda se alarga hacia atrás y hacia arriba; los hombros se abren, implicando lateralmente a la aponeurosis cervical superficial y el descenso del diafragma, implicando con él a los ligamentos tiropericárdicos. Todos estos elementos concurren a hacer bajar el tiroides en el momento de la inspiración torácica y los líquidos son así atrapados hacia el exterior de la glándula. En la espiración torácica, retornan y se relajan los componentes mencionados, lo que permite un bombeo liquidiano y un movimiento de retorno del tiroides cefálicamente.

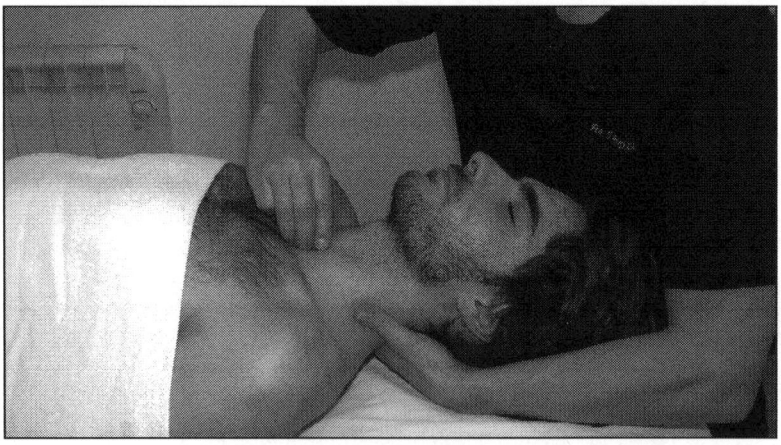

Foto 112. Evaluación y técnica víscero-fascial del tiroides

La mano en escucha al nivel del tiroides va a percibir un movimiento de traslación caudal en la inspiración y un movimiento de retorno en la espiración. A continuación, inducimos el mismo movimiento cefalocaudal con el fin de verificar si el tiroides está totalmente libre en su movimiento. También induciremos movimientos de traslación y de rotación axial derecha-izquierda con el fin de asegurarse una libertad de movimiento del tiroides en todos estos planos.

- Si el tiroides no se traslada bien caudalmente, hay que trabajar más las uniones y fascias superiores.
- En caso de que el tiroides se traslade menos cefálicamente, trabajaremos las estructuras y las uniones inferiores que molestan su movimiento de vuelta hacia arriba.

En la misma posición (foto 112), podemos utilizar una técnica de Hoover, D.O. donde todos los parámetros (alto-bajo, traslación derecha-traslación izquierda, rotación derecha-izquierda, compresión-descompresión) primero son sometidos a test y luego los situamos en su posición facilitada. A continuación, dialogamos con los tejidos hasta la obtención del still point.

A sí mismo, una técnica de puesta en tensión de los tejidos puede ser ejecutada oponiéndose a la tensión percibida en los diferentes parámetros hasta la obtención de un punto neutro antes de la relajación.

Esta técnica pretende soltar no solamente la vaina víscero-fascial del tiroides, sino también dar una aportación arteriovenosa.

Esta técnica constituye un trabajo víscero-fascial global del tiroides frente a su área.

Por último, cada uno de los elementos constitutivos de la unión fascial superior e inferior del tiroides pueden ser trabajados específicamente.

♦ Liberación tisular de la unión superior del tiroides mediante los digástricos y el platisma

Con esta técnica liberamos el tiroides de las causas que pueden impedir su traslación caudal a través del trabajo de los músculos su-prahioideos y del platisma.

Paciente en decúbito supino, con la cabeza en ligera extensión. El osteópata en sedestación a la cabecera del paciente con los dedos doblados bajo la mandíbula, con las palmas de las manos reposando en la rama ascendente de la mandíbula.

Ejercemos una puesta en tensión tisular mediante un estiramiento a la vez cefálico y transversal en contacto con la línea medial, y posterior con relación a la sínfisis mentoniana. Dialogamos con los tejidos hasta sentir el still point.

Nota: la SEB, así como la charnela CO-C1-C2, también tienen que ser normalizados por la unión superior del tiroides con la fascia faringo-basilar.

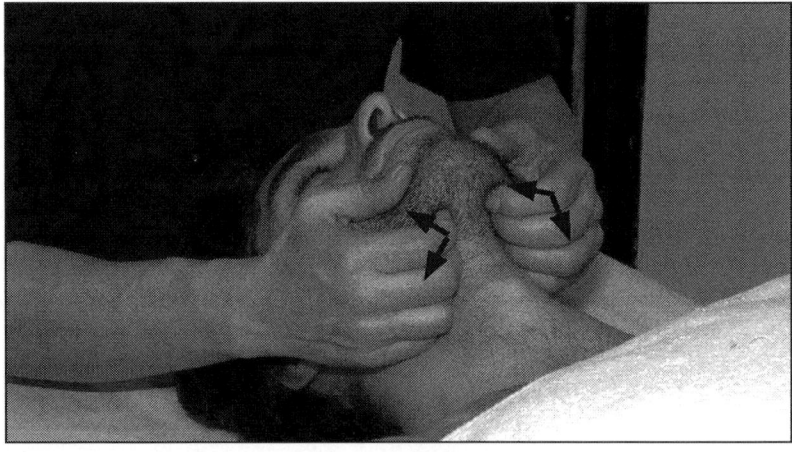

Foto 113. Liberación tisular de la unión superior del tiroides mediante los digástricos y el platisma

♦ Liberación de los suprahioideos

Con esta técnica liberamos la musculatura suprahioidea que puede trabar el movimiento del hueso hioides. Este último representa una encrucijada importante fascial ya que da inserción, además de a los músculos supra e infrahioideos, a la aponeurosis cervical superficial, media y perifaríngea.

Mediante esta técnica, participamos en la liberación de las relaciones fasciales superiores del tiroides.

Paciente en decúbito supino. El osteópata en bipedestación, de costado y a la altura del cuello. Situamos una mano bajo la mandíbula en toma mentoniana, y la otra mano al nivel del hueso hioides agarrándolo de una y otra parte con la pinza pulgar y índice.

Ejercemos una puesta en tensión tisular recíproca entre las dos manos, dialogando con los tejidos, hasta el still point.

Para una acción más estimulante del tiroides, un pequeño recoil (relajación súbita) puede ser utilizado en la puesta en tensión.

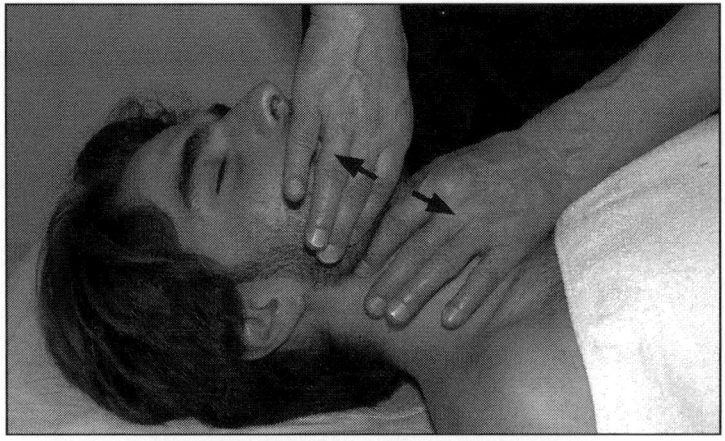

Foto 114. Liberación de los suprahioideos

◆ Liberación de la unión crico-tiroido-hioidea

Con esta técnica liberamos en tres etapas la conexión fascial superior en relación con el tiroides, el hueso hioides y la aponeurosis cervical media o pretraqueal

Paciente en decúbito supino. El osteópata en bipedestación de costado y a la altura del cuello. Situamos una mano al nivel del hueso hioides agarrándolo de una y otra parte con la pinza pulgar-índice. La otra mano atrapa el tiroides y el cartílago cricoides.

1. El osteópata ejerce una puesta en tensión tisular longitudinal y recíproca entre sus dos manos y dialoga con los tejidos hasta el still point y la relajación.

2. A continuación, realizamos una puesta en tensión de nuestras dos manos en traslación lateral izquierda y luego en traslación lateral derecha hasta el still point; y relajamos para soltar el tiroides de sus restricciones laterales.

3. Por último, y para una acción más estimulante sobre el tiroides y una relajación más rápida, podemos efectuar un ligero recoil en la puesta en tensión. Esta última etapa, además de liberar las aponeurosis, también hace las veces de bombeo glandular. La manipulación debe ser efectuada con suavidad y debe ser repetida no más de tres veces con el fin de evitar la sobreestimulación de la glándula. El recoil está contraindicado en el momento de una hiperfunción de la glándula.

Nota: siempre hay que volver a valorar la libertad de movimiento y su ritmo al final de técnica con el fin de asegurarse una normalización completa y una normotonía funcional de la glándula.

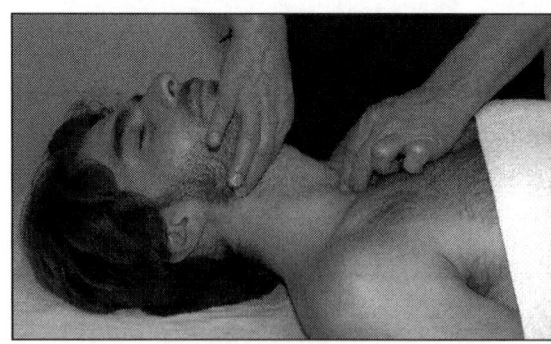

Foto 115. Liberación de la unión crico-tiroido-hioidea

♦ Liberación de la lámina tiropericárdica

Con esta técnica liberamos la relación fascial inferior del tiroides en relación con su cámara visceral y su prolongación en el mediastino mediante la lámina tiropericárdica.

Paciente en decúbito supino. El osteópata en sedestación a la cabecera del paciente. Posicionamos una mano en copa al nivel del tiroides. La otra mano se posiciona plana al nivel del esternón frente al pericardio, con los dedos de la mano orientados hacia los pies.

Ejercemos una puesta en tensión tisular recíproca entre las dos manos, dialogando con los tejidos hasta el still point. Un ligero recoil puede también ser efectuado durante la puesta en tensión.

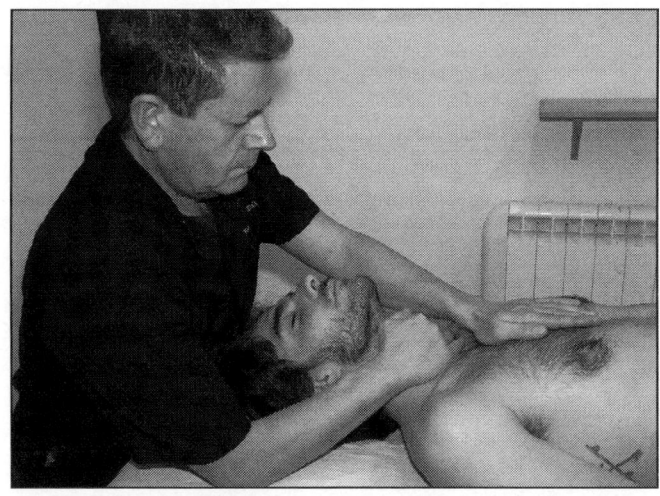

Foto 116. Liberación de la lámina tiropericárdica

Consideraciones osteopáticas

La lámina tiropericárdica rodea la pared posterior del timo y engloba el tronco braquiocefálico izquierdo que drena toda la linfa del cuerpo (menos la cabeza y la extremidad superior derecha) que se realiza a través del canal torácico. La lámina tiropericárdica es por lo tanto el vínculo con el drenaje linfático general del cuerpo y, particularmente, con el del tiroides.

◆ Liberación frontal-tiroides

El lóbulo frontal mantiene relaciones estrechas con el sistema límbico con el fin de abastecer una respuesta adaptada a los fenómenos afectivos a través de las conexiones con el tálamo, unido al hipotálamo. El lóbulo frontal constituye el órgano del equilibrio racional, instintivo y afectivo. El fin de esta técnica es crear una llamada consciente y proprioceptiva del tiroides y equilibrar este en contacto con su almacenamiento emocional.

Paciente en decúbito supino. El osteópata en sedestación a la cabecera del paciente. Situamos la mano dominante en copa al nivel del tiroides, y la otra mano reposando transversalmente sobre el frontal.

Ejercemos una equilibración y un diálogo global y fluídico entre las dos manos hasta el still point.

Nota: esta técnica puede ser aplicada a cada una de las glándulas.

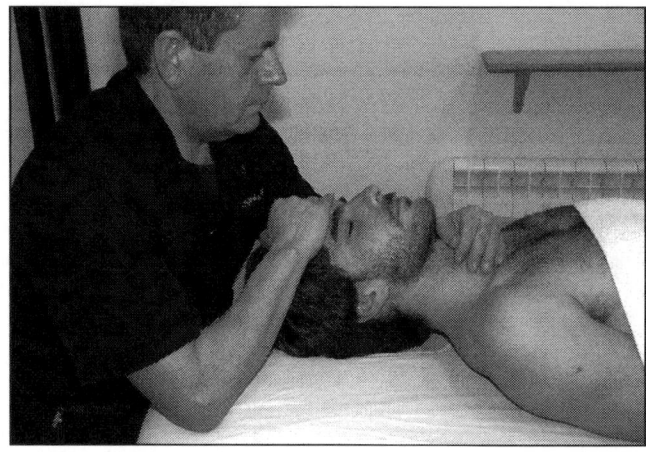

Foto 117. Liberación frontal-tiroides

♦ Tratamiento de la motilidad del tiroides

Con esta técnica evaluamos el nivel funcional del tiroides y determinamos su ritmo y su calidad de movimiento mediante una escucha sensorial. Un ritmo normalizado favorece la normotonía funcional y nerviosa de la glándula. Un ritmo excesivamente rápido significa una tendencia a la hiperfunción tiroidea, mientras que una falta de motilidad-movilidad indica una tendencia a la hipofunción tiroidea.

Paciente en decúbito supino. El osteópata en sedestación a la cabecera del paciente, con ambas manos a uno y otro lado de la vaina visceral del cuello.

En esta posición, efectuamos una escucha de la motilidad del tiroides. Durante la inspiración craneal, el movimiento del tiroides se traduce a la vez por una traslación caudal y una separación hacia el exterior. Los líquidos entonces son expulsados hacia el exterior de la glándula. La espiración torácica y craneal provoca una relajación de todos estos elementos y un movimiento de retorno del tiroides hacia arriba y de repliegue. Con ello se permite un llenado liquidiano mecánico.

La motilidad se trata de forma indirecta, siguiendo el movimiento que no muestra limitación, deteniéndose en el extremo de este movimiento durante 4-6 ciclos y llevando finalmente el movimiento limitado a una nueva barrera. También se puede intentar aumentar la amplitud del movimiento libre controlando a continuación si ha mejorado la limitación.

Así mismo, el tratamiento de la motilidad mediante técnica directa es muy efectivo en el tratamiento del mediastino.

El tratamiento se repite hasta que la motilidad alcanza su ritmo, dirección y amplitud normales.

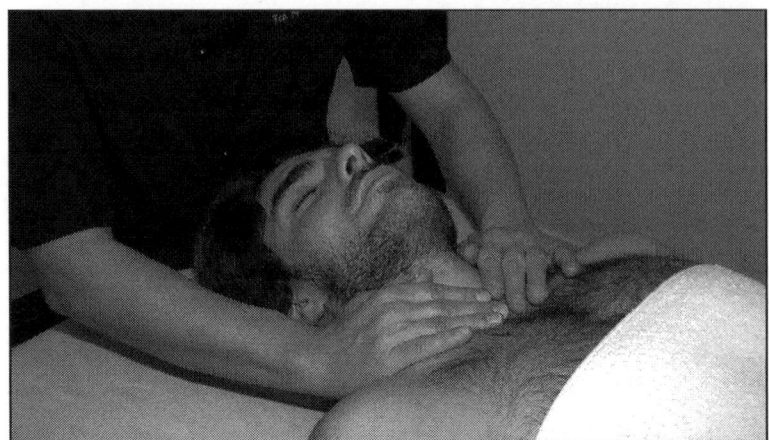

Foto 118. Tratamiento de la motilidad del tiroides

Este ritmo se expresa, en la motilidad, en una frecuencia de 7-8 ciclos por minuto, lo que nos da, a groso modo, en situación de normalidad, un ritmo de 4 segundos para la inspiración craneal y 4 segundos para la espiración craneal. Si el ritmo se revela más lento, podemos sospechar una hipofunción de la glándula y viceversa.

Progresivamente debemos disminuir un ritmo demasiado elevado hasta la obtención de un movimiento normotónico.

- Si el movimiento percibido del tiroides es demasiado lento (menos de 7-8 ciclos por minuto) o inmóvil, hay que reactivar primero el movimiento y luego, progresivamente, acelerarlo.
- Las técnicas estructurales de las primeras cervicales y de la unión cérvico-torácica van a ayudar mucho a reactivar un tiroides hipofuncional.
- Las técnicas de inhibición de los ganglios cervicales superiores e inferiores van a ayudar a normalizar la hiperfunción del tiroides.
- Las técnicas de reactivación del parasimpático o de inhibición del simpático, más globales, son también válidas para la hiperfunción y, a la inversa, para la hipofunción de la glándula.

Nota: primero debemos liberar el tiroides sobre un plano víscero-fascial y nervioso antes que corregir su motilidad. El osteópata debe pues asegurarse de haber corregido las relaciones fasciales y estructurales primero.

Connotaciones emocionales de la glándula tiroides

¿Qué emociones se corresponden con la glándula tiroides?

Parece ser que una de las más importantes es **la ira**. Es donde almacenamos **la rabia**, **el enfado**, también el **deseo de poder**, las actitudes rígidas. Puede haber una calcificación anormal en los huesos, y se puede desarrollar una artritis, un cuerpo rígido puede indicar que hay una mente rígida.

Al estar en la base del cuello se corresponde con el chakra de la garganta. Podrían presentarse problemas en esta glándula; es decir, tanto hiper como hipotiroidismo, cuando intento **reprimir mis emociones** o si existe una sensación de que **la vida es injusta conmigo**. Muchas veces adoptamos el **papel de víctima**, apareciendo a mi alrededor situaciones problemáticas.

Es un área muy delicada porque el cuello es el puente entre la cabeza y el cuerpo y es la unión de cuerpo y mente. Si hay un sentimiento fuerte de **orgullo** puede afectar al corazón que tiende a cerrarse cortando el paso a la expresión de mis verdaderas necesidades. La **garganta** es también el **centro energético** a través del cual expresamos nuestra **creatividad** y hay que poder expresarla libremente desarrollando todos mis recurso, mi espíritu creador.

• **Hipertiroidismo:** hay un aumento del metabolismo y aparece calor en el organismo y transpiración. A veces coincide con haber tenido una gran **decepción** por no manifestarme como soy y esperar siempre la opinión de los demás, a sus expectativas. Eso produce **frustración, rencor** e incluso **odio**. Muchas veces no nos escuchamos interiormente.

Me pongo metas a muy corto plazo y me apresuro a cumplirlas. Se hace todo con mucha prisa. Hay mucha angustia con el tiempo y el tiroides se hiperactiva. Está levantando la voz de alarma y hay que estar muy atentos para escucharla. Si acudo a mi interior corregiré la prisa por la expresión pausada de mi propio Ser.

• **Hipotiroidismo: desesperanza, bloqueo,** la persona renuncia a todo intento. El funcionamiento de la glándula tiroides es insuficiente y físicamente aparece afectado el sistema inmunitario, una carencia de yodo y un aumento del porcentaje de colesterol en sangre. Los síntomas son cansancio, dolores musculares, frío en las piernas y aparece el desánimo y la tristeza. Mi cuerpo me está pidiendo ayuda y consciencia. El chakra de la garganta está vinculado con la comunicación. Hay que revisar cómo me comunico con mi familia, amigos, compañeros de trabajo y sobre todo prestar atención a la comunicación conmigo mismo. A veces es síntoma de la incapacidad para afrontar ciertas situaciones que aparecen de manera reiterativa en mi vida sin saber cómo reaccionar.

Sería bueno cultivar la armonía en mis relaciones y la fe en la vida no en lo que yo pienso que es la vida sino en el flujo de la sabiduría de la vida y sus posibilidades de sanarme en cada instante.

Las personas con problemas de tiroides, sienten que no pueden nunca hacer lo que desean, además de un sentimiento de humillación.

Otros problemas de las vísceras del cuello y timo. Connotaciones emocionales

• **Amigdalitis:** miedo, rabia, emociones y creatividad reprimidas, la persona no puede ser ella misma.
• **Problemas en la Garganta, laringitis, afonía**: furia que impide hablar, impulso tremendo a hablar e incapacidad y miedo de hacerlo.
• **Nudo en la Garganta**: miedo, desconfianza.
• Una dificultad en el **timo** me indica que tengo la impresión de que han venido a quitarme algo que me pertenecía. Puede ser un trabajo, un cónyuge, un objeto material, etc. Me han *"quitado el pan de la boca"*. Entonces me he sentido en mi espacio por un momento *"sin defensa"*, sin saber cómo reaccionar.

3. Tratamiento de la laringe

Indicaciones: trastornos de la deglución, contracturas y adherencias en la región de la laringe. Disfunciones de la glándula tiroides.

♦ Tratamiento de la laringe, paso 1

Paciente tumbado en decúbito supino con la cabeza en ligera extensión. El osteópata en bipedestación a la altura del cuello. Masajeamos suave y rítmicamente toda la región anterior del cuello.

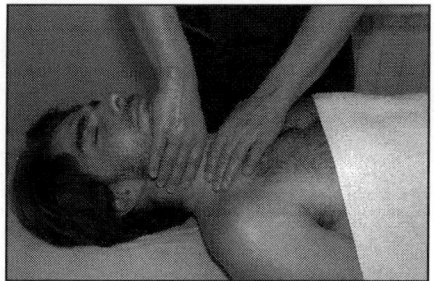

Foto 119. Tratamiento de la laringe, paso 1

♦ Tratamiento de la laringe, paso 2

Sujetamos la frente del paciente mientras con la otra mano comprobamos el movimiento facilitado de la laringe.

De manera pasiva se lleva la laringe en sentido lesional. Después, se realiza lo mismo en sentido de corrección.

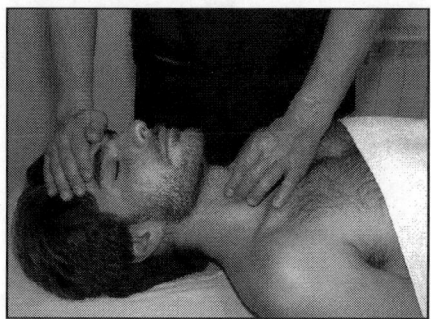

Foto 120. Tratamiento de la laringe, paso 2

♦ **Tratamiento de la laringe, paso 3**

Sujetamos con ambas manos la laringe del paciente entre el pulgar y el índice. Los dedos se mueven en direcciones opuestas: los pulgares presionan hacia delante, mientras los índices presionan hacia atrás. Se realiza desde ambos lados.

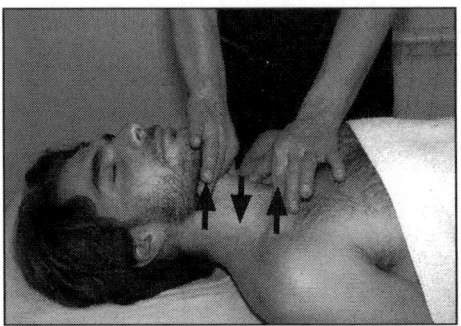

Foto 121. Tratamiento de la laringe, paso 3

♦ **Tratamiento de la laringe, paso 4**

Con la mano craneal sujetamos el cartílago hioides; con la mano caudal sujetamos el cartílago cricoides.

Ambas manos realizan un movimiento opuesto de fuerzas hasta la resistencia tisular, y mantenemos esta posición hasta la relajación de los tejidos.

Se realiza en ambas direcciones.

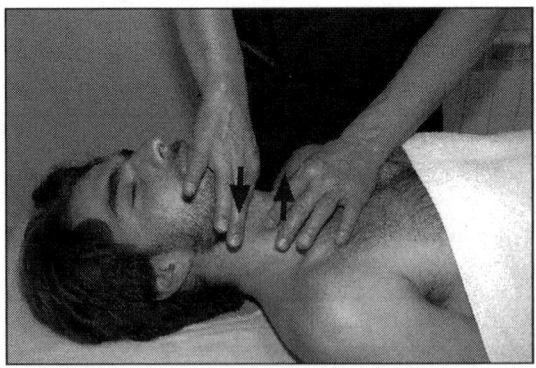

Foto 122. Tratamiento de la laringe, paso 4

4. Tratamiento de los músculos de la garganta

◆ Relajación de los músculos constrictores inferiores

Paciente en decúbito supino con la cabeza en posición neutra. El osteópata en bipedestación, lateralmente al paciente y a la altura del cuello. Establecemos contacto con los dedos de ambas manos a nivel de los bordes posteriores izquierdo y derecho del cartílago tiroides.

A partir de esta toma, estiramos los músculos constrictores de la faringe en el sentido de las fibras, es decir, oblicuamente hacia delante y hacia abajo.

Repetimos la maniobra tres veces.

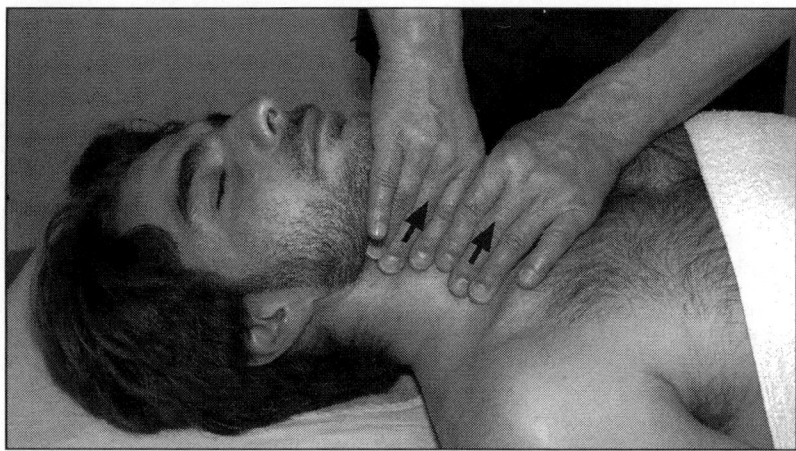

Foto 123. Relajación de los músculos constrictores inferiores

◆ Relajación de los músculos constrictores medios

Paciente en decúbito supino con la cabeza en posición neutra. El osteópata en sedestación al lado del paciente, a la altura del cuello, con el antebrazo colocado a lo largo del esternón. Sujetamos el hueso hioides entre la pinza formada por el pulgar y el índice de la mano caudal. En un primer tiempo, movilizamos transversalmente a la izquierda y a la derecha el hueso hioides para descubrir el lado de las tensiones.

Si el desplazamiento del hueso hioides presenta resistencia del lado izquierdo:
- Con la mano caudal: mantenemos el hueso hioides en posición neutra entre la pinza pulgar-índice para liberar el eje traqueoesofágico.
- Con la mano craneal: abarcamos el hueso frontal entre el pulgar y el índice.

En un primer tiempo: hacemos que el paciente efectúe una rotación derecha de la cabeza. Esta rotación se realiza alrededor de C3, manteniendo centrado el hueso hioides.

En un segundo tiempo: la maniobra se completa con una extensión de la columna que posiciona la cadena cruzada anterior izquierda en su parte superior. El objetivo es relajar el constrictor medio derecho en el plano profundo.

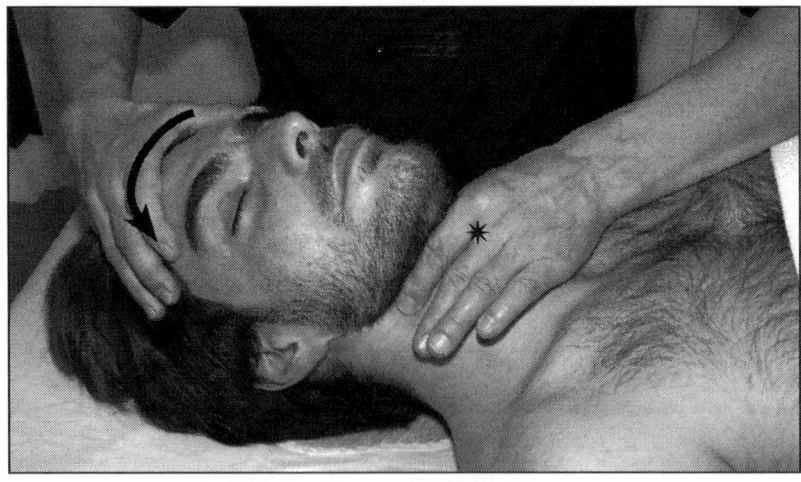

Foto 124. Relajación de los músculos constrictores medios

◆ Relajación de los músculos constrictores superiores

Paciente en decúbito supino con los miembros inferiores flexionados. El osteópata en sedestación a la cabeza del paciente, con los codos apoyados sobre la camilla.

Posicionamos el talón de ambas manos sobre cada ATM a nivel de las ramas ascendentes. Los dedos están extendidos.

Primero realizamos una compresión transversal con los dos talones de la mano. A continuación, con los talones de ambas manos efectuamos una descoaptación de las ATM, seguido de un gesto hacia anterioridad. Mantenemos la tensión hasta percibir la liberación de los tejidos.

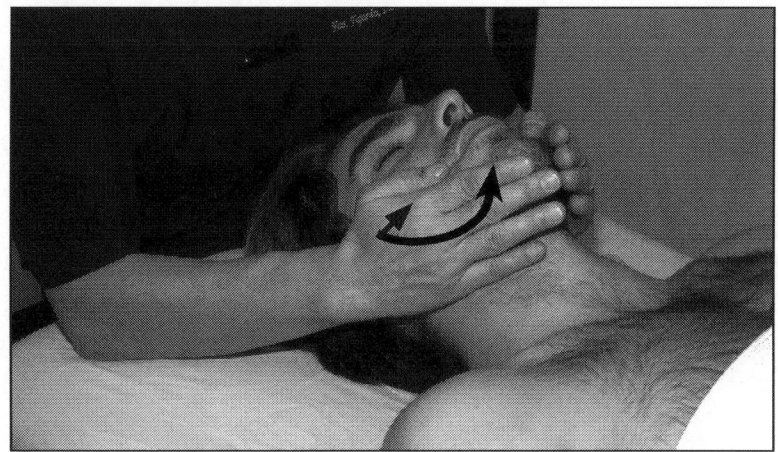

Foto 125. Relajación de los músculos constrictores superiores

5. Otras técnicas en relación a las vísceras del cuello

♦ Liberación de la cadena estática visceral, CEV

Ver página 134, foto 12.

♦ Liberación de la cadena visceral supramesocólica-tórax-garganta-paladar

Paciente en decúbito supino, con una toalla colocada bajo la charnela tóraco-lumbar y la mitad superior del tronco ligeramente inclinada hacia abajo, con los brazos por encima de la cabeza. La cabeza en extensión fisiológica, las arcadas dentales unidas y la lengua posicionada hacia atrás y arriba (como si se la quisiera tragar). El osteópata en bipedestación, lateralmente al paciente y a la altura de su plexo solar. Situamos las manos, una sobre la otra, sobre la región epigástrica.

Presionamos lenta y suavemente en dirección posterior y en sentido de las agujas del reloj hasta percibir la barrera de restricción. Mantenemos en este punto la tensión fascial 5-6 segundos y relajamos. La técnica se repite 3 veces.

Nota: esta maniobra ejerce una acción de relajación sobre la totalidad del mediastino.

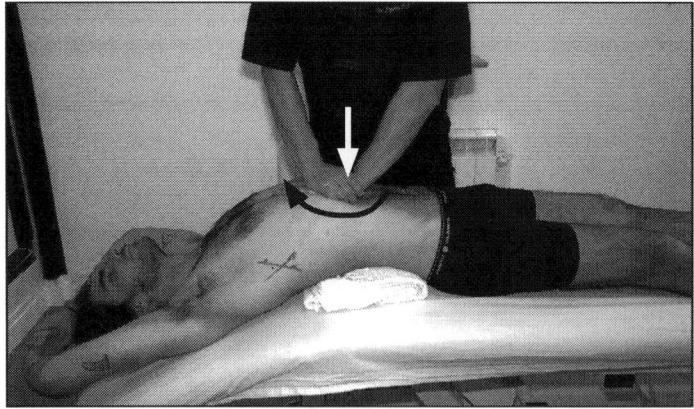

Foto 126. Liberación de la cadena visceral supramesocólica-tórax-garganta-paladar.

◆ Liberación del punto miodural del músculo recto posterior menor de la cabeza

El músculo recto posterior menor de la cabeza intercambia fibras con la duramadre de la unión cráneo-cervical. En este punto, la parte posterior de la duramadre es más gruesa y más resistente que su parte anterior, esto le confiere un papel protector medular (Taylor y col., 1988).

A través de estas conexiones fibrilares, el músculo recto posterior menor de la cabeza juega el papel de un tensor duramediano. Chard y col. han hecho una experiencia muy interesante alrededor de una docena de cadáveres frescos. Han observado un estiramiento obvio de la duramadre estirando el músculo recto posterior menor de la cabeza.

Según Barral, D.O., el músculo generalmente reacciona con hipertonía en caso de irritación o fijación de la duramadre. Es un muy buen testigo de las fijaciones neuromeníngeas homolaterales.

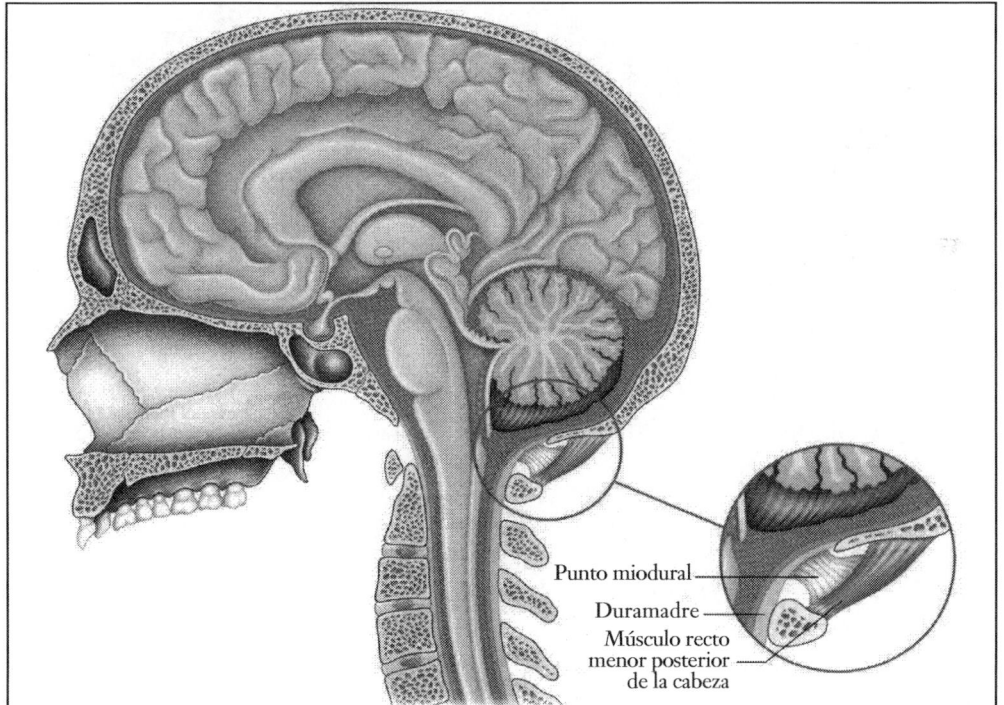

Figura 210. Punto miodural del músculo recto menor posterior de la cabeza

Tratamiento del músculo recto posterior menor de la cabeza

Paciente en decúbito supino. El osteópata en sedestación a la cabeza del paciente, con los dedos de la mano craneal sobre la línea nucal inferior del occipital, del lado del músculo a tratar; el pulgar de la mano caudal posicionado y fijando el tubérculo posterior del atlas, y si no es posible sobre la espinosa del axis.

Se realiza 3 segundos de tracción y 3 segundos de semirelajación, durante 1 a 3 minutos.

También se puede trabajar con estiramiento-inducción, posicionando en ligera tracción al músculo y efectuando una inducción a continuación.

En ambos casos es muy importante visualizar el tejido que estamos trabajando.

Nota: también podemos utilizar la técnica de A.O.

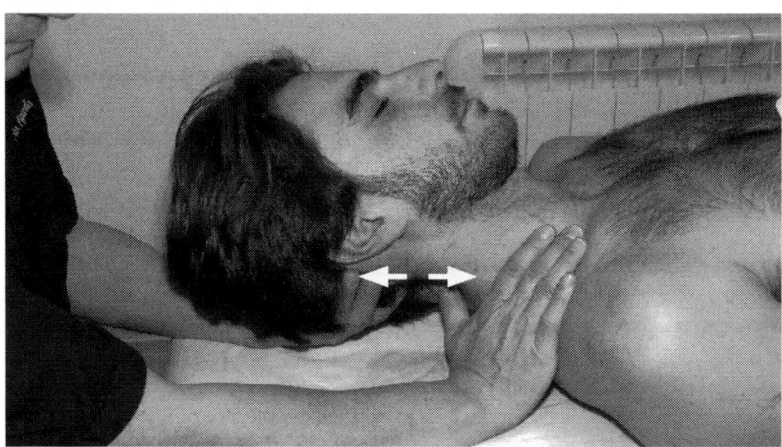

Foto 127. Tratamiento del músculo recto posterior menor de la cabeza

◆ Activación de la función del timo

Objetivo terapéutico

Favorecer la función del timo mediante estimulaciones percusivas. Favorecer mediante la misma técnica la conexión cerebral interhemisférica.

Realización de la técnica

Paciente en decúbito supino. El osteópata en bipedestación a la altura del tórax del paciente. Con el puño, golpeamos sobre el manubrio esternal. Realizamos 10 pequeñas percusiones seguidas sobre el esternón. Descansamos 3 segundos y las volvemos a repetir. Así, hasta tres veces.

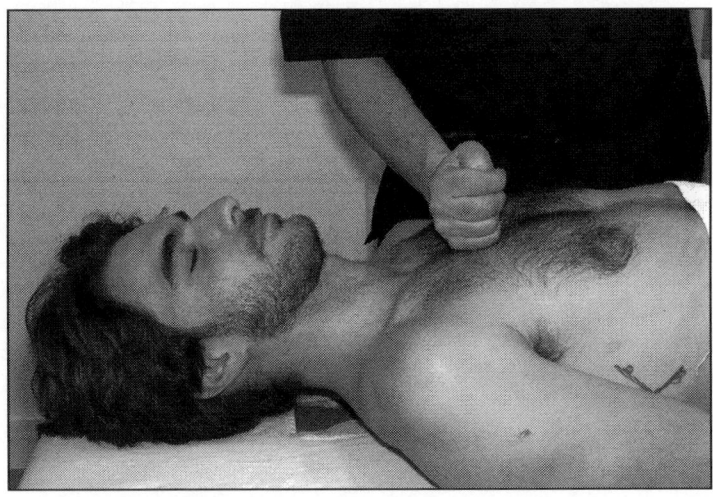

Foto 128. Activación de la función del timo

CAPÍTULO VIII

Concepto Osteopático del Sistema Linfático

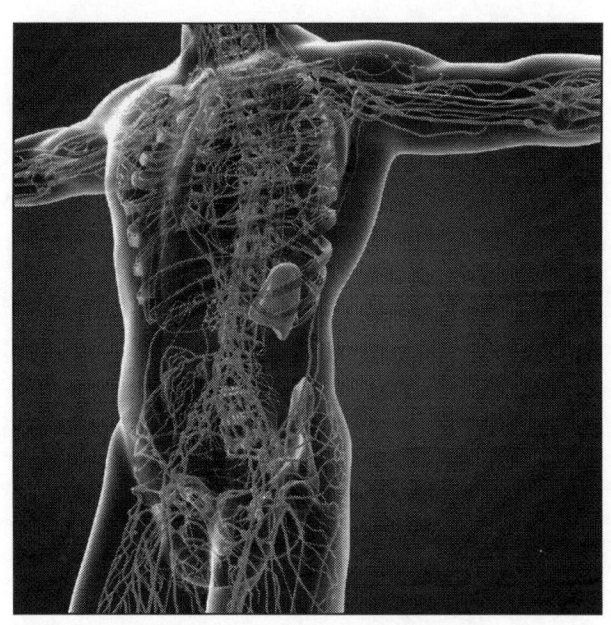

CONCEPTO OSTEOPÁTICO DEL SISTEMA LINFÁTICO

Permitamos que los tejidos reciban y eliminen siempre en forma natural, de manera que no se acumulen sustancias el tiempo suficiente para producir fermentación, fiebre, enfermedad y muerte.

A.T. Still.

El sistema linfático se considera el segundo sistema circulatorio del cuerpo y el gran integrador de todos los líquidos corporales. Si este sistema dejara de funcionar el paciente moriría en 24 horas como resultado del edema masivo y los efectos de la retención de los desechos metabólicos tóxicos. El sistema linfático es pasivo y su funcionamiento puede recibir grandes influencias y alterarse debido a fuerzas extrínsecas. Es probable que el tratamiento de manipulación osteopática (TMO) pueda ejercer mayor influencia sobre la función linfática que sobre el resto de los sistemas corporales.

Desarrollo embriológico

El sistema linfático y el sistema inmunitario comienzan a desarrollarse alrededor de las 20 semanas de vida fetal. El sistema linfático es inmaduro en el momento del nacimiento y sufre modificaciones hasta la pubertad. Durante la infancia, el tejido linfoide es muy abundante y en realidad su concentración aumenta hasta alrededor de los 6 a los 9 años.

En ese momento comienza la regresión del sistema y hacia los 15 o los 16 años se alcanza el nivel adulto estable.

Tejidos linfáticos organizados

Los tejidos linfáticos organizados están constituidos por el bazo, el timo, las amígdalas, el apéndice vermiforme, los tejidos linfoides viscerales localizados en los aparatos gastrointestinal (GI) y pulmonar, y el hígado. Estas estructuras de material linfoide no se encuentran a lo largo de la trayectoria de los conductos linfáticos y no cumplen una función directa en el filtrado de la linfa. Cada órgano cumple un papel especial y auxiliar en el sistema inmunitario.

El bazo es la masa individual más grande de tejido linfoide en el organismo. Ubicado debajo de la novena, la décima y la undécima costillas en el lado izquierdo del tórax, la superficie superior del bazo limita con la superficie abdominal del diafragma y su superficie inferior se extiende hasta el área que se encuentra inmediatamente arriba del reborde costal izquierdo. En el estado fisiológico normal el bazo mide alrededor de 12 cm de largo y 7 cm de ancho y no suele palparse. El bazo cumple funciones auxiliares importantes para el sistema linfático porque destruye los glóbulos rojos deformados o dañados y sintetiza inmunoglobulinas. En este órgano también se eliminan las partículas antigénicas y los microorganisrnos, en especial las bacterias mal organizadas. **El hígado** también elimina bacterias; esta es una de las razones por las cuales el hígado se considera a menudo un órgano del sistema linfático.

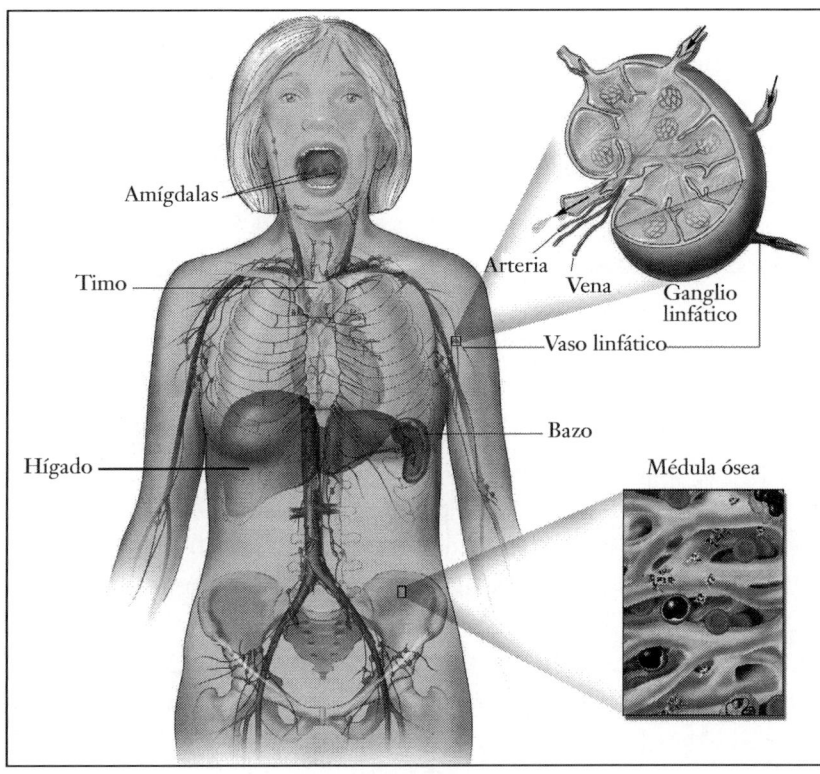

Figura 211. Tejidos linfáticos organizados

El timo se localiza en la parte superior del mediastino, delante de los grandes vasos del corazón y extendido hacia arriba hasta el cuello. Durante la lactancia el timo es una estructura relativamente grande en continuo desarrollo y alcanza su tamaño máximo a los 2 años. Este órgano aporta células inmunológicamente potentes que parecen cruciales para el desarrollo de las funciones inmunitarias maduras y representa el sitio de preprocesamiento de las células inmunitarias linfocitos T. Después de la pubertad el timo involuciona, y hacia la adultez la mayor parte de la glándula ha sido reemplazada por tejido adiposo. En la actualidad se considera que el mínimo tejido que persiste cumple una función escasa o nula durante la adultez.

Las amígdalas son un anillo de tejido linfoide que se encuentra en la parte posterior de la orofaringe. Las amígdalas palatinas cubren las caras laterales de la faringe en la base de la lengua y se continúan con las amígdalas linguales, que cubren el tercio posterior de la lengua. Las amígdalas faríngeas, que se denominan adenoides, se encuentran en la mucosa del borde nasofaríngeo del anillo amigdalino. Al igual que el timo, las amígdalas proporcionan células que parecen influir sobre la inmunidad y contribuir a su desarrollo en un momento temprano de la vida, pero que parecen no ser esenciales para la función inmunológica adulta.

El apéndice vermiforme es una estructura ahusada larga que mide entre 2 y 20 cm de longitud y se encuentra en la superficie interna del ciego. Aunque la función exacta del apéndice se desconoce, presenta un infiltrado muy abundante de tejido linfoide y es probable que represente un soporte del sistema inmunitario. Sin embargo, al igual que el timo y las amígdalas, se sabe que esta contribución no es esencial para el paciente adulto.

El tejido linfoide visceral también se localiza en los aparatos respiratorio y GI. El que se encuentra en el aparato respiratorio colabora con el filtrado de las toxinas provenientes de los pulmones. Los tejidos linfoides ubicados en la mucosa del intestino delgado son los más organizados de todos los tejidos viscerales. En el intestino delgado se identifican tanto placas de Peyer como quilíferos. Las placas de Peyer son áreas no encapsuladas de tejido linfoide más concentradas en la porción distal del íleon. Los quilíferos son capilares linfáticos pequeños ubicados en la porción central de cada vellosidad intestinal pequeña. Estos capilares convergen para formar un plexo capilar linfático en la capa submucosa. Tanto las placas de Peyer como los quilíferos son las estructuras a través de las cuales las grasas pasan desde el aparato digestivo al circulatorio. Estos tejidos drenan en los troncos linfáticos superior e inferior y, por último, en el conducto torácico.

La regulación autónoma de las placas de Peyer y los quilíferos depende del sistema nervioso entérico (SNE). Este sistema contiene una enorme cantidad de neuronas, casi la misma cantidad de neuronas que forman el sistema nervioso central. Muchos neurotransmisores asociados con el cerebro también actúan en el SNE, como acetilcolina, dopamina, glicina, noradrenalina, serotonina, opioides endógenos y canabinoides endógenos. El descubrimiento de estos neurotransmisores y sus receptores en el intestino ofrece nuevas conexiones relacionadas con las enfermedades psicosomáticas del aparato GI, como por ejemplo el síndrome del intestino irritable. La proximidad y la interacción entre las placas de Peyer y los tejidos del SNE (como los plexos de Auerbach y Meissner) sugieren que el tratamiento linfático de los trastornos funcionales del intestino podría ser beneficioso.

Sistema linfático

El sistema linfático en los animales es una red de conductos que transportan un líquido claro llamado linfa (del latín, agua clara). También incluye el tejido linfoide y los vasos linfáticos, a través de los cuales la linfa se desplaza por un sistema de una única dirección en el que la linfa fluye sólo hacia el corazón. El tejido linfoide se encuentra en muchos órganos, especialmente en los ganglios linfáticos y en los folículos linfoides asociados con el sistema digestivo, como las amígdalas. El sistema también incluye todas las estructuras dedicadas a la circulación y la producción de linfocitos, como son el bazo, el timo, la médula ósea y el tejido linfoide asociado con el sistema digestivo.

El sistema linfático representa alrededor del 3 % del peso corporal total.

La sangre no entra directamente en contacto con las células del parénquima y los tejidos corporales, sino que los componentes de la sangre salen a través de vasos sanguíneos en un intercambio microvascular para convertirse en el líquido intersticial, que entrará en contacto con las células del parénquima del cuerpo. La linfa es el líquido que se forma cuando el fluido intersticial entra en los vasos linfáticos iniciales del sistema linfático. La linfa se mueve entonces a lo largo de la red de vasos linfáticos ya sea por las contracciones intrínsecas de los vasos linfáticos o por la compresión extrínseca de los vasos linfáticos a través de las fuerzas tisulares externas (por ejemplo, las contracciones del músculo esquelético).

Organización del sistema linfático

El sistema linfático se puede dividir ampliamente en dos partes: sistema de conducción y tejido linfoide.

El **sistema de conducción** transporta la linfa y se compone de vasos tubulares que incluyen los capilares linfáticos, los vasos linfáticos, y los conductos torácicos izquierdo y derecho.

El **tejido linfoide** está principalmente involucrado en la respuesta inmune y consiste de linfocitos y otros leucocitos enredados en el tejido conectivo a través del cual pasa la linfa. Las regiones del tejido linfoide que están atestadas de linfocitos se conocen como folículos linfoides. El tejido linfoide puede estar estructuralmente bien organizado, como en los ganglios linfáticos, o puede consistir de folículos linfoides poco organizados conocidos como tejido linfoide asociado a la mucosa (TLAM).

Vasos linfáticos

En anatomía, los vasos linfáticos son estructuras valvulares, de paredes delgadas, que transportan la linfa. Como parte del sistema linfático, estos vasos linfáticos son complementarios al sistema vascular. Los vasos linfáticos están revestidos por células endoteliales, debajo de las cuales hay una fina capa de músculos lisos, y la capa adventicia que une a los vasos linfáticos con los alrededores. Los vasos linfáticos se dedican a la propulsión de la linfa desde los capilares linfáticos, los cuales se ocupan principalmente de la absorción de líquido intersticial de los tejidos. Los capilares linfáticos son ligeramente más grandes que los capilares del sistema vascular.

Los vasos linfáticos que transportan la linfa dentro de un ganglio linfático se llaman vasos linfáticos aferentes, mientras que los que transportan linfa fuera del ganglio linfático se llaman vasos linfáticos eferentes. Desde estos últimos, la linfa puede viajar a otro ganglio linfático, puede retornar a una vena, o bien viajar a un conducto linfático más grande. Los conductos linfáticos drenan la linfa en una de las venas subclavias y, por lo tanto, vuelve a la circulación general.

Generalmente, la linfa fluye desde los tejidos linfáticos a los nódulos linfáticos (ganglios) y, finalmente, fluye hacia el conducto linfático derecho o al conducto torácico (el mayor vaso linfático del cuerpo). Estos vasos drenan en las venas subclavias izquierda y derecha respectivamente.

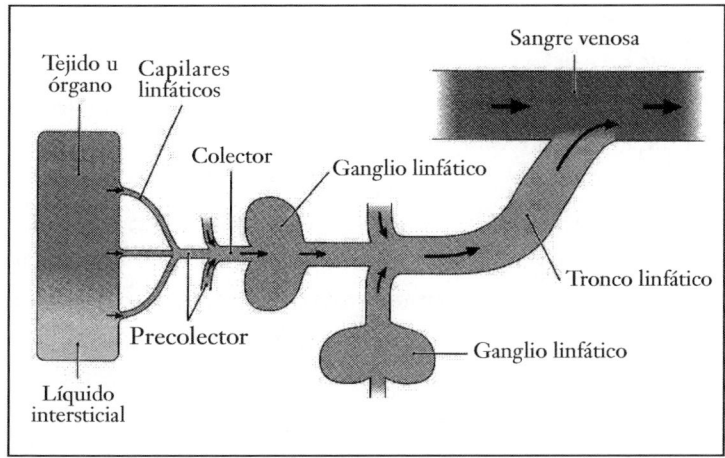

Figura 212. Vasos linfáticos.
Los vasos linfáticos comienzan en capilares pequeñísimos de paredes muy delgadas que desembocan en precolectores algo mayores y en colectores, que terminan finalmente en los troncos linfáticos.

Función de los vasos linfáticos

Los vasos linfáticos transportan la linfa de vuelta a la sangre en última instancia, reemplazando el volumen perdido desde la sangre durante la formación del líquido intersticial. Estos vasos tubulares se llaman canales linfáticos (o vasos linfáticos).

Los vasos linfáticos actúan como un almacén de plasma y otras sustancias, incluyendo las células que se filtran a través del sistema vascular, y trasportan el líquido linfático de vuelta, desde los tejidos al sistema circulatorio. Sin un buen funcionamiento de los vasos linfáticos, la linfa no podría ser drenada de forma efectiva, lo que provocaría un edema.

Estructura de los vasos linfáticos

La estructura general de los vasos linfáticos se basa en la de los vasos sanguíneos. Hay un revestimiento interno de células aplanadas únicas, compuesto por un tipo de epitelio que se llama endotelio, y las células son llamadas células endoteliales. Esta capa funciona para transportar fluidos mecánicamente, y, debido a que la membrana basal sobre la que descansa es discontinua, permite filtrar líquido con facilidad. La siguiente capa es la de músculos lisos, que se organizan en forma circular alrededor del endotelio. El endotelio se acorta (contrae) o se relaja modificando el diámetro (calibre) del lumen (luz) del vaso. La capa más externa es la capa adventicia, que consiste de tejido fibroso. La estructura general que se describe aquí sólo se observa en los grandes vasos linfáticos, mientras que los más pequeños tienen menos capas. Los vasos más pequeños (capilares linfáticos) carecen de la capa muscular y la adventicia exterior. A medida que avanzan hacia adelante y en su curso, se suman otros capilares, que se agrandan y adquieren primero una capa adventicia y luego los músculos lisos.

El sistema de conducción linfático completo consta de dos tipos de canales: los vasos linfáticos iniciales (prelinfáticos o capilares linfáticos) que se especializan en la recogida de la linfa a partir del fluido intersticial, y los vasos linfáticos mayores que impulsan la linfa hacia adelante.

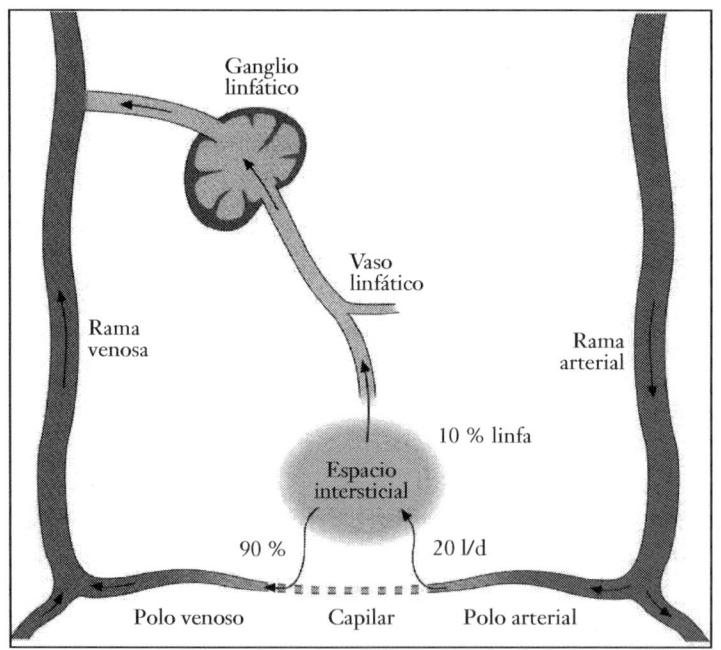

Figura 213. Visión general de las vías de drenaje linfático

A diferencia del sistema cardiovascular, el sistema linfático no es cerrado y no tiene una bomba central. El movimiento de la linfa se produce a pesar de la baja presión, debido a la peristalsis (propulsión de la linfa causada por la contracción y relajación alterna del músculo liso), las válvulas, la compresión durante la contracción del músculo esquelético adyacente, y la pulsación arterial.

Capilares linfáticos

La circulación linfática comienza con capilares linfáticos superficiales muy permeables y con un final ciego (cerrado en un extremo). Estos capilares están formados por células endoteliales con uniones tipo botón entre ellas que permiten a los fluidos pasar a través cuando la presión intersticial es suficientemente alta. Estas uniones tipo botón consisten en filamentos de proteína como la molécula-1 de adhesión a las células endoteliales de las plaquetas (PECAM-1). Un sistema de válvulas impide que la linfa absorbida se escape de nuevo hacia el fluido intersticial. Hay otro sistema de válvulas semilunares que impiden el reflujo de la linfa a lo largo de la luz del vaso. Los capilares linfáticos tienen muchas interconexiones (anastomosis) entre ellos, y forman una red muy fina.

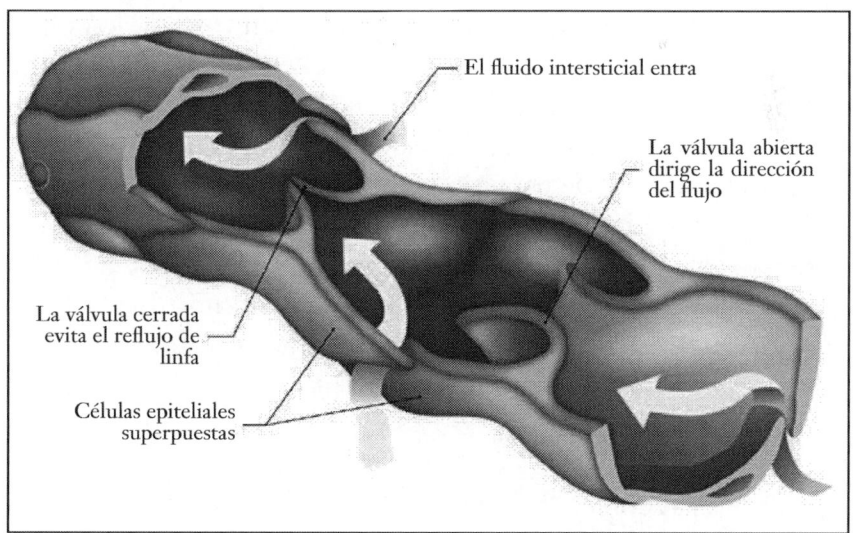

Figura 214. Capilar linfático.
El capilar linfático es el vaso más pequeño del sistema linfático. Forma una red de interconexión de tubos sin salida que, al igual que los capilares sanguíneos, atraviesan células de tejido.

La contracción rítmica de las paredes del vaso, debida a los movimientos, también puede ayudar a extraer fluido de los capilares linfáticos más pequeños. Si el fluido se acumula en los tejidos, este se hincha (lo que se conoce como edema). Cuando la trayectoria circular del sistema a través del cuerpo continúa, el líquido se transporta a vasos linfáticos cada vez más grandes culminando en el conducto linfático derecho (la linfa de la parte superior derecha del cuerpo) y el conducto torácico (para el resto del cuerpo). Ambos conductos drenan en el sistema circulatorio en las venas subclavias izquierda y derecha. El sistema colabora con las células blancas de la sangre en los ganglios linfáticos para proteger el cuerpo contra la infección provocada por células cancerosas, hongos, virus o bacterias. Esto se conoce como sistema circulatorio secundario.

Los capilares linfáticos drenan la linfa a grandes vasos linfáticos contráctiles, que tienen válvulas y paredes de músculo liso. Estos se conocen como vasos linfáticos recolectores. A medida que los vasos linfáticos recolectores acumulan en su curso linfa de más y más capilares linfáticos, se hacen mayores y se conocen como vasos linfáticos aferentes cuando entran en un ganglio linfático. Aquí la linfa se filtra a través del tejido del ganglio y se elimina por el vaso linfático eferente. Un vaso linfático eferente puede drenar directamente en uno de los conductos linfáticos (derecho o torácico), o puede desembocar en otro ganglio linfático como vaso aferente. Ambos conductos linfáticos devuelven la linfa a la sangre desembocando en las venas subclavias.

La unidad funcional de un vaso linfático se conoce como linfangión, que es el segmento entre dos válvulas. Puesto que es contráctil, dependiendo de la relación entre su longitud y su radio, puede actuar ya sea como una cámara contráctil que propulsa el líquido hacia delante, o como un vaso de resistencia que tiende a parar la linfa.

El canal torácico

Constituye el recolector de la linfa de todo el piso infradiafragmático del cuerpo y de la mitad izquierda de su piso supradiafragmático.

Se origina en el abdomen en la cara anterior de los cuerpos vertebrales de Ll y L2, entre los pilares principales del diafragma por detrás de la aorta, por un engrosamiento de forma variable: el reservorio de Quilo o cisterna de Pecquet, a cuya altura confluyen varios troncos linfáticos infradiafragmáticos.

A partir de este origen el conducto torácico penetra en el mediastino posterior a través del orificio aórtico por detrás de la aorta descendente:

a. En un primer segmento, infraacigoaórtico, tiene una dirección verticalmente ascendente desde el orificio aórtico hasta el cuerpo vertebral de T4.

El elemento más posterior del mediastino posterior corresponde:
- Por detrás, al plano vertebral, del cual está separado por las arterias intercostales derechas y por la terminación transversal de las venas hemiácigos superior e inferior izquierdas.
- Por delante, primero al borde derecho de la aorta descendente y luego, más arriba, a la cara posterior del esófago acompañado por los nervios neumogástricos.
- A la derecha, a la vena ácigos mayor y más a distancia al nervio esplácnico mayor derecho.
- A la izquierda, a la vena ácigos menor y más lejos al esplácnico izquierdo.

b. En su segundo segmento supraacigoaórtico el conducto torácico toma una dirección oblicua hacia arriba y hacia la izquierda y cruza primero la cara posterior del esófago y luego la unión del cayado aórtico con la aorta descendente para unirse a la cara posterior de la arteria subclavia izquierda, a la que acompaña y con la cual emerge del tórax a la altura del hueco supraclavicular izquierdo para ir a drenar a la vena subclavia izquierda. Las variaciones del conducto torácico son numerosas, tanto en su modo de origen (cisterna de Pecquet desdoblada) como en su terminación.

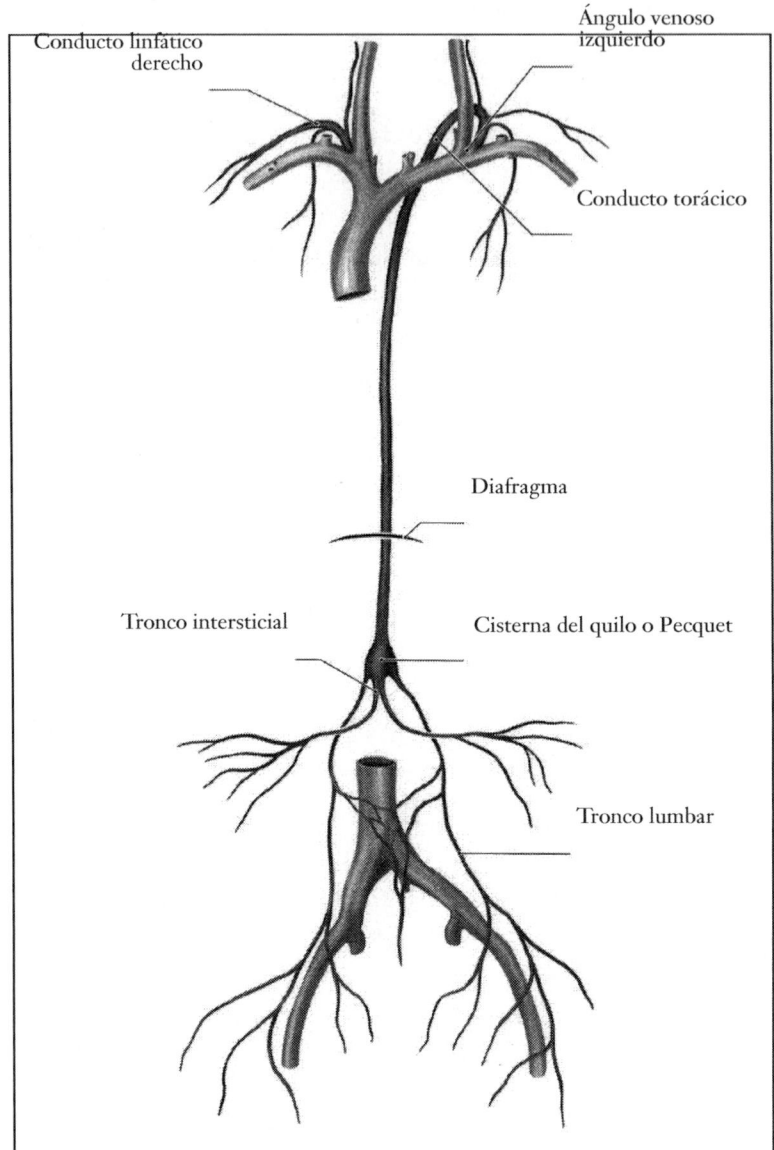

Figura 215. Los grandes troncos linfáticos

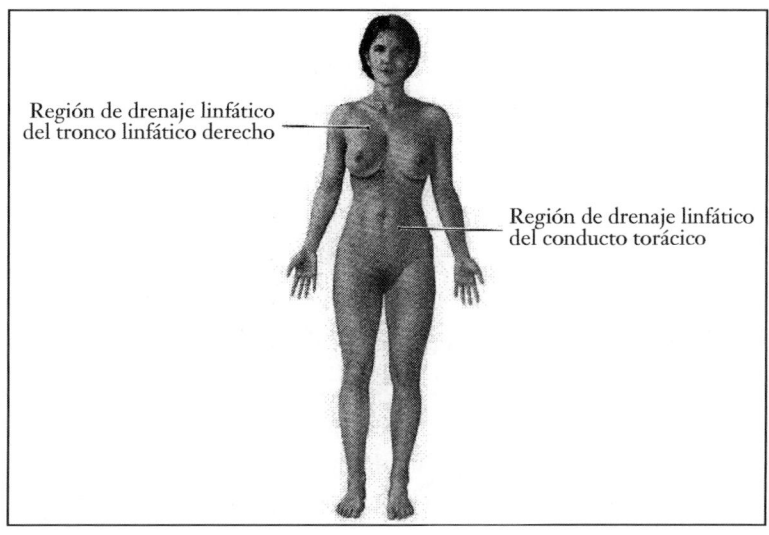

Región de drenaje linfático del tronco linfático derecho

Región de drenaje linfático del conducto torácico

Figura 216. División del cuerpo en cuadrantes de drenaje linfático

Ganglios linfáticos (o nódulos)

Los ganglios linfáticos (o nódulos linfáticos) son órganos del sistema inmunitario, con forma de pequeñas bolas circulares, distribuidos por todo el cuerpo y unidos mediante los vasos linfáticos. Los ganglios linfáticos son guarniciones de células B, T y otras células del sistema inmunitario. Los ganglios linfáticos se encuentran en todo el cuerpo y actúan como filtros o trampas para detectar partículas extrañas. Contienen células blancas de la sangre que utilizan oxígeno en el proceso. Son importantes en el funcionamiento adecuado del sistema inmunológico. Los ganglios linfáticos también tienen importancia clínica. Se inflaman o se alargan en diversas afecciones, desde trastornos triviales, como una infección en la garganta, hasta enfermedades con riesgo vital como el cáncer.

En este último caso, el estado de los ganglios linfáticos es tan importante que se utiliza para comprobar la etapa en la que se encuentra el cáncer, determinándose así el tratamiento a emplear y el pronóstico de la enfermedad.

El estado de los ganglios linfáticos también se puede determinar por biopsia siempre que estén inflamados (adenopatía). Algunas enfermedades afectan a los ganglios linfáticos con una consistencia y ubicación características.

Es probable que los ganglios linfáticos sean los tejidos linfoideos más organizados. Estas estructuras difieren de otros tejidos linfoideos organizados en que están distribuidas a lo largo de la trayectoria de los vasos linfáticos y en que están comprometidas en forma principal en el filtrado de la linfa. Los ganglios linfáticos pueden dividirse en dos categorías: superficiales, que están ubicados en los tejidos conectivos subcutáneos asociados con venas superficiales, y profundos, que se encuentran debajo de la fascia y las capas musculares adyacentes a las venas profundas. El cuerpo normal de un adulto joven contiene alrededor de 400 a 450 ganglios linfáticos. Los grupos de linfocitos dispersos entre los senos linfáticos se encuentran en una matriz de tejido reticular y están rodeados por una cápsula de tejido conectivo.

Estas estructuras tienen tamaños variables, desde pocos milímetros hasta varios centímetros de diámetro y cumplen una función doble de filtración y síntesis (producción). Los vasos linfáticos aferentes transportan la linfa hacia los ganglios linfáticos, donde las células reticuloendoteliales fagocitan bacterias, material incluido en partículas y fragmentos celulares. En los centros germinales de los ganglios linfáticos se sintetizan linfocitos que ingresan en la linfa a medida que atraviesan el ganglio.

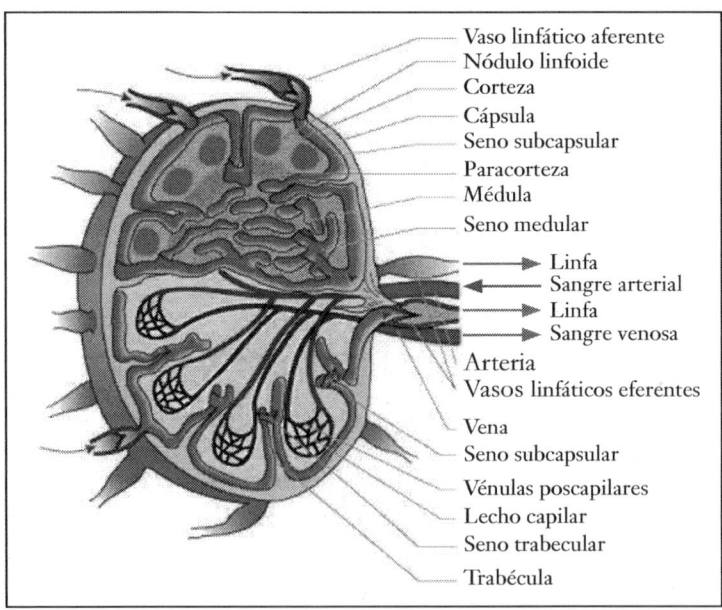

Figura 217. Ganglio linfático

Los ganglios linfáticos superficiales reciben linfa de la piel y también de los tejidos profundos de las extremidades superiores, las extremidades inferiores, la cabeza y el cuello. A su vez, estos ganglios drenan en tres grupos principales de ganglios linfáticos localizados en las regiones cervical, axilar e inguinal. Los ganglios linfáticos cervicales reciben linfa de la cabeza y las áreas que se encuentran por encima de la clavícula y la envían a los ganglios linfáticos yugulares. La linfa proveniente de las áreas superficiales ubicadas entre la clavícula y el ombligo drena en los ganglios linfáticos axilares, que a su vez derivan este líquido a los ganglios linfáticos subclavios más profundos; las áreas superficiales caudales al ombligo drenan en los ganglios linfáticos inguinales y, finalmente, en los ganglios linfáticos lumbares derechos e izquierdos de los tejidos profundos. Los ganglios linfáticos profundos drenan en un sistema de canales colectores.

Los ganglios linfáticos son particularmente numerosos en el mediastino, en el pecho, el cuello, la pelvis, la axila, la región inguinal (ingle), y en asociación con los vasos sanguíneos de los intestinos.

A. Ganglios linfáticos del cuello

• Ganglios cervicales anteriores: estos nódulos, tanto superficiales como profundos, se encuentran por encima y por debajo de los músculos esternocleidomastoideos.

Drenan las estructuras internas de la garganta, así como parte de la faringe posterior, amígdalas y la glándula tiroides.
• Ganglios cervicales posteriores: estos nódulos se extienden en una línea posterior a los esternocleidomastoideos, pero delante del trapecio, desde el nivel de la porción mastoidea del hueso temporal hacia la clavícula. Con frecuencia se inflaman (adenopatía cervical) durante las infecciones de las vías respiratorias altas.

Ganglios migdalares (submandibulares): estos nódulos están situados justo debajo del ángulo de la mandíbula. Drenan a la región amigdalar y *faríngea posterior.*
Ganglios submandibulares: estos nódulos se extienden por la parte inferior de la mandíbula, a cada lado. Drenan en el suelo de la boca y el

maxilar anterior, la bicúspide, y los premolares y molares 1 y 2. También drenan todos los dientes inferiores excepto los incisivos centrales.
Ganglios retrofaríngeos: drenan linfa desde el paladar blando y los 3 molares.
Ganglios submentales: están justo debajo de la barbilla. Drenan los incisivos centrales, la línea media del labio inferior y la punta de la lengua.
Ganglios supraclaviculares: están en el hueco encima de la clavícula, laterales a donde se une la clavícula al esternón. Drenan una parte de la cavidad torácica y el abdomen. El nódulo de Virchow es un ganglio linfático supraclavicular izquierdo que recibe el drenaje linfático de la mayor parte del cuerpo (especialmente el abdomen) a través del conducto torácico, y debido a esto es un sitio precoz de metástasis para diversas neoplasias.

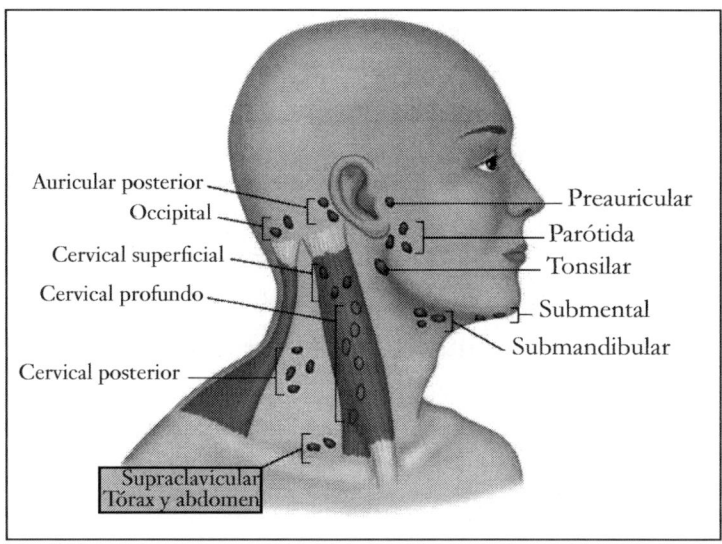

Figura 218. Ganglios linfáticos del cuello

B. Ganglios linfáticos del torax

Ganglios linfáticos de los pulmones: la linfa se drena desde el tejido pulmonar a través de ganglios subsegmentarios, segmentarios, lobulares e interlobulares hacia los nódulos hiliares, que se encuentran alrededor del hilio (el pedículo, que engarza el pulmón a las estructuras del mediastino, que contiene la arteria pulmonar, las venas pulmonares, los bronquios principales de cada lado, algunos nervios vegetativos y los vasos linfáticos) de cada pulmón. La linfa fluye posteriormente a los ganglios linfáticos del mediastino.

Ganglios linfáticos mediastínicos: se componen de varios grupos de nódulos linfáticos, especialmente a lo largo de la tráquea (5 grupos), a lo largo del esófago, y entre el pulmón y el diafragma. En los ganglios linfáticos del mediastino surgen conductos linfáticos que drenan la linfa a la vena subclavia izquierda (en el ángulo venoso en la confluencia de las venas subclavias y yugulares profundas).

Los ganglios linfáticos del mediastino, a lo largo del esófago, están en estrecha relación con los ganglios linfáticos abdominales y el estómago. Este hecho facilita la propagación de las células tumorales a través de estos vasos linfáticos en los casos de cánceres de estómago y, en particular, de esófago.

A través del mediastino, el drenaje linfático principal desde los órganos abdominales se realiza a través del conducto torácico (ductus thoracicus), que drena la mayoría de la linfa del abdomen hacia el mencionado ángulo venoso izquierdo.

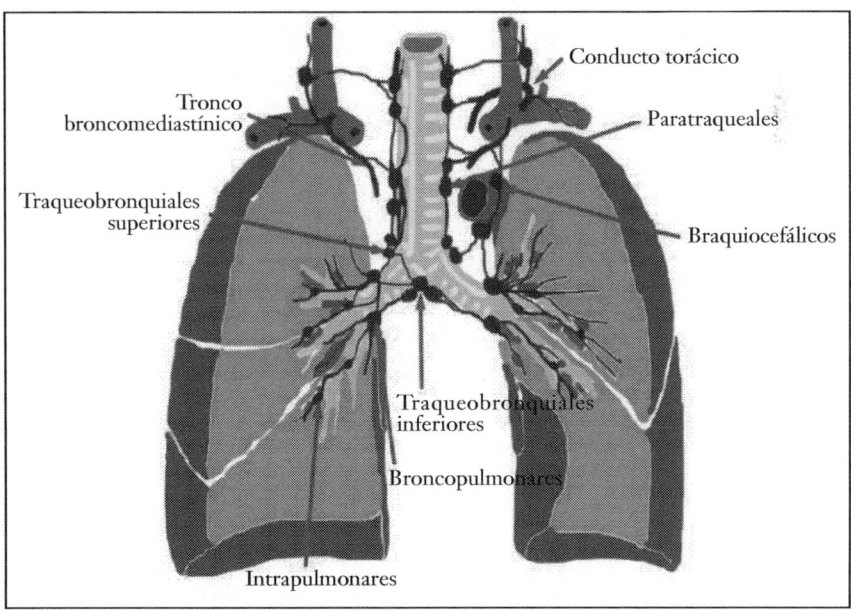

Figura 219. Ganglios linfáticos del tórax

C. Ganglios linfáticos del brazo

En el miembro superior existen vasos linfáticos tanto a nivel superficial (epifascial) como a nivel profundo (subfascial), figura 220. Estos forman una unidad funcional y se comunican entre sí. La linfa no solamente fluye de distal hacia proximal, sino que también fluye desde los vasos superficiales hacia los vasos profundos y viceversa.

La linfa de todo el miembro superior es drenada a través de los ganglios linfáticos axilares (ganglios axilares laterales y centrales, y a través de los ganglios subescapulares y pectorales) y de aquí es conducida hacia el tronco subclavio y hacia el ángulo venoso izquierdo o derecho a través de los ganglios linfáticos infraclaviculares o supraclaviculares.

Los vasos superficiales que discurren por el tejido conectivo subcutáneo de la cara anterior de la extremidad absorben aproximadamente el 80 % de la linfa, siendo de este modo más importantes que los vasos profundos.

En la mano disponemos de una red palmar que drena la superficie palmar de la mano y los dedos. Encontramos colectores linfáticos en las superficies laterales de los dedos y en el dorso de la mano.

El **dorso de la mano** prácticamente no presenta tejido graso subcutáneo, lo que significa que puede formarse fácilmente un edema. Mientras que en la palma, ocurre lo contrario, debido a su tejido conjuntiva denso.

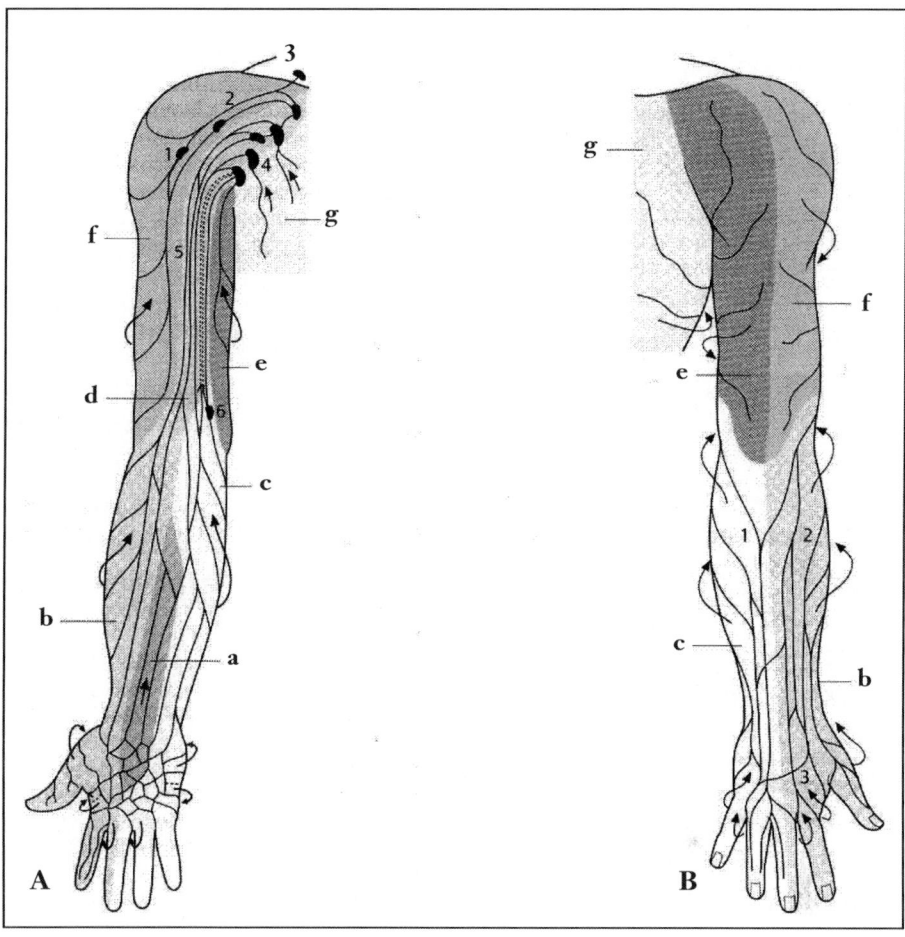

Figura 220. Ganglios y vías linfáticas del miembro superior

A: Sistema linfático superficial del miembro superior, cara anterior.
1. Ganglios deltopectorales
2. Corriente lateral del miembro superior o deltoideo
3. Ganglios supraclaviculares
4. Ganglios axilares
5. Corriente medial del miembro superior
6. Ganglios cubitales superficiales
a. Territorio medio del antebrazo con corriente o medial de la parte anterior del miembro superior
b. Territorio del corriente radial
c. Territorio del corriente cubital
d. Territorio medial del miembro superior
e. Territorio dorsomedial del miembro superior
f. Territorio dorsolateral del miembro superior y del hombro
g. Territorio de la parte superior del tronco.

B: Sistema linfático superficial del miembro superior, cara dorsal.
1. Corriente cubital
2. Corriente radial
3. Vasos colaterales transversales entre los colectores radiales y cubitales del dorso de la mano
b. Territorio del corriente radial
c. Territorio del corriente cubital
e. Territorio dorsomedial del miembro superior
f. Territorio dorsolateral del miembro superior y del hombro
g. Territorio superior del tronco.

En el **antebrazo** diferenciamos una corriente medial en la cara anterior, una cubital y una radial que se unen en la flexura del codo; continuando como corriente medial del miembro superior hacia los ganglios linfáticos axilares. En la flexura del codo se encuentran algunos ganglios linfáticos (ganglios cubitales superficiales).

La corriente medial del miembro superior discurre paralela a la vena basílica y se conoce como la corriente basílica. La corriente dorsomedial y dorsolateral drenan el miembro superior y el hombro, conduciendo la linfa hacia los ganglios linfáticos axilares. De la corriente dorsolateral del miembro superior puede originarse una corriente cefálica. Esta discurre sobre el músculo deltoides para dirigirse directamente a los ganglios linfáticos supra e infraclaviculares, evitando los ganglios axilares. Aproximadamente la corriente cefálica está presente en el 60 % de las personas. Existe el denominado tipo largo, que presenta vasos de comunicación con el plexo linfático radial del antebrazo. El tipo denominado corto no presenta estas comunicaciones.

Ganglios linfáticos superficiales del brazo:

- Glándulas supratrocleares: situadas sobre el epicóndilo medial del húmero, medial a la vena basílica, y que drenan los dermatomas C7 y C8.
- Glándulas deltoideopectorales: situadas entre el pectoral mayor y los músculos deltoides por debajo de la clavícula.

Ganglios linfáticos profundos del brazo: son los ganglios axilares, constituidos por unas 20-30 glándulas individuales, que se subdividen en:
- Glándulas laterales.
- Glándulas anteriores o pectorales.
- Glándulas posteriores o subescapulares.
- Glándulas centrales o intermedias.
- Glándulas mediales o subclaviculares.

D. *Ganglios linfáticos de las extremidades inferiores*

El sistema de vasos linfáticos del miembro inferior está formado por vasos linfáticos superficiales (epifasciales) y profundos (subfasciales).

Los vasos superficiales absorben aproximadamente el 80 % de la linfa que se forma, el 20 % restante es absorbido por los vasos profundos. En el miembro inferior existen numerosas comunicaciones entre los vasos linfáticos superficiales y los profundos. La linfa de la piel de la extremidad drena en los ganglios linfáticos de la ingle (ganglios linfáticos inguinales), presentes tanto en un plano superficial como en un plano profundo. Los ganglios linfáticos inguinales superficiales conducen su linfa hacia los ganglios linfáticos profundos, donde también desembocan las vías linfáticas profundas de la extremidad. Desde allí, se dirige hacia los ganglios linfáticos situados en la región de la ilíaca externa de la pelvis y continua en la cavidad abdominal hacia los ganglios linfáticos lumbares.

En los miembros inferiores se diferencian diversas partes:

- *Corriente (plexo) dorsolateral del miembro inferior*: la linfa del borde lateral del pie, de la parte lateral del maléolo y de la porción medial de la pantorrilla drena en los ganglios linfáticos
- del hueco poplíteo (ganglios linfáticos poplíteos) y de allí continúan siguiendo el fémur hasta llegar a los ganglios linfáticos inguinales profundos.
- *Corriente (Plexo) ventrolateral y ventromedial del miembro inferior*: Recoge la linfa de la piel del antepié y de las regiones cutáneas restantes del miembro inferior y desemboca medial en los vasos linfáticos largos, que discurren en la parte ventromedial de la cara anterior e interna del miembro inferior y en la parte interna de la rodilla para desembocar finalmente como plexo ventromedial en los ganglios linfáticos inguinales (epifascial).

Los vasos linfáticos de la cara posterior del miembro inferior excepto la corriente dorsolateral del miembro inferior fluyen hacia ventral y desembocan en el corriente plexo ventromedial del muslo. Esta corriente plexo presenta los vasos linfáticos más largos del cuerpo. Algunos discurren sin interrupción desde el pie hasta los ganglios linfáticos inguinales desembocando en los ganglios linfáticos inguinales superficiales. En la cara interna de la rodilla se habla de un "cuello de botella" que también encontramos en la zona medial del maléolo, es decir, en estos puntos los vasos están muy juntos.

Entre los vasos linfáticos profundos y los superficiales de la extremidad existen numerosas uniones (anastomosis). La linfa circula desde los vasos profundos hacia los superficiales debido a la actividad muscular.

Los **vasos linfáticos profundos del miembro inferior** discurren por el miembro inferior siguiendo la A. tibial anterior y posterior y la A. peronea. Los vasos linfáticos profundos del muslo siguen la trayectoria de los vasos femorales hacia los ganglios linfáticos inguinales profundos, aunque a veces se dirigen directamente hacia los ganglios linfáticos ilíacos.

Algunos vasos linfáticos aislados que se originan en los ganglios linfáticos poplíteos discurren siguiendo el trayecto del N. ciática. Absorben una parte de la linfa de la parte posterior del muslo y drenan en los ganglios linfáticos lumbares o ilíacos evitando los ganglios linfáticos inguinales. Esta particularidad desempeña un papel muy importante en caso de congestión en la región de los ganglios linfáticos inguinales.

La linfa de la piel de las zonas abdominal y lumbar situada por debajo de la línea divisoria horizontal drena en los ganglios linfáticos inguinales.

Los **genitales externos** drenan su linfa en los ganglios linfáticos inguinales. La linfa de los testículos drena en los ganglios linfáticos lumbares.

Los vasos linfáticos que siguen el recorrido del nervio ciático pueden llegar a ser muy importantes en caso de que se produzca una interrupción del drenaje normal del miembro inferior y llegar a cumplir una función de circulación alternativa.

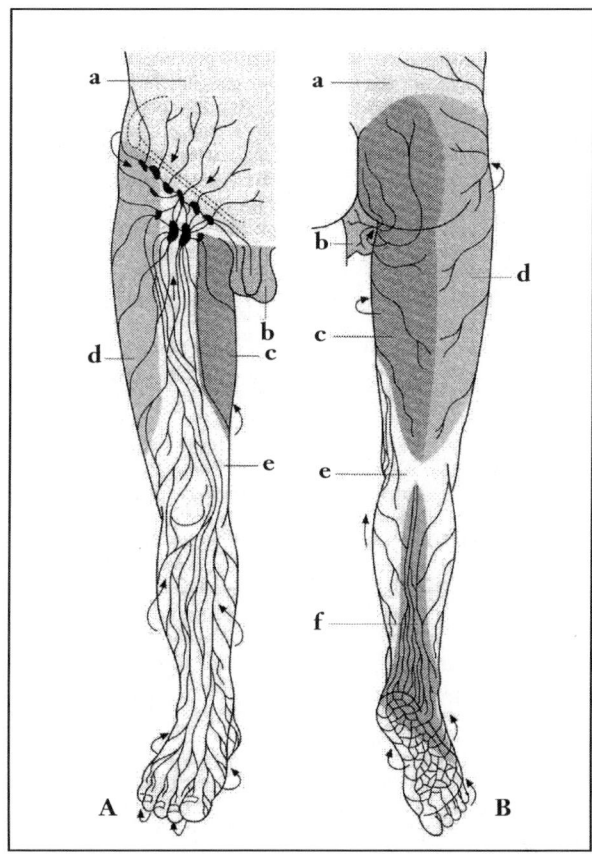

Figura 221. Ganglios y vías linfáticas del miembro inferior y de la parte del tronco correspondiente.
A. Cara anterior. **B.** Cara posterior.
a. Territorio inferior del tronco, b. Territorio de los genitales externos, c. Territorio dorsomedial del muslo, d. Territorio dorsolateral del muslo, e Territorio del plexo ventromedial, f. Territorio del plexo dorsolateral.

E. Estructura de los ganglios linfáticos

El ganglio linfático está rodeado por una cápsula fibrosa, que se extiende formando trabéculas (figura 217). La sustancia del ganglio linfático se divide en una corteza exterior y una médula interior. La médula se pone en contacto directo con la superficie a través del hilio.

Las fibras reticulares delgadas, la elastina y las fibras reticulares forman dentro del nodo una malla de soporte llamada red reticular, donde las células blancas de la sangre, en especial los linfocitos, son estrechamente empaquetadas como folículos en la corteza. En otras partes solo hay glóbulos blancos ocasionales.

La red reticular no solo sirve como apoyo estructural, sino que también proporciona una superficie de adherencia para las células dendríticas, los macrófagos y los linfocitos. Esto permite el intercambio de material con la sangre a través de las vénulas endoteliales superiores, y proporciona los factores de crecimiento y regulación necesarios para la activación y maduración de las células inmunes.

La composición y número de folículos puede cambiar, especialmente cuando son activados por un antígeno, y cuando se desarrollan en un centro germinal.

Un seno linfático es un canal dentro del ganglio linfático, revestido por células endoteliales, junto con las células reticulares fibroblásticas, y permite la fluidez de la linfa a través de ellos. Así, el seno subcapsular es un seno inmediatamente profundo a la cápsula, y su endotelio es contiguo con el del vaso linfático aferente. También es contiguo con senos similares que flanquean las trabéculas y dentro de la corteza (senos corticales). Los senos corticales, y los que flanquean las trabéculas, drenan en los senos medulares, desde donde la linfa fluye hacia el vaso linfático eferente.

Los múltiples vasos linfáticos aferentes, que se ramifican y forman una extensa red dentro de la cápsula, llevan la linfa hacia el ganglio linfático. Esta linfa entra en el seno subcapsular. El revestimiento más interno de los vasos linfáticos aferentes es contiguo con las células que recubren los senos linfáticos. La linfa se filtra lentamente a través de la substancia del ganglio linfático y, finalmente, llega a la médula. En su trayecto se encuentra con los linfocitos y puede dar lugar a su activación como parte de la respuesta inmune adaptativa.

La parte cóncava del ganglio linfático se llama hilio. El vaso eferente se une al hilio mediante un retículo relativamente denso, y lleva la linfa fuera de los ganglios linfáticos.

Corteza

En la corteza, el seno subcapsular drena a los senos corticales. La corteza exterior se compone principalmente de linfocitos B dispuestos como folículos, los cuales pueden desarrollar un centro germinal cuando son estimulados por un antígeno. La corteza más profunda consiste principalmente de células T. Hay una zona, conocida como zona subcortical, donde las células T (que son principalmente de color rojo) interactúan con las células dendríticas, y donde la red reticular es densa.

Médula

Hay dos estructuras en la médula:
- Los cordones medulares son cordones de tejido linfático, e incluyen las células del plasma y las células B.
- Los senos medulares (o sinusoides) son espacios, similares a vasos, que separan los cordones medulares. La linfa fluye hacia los senos medulares desde los senos corticales, y entra en los vasos linfáticos eferentes. Los senos medulares contienen histiocitos (macrófagos inmóviles) y células reticulares.

Forma y tamaño de los ganglios linfáticos

Los ganglios linfáticos humanos tienen forma de frijol, y varían en tamaño desde unos pocos milímetros a unos 1-2 cm en su estado normal. Pueden agrandarse debido a un tumor o una infección. Los linfocitos, también conocidos como glóbulos blancos de la sangre, se encuentran dentro de las estructuras en forma de panal de los ganglios linfáticos. Los ganglios linfáticos se agrandan (adenopatía) cuando el cuerpo está infectado, principalmente porque hay una elevada tasa en el tráfico de linfocitos desde la sangre hacia dentro del nódulo, superior al porcentaje de salida desde el nódulo. En segundo lugar, también se agrandan como consecuencia de la activación y proliferación de células B y T específicas del antígeno (expansión clonal). En algunos casos, los ganglios linfáticos pueden agrandarse a causa de una infección previa, y sentirse agrandados durante un tiempo aunque se esté sano.

F. Función de los ganglios linfáticos

La principal función de los ganglios linfáticos es de tipo inmunitario. Los patógenos, o gérmenes, pueden provocar infecciones en cualquier parte del cuerpo. Al detectarlos los linfocitos, un tipo de glóbulo blanco, se reunirán con los antígenos, o proteínas, en los órganos linfoides periféricos, que incluyen los ganglios linfáticos. Los antígenos son identificados por células especializadas en los ganglios linfáticos. Los linfocitos naive o vírgenes (es decir, las células que no han encontrado un antígeno todavía) se introducen en el nódulo desde el torrente sanguíneo, a través de vénulas capilares especializadas.

Después de que los linfocitos se especializan, salen del ganglio linfático a través de los vasos linfáticos eferentes con el resto de la linfa.

Los linfocitos recirculan continuamente en los órganos linfoides periféricos, y el estado de los ganglios linfáticos depende de la infección. Durante una infección, los ganglios linfáticos pueden expandirse debido a la intensa proliferación de células B en los centros germinales, una afección comúnmente denominada "ganglios inflamados" o adenopatía.

El sistema linfático tiene cuatro funciones relacionadas entre sí: es responsable de la extracción del líquido intersticial de los tejidos, absorbe y transporta los ácidos grasos y grasas como quilo al sistema circulatorio y las células de Nicklas, y transporta a las células inmunes y de los ganglios linfáticos hacia los huesos. La linfa transporta células presentadoras de antígeno (CPA), como las células dendríticas, hacia los nódulos linfáticos, donde se estimula una respuesta inmune. La linfa también transporta a los linfocitos desde los vasos linfáticos eferentes que salen de los ganglios linfáticos.

El estudio del drenaje linfático de los diversos órganos es importante en el diagnóstico, pronóstico y tratamiento del cáncer. El sistema linfático, debido a su proximidad física con muchos tejidos del cuerpo, es responsable de llevar a las células cancerosas hacia diversas partes del cuerpo, en un proceso llamado metástasis. Los ganglios linfáticos que intervienen, pueden atrapar las células cancerosas. Si no tienen éxito en la destrucción de las células cancerosas, los ganglios pueden convertirse en sitios de tumores secundarios.

Las enfermedades, y otros problemas del sistema linfático, pueden causar inflamación y otros síntomas. Los problemas en el sistema linfático pueden dañar la capacidad del cuerpo para combatir infecciones.

Función del sistema de transporte de ácidos grasos

Los vasos linfáticos llamados lactíferos están presentes en el revestimiento del tracto gastrointestinal, principalmente en el intestino delgado. Aunque la mayoría de los nutrientes absorbidos por el intestino delgado pasan al sistema venoso portal para drenar a través de la vena porta al hígado, donde son procesados. Las grasas (lípidos) pasan al sistema linfático para ser transportadas a la circulación sanguínea a través del conducto torácico. (Hay excepciones como, por ejemplo, los triglicéridos de cadena media, que son ácidos grasos ésteres de glicerol que pasivamente se difunden desde el tracto gastrointestinal hacia el sistema portal.) La linfa enriquecida que se origina en los vasos linfáticos del intestino delgado se denomina quilo. Cuando la sangre circula, el líquido se filtra hacia los tejidos del cuerpo. Este líquido es importante porque lleva el alimento a las células y los residuos de vuelta al torrente sanguíneo. Los nutrientes que se liberan al sistema circulatorio son procesados por el hígado, después de haber pasado a través de la circulación sistémica. El sistema linfático es un sistema de un solo sentido, que transporta líquido intersticial de vuelta a la sangre.

La linfa

La linfa es un líquido que se encuentra entre las células del cuerpo humano. Entra en los vasos linfáticos por filtración a través de poros en las paredes de los capilares sanguíneos. Luego, la linfa viaja al menos a un ganglio linfático antes de desembocar finalmente en la vena subclavia izquierda o derecha, donde se mezcla de nuevo con la sangre.

Composición de la linfa

La linfa tiene una composición comparable a la del plasma sanguíneo, pero puede variar ligeramente.

La linfa contiene glóbulos blancos. En particular, la linfa que sale de un ganglio linfático es más rica en linfocitos. Asimismo, la linfa formada en el sistema digestivo, llamada quilo, es rica en triglicéridos (una grasa), y tiene un aspecto blanco lechoso.

El propósito de la linfa es bañar a las células con agua y nutrientes, recogiendo en el camino productos de deshecho de esas células.

Formación de la linfa

La sangre suministra nutrientes y metabolitos importantes a las células de un tejido, y recoge de vuelta los productos de desecho que producen, lo que exige un intercambio de los componentes respectivos entre la sangre y las células del tejido. Sin embargo, este intercambio no es directo sino que se efectúa a través de un intermediario llamado líquido intersticial (o líquido tisular) que forma la sangre.

El líquido intersticial es el líquido que ocupa los espacios entre las células, y constituye su entorno inmediato. Como la sangre y las células circundantes agregan y eliminan sustancias continuamente a este líquido, su composición es variable. El agua y los solutos pueden pasar libremente entre el líquido intersticial y la sangre, por difusión a través de las paredes capilares, y por lo tanto ambos están en un equilibrio dinámico entre sí.

El líquido intersticial se forma en la parte final de los capilares arteriales, debido a la mayor presión de la sangre arterial (que viene del corazón) con respecto a la venosa, y la mayor parte vuelve a los extremos venosos y vénulas. El resto (1 %), entra en los capilares linfáticos como linfa.

Así pues, la linfa, cuando se forma, es un líquido acuoso transparente con la misma composición que el líquido intersticial. Sin embargo, a medida que fluye a través de los ganglios linfáticos y se pone en contacto con la sangre, tiende a acumular más células (en particular, linfocitos) y proteínas.

Los dos sistemas linfáticos primarios son el timo y la médula ósea, donde se forman las células inmunes o maduran.

El sistema linfático secundario se compone de tejido linfoide difuso encapsulado y no encapsulado. El tejido encapsulado incluye el bazo y los ganglios linfáticos. El tejido no encapsulado incluye el tejido linfoide asociado al intestino y las amígdalas.

Circulación linfática

Vasos tubulares transportan linfa de vuelta a la sangre, para reemplazar el volumen perdido durante la formación del líquido intersticial. Estos canales son los canales linfáticos (o vasos linfáticos).

A diferencia del sistema cardiovascular, el sistema linfático no es cerrado y no tiene una bomba central. El transporte linfático, por lo tanto, es lento y esporádico. El movimiento de la linfa se produce a pesar de la baja presión, debido a la peristalsis (propulsión de la linfa causada por la contracción y relajación alterna del músculo liso), al automatismo de los linfangiones (cuando estos alcanzan un cierto grado de llenado se contraen automáticamente), las válvulas, la compresión durante la contracción del músculo esquelético adyacente, la pulsación arterial, los movimientos respiratorios y la fuerza de la gravedad.

La linfa que entra en los vasos linfáticos desde el espacio intersticial por lo general no fluye hacia atrás a lo largo de los vasos, debido a la presencia de válvulas. Sin embargo, si se produce una presión hidrostática excesiva dentro de los vasos linfáticos, un poco de líquido puede escaparse de nuevo hacia el espacio intersticial y contribuir a la formación de un edema.

Circulación linfática

La linfa circula a través de los ganglios linfáticos por los vasos linfáticos aferentes y desemboca en el nódulo justo debajo de la cápsula, en un espacio llamado seno subcapsular. El seno subcapsular drena en los senos trabeculares y finalmente en los senos medulares. El espacio del seno es atravesado por los seudópodos de los macrófagos, que actúan para atrapar partículas extrañas y filtrar la linfa.

Los senos medulares convergen en el hilio, y luego la linfa sale del nódulo linfático a través de los vasos linfáticos eferentes hacia un ganglio linfático central, o, en última instancia, drena en un vaso sanguíneo central a la vena subclavia, en su mayoría a través de vénulas poscapilares, cruzando su pared mediante el proceso de diapédesis.

Las células B migran a la corteza nodular y la médula.

Las células T migran a la corteza profunda ("paracorteza").

Cuando un linfocito reconoce un antígeno, las células B se activan y migran a los centros germinales (por definición, un "nódulo secundario" tiene un centro germinal, mientras que un "nódulo primario" no lo tiene). Cuando se forman las células plasmáticas productoras de anticuerpos, emigran a los cordones medulares. La estimulación de los linfocitos por antígenos puede acelerar el proceso de migración a cerca de 10 veces lo normal, lo que resulta en la inflamación característica de los ganglios linfáticos (adenopatía).

El bazo y las amígdalas son grandes órganos linfoides que cumplen funciones similares a los ganglios linfáticos, aunque el bazo filtra las células de la sangre más que la linfa.

SISTEMA LINFÁTICO DE LA PIEL

Se definen como **líneas divisorias** a una serie de líneas ficticias que resultan de la dirección del flujo linfático. Estas líneas divisorias solamente existen a nivel subcutáneo. La dirección del flujo en los vasos linfáticos cutáneos (colectores) determina la dirección del empuje en el tratamiento con DLM. Las líneas divisorias se forman entre dos plexos, puesto que existen muy pocas comunicaciones (anastomosis) con los colectores del plexo más próximo (figuras 222 y 223).

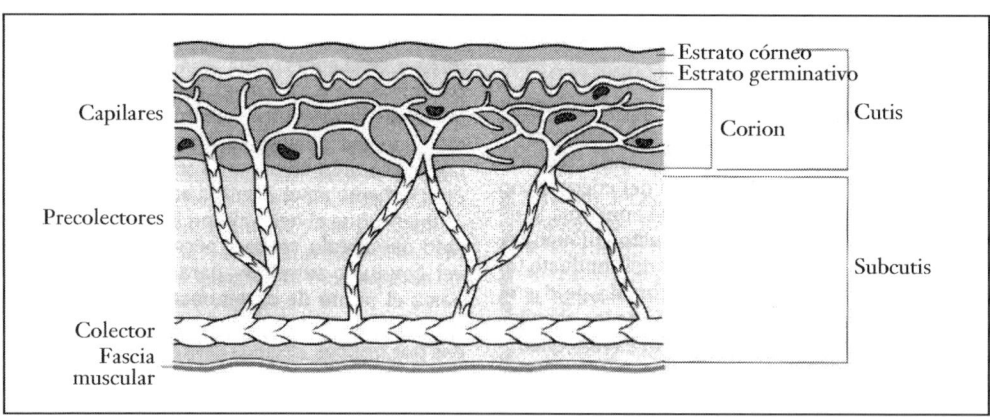

Figura 222. Sistema linfático en la piel (según Herpertz)

Las líneas divisorias más importantes para el tratamiento con drenaje linfático manual son las siguientes:

- Línea horizontal por encima del ombligo y de la 2ª o 3ª vértebra lumbar: divide la piel del cuerpo en una parte superior y una parte inferior.
- Línea vertical en la línea media del cuerpo: divide el cuerpo en una mitad derecha y una mitad izquierda.
- Siguiendo la clavícula y la espina de la escápula, lo que da una fina línea por encima del hombro.

Además de las líneas divisorias mencionadas, existen otras, aunque no son significativas para el tratamiento.

Por tanto, podemos dividir el cuerpo en **4 cuadrantes** principales:

- Cuadrante superior derecho
- Cuadrante superior izquierdo
- Cuadrante inferior derecho
- Cuadrante inferior izquierda

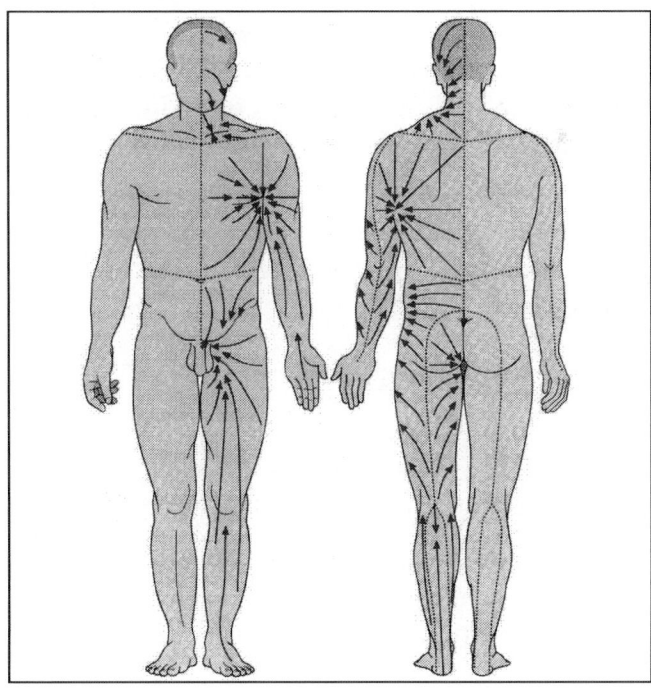

Figura 223. Zonas de drenaje linfático de la piel y líneas divisorias de las áreas linfáticas

El cuadrante superior derecho del tórax drena la linfa de la piel en los ganglios linfáticos de la axila derecha, y el cuadrante superior izquierdo del tórax en los ganglios linfáticos de la axila izquierda.

La piel de los cuadrantes inferiores drena en los ganglios linfáticos inguinales respectivos.

La región cutánea situada entre la clavícula y la espina de la escápula drena la linfa directamente a los ganglios linfáticos supraclaviculares (en el ángulo venoso).

La **glándula mamaria** se divide en cuatro cuadrantes: los dos internos drenan la linfa hacia los ganglios retroparaesternales y paraesternales, los dos externos en los axilares. Los cuatro cuadrantes se comunican entre sí.

La **piel de la cabeza** se divide en la piel de la cara y de la parte posterior de la cabeza. La linfa es conducida a través de los ganglios linfáticos periauriculares, retroauriculares y submandibulares y en la región occipital a lo largo de la línea nucal, a través de los ganglios linfáticos occipitales hacia los ganglios linfáticos superficiales y profundos del cuello (ganglios linfáticos cervicales profundos y superficiales) hasta el ángulo venoso. En la cabeza encontramos muchas anastomosis.

Al efectuar el **tratamiento del cuello** (el DLM según Vodder empieza siempre en el cuello si no existen contraindicaciones) se abordarán los siguientes grupos de ganglios linfáticos:
- Supraclaviculares
- Infraclaviculares
- A lo largo de la vena yugular externa e interna
- Cadena accesoria

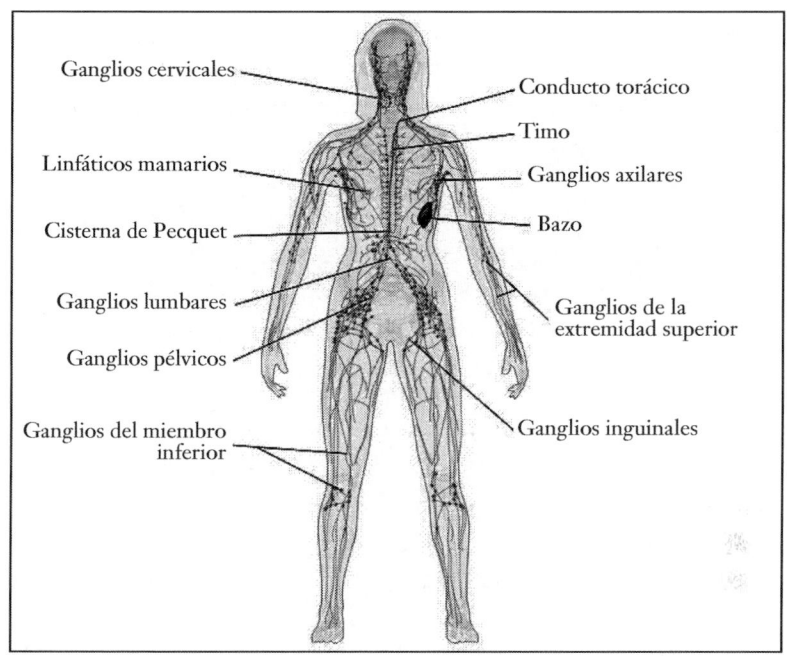

Figura 224. Ganglios linfáticos del cuerpo en general

ENFERMEDADES DEL SISTEMA LINFÁTICO

El linfedema

El linfedema es la hinchazón causada por la acumulación de líquido linfático, la cual puede ocurrir si el sistema linfático está dañado o tiene malformaciones. Por lo general, afecta a las extremidades, aunque la cara, el cuello y el abdomen también pueden verse afectados. Se estima que 170 millones de personas desarrollan linfedema, que progresa en tres etapas:

Etapa 1: Al presionar el miembro hinchado queda un hoyo que tarda un rato en llenarse de nuevo. Debido a que hay poca fibrosis (endurecimiento), a menudo es reversible. La elevación del miembro reduce la hinchazón.

Etapa 2: La presión sobre el miembro no deja un hoyo. La elevación del miembro no ayuda. Si no se trata, la extremidad se vuelve fibrótica.

Etapa 3: Esta etapa de linfedema se llama elefantiasis. Por lo general, sólo se produce en las piernas después de que el linfedema se deja sin tratar mucho tiempo. Aunque el tratamiento puede ayudar un poco, no es reversible.

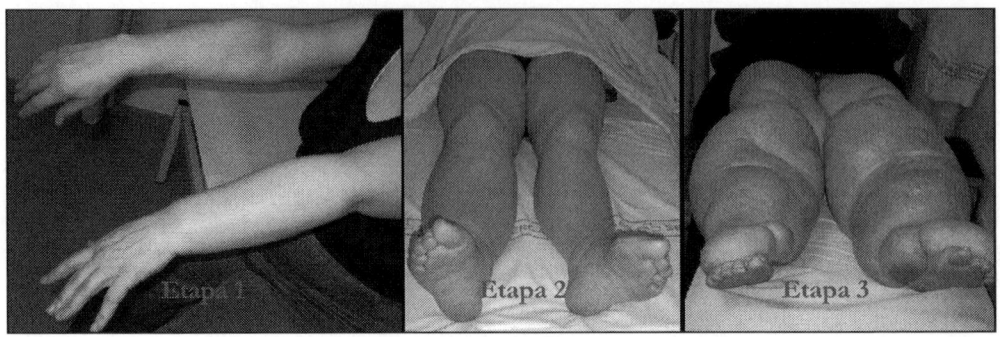

Foto 129. Linfedemas

Algunas causas comunes de la hinchazón de los ganglios linfáticos son las infecciones, la mononucleosis infecciosa, el cáncer (por ejemplo, el linfoma de Hodgkin y no-Hodgkin), y la metástasis de las células cancerosas a través del sistema linfático.

En la elefantiasis, una infección de los vasos linfáticos causa un engrosamiento de la piel y la ampliación de los tejidos subyacentes, especialmente en las piernas y los genitales. Su causa más común es una enfermedad parasitaria conocida como filariasis linfática.

El linfangiosarcoma es un tumor maligno de los tejidos blandos (sarcoma de tejidos blandos), mientras que el linfangioma es un tumor benigno que ocurre con frecuencia en asociación con el síndrome de Turner. La linfangioleiomiomatosis es un tumor benigno del músculo liso de los vasos linfáticos que se produce en el pulmón.

Adenopatías

La adenopatía o linfadenopatía es un término que significa "enfermedad de los ganglios linfáticos". Sin embargo, se utiliza casi como un sinónimo de "ganglios linfáticos hinchados o aumentados de tamaño". Puede ser debida a infección, enfermedad auto-inmune, o malignidad.

La inflamación de un ganglio linfático se denomina linfadenitis. En la práctica, la distinción entre linfadenopatía y linfadenitis se hace rara vez. (La inflamación de los canales linfáticos se llama linfangitis).

La adenopatía es un término científico que denota el estado patológico de inflamación de un ganglio linfático, y puede tener varios orígenes etiológicos. La adenopatía indica una hipertrofia de los ganglios linfáticos. Los signos de orientación clínica, las pruebas de laboratorio y de rayos X, y una posible biopsia ganglionar, pueden guiar sobre el diagnóstico de la enfermedad.

Tipos de adenopatías

- Adenopatía localizada: según el lugar donde se localiza la infección, como, por ejemplo, un punto infectado en el cuero cabelludo que hará que los ganglios linfáticos del cuello del mismo lado se hinchen.
- Adenopatía generalizada: debida a una infección generalizada en todo el cuerpo, como, por ejemplo, la gripe.
- Adenopatía generalizada persistente: si persiste por mucho tiempo, posiblemente sin una causa aparente.

Según la zona se pueden distinguir diferentes tipos de linfadenopatías: inguinal, cervical, axilar, mediastínica, hiliar (pulmonar) y retroperitoneal.

Fisiopatología

Los ganglios linfáticos son órganos de filtración y drenaje de la linfa en determinadas zonas de la anatomía. La unión precoz del antígeno a los linfocitos garantiza una inmunidad permanente.

La arquitectura normal del ganglio linfático muestra los folículos de los linfocitos B y las zonas interfoliculares de los linfocitos T, limitado todo ello por una cápsula. La proliferación tumoral rediseña por completo esta arquitectura.

El agrandamiento de los ganglios se produce del siguiente modo:
- Una proliferación de linfocitos que reaccionan a una estimulación antigénica local (infecciosa o tumoral) o general (infecciosa o autoinmune).
- Una proliferación tumoral primitiva de tejido linfoide (linfoma de Hodgkin o no).
- Una acumulación de células patológicas filtradas a través de los ganglios linfáticos (bacterias o células tumorales).

Situación de los ganglios

Los ganglios linfáticos palpables se encuentran en sitios específicos:
- Regiones cervicales (anteriores, posteriores, submandibulares)
- Regiones inguinales (derecha e izquierda)
- Regiones axilares o supraclaviculares (derecha e izquierda)

Características de los ganglios inflamados

- Duros, leñosos
- Suaves, elásticos
- Resistentes
- Móviles o fijados en planos profundos
- Dolorosos de forma espontánea o durante su palpación.

Síntomas asociados:
- Eritema localizado
- Hepatomegalia
- Esplenomegalia
- Alteración del estado general

Afecciones asociadas

La inflamación de los ganglios linfáticos es un síntoma común de una serie de enfermedades infecciosas y malignas, como, por ejemplo, las que se indican a continuación:
- **Reactivas**: infección aguda (por ejemplo, bacteriana o viral), o infecciones crónicas (adenitis tuberculosa, enfermedad por arañazo de gato).
  - El síntoma más característico de la peste bubónica es la extrema hinchazón de uno o más ganglios linfáticos que sobresalen de la piel como "bubas". Los bubones menudo se necrosan e incluso pueden romperse.
  - La mononucleosis infecciosa es una infección viral aguda, cuyo marca característica es el agrandamiento de los ganglios linfáticos cervicales.

– Es también un síntoma del ántrax cutáneo, el sarampión y la tripanosomiasis africana humana, dándose éstas dos últimas adenopatías en los ganglios linfáticos del cuello.

– La toxoplasmosis, una enfermedad parasitaria, provoca una linfadenopatía generalizada.

- **Tumoral**:
  – Primaria: el linfoma de Hodgkin, el linfoma no-Hodgkin, y la leucemia de células peludas, provocan adenopatías en unos pocos ganglios linfáticos o en su totalidad. [8]
  – Secundaria: metástasis, nodo de Virchow, neuroblastoma.

- **Etiología autoinmune**: por sarcoidosis, lupus eritematoso sistémico, o artritis reumatoide, que producen una linfadenopatía generalizada.
- **Etiología inmunocomprometida**: SIDA. La adenopatía generalizada es una señal temprana de la infección con el virus de la inmunodeficiencia humana (VIH), el virus que causa el síndrome de inmunodeficiencia adquirida (SIDA). "El síndrome de adenopatía" se ha utilizado para describir la primera fase sintomática de la progresión del VIH, antes de un diagnóstico de SIDA.
- Las **mordeduras de algunas serpientes venenosas**, con más probabilidad la mamba negra, las kraits, serpientes marrones de Australia, serpientes del coral, serpientes tigre, taipanes, y algunas de las especies más tóxicas de cobras.

Patrones de adenopatía benigna (reactiva)

Hay tres patrones distintos de adenopatía benigna:
- **Hiperplasia folicular**: vista en infecciones, trastornos autoinmunes y reacciones no específicas.
- **Hiperplasia paracortical**: vista en infecciones virales, enfermedades de la piel, y reacciones no específicas.
- **Histiocitosis sinusal**: vista en los ganglios linfáticos que drenan las extremidades, en lesiones inflamatorias, y en neoplasias.

Adenopatía hiliar bilateral

La adenopatía hiliar bilateral es un término radiográfico que describe el agrandamiento de los ganglios linfáticos del pulmón. Es fácil de identificar mediante una radiografía de tórax.

Causas de la adenopatía hiliar bilateral:

- Sarcoidosis.
- Infección: tuberculosis, micoplasma.
- Malignidad: linfoma, carcinoma, tumores del mediastino.
- Enfermedad orgánica del polvo: silicosis, beriliosis.
- Alveolitis alérgicas extrínsecas: como la alveolitis colombófila del pulmón.
- Existen también causas menos comunes: síndrome de Churg-Strauss, virus de inmunodeficiencia humana, alveolitis alérgicas extrínsecas, neumoconiosis, enfermedad de Still de inicio adulto.

TRATAMIENTO OSTEOPÁTICO DEL SISTEMA LINFÁTICO

Cualquier osteópata debe conocer que el LCR, la linfa y la sangre son un mismo circuito que se recicla constantemente. Que este circuito fluídico esté en constante movimiento, ausente de todo estancamiento, es una de las claves de la salud general que ya Still dejó bien claro en varias de sus obras.

A continuación, transcribimos varias citas de A.T. Still sobre los líquidos corporales y su importancia en diversos estados que afectan a la economía corporal.

"El osteópata cura por medio de la corrección de todas las obstrucciones al flujo normal de la sangre y otros elementos; él debe razonar a partir de sus conocimientos en anatomía comparando el trabajo del cuerpo normal con el anormal".

"Debe, el osteópata, mantener todos los canales abiertos para que por ellos pase la sangre y otros fluidos, para que también puedan retornar, dado que no pueden tolerarse variaciones que creen confusiones que desemboquen en un mal resultado".

"Si usted quiere tener visión, oído, gusto, olfato y tacto perfectos debe, de seguro, tener una buena nutrición, es decir, sangre arterial pura y abundante, fluidos nerviosos y un canal abierto para el retorno de la sangre venosa".

"No importa cuánto pueda decirse de los microorganismos, ni importa cuánta experiencia de laboratorio se tenga, ni con qué propiedad se pueda hablar de ello, debe simplemente hacerse que la sangre encuentre un camino sin obstáculos hacia su destino o el paciente morirá".

"Cuando el sistema puede utilizar la sangre de manera normal, la respuesta lógica es la salud; cuando no funciona correctamente, la muerte y la enfermedad son quienes llevan la palabra".

"Si el sistema venoso está obstruido, el resultado es la congestión, la inflamación y la formación de pus. El trabajo del osteópata es, por tanto, saber que la sangre fluye sin tropiezos a través de los capilares de las arterias y de las venas".

"El microscopio, el termómetro, el laboratorio de química, juntos, nunca nos han dado un remedio único digno de confianza, por la sencilla razón de que no van a la causa, que es, en todos los casos, la obstrucción de la acción venosa y arterial normal".

"*Los pulmones son en realidad el órgano más importante en cuanto a la creación de sangre viva. En tanto que funcione, su deber es preparar y devolver al corazón esa sustancia pura conocida como sangre arterial... los pulmones secretan y excretan. Si este funcionario no recibiere la fuerza apropiada del sistema nervioso, debe esperarse que la sangre arterial se torne impura y de calidad inferior. Así pues, si esto ocurriere, todos los órganos se enfermaran en la misma proporción de la calidad de la sangre arterial, pues de ella se alimentan. A fin de tener una buena sangre arterial los pulmones deben recibir buena alimentación del abdomen. Si ellos no recibieren este alimento, se produciría una falla, directamente proporcional a las impurezas del quilo*".

"*Siempre he atribuido las anomalías como la caspa, la caída del cabello, los abultamientos y los quistes a un pobre suministro nervioso, a la obstrucción apropiada de la sangre y al drenaje linfático y venoso de la fascia superficial*".

"*¿No sabe Ud. acaso que si los agujeros venosos están cerrados, el corazón bombeará suficiente sangre a la cabeza como para producir congestión en el cerebro? Por otra parte, cuando encontramos algún agujero arterial, el corazón continúa bombeando la sangre. Tan pronto como un latido ocurre, se sucede el otro. No hay cese. Si la sangre arterial no puede pasar por los orificios se desbordará en toda la zona circundante sobre el tejido y los órganos, depositando más sangre de la debida en algún lugar entre el corazón y el orificio, comenzando a depositarse en la base del cráneo. Como resultado de esto tendremos glándulas agrandadas que han recibido esta sangre arterial. El corazón bombea hasta que el lugar receptor ya no puede recibir más, y allí surge la congestión, el estancamiento, las inflamaciones, los escalofríos, las fiebres y todos los síntomas que acompañan a esas condiciones*".

"*Los tumores y la tumefacción del cuello con la presión de la tráquea, el esófago, los nervios neumogástricos, las venas yugulares, las venas braquiocefálicas, las venas auxiliares, los nervios y las arterias son el resultado de que el manubrio, las clavículas, las costillas o las vértebras dorsales se hayan movido violentamente de su posición normal.*

Una causa bastante común del bocio es el deslizamiento de la primera costilla, que se sitúa por debajo y por detrás del proceso transverso de la vértebra dorsal superior.

Si usted encontrare alguna sustancia dura en el centro de la glándula, está usted en presencia de un caso que requiere cirugía.

La mejor manera de reducir el tamaño del bocio es despejarlo de sangre, de agua y de cualquier otro fluido que lo mantenga en una situación de ligadura. ¿Qué es en realidad eso que denominamos ligadura? Cualquier cosa que por causa de peso, presión o lesión detenga el flujo sanguíneo cuando este va desde la glándula tiroidea hasta el corazón".

"¿Cuál es la causa de la obstrucción venosa? Lo primero que examino son los finales esternales de las clavículas. Debo tener certeza que ellas no son empujadas hacia el manubrio y por lo tanto presionadas sobre la yugular, la tiroides o sobre cualquier otra vena cuya función sea el drenaje de fluidos a partir de las estructuras en cuestión. (Bocio exoftálmico)".

"Aquel fracaso de los pulmones para producir, y el corazón para enviar, la sangre arterial pura, es una de las causas de las enfermedades traqueales, de las enfermedades de la garganta, de las pulmonares, las del corazón y las enfermedades de cualquier órgano o del abdomen. La sangre arterial pura es para mí, nada más ni menos, que las semillas vivas de la vida".

"La neumonía es una enfermedad que es el efecto de cambios atmosféricos, especialmente en pacientes que se han debilitado por alguna causa. El resultado de dichos cambios es un choque que llega tan profundo en sus efectos que todas las estructuras del cuerpo, en consecuencia se resienten. Los nervios se irritan, luego los vasos sanguíneos que llenan la sangre y la linfa se contraen, luego le siguen los músculos, hasta que se ha alcanzado el grado de contractura generalizada, y los nervios, venas y arterias están sometidos a presiones en su esfuerzo por llevar a cabo sus funciones normales. El sistema linfático, en su condición contraída, falla en su toma del suministro normal de linfa para a su vez suministrar el sistema a través del conducto torácico de las venas para el corazón. En consecuencia hay una disminución de la calidad nutritiva de la sangre así como de la tasa de circulación. Como resultado de ello, la sangre se estanca, fermenta y pronto se sobrecarga con sustancias en descomposición que le roban el poder constructivo a las semillas de la vida. Los pulmones se irritan, el drenaje venoso se detiene por las contracturas, la capacidad pulmonar se reduce y ellos no pueden tomar oxígeno en cantidades normales, la respiración se dificulta, se hace corta y rápida. Quiero hacer énfasis en el hecho de que debemos tener un buen suministro sanguíneo y nervioso a la pleura cuando tratamos los pulmones".

Explicación según el Dr. Vodder del problema en el tratamiento con técnicas de drenaje linfático

Según el Dr. Vodder, consideraremos el ejemplo de una bañera, cuyo contenido representa el tejido conectivo. El agua proveniente del grifo es la filtración del sistema arterial, el desagüe es la reabsorción por el sistema venoso. Todas las bañeras tienen un rebosadero (este corresponde al sistema linfático) que nos debe proteger de una posible inundación en caso de olvidar el grifo del agua abierto. Nos encontraremos en un estado de equilibrio cuando, con la bañera llena, la cantidad de agua que entra y la que sale sean iguales.

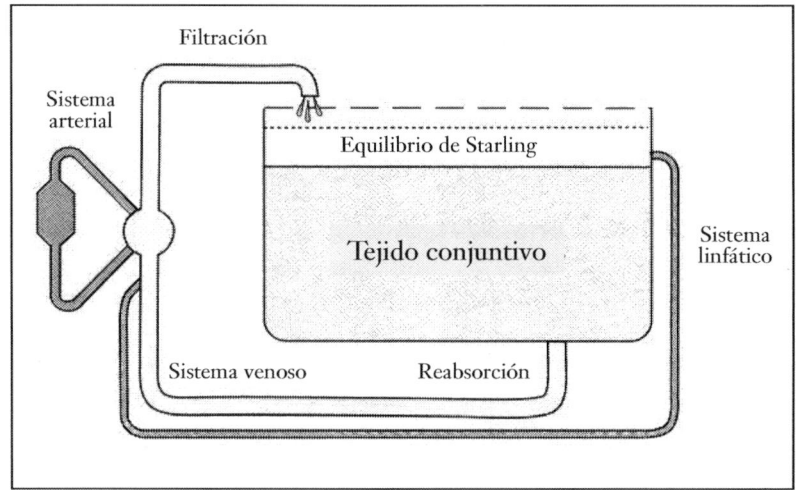

Figura 225. Ejemplo de la bañera

Starling ya anunciaba este principio hace 100 años. Cuando la cañería del desagüe está obstruida, es decir, la reabsorción no funciona correctamente, sube el nivel del agua hasta llegar al nivel del rebosadero, y el rebosadero se ve obligado a transportar el agua sobrante. Lo mismo es válido cuando el nivel de filtración es superior al nivel de reabsorción.

Tal como ya hemos dicho, el rebosadero de la bañera se corresponde al sistema linfático. Cuando esta función no puede ser cumplida a causa de una sobrecarga, se forma un edema dinámico. El sistema linfático no es capaz de absorber la carga de agua que recibe (a pesar de estar funcionando a su máxima capacidad de transporte), el agua se desborda.

Si por algún motivo el rebosadero no funciona, el agua de la bañera también se derramará. Hablaremos entonces de una insuficiencia mecánica (de la válvula de seguridad, o sea, de los vasos linfáticos) y como consecuencia, aparece el linfedema.

Para la práctica, significa que, en función de la causa que ha provocado el desbordamiento, se decidirá si se combinan, y cómo, los tratamientos que estimulan la circulación sanguínea con el DLM.

Si tenemos alteraciones del sistema venoso (hiperemia pasiva) y/o del sistema linfático, la consecuencia lógica será que se produzca una congestión en el tejido conjuntivo y probablemente un edema debido a la incapacidad del sistema de retorno. Si en una situación de alteración de las vías de drenaje como esta aumentamos la filtración mediante la aplicación de medidas que estimulan de la circulación sanguínea, estaremos cometiendo un error imperdonable que empeorará la situación de aporte y de eliminación en el tejido conjuntivo, puesto que, debido al aumento de la irrigación sanguínea, no solamente se provoca la llegada de más nutrientes y de oxígeno al tejido, lo que es muy importante, sino que también llega más agua. En este caso, será prioritario evitar que esto ocurra.

Este es el motivo por el que se evitará la aplicación de medidas que estimulan la circulación sanguínea cuando existan obstrucciones venosas o linfáticas.

Si el agua de la bañera ya se ha derramado, es decir, si ya se ha producido un edema, no deberemos aplicar en ningún caso un tratamiento que aumente la carga linfática o que esté contraindicado.

Observaciones

Cuando palpamos, en un paciente sano, un tejido blando, esponjoso y lleno de agua, este no se tratará con medidas que activen la circulación sanguínea, sino con métodos rejalantes y drenantes (por ejemplo, con drenaje linfático normal según Vodder). Cuando se palpe un tejido rígido y tenso, se pueden aplicar diferentes medidas que estimulen la circulación sanguínea, y para compensar, un breve drenaje linfático manual.

ORIGEN DE LOS EDEMAS

Existen diversas causas que pueden dar lugar a la aparición de un edema. Vamos a describirlas, ya que no toda situación edematosa es susceptible de ser tratada con técnicas de manipulación linfáticas (TML). Existen toda una serie de fuerzas y mecanismos que cuando se desequilibran pueden dar lugar a la aparición de acúmulo de líquido en los tejidos. Estas circunstancias son las siguientes:

1. Aumento de la presión hidrostática intracapilar

Las causas más frecuentes son:
- *Insuficiencia cardíaca (derecha) descompensada.* Suele dar lugar a edemas simétricos en las piernas. Empeoran al estar el paciente de pie. La piel suele mostrarse cianótica (azulada) y algo enrojecida. Su tratamiento con TML está totalmente contraindicada.
- *Trastorno (insuficiencia) de la circulación venosa.* A consecuencia de unas varices muy desarrolladas o bien por una trombosis, tromboflebitis, etc. Suelen presentarse en una sola extremidad (asimétricos). Cuando el edema ocasionado es por causas obstructivas (trombosis) o inflamatorias (flebitis) las TML están contraindicadas.

2. Disminución de la presión oncótica

Por disminución de la concentración de proteínas (albúmina, sobre todo) de la sangre (hipoproteinemia). Sus causas más frecuentes son:
- **Dietas bajisimas en proteínas**, como sucede en las zonas de hambre endémica del planeta. Todos hemos visto las imágenes de niños con el vientre y las piernas hinchadas (edematosas) en fotografías realizadas en estos lugares.
  En otros casos, a pesar de que la dieta es suficiente o incluso abundante en proteínas, puede aparecer una hipoproteinemia como consecuencia de diversas enfermedades de determinados órganos, como:
- *Riñón (síndrome nefrótico).* Se trata de nefropatías degenerativas a causa de las cuales se pierden proteínas plasmáticas por la orina.

Si esta pérdida se hace intensa y duradera disminuirán también las proteínas en sangre. Los edemas resultantes se inician muchas veces en el rostro. Tampoco aquí las TML están indicadas mientras no se resuelva la enfermedad renal.

- *Hígado.* En aquellas hepatopatías en que se afecte (disminuya) la formación (síntesis) de albúmina, lo cual es detectable con un análisis de sangre.
- *Intestino delgado* (enteropatías linfostáticas). En ellas se produce una hiperplasia de los vasos linfáticos que recogen la linfa (quilo) intestinal, lo que da lugar a un edema de la pared intestinal y heces diarreicas. A pesar de que se trata de enfermos crónicos, la combinación de una alimentación en que las grasas sean de cadena corta, la práctica de gimnasia respiratoria y TML abdominales profundas han dado buenos resultados en estos trastornos.

3. Aumento de la permeabilidad de los capilares sanguíneos

La pared de los capilares sanguíneos puede hacerse más permeable y, por lo tanto, dejar salir una mayor cantidad de líquido de su interior al espacio intestinal, como sucede, por ejemplo, ante toda inflamación. Una de las características básicas de toda inflamación es la existencia de hinchazón, por el edema que se forma. La inflamación puede tener diversas causas:

- *Infección aguda.* Las TML estan aquí totalmente contraindicadas, pues favoreceríamos la difusión de la infección por vía linfática.
- *Reacción alérgica.* Puede manifestarse en la superficie corporal y abarcar una determinada zona de la piel. En los eccemas alérgicos de tipo crónico, sí podemos utilizar las TML para tratarlos. No así en los agudos
- *Traumatismos* (golpes, contusiones, heridas, esguinces, etc.). Pueden ser accidentales o deberse a una intervención quirúrgica. Los vasos sanguíneos y linfáticos lesionados vierten su contenido en el espacio intersticial dando lugar a hematomas. Su tratamiento con DLM es especialmente útil para favorecer su reabsorción por vía linfática y que desaparezcan lo antes posible y no den lugar a complicaciones (endurecimientos).

En los edemas hiperproteicos, como son todos los linfedemas en general y los hematomas en particular, existe una elevada concentración de proteínas que estimulan a los fibroblastos del tejido conjuntiva de la zona afectada a producir una mayor cantidad de tejido conjuntivo que, con el paso del tiempo, da lugar a nódulos o placas endurecidas en el área afectada, sobre todo cuando la magnitud y la extensión de los hematomas ha sido amplia.

4. Otras causas

En el organismo se pueden presentar también edemas por otras causas que las expuestas hasta ahora. Así tenemos, por ejemplo:
- *Los lipedemas.* Se trata de edemas resultantes de ciertos depósitos de grasa entre los cuales se encuentra la «celulitis».
- *Embarazo.* Pueden aparecer edemas por diversos motivos en el curso del embarazo (compresión de los vasos linfáticos profundos intraabdominales, pérdida de albúmina por la orina, etc.).
- *Menstruación.* A algunas mujeres, poco antes de aparecer la menstruación y por causas de tipo hormonal, les aparece un edema en los tobillos que les dura unos pocos días (edema cíclico idiopático).

5. Trastornos del flujo (drenaje) linfático

Dan lugar a los linfedemas o edemas linfostáticos. Son especialmente interesantes para cualquier terapeuta que utilice técnicas de drenaje linfático, ya que constituyen la indicación principal del DLM y TML. En ellos la causa (impedimento) reside en alguna parte del sistema linfático vascular. Pueden ser de tipo:
- *Funcional* (defecto de funcionamiento), como pueden suceder, por ejemplo en casos de:
  - espasmo de los angiones linfáticos, como ocurre en el caso de surgir un proceso infeccioso; el propio organismo trata de evitar la propagación de la infección, lo que determina que los vasos linfáticos de la zona afectada se estrechen (espasmodicen) parcialmente,
  - parálisis de los linfangiones. Estos permanecen entreabiertos y sin funcionar correctamente,

- puede suceder también que la pared de los vasos linfáticos se haga más permeable (porosa) y deje pasar a su través parte del líquido linfático que transportan,
- en otros casos, son las válvulas de los linfangiones las que no funcionan bien y se hacen insuficientes.

• *Orgánico (defecto material o físico)*, que puede afectar a los:
  - canales pre-linfáticos, como sucede, por ejemplo, en la artritis reumatoide; estos canales existentes en el tejido conjuntivo y que conducen la linfa hasta los capilares linfáticos pueden bloquearse por «coágulos» de fibrina, como sucede también en padecimientos venosos de las piernas (depósitos de fibrina pericapilar),
  - filamentos de sujeción de los capilares linfáticos: pueden lesionarse, sobre todo por efecto de un enzima (hialuronidasa) o, sustancias parecidas; sin estos filamentos o sin sus puntos de anclaje los capilares linfáticos dejan de funcionar correctamente,
  - los grandes troncos, vasos y ganglios linfáticos pueden lesionarse y entorpecer el drenaje de la linfa como se observa, por ejemplo, cuando estos se irradian (radioterapia) o en determinadas afecciones en que se establece un proceso de fibrosis que los endurece. Pueden afectarse también por una destrucción importante (traumatismo, extirpación quirúrgica, etc.) o por un agente que los comprima (tumor, prendas de vestir, etc.).

6. Disfunciones osteopáticas

• *Afectaciones de la fascia*. Participa en la regulación del equilibrio ácido-base, en el metabolismo hidromineral, en el balance eléctrico y osmótico. Actúa como armazón de sostén y como intermediario de los intercambios líquidos. Es una barrera entre los capilares sanguíneos y las células orgánicas, barrera que posee la función de regulación del metabolismo entre estos dos colaboradores. Sus planos aponeuróticos sirven de vía de expansión para los nervios y vasos linfáticos. Las aponeurosis profundas envuelven y preservan las superficies y contornos de los músculos y activan la circulación venosa y linfática. La contrapresión elástica del tejido conjuntivo debe mantener las paredes vasculares: es gracias a la elasticidad de este tejido que se trasmite a la vena la pulsación arterial; si el tejido conjuntivo no cumple esta misión, la circulación venosa se encontrará afectada y existirá el riesgo de varices y edemas. Los capilares no se están jamás en contacto con el parénquima celular, siempre existe una capa de tejido conjuntivo entre ellos.

La dinámica contráctil y elástica de las fascias permite:

– Un bombeo de la sangre venosa por las fascias aponeuróticas.
– Un drenaje de los líquidos serosos y su evacuación en el sistema linfático por la fascia axial profunda.
– El bombeo de los líquidos intra-óseos (sangre venosa) por la fascia perióstica.
– Un verdadero drenaje de los senos venosos, los líquidos parenquimatosos, del líquido cefalorraquídeo, de la sangre venosa y arterial cefálica y raquídea por la fascia duramediana.

• *Disfunciones articulares.* Cualquier limitación de movilidad de una articulación provoca una retracción de todo el aparato cápsulo-ligamentario-fascial en relación a dicha articulación, y en relación a las diferentes cadenas fasciales a la que pertenece. Todo ello genera un déficit circulatorio arterial, venoso y linfático.

• *Disfunciones musculares.* La actividad espontánea del músculo liso linfático determina lo que se denomina como el bombeo intrínseco linfático, dado que este músculo responde con una contracción cada vez que se distiende por un incremento de volumen. Aún más cada segmento entre válvulas actúa como una bomba independiente, de forma que el llenado de un segmento hace que este se contraiga, impulsando la linfa hacia el inmediato superior, el cual al llenarse se contrae automáticamente, y así sucesivamente. Algunos estudios revelan que las fibras musculares de los vasos linfáticos grandes reciben inervación simpática, lo que implica que la simpaticotonía podría reducir la cantidad de linfa que los vasos linfáticos pueden transportar.

La actividad física determina un incremento de la velocidad del flujo linfático en 10 a 30 veces, dada la acción del músculo esquelético sobre la circulación linfática, análoga a la explicada en el sistema venoso. Por lo tanto, los músculos espasmados disminuyen el drenaje linfático.

- *Disfunciones viscerales.* La pérdida de motilidad, movilidad y motricidad de un órgano o víscera, genera una disminución del drenaje linfático correspondiente a dichos órganos o vísceras. Con el tiempo, este estancamiento produce infecciones, tumoraciones y afectación de la drenaje linfático en general.

- *Disfunciones craneales.* Se debe prestar especial atención a la disfunción del cráneo (que abarca a los temporales, el occipital y esfenoides), para promover el funcionamiento óptimo de los pares craneales, en particular del nervio vago (X par craneal).

  Los temporales, a través de la tienda del cerebelo, tienen conexión con el bulbo raquídeo, donde se encuentra un centro circulatorio. La SEB, como eje de movilidad de toda la esfera craneal, repercute en los principales pares craneales, en la hipófisis, con repercusión sobre la hormona antidiurética (vasopresina), que actúa sobre los riñones (conductos colectores) estimulando la reabsorción de agua; conserva agua.

  Además, las lesiones craneales (especialmente de la SEB) repercuten sobre el MRP, la unión cráneo-sacra, tendón central. La realización de la técnica de CV4 aumenta la presión intracraneal, lo cual produce un aumento del movimiento y el intercambio del líquido. De esta forma, el LCR no sólo fluye a través de los grandes orificios, sino también a través de las más pequeñas vías, hacia las vainas de nervios y vasos, en los microtúbulos de las fascias hasta llegar a las cavidades extra e intracelulares. Ello suele dar lugar a un mejor suministro de las células, un mayor movimiento linfático y una regeneración de los tejidos, así como una estimulación de los centros nerviosos del cerebro en el IV ventrículo. Gracias a las características biodinámicas, bioeléctricas y bioquímicas del líquido cefalorraquídeo se estimulan todos los procesos de intercambio del cuerpo.

- *Causas emocionales de los problemas linfáticos.* Los problemas linfáticos se deben, además, a que la persona puede estar sometida a una vida no centrada en lo esencial, donde se guardan emociones de rechazo y se contienen emocionalmente, ya sean cosas desagradables o que sienten les dañan, incluso puede haber actitudes obsesivas. Todas estas reacciones emocionales causan gran tensión y desgaste interior en los sistemas circulatorios, los cuales a largo plazo se debilitan y dañan.

- *Disfunciones nutricionales.* Evitar los siguientes alimentos es fundamental para mejorar la salud linfática:
    - Azúcar
    - Edulcorantes artificiales
    - Lácteos convencionales
    - Carnes
    - Granos refinados
    - Alimentos procesados
    - Soja
    - Conservantes y aditivos
    - Sal de mesa
    - Productos horneados

Hay que comer alimentos que promueven el flujo linfático. Tener una dieta de alimentos limpios, ricos en nutrientes, y comer en su mayoría alimentos crudos de raíces, es el primer paso para promover un flujo linfático sano. Algunos alimentos para la limpieza del sistema linfático incluyen a:

- Verduras de hojas verde oscuro
- Frutas de bajo nivel de azúcar
- Ajo
- Semillas de linaza
- Algas marinas
- Algas
- Chia
- Aguacates
- Arándanos
- Nueces
- Nueces de Brasil
- Almendras

Estos alimentos ayudarán a proveernos las necesarias vitaminas, minerales, ácidos grasos esenciales y enzimas para limpiar más eficientemente nuestro sistema linfático.

PRINCIPIOS TERAPÉUTICOS

Objetivos

El objetivo del tratamiento del sistema linfático es conseguir un sistema equilibrado y fiable, que funcione bien sin desarrollo de edema. El hecho de que el sistema linfático sea un sistema pasivo destaca la importancia del movimiento y del drenaje adecuado de la linfa. El tratamiento con técnicas osteopáticas proporcionan movimientos adicionales que promueven una dinámica apropiada de los fluidos.

La manipulación se asocia con:
- Un aumento de la resorción de los líquidos
- Un aumento de la circulación y de la respiración
- Una disminución de las proteínas intersticiales
- Facilitación a partir de un balance del pH más beneficioso

En condiciones normales el sistema linfático sólo drena el 10 % del líquido que sale de los tejidos. En casos de "encharcamiento", la acción de drenaje del sistema linfático aumenta de 10 a 15 veces su capacidad de transporte en los vasos linfáticos para tratar de evitar esta situación.

Nota: un buen tratamiento osteopático se basa, especialmente, en haber logrado que los líquidos circulen libremente de un extremo al otro del organismo. Si esto no se produce, nuestro tratamiento no tendrá efecto sostenible.

Tipos de tratamientos osteopáticos enfocados al drenaje de la linfa

Los tratamientos linfáticos se dividen en dos amplias categorías: las técnicas que suprimen los obstáculos sobre el flujo linfático y las que promueven y aumentan el flujo de la linfa.

Para que un tratamiento sea completo y eficaz debe incluir técnicas de ambas categorías.

Una secuencia para un programa linfático básico de tratamiento incluye:

1. Elevación costal, uso de inhibición paraespinal (Tl-L2) o ambos. Con ello se pretende reducir la actividad hiperparasimpática hacia los vasos linfáticos en el área en cuestión y alrededor del conducto linfático principal que drena esa área o región. Además, la movilización de las costillas mejora la respiración.
2. Se diagnostican y se tratan todas las disfunciones somáticas en el orificio torácico. Este sitio alberga en forma habitual obstrucciones del flujo linfático provenientes de otros sectores del cuerpo.
3. "Cupulización" (relajación) del diafragma abdominal. Esto mejora la capacidad de este importante diafragma fibromuscular para producir gradientes de presión efectivos entre las cavidades torácica y abdominal.
4. Se aplica alguna forma adicional de bombeo linfático, técnicas para estimular el flujo sanguíneo en forma adicional o ambas. Esto puede ser optativo en un plan básico, pero sería útil para mejorar el flujo linfático.

Otras técnicas osteopáticas pueden beneficiar al sistema linfático:
- Las técnicas con thrust
- Las técnicas de energía muscular
- Las movilizaciones articulares
- Las técnicas miofasciales
- Las técnicas craneales, ya que ejercen un efecto de equilibrio sobre el sistema nervioso simpático y parasimpático.

Principales áreas corporales que obstaculizan el flujo linfático

1. La charnela occípito-cervical (C0-C1-C2). Las principales implicaciones de esta charnela están relacionadas con:
- La duramadre, y a través de ella sobre el eje cráneo-sacro.
- Elementos vásculo-nerviosos:

– a través del agujero yugular, IX, X y XI pares craneales, el seno petroso inferior, vena yugular interna, ramos meníngeos de la arteria occipital y faríngea ascendente.
– El canal condíleo anterior de donde emerge el XII par craneal.

• Relación con la parte superior de la faringe, la orofaringe.
• Las líneas de gravedad: LCG, LAP, LPA y triángulos del cuerpo humano.
• La fascia occípito-temporal.
• Las diversas inserciones musculares sobre el occipital.

El diafragma craneal afecta al retorno venoso desde el cerebro porque este órgano no tiene sistema linfático y depende de las venas para realizar ambas funciones.

2. La entrada torácica (charnela cervicotorácica-clavículas-1ª y 2ª costillas). Los principales síntomas del síndrome cérvico-cefálico son:

Síntomas neurológicos: son causados por la presencia de una compresión intermitente o permanente de las raíces C8-T1 del plexo braquial y del haz medial del plexo braquial, la que se manifiesta a través de parestesias de los dermatomas de C8 y T1; ellas pueden producir dolor torácico, a veces difícil de diferenciar del dolor anginoso coronario y también mastalgias no cíclicas. Algunos dolores en el hombro y el cuello pueden también corresponder a síntomas neurológicos de un SCT. La complicación es la aparición de debilidad o atrofia de los músculos de la mano inervados por el nervio cubital, especialmente el abductor del 5° dedo. Puede desarrollarse una distrofia simpática de la mano, con enfriamiento de la piel de los dedos y la mano, algunas veces asociada a sudoración exagerada, la que es causada por una irritación de las fibras simpáticas de los nervios comprimidos.
• *Síntomas arteriales:* son causados por una compresión permanente o intermitente de las arterias subclavias, axilares y vertebrales. La complicación es la microembolia arterial, aislada o múltiple, que puede provocar gangrena digital. Pueden presentar además trombosis o aneurismas subclavios con consecuencias devastadoras si éstos no son diagnosticados y tratados de inmediato. En raras

oportunidades puede ocurrir una embolia cerebral. La obstrucción posicional de la arteria vertebral causa síntomas de insuficiencia vertebrobasilar.

- *Síntomas venosos:* reflejan la compresión intermitente o permanente de las venas subclavias (1ª costilla: drenaje linfático), a la que frecuentemente se le asocia un edema de los dedos y de las manos. La complicación venosa es la trombosis de las venas subclavias o axilares, con edema severo y deterioro funcional importante de la extremidad superior.
- *Síntomas simpáticos:* reflejan la compresión intermitente o permanente de las fibras simpáticas que transcurren con los nervios del plexo braquial, produciendo vasoconstricción de las arterias de la mano y los dedos. Esto provoca un enfriamiento de las manos y dedos a veces asociado con hiperhidrosis y, frecuentemente, resulta en un fenómeno de Raynaud.

Desde un punto de vista clínico, la entrada torácica consiste en las dos primeras costillas, las primeras cuatro vértebras torácicas y el manubrio esternal. Las fascias de los músculos escalenos y largo del cuello (figura 209) se fusionan para formar un diafragma funcional para el orificio torácico superior. La linfa que regresa de lugares alejados del tórax debe atravesar este diafragma. El orificio torácico fascial es un diafragma que comparte los conductos linfáticos derecho e izquierdo. El CLI (conducto torácico) atraviesa este diafragma dos veces. Los tejidos del orificio torácico experimentan tensiones frecuentes producidas por el peso de la cabeza sobre los hombros y por la tracción muscular de los hombros propiamente dichos.

3. El mediastino. En esta cavidad está el corazón, la arteria aorta, las venas cavas, las arterias y venas pulmonares, la tráquea, los bronquios principales, el esófago, el timo, los ganglios linfáticos y el conducto torácico, y los nerviosos frénicos. Está entre los dos sacos pleurales que envuelven los pulmones. El mediastino posterior contiene (figura 83):

- El esófago torácico.
- Los sistemas arterial, venoso, linfático y nervioso.

4. La charnela tóraco-lumbar (T12-L1). Este segmento móvil, según estudios en cadáveres, puede variar de T10 a L3. La principal afectación relacionada con la circulación general y con la linfa en particular se produce a través de la afectación del diafragma, auténtica "compuerta" que permite o limita el paso de los fluidos del tórax al abdomen y viceversa. Liberar el diafragma puede mejorar los gradientes de presión entre las cavidades torácica y abdominal y, junto con las válvulas unidireccionales, puede aumentar el drenaje linfático y su paso dentro de la circulación venosa.

Los gradientes de presión actúan como bomba extrínseca para el sistema linfático. Las técnicas aumentan su excursión durante la espiración.

Las afectaciones viscerales con repercusión directa de esta charnela son:
• Riñón.
• Suprarrenales.
• Vascularización del abdomen y de la pelvis (aorta abdominal).
• Ganglio semilunar y plexo solar.

5. Tensiones víscero-fasciales de la cavidad abdominal. Especialmente en relación con la cisterna de Pecquet y con el conducto torácico.

6. Charnela lumbo-sacra (L5-S). Al igual que el diafragma respiratorio, el diafragma pélvico representa la "compuerta" que permite o limita el paso de los fluidos de la pelvis a los miembros inferiores y viceversa. El diafragma pélvico es una hoja muscular situada en el suelo de la pelvis que proporciona sostén a los órganos pélvicos. Se compone de dos músculos principales, el músculo coxígeo y el músculo elevador del ano. El músculo coxígeo se inserta sobre la espina isquiática, sobre el sacro y el cóxis. El músculo elevador del ano se subdivide en dos porciones principales en relación con sus inserciones ilíacas.

7. La ingle y articulación coxo-femoral. Tanto el ligamento inguinal como las fascias inguinales en estado de disfunción, pueden disminuir el drenaje linfático. Los ganglios linfáticos inguinales superficiales conducen su linfa hacia los ganglios linfáticos profundos, donde también desembocan las vías linfáticas profundas de la extremidad. Desde allí, se dirige hacia los ganglios linfáticos situados en la región de la ilíaca externa de la pelvis y continua en la cavidad abdominal hacia los ganglios linfáticos lumbares.

La articulación coxo-femoral, principalmente por su relación con el triángulo de Scarpa o femoral, por la vaina femoral (arteria y vena femoral y nódulos linfáticos inguinales profundos); con las arterias y venas circunflejas femorales lateral y medial; con los nódulos inguinales superficiales; con la fascia inguinal.

8. El diafragma de la rodilla. Compuesto por la fascia poplítea, los ligamentos cruzados y los ligamentos transversos de la rodilla. En 1980, el Dallas Osteopathic Study Group (grupo de expertos y de investigación formado por médicos osteópatas que se reúne mensualmente desde 1963, fundado por Rollin E. Becker, D.O. y Harakel John, D.O.), identificó zonas cruciales en el cuerpo que se comportan como diafragmas. Estas zonas aumentan (cuando son funcionales) o inhiben (cuando están en disfunción) el flujo de los líquidos intersticiales. Una obstrucción aumenta la presión en el lado distal y causa la distensión de los vasos; en el lado proximal de la obstrucción, disminuye la presión y las paredes de los vasos pueden colapsarse y los órganos unidos a esta parte del sistema circulatorio pueden presentar síntomas de agravación como consecuencia de una irrigación inadecuada o de una disminución de la eliminación de los productos de desecho por el líquido circulando bajo una presión reducida.

9. El diafragma plantar. Compuesto por la fascia plantar, repercute negativamente en el sobre la libre circulación de los fluidos por las mismas características que el diafragma de la rodilla, pero adaptado a su área de acción. Este diafragma, en estado disfuncional, puede comprometer de manera significativa al diafragma pélvico.

Indicaciones de las Técnicas Manuales Linfáticas, TML

- Linfedemas o edemas linfostáticos
- Lipedemas
- Edemas por traumatismos

- Edemas posoperatorios
- Artrosis
- Síndrome de Sudeck
- Patologías reumáticas
- Edemas del embarazo
- Edemas del síndrome premenstrual
- Patologías cardíacas o circulatorias
- Patologías respiratorias
- Patologías renales
- Patologías digestivas
- Patologías ginecológicas
- Trastornos de la circulación venosa de retorno
- Neuralgias
- En estética (acné, eritemas, cicatrices, estrías del embarazo)

Contraindicaciones de las Técnicas Manuales Linfáticas, TML

- Cánceres en general, sobre todo linfáticos (Hodgkin, Kahler, etc.). Según las teorías actuales, el drenaje linfático manual no puede originar la aparición de metástasis o la propagación de células tumorales, pero no se debería correr ningún tipo de riesgo
- Infecciones agudas
- Alergias originadas por sustancias como el polen, detergentes, alimentos, etc.
- Trombosis venosa profunda del miembro inferior
- Descompensación cardíaca (insuficiencia cardíaca) en la zona del edema, normalmente los pies, los tobillos y el miembro inferior

Contraindicaciones relativas

- Presión sanguínea baja
- Trastorno de funcionamiento del tiroides (hipertiroidismo)
- En los primeros meses de embarazo
- Infecciones crónicas
- En la zona de un nevus
- Eccemas agudos

- Síndrome del seno carotídeo
- Hipotensión
- Estados febriles

Principios básicos del tratamiento

En este punto enumeramos una serie de bases fundamentales para la aplicación de las Técnicas Manuales Linfáticas, TML, y que son opuestas a las indicaciones del masaje clásico.

- Según el doctor Thomas Schooley, D.O., *"Pruebas de laboratorio demuestran que los movimientos lentos y suaves son los más indicados para que el líquido edematoso salga de los espacios intercelulares. En cambio, los movimientos bruscos, duros o violentos, ejercidos en el área de la lesión osteopática no corrigen el proceso sino que aumentan las hemorragias petequiales, el edema y las interferencias con la nutrición de los tejidos afectados..."*.
- En las extremidades tratamos la región proximal antes que la distal, para hacer sitio al líquido proveniente de la parte distal. En el tronco y en la cabeza se trabajan antes las áreas próximas a la zona de drenaje que las distales.
- Partimos de una intensidad de presión previamente fijada que se adapta a la presión tisular respectiva. En casos patológicos puede ser necesario que la presión sea muy superior o muy inferior.
- La dirección de empuje-presión se orienta en base a la dirección de drenaje de los vasos linfáticos. Las maniobras deben ser ejecutadas de forma rítmica y monótona. El número de repeticiones dependerá del estado del tejido, del cuadro de la enfermedad y de la técnica en concreto.
- El tratamiento no debe ser doloroso.

TÉCNICAS DE MANIPULACIÓN LINFÁTICAS

Incluso en condiciones normales ingresa más sangre en los tejidos que la que puede eliminarse a través del sistema venoso. Esta cantidad aumenta cuando hay una disfunción o una inflamación. Un principio importante para la atención eficaz de los pacientes con disfunción o enfermedades consiste en asegurar un drenaje linfático tan eficaz como sea posible. Esto puede llevarse a cabo a través del diagnóstico de los obstáculos al flujo y del diseño posterior de técnicas de manipulación osteopática que eliminan estos obstáculos, mejoran las bombas y promueven directamente la descongestión de un órgano o una región del cuerpo. El sistema linfático no tiene bombas intrínsecas y debe depender de la producción de gradientes de presión efectivos entre las regiones abdominal y torácica creados por la acción eficaz de un diafragma abdominal con una cúpula adecuada.

Algunos estudios revelan que las fibras musculares de los vasos linfáticos grandes reciben inervación simpática, lo que implica que la simpaticotonía podría reducir la cantidad de linfa que los vasos linfáticos pueden transportar.

Antes de afrontar un tratamiento con técnicas específicas para promover y aumentar el flujo de la linfa, es imprescindible haber liberado toda restricción de movilidad de las áreas que previamente hemos descrito como las principales que obstaculizan el flujo linfático.

♦ **Principales técnicas que promueven y aumentan el flujo de la linfa en la región de drenaje del tronco linfático derecho**

- Fascia cervical anterior y escalenos anteriores (esencialmente en la derecha)
- Términus en la derecha
- Ganglios linfáticos cervicales
- Suelo de la boca
- Términus en la derecha
- Ganglios linfáticos preauriculares y posauriculares
- Bombeo de los pectorales en la derecha
- Términus en la derecha
- Bombeo torácico
- Bombeo esternal
- Bombeo del hemitórax-diafragma derecho
- Términus en la derecha
- Bombeo subescapular derecho

- Bombeo linfático axilar derecho
- Movilización de la escápula derecha
- Términus en la derecha
- Técnica de CV4

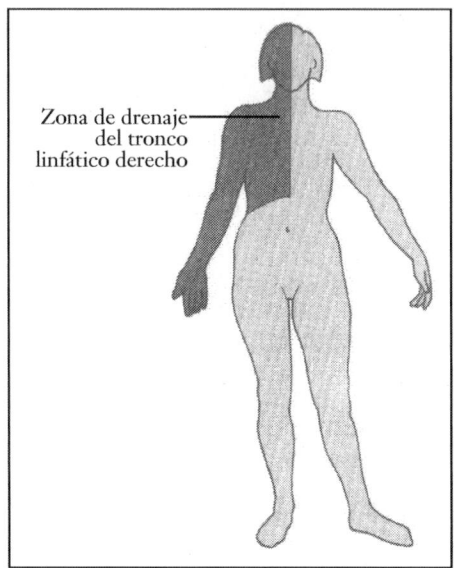

Figura 226. Drenaje del tronco linfático derecho

1. Fascia cervical anterior y escalenos anteriores (esencialmente en la derecha)

Ver página 379.

2. Drenaje clavicular o términus en la izquierda

Tenemos dos posibilidades terapéuticas para drenar el "desagüe" subclavio derecho, la técnica de drenaje clavicular y la técnica términus.

a. Técnica de drenaje clavicular (en la derecha)

Paciente en sedestación con la mano derecha detrás de la nuca. El osteópata en bipedestación, detrás del paciente. Con la mano derecha sujetamos el antebrazo homolateral del paciente y con la mano izquierda controlamos la articulación esternocostoclavicular.

Solicitamos al paciente una inspiración profunda, y al final de la misma rotamos el tronco del paciente hacia su derecha, a la vez que le realizamos un pequeño gesto de elevación, inducido por la mano derecha del osteópata.

Se repite siete veces.

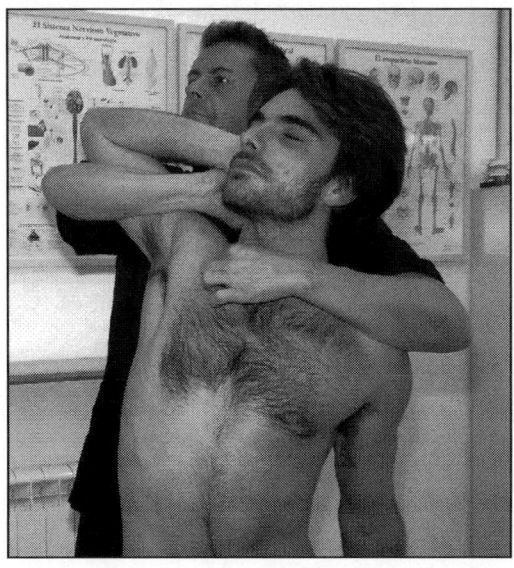

Foto 130. Técnica de drenaje clavicular en la derecha

b. Términus en la derecha

Paciente en decúbito supino. El osteópata en bipedestación, a un lado del paciente. Este pase se realiza con los dedos índice y medio o medio y anular, haciendo presiones moderadas con una cierta rotación sobre las fosas supraclaviculares en dirección caudal-medial. Se repite 20-30 veces.

Observaciones: aunque nos interesa exclusivamente el drenaje del tronco linfático derecho, esta técnica puede realizarse bilateralmente.

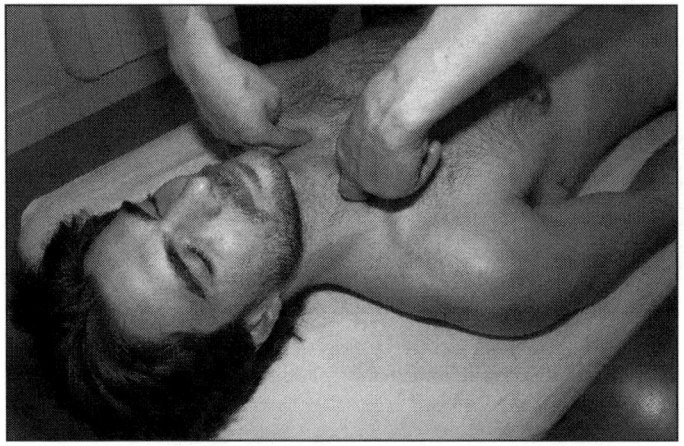

Foto 131. Términus en la derecha

Nota: solamente se realiza una de estas dos técnicas.

3. Ganglios linfáticos cervicales

Paciente en decúbito supino. El osteópata en bipedestación detrás de la cabeza del paciente. Las yemas de los dedos de ambas manos se apoyan sobre los ganglios linfáticos en el borde anterior de ambos músculos esternocleidomastoideos.

Las yemas de los dedos ejercen una presión vibrante o vibrante-circular sobre los ganglios.

Observaciones: aunque nos interesa exclusivamente el drenaje del tronco linfático derecho, esta técnica puede realizarse bilateralmente.

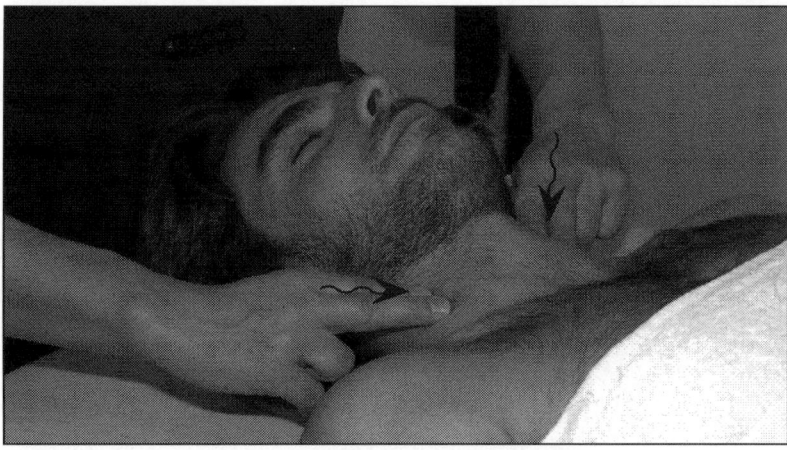

Foto 132. Ganglios linfáticos cervicales

4. Suelo de la boca

La fascia submadibular y los músculos digástricos

Paciente en decúbito supino. El osteópata en sedestación, en la cabecera de la camilla.

Contactamos la fascia submadibular y los músculos digástricos con la primera falange de los dedos segundo a cuarto. Presionamos la fascia en dirección craneal hasta que sintamos la liberación. Luego, traccionamos en dirección postero-externa, todo muy suavemente.

Nota: esta técnica libera también la fascia sublingual.

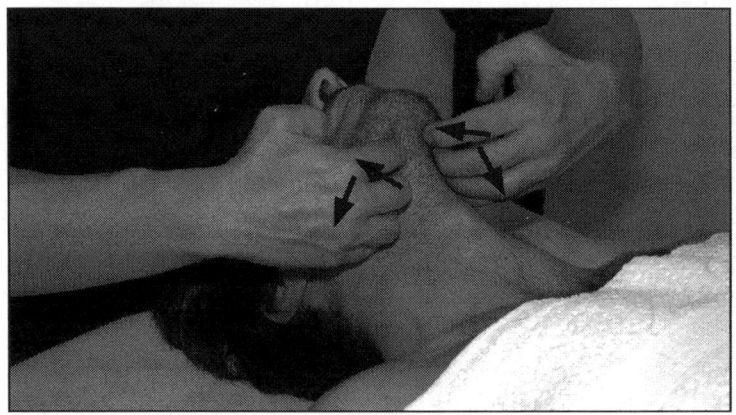

Foto 133. Suelo de la boca

Observaciones: también podemos realizar una variante, partiendo de la misma posición, realizando suaves y múltiples presiones (deslizando la piel con el contacto de nuestros dedos) en dirección craneal-posterior.

5. Ganglios linfáticos preauriculares y posauriculares

Paciente en decúbito supino. El osteópata en sedestación, en la cabecera de la camilla.

Los ganglios linfáticos preauriculares y posauriculares se encuentran frente y detrás de la oreja. Separamos nuestros dedos y contactamos con la cara lateral de la cabeza con el fin de que los dedos índices toquen el ganglio linfático preauricular y los dedos medios y mayor entren en contacto con el ganglio linfático posauricular.

Desarrollamos un movimiento de rotación sobre el conjunto de la oreja, tanto en el sentido de las agujas del reloj como en sentido contrario. Se realiza movilizando la piel, la cual forma un todo con el contacto de nuestros dedos.

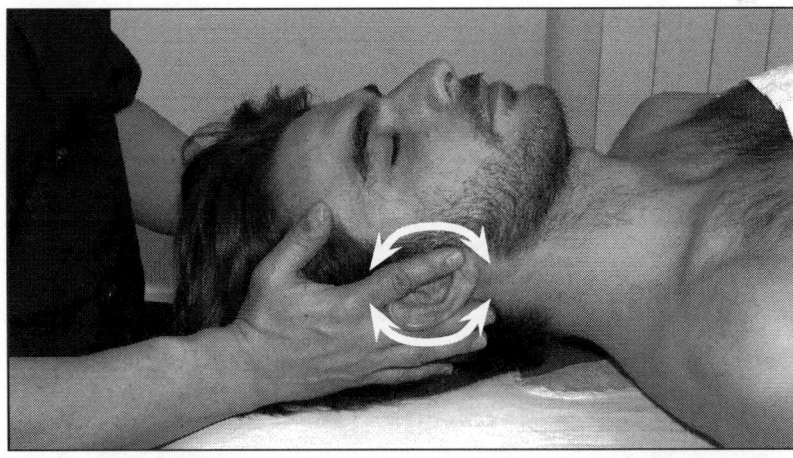

Foto 134. Ganglios linfáticos preauriculares y posauriculares

6. Bombeo de los pectorales en la derecha

La tracción sobre los pectorales influye sobre el flujo linfático al actuar sobre los pectorales mayores. Ejerciendo una tracción cefálica sobre el pectoral mayor, la amplitud de movimiento de las seis primeras costillas es aumentada durante la inspiración, de tal modo que aumenta la presión negativa y el volumen torácico. Se calcula que un incremento de 1 cm de diámetro torácico aumenta la entrada de aire de 200 a 400 cc.

Paciente en el decúbito supino. El osteópata en bipedestación o sedestación en la cabecera del paciente. Con ambas manos tomamos el borde inferior de los pectorales mayores.

Durante la inspiración costal traccionamos cranealmente sobre los pectorales para levantar la caja torácica, manteniendo hasta el final de la espiración, donde se suelta bruscamente la puesta en tensión para activar la bomba linfática torácica.

Se repite varias veces.

Observaciones: aunque nos interesa exclusivamente el drenaje del tronco linfático derecho, esta técnica puede realizarse bilateralmente.

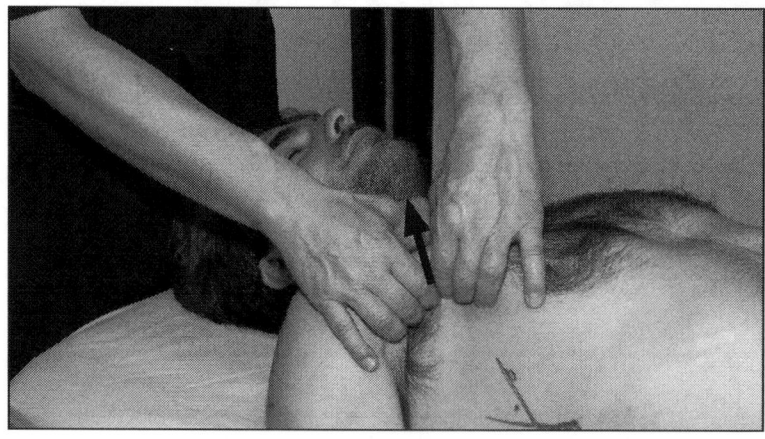

Foto 135. Bombeo de los pectorales en la derecha

7. Bombeo torácico

Paciente en decúbito supino. El osteópata en bipedestación en la cabecera del paciente. Situamos ambas manos superpuestas sobre el esternón del paciente.

Durante cada fase de espiración acompañamos el movimiento de descenso de la caja torácica y deprimiendo el tórax. Durante la fase de inspiración siguiente mantenemos la presión sobre el tórax y, al final de una nueva inspiración, soltamos rápidamente la resistencia para activar la bomba linfática torácica. Se repite tres veces.

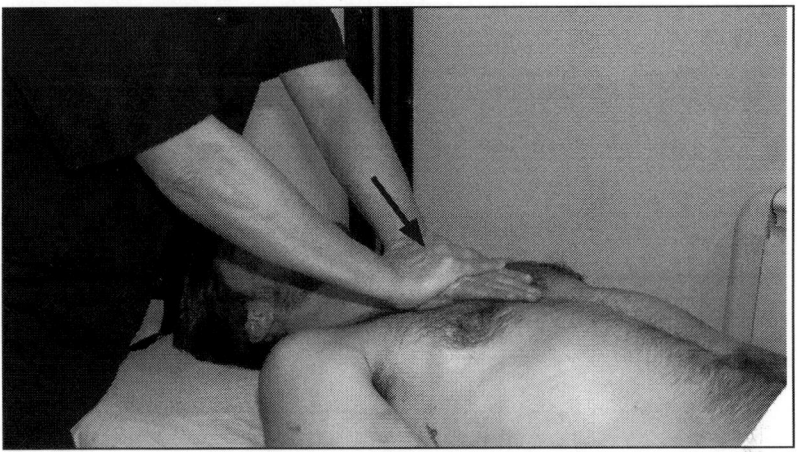

Foto 136. Bombeo torácico

Esta técnica está indicada, así como el bombeo pectoral, como tratamientos iniciales para despejar la región del conducto torácico y son especialmente eficaces en pacientes con enfermedad pulmonar obstructiva crónica, infecciones de las vías respiratorias superiores y bajas, mastitis o edema de los miembros superiores y en caso de reducción posquirúrgica del volumen respiratorio. Se supone que las técnicas de bombeo linfatico aumentan la función inmune.

8. Bombeo esternal

Paciente en decúbito supino con sus dedos entrelazados por detrás de los muslos del osteópata, el cual se encuentra en bipedestación en la cabecera del paciente. Comprimimos rítmicamente el esternón del paciente durante la fase espiratoria procurando forzar lo más posible esta fase de vaciado respiratorio. A continuación, y durante la fase de inspiración, traccionamos de ambas extremidades superiores del paciente en dirección anterocraneal.

Se repite tres veces.

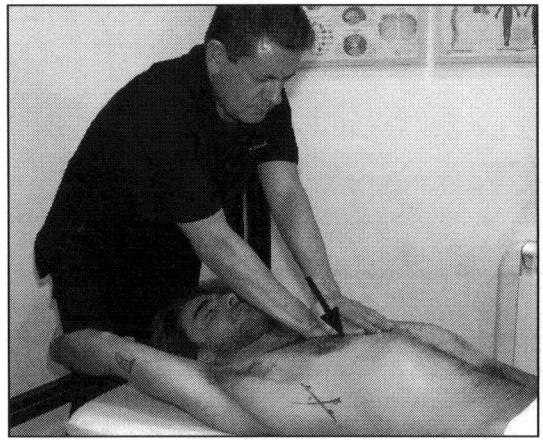

Foto 137. Bombeo esternal, inicio, espiración

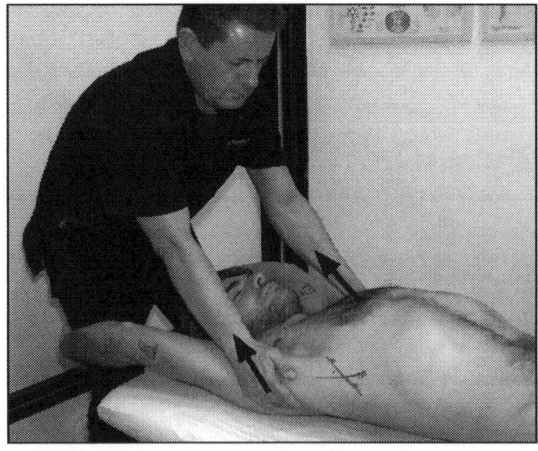

Foto 138. Bombeo esternal, final, inspiración

9. Bombeo del hemitórax-diafragma derecho

Paciente en el decúbito supino. El osteópata en bipedestación en la cabecera del paciente, ligeramente del lado derecho. Posicionamos ambas manos bajo la hemiparrilla costal derecha. Durante la fase de espiración acompañamos en el descenso a la caja torácica, manteniéndola en esta posición tras la siguiente inspiración; durante la siguiente fase espiratoria la descendemos un poco más. A continuación, solicitamos una gran inspiración, momento en el que soltamos el hemitórax-diafragma derecho.

Se repite tres veces.

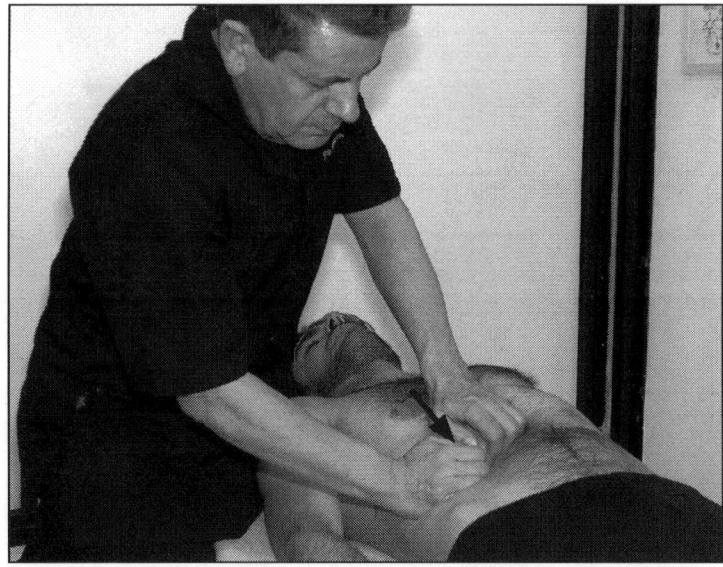

Foto 139. Bombeo del hemitórax-diafragma derecho

10. Bombeo subescapular derecho

Paciente en el decúbito supino con el miembro superior derecho hacia atrás. El osteópata en bipedestación en la cabecera del paciente, ligeramente del lado derecho. Con la mano izquierda cogemos el miembro superior derecho del paciente; la mano derecha descansa sobre la hemipared costal derecha del paciente.

Durante la espiración acompañamos el descenso del hemitórax y bloqueamos esta posición espiratoria. En cada fase de inspiración traccionamos del miembro superior fijando la parrilla costal derecha. Durante la tercera inspiración soltamos rápidamente la presión sobre el tórax.

Se repite tres veces.

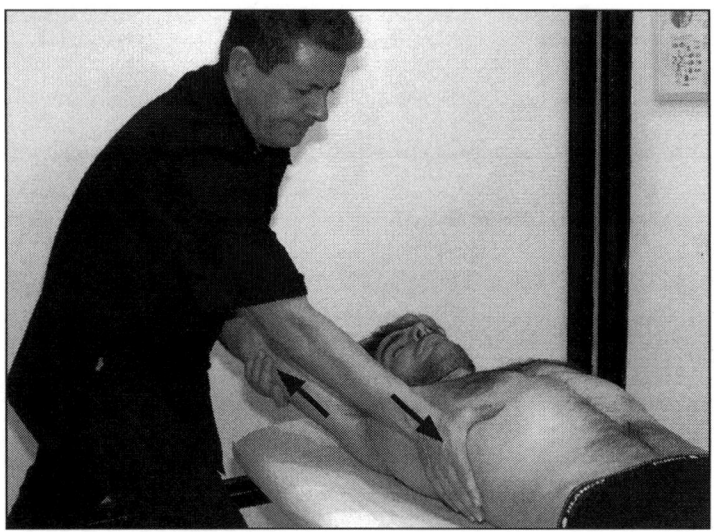

Foto 140. Bombeo subescapular derecho

11. Bombeo linfático axilar derecho

Paciente en decúbito lateral izquierdo. El osteópata en bipedestación por detrás del paciente y a la altura del hombro. Posicionamos la mano craneal sobre el miembro superior del paciente; la mano caudal reposa sobre la hemipared costal derecha del paciente, al nivel axilar.

Durante la fase de espiración acompañamos el descenso del hemitórax y bloqueamos esta posición espiratoria. En cada fase de inspiración traccionamos del miembro superior fijando la parrilla costal derecha. Durante la tercera inspiración soltamos rápidamente la presión sobre el tórax.

Se repite tres veces.

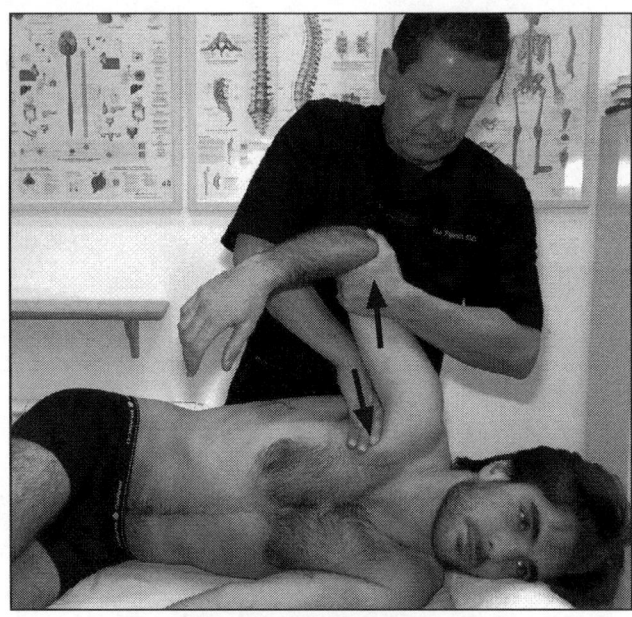

Foto 141. Bombeo linfático axilar derecho

12. Movilización de la escápula derecha

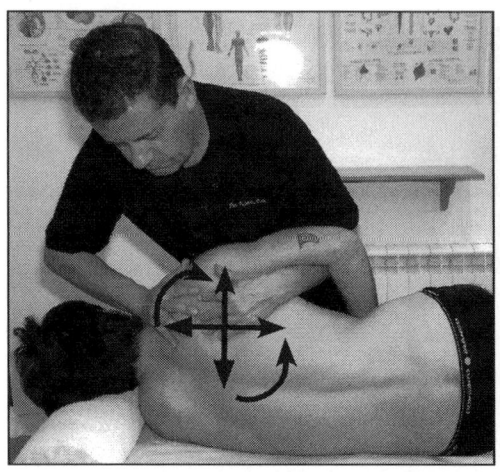 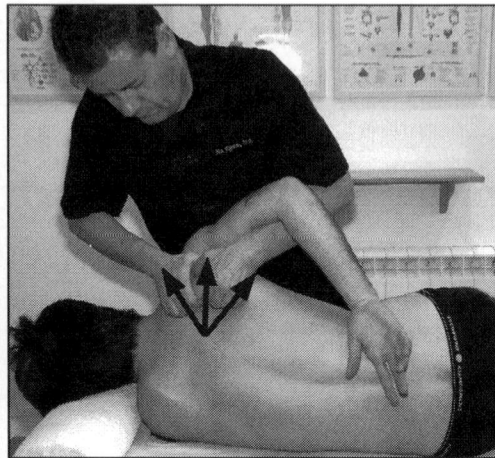

Foto 142. Movilizaciones de la escápula, 1
Se moviliza la escápula en todas las direcciones, insistiendo en aquellos movimientos que en el transcurso del test presentaban detrimento de movilidad.

Foto 143. Movilizaciones de la escápula, 2
Despegamos la escápula de la parrilla costal, manteniendo varios segundos contra la restricción mayor de movilidad.

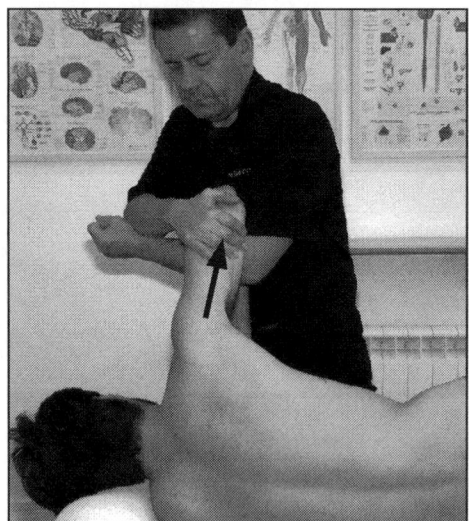

Foto 144. Movilizaciones de la escápula, 3
Descoaptamos el húmero; 3 segundos de tracción, 3 segundos de semi relajación.

13. Técnica de CV4

Paciente en decúbito supino. El osteópata sentado a la cabecera de la camilla. Junta las manos colocadas como si fueran conchas, con la punta de los pulgares contactando y formando una V. Este vértice debe hallarse a nivel de las apófisis espinosas de las vértebras cervicales 2ª y 3ª. Las eminencias tenares se posan sobre la escama del occipital, evitando de manera muy importante el contacto sobre las suturas occípito-mastoideas (OM), pues se podría desencadenar el vómito o dolor de cabeza.

A medida que se estrecha el occipital del paciente durante la fase de extensión del MRP, seguimos este movimiento con las eminencias tenares. Cuando el occipital del paciente trate de ensancharse durante la fase de flexión del MRP, el terapeuta opone resistencia a este proceso de ensanche. Las manos quedan inmóviles y sin ejercer ninguna presión. A medida que se produce el estrechamiento del occipital durante la fase de extensión, se alcanzará el límite articular siguiendo el estrechamiento del occipital. Durante la siguiente fase de flexión del MRP se opone de nuevo resistencia al ensanchamiento del occipital. Este procedimiento se repite hasta que el ritmo craneal se reduzca y desorganice, terminando por detenerse, temporalmente pero por completo. El punto inmóvil puede durar de unos segundos a varios minutos. Durante este periodo, la respiración del paciente se realiza de manera más profunda, se produce una ligera sudoración sobre la frente, disminución del tono muscular y, en muchos casos, el paciente se queda dormido.

Al final del punto inmóvil, el terapeuta percibe una fuerte presión regular a ambos lados del occipital en dirección a la rotación externa. Entonces, el terapeuta deja de oponer resistencia, siguiendo este ensanchamiento y evaluando la amplitud y simetría del ritmo craneosacro.

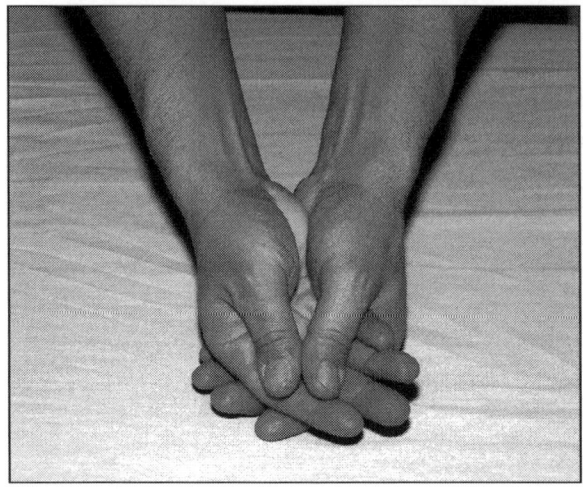

Foto 145. Posición de las manos en la técnica de CV4

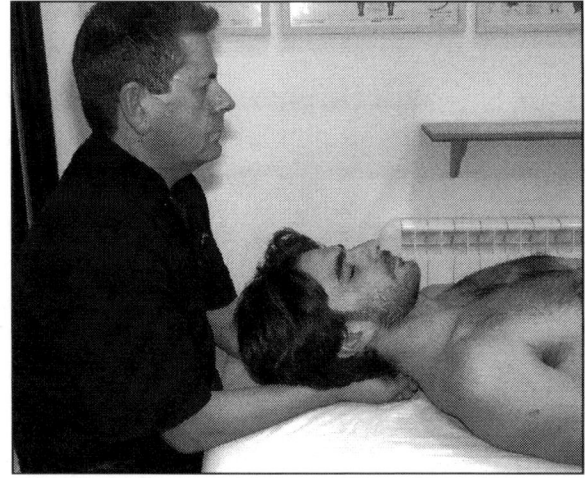

Foto 146. Técnica de normalización de CV4

◆ Principales técnicas que promueven y aumentan el flujo de la linfa en la región de drenaje del tronco linfático izquierdo

- Fascia cervical anterior y escalenos anteriores (esencialmente en la izquierda)
- Drenaje clavicular o términus en la izquierda
- Ganglios linfáticos cervicales (izquierda)
- Suelo de la boca
- Ganglios linfáticos preauriculares y posauriculares
- Bombeo de los pectorales en la izquierda
- Bombeo torácico
- Bombeo esternal
- Bomba linfática de Becker
- Cisterna de Pecquet (P.136)
- Cadena estática visceral, CEV
- Liberación del ligamento inguinal, bilateral
- Drenaje poplíteo, bilateral
- Bombeo linfático de los pies, bilateral
- Drenaje clavicular o términus en la izquierda
- Técnica de CV4

Observaciones

Si el paciente presenta edema en la extremidad superior izquierda, debemos añadir estas manipulaciones con acción específica para esta zona:

- Bombeo subescapular izquierdo
- Bombeo linfático axilar izquierdo
- Movilización de la escápula izquierda

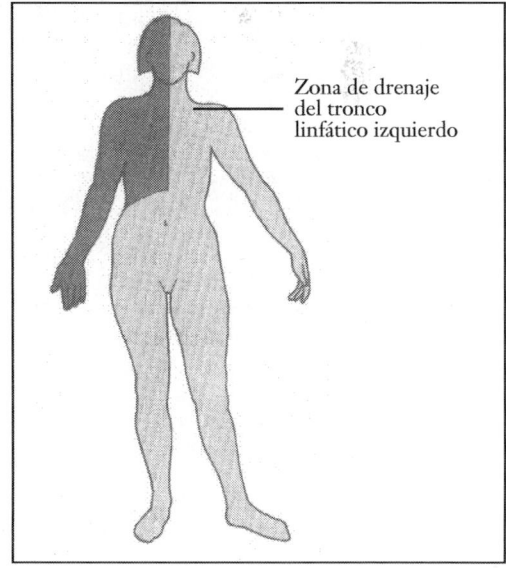

Zona de drenaje del tronco linfático izquierdo

Figura 227. Drenaje del tronco linfático izquierdo

14. Bomba linfática de Becker, D.O.

Paciente en decúbito supino. El osteópata en bipedestación, a un lado del paciente a la altura de la pelvis. Utilizando el talón de nuestra mano dominante, lo situamos por encima del ombligo, al nivel epigástrico. Hay que tener la precaución de no traumatizar la aorta.

Comprimimos las vísceras en dirección craneal hacia la parte inferior del tórax, obligando al lado superior del diafragma a desplazarse cranealmente y a realizar una cúpula de forma armoniosa. Mantenemos una presión equilibrada firme hasta la relajación del diafragma. Este procedimiento también desplaza el líquido linfático retenido bajo el diafragma hacia el conducto torácico. La técnica finaliza cuando sentimos que el "globo" se desinfla en la palma de la mano dominante.

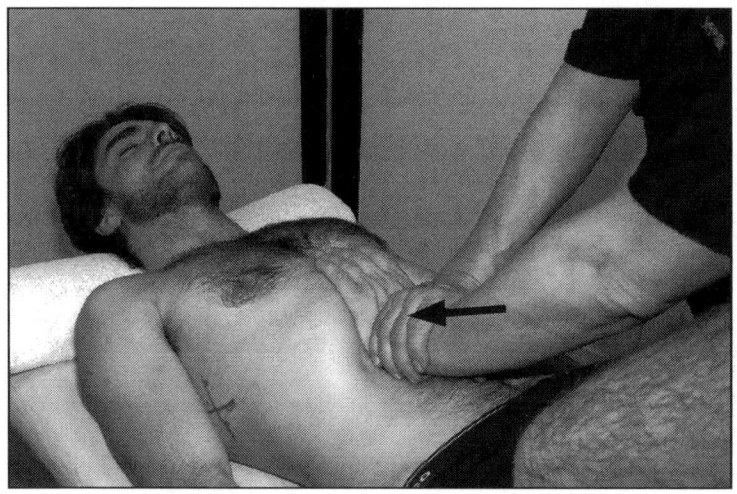

Foto 147. Bomba linfática de Becker, D.O.

15. Cadena estática visceral, CEV

Ver página 134, foto 12

16. Liberación del ligamento inguinal, bilateral

Paciente en decúbito supino. El osteópata en bipedestación, del lado afectado a la altura de la ingle. Nos ponemos en contacto con la parte media del ligamento inguinal con nuestra eminencia hipotenar y presionamos en una dirección craneal, medial y posterior, perpendicularmente al ligamento. Mantenemos una presión equilibrada constante hasta que la liberación se produce y el ligamento tenso se relaja. A continuación repetimos la misma técnica en el otro lado.

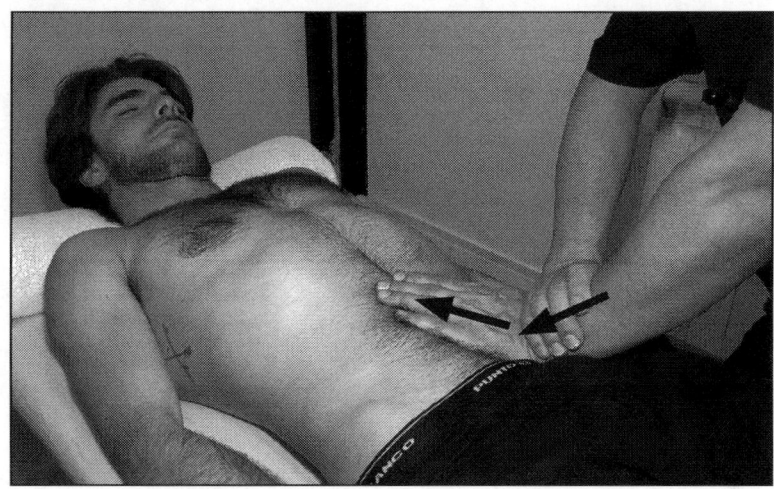

Foto 148. Liberación del ligamento inguinal

17. Drenaje poplíteo, bilateral

Paciente en decúbito supino con la rodilla y cadera flexionadas, con el calcáneo apoyado en la camilla y el pie en extensión. Solicitamos al paciente que empuje el calcáneo contra la camilla, durante 3 a 6 segundos; a continuación, y durante la fase de relajación, realizamos un gesto de apertura de los tendones posteriores del hueco poplíteo con ambas manos. Se repite siete veces.

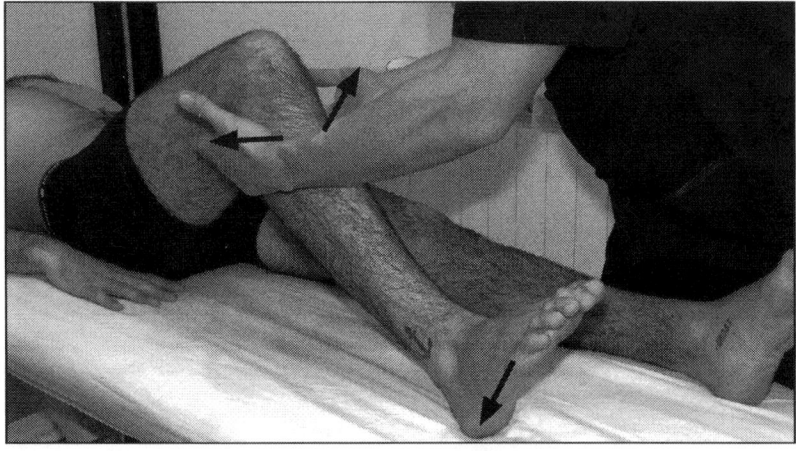

Foto 149. Drenaje poplíteo

18. Bombeo linfático de los pies, bilateral

Paciente en decúbito supino. El osteópata, en bipedestación, se sitúa delante de los pies del paciente. Con nuestras manos sujetamos a ambos lados la cara superior de los pies. Realizamos sobre los pies un movimiento de balanceo rítmico en dirección a la flexión plantar. El movimiento de retroceso de los pies desde la flexión plantar se produce siempre de forma pasiva. El movimiento rítmico debería conseguir que todo el cuerpo se balancease. Lo realizamos aproximadamente durante un minuto.

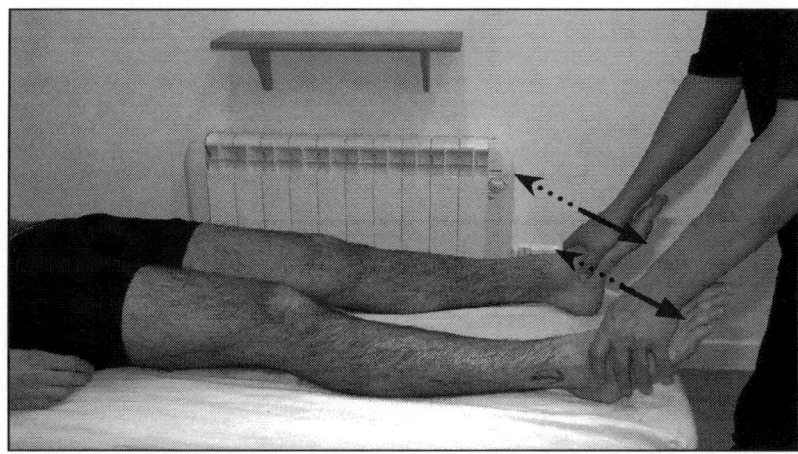

Foto 150. Bombeo linfático de los pies, bilateral

♦ Otras técnicas de apoyo que promueven y aumentan el flujo de la linfa

TÉCNICAS DE BOMBEO PARA EL HÍGADO Y EL BAZO

Tanto el hígado como el bazo son órganos sensibles a la presión, en el sentido de que responden con rapidez a los gradientes de presión que cambian en forma intermitente. El hígado tiene un lecho con gran cantidad de vasos linfáticos y se considera que su descongestión contribuye a la detoxificación y a la disminución de la congestión visceral. El bazo almacena glóbulos rojos y blancos y busca células lesionadas en la sangre; la bomba esplénica se emplea sobre todo en pacientes con infecciones sistémicas y en determinados casos de anemia con escasa capacidad para defenderse contra la infección. La proximidad de estos órganos con respecto al diafragma y su naturaleza sensible a la presión sugieren que este atributo podría ser importante en los mecanismos homeostáticos funcionales asociados con estas estructuras. Aunque hay otras técnicas de bombeo linfático y diafragmáticas que aumentan los gradientes de presión que afectan el hígado y el bazo en forma indirecta o secundaria, el arsenal osteopático cuenta con estas bombas desde hace bastante tiempo y se diseñaron para estos dos órganos en particular.

Indicaciones

1. Congestión pasiva del hígado o el bazo.
2. Insuficiencia cardíaca congestiva (en especial, insuficiencia derecha).
3. Se debe considerar en pacientes con procesos infecciosos (puede aumentar la competencia inmunológica).
4. Se debe considerar en pacientes con enfermedad parenquimatosa del hígado o el bazo (puede afectar el proceso mórbido a través de la modulación de la dinámica de la sangre y el líquido linfático).

Contraindicaciones

1. Alteraciones mecánicas de la caja torácica: fractura, dislocación.
2. Neoplasias del sistema linfático.
3. Ruptura traumática del hígado, el bazo o los órganos adyacentes.
4. Hepatitis aguda.
5. Hepatomegalia, como en la mononucleosis infecciosa. Hepatitis.

Técnica de compresión del hígado o bombeo hepático

Paciente en decúbito supino, con las rodillas y cuello en flexión. El osteópata en bipedestación a la izquierda del paciente. Situamos la mano izquierda debajo del reborde costal derecho del paciente, y la mano derecha sobre el reborde costal superior.

Durante la fase inspiratoria levantamos la parrilla costal con nuestra mano izquierda. El paciente realiza una apnea inspiratoria, mientras comprimimos cinco veces el hígado con nuestra mano derecha. A continuación, el paciente espira a la vez que soltamos la presión de ambas manos. La técnica se repite tres veces.

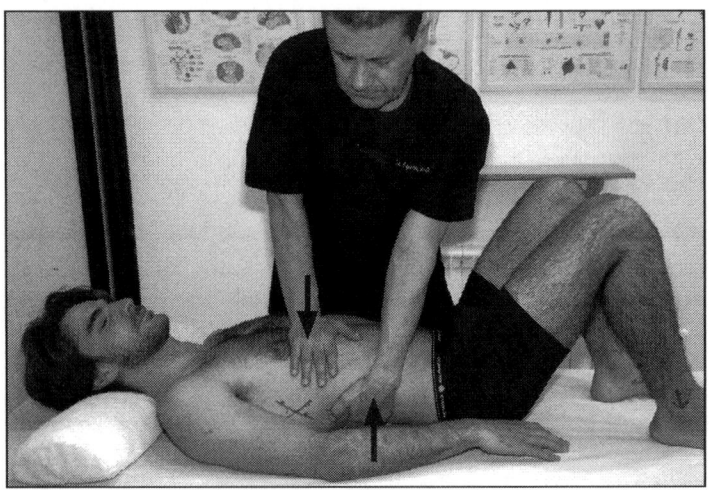

Foto 151. Bombeo hepático

Bomba esplénica

Paciente en decúbito supino, con las rodillas y cuello en flexión. El osteópata en bipedestación a la derecha del paciente. Situamos los dedos 2º a 5º de ambas manos, superpuestas, debajo del reborde costal izquierdo del paciente. Ambas manos se dirigen en dirección al bazo, en dirección craneolateral, y ejercen una presión intermitente con una frecuencia de 150/180 por minuto, aproximadamente durante 2 minutos.

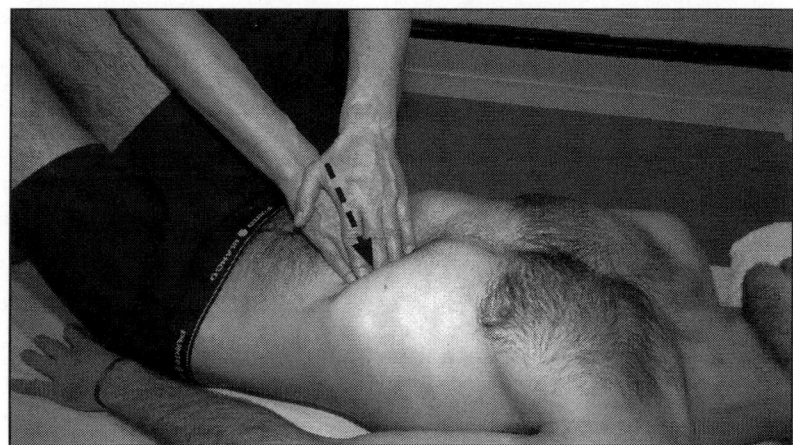

Foto 152. Bomba esplénica

OTRAS TÉCNICAS DE DRENAJE LINFÁTICO

Cualquier técnica osteopática visceral destinada al restablecimiento de la motilidad promueve y aumenta el flujo de la linfa. Podemos decir lo mismo de cualquier técnica fascial, especialmente las destinadas a la entrada torácica, mediastino, pleuras, diafragmas, y grandes maniobras abdominales (ver página 132).

Técnica de estimulación del drenaje veno-linfático del ojo
Técnica de Bernard Gabarel, D.O.

En el globo ocular se produce una importante comunicación de los líquidos corporales:
- El humor acuoso procedente de los vasos sanguíneos del iris y de los procesos ciliares es reabsorbido, en pequeñas cantidades, por el sistema venoso episcleral y, en gran parte, por las vainas linfáticas de las venas ciliares anteriores; se trata de la relación sangre-humor acuoso-linfa.
- Los capilares y espacios linfáticos de la retina comunican con la vaina pial del nervio óptico, y la linfa es vertida en los espacios subaracnoideos que contienen el líquido cefalorraquídeo; se trata de la relación linfa-líquido cefalorraquídeo.
- El humor acuoso comunica con la linfa y el líquido cefalorraquídeo por el conducto hialoideo o de Cloquet, conducto estrecho que atraviesa el cuerpo vítreo desde la cara anterior del cristalino hasta la papila de la retina; se trata de la relación humor acuoso-LCR-linfa.

Los osteópatas conocemos y damos el valor que representa al papel desempeñado por las fluctuaciones del líquido cefalorraquídeo en el aparato visual y la dinámica fluídica que estas últimas favorecen, en particular en el cristalino y la córnea, órganos avasculares y nutridos, por imbibición, por los líquidos vecinos.

Paciente en decúbito supino, con los ojos cerrados. El osteópata en bipedestación junto al paciente, a la altura de su cabeza. Situamos los dedos pulgar y mayor de nuestra mano craneal sobre las alas mayores del esfenoides del paciente.

Durante la fase de flexión del MRP solicitamos al paciente que movilice sus ojos en dirección craneal sin separar los párpados, a la vez que el osteópata posiciona las alas mayores hacia la anterioridad. Durante la fase de extensión del MRP relajamos todos los componentes.

Esta técnica se realiza al ritmo del MRP de cada paciente.

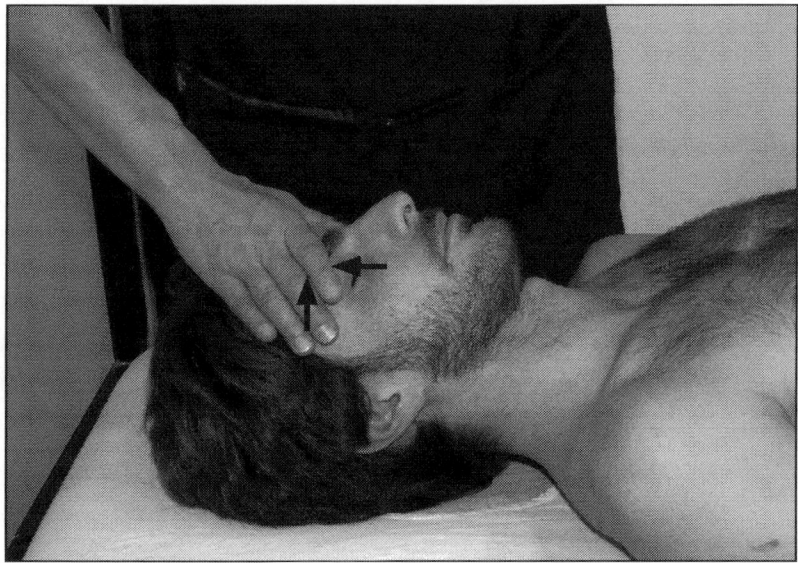

Foto 153. Técnica de estimulación del drenaje veno-linfático del ojo

BIBLIOGRAFÍA

A. CORDOVA. Fisiologia Dinámica. Editorial Masson. 2003. Barcelona.

AGUAYO E.-REINA A.-DELGADO M.-ARIAM G. La asistencia prehospitalaria en los síndromes coronarios agudos. Experiencia del grupo ARIAM. Aten Primaria 2001; 27: 478-83.

ALAIN AUBERVILLE-ANDRÉE AUBIN. La movilité en ostéopathie. Elsevier-Masson, 2015.

AMERICAN COLLEGE OF SPORTS MEDICINE (2000). Manual de consulta para el control y la prescripción de ejercicio. Ed. Paidotribo. Barcelona.

AMERICAN OSTEOPATHIC ASSOCIATION. Fundamentos de medicina osteopática. Editorial médica Panamericana, 2006.

ANGGARD A. Basic mechanisms in autonomic nervous responses in specific and nonspecific nasal hyperreactivity.Acta Otolaryngol. 1993;113(3):394-6. [PubMed]

ANGGARD A. Capillary and shunt blood flow in the nasal mucosa of the cat. Acta Otolaryngol. 1974;78(5-6):418-22.

ANGGARD A. Densert O. Adrenergic innervation of the nasal mucosa in cat. A histological and physiological study. Acta Otolaryngol. 1974;78(3-4):232-41.

ANGGARD A. Lacroix JS, Kubo N, Kumazawa T. Fireside conference 1. Autonomic nerve control of the nasal mucosa. Rhinol Suppl. 1992;14:176-80. [PubMed]

ANGGARD A. Parasympathetic influence on the nasal mucosa. Acta Otolaryngol. 1977;83(1-2):22-4.

ANGGARD A. The effect of prostaglandins on nasal airway resistance in man. Ann Otol Rhinol Laryngol. 1969;78(3):657-62.

BABIN RW. A review of the autonomic control of nasal function. Ear Nose Throat J. 1977;56(11):443-9.

BARANIUK JN. Neural control of human nasal secretion. Pulm Pharmacol. 1991;4(1):20-31. [PubMed]

BENDE M.-ELNER A. OHLIN P. The effect of provoked reaction and histamine on nasal mucosal blood flow in human. acta Otolaryntol 1984;99:99-104.

BERNSTEIN JM. The role of autonomic nervous system and inflammatory mediators in nasal hyperreactivity: a review. Otolaryngol Head Neck Surg. 1991;105(4):596-607. [PubMed]

BRAUNWALD E.-ISSELBACHER KJ.-WILSON JD.-MARTIN JB.-KASPER DL. ET AL, Principios de medicina interna.14ª ed. española: Madrid: McGraw-Hill; 1998. p. 67-75.

BORS E. AND CAMARR A. Neurological disturbances in sexual function with special reference to 529 patients with spinal cord injury. Urol Sur, 1960; 10: 191.

BOSCH RJ.-BENARD F.-ABOSEIF SR ET AL. Penile detumescence: characterization of three phases. J Urol, 1991; 146: 867.

CAUNA N.-HINDERER KH. Fine structure of blood vessels of the human nasal respiratory mucosa. Ann Otol Rhinol Laryngol. 1969;78(4):865-79.

CARRIER S.-ZVARA P.-NUNES L. ET AL. Regeneration of nitric oxide synthase-containing nerves after cavernous nerve neurotomy in the rat. J Urol, 1995; 153: 1722.

CAUNA N. Blood and nerve supply of the nasal lining. En: The nose. Upper airway physiology and the atmospheric enviroment. amsterdam: elsevier Biomedical Press; 1982. pp 45-46.

CELLEK S.-REES RW. AND KALSI J. A. Rho-kinase inhibitor, soluble guanylate cyclase activator and nitric oxide-releasing PDE5 inhibitor: novel approaches to erectile dysfunction. Expert Opin Investig Drugs, 2002; 11: 1563.

CHAPELLE PA.-DURAND J. AND LACERT P. Penile erection following complete spinal cord injury in man. Br J Urol, 1980; 52: 216.

CHITALEY K.-BIVALACQUA TJ.-CHAMPION HC. ET AL. Adeno-associated viral gene transfer of dominant negative RhoA enhances erectile function in rats. Biochem Biophys Res Commun, 2002; 298: 427.

CHISTIAN FLÈCHE. El origen emocional de las enfermedades. Integral, 2008.

R. M. BLASCO, M.P. MOMPART. Enfermería Maternal. Editorial Masson-Salvat. Barcelona.

CINGOLANI, H.-HOUSSAY, A. (2010). "Fisiología Humana". Ed. El Ateneo. Buenos Aires. 7ma. Edición.

COLE PH. Erectile mucosa. En: The respiratory role of the upper airways. St. Lous: Mosby Year Book, Inc; 1993. pp 20-31.

COURTNEY DM.-KLINE JA. Identification of prearrest clinical factor associated with outpatient fatal pulomary embolism. Acad Emerg Med 2001; 8: 1136-42.

COURTOIS FJ.-MACDOUGALL JC. AND SACHS BD. Erectile mechanism in paraplegia. Physiol Behav, 1993; 53: 721.

DE GROAT W. AND BOOTH A. Neural control of penile erection, The Autonomic Nervous System. Nervous Control Of The Urogenital System Harwood, London, Harwood, 1993; 465-513.

DELMAS, A.-ROUVIÉRE, H. (1987). "Anatomía Humana. Descriptiva, Topográfica y Funcional". Tomo 2. Ed. Masson. Paris. 9ª edición.

DIRK J. DUNCKER AND ROBERT J. BACHE. Regulation of Coronary Blood Flo.

ELLE BAILY, LLOYD ZUSI ET AL. Enciclopedia de la Enfermería. Volumen IV. Editorial Oceano/Centrum.1998.Barcelona.

ERIC HEBGEN. Osteopatía visceral. Fundamentos y técnicas, 2ª edición. McGraw-Hill Interamericana, 2005.

F.H. NETTER. Colección Netter de ilustraciones médicas. Sistema respiratorio. Masson, 2000.

FOLKOW B. Nervous control of the blood vessels. Physiol Rev. 1955;35(3):629-63.

FRANCISCO FAJARDO. Cuadernos de osteopatía. Tomo 9. Editorial Dilema, 2008.

FRANCISCO FAJARDO. Cuadernos de osteopatía. Tomo 10. Editorial Dilema, 2009.

FRANCISCO FAJARDO. La osteopatía fascial. Editorial Dilema, 2012.

FRANCISCO FAJARDO. La osteopatía funcional. Editorial Dilema, 2012.

FRANCISCO FAJARDO. Tratado de osteopatía. Tomo 1. Editorial Dilema, 2014.

FRANCISCO FAJARDO. Tratado de osteopatía. Tomo 2. Editorial Dilema, 2015.

FRANCISCO FAJARDO. Tratado de osteopatía. Tomo 3. Editorial Dilema, 2016.

FRANCISCO FAJARDO. Tratado de osteopatía. Tomo 5. Editorial Dilema, 2016.

FRANCISCO FAJARDO. Tratado de osteopatía. Tomo 4. Editorial Dilema, 2016.

FRANCISCO FAJARDO. La osteopatía al servicio de las emociones. Editorial Dilema, 2017.

FRANCISCO FAJARDO. Terapéutica manual de la columna vertebral. Editorial Dilema, 2017.

FREDERIC VIÑAS. La linfa y su drenaje manual. Integral, 1993.

GAVILÁN GUIRAO F.-TORRES MURILLO J.-JIMÉNEZ MURILLO L. Dolor torácico no traumático. Urgencias respiratorias. Actuación inicial y técnicas de tratamiento. Madrid: 2002. p.127-42.

GIULIANO F.-RAMPIN O.-JARDIN A. ET AL. Electrophysiological study of relations between the dorsal nerve of the penis and the lumbar sympathetic chain in the rat. J Urol, 1993; 150: 1960.

GOLDMAN L. Dolor torácico y palpitaciones. En: Fanci AS,

GUERRILLEE Y.-UZIEL A. Physiologie nasale respiratoire et troubles fonctionnels. Encycl Med Chir (París) Oto Rhino Laryngologie 20290 A10 (12-1978).

GUYTON Y HALL. Tratado de fisiología médica. Elsevier, 2016.

HILDEGARD WITTLINGER-DIETER WITTLINGER-ANDREAS WITTLINGER-MARÍA WITTLINGER. Drenaje manual según el método Vodder. Editorial médica panamericana, 2012.

HOUBEAU C.-SULON J.-DEMEY-DORSAR-MELON J. Secretion du cortisol et de la methylprenisolone par la mucqueuse nasale. Acta Oto Rhino Laryngl Bel 1986;40:582-591.

IGNARRO LJ.-BUSH PA.-BUGA GM. ET AL. Nitric oxide and cyclic GMP formation upon electrical field stimulation cause relaxation of corpus cavernosum smooth muscle. Biochem Biophys Res Commun, 1990; 170: 843.

IRWIN RS.-BOULET LP. CLOUTIER MM. FULLER R, GOLD PM, HOFFSTIN V. ET AL. Managing cough as mechanism and as a symptom. A consensus panel report of the American College of Chest Physicians. Chest 1998; 114 (Suppl 2): 1335-815.

ISHII T. The cholinergic innervation of the human nasal mucosa. A histochemical study. Pract Otorhinolaryngol (Basel). 1970;32(3):153-8.

JACQUES MARTEL. El gran diccionario de las dolencias y enferme-dades. Editions Quintessence.

JEAN-MICHEL PRADES-SANDRINE CHARDON. Anatomía y fisiología de la tráquea. Faculté de médecine J Lisfranc, service ORL, chirurgie cervicofaciale et plastique, CHU Bellevue, boulevard Pasteur, 42000 Saint-Etienne, France.

JEAN PIERRE BARRAL-ALAIN CROIBIER. Nouvelle aproche manipulative. Colonne cervicale. Elsevier-Masson, 2017.

JEAN PIERRE BARRAL. The Thorax. Eastland Press, 1991.

JEAN-PIERRE BARRAL. Manipulations de la prostate. Elsevier, 1995.

JEAN PIERRE BARRAL-PIERRE MERCIER. Manipulaciones viscerales 1. 2ª Edición. Elsevier-Masson, 2009.

JON PARSONS-NICHOLAS MARCER. Osteopatía. Modelos de diagnóstico, tratamiento y práctica. Elsevier-Churchill Livingstone, 2007.

KEITH L. MOORE-ARTHUR F. DAILEY-ANNE M.R. AGUR. Moore. Anatomía con orientación clínica. 7ª edición. Wolters Kluwe/ Lippincott Williams & Wilkins, 2013.

KLAASSEN AB. van Megen YJ, Kuijpers W, van den Broek P. Autonomic innervation of the nasal mucosa. ORL J Otorhinolaryngol Relat Spec. 1988;50(1):32-41. [PubMed].

LATARJET Y RUIZ LIARD (2004). "Anatomía Humana". Tomo 2. Ed. Médica Panamericana.

LEE TH.-GODMAN L. Evaluation of the patient with acute chest pain. N Eng J Med 2000; 342: 1187-95.

LÉOPOLD BUSQUET-BERNARD GABAREL. Ophtalmologie et ostéopathie. Maloine, 1988.

LUE TF.-TANAGHO EA.-MCCLURE RD. Hemodynamics of erection, In. Contemporary management of impotence and infertility, Contemporary management of impotence and fertility Williams & Wilkins, Williams & Wilkins, 1988; 28-38.

LUE TF.-TAKAMURA T.-SCHMIDT RA. ET AL. Hemodynamics of erection in the monkey. J Urol, 1983; 130: 1237.

MARC DE COSTER-ANNEMIE POLLARIS. Osteopatía visceral. Editorial Paidotribo, 2001.

MARSON L. AND MCKENNA KE. CNS cell groups involved in the control of the ischiocavernosus and bulbospongiosus muscles: a transneuronal tracing study using pseudorabies virus. J Comp Neurol, 1996; 374: 161.

MARSON L.-PLATT KB. AND MCKENNA KE. Central nervous system innervation of the penis as revealed by the transneuronal transport of pseudorabies virus. Neuroscience, 1993; 55: 263.

MICHÈLE BUSQUET-VANDERHEYDEN/LÉOPOLD BUSQUET. Las cadenas fisiológicas, tomo VII. La cadena visceral: Tórax - Garganta – Boca. Paidotribo, 2010.

MOORE-DAILEY-AGUR. Anatomía con orientación clínica. Ed. Médica Panamericana. 7ª edición, 2013.

MYGING N. Fisiologia aplicada de la nariz. En: Alergía nasal. Barcelona: Salvat Editores S.A.; 1982. pp 37-51.

NATALIO CRUZ NAVARRO Y ALBERTO SAN JUAN SALAS. Anatomía y fisiología de la eyaculación. Clasificación de los trastornos de la eyaculación.

NATHALIE CAMIRAND. Dysfonctions glandulaires et nerveuses. Maloine, 2011.

NETTER, F. Sistema respiratorio, tomo 7. Masson, 2000.

NETTER, F. (2007). Atlas de anatomía humana. Ed. Elsevier. Barcelona. 4ta edición.

NICETTE SERGUEEF-KENNETH E. NELSON. L'ostéopathie pour les patients de plus de 50 ans. Elsevier-Masson, 2015

NOMURA Y.-MATSUURA T. Distribution and clinical significance of the autonomic nervous system in the human nasal mucosa. Acta Otolaryngol. 1972;73(6):493-501.

ORTS LLORCA F. Anatomia Humana.5 Edición. Tomo III. Editorial científico- médica. Barcelona.

PAICK JS. AND LEE SW. The neural mechanism of apomorphine-induced erection: an experimental study by comparison with electrostimulation-induced erection in the rat model. J Urol, 1994; 152: 2125.

PASCAL PESSELON. Ostéopathie, énergétique chinoise… Editions Dangles, 2012.

PHILIPPE CURTIL-ANDREA MÉTRA. Tratado práctico de osteopatía visceral. Editorial Paidotribo, 2004.

PIERRE MERCIER. Ostéopathie de la cage thoracique. Elsevier, 2008.

REES RW.-ZIESSEN T.-RALPH DJ. ET AL. Human and rabbit cavernosal smooth muscle cells express Rho-kinase. Int J Impot Res, 2002; 14: 1.

REVISTA OSTEOPATHIE N° 29 - marzo 1988 – Francia.

RICARD. Tratado de osteopatía visceral y medicina interna. Sistema cardiorrespiratorio. Editorial Médica Panamericana, 2008.

ROOT W. AND BARD P. The mediation of feline erection through sympathetic pathays with some reference on sexual behavior after dea-fferentation of the gentalia. Am J Physiol, 1947; 151: 80.

ROUVIERE, H. (1976). "Compendio de Anatomía y Disección". Ed. Masson. Barcelona.

SACHS BD. AND MEISSEL RL. The physiology of male sexual behavior, Anonymous New York, Raven Press, 1988 ; 1393-1423.

SÁENZ DE TEJADA I.-GOLDSTEIN I.-AZADZOI K. ET AL. Impaired neurogenic and endothelium-mediated relaxation of penile smooth muscle from diabetic men with impotence. N Engl J Med, 1989; 320: 1025.

SAN ROMÁN JA.-VILACOSTA I.-FERNÁNDEZ AVILÉS F. Disección de aorta. Evaluación clínica, comparación de técnicas diagnósticas y elección del tratamiento. Revista Española de Cardiología. 1996; 49 (Supl 4); 2-12.

SERGE PAOLETTI. Las Fascias. El papel de los tejidos en la mecánica humana. Editorial Paidotribo, 2004.

SCHÜNKE-SCHULTE-SCHUMACHER-VOLL-WESKER. Prometheus. Texto y atlas de anatomía, 2ª edición. Tomo 2. Órganos internos. Editorial Médica Panamericana, 2011.

SCHÜNKE-SCHULTE-SCHUMACHER-VOLL-WESKER. Prometheus. Texto y atlas de anatomía, 2ª edición. Tomo 3. Cabeza, cuello y neuroanatomía. Editorial Médica Panamericana, 2011.

SOMLYO AP. AND SOMLYO AV. Signal transduction by G-proteins, rho-kinase and protein phosphatase to smooth muscle and non-muscle myosin II. J Physiol, 2000; 522 Pt 2: 177.

SZIDON JP.-FISHMAN AP. Evaluación del paciente con síntomas y signos respiratorios. Tratado de neumología. 2ª ed. española. Barcelona: 1991. p. 287-338.

TAI CF.-BARANIUK JN. Upper airway neurogenic mechanisms. Curr Opin Allergy Clin Immunol 2002, 2:11-19. [PubMed].

TANG Y.-RAMPIN O.-CALAS A. ET AL. Oxytocinergic and serotonergic innervation of identified lumbosacral nuclei controlling penile erection in the male rat. Neuroscience, 1998; 82: 241.

TESTUT, L.; LATARJET, A. (1984). "Tratado de anatomía Humana" Ed. Salvat Editores, S.A. Barcelona.

WALSH PC.-BRENDLER CB.-CHANG T. ET AL. Preservation of sexual function in men during radical pelvic surgery. Md Med J, 1990; 39: 389.

WALSH MP. The Ayerst Award Lecture 1990. Calcium-dependent mechanisms of regulation of smooth muscle contraction. Biochem Cell Biol, 1991; 69: 771.

YAMILAH BOUZID JIMÉNEZ. Anamnesis y exploración cardíaca. https://semiounibe.files.wordpress.com

YARNITSKY D.-SPRECHER E.-BARILAN Y ET AL. Corpus cavernosum electromyogram: spontaneous and evoked electrical activities. J Urol, 1995; 153: 653.

http://www.juntadeandalucia.es/salud/library/plantillas/externa. asp?pag=\salud\contenidos\profesionales/procesos\guiasrapidasCD/ g010.pdf.

http://urologiaenmexico.com.mx/urologia.html

http://www.um.es/anatvet/Documentos/muestra_matronas.pdf

https://www.infermeravirtual.com/files/media/file/104/Sistema%20 reproductor%20masculino.pdf?1358605633

http://www.infovisual.info/03/065_es.html

http://www.fertilab.net/ginecopedia/sexualidad/anatomia_de_los_genitales/femeninos/desarrollo_de_los_genitales_1

http://es.slideshare.net/fapiga/envolturas-del-testculo

http://www.tupediatraonline.com/consultas-frecuentes/2015/12/17/ dolor-en-testiculo-es-grave-torsion-de-hidatide-de-morgagni/

https://www.healthia.es/profesionals/all_treatments/947/4182/50

http://danipao87.blogspot.com.es/2013/01/espermatogenesis.html

http://www.educa2.madrid.org/web/argos/inicio/-/visor/estructura-de-un-espermatozoide;jsessionid=A8F9DE04CEF78C8BE591DA254 8C1F22E

http://www.blogdebiologia.com/aparato-reproductor-masculino.html

http://www.efn.uncor.edu/departamentos/divbioeco/anatocom/Biologia/Los%20Sistemas/Reproductor/eyaculador.htm

http://es.slideshare.net/rafaelgarcia9250/anatomia-y-fisiologia-de-la-prostata

http://es.slideshare.net/rafaelgarcia9250/anatomia-y-fisiologia-de-la-prostata

http://media.axon.es/pdf/89278.pdf

http://www.maxxxplacer.com/#!Anatom%C3%ADa-Sexual-Masculina/nawu1/5612a3620cf25fa7fe278c40

https://www.thundersplace.org/agrandamiento-del-pene/anatomia-del-pene-i.html

https://www.youtube.com/watch?v=jJUS-TmEHY8

http://lucasnicolau.com/?num=artigos&artigo=4

http://www.sld.cu/galerias/pdf/uvs/cirured/capitulo_3.pdf

http://www.sld.cu/galerias/pdf/uvs/cirured/capitulo_3.pdf

http://internoscirugiafsfb.blogspot.com.es/2011/10/hernias-de-la-pared-abdominal.html

http://www.ecured.cu/Nervio_Perineal

http://www.abalancepilates.com/pdf/Musculos-pelvis.pdf

http://www.dmedicina.com/enfermedades/urologicas/hiperplasia-benigna-de-prostata.html

http://www.hablemos-de-salud-higiene-y-vida.com/?p=395

http://blog.casapia.com/tratamiento-natural-del-aumento-de-la-prostata/

http://www.prostatecancer.org.au/PCI/Home.html

http://www.blogdefarmacia.com/alimentos-malos-para-la-prostata-y-fitoterapia/

http://dominatuorgasmoya.com/no-es-lo-mismo-eyaculacion-precoz-que-impotencia-sexual

http://www.dmedicina.com/enfermedades/urologicas/impotencia-disfuncion-erectil.html

http://slideplayer.es/slide/2875057/

http://www.lineaysalud.com/salud/hombres/erecciones-mecanismos-implicados

http://scielo.isciii.es/pdf/urol/v63n8/03.pdf

http://impotencias.blogspot.com.es/2009/10/disfuncion-de-origen-hormonal.html

http://impotencias.blogspot.com.es/2009/10/disfuncion-de-origen-venoso.html

http://impotencias.blogspot.com.es/2009/10/disfuncion-de-origen-arterial.html

http://impotencias.blogspot.com.es/2009/10/disfuncion-neurogenico.html

http://impotencias.blogspot.com.es/2009/10/disfuncion-psicogena.html

http://impotencias.blogspot.com.es/2009/10/periodos-de-la-ereccion.html

http://impotencias.blogspot.com.es/2009/10/tipos-de-ereccion.html

http://hector.solorzano.com.mx/070.html

http://comotenerunabuenaereccion.com/alimentos-que-causan-impotencia-sexual-masculina/

http://adiosimpotenciasexual.com/alimentos-para-la-disfuncion-erectil/

http://www.ereccionmasfuerte.com/2013/09/15/alimentos-naturales-para-mejorar-la-ereccion-masculina/

https://www.taringa.net/posts/salud-bienestar/13535362/5-Alimentos-Para-Tener-Una-Ereccion-Perfecta-14-Temas.html

http://www.hsnstore.com/blog/top-10-alimentos-para-aumentar-testosterona/

http://aumentarlalibido.com/ajo-para-mejorar-la-ereccion-un-aliado-natural-para-el-vigor-sexual/

https://medlineplus.gov/spanish/ency/article/001524.htm

http://sexualidad.salud180.com/sexualidad/eyaculacion-precoz-es-un-problema-psicologico

http://tratamientoparalaeyaculacionprecoz.net/como-eliminar-la-eyaculacion-precoz-con-alimentacion-poderosa.html

http://www.adioseyaculacionprecoz.com/blog/6-alimentos-que-ayudan-a-prevenir-la-eyaculacion-precoz/

http://comoevitareyaculacionprecoz.com/11-poderosos-alimentos/

https://usexperiment.org/los-alimentos-que-debes-evitar-para-curar-la-eyaculacion-precoz/

http://es.wikihow.com/ejercitar-el-m%C3%BAsculo-pubococc%C3%ADgeo

https://www.infermeravirtual.com/files/media/file/97/Sistema%20respiratorio.pdf?1358605430

https://www.aecc.es/sobreelcancer/cancerporlocalizacion/cancerde-pulmon/Paginas/anatomia.aspx

http://es.slideshare.net/nell17/anatomia-y-fisiologia-de-traquea-y-arbol-bronquial

http://es.slideshare.net/KarliAcos95/trquea-pulmn-bronquios-arte-rias-pulmonares

https://es.wikipedia.org/wiki/Pulmones

http://www.medigraphic.com/pdfs/anaradmex/arm-2002/arm024h.pdf

http://es.slideshare.net/julissa_med/semiologia-pulmonar-40325984

http://slidehot.com/resources/semiologia-pulmonar.51573/

http://cardiorespiratoriouq.blogspot.com.es/2010/04/pulmones-por-nancy-elizabeth-narvaez.html

http://www.youbioit.com/en/article/23483/que-son-los-alveolos

http://www.genomasur.com/BCH/BCH_libro/capitulo_13.htm

http://elcuerpohumanoen.blogspot.com.es/2011/04/las-pleuras-y-la-pleuritis.html

http://wikimedic1.wixsite.com/anatomia/pleura

http://es.slideshare.net/alexboy22/pleura-27725354

http://www.elsol.com.ar/nota/181305

http://www.medicocontesta.com/2016/07/anatomia-topografica-del-mediastino.html#.WDRu_eqv5aQ

http://es.slideshare.net/ANALISIS/anatomia-de-superficie-trax-comp-pp-tshare

http://hnncbiol.blogspot.com.es/2008/12/sistema-respiratorio.html

http://www.curriculumenlineamineduc.cl/605/w3-article-25436.html

https://sites.google.com/site/431sistemadigestivo/sisema-respiratorio/hematosis

http://es.slideshare.net/rosa1101/fisiologia-pulmonar-17909486

http://cardiorespiratoriouq.blogspot.com.es/2010/04/pulmones-por-nancy-elizabeth-narvaez.html

http://www.amalur-zen.com/blog/funciones-pulmon-fisiologia-mtc-y-shiatsu-2/

https://osteobcn.wordpress.com/2013/11/11/disfuncion-somatica-y-dolor-visceral/

http://kinesiologiaholistica.com/blog/2013/12/27/dolor-referido-visceral/

http://vitaedolor.com/tratamiento-del-dolor/

http://www.saludymedicina.info/aparato-respiratorio-signos-y-sintomas/

http://www.sorecar.org/index_htm_files/Exploracion%20fisica%20del%20aparato%20respiratorio%20-%20Barcelona%202010.pdf

http://www.medwave.cl/link.cgi/Medwave/Reuniones/PediatriaSBA/Julio2004/2358

https://www.uam.es/personal_pdi/medicina/algvilla/fundamentos/respiratorio/tos/mecanismodelatos.htm

http://es.pneumowiki.org/mediawiki/index.php/Tos_persistente

http://www.google.es/url?sa=t&rct=j&q=&esrc=s&source=web&cd=5&ved=0ahUKEwjf5YrMouXQAhWFChoKHbyEDgsQFggzMAQ&url=http%3A%2F%2Fxa.yimg.com%2Fkq%2Fgroups%2F19696934%2F1795647194%2Fname%2F1025%2Bsemiolog%25C3%25ADa%2Bde%2Bla%2Bexpectoraci%25C3%25B3n.doc&usg=AFQjCNFgTPdFqINyx01f8FCVobkonMz2dw&bvm=bv.140915558,d.ZGg

http://www.semiologiaclinica.com/index.php/libros/49-capitulos/122-expectoracion

http://tutomedic.blogspot.com.es/2010/09/semiologia-del-aparato-respiratorio1_11.html

http://es.slideshare.net/Ricardoorson/interrogatorio-neumologa

http://www.neumosur.net/files/EB04-21%20dolor%20toracico.pdf

https://medlineplus.gov/spanish/ency/article/001137.htm

http://www.webconsultas.com/hernia-de-hiato/sintomas-de-la-hernia-de-hiato-2806

https://www.clinicadam.com/salud/5/001138.html

http://es.pneumowiki.org/mediawiki/index.php/Dolor_tor%C3%A1cico

http://www.texasheart.org/HIC/Topics_Esp/Cond/hbp_span.cfm

http://www.vidaysalud.com/diario/corazon/la-presion-baja-cuando-debe-preocuparte/

http://terapiasnaturalesparatodos.blogspot.com.es/2009/05/hipotension.html

http://microbioenergetica.squarespace.com/pares-regulares-bcterias/

http://fournier.facmed.unam.mx/deptos/embrio/images/PDF/desarrollo_del_aparato_respiratorio.pdf

http://es.slideshare.net/serqyork1801/respiratorio-3

https://www.thoracic.org/patients/patient-resources/resources/spanish/chronic-obstructive-pulmonary-disease-copd.pdf

https://www.elblogdelasalud.info/enfermedades-pulmonares-enfisema-y-el-humo-del-tabaco/24005

http://www.youbioit.com/es/article/23506/bronquitis-cronica&size=_original

http://www.who.int/mediacentre/factsheets/fs315/es/

http://www.who.int/respiratory/copd/es/

http://www.who.int/mediacentre/factsheets/fs331/es/

http://www.dmedicina.com/enfermedades/respiratorias/neumonia.html

http://www.webconsultas.com/neumonia/neumonia-642

http://www.webconsultas.com/neumonia/sintomas-de-la-neumonia-645

http://www.webconsultas.com/neumonia/diagnostico-de-una-neumonia-646

http://m.elsevier.es/es-revista-semergen-medicina-familia-40-articulo-neumonia-por-broncoaspiracion-derivacion-tratamiento-S1138359314001038?idioma=es&p=revista&pRevista=item&r=semergen-medicina-familia-40&piiItem=neumonia-por-broncoaspiracion-derivacion-tratamiento-S1138359314001038

https://www.nhlbi.nih.gov/health-spanish/health-topics/temas/asthma/treatment

https://www.nhlbi.nih.gov/health-spanish/health-topics/temas/asthma

http://www.webconsultas.com/asma/asma-2037

http://www.webconsultas.com/asma/causas-del-asma-2038

http://www.webconsultas.com/asma/sintomas-del-asma-2039

http://www.webconsultas.com/asma/diagnostico-del-asma-2041

http://www.webconsultas.com/asma/tratamiento-del-asma-2042

https://patologias.wikispaces.com/Asma?responseToken=0d8b5b463360df78862c4159389512080

http://www.buenastareas.com/ensayos/Nervio-Facial/2269413.html

https://www.aecc.es/SobreElCancer/CancerPorLocalizacion/cancer-depulmon/Paginas/quees.aspx

http://www.dmedicina.com/enfermedades/cancer/cancer-pulmon.html

http://www.botanical-online.com/cancer-pulmon-alimentos.htm

http://cancersintomas.com/cancer-de-pulmon

http://www.cun.es/enfermedades-tratamientos/enfermedades/cancer-pulmon

https://www.cancer.gov/espanol/tipos/pulmon/paciente/tratamiento-pulmon-celulas-no-pequenas-pdq

https://www.cancer.gov/espanol/tipos/pulmon/paciente/tratamiento-pulmon-celulas-no-pequenas-pdq#section/_246

https://www.cancer.gov/espanol/tipos/pulmon/paciente/tratamiento-pulmon-celulas-pequenas-pdq#section/_9

https://www.cancer.gov/espanol/tipos/pulmon/paciente/tratamiento-pulmon-celulas-no-pequenas-pdq#section/_42

https://www.cancer.gov/espanol/tipos/pulmon/paciente/tratamiento-pulmon-celulas-no-pequenas-pdq#section/_40

https://www.cancer.gov/espanol/tipos/pulmon/paciente/tratamiento-pulmon-celulas-pequenas-pdq#section/_31

https://www.natursan.net/efectos-negativos-de-la-caseina-en-la-salud/

http://es.heart.erasmusnursing.net/content/1-0-anatomia-del-corazon/1-1-el-pericardio/

http://www.tafadycursos.com/load/cuerpo_humano/aparatos/aparato_cardiovascular_corazon/29-1-0-1098

http://recursos.cnice.mec.es/biosfera/alumno/3ESO/aparato_circulatorio/contenidos4.htm

https://commons.wikimedia.org/wiki/File:2011_Heart_Valves_es.png

https://es.slideshare.net/RRGutz/pericardio-13324110

http://mirevistamedica.net/Pericardio.php

http://www.medigraphic.com/pdfs/medsur/ms-2005/ms053b.pdf

https://g-se.com/circulacion-e-irrigacion-cardiaca-bp-a57cfb26da6f15 (XXXXXXXXX)

http://elreydelpop.over-blog.net/article-atencion-sanitaria-en-patologia-organica-de-urgencia-3-parte-118403918.html

https://es.wikipedia.org/wiki/Venas_del_coraz%C3%B3n

https://es.wikipedia.org/wiki/Vena_card%C3%ADaca_magna
https://es.wikipedia.org/wiki/Vena_card%C3%ADaca_menor
https://books.google.es/books?id=O4KDZggEb94C&pg=PA101&lpg=PA101&dq=drenaje+linf%C3%A1tico+del+coraz%C3%B3n&source=bl&ots=YYHk4EKC3i&sig=Fc2SNfUdtf8U5H0323zZd923xxQ&hl=es&sa=X&ved=0ahUKEwjF24er_dnXAhVOGhQKHSfrDoIQ6AEIXjAL#v=onepage&q=drenaje%20linf%C3%A1tico%20del%20coraz%C3%B3n&f=false
https://www.mindomo.com/da/mindmap/anatomia-y-fisiologia-del-corazon-14f19eabac2943a58a075065ec3f8625
http://sararicaurte1227.blogspot.com.es/2014/03/circulacion-en-los-seres-vivos.html
http://www.educa.madrid.org/web/cepa.pinto/Archivos/depamat/arch_pags/aparato-circulatorio/aparato-circulatorio/venas-arterias.htm
https://es.slideshare.net/CardioCastillo2009A/ciclo-cardiaco-1070701
https://curiosoando.com/cuales-son-los-valores-normales-de-presion-arterial
http://www.cardioscience.com.mx/nota.php?id=227
https://www.muyinteresante.es/salud/fotos/datos-y-curiosidades-sobre-el-corazon/15
https://www.vix.com/es/imj/salud/6346/curiosidades-sobre-el-corazon-humano
http://www.desfibrilador.com/10-curiosidades-sobre-el-corazon-que-no-conocias/
http://www.todo-mail.com/content.aspx?emailid=1764
https://twitter.com/casosgalenos
https://es.slideshare.net/RRGutz/corazon-primera
https://es.slideshare.net/JuanGge/frecuencia-cardiaca-14292132
https://sociales.gijon.es/page/10501-calculador-de-alcoholemia
http://www.sld.cu/galerias/pdf/sitios/rehabilitacion/cap_1.pdf
https://medlineplus.gov/spanish/ency/article/000151.htm
http://www.cardiomedica.es/ccbasicas/anat/index.php
http://accessmedicina.mhmedical.com/content.aspx?bookid=1513&sectionid=98628270
http://www.medspine.es/columna-cervical-estres-control-postural/

https://www.verdelive.com/noticias/infarto-de-miocardio/
http://www.enfermedadesytratamientos.com/tag/enfermedades-cardiacas-2/
http://theprovince.com/health/heart-attack-warning-test
http://www.fundaciondelcorazon.com/informacion-para-pacientes/enfermedades-cardiovasculares/infarto.html
http://www.fundaciondelcorazon.com/informacion-para-pacientes/enfermedades-cardiovasculares/cardiopatia-isquemica.html
http://www.fundaciondelcorazon.com/informacion-para-pacientes/enfermedades-cardiovasculares/insuficiencia-cardiaca.html
http://www.fundaciondelcorazon.com/informacion-para-pacientes/enfermedades-cardiovasculares/miocardiopatias.html
http://www.fundaciondelcorazon.com/informacion-para-pacientes/enfermedades-cardiovasculares/miocardiopatias/miocardiopatia-dilatada.html
http://www.fundaciondelcorazon.com/informacion-para-pacientes/enfermedades-cardiovasculares/miocardiopatias/miocardiopatia-hipertrofica.html
http://www.fundaciondelcorazon.com/informacion-para-pacientes/enfermedades-cardiovasculares/miocardiopatias/miocardiopatia-restrictiva.html
http://www.fundaciondelcorazon.com/informacion-para-pacientes/enfermedades-cardiovasculares/valvulopatias.html
http://fundaciondelcorazon.com/images/stories/file/ficha-paciente-valvulopatias.pdf
http://www.fundaciondelcorazon.com/informacion-para-pacientes/enfermedades-cardiovasculares/arritmias.html
http://www.fundaciondelcorazon.com/informacion-para-pacientes/enfermedades-cardiovasculares/cardiopatias-congenitas.html
http://www.fundaciondelcorazon.com/informacion-para-pacientes/enfermedades-cardiovasculares/muerte-subita.html
https://www.definicionabc.com/salud/rcp.php
file:///C:/Users/Francisco/Downloads/78857279-Anatomia-Humana-Visceras-del-cuello-1.pdf
file:///C:/Users/Francisco/Downloads/12874562-EL-CUELLO.pdf
http://omnividapms.blogspot.com.es/2011/11/la-tiroides.html

https://www.aboutespanol.com/por-que-los-problemas-en-las-tiroi-des-afectan-al-corazon-1185140
https://es.wikipedia.org/wiki/Gl%C3%A1ndula_paratiroides
http://www.otorrinoweb.com/3357.html
http://biohumana35.blogspot.com.es/2011/09/sistema-respiratorio-tracto_24.html
https://es.slideshare.net/nell17/anatomia-y-fisiologia-de-traquea-y-ar-bol-bronquial
http://www.sciencedirect.com/science/article/pii/S1632347500719722
https://pt.slideshare.net/CarlosAndresOG/trquea-y-bron-quios-53058939/6
https://es.slideshare.net/nadiarojasvalenzuela/anatomia-del-cuello-en-tc
https://estudiamedicina.net/cuello/faringe/attachment/musculos_fa-ringe/
http://estudiamedicina.net/cuello/faringe/
https://es.slideshare.net/pemelihernandez/faringe-39727825
https://www.cancer.gov/espanol/tipos/cabeza-cuello/paciente/trata-miento-nasofaringe-pdq
http://es.globedia.com/ablacion-velo-paladar-tratar-ronquidos
http://www.sciencedirect.com/science/article/pii/S1632347513640114
https://www.sciencedirect.com/science/article/pii/S163234751468303X
http://formacionenemergencias.blogspot.com.es/2012/07/anatomia-basica-del-aparato.html
http://seorl.net/PDF/cabeza%20cuello%20y%20plastica/135%20-%20ANATOM%C3%8DA%20Y%20FISIOLOG%C3%8DA%20DEL%20ES%C3%93FAGO.pdf
http://www.mirevistamedica.net/Es%C3%B3fago.php
https://www.md-student.com/esofago-anatomia-histologia-y-fisiolo-gia/
https://es.slideshare.net/opazomed/faringe-y-esofago-cervical
http://medsaludin.es/timo-timo-lo-que-es-y-donde-las-hormonas-y-la-funcion.html
https://www.slideshare.net/KarenMonroy3/timo-70033991
https://siteman.wustl.edu/glossary/cdr0000046593/
https://www.ganglioslinfaticos.com/sistema_linftico

https://adenopatia.com/
file:///C:/Users/Francisco/Downloads/264766332-T18-Visceras-Del-Cuello.pdf
http://slideplayer.es/slide/153619/
http://www.icarito.cl/2009/12/capilar-linfatico.shtml/
http://morfoudec.blogspot.com/2008/07/microscopa-virtual-ganglio-linftico.html
http://humananatomylibrary.com/lymph-nodes-of-neck-diagram/
http://anatoprado.blogspot.com.es/2011/07/ganglios-linfaticos-del-pulmon-y-del.html
http://www.wikiwand.com/bs/Limfni_sistem
http://www.elsevier.es/es-revista-rehabilitacion-120-articulo-clinica-clasificacion-estadiaje-del-linfedema-S0048712010001192
http://www.webfisio.es/fisiologia/cardiovascular/textos/clinf.htm
https://barcelonalternativa.es/sistema-linfatico-y-relacion-emocional/
https://www.lagranepoca.com/vida/salud/58590-signos-obstruccion-linfatica-10-formas-piel-organos-toxinas-limpiarla.html
http://slideplayer.es/slide/114941/
https://accessmedicina.mhmedical.com/content.aspx?bookid=2163&sectionid=162711645&jumpsectionID=162711666

OTRAS OBRAS DEL MISMO AUTOR

—Aproximación osteopática a los trastornos del sueño
—Concepto osteopático del cáncer
—Cuadernos de osteopatía. Tomos 1 al tomo 12
—Tratado de osteopatía. Tomos 1 al tomo 6
—La osteopatía fascial
—La osteopatía funcional
—La osteopatía Somatoemocional
—Osteopatía al servicio emociones
—Dime Qué Comes
—Terapéutica manual de la columna vertebral
—Tratado integral de osteopatía pediátrica
—Tratado de terapia manual de la columna vertebral
—Osteopatía psicobiológica
—Integración global del diagnóstico en osteopatía
—Osteopatía pediátrica neonatal
—Evaluación radiológica osteoarticular para osteópatas

DVDS

—Dvd + Libro Tratado Osteopatía -1
—Osteopatía Lumbar y Pelvis (DVD)
—Osteopatía, Miembro Inferior y Superior (DVD)
—Terapéutica manual columna vertebral (DVD)
—El masaje deportivo profesional (DVD)
—El masaje transverso profundo de Cyriax (DVD)
—El masaje terapéutico profesional (DVD)
—Osteopatía, Dorsal, Costillas, Cervical (DVD)
—El Masaje terapéutico y deportivo +DVD

PEDIDOS

Delegación central en:
Paseo Duque de Mandas, nº 30 – bajo.
20012 Donostia (Guipúzkoa)
Teléfono: 943 420 458
www.institutoioa.com

Francisco Fajardo, D.O. MROE
www.franciscofajardo.es

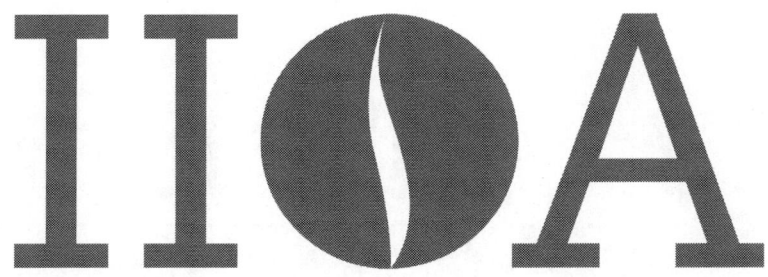

INSTITUTO INTERNACIONAL
DE OSTEOPATÍA AVANZADA

CURSOS PROFESIONALES DE OSTEOPATÍA

Director: Francisco Fajardo, D.O. MROE

Sedes en
IIOA Donostia
Paseo Duque de Mandas, nº 30 – bajo.
20012 Donostia (Guipúzkoa)
Tel.: 943 420 458

IIOA Barcelona
Calle del Rosellón, 518 - local.
08026 Barcelona
Tel.: 640 368 492

www.institutoioa.com

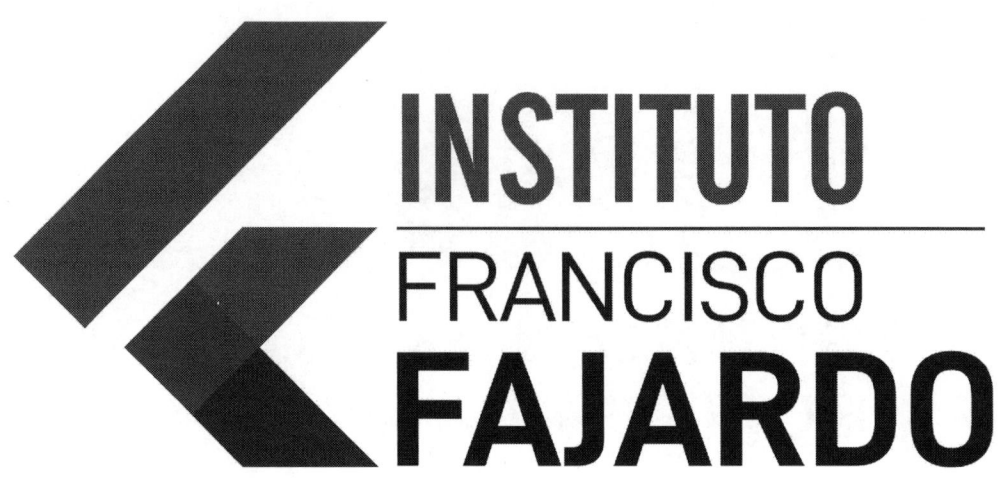

FORMACIONES AVANZADAS DE OSTEOPATÍA

POSGRADO Y MÁSTER

Formaciones en cualquier país del mundo

Director: Francisco Fajardo, D.O. MROE

Tel.: 943 420 458

instituto@franciscofajardo.es
www.franciscofajardo.es